TRAITÉ

D'ANATOMIE HUMAINE

IV

PREMIER FASCICULE

DIVISIONS

DU

TRAITÉ D'ANATOMIE HUMAINE

TOME I. — **Introduction. — Notions d'embryologie. — Ostéologie. — Arthrologie.** *Deuxième édition.* 1 fort volume grand in-8, avec 814 figures noires et en couleurs. . . . . **20** fr.

TOME II. — 1er fascicule : **Myologie.** *Deuxième édition.* 1 volume grand in-8, avec 531 figures. . . . . **12** fr.

2e fascicule : **Angéiologie** (Cœur et artères). Histologie. *Deuxième édition.* 1 volume grand in-8, avec 150 figures. **8** fr.

3e fascicule : **Angéiologie** (Capillaires. Veines). *Deuxième édition.* 1 volume grand in-8, avec 75 figures. . . . . **6** fr.

4e fascicule : **Les Lymphatiques.** 1 volume grand in-8, avec 117 figures. . . . . **8** fr.

TOME III. — 1er fascicule : **Système nerveux.** Méninges. Moelle. Encéphale. Embryologie. Histologie. *Deuxième édition.* 1 volume grand in-8, avec 265 figures. . . . . **10** fr.

2e fascicule : **Système nerveux.** Encéphale. *Deuxième édition.* 1 volume grand in-8, avec 131 figures. . . . **10** fr.

3e fascicule : **Système nerveux.** Les nerfs. Nerfs crâniens. Nerfs rachidiens. *Deuxième édition.* 1 volume grand in-8, avec 229 figures. . . . . **12** fr.

TOME IV. — 1er fascicule : **Tube digestif.** Développement. Bouche. Pharynx. Œsophage. Estomac. Intestins. *Deuxième édition.* 1 volume grand in-8, avec 201 figures. . . . **12** fr.

2e fascicule : **Appareil respiratoire.** Larynx. Trachée. Poumons. Plèvre. Thyroïde. Thymus. *Deuxième édition.* 1 volume grand in-8, avec 120 figures. . . . . **6** fr.

3e fascicule : **Annexes du Tube digestif.** Dents. Glandes salivaires. Foie. Voies biliaires. Pancréas. Rate. **Péritoine.** *Deuxième édition.* 1 volume grand in-8, avec 448 figures. . . . . **16** fr.

TOME V. — 1er fascicule : **Organes génito-urinaires.** Reins. Vessie. Urètre. Prostate. Verge. Périnée. Appareil génital de l'homme. Appareil génital de la femme. *Deuxième édition.* 1 volume grand in-8, avec 431 figures **20** fr.

2e fascicule : **Les Organes des sens.** Tégument externe et ses dérivés. Œil. Oreille. Nez. **Glandes surrénales.** 1 volume grand in-8, avec 544 figures. . . . **20** fr.

58630. — Imprimerie Lahure, rue de Fleurus, 9, à Paris.

TRAITÉ
D'ANATOMIE HUMAINE

PUBLIÉ PAR

P. POIRIER
Professeur agrégé à la Faculté de Médecine
de Paris,
Chirurgien des Hôpitaux

ET

A. CHARPY
Professeur d'anatomie
à la Faculté de Médecine
de Toulouse

AVEC LA COLLABORATION DE

AMOEDO — BRANCA — B. CUNÉO — P. FREDET — P. JACQUES
TH. JONNESCO — E. LAGUESSE — L. MANOUVRIER
A. NICOLAS — M. PICOU — A. PRENANT — H. RIEFFEL
CH. SIMON — A. SOULIÉ

TOME QUATRIÈME

PREMIER FASCICULE

TUBE DIGESTIF : TH. JONNESCO
(REVU ET CORRIGÉ PAR CHARPY ET SOULIÉ)
Développement : A. PRENANT

DEUXIÈME ÉDITION ENTIÈREMENT REFONDUE

201 FIGURES DANS LE TEXTE EN NOIR ET EN COULEURS

PARIS
MASSON ET Cie, ÉDITEURS
LIBRAIRES DE L'ACADÉMIE DE MÉDECINE
120, BOULEVARD SAINT-GERMAIN

1901

TRAITÉ

D'ANATOMIE HUMAINE

CHAPITRE PREMIER

DÉVELOPPEMENT DU TUBE DIGESTIF ET DE L'APPAREIL RESPIRATOIRE

Par A. PRENANT

ARTICLE PREMIER

ESQUISSE GÉNÉRALE DU DÉVELOPPEMENT

Le tube digestif, avant d'avoir la forme tubulaire, n'est qu'une simple gouttière dont la concavité est tournée du côté ventral et qui s'ouvre dans la cavité de l'œuf (sac vitellin interne, ou vésicule ombilicale), remplie ou non par le vitellus (fig. 1). Cette gouttière, largement ouverte au début, tend à se resserrer de plus en plus par l'accroissement des replis qui délimitent l'ébauche

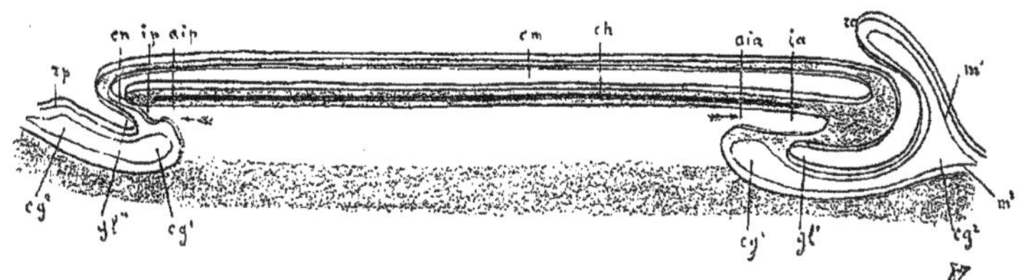

Fig. 1. — Coupe longitudinale schématique d'un embryon de Poulet (d'après O. Hertwig).

cm, canal médullaire. — *ch*, corde dorsale. — *ia*, *ip*, intestins antérieur et postérieur. — *aia*, *aip*, *aditus anterior ad intestinum*, *aditus posterior*. — *gl'*, *gl''*, gouttières limitantes antérieure et postérieure. — *cn*, canal neurentérique. — cg^1, cg^2, parties embryonnaire et extra-embryonnaire de la cavité générale. — m^1, m^2, feuillets somatique et splanchnique du mésoderme. — *ra*, *rp*, replis antérieur et postérieur de l'amnios. Le feuillet externe est en rouge, le feuillet moyen en noir, le feuillet interne en bleu.

embryonnaire et de la sorte à se transformer en un tube (Voy. t. Ier, p. 36 et suiv., § 9).

Cette transformation s'effectue de bonne heure et rapidement aux extrémités antérieure et postérieure de l'embryon, tandis que vers le milieu de la longueur de l'intestin elle ne s'opère que tardivement et d'une façon lente. Par conséquent, longtemps la cavité digestive et la vésicule ombilicale communiquent par un pédicule creux, qui devient avec le temps de plus en plus étroit, le *pédicule vitellin* ou *ombilical*, appelé encore *conduit vitellin* ou *omphalo-mésentérique*. Les régions intestinales antérieure et postérieure, seules tubuleuses à cette époque, ont la forme de deux culs-de-sac dont le fond est tourné respectivement en avant et en arrière, et que l'on appelle l'*intestin céphalique* ou *antérieur* (*ia*) et l'*intestin terminal* ou *postérieur* (*ip*). Chaque cul-de-sac débouche dans la région intestinale, demeurée à l'état de gouttière, par un *aditus* ou *porte*; on distingue donc l'*aditus anterior* et l'*aditus posterior ad intestinum* (*aia*, *aip*). La partie intestinale intermédiaire à l'intestin antérieur et à l'intestin postérieur, qui est encore sous forme de gouttière (*gi*), peut être appelée *intestin moyen*.

L'intestin primitif ne communiquait d'abord au dehors que par la bouche primitive ou blastopore (t. Ier, p. 22 et suiv.). D'autres ouvertures s'y ajoutent : la *bouche* ou *bouche définitive*, qui de l'extérieur conduit dans la cavité de l'intestin céphalique; l'*anus*, qui fait communiquer avec l'extérieur l'extrémité postérieure de l'intestin terminal; puis les *fentes branchiales* qui sont des perforations linéaires creusées dans les parois latérales de l'intestin céphalique.

L'intestin céphalique se caractérise donc parce qu'il s'ouvre secondairement au dehors par l'orifice buccal. Les fentes branchiales, par lesquelles il communique aussi avec l'extérieur, servent chez les Vertébrés inférieurs à la respiration aquatique et persistent toute la vie. Chez les Vertébrés supérieurs, elles se transforment en organes adaptés à d'autres fonctions. Tandis qu'elles sont ainsi destituées de leur rôle respiratoire, elles sont remplacées physiologiquement par un organe, le poumon, qui est un diverticule de l'intestin céphalique. Ce dernier, fournissant ainsi deux appareils destinés à la respiration, mérite d'être appelé *intestin respiratoire*. Il sert aussi de tube d'entrée aux aliments, qui seront dirigés et absorbés plus loin; à cet effet il se garnit dans sa portion la plus antérieure de productions dures, servant à la mastication des aliments, les *dents*.

L'intestin moyen et l'intestin postérieur peuvent être opposés ensemble à la région précédente sous le nom d'*intestin digestif*, étant le siège des phénomènes de digestion et d'absorption. Il s'y passe, durant le développement, des processus importants et variés, consistant en des pelotonnements du tube digestif desquels dérivent les anses intestinales, dans des dilatations locales de ce tube telles que la dilatation stomacale, dans des évaginations qui donneront naissance par exemple au foie et au pancréas.

ARTICLE DEUXIÈME

DÉVELOPPEMENT DE LA BOUCHE ET DE L'ANUS

L'épiderme se déprime, à la face inférieure de l'extrémité antérieure et de l'extrémité postérieure de l'embryon, en une fossette, que l'on nomme respectivement la *fossette buccale* ou *stomodæum* et la *fossette anale* ou *proctodæum* (fig. 2, B, *st* et *pr*).

Le fond de chacune des dépressions est formé par une membrane mince, réduite à deux feuillets, l'ectoderme et l'entoderme, didermique par conséquent; l'une de ces membranes est la *membrane pharyngienne* (*mp*), l'autre la *membrane anale* (*ma*). La présence de ces lames didermiques n'est pas due à un amincissement secondaire du blastoderme; mais d'emblée et tout à fait primitivement le blastoderme était réduit en ces endroits à deux feuillets, parce que le mésoderme ne s'y était pas formé entre l'ectoderme et l'entoderme. Si l'on suppose en effet un blastoderme très jeune, examiné avant l'incurvation qui doit délimiter l'ébauche embryonnaire, on voit (fig. 2, A) qu'en deux endroits amincis, situés au-devant et en arrière de la région du futur embryon, l'ectoderme et l'entoderme existent seuls; ce sont ces endroits qui correspondront aux membranes pharyngienne et anale (*mp*, *ma*)[1]. Que, maintenant, l'extrémité céphalique et l'extrémité caudale de l'embryon s'infléchissent du côté ventral

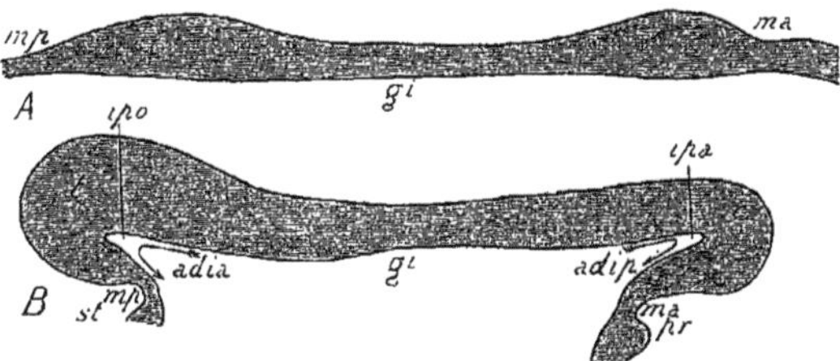

Fig. 2. — Coupes longitudinales et médianes schématiques de deux ébauches embryonnaires de Mammifère en deux stades différents.

Pour montrer le mode de formation des membranes pharyngienne et anale, des fossettes buccale et anale, des intestins præoral et postanal.

A est le stade le plus jeune; B, le plus avancé. — *t*, tête. *c*, queue de l'embryon. — *ma*, membrane anale. — *mp*, membrane pharyngienne. — *gi*, gouttière intestinale. — *st*, *stomodæum* ou fossette buccale. — *pr*, *proctodæum* ou fossette anale. — *ipo*, intestin præoral. — *ipa*, intestin post-anal. — *adia*, *aditus anterior*. — *adip*, *aditus posterior*. — Les flèches indiquent le sens du reploiement du tube intestinal.

tout en s'épaississant, pour constituer la tête et la queue (fig. 2, B), alors les membranes pharyngienne et anale (*mp*, *ma*) se trouveront reportées à la face ventrale de l'intestin, alors aussi se formeront les dépressions buccale et anale (*st*, *pr*), surplombées par la tête (*t*) et par la queue (*c*). En même temps, les extrémités antérieure et postérieure de l'intestin prendront par rapport aux membranes pharyngienne et anale, et plus tard par rapport à la bouche et à l'anus, des positions différentes : l'une sera située en avant de la bouche (*intestin præoral*, *ipo*), l'autre en arrière de l'anus (*intestin post-anal*, *ipa*).

1° **Bouche et cavité buccale.** — La membrane pharyngienne sépare l'une de l'autre la fossette buccale et l'intestin antérieur. L'une et l'autre se prolongent par deux espèces de diverticules de chaque côté de l'insertion supérieure de la membrane pharyngienne (fig. 3). Le diverticule intestinal n'est autre que l'intestin præoral, appelé aussi « poche de Seessel », dont il vient d'être question. Le cæcum poussé par la fosse buccale, nommé *poche de Rathke* ou *diverticule hypophysaire* (*ph*), contribue, en s'unissant avec un cul-

1. Rappelons, pour ce qui concerne spécialement la membrane anale, que celle-ci est une portion de la ligne primitive (tome Ier, p. 40).

de-sac du plancher du cerveau appelé infundibulum cérébral (*in*), à la formation de l'organe appelé « corps pituitaire » ou « hypophyse » (Voy. t. III). La perforation de la membrane pharyngienne donne lieu à la communication de la fosse buccale avec l'intestin antérieur, bref à la création de l'orifice buccal.

Dès que toute trace de la membrane pharyngienne a disparu, il devient impossible de délimiter la fossette buccale de l'intestin antérieur. En tout cas la *cavité buccale* de l'adulte ne représente pas exactement la fosse buccale embryonnaire agrandie, non plus que le *pharynx* ne correspond à l'extrémité antérieure de l'intestin.

De même, l'*orifice buccal définitif* est autre chose que l'ouverture buccale primitive. Celle-ci, limitée par les débris de la membrane pharyngienne, est incorporée à la cavité du pharynx. C'est l'entrée de la fosse buccale ectodermique qui devient l'orifice de la bouche. Cet orifice est circonscrit par des saillies ou bourgeons qui le limitent de toutes parts (fig. 4). Ces saillies, au nombre de deux de chaque côté, correspondant aux futures mâchoires supérieure et inférieure, sont les « bourgeons maxillaires supérieurs (*m*) » et les « bourgeons maxillaires inférieurs (*mx*) » ; entre le bourgeon supérieur et l'inférieur se trouve une incisure, qui est l'angle buccal. L'orifice buccal, ainsi limité, a donc une forme quadrangulaire. Cette forme est bientôt modifiée par l'apparition d'une saillie impaire et médiane qui limite par en haut et surplombe l'orifice buccal; cette saillie est le « bourgeon frontal » (*bf*). Sa présence transforme l'ouverture buccale en une figure pentagonale. Enfin, la bouche est complétée en bas par la soudure des bourgeons maxillaires inférieurs sur la ligne médiane.

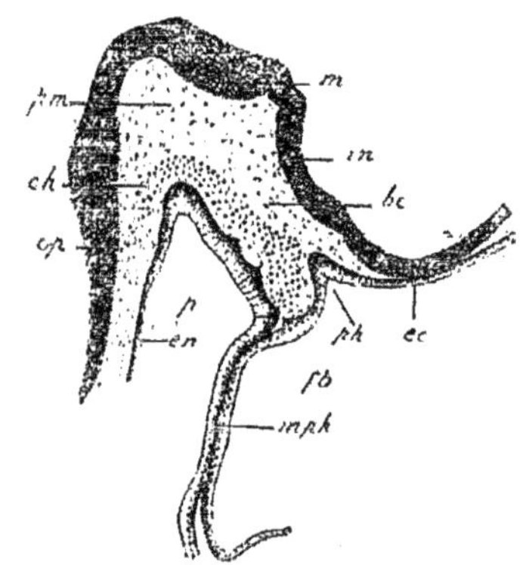

Fig. 3. — Coupe antéro-postérieure et médiane de la tête d'un embryon de Lapin du 9e jour, montrant l'infundibulum et le diverticule hypophysaire.

in, infundibulum. — *m*, région mamillaire. — *cp*, paroi du cerveau postérieur (pont de Varole). — *p*, cavité du pharynx. — *fb*, fosse buccale. — *en*, entoderme tapissant le pharynx. — *ec*, ectoderme qui revêt la fosse buccale. — *mph*, membrane pharyngienne. — *ph*, poche hypophysaire ou de Rathke. — *ch*, corde dorsale. — *bc*, tissu conjonctif qui formera la base du crâne. — *pm*, pilier moyen de la base du crâne.

La forme de la fosse buccale ne varie pas moins que celle de l'orifice de la bouche. En effet, grâce à la courbure à angle droit que subit la tête, il arrive que la fosse buccale gagne de plus en plus en hauteur et en profondeur en se prolongeant à la face inférieure de la base du crâne. Plus tard, la cavité buccale se trouve réduite par le développement de deux lames qui partent de la face interne des bourgeons maxillaires supérieurs, les *lames palatines*; se dirigeant horizontalement de dehors en dedans, elles vont au-devant l'une de l'autre et finissent par se souder par leurs bords libres, formant ainsi une cloison horizontale, le *palais*, qui subdivise la cavité buccale primitive en deux étages supérieur et inférieur, dont le dernier seul représente la cavité buccale définitive (Voy. t. Ier, fig. 397.[1])

Des bourgeons de l'épithélium qui tapisse la cavité buccale forment l'ébauche des *glandes salivaires* (*parotide, sous-maxillaire* et *sublinguale*). Ces bourgeons, en se ramifiant à leur tour par la production de nouveaux bourgeons, donnent lieu à une formation arborescente qui est la glande salivaire.

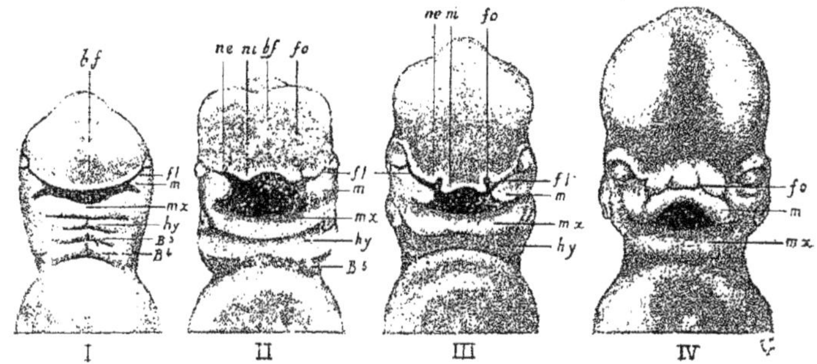

Fig. 4. — Quatre stades différents du développement de la face chez l'embryon humain (d'après Ecker).

I, stade le moins avancé. — IV, dernier stade. — *mx*, arc maxillaire. — *hy*, arc hyoïdien. — B^3, B^4, 3e et 4e arcs branchiaux. — *m*, bourgeon maxillaire supérieur. — *bf*, bourgeon frontal. — *ni*, *ne*, bourgeons nasaux interne et externe. — *fo*, fossette olfactive. — *fl*, fente lacrymale.

2° Anus et cloaque.

— Au schéma de la figure 2, qui représente les dispositions existant dans l'extrémité postérieure de l'ébauche embryonnaire, et qui place dans leurs rapports l'intestin post-anal et la membrane anale, il faut ajouter quelque chose. Derrière la membrane anale en effet, l'intestin postérieur (fig. 5, A, *ip*) forme un diverticule (*al*) qui s'enfonce dans la partie postérieure de la ligne primitive et qui, en se réfléchissant en dessous puis en avant, viendra occuper la situation qui lui est donnée en B; c'est le diverticule allantoïdien (dont il a été question au tome Ier, p. 46). La figure 5

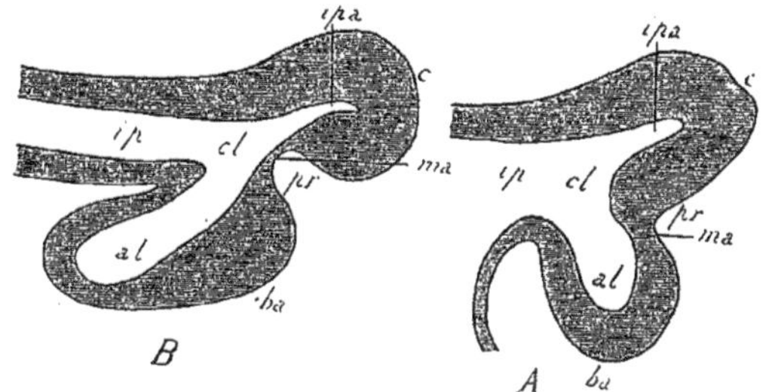

Fig. 5. — Coupes longitudinales schématiques de l'extrémité postérieure d'un embryon de Mammifère (pour faire suite à la figure 2).

En A, stade le plus jeune. — *ip*, intestin postérieur (encore à l'état de gouttière en A, devenu un tube en B). — *c*, partie de la ligne primitive destinée à devenir la queue de l'embryon. — *ma*, partie didermique de la ligne primitive (membrane anale ou buccale). — *pr*, *proctodæum* (fossette anale). — *cl*, cloaque. — *al*, diverticule allantoïdien s'enfonçant dans la partie postérieure de la ligne primitive, ou bourgeon allantoïdien *ba*.

1. On trouvera (tome Ier, p. 393 et suiv.), une description plus complète des parois de l'ouverture et de la cavité buccale.

montre que l'intestin postérieur, l'intestin post-anal et le diverticule allantoïdien débouchent en commun dans une sorte de carrefour, le *cloaque* (*cl*), qui est séparé de l'extérieur par la membrane anale, aussi appelée par suite « membrane cloacale » et qui s'ouvrira au dehors par la perforation de cette membrane.

Indiquons succinctement à présent ce que deviennent les différentes formations, intestin post-anal, diverticule allantoïdien, cloaque, membrane anale ou cloacale que nous présente la figure 5.

L'intestin post-anal finit par s'atrophier; mais auparavant il s'accroît sous forme d'un canal long et étroit dans l'épaisseur de la protubérance caudale et

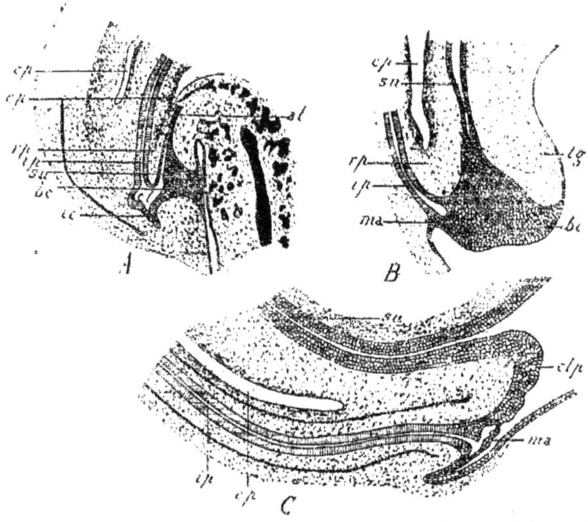

FIG. 6. — Sections antéro-postérieures et médianes de la région postérieure d'embryons de Mouton d'âge différent (d'après Tourneux).

cl, cloaque. — *bc*, membrane cloacale ou bouchon cloacal (membrane anale primitive). — *ip*, intestin postérieur. — *al*, pédicule de l'allantoïde. — *su*, sinus uro-génital. — *rp*, repli périnéal moyen. — *ma*, membrane anale définitive. — *ic*, intestin caudal. — *tg*, tubercule génital. — *cp*, cavité péritonéale.

mérite alors le nom d' « intestin caudal »; le canal se tronçonne ensuite et les tronçons disparaissent peu à peu.

Le diverticule allantoïdien devient, du moins dans sa portion voisine de l'excavation cloacale (pédicule de l'allantoïde), un conduit commun aux voies génitales et urinaires et qu'on nomme pour cette raison le « canal uro-génital », la portion de ce canal qui est la plus proche du cloaque portant le nom spécial de « sinus uro-génital ».

Le cloaque, dans lequel débouchent à la fois le sinus uro-génital et l'intestin postérieur, est divisé en deux cavités dont l'une, postérieure, prolonge l'intestin et se nomme « vestibule anal », tandis que l'autre, antérieure, continue le sinus uro-génital et pourrait être opposée à la précédente sous le nom de « vestibule uro-génital ». Le processus de séparation sera exposé complètement dans le chapitre embryologique des organes génito-urinaires. Mais il convient dès à présent d'indiquer en quoi il peut consister. La figure 6 a été dessinée à cet effet. Dans un premier stade A, le cloaque *cl* est fermé du côté de l'extérieur par la membrane cloacale ou anale, ici fort épaisse et constituant un véritable bouchon cloacal (*bc*); l'intestin postérieur est séparé du pédicule de l'allantoïde ou sinus uro-génital par un éperon de tissu, le « repli périnéal moyen » (*rp*). Le repli s'abaissant et se soudant avec la membrane cloacale, l'intestin et le canal uro-génital seront désormais séparés (B). Puis la membrane cloacale s'amincira et se partagera en deux régions, correspondant à l'intestin et au canal uro-génital, qui seront respectivement la membrane anale définitive (C, *ma*) et la membrane uro-génitale. Chacune de ces membranes se perforera plus tard, pour donner lieu à un orifice anal définitif et à un orifice uro-génital.

ARTICLE TROISIÈME

DÉVELOPPEMENT DE L'INTESTIN RESPIRATOIRE APPAREIL BRANCHIAL ET APPAREIL PULMONAIRE

§ 1. — APPAREIL BRANCHIAL

Les fentes branchiales sont l'attribut caractéristique de l'intestin respiratoire. Elles apparaissent, à l'examen extérieur de l'embryon (fig. 7), comme de profondes fissures linéaires qui courent en direction dorso-ventrale le long des faces latérales du cou (*fb*). Ces fissures peuvent être des perforations complètes de la paroi du corps et de la paroi intestinale, mettant par conséquent en communication l'intestin avec l'extérieur. Une telle disposition, qui se présente chez les embryons des Vertébrés inférieurs, est en rapport avec le rôle que jouent chez ces Vertébrés les fentes branchiales à travers lesquelles l'eau doit passer pour les besoins de la respiration. Chez les embryons de Vertébrés supérieurs au contraire, cette disposition n'est plus qu'exceptionnelle, et tombe au rang de vestige d'un état antérieur disparu. Le plus souvent, en effet, la plupart des fentes branchiales ne sont que des sillons de la paroi externe du corps, bref de l'ectoderme, des *sillons branchiaux ectodermiques* ou *cutanés*, auxquels correspondent des sillons internes de la paroi du tube digestif, de l'entoderme, des *sillons branchiaux entodermiques* ou *pharyngiens* (fig. 8). Chaque sillon externe est ainsi adossé à un sillon interne; l'un est séparé de l'autre par une membrane obturatrice, qui est réduite à l'ectoderme et à l'entoderme accolés (on la voit en coupe sur la figure 8 et sur la figure 9 entre deux arcs branchiaux successifs).

Les sillons ou les fentes branchiales découpent pour ainsi dire dans les parois latérales du cou des bandes de tissu (fig. 7, *br*) qui font saillie à la manière de bourrelets tant à l'extérieur que dans la cavité pharyngienne et qui sur la coupe ont une forme arrondie (fig. 8 et 9); ce sont les *arcs branchiaux*, encore appelés *viscéraux* ou *pharyngiens* (*br*). Ces arcs, limités du côté de l'extérieur par l'épiderme, du côté de l'intérieur par l'épithélium intestinal, sont constitués par un axe de tissu conjonctif, renfermant un vaisseau dit « arc aortique », et capable en s'ossifiant de prendre ainsi part à la constitution du « squelette branchial » ou « viscéral », qui intervient dans la formation de la face (Voy. t. I, p. 390).

Le nombre des fentes, et par conséquent aussi des arcs branchiaux, varie suivant les Vertébrés considérés. Il est le plus grand chez les Vertébrés inférieurs, les Sélaciens (Requins, Raies) par exemple. A mesure qu'on s'élève dans la série, les fentes branchiales et les arcs les plus postérieurs disparaissent, de

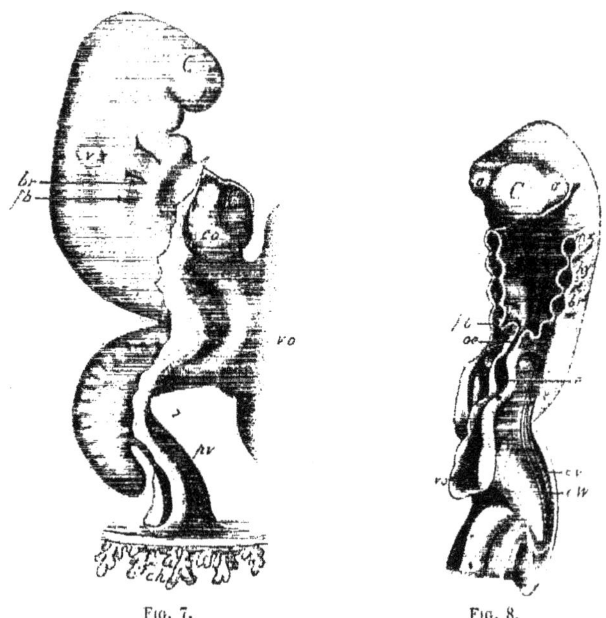

FIG. 7. FIG. 8.

FIG. 7. — Embryon humain de 3 mm. 2 de long (3e semaine), vu de profil (d'après His).

br, *fb*, arcs branchiaux et fentes branchiales. — *C*, cerveau antérieur. — *v*, vésicule auditive. — *co*, cœur. — *pv*, pédicule ventral. — *vo*, vésicule ombilicale. — *ch*, chorion avec ses villosités.

FIG. 8. — Embryon humain de 3 mm. 2 de long (3e semaine) ouvert en avant (d'après His).

m, maxillaire supérieur. — *mx*, maxillaire inférieur (1er arc). — *hy*, arc hyoïdien (2e arc). — br^3, br^4, br^5, troisième, quatrième et cinquième arcs branchiaux (le dernier rudimentaire). — Entre les arcs on voit du côté gauche la série des sillons branchiaux externes, du côté droit celle des sillons branchiaux internes. — *fb*, fosse subbranchiale. — Le pharynx *ph* se prolonge par l'œsophage *oe*, puis par l'estomac *e*, suivi d'une courte région intestinale qui se continue elle-même par le pédicule ombilical ouvert dans la vésicule vitelline ou ombilicale *vo*. — *C*, cerveau antérieur avec les deux vésicules oculaires *o*. — *cr*, veine cardinale. — *cW*, canal de Wolff.

telle sorte que, chez les Mammifères et chez l'Homme, il n'en existe plus que quatre paires. Quel que soit le nombre des fentes branchiales, celles-ci offrent toujours un arrangement régulier, par paires, et les arcs branchiaux sont disposés entre elles avec la même régularité. Il existe ainsi une métamérie branchiale, une *branchiomérie*, réduite aujourd'hui à un petit nombre de termes, mais beaucoup plus étendue autrefois, alors que des fentes branchiales nombreuses garnissaient la plus grande partie des faces latérales du corps. Beaucoup de ces fentes ont ensuite disparu en se transformant et donnant lieu à des organes tout à fait différents, par changement de fonction : telles la vésicule auditive, le cristallin de l'œil, etc., qui sont des branchies transformées. L'examen de l'évolution des fentes branchiales chez les embryons des Vertébrés supérieurs, des Mammifères par exemple, va nous permettre encore de prendre sur le fait la métamorphose de certaines fentes en organes spéciaux.

La destinée des fentes et des arcs branchiaux doit maintenant nous occuper.

Il y a chez l'Homme quatre arcs développés, et un cinquième arc rudimentaire. Le premier, appelé *arc maxillaire* (fig. 9, *mx*), devient essentiellement la *mâchoire inférieure*, ou plutôt le *cartilage de Meckel* qui sert de support et de tige directrice à la mâchoire; accessoirement il fournit le *marteau* et *l'enclume*, osselet de l'ouïe; en outre, il émet un prolongement ou bourgeon maxillaire supérieur qui devient la *mâchoire supérieure* (*m*). Ainsi l'arc maxillaire s'ossifie presque en totalité (Voy. t. Ier, p. 391 et suiv.).

Le deuxième arc, nommé *arc hyoïdien* (fig. 9, *hy*) donne essentiellement : du côté du tégument, *l'appareil hyoïdien*, c'est-à-dire cette chaîne, osseuse en totalité, ou osseuse et ligamenteuse, qui relie les apophyses styloïdes du temporal aux petites cornes de l'os hyoïde (Voy. t. Ier, p. 392); du côté interne ou pharyngien, il fournit l'*arc palato-glosse*, ou *piliers antérieurs du palais*, qui demeurent mous et ne s'ossifient pas, et dont on fait chez l'adulte la limite de la cavité buccale et du pharynx.

Le troisième arc est considéré généralement comme l'ébauche des *piliers postérieurs du voile du palais* ou *arc pharyngo-glosse*, et aussi comme celle du *corps de l'os hyoïde* et des *grandes cornes* de ce même os. Quant à la quatrième paire d'arcs, elle constituerait l'un des cartilages entrant dans la constitution du larynx, le *cartilage thyroïde*.

Là ne se borne pas l'emploi des arcs branchiaux. Dans le cours du développement, les deuxième, troisième et quatrième arcs de chaque côté se soudent avec leurs congénères du côté opposé et ensemble sur la ligne médiane, pour former le *plancher de la cavité buccale* (fig. 9, I, *pb*). Au point où se croisent les premier et deuxième arcs, le plancher de la bouche se soulève du côté de la cavité pharyngo-buccale en une saillie appelée *tuberculum impar* (*ti*), qui constitue la *pointe* ou *corps de la langue*, c'est-à-dire toute la partie de cet organe qui plonge dans la cavité buccale proprement dite (fig. 9, V, *pl*). En arrière de ce tubercule, les deuxième et troisième arcs fusionnés près de la ligne médiane formeront de chaque côté une proéminence qui constituera l'ébauche paire (droite et gauche) de la *racine* ou *base de la langue*, c'est-à-dire de la portion pharyngienne de cet organe (fig. 9, II-V, *bl*). La langue se constituera définitivement par la coalescence de l'ébauche impaire et antérieure avec les ébauches paires et postérieures préalablement soudées entre elles; la ligne de démarcation de la première avec les autres demeurera néanmoins sous forme d'un sillon ayant la figure d'un V, le V lingual (fig. 9, V), dont le sommet est occupé par un trou, le *foramen cæcum*.

En arrière de l'ébauche de la base de la langue, la paroi antérieure de l'espace pharyngien se soulève en dedans en une saillie oblongue atténuée en arrière, la *furcula* (fig. 9, I-III, *f*). Cette saillie est creusée sur la ligne médiane d'une fente, qui s'efface en avant et qui en arrière conduit dans le tube aérien ou pulmonaire; c'est *l'orifice du larynx* (*l*). La partie de la *furcula* qui est placée au-devant de l'extrémité antérieure de l'orifice laryngien devient l'*épiglotte* (IV, *e*), un cartilage du larynx, qui plus tard surplombera l'entrée du larynx; les extrémités inférieures ou postérieures de la *furcula*, légèrement élargies, fournissent d'autres pièces cartilagineuses du larynx, les *cartilages aryténoïdes*; enfin les portions moyennes de la furcula, qui bordent les parties latérales de la fente laryngienne, uniront, sous le nom de *replis ary-épiglottiques*, l'épiglotte et les cartilages aryténoïdes. Ainsi l'orifice du larynx sera

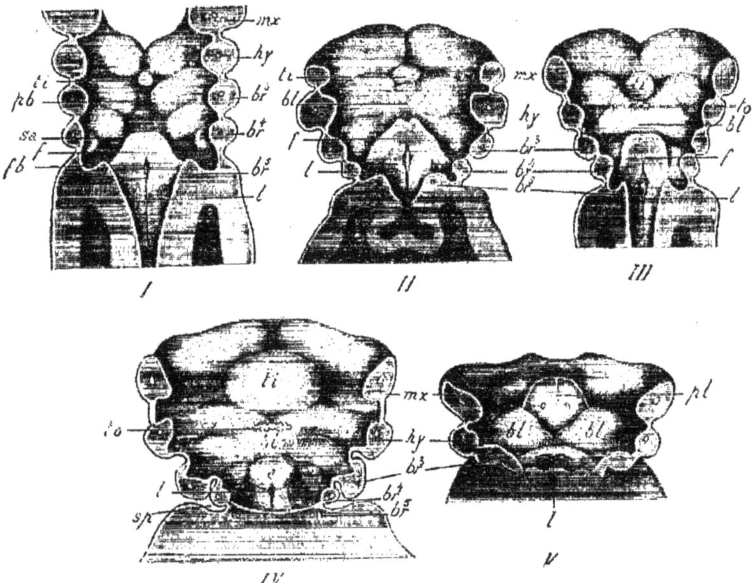

Fig. 9. — Cinq stades successifs du développement de la paroi antérieure de l'espace bucco-pharyngien, montrant la formation de la langue, de la glande thyroïde et de l'épiglotte (d'après His).

mx, arc maxillaire. — *hy*, arc hyoïdien. — br^3, br^4, br^5, les trois derniers arcs branchiaux. — *pb*, plancher buccal. — *ti*, *tuberculum impar*, ébauche de la pointe de la langue. — *bl*, base de la langue fournie par les 2e et 3e arcs fusionnés en leur milieu. — *f*, *furcula*, rudiment de l'épiglotte, des cartilages aryténoïdes et des replis ary-épiglottiques. — *e*, épiglotte. — *l*, orifice laryngien. — *sa*, sillon arqué se terminant en bas par la fosse subbranchiale *fb*. — *to*, glande thyroïde s'ouvrant au niveau du *foramen cæcum* derrière la pointe de la langue. — *sp*, sinus præcervical, espace formé entre la paroi du cou et celle du thorax par le fait de l'affaissement des arcs branchiaux.

entouré par un bourrelet en forme de fer à cheval, épaissi en avant et à ses extrémités postérieures, et fortement saillant dans la cavité pharyngienne. Ce bourrelet est à son tour circonscrit par une rainure arciforme, le *sillon arqué* (fig. 9, I, *sa*), dont les deux extrémités sont plus profondes (fosses subbranchiales, *fb*); par le moyen de cette rainure, les bords de la fente laryngée sont dégagés de la paroi antérieure du pharynx.

Nous devons maintenant nous occuper de la destinée des fentes branchiales. Chez les Vertébrés supérieurs la plupart des fentes s'oblitèrent; elles peuvent néanmoins, suivant l'opinion classique, persister chez le nouveau-né et chez l'adulte, en donnant lieu à une *fistule branchiale*. Le processus de régression des deuxième, troisième et quatrième sillons cutanés est assez singulier et assez important pour mériter d'être rapporté ici. Un coup d'œil jeté sur la série de dessins (fig. 9) montre que les arcs branchiaux, dans le cours du développement, s'affaissent les uns sur les autres et tendent à rentrer les uns dans les autres comme les tubes d'une lorgnette. Il en résulte que les quatrième, troisième et même deuxième sillons cutanés se confondent en une poche anfractueuse comprise entre la paroi du cou (arcs branchiaux) et celle du thorax, et appelée *sinus præcervical* (IV, *sp*). Le sinus præcervical se comble plus tard, mais dans des cas très exceptionnels il peut persister comme fistule branchiale; ce mécanisme paraît être même celui qui le plus habituellement préside à la formation des fistules branchiales.

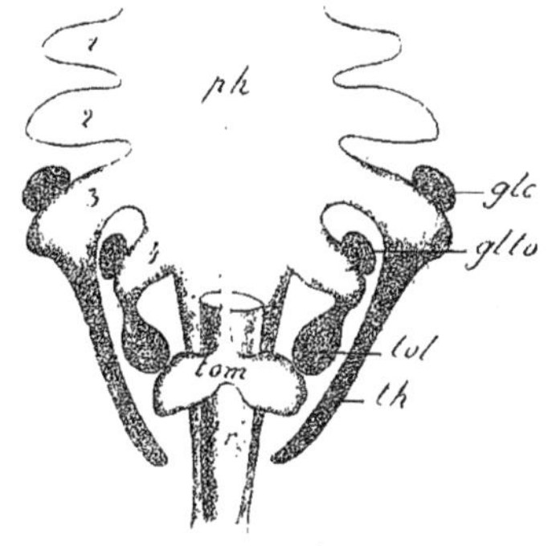

Fig. 10. — Schéma des dérivés des fentes branchiales chez les Mammifères.

Ce schéma ne représente que le pharynx et les poches entodermiques branchiales qui en dépendent. *ph*, pharynx. — 1-5, les quatre poches entodermiques branchiales. — *th*, diverticule thymique. — *tol*, diverticule thyroïdien latéral. — *glc*, glande carotidienne. — *glto*, glandule thyroïdienne. — *tom*, thyroïde médiane. — *tr*, trachée.

Les fentes branchiales ne s'oblitèrent pas purement et simplement. Nous avons laissé entendre plus haut que, détournées de leur signification primitive et privées de leurs fonctions respiratoires, elles s'adaptent à des usages divers et produisent des organes variés, tels que l'oreille externe et l'oreille moyenne, le thymus, etc. Nous avons à examiner brièvement quel est en particulier le sort de chacune des fentes branchiales.

La première s'emploie intégralement, dans l'opinion classique, à former l'ébauche de l'oreille moyenne et de l'oreille externe (Voy. à ce sujet le chapitre du développement des organes des sens).

Les autres fentes branchiales produisent des bourgeons pleins ou des diverticules épithéliaux, qui seront les ébauches d'autant d'organes de la région cervicale, le thymus, la glande thyroïde, la glandule carotidienne ou thymique, la glandule thyroïdienne.

Dans toutes ces formations interviennent seules les poches branchiales entodermiques; les poches ectodermiques n'y prennent aucune part. Pour nous limiter aux Mammifères, la première ébauche de ces formations naît de la façon suivante. La troisième et la quatrième poches entodermiques branchiales donnent chacune un diverticule. Celui qui naît de la troisième poche fournira le *thymus*; celui qui provient de la quatrième donnera une partie de la glande thyroïde, appelée *ébauche thyroïdienne latérale* (fig. 10, *th* et *tol*). En outre, l'épithélium de la partie initiale de chaque diverticule subira un épaississement localisé qui sera l'ébauche d'une glandule. La glandule issue du cæcum thymique pourra être appelée « glandule thymique » en raison de son lieu d'origine, ou encore (ainsi qu'on la nomme généralement) *glande carotidienne* (*glc*), à cause de ses relations avec l'artère carotide primitive. Celle qui naît du diverticule thyroïdien latéral s'accole à la glande thyroïde ou lui est incorporée; c'est la *glandule thyroïdienne* (*glto*).

Plus tard, le thymus prend un grand développement. A cet effet l'épithélium de la troisième poche même et celui qui tapisse le diverticule issu de cette poche bourgeonnent pour donner lieu à un organe volumineux, auquel on peut distinguer deux parties : la *tête* du thymus, formée par la troisième poche; la *queue*, constituée par le diverticule thymique. C'est cette dernière qui s'accroît le plus; elle forme un organe allongé, parallèle au paquet vasculo-nerveux du cou, irrégulièrement lobulé, qui s'allonge jusque dans le thorax, où il présente même son maximum de développement. L'organe, qui avait d'abord une constitution épithéliale, prend de bonne heure une structure lymphoïde ou adénoïde, c'est-à-dire se montre composé d'un réticulum cellulaire dont les mailles sont remplies de leucocytes. Le thymus n'existe (chez l'Homme) que dans la période fœtale et dans la première enfance; vers la deuxième année il commence à décroître et entre dans une période d'involution ou de régression à la suite de laquelle il ne subsiste plus chez l'adulte que quelques vestiges de l'organe (Voy. le chapitre anatomique consacré à cet organe, pour plus de renseignements).

Quant à l'ébauche thyroïdienne latérale, nous venons de voir qu'elle s'unit à une autre formation, que nous allons maintenant étudier, pour constituer la glande thyroïde définitive.

§ 2. — LES DIVERTICULES DU PHARYNX. GLANDE THYROÏDE. APPAREIL PULMONAIRE

Le pharynx, outre les diverticules qui forment les poches entodermiques des fentes branchiales et dont nous avons suivi l'évolution, émet des bourgeons qui paraissent indépendants de l'appareil branchial et dont l'étude doit à présent nous occuper.

Glande thyroïde. — Les ébauches thyroïdiennes latérales ne prennent qu'une faible part à la constitution de la thyroïde définitive, si même elles y participent. La presque totalité de l'organe provient d'une autre formation que l'on peut opposer aux précédentes sous le nom d'*ébauche thyroïdienne médiane*. Celle-ci naît d'un bourgeon du plancher du pharynx au niveau de la jonction des deuxième et troisième arcs branchiaux, immédiatement en arrière du *tuberculum impar* duquel dérive la pointe de la langue (fig. 9, III, IV, *to*, et fig. 10, *tom*). Le bourgeon s'enfonce de plus en plus dans l'épaisseur de la paroi ventrale du pharynx, en même temps qu'il se pédiculise et n'est plus relié au pharynx que par un tractus épithélial assez grêle. Il descend ainsi de plus en plus bas, par un mouvement de translation purement passif, qui résulte de la déflexion de la tête de l'embryon et de l'allongement par conséquent de la région cervicale. Dans la règle, le tractus épithélial qui relie la glande thyroïde au pharynx disparaît, et l'organe se trouve désormais isolé. Le lieu d'implantation du pédicule de la glande sur la paroi de la cavité pharyngienne persiste comme une dépression placée entre le tubercule impair et la portion fusionnée des deuxième et troisième arcs, que l'on trouvera par conséquent plus tard sur le dos de la langue, entre la pointe et la base, au sommet du V lingual; nous connaissons donc maintenant la signification de cette dépression, que nous avons appelée déjà *foramen cæcum*. Le pédicule peut exceptionnellement persister, soit dans sa portion proximale, voisine de la langue (conduit lingual), soit dans sa partie distale unie à la glande thyroïde (conduit thyroïdien). Le bourgeon thyroïdien, du temps qu'il s'isole, se divise en deux *lobes* latéraux, reliés cependant par un *isthme* médian (fig. 10).

Pour former la glande thyroïde, chacune des ébauches thyroïdiennes latérales, qui se présente comme une vésicule épithéliale piriforme, s'unit à l'un des lobes de l'ébauche médiane, dans lequel elle s'enfonce, accompagnée par la glandule thyroïdienne. L'ébauche thyroïdienne latérale disparaît ensuite, sans que l'on puisse décider catégoriquement si elle a pris réellement part avant de disparaître à la formation de la masse du tissu thyroïdien. Ce tissu prend du reste naissance de la façon suivante. Chacun des lobes de la thyroïde bourgeonne et émet des prolongements épithéliaux sinueux. Ceux-ci s'anastomosent vraisemblablement entre eux pour constituer un réseau de cordons épithéliaux, dans les mailles duquel paraissent des capillaires sanguins offrant une disposition également réticulée. Les cordons épithéliaux, d'abord pleins, se creusent ensuite d'une lumière. Çà et là la lumière se dilate; les cordons s'étranglent, et ainsi prennent naissance des *vésicules thyroïdiennes*, caractéristiques du tissu thyroïdien, indépendantes les unes des autres.

Appareil pulmonaire. — L'appareil pulmonaire est, comme l'ébauche médiane de la glande thyroïde, un diverticule de l'intestin antérieur, qui prend naissance sur la paroi ventrale de celui-ci en arrière de la thyroïde médiane.

Il se forme, aux dépens de cette partie de l'intestin antérieur qui deviendra plus tard le pharynx, une gouttière plus profonde et plus large en arrière, atténuée au contraire en avant. La gouttière pulmonaire (fig. 11 et fig. 13, *p*) se sépare ensuite, par des bourrelets latéraux, du pharynx, cette séparation procédant d'arrière en avant (de la queue vers la tête). Ainsi prend naissance un diverticule sacciforme du pharynx, qui communique d'abord sur toute sa longueur avec le tube intestinal, mais dont la communication s'oblitère ensuite d'arrière en avant et ne persiste qu'à l'extrémité antérieure (fig. 13, *p*). Le diverticule figure alors un tube aveugle, le *tube pulmonaire* ou *cul-de-sac aérien*, appendu à l'intestin antérieur; ce qui reste de ce dernier, après le départ du tube pulmonaire, deviendra le *pharynx* et l'*œsophage* (*ph*, *oe*).

Le tube pulmonaire pousse ensuite deux cæcums, qui sont l'ébauche des deux *poumons droit* et *gauche* (fig. 11, D, *p'*, *p'*; fig. 12, *p*, *p*). La portion demeurée impaire deviendra le *larynx* et la *trachée* (*tr*).

Le larynx et la trachée résultent de l'allongement intercalaire de la portion impaire de l'ébauche pulmonaire, ainsi que de la persistance de l'orifice par lequel cette ébauche s'ouvre dans le pharynx. Nous connaissons déjà (Voy. p. 10) la plupart des formations embryonnaires qui entrent dans la constitution du larynx : la *furcula*, l'orifice laryngien; la production de l'épiglotte, des replis ary-épiglottiques, des cartilages aryténoïdes aux dépens de la furcula a déjà été examinée; le *cartilage thyroïde* du larynx dérive probablement de la quatrième paire d'arcs branchiaux; quant au *cartilage cricoïde*, il paraît se former aux dépens d'éléments étrangers à l'appareil branchial.

D'autre part, les deux cæcums pulmonaires, qui résultent de la bifurcation de l'ébauche impaire primitive, sont le rudiment des bronches et des deux poumons. A cet effet ils se comportent de la façon suivante. Dans une première période, ils se ramifient et poussent des diverticules creux, qui se ramifient à leur tour; les extrémités des rameaux terminaux se renflent en vésicules; en un mot, le développement du poumon se fait d'abord à la manière d'une « glande acineuse vraie », l'ensemble de la ramification ayant la figure d'une grappe de raisin. A cette période s'en ajoute une autre, caractéristique du développement

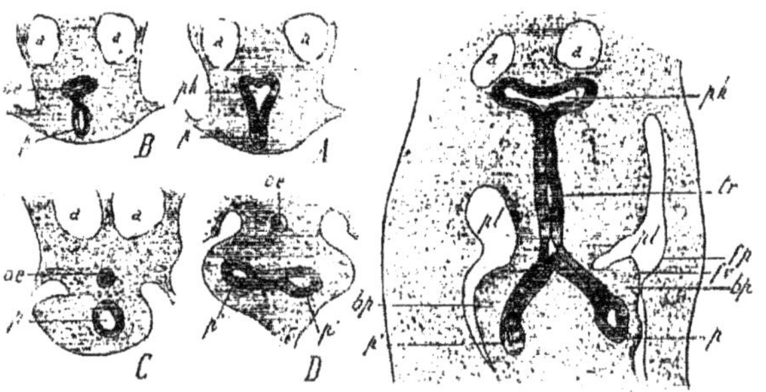

Fig. 11. Fig. 12.

Fig. 11. — Quatre coupes transversales de l'ébauche pulmonaire chez un embryon de Lapin de 10 jours.

ph, pharynx. — *oe*, œsophage qui lui fait suite. — *p*, partie impaire de l'appareil pulmonaire (larynx et trachée). — *p'*, *p'*, les deux tubes pulmonaires. — *a*, *a*, aortes.

Fig. 12. — Coupe frontale de l'appareil pulmonaire chez un embryon de Lapin de 12 jours.

ph. pharynx. — *tr*, trachée. — *p*, *p*, tubes pulmonaires. — *pl*, *pl*, cavités pleurales. — *fv*, *fp*, feuillets viscéral et pariétal de la plèvre. — *bp*, *bp*, bourgeons ou éminences pulmonaires, logeant les tubes pulmonaires. — *a*, *a*, aortes.

du poumon, dans laquelle la glande acineuse pulmonaire primitive prend une disposition en rapport avec la fonction respiratoire.

Dans la première période, chaque cæcum pulmonaire se dilate à son extrémité libre, tandis que sa portion initiale demeure étroite, et forme l'ébauche de l'une des deux *bronches principales*. Puis l'extrémité dilatée bourgeonne; mais ce bourgeonnement est asymétrique, car du cæcum droit naissent trois bourgeons tandis que le cæcum gauche n'en fournit que deux. Chacun des bourgeons se comporte ensuite de la même façon que le cæcum principal; sa portion proximale formera une *bronche secondaire*, sa partie distale se renflera et émettra des bourgeons semblables aux précédents (fig. 14); et ainsi de suite, jusqu'à une dernière série de bourgeons dont les dilatations terminales porteront le nom de *vésicules pulmonaires primitives*. Le poumon droit, dans l'ébauche duquel se forment trois bourgeons, renfermera trois lobes; le poumon gauche, dont le rudiment ne présente que deux bourgeons, contiendra deux lobes seulement.

A la fin de la première période, le poumon se compose donc d'un système ramifié de tuyaux épithéliaux, les bronches (fig. 15, A, *bl*), terminés chacun par une ampoule, la vésicule pulmonaire primitive (*vpp*). Il présente ainsi la constitution d'une glande acineuse type. A partir du sixième mois de la vie intra-utérine, on constate que les vésicules pulmonaires primitives, les dernières formées, non seulement sont serrées les unes contre les autres, mais encore communiquent partiellement entre elles (fig. 15, B, *vpp'*). Cela tient à ce que dès lors les deux culs-de-sac émis par chaque vésicule pulmonaire ne se séparent plus complètement les uns des autres en se pédiculisant, mais demeurent confondus, ouverts en commun dans une sorte de cavité centrale. Chacune des nouvelles vésicules pulmonaires ainsi faites se couvre alors de diverticules débouchant tous dans une cavité centrale commune, qui n'est autre que la cavité de la vésicule pulmonaire primitive et que l'on appelle *infundibulum* (D, *i*). Les diverticules creux, incomplètement séparés, que la vésicule pulmonaire a poussés et qui figurent des fossettes de l'infundibulum, sont les *vésicules pulmonaires définitives* ou *alvéoles pulmonaires* (D, *ap*). L'ensemble de l'infundibulum et des alvéoles qui s'y ouvrent, produit de la transformation d'une vésicule pulmonaire primitive, se nomme *lobule primitif*. On donne le nom de *conduits alvéolaires (ca)* à ces canaux qui, terminés par les infundibula, représentent les derniers tubes bronchiques auxquels les infundibula sont appendus, et par conséquent les pédicules des dernières vésicules primitives formées; ces canaux alvéolaires ne deviennent pas lisses, mais se couvrent de petites dépressions appelées « alvéoles pulmonaires latéraux », pour les distinguer des alvéoles terminaux de l'infundibulum.

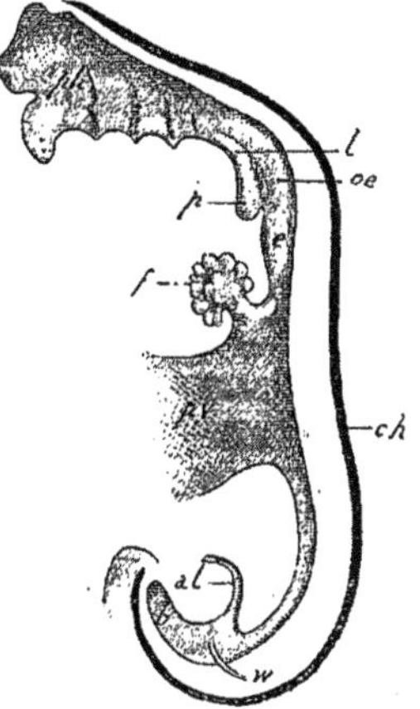

Fig. 13. — Moule du tube intestinal chez un embryon humain de 42 mm. de long (d'après His).

ph, pharynx avec les sillons branchiaux internes. — *l*, partie initiale de la gouttière pulmonaire (futur larynx). — *p*, partie terminale, déjà séparée du tube digestif (futurs poumons). — *oe*, œsophage. — *e*, estomac. — *f*, foie. — *pv*, pédicule vitellin. — *b*, bourse terminale ou intestin postanal. — *al*, pédicule de l'allantoïde. — *w*, canal de Wolff. — *ch*, corde dorsale.

Dès le quatrième mois, on observe que les vésicules pulmonaires sont réunies par groupes, séparés les uns des autres par du tissu conjonctif; à l'examen extérieur du poumon, ces groupes se montrent sous l'aspect de lobes polygonaux. Ces polygones correspondent à autant d'unités pulmonaires, de *poumons élémentaires*, indépendants les uns des autres, que l'on appelle les *lobules pulmonaires*. Dans la composition de chaque lobule, il entre : 1° une bronche, la *bronche lobulaire*, à laquelle on peut distinguer une portion sus-lobulaire et une portion intralobulaire; 2° des ramifications de la bronche lobulaire; 3° des conduits alvéolaires, qui prolongent ces ramifications, dont ils se distinguent par les alvéoles qui garnissent leurs parois; 4° les infundibula, qui sont des terminaisons ampullaires des conduits alvéolaires, et servent de carrefour aux alvéoles pulmonaires; 5° les alvéoles pulmonaires enfin ou vésicules pulmonaires définitives (fig. 15, D).

La marche de l'histogenèse de l'arborisation pulmonaire épithéliale est essentiellement la suivante. Au début, l'épithélium qui tapisse les tubes bronchiques et leurs ampoules terminales est formé de cellules cylindriques. Au quatrième mois, les cellules des tuyaux bronchiques sont des éléments à cils vibratiles. Dès quatre mois et demi, se manifeste entre les bronches et les vésicules pulmonaires primitives une différence nette : l'épithélium des bronches est stratifié, formé de plusieurs couches de cellules cylindriques; celui des vésicules pulmonaires est réduit à une assise de cellules cubiques. Ces cellules deviendront ensuite de plus en plus plates, jusqu'à figurer les lamelles endothéliales très minces qui tapissent les vésicules pulmonaires de l'adulte. Les auteurs ne sont pas d'accord du reste sur la façon dont se fait cet amincissement : pour quelques-uns, il se ferait progressivement, à partir du sixième mois de la vie fœtale; pour d'autres, il serait soudain et se produirait à la naissance, à la suite des premières inspirations qui distendent considérablement la paroi de l'alvéole pulmonaire.

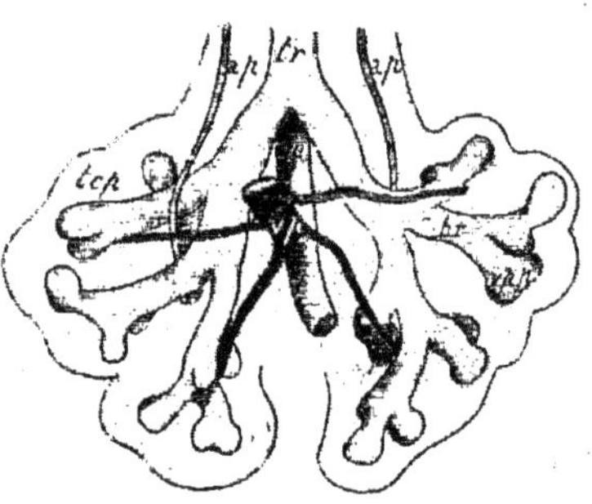

FIG. 14. — Reconstruction de l'arbre pulmonaire chez un embryon humain de 10,5 cm. de long, à la première période de développement des poumons (d'après His).

tr, trachée. — *br*, tuyaux bronchiques. — *vpp*, vésicules pulmonaires, qui se divisent incessamment en deux lobes jusqu'à former en définitive les vésicules pulmonaires primitives. — *tcp*, tissu conjonctif péripulmonaire. — *ap*, *ap*, artères pulmonaires. — *vp*, veines pulmonaires. — *oe*, œsophage.

Tout le système pulmonaire épithélial que nous venons de voir se former est

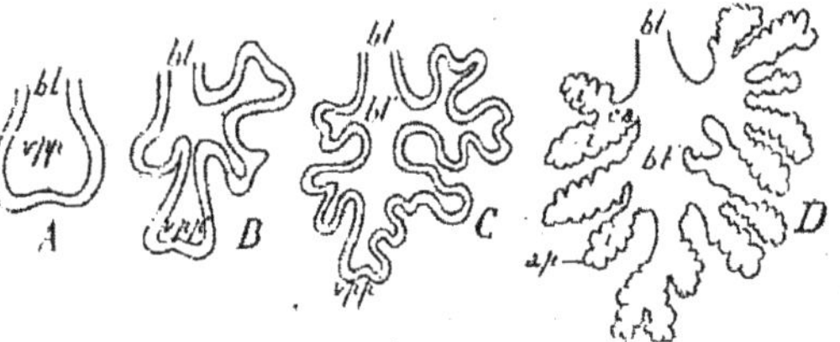

FIG. 15. — Schéma du développement du lobule pulmonaire chez les Mammifères (selon Wiedersheim).

A, stade initial. — D, stade terminal.

bl, bronche lobulaire (en D, bronche sus-lobulaire). — *vpp*, vésicule pulmonaire primitive. — *vpp'*, vésicule pulmonaire primitive dernière formée. — *bl'*, bronche intralobulaire. — *ca*, conduit alvéolaire. — *i*, infundibulum; *ap*, alvéoles pulmonaires ou vésicules pulmonaires définitives.

plongé dans une masse de tissu conjonctif embryonnaire (de mésenchyme), entourée à son tour par la cavité générale; cette masse est le « bourgeon » ou « éminence pulmonaire » (fig. 12, *bp*, *bp*, et fig. 14, *tcp*). La portion de la cavité générale qui loge le poumon épithélial et le tissu conjonctif péripulmonaire, se rendant indépendante du reste du cœlome par un processus que nous examinerons plus loin (p. 31), deviendra plus tard la *cavité pleurale*, dans laquelle le poumon obéira aux mouvements d'inspiration et d'expiration. De même que toute autre partie du cœlome, la cavité pleurale est limitée par deux feuillets épithéliaux représentant le mésoderme, l'un pariétal, l'autre viscéral. Ces deux feuillets, séparés par l'espace pleural, formeront ensemble la *plèvre*, spécialement l'épithélium pleural; on distinguera naturellement la plèvre pariétale (feuillet pariétal du mésoderme) et la plèvre viscérale (feuillet viscéral du mésoderme). Quant au tissu conjonctif péripulmonaire, que recouvre l'épithélium pleural, il fournira plus tard le tissu conjonctif du poumon et des bronches, ainsi que celui de la plèvre viscérale; autour des bronches il s'y différenciera des fibres musculaires lisses (« muscles bronchiques ou de Reissessen »).

Pharynx et Œsophage. — Après avoir vu que de la partie antérieure de l'intestin céphalique dérivent les poches branchiales entodermiques et l'appareil pulmonaire, il ne nous reste plus qu'à dire que ce qui subsiste de l'intestin céphalique, après le départ de ces diverses formations, devient le *pharynx*. Quant à l'*œsophage*, il résulte de la division de la région postérieure du pharynx en deux tubes parallèles, dont l'un est le tube pulmonaire, l'autre le canal œsophagien. Celui-ci s'allonge de plus en plus, à mesure que le cou se forme (Voy. fig. 11 et 13, *oe*).

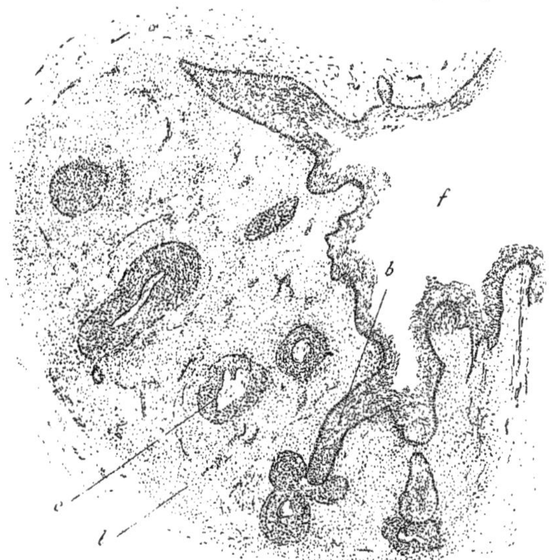

Fig. 16. — Développement de l'amygdale chez un fœtus humain de 4 mois 1/2.

f, fossette amygdalienne. — *b*, bourgeons de l'épithélium pharyngien qui revêt les diverticules de la fossette amygdalienne. — *e*, ilots épithéliaux formés par l'extrémité de ces bourgeons, en voie de transformation lymphoïde et en train de devenir nodules lymphatiques. — *l*, masse d'éléments lymphatiques qui s'accumulent autour des bourgeons et des ilots épithéliaux, dans toute la région amygdalienne.

L'épithélium qui tapisse la lumière du pharynx et celle de l'œsophage est au début, comme celui qui revêt le tube digestif tout entier, un épithélium simple à cellules cylindriques. A un certain moment du développement, et çà et là, ces cellules apparaissent vibratiles, rappelant ainsi l'état qui existe chez nombre de Vertébrés inférieurs. Plus tard l'épithélium pharyngo-œsophagien se stratifie, les cellules superficielles étant soit aplaties, soit cylindriques et ciliées, suivant les endroits.

Outre des invaginations glandulaires de l'épithélium donnant lieu à de véritables glandes, il se produit en plusieurs points des diverticules spéciaux desquels dérivent des formations variées. La paroi postérieure du pharynx se déprime en une fossette médiane, qui s'enfonce en un point correspondant à l'apophyse basilaire de l'occipital, et que l'on appelle la *bourse pharyngienne*. D'autre part, il se forme en deux endroits principaux des culs-de-sac épithéliaux qui pénètrent dans le tissu conjonctif sous-jacent, dans le derme ou chorion de la muqueuse en un mot: celui-ci de son côté éprouve certaines modifications. Ainsi naissent des organes appelés *amygdales* ou *tonsilles*, que l'on distingue en *amygdale palatine* ou amygdale proprement dite, la plus importante, et *amygdale pharyngienne*.

Le développement de l'amygdale palatine, qui est le plus connu, se fait de la façon suivante (fig. 16). On voit d'abord se former une dépression du pharynx, la « fossette amygdalienne », située entre l'arc palatin antérieur et l'arc palatin postérieur, entre les deuxième et troisième arcs pharyngiens. Ce cul-de-sac épithélial, d'abord simple, se ramifie et pousse ensuite des bourgeons, qui plus tard se séparent du cæcum initial et forment des îlots épithéliaux indépendants. Pendant ce temps, tout autour du fond des bourgeons et des îlots épithéliaux, paraissent de nombreuses petites cellules qui sont des éléments lymphatiques, formés, suivant les uns, dans le tissu conjonctif de la muqueuse du pharynx, produits, suivant les autres, par l'épithélium des îlots amygdaliens. Quoi qu'il en soit de l'interprétation, sur laquelle les auteurs diffèrent, il est au moins établi que les bourgeons épithéliaux, s'ils ne produisent pas les éléments lymphatiques, représentent du moins en quelque sorte le moule dans lequel doivent se déposer ces éléments. Dans la suite, les éléments lymphatiques deviennent de plus en plus abondants et constituent un certain nombre de nodules lymphatiques dont la réunion forme l'amygdale; les invaginations épithéliales persistent sous forme de diverticules de la cavité pharyngienne appelés « cryptes amygdaliennes ».

APPAREIL DENTAIRE

§ 1. — PREMIERE ÉBAUCHE DENTAIRE

Germe dentaire. — Dans le point où une dent doit se former, les tissus mous affectent une disposition particulière. On donne le nom de *germes dentaires* aux parties des tissus mous ainsi modifiées. La majeure partie des tissus qui constituent le germe d'une dent se convertit en tissus dentaires par le dépôt de calcaire dans leur propre substance. Dans la constitution de chaque germe dentaire interviennent plusieurs organes embryonnaires distincts qui fourniront les parties dont se compose la dent, savoir : *l'émail*, *l'ivoire* et *le cément*; il y aura donc un *organe de l'émail*, un *organe de l'ivoire* et même un *organe du cément*. L'organe de l'émail a pour origine une papille épithéliale de la muqueuse buccale. L'organe de l'ivoire et celui du cément ont pour point de départ commun une condensation papilliforme du tissu conjonctif ou derme de la même muqueuse. Il y a donc, au début de la formation dentaire, une *double ébauche, épithéliale* et *connective*, comparable à l'ébauche double qui est le prélude du développement du poil. Le caractère dentaire des deux ébauches, épithéliale et conjonctive, s'affirme ultérieurement par leur calcification, qui de papilles jusque-là banales fait un organe spécial, la dent.

Lame dentaire et organe de l'émail. — La première indication de la formation dentaire consiste en ce que l'épithélium buccal qui recouvre le futur bord alvéolaire des mâchoires est fortement épaissi, saillant d'une part dans l'intérieur de la cavité buccale, sous forme de *bourrelet gingival*, proéminant d'autre part dans l'épaisseur de la future mâchoire sous forme d'une lame épithéliale continue et régnant sur toute la longueur de la mâchoire, que l'on appelle la *lame dentaire* (fig. 17, *ld*). La lame dentaire doit être considérée comme représentant un pli de l'épithélium buccal; elle comprend pour cette raison une double couche extérieure de cellules cubiques et une masse centrale de cellules polyédriques.

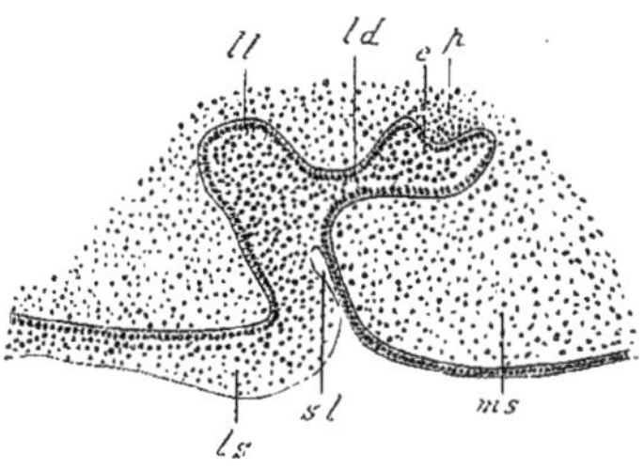

Fig. 17. — Coupe montrant la lame dentaire et le début d'une dent chez un embryon humain de 4 cm. de long (d'après Rœse).

ms, mâchoire supérieure. — *ls*, lèvre supérieure. — *sl*, sillon labial. — *ll*, lame labiale aux dépens de laquelle la lèvre s'agrandira. — *ld*, lame dentaire. — *e*, organe de l'émail de la dent. — *p*, papille dentaire.

Bientôt la face externe et inférieure de la lame dentaire devient irrégulière et bourgeonnante; elle produit en effet, de distance en distance, une série de bourgeons épithéliaux offrant la même constitution qu'elle, les *organes de l'émail* (fig. 18, *e*). Ceux-ci apparaissent comme une succession de festons de la lame dentaire. Entre ces festons de première génération, il s'en produit ultérieurement une deuxième série intercalée dans la précédente.

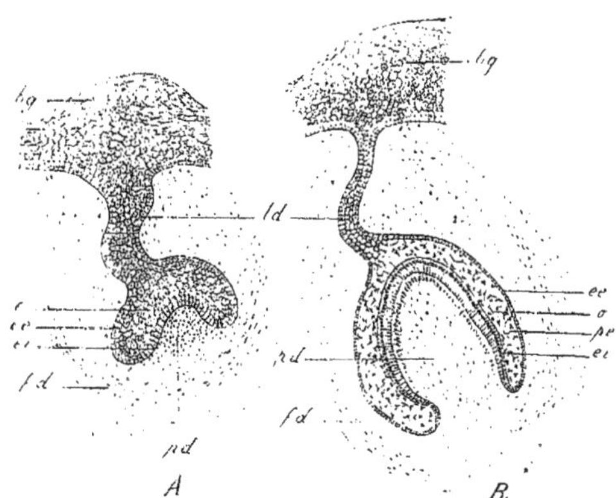

Fig. 18. — Figures demi-schématiques représentant le développement de la dent chez les Mammifères.

A est le stade le moins avancé.

ld, lame dentaire. — *e*, organe de l'émail. — *ee*, *ei*, épithélium externe et interne de l'organe de l'émail. — *pe*, pulpe ou réticulum de l'émail. — *pd*, papille dentaire. — *o*, couche d'odontoblastes à la surface de cette papille. — *fd*, follicule ou sac dentaire.

Chaque feston ou bourgeon prend bientôt la forme d'une petite massue, qu'un pédicule, appelé *collet de l'organe de l'émail*, relie à la lame dentaire; le fond de ce bourgeon claviforme ne tarde pas à se déprimer, à la façon d'un fond de bouteille. La dépression augmentant de plus en plus, l'organe de l'émail prend une figure caliciforme qui s'accentue toujours davantage (fig. 18, A et B). On comprend qu'alors la paroi de l'organe adamantin offrira trois zones, une externe (*épithélium externe de l'émail, ee*), une autre interne (*épithélium interne de l'émail, ei*), toutes deux dérivées de l'assise à cellules cubiques des stades antérieurs; la troisième, interposée aux deux autres, est formée par la masse de cellules polyédriques de la période précédente. Ni l'épithélium externe, ni la zone moyenne n'interviennent dans la production de l'émail. Le premier s'amincit de plus en plus, après avoir cependant formé (fig. 19) quelques végétations qui peuvent être le point de départ de tumeurs; il disparaît finalement d'une façon totale, selon la plupart des auteurs. Quant à la couche moyenne, ses cellules polyédriques se transforment en éléments ramifiés qui sont anastomosés entre eux de façon à former un réseau appelé *réticulum de l'émail* (fig. 18, B et 19, *pe*); dans les mailles de ce réticulum se dépose une substance intercellulaire molle et muqueuse, d'où le nom de *pulpe de l'émail*, qui est encore employé pour désigner la même formation; le réticulum de l'émail n'a d'ailleurs qu'une existence transitoire. C'est à l'épithélium interne de l'organe de l'émail qu'est exclusivement dévolu le rôle formateur de l'émail; aussi l'appelle-t-on *membrane adamantine* ou *de l'émail*. Elle est formée de cellules qui deviennent de bonne heure très longues; à leur extrémité centrale ou profonde ces cellules sont garnies d'un plateau cuticulaire; les plateaux de toutes les cellules sont unis en une membrane cuticulaire continue, appelée *membrane préformative*; le protoplasma de ces cellules renferme des grains que l'on a reconnus pour des particules calcaires. L'organe de l'émail s'isole de la lame dentaire par résorption de son collet (fig. 19); celui-ci, avant de disparaître, émet quelques bourgeons épithéliaux, qui peuvent avoir le sort de ceux que produit l'épithélium externe. Comme le collet de l'organe, la lame dentaire résorbée, trouée de distance en distance, végétante en d'autres endroits, finit par disparaître en laissant pour un temps variable des vestiges épithéliaux (fig. 19, *ld*).

Organe de l'ivoire et sac dentaire. — Du temps que se formait l'organe de l'émail, le tissu conjonctif situé au-dessous de ce dernier se condensait, grâce à une prolifération active de ses éléments, donnant naissance à un amas cellulaire plus ou moins bien limité, la *papille dentaire* ou *organe de l'ivoire*. De bonne heure les cellules conjonctives les plus superficielles de cette papille, immédiatement sous-jacentes à la membrane de l'émail, se différencient en une sorte d'épithélium, la *membrane de l'ivoire*, dont les éléments constituants s'appellent les *odontoblastes* (fig. 19 et 20, *o*), parce qu'ils vont produire l'ivoire ou dentine. Les odontoblastes sont de grosses cellules piriformes anastomosées entre elles par des prolongements latéraux et par un prolongement central avec les cellules sous-jacentes; un ou plusieurs prolongements périphériques très fins, les *fibres de Tomes*, les caractérisent surtout.

Tout autour de la base de la papille dentaire, le tissu conjonctif se condense en une sorte de bourrelet circulaire, qui s'élève de plus en plus vers la surface alvéolaire et arrive bientôt à envelopper complètement les deux organes de l'ivoire et de l'émail dans une sorte de sac ou de follicule, comparable au follicule du poil et nommé *sac* ou *follicule dentaire* (fig. 18, *fd*). Par l'ouverture supérieure du sac sort le collet de l'organe de l'émail; quand ce collet s'est rompu, le sac dentaire se ferme complètement, contenant l'ébauche totale de la dent définitivement isolée de sa matrice épithéliale et connective. Le sac dentaire, d'abord mou, devient ensuite plus résistant, fibreux, et plus tard se calcifie partiellement pour produire le cément.

§ 2. — CALCIFICATION DE L'ÉBAUCHE DENTAIRE

La calcification du germe dentaire comprend : 1° la formation de l'ivoire; 2° la formation de l'émail; 3° la formation du cément. En d'autres termes, elle comprend l'étude du fonctionnement de la membrane de l'ivoire, de la membrane de l'émail et celle des transformations du sac dentaire.

Le phénomène de calcification qui préside à la production de l'ivoire et de l'émail peut se comprendre de deux manières. Ou bien, le dépôt de sels se fait au sein même de la substance de l'organe formateur, qui se trouve ainsi trans-

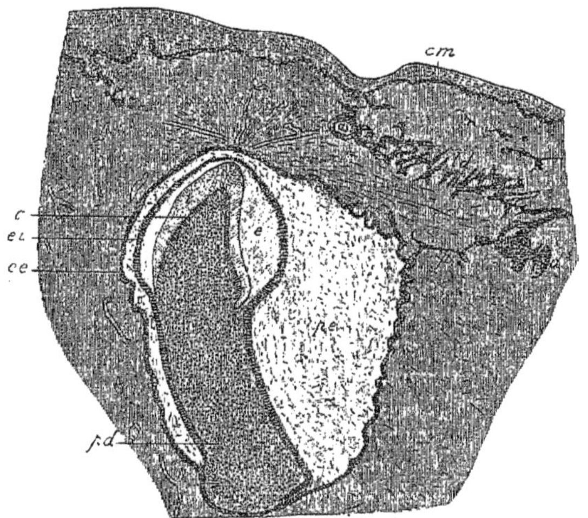

Fig. 19. — Coupe verticale et transversale de l'incisive externe d'un fœtus humain de 30 cm. de long (d'après Rœse).

cm, couche de Malpighi de l'épithélium buccal. — *ld*, lame dentaire issue de cette couche, végétant en certains points, perforée en d'autres endroits et çà et là transformée en perles épithéliales. — *ee*. épithélium externe de l'émail offrant des végétations papilliformes. — *ei*, épithélium interne de l'émail ou couche des adamantoblastes. — *pe*, pulpe de l'émail. — *e*, émail. — *i*, ivoire. — *o*, couche des odontoblastes. — *pd*. pulpe dentaire, reste de la papille dentaire. — *p*. pédicule reliant la dent temporaire et spécialement l'épithélium externe de l'émail de cette dent au germe de l'émail de la dent de remplacement correspondante d^2.

formé en tissu calcifié (calcification par substitution); ou bien, l'organe formateur rejette à sa surface les matériaux organiques et inorganiques et excrète pour ainsi dire le tissu nouveau (calcification par sécrétion ou excrétion). Quant à la calcification qui donne naissance au cément, c'est une véritable ossification. D'une manière générale, la substance protoplasmique qui doit s'imprégner de sels calcaires, passe toujours au préalable par un état chimique où elle est extrêmement résistante vis-à-vis des réactifs et analogue à la chitine (calcoglobuline).

Formation de l'émail. — La première couche d'émail apparaît sur la face interne de la membrane de l'émail (fig. 19, *e*). En dehors d'elle se déposent ensuite d'une façon incessante de nouvelles calottes adamantines. L'émail est le produit soit de la transformation, soit de la sécrétion des cellules de l'émail. Il se compose, à l'état définitif d'un grand nombre de prismes juxtaposés. Chacun de ceux-ci représente soit la partie centrale calcifiée d'une cellule de l'émail, soit un produit exsudé de cette cellule et durci par la calcification.

Formation de l'ivoire. — C'est par la formation de la première couche d'ivoire que débute la calcification du germe dentaire. Cette première couche se montre sur la face externe de la membrane de l'ivoire (fig. 19, *i*). Une fois la première couche constituée, il s'en dépose incessamment de nouvelles à la face interne de celles qui existent déjà. L'ivoire est dû soit à la transformation, soit à la sécrétion des odontoblastes. Les tubes dont se compose l'ivoire adulte se formeraient, dans la théorie de la transformation directe, de la façon suivante. Les prolongements ou fibres de Tomes se modifient à leur périphérie et sur toute leur longueur et se transforment en une substance protoplasmique extrêmement résistante, qui leur forme une sorte de gaine, la gaine de l'ivoire ou de Neumann; la zone périphérique de cette dernière en se calcifiant devient le tube de l'ivoire (fig. 20). A mesure que se déposent les strates d'ivoire, le volume de la papille dentaire diminue; ce qui en reste forme la *pulpe dentaire* (fig. 19, *pd*). Celle-ci se trouve renfermée dans une cavité close, la cavité dentaire, limitée par une coque d'ivoire. La coque et la papille qui y est logée prennent bientôt nettement la forme de la couronne de la dent future, conique pour les canines, aplatie et légèrement trifoliée pour les incisives, bi- ou multicuspidée pour les molaires. D'autre part, en se prolongeant profondément, elles donnent lieu à la *racine* de la dent, qui est simple, bi- ou trifurquée.

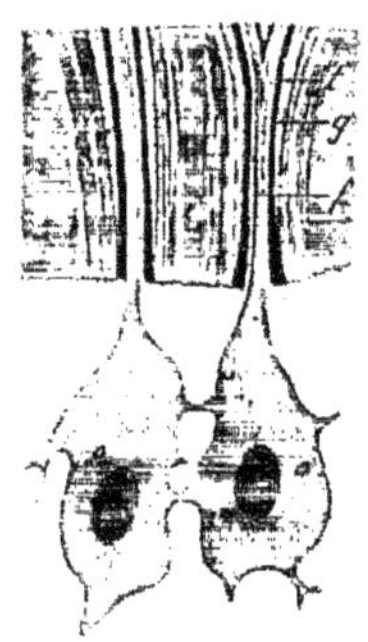

Fig. 20. — Figure demi-schématique représentant le développement histologique de l'ivoire.

o, *o*, odontoblastes. — *f*, fibre de Tomes. — *g*, gaine de l'ivoire. — *t*, tube de l'ivoire. — *i*, ivoire déjà formé.

Formation du cément. — C'est une véritable ossification, qui a pour siège les parties les plus internes du sac dentaire et qui ne diffère en rien des autres cas de formation de l'os aux dépens du tissu fibreux. Il y a deux sortes de cément; l'un est *coronaire*; l'autre est *radiculaire*. Ce dernier, qui existe seul chez l'Homme, recouvre l'ivoire dans toute l'étendue de la racine.

§ 3. — DENTS TEMPORAIRES ET DENTS PERMANENTES

Chacun sait que chez l'Homme et la majorité des Mammifères la plupart des dents sont remplacées une fois. Il se fait, dans une *première dentition*, une série de *dents temporaires* ou *de lait*, qui tombent pour faire place dans une *deuxième dentition* à des *dents permanentes* ou *de remplacement*. Certaines dents font exception et ne se montrent qu'une fois; telles, chez l'Homme, les grosses molaires, qui ne paraissent que dans la deuxième dentition. Le remplacement dentaire dont les causes et les origines dans l'histoire des espèces sont encore mal déterminées, paraît une modification et une réduction de celui qui s'effectue sans interruption dans les mâchoires des Vertébrés inférieurs. On sait que par exemple chez les Sélaciens (Requins), les dents tombent incessamment et sont sans cesse remplacées par des ébauches dentaires nouvelles.

On dit d'une dent qu'elle est *monophysaire* si elle est à un seul terme, c'est-à-dire s'il ne s'en produit qu'une dans toute la vie de l'animal; qu'elle est *diphysaire* s'il y a deux termes, savoir : une dent de lait et une dent de remplacement; enfin qu'elle est *polyphysaire* ou à plusieurs termes. Les molaires de l'Homme sont monophysaires; ses incisives, canines et prémolaires sont diphysaires; les dents des Requins sont polyphysaires.

On dira de même qu'un animal est *polyphyodonte, diphyodonte, monophyodonte,* suivant qu'il possédera des dents poly- di- ou monophysaires. L'Homme est à la fois di- et monophyodonte. On admet généralement que les états monophyodonte et diphyodonte dérivent par réduction de l'état polyphyodonte[1].

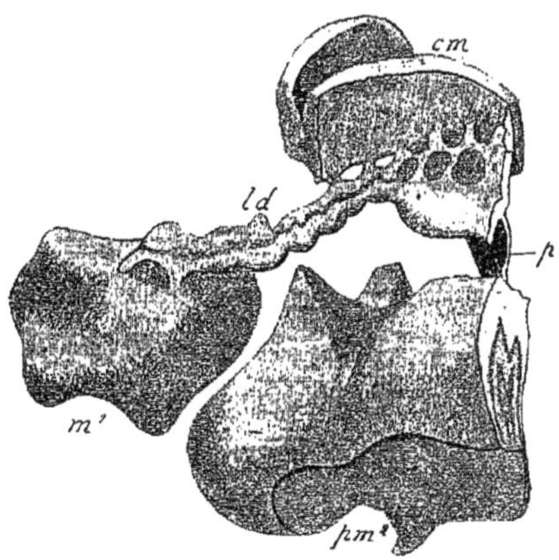

Fig. 21. — Moule représentant la forme et les rapports de la deuxième prémolaire et de la première molaire vraie chez un nouveau-né (d'après Rœse).

pm^2, deuxième prémolaire. — m^1, première molaire vraie. — *ld*, lame dentaire à l'extrémité de laquelle le germe de l'émail de la molaire s'est formé et demeure appendu. — *p*, pédicule de l'émail reliant le germe adamantin de la prémolaire à la lame dentaire. — *cm*, couche de Malpighi de l'épithélium buccal de laquelle procède la lame dentaire au moyen de plusieurs ponts d'union.

Nous avons à distinguer le développement des dents temporaires et celui des dents permanentes.

La description donnée dans le paragraphe précédent s'applique aux dents temporaires. Il nous suffira, pour la compléter, d'ajouter quelques détails relativement aux rapports et aux moyens de fixation de ces dents. A l'époque où ils sont déjà bien formés, les germes dentaires sont situés dans une gouttière osseuse, la *gouttière alvéolaire* du maxillaire, qui n'est fermée du côté de la cavité buccale que par la muqueuse buccale. A la naissance, la gouttière alvéolaire se montre subdivisée par des cloisons osseuses transversales en un certain nombre de loges indépendantes, dont chacune renferme une dent et porte le nom d'*alvéole dentaire*. Toute la masse du tissu connectif du sac dentaire, qui est emprisonnée dans l'alvéole, entre la dent et ce dernier, forme le *périoste alvéolo-dentaire*, lequel sert à la fois d'organe nutritif pour l'os et pour la dent, et de moyen de fixation de l'une à l'autre.

1. Il est possible que l'homme ait été au moins triphyodonte. En effet, il apparait chez lui, dans des cas anormaux, des rudiments dentaires sans émail, que l'on croit pouvoir attribuer à une troisième dentition qui aurait précédé la dentition de lait.

Les processus odontogéniques décrits plus haut ne s'appliquent aux dents permanentes que pour ce qui concerne un développement déjà avancé, mais point pour les premiers stades de l'évolution de ces dents. Les premiers développements des dents permanentes sont d'ailleurs différents suivant que celles-ci sont précédées ou non des dents de lait.

Pour ce qui est des dents de remplacement (incisives, canines et prémolaires), et spécialement de leurs organes de l'émail, la plupart des auteurs sont aujourd'hui d'accord pour admettre qu'ils proviennent de festons de la lame dentaire situés entre les pédicules ou collets des dents de lait, et ne sont pas des bourgeons émanés des organes adamantins des dents de lait elles-mêmes, comme on le pensait autrefois.

Pour ce qui est des molaires vraies, non précédées des dents temporaires, elles sont formées à l'extrémité postérieure de la lame dentaire, qui s'accroît continuellement d'avant en arrière sans contracter de connexions avec l'épithélium buccal. Ainsi la première grosse molaire naît sous forme d'un épaississement de la partie terminale de la lame dentaire (fig. 21, m^1).

Les sacs dentaires des dents permanentes adhèrent à ceux des dents de lait correspondantes, dont ils sont un prolongement; ils sont placés en arrière et en dedans d'eux, à l'intérieur du même alvéole osseux. Plus tard, il se fait une cloison osseuse qui sépare l'alvéole commun en deux loges, l'une pour la dent temporaire, l'autre pour la dent permanente. Cette dernière est ainsi enfermée dans une coque osseuse propre, complète de toutes parts, sauf inférieurement où elle est perforée pour laisser passer les nerfs et les vaisseaux de la dent, et supérieurement où il existe un orifice osseux, appelé *iter dentis*. Cet orifice donne passage au cordon épithélial de l'organe adamantin de la dent permanente, entouré par une gaine de tissu fibreux appelée le *gubernaculum dentis*, qui est un prolongement du sac dentaire.

§ 4. — ERUPTION DENTAIRE

Les dents sont d'abord constituées uniquement par la couronne. Ce n'est qu'ensuite que, la dent continuant de s'accroître, se forme la racine qui s'allonge peu à peu et finit par atteindre le fond de l'alvéole. La couronne de la dent, soulevée par la poussée de la racine, commence alors à presser contre la paroi supérieure du sac dentaire et contre la partie correspondante de la muqueuse buccale (*gencive* ou *muqueuse gingivale*) qui adhère à ce dernier. Elle se fait jour peu à peu à travers ces parties, qui subissent en même temps une atrophie complète. La partie de la muqueuse gingivale, qui demeure à la façon d'un anneau autour du collet de la couronne, est la *sertissure*. La portion du sac dentaire qui n'a pas été perforée et détruite devient le *périoste alvéolo-dentaire*.

D'ailleurs, le mécanisme par lequel les dents, et particulièrement les dents temporaires, sont poussées au dehors, le mécanisme de l'éruption, en un mot, n'est pas encore pleinement élucidé.

Quand se fait le remplacement des dents et par conséquent l'éruption des dents permanentes, on voit les cloisons osseuses qui séparent les alvéoles des dents permanentes de ceux des dents temporaires se résorber. Les racines des dents de lait s'atrophient par résorption de la dentine. Plusieurs facteurs paraissent intervenir simultanément dans l'éruption de la dent permanente ; entre autres, la chute de la dent de lait qui laisse le champ libre à sa remplaçante ; la poussée de la dent permanente elle-même.

Voici maintenant ci-dessous, d'après Magitot, un tableau donnant les époques de l'apparition des follicules dentaires et de l'éruption des dents. De nombreuses variantes sont d'ailleurs possibles :

ORDRE DE SUCCESSION		ÉPOQUE D'APPARITION DU FOLLICULE	ÉPOQUE D'ÉRUPTION
		Dents temporaires.	
Incisives centrales	inf. .	65e jour, vie fœtale.	7e mois.
— —	sup..	70e jour, —	10e —
Incisives latérales	inf. .	80e jour, —	16e —
— —	sup..	85e jour, —	20e —
Prémolaires antérieures. . .	inf. .	Du 85e au 100e jour	24e —
— — . . .	sup..	Id.	26e —
Prémolaires postérieures . .	inf. .	Id.	28e —
— — . . .	sup..	Id.	30e —
Canines	inf. .	Id.	Du 30e au 33e m.
—	sup..	Id.	—
		Dents permanentes.	
Premières molaires.	inf. .	90e jour, vie fœtale	De 5 à 6 ans.
— —	sup..	100e jour, —	Id.
Incisives centrales	inf. .	Du 110e au 120e jour. . . .	7e année.
— —	sup..	Id.	Id.
Incisives latérales.	inf. .	Id.	8 ans 1/2.
— —	sup..	Id.	Id.
Prémolaires antérieures. . .	inf. .	Id.	De 9 à 12 ans.
— — . . .	sup..	Id.	Id.
Prémolaires postérieures . .	inf. .	Id.	11e année.
— — . .	sup..	Id.	Id.
Canines	inf. .	Id.	11 à 12 ans.
—	sup..	Id.	Id.
Deuxièmes molaires.		Vers le 3e mois.	12 à 13 ans.
Troisièmes molaires (dents de sagesse).		A la 3e année.	19 à 25 ans.

La lecture de ce tableau permet de dégager les lois suivantes. Les follicules dentaires, et par conséquent les germes dentaires qu'ils renferment, se forment sans interruption de la fin du deuxième mois à la fin du quatrième mois de la vie fœtale; les deuxièmes et troisièmes molaires sont seules réellement retardataires. Les dents de même espèce apparaissent par paires. L'éruption des dents de la mâchoire inférieure précède celle des dents de la mâchoire supérieure.

ARTICLE CINQUIÈME

DÉVELOPPEMENT DE L'INTESTIN DIGESTIF

Le développement de l'intestin digestif est si intimement lié à celui de la cavité générale du corps ou cœlome, que les deux doivent être étudiés parallèlement.

§ 1. — ÉVOLUTION GÉNÉRALE DU CŒLOME, FORMATION DES CAVITÉS SÉREUSES

On a vu, dans le tome Ier de cet ouvrage, et on retrouve dans la figure 22, A, que la cavité générale de l'embryon se développe sous la forme de deux espaces pairs et symétriques, les sacs cœlomiques (*c*), dont chacun est limité par une paroi interne ou mésoderme viscéral et par une paroi externe ou mésoderme pariétal. Dans la coupe figurée (22), on voit que les sacs du cœlome embryon-

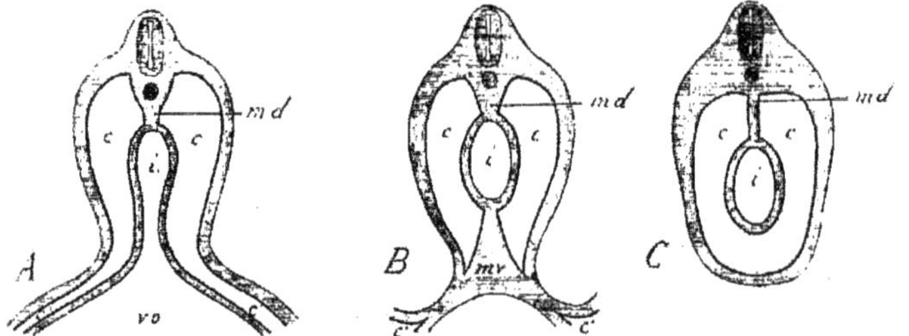

Fig. 22. — Coupes transversales schématiques pour le développement du cœlome.

A. — Coupe passant par la partie de l'intestin demeurée à l'état de gouttière. — B. — Coupe menée à travers la région du mésentère ventral, en avant de la précédente, intéressant une partie de l'intestin qui est déjà tubuleuse. — C. — Coupe passant à un niveau postérieur à A, à travers la partie postérieure déjà tubuleuse de l'intestin.

c, *c*, cœlome; spécialement : en B, la région pariétale du cœlome; en C, la région pariétale; en A, le conduit communiquant. — *c'*, *c'*, cœlome extra-embryonnaire, non séparé en A, séparé en B du cœlome embryonnaire *c*, *c*, non figuré en C. — *i*, gouttière intestinale en A, tube intestinal en B et C. — *vo*, vésicule vitelline ou ombilicale. — *md*, mésentère dorsal. — *mv*, mésentère ventral.

naire *c* se continuent en dehors par le cœlome extra-embryonnaire *c'*, de chaque côté de l'orifice par lequel l'intestin, encore à l'état de gouttière *i*, communique avec la vésicule vitelline ou ombilicale *vo*, bref de chaque côté du pédicule vitellin, et par conséquent tout autour de ce pédicule, si nous considérons non plus une coupe de l'embryon mais celui-ci tout entier. La communication s'efface à mesure que l'embryon s'isole du reste du blastoderme, à mesure donc que la gouttière intestinale se ferme et devient un tube intestinal. On obtient alors sur une coupe transversale une image telle que celle de la figure 22, B. Finalement, dans les endroits où l'intestin est complètement séparé de la vésicule ombilicale, les dispositions sont celles de la figure C, où la mince cloison *mv*, qui du côté ventral de l'intestin séparait encore les deux sacs cœlomiques, a disparu, et où par suite les deux sacs du cœlome communiquent. Le cœlome devient en ces points une cavité unique, dans laquelle l'intestin est suspendu.

Ainsi trois états différents se présentent quant au cœlome. Le premier (figure A) caractérise la région du pédicule vitellin, correspondant à la partie moyenne, non encore fermée, de l'intestin. Le second (figure B) s'observe dans la partie antérieure de l'intestin, juste au-devant de la communication intestino-vitelline. Le troisième (figure C) est réalisé en arrière de cette dernière, dans toute l'étendue, de bonne heure fermée, de la région postérieure de l'intestin.

Au niveau de la seconde région, les sacs cœlomiques s'adossent l'un à l'autre à la fois au-dessus et au-dessous du tube digestif. Dans les deux autres, ils ne s'appliquent l'un contre l'autre qu'au-dessous de ce tube.

On donne le nom générique de *méso* à la cloison qui résulte de l'adossement des deux feuillets viscéraux du mésoderme et de l'accolement des deux sacs cœlomiques. Ce méso est constitué par un axe de tissu mésenchymateux de

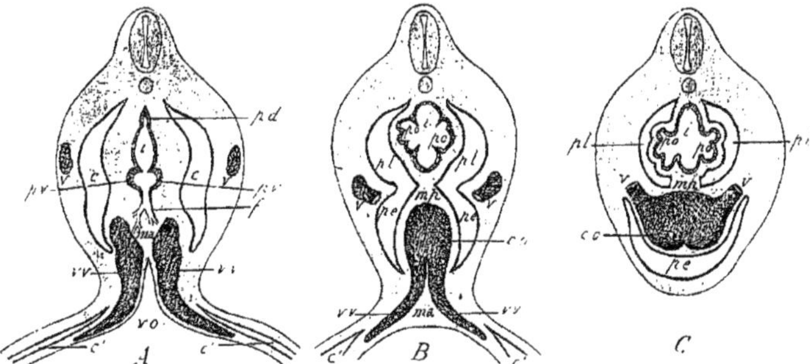

Fig. 23. — Coupes transversales schématiques pour le développement de la région pariétale du cœlome.

A. — Coupe passant juste au-devant de l'*aditus anterior ad intestinum*, c'est-à-dire du point où la gouttière intestinale et le tube intestinal communiquent. — *c*, *c*, cœlome embryonnaire (région pariétale). — *c'*, *c'*, cœlome extra-embryonnaire. — *vo*, vésicule ombilicale ou vitelline. — *i*, intestin avec ses diverses dépendances : *f*, le diverticule hépatique déjà ramifié ; *pd*, le pancréas dorsal : *pv*, *pv*, les deux pancréas ventraux. — *vv*, *vv*, veines vitellines ou omphalo-mésentériques, s'enfonçant dans le mésentère ventral *ma*, qui loge d'autre part le diverticule hépatique. — *v*, *v*, veines des parois du corps (par ex. conduits de Cuvier).

B. — Le cœlome tend à se diviser, grâce à un éperon de tissu qui contient la veine *v*, en deux cavités : l'une pleurale *pl* : l'autre péricardique *pe*. — Les deux veines vitellines se sont fusionnées en une masse impaire, l'ébauche du cœur *co* ou sinus veineux. Le cœur est situé dans le mésentère ventral *ma* de la figure précédente, qu'il distend et qu'il divise en deux parties ou mésocardes, l'un antérieur *ma*, l'autre postérieur *mp*. — L'intestin *i* a produit les deux diverticules pulmonaires *po*, *po*.

C. — Coupe antérieure à la précédente. La séparation des cavités pleurales *pl* et de la cavité péricardique *pe* à présent impaire est effectuée par un pont de tissu qui permet à la veine *v* de se jeter dans le cœur. Les poumons *po* font saillie dans la cavité pleurale. Le cœur *co* est aux trois quarts entouré par la cavité péricardique qu'il distend.

remplissage, revêtu sur ses deux faces, droite et gauche, par l'épithélium mésodermique. Ce méso est un *mésentère*, parce que l'intestin est situé pour ainsi dire dans son intérieur et qu'il se dédouble pour le loger, parce qu'aussi il rattache cet intestin aux parois du corps. Dans les coupes A et C, il ne le relie qu'à la paroi dorsale du corps; il se comporte donc comme une sorte de ligament suspenseur de l'intestin, qui peut être appelé *mésentère dorsal* (*md*). Dans la coupe B, il le fixe en outre à la paroi ventrale du corps et figure un *mésentère ventral* (*mv*). Il existe donc un mésentère dorsal, situé au-dessus de l'intestin, et il peut exister en outre un mésentère ventral placé au-dessous. Tandis que le mésentère dorsal règne sur toute la longueur du tube digestif (A, B, C), c'est seulement dans la région de la figure B qu'on trouve le mésentère ventral.

Le cœlome, considéré en tant que cavité, peut être divisé en deux grandes régions, placées l'une derrière l'autre dans le sens longitudinal. La limite de ces deux régions, ou, si l'on veut, la communication de l'une à l'autre correspond à la figure A; on l'appelle *conduit communicant*. La région antérieure (B), correspondant à l'intestin antérieur qu'elle entoure, est la *cavité pariétale*. La région postérieure (C), qui enveloppe l'intestin postérieur sur toute sa longueur, est la *cavité péritonéale*. Tandis que la cavité péritonéale est unique, par fusion des deux sacs cœlomiques, la cavité pariétale, où les sacs sont demeurés jusqu'à présent séparés, est double et paire. La cavité péritonéale ne subira plus aucune modification essentielle. La cavité pariétale se modifiera au contraire considérablement.

On doit encore considérer dans chaque moitié, droite ou gauche, du cœlome, deux parties, une dorsale, l'autre ventrale. Dans la région péritonéale du cœlome, ces deux parties se comporteront de la même façon. Elles auront au contraire dans la région pariétale, ainsi que dans la région de communication, une évolution différente.

Les transformations qu'éprouve la cavité pariétale sont dues au développement du cœur et des gros vaisseaux.

Les premiers gros vaisseaux, veines vitellines ou omphalo-mésentériques, au nombre de deux (une de chaque côté), rampent sur les parois de la vésicule vitelline et de là gagnent l'embryon en cheminant le long du pédicule vitellin. Dans ce trajet elles sont situées au-dessous du feuillet viscéral du mésoderme, entre ce dernier et l'entoderme. Elles se dirigent en avant et en dedans, le long du pourtour antérieur du pédicule vitellin, ou ce qui revient au même le long du bord postérieur du proamnios, et convergent l'une vers l'autre jusqu'à se réunir. De leur réunion résulte la première ébauche du *cœur*, *sinus veineux* ou *sinus reuniens*. L'inspection de la figure 23 montre clairement que, dans ces conditions, le cœur (*co*) ne pourra se placer que dans le mésentère ventral (*ma*), qu'il distendra en proportion de son développement, repoussant le cœlome devant lui. La portion de la cavité pariétale qui loge le cœur porte le nom de *cavité péricardique* (*pe*). La paroi de la cavité péricardique est empruntée au mésentère ventral; mais tout le mésentère ventral n'a pas disparu pour le fournir; il en reste les parties par lesquelles ce mésentère s'attachait à l'intestin d'une part et se fixait d'autre part sur la paroi du corps. Sous le nom de *mésocardes*, ces parties du mésentère ventral forment des sortes de ligaments d'attache très courts du péricarde et par suite du cœur; on distinguera nécessairement le mésocarde antérieur *ma* et le mésocarde postérieur *mp* (fig. 23, B et 24).

Jusqu'ici nous avons supposé que la portion de la cavité pariétale qui devient la cavité péricardique demeurait paire, formée de deux espaces entièrement séparés l'un de l'autre. Cet état persiste temporairement dans toute l'étendue que les veines vitellines parcourent avant de se réunir (fig. 23, A et B). Mais dès que les veines se fusionnent en un *sinus veineux*, les sacs péricardiques se confondent en une cavité unique; et comme la fusion des veines vitellines se fait d'avant en arrière sur une longueur de plus en plus grande de ces veines, on comprend que l'étendue de la partie impaire de la cavité péricardique augmente sans cesse aux dépens des deux sacs pairs qui finissent par disparaître; la cavité péricardique est dès lors définitivement constituée (C).

Il nous faut maintenant nous occuper du cloisonnement horizontal de la cavité pariétale, grâce auquel la partie ventrale de celle-ci, c'est-à-dire la cavité péricardique, se rend indépendante de la partie dorsale.

Supposons une veine (v) venue des parois du corps, telle par exemple que le tronc veineux appelé « conduit de Cuvier ». Cette veine, qui doit se jeter dans le cœur, ne pourra y parvenir qu'à travers un pont de tissu jeté sur le cœlome. Or ce pont divisera chacune des moitiés du cœlome en deux com-

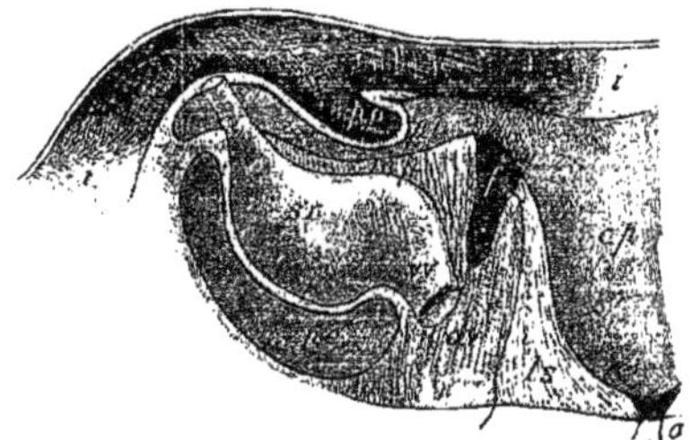

FIG. 24. — Figure schématique représentant la coupe sagittale du corps d'un embryon, pour faire voir les cavités dérivées du cœlome et le mésentère ventral.

dv, diaphragme ventral, dont la partie antérieure *ma* correspond au mésocarde antérieur : la partie postérieure *ls*, séparée du reste par un trait, représente la partie surajoutée du diaphragme ventral, ou futur ligament suspenseur du foie. Le trait en question marque la limite ancienne du diaphragme ventral, alors que le pédicule ombilical, maintenant réduit à *o*, était beaucoup plus considérable et que la région intestinale ouverte en gouttière dans la vésicule ombilicale était beaucoup plus étendue. — *cp*, cavité péritonéale communiquant avec la cavité pleurale *pl*, mais séparée de la cavité péricardique *pc*. — *i*, intestin avec le diverticule pulmonaire *po* saillant dans la cavité pleurale et avec le diverticule hépatique *f* s'enfonçant dans le diaphragme ventral : le conduit de communication entre *cp* et *pl* masque en partie ce diverticule. — *vv*, veine vitelline venue du dehors pénétrant dans le mésentère ventral et se réunissant en *sr* à sa congénère du côté opposé. — *sr*, *sinus reuniens*. — *mp*, mésocarde postérieur. — *v*, veine des parois du corps assurant la séparation de *pl* et de *pc*.

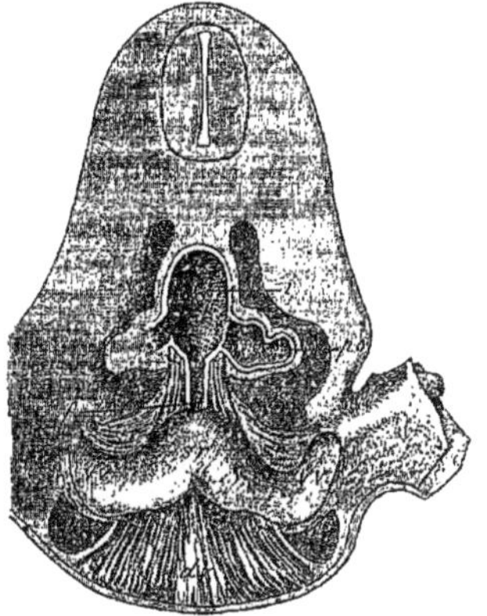

FIG. 25. — Figure schématique représentant une coupe transversale du corps d'un embryon vue d'en avant, pour montrer le mésentère ventral et ses dépendances ainsi que la division de la cavité pariétale en deux loges.

dv, diaphragme ventral, partie médiane du mésentère ventral, formant le fond de la cavité pariétale. — *st*, *septum transversum* proprement dit, complétant le diaphragme ventral sur les côtés et effectuant la séparation de la cavité pariétale en deux loges, l'une supérieure ou cavité pleurale *pl*, l'autre inférieure ou cavité péricardique *pe* ; on ne voit de cette dernière que le fond se terminant à droite et à gauche en deux culs-de-sac ou recessus pariétaux ventraux. — *cv*, *vv*, veines vitellines ou omphalo-mésentériques pénétrant dans la cavité pariétale en traversant le *septum transversum*, et se réunissant pour former le *sinus reuniens*. A droite de la figure, la veine vitelline est représentée au moment où elle aborde le tronc de l'embryon, venue de la vésicule vitelline ou ombilicale ; elle est située là entre deux feuillets, le feuillet superficiel correspondant à l'ectoderme et au mésoderme, le feuillet profond à l'entoderme seul. — *i*, intestin fournissant ; *po*, le poumon, qui fait saillie dans la cavité pleurale ; *f*, le foie qui s'enfonce dans le diaphragme ventral derrière le sinus de réunion.

partiments, supérieur ou dorsal et inférieur ou ventral. Dans la figure C, la séparation est effectuée par le passage de la veine (v) des parois du corps dans le cœur. La coupe C est pratiquée à un niveau où c'est l'intestin respiratoire (i) qui se présente en section. De chaque côté de lui, nous devrons donc trouver un diverticule lobé, le poumon (po), qui repoussera devant lui la partie dorsale du cœlome et se coiffera du feuillet viscéral du mésoderme. Cette portion du cœlome et plus spécialement de la cavité pariétale, qui loge le poumon, s'appelle la *cavité pleurale*. Tandis qu'il n'y a qu'une cavité péricardique, il existe deux cavités pleurales, droite et gauche. Les ponts de tissu qui séparent les cavités pleurales de la cavité péricardique forment ensemble une cloison horizontale, la « membrane pleuro-péricardique ».

Aux dépens de la région pariétale du cœlome se sont ainsi constituées trois cavités : deux dorsales, paires et symétriques, logeant les poumons; une ventrale, impaire, contenant le cœur.

Nous avons parlé plus haut d'une segmentation longitudinale du cœlome, séparant l'espace pariétal de l'espace péritonéal, la poitrine de l'abdomen. Une cloison verticale, ou à peu près, réalisera cette segmentation, cloison qui sera appelée plus tard le *diaphragme*. Au début la séparation de la partie antérieure et de la partie postérieure du cœlome ne s'effectue que dans la moitié ventrale de celui-ci, isolant la cavité péricardique de l'espace péritonéal. Les parties dorsales de la région antérieure du cœlome, les plèvres, en un mot, communiqueront donc encore pour un certain temps avec la cavité péritonéale et ne s'en sépareront qu'ultérieurement.

Sur la ligne médiane, la séparation est due à la présence du mésentère ventral. Celui-ci persiste, en effet, en arrière du cœur et de la cavité péricardique, en avant du pédicule vitellin, sous la forme d'une lame dirigée verticalement et étendue transversalement, que l'on a appelée *cloison transverse* (*septum transversum*) ou *diaphragme primaire*. Nous savons qu'en avant et en arrière de cet endroit le mésentère ventral a disparu : en avant, absorbé pour ainsi dire par le cœur et la cavité péricardique; en arrière, effacé par le développement de la cavité péritonéale. Dans cette masse de tissu l'intestin pousse un diverticule, qui, nous le verrons bientôt, n'est autre que l'ébauche du foie, laquelle par son puissant développement et son abondante ramification, augmentera encore l'épaisseur de la cloison. Le diaphragme primaire constituera : d'abord la plus grande partie de la lame qui sépare définitivement l'abdomen et la poitrine, du diaphragme définitif en un mot; en outre, le tissu conjonctif du foie dans l'intérieur duquel se ramifiera l'ébauche épithéliale de cet organe venue de l'intestin. Un coup d'œil jeté sur la figure 24, qui représente une coupe longitudinale et médiane du corps d'un embryon de Mammifère, fait comprendre qu'à mesure que l'intestin se fermera davantage, la gouttière intestinale diminuant de plus en plus de longueur et le pédicule vitellin se rétrécissant, le diaphragme primaire s'étendra plus loin en arrière jusqu'à l'ombilic définitif *o*, tandis que sa limite antérieure reculera incessamment dans la même proportion par suite du développement du cœur et de l'expansion de la cavité péricardique. Ainsi le fond de la cavité péricardique est formé par le diaphragme primaire, lequel constitue d'autre part la paroi antérieure de la cavité péritonéale.

Mais le diaphragme primaire ne règne que sur la ligne médiane. La cloison séparatrice de la cavité pariétale et de la cavité péritonéale manque encore sur les côtés. Sur les côtés en effet, en dehors du diaphragme primaire ou mésentère ventral, les deux cavités s'ouvrent l'une dans l'autre par la région rétrécie du cœlome que nous avons appelée conduit communicant. Ce conduit communicant est parcouru suivant toute sa longueur et dans une direction oblique en avant et en dedans par la veine vitelline, qui le suit pour arriver dans la cavité pariétale et y former le cœur. Dans ce trajet, elle occupe la paroi interne du conduit, qu'elle soulève jusqu'à la réunir à la paroi externe opposée. Ainsi se réalise le pont de tissu, agent de la séparation des parties dorsale et ventrale de la cavité pariétale, dont nous avons déjà parlé, et qui permet aux veines de la paroi du corps de se jeter dans la veine vitelline, par conséquent dans le *sinus reuniens* et dans le cœur. Ce pont qui a reçu divers noms (« *septum transversum* proprement dit », « pont de coalescence », « mésocarde latéral »), en même temps qu'il divise en deux étages le conduit communicant, complète en partie sur les côtés le diaphragme primaire dont il forme les parties latérales droite et gauche.

Au-dessus et au-dessous de lui, les deux étages du conduit communicant se comporteront d'une façon différente. L'étage inférieur, appelé « recessus pariétal ventral », se fermera en arrière et disparaîtra peu à peu, incorporé à la cavité péricardique, à mesure que le diaphragme primaire aux deux côtés duquel se trouvent les recessus reculera. L'étage supérieur ou « recessus pariétal dorsal » deviendra de la façon indiquée ci-dessus la cavité pleurale, dont nous connaissons le mode de séparation du côté de la cavité péricardique; la cavité pleurale, au début ouverte dans la cavité péritonéale, se rendra indépendante de cette dernière, par un bourrelet qui rétrécira de plus en plus et supprimera enfin l'ouverture de communication; la cloison ainsi formée complétera le diaphragme définitif en haut et sur les côtés.

En résumé, quatre cavités se sont formées aux dépens du cœlome : une impaire et postérieure, la cavité péritonéale; une impaire et antérieure, la cavité péricardique; deux paires et symétriques, les cavités pleurales. Chacune de ces cavités correspond à un organe viscéral : la cavité péritonéale à l'intestin digestif et à ses annexes; la cavité péricardique au cœur; les cavités pleurales aux poumons. Chacune a deux parois : une interne ou viscérale (*feuillet viscéral*), appliquée directement sur le viscère correspondant; l'autre externe ou pariétale (*feuillet pariétal*). Ces deux parois forment ensemble une *membrane séreuse*. Le *péritoine*, le *péricarde*, les *plèvres* sont les membranes séreuses correspondant aux cavités cœlomiques énumérées ci-dessus. Elles sont formées d'un épithélium, d'origine mésodermique, reposant sur une couche de tissu mésenchymateux. Les rapports de ces séreuses avec les viscères correspondants sont tels que ces viscères sont entourés par la séreuse comme par un sac à double paroi, mais sont en dehors de la cavité de ce sac.

Nous avons vu que les portions de la paroi du cœlome non employées à la formation des séreuses donnent lieu par accolement des parois des cavités cœlomiques droite et gauche à des cloisons qui jouent par rapport aux viscères le rôle de moyens de fixation et que nous avons appelées des méso. Nous avons distingué déjà pour l'intestin le *mésentère dorsal* et le *mésentère ventral*. Nous avons vu ce dernier, par l'interposition du cœur, se diviser en *mésocardes postérieur* et *antérieur*. Enfin le mésentère dorsal dans la région de l'intestin respiratoire et des poumons, porte le nom de *médiastin postérieur* ou brièvement de *médiastin*[1].

1. Le processus de cloisonnement du cœlome et de la formation des grandes cavités séreuses, tel que les travaux de Swaen et de Brachet l'ont fait connaître, est beaucoup trop compliqué pour pouvoir être reproduit ici en quelques lignes. Aussi la description que nous en avons donnée doit-elle être considérée comme très simplifiée et passablement schématique.

§ 2. — ORGANOGENÈSE DE L'INTESTIN DIGESTIF

Les processus organogénétiques qui se déroulent ici consistent dans des changements de forme d'une part, dans des déplacements d'autre part.

Changements de forme. — Il y a de bonne heure à distinguer, dans le tractus digestif de l'intestin, quatre régions de forme différente : le *renflement stomacal*, l'*anse duodénale*, l'*anse intestinale* et l'*intestin terminal*. Il faut y ajouter la portion cloacale (plus tard anale) de l'intestin et la partie postanale ou caudale déjà examinées antérieurement (fig. 5).

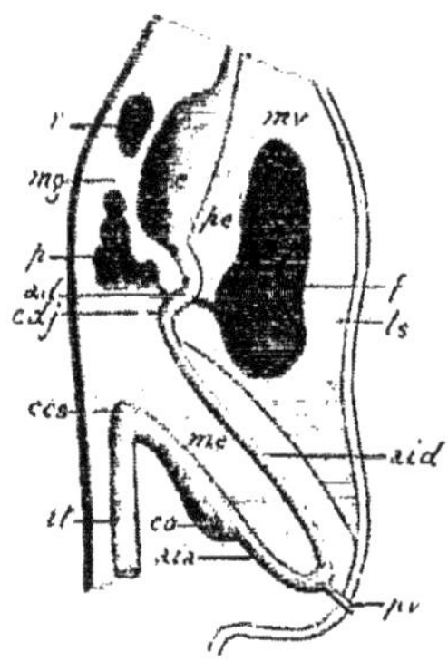

Fig. 26. — Coupe antéro-postérieure schématique du tronc d'un embryon de Mammifère, montrant les dispositions primitives de l'intestin digestif (selon O. Hertwig).

e, estomac. — *ad*, anse duodénale. — *cdj*, courbure duodéno-jéjunale. — *aid*, *aia*, branches descendante et ascendante de l'anse intestinale primitive. — *pv*, pédicule vitellin. — *co*, cæcum. — *ccs*, courbure colico-splénique. — *it*, intestin terminal. — *mv*, mésentère ventral contenant le foie *f* et divisé par la présence de cet organe en deux segments, le petit épiploon *pe*, et le ligament suspenseur du foie *ls*. — *p*, pancréas et *r*, rate, situés dans l'épaisseur du mésogastre *mg*.

Le renflement stomacal (futur *estomac*) est une dilatation fusiforme de l'intestin, déjà reconnaissable chez l'embryon humain de la troisième semaine; cette dilatation n'est pas absolument régulière; elle est plus marquée pour le bord postérieur du renflement que pour le bord antérieur, de telle sorte que le bord postérieur, tourné vers la colonne vertébrale, est fortement bombé, tandis que le bord antérieur est à peu près rectiligne, de telle façon aussi que la ligne qui unit le cardia et le pylore, c'est-à-dire les orifices d'entrée et de sortie de l'estomac, est plus longue en arrière qu'en avant; le bord postérieur, convexe en arrière, sera la *grande courbure* de l'estomac; le bord antérieur, droit, puis concave en avant, deviendra la *petite courbure* (fig. 26, *e*). C'est à la grande courbure que s'insère le mésentère dorsal de l'estomac, le *mésentère stomacal* ou *mésogastre* (*mg*).

L'anse duodénale (*ad*) s'unit à l'estomac par le pylore et se continue avec le reste de l'intestin par la région de passage coudée plus tard à angle aigu et appelée pour cette raison *courbure duodéno-jéjunale* (*cdj*). L'anse duodénale devient le *duodénum*, sans presque éprouver de changements de forme. Mais elle subit d'importantes modifications de rapport et fournit des organes glandulaires volumineux, le foie et le pancréas, dont le développement sera examiné plus loin. L'anse du duodénum est pourvue d'un mésentère duodénal qui s'attache à son bord concave.

L'anse intestinale (*aid*, *aia*) est destinée à former la plus grande partie de l'intestin digestif, savoir : tout l'*intestin grêle* proprement dit (*jejunum* et *iléon*, et une portion du *gros intestin* (*cæcum* et *côlons ascendant et transverse*). Elle commence à la courbure duodéno-jéjunale et, à son autre extrémité, se continue avec l'intestin terminal ou gros intestin proprement dit par une partie coudée, la *courbure colico-splénique* (*ccs*). A son sommet se trouve l'insertion du pédicule vitellin (*pv*), qui s'est rétréci de plus en plus à mesure que la gouttière intestinale se transformait en tube sur une étendue toujours plus considérable. Dans certains cas anormaux, le pédicule vitellin persiste sous la forme d'un cul-de-sac appendu à l'intestin, dont il figure un diverticule en doigt de gant appelé *diverticule de Meckel*. L'anse intestinale se compose de deux branches : l'une descendante (*aid*), l'autre ascendante (*aia*). Bien que la branche descendante soit d'un calibre plus fort que la branche ascendante, c'est elle néanmoins qui constituera, jointe au sommet même de l'anse et à la partie initiale de la branche ascendante, l'intestin grêle. Le reste, c'est-à-dire la majeure partie de la branche ascendante, formera le cæcum et les côlons ascendant et transverse.

L'anse intestinale possède un long mésentère, le *mésentère* au sens étroit, anatomo-descriptif du mot, commun aux branches ascendante et descendante, *mesenterium commune* (A, *me*). L'anse intestinale s'allonge de plus en plus, trouvant pendant quelque temps la place nécessaire à cet allongement, grâce à l'accroissement du diamètre antéro-postérieur (dorso-ventral) du corps de l'embryon. Mais dès que l'accroissement de l'anse intestinale fait des progrès plus rapides que celui de la capacité du corps, alors commencent une série de déplacements et de changements de forme des deux branches de l'axe.

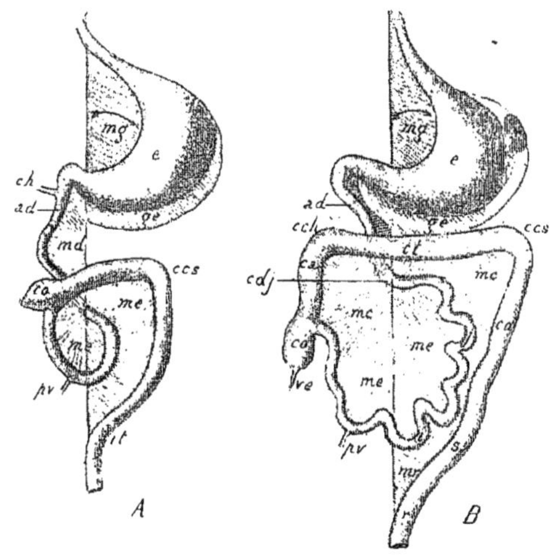

Fig. 27. — Diagrammes des modifications qui se produisent dans la forme et les rapports des divers segments de l'intestin digestif (selon O. Hertwig).

A est le stade le moins avancé. — *e*, estomac suspendu au mésogastre *mg* ; celui-ci se prolonge derrière l'estomac par le grand épiploon *ge* attaché à la grande courbure de l'estomac. — *r*, rate située dans l'épaisseur du grand épiploon. — *ad*, anse duodénale avec *ch*, le canal excréteur du foie qui y débouche, rattachée au péritoine pariétal par le mésentère duodénal *md*. — *cdj*, courbure duodéno-jéjunale. — *me* (en A), mésentere commun aux diverses parties de l'anse intestinale primitive. — *co*, cæcum. — *pv*, pédicule vitellin. — *ccs*, courbure colico-splénique. — *it*, intestin terminal. — *ve*, appendice vermiculaire du cæcum. — *j*, jéjunum. — *i*, iléon. — *ca*, côlon ascendant. — *ct*, côlon transverse. — *cd*, côlon descendant. — *s*, S iliaque. — *r*, rectum. — *cch*, courbure hépatique du côlon. — *me*, (en B) mésentère de l'intestin grêle ou mésentère proprement dit. — *mc*, mésocæcum ou mésocôlon. — *mr*, mésorectum.

Les changements de forme, qui nous occuperont seuls pour l'instant, consistent du côté de la branche descendante en inflexions déterminant la formation d'un grand nombre d'anses secondaires, les *anses intestinales*. La production de ces anses reconnaît deux facteurs : l'allongement très rapide et très considérable dont l'intestin iléo-jéjunal est le siège, et l'impossibilité où se trouve le mésentère de suivre cet allongement. Du côté de la branche ascendante, c'est surtout une augmentation de calibre, variable et inégale suivant les endroits, que l'on constate. Il se fait avant tout, à peu de distance du sommet de l'anse intestinale, un renflement de la branche ascendante, qui est l'ébauche du

PRENANT.

cæcum (*co*); ce qui est en deçà de ce renflement, du côté du sommet de l'anse, appartiendra à l'iléon; ce qui est au delà, du côté de l'intestin terminal, constituera le côlon ascendant et le côlon transverse. Le renflement cæcal de l'intestin s'isole de plus en plus du reste avec les progrès de l'âge; sa partie distale ou terminale, son fond en d'autres termes, subit de bonne heure un arrêt de développement tel que le diamètre de cette partie demeure inférieur à celui de la partie qui débouche dans l'intestin; cette partie terminale, rétrécie, figure dès lors un appendice de la partie dilatée ou cæcum proprement dit, nommé *appendice iléo-cæcal* ou *vermiculaire* (fig. 27, B, *vc*).

L'intestin terminal (*it*), ou gros intestin proprement dit, est d'abord dirigé verticalement et descend droit jusqu'à l'anus. Il se partage ensuite en trois régions définitives, le *côlon descendant* (B, *cd*), l'*S iliaque* (*s*), le *rectum* (*r*). Le côlon descendant se continue avec le côlon transverse au niveau de la courbure colico-splénique. L'*S* iliaque offre deux anses, dont l'inférieure très développée et à très grand rayon, mérite le nom de « côlon pelvien », car elle descend dans le pelvis après la naissance. Quant au rectum, il ne mérite qu'au début son nom, alors qu'il descend droit jusqu'à l'anus; mais vers le 7e mois de la vie fœtale il s'incurve en arrière (courbure périnéale), de telle sorte que son orifice, l'anus, est reporté en arrière et se rapproche du coccyx.

Déplacements. — Non seulement l'intestin digestif éprouve des changements de forme importants au cours du développement embryonnaire, mais encore ses diverses régions subissent des déplacements considérables qu'il nous faut maintenant étudier.

Quatre facteurs principaux entrent ici en jeu : 1° L'accroissement soit en longueur, soit en diamètre de ces régions; 2° l'accroissement le plus souvent moindre des régions correspondantes du mésentère, d'où résulte que l'intestin, bridé çà et là par son mésentère, demeure appliqué en ces endroits contre la paroi postérieure du tronc ou bien s'enroule sur lui-même; 3° le défaut de place que l'intestin trouve dans la cavité abdominale, rétrécie par d'autres organes; 4° interviennent surtout ici des processus de soudure entre le mésentère et le péritoine pariétal, la fixation du mésentère entraînant à son tour celle de la région intestinale correspondante (fig. 30, A); 5° enfin il convient d'admettre dans quelques cas que la fixation, au lieu d'être due à un phénomène de soudure, tient à l'absorption du mésentère par le feuillet pariétal du péritoine, obligé de s'étendre pour suivre la dilatation du ventre (fig. 30, B).

Chez un embryon humain de la 6e semaine, les dispositions sont celles que nous avons indiquées plus haut et qu'illustre la figure 26.

A partir de cette époque, on observe les déplacements suivants :

L'estomac subit un double mouvement : de rotation autour de son axe longitudinal, de bascule autour d'un axe antéro-postérieur passant par le pylore. Le premier mouvement, qui fait tourner l'estomac de 90 degrés, amène le bord postérieur ou grande courbure à gauche, tandis que le bord antérieur ou petite courbure se dirige à droite. Grâce au second mouvement, la grande courbure, bord gauche de l'estomac, s'abaisse et devient un bord inférieur; la petite courbure, bord droit de l'estomac, devient un bord supérieur; d'où résulte une direction horizontale ou tout au moins fortement oblique de l'axe longitudinal de l'estomac (fig. 27, A; comp. fig. 28, A, B, C).

On comprend que, si le bord postérieur de l'estomac se tourne à gauche puis en bas, le mésogastre qui s'y insère devra nécessairement suivre ce mouvement de rotation et d'abaissement, et qu'il ne le pourra qu'en s'allongeant notablement. Il en résultera qu'entre la face postérieure de l'estomac et la face antérieure du mésogastre se formera un espace (fig. 28, C et D, *a*) ouvert dans la cavité péritonéale (*cp*) (dont il ne sera qu'un diverticule) tout le long de la ligne médiane du corps suivant l'insertion du mésogastre au péritoine pariétal

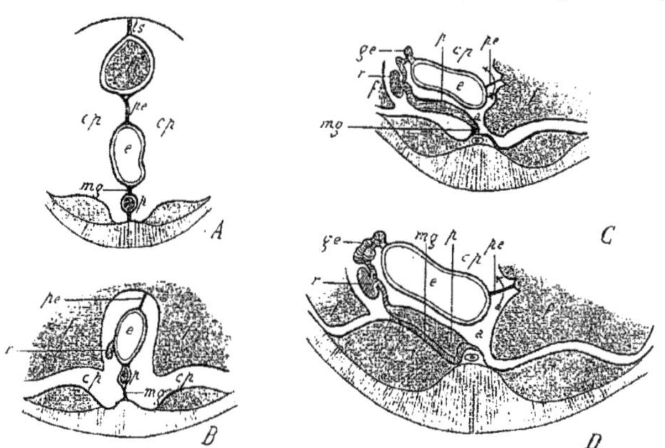

Fig. 28. — Coupes transversales schématiques d'embryons humains pratiquées dans la region du mésogastre (C et D, d'après Toldt).

A. Embryon très jeune. — B. Embryon de la 6e semaine. — C. Embryon du début du 3e mois. — D. Embryon de la fin du 3e mois.

En A : *e*, estomac relié à la paroi de l'abdomen par le mésogastre *mg* contenant le pancréas *p*. — Le mésentère ventral, contenant le foie *f*, se décompose en *ls*, le ligament suspenseur du foie, et *pe*, le petit épiploon ou ligament gastro-hepatique. — *cp*, cavité péritonéale.

En B : le foie, très volumineux déjà, n'a été représenté qu'en partie. A gauche de l'estomac, *r*, l'ébauche de la rate. La rotation de l'estomac est déjà indiquée par une légère déviation de son bord antérieur vers la droite. — *cp*, cavité péritonéale.

En C : l'estomac a pris une position transversale. Le mésentère stomacal s'est allongé et a formé le grand épiploon *ge*. Le pancréas est devenu plus considérable. Un espace *a*, diverticule de la cavité péritonéale *cp*, avec laquelle il communique suivant la direction de la flèche, s'est formé ; c'est l'antichambre de la cavité épiploïque.

En D : les dispositions sont essentiellement les mêmes ; le mésogastre cependant s'est en partie soudé au péritoine parietal : le pancréas a été ainsi fixé contre la paroi abdominale.

et par suite à la paroi abdominale postérieure, fermé au contraire tout le long de l'insertion du mésogastre à l'estomac (Voy. aussi fig. 27, A et B).

La rotation de l'estomac produit, par une sorte de contre-coup, dans la région duodénale, une rotation en sens inverse de la ligne médiane vers la droite, de telle sorte que la convexité de l'anse duodénale, jusqu'à présent tournée en avant, se dirige à présent vers la droite (fig. 27, A et B).

Le mésogastre, continuant à s'allonger, ne pourra augmenter de longueur qu'en se réfléchissant le long de son bord d'insertion à la grande courbure de l'estomac. Il en résulte que le cul-de-sac péritonéal que nous avons vu se produire au-devant du mésogastre et en arrière de l'estomac, se trouvera allongé d'une portion qui débordera la grande courbure par en bas (fig. 31, A, *ep*). Tandis que la partie initiale du diverticule péritonéal avait pour limites en avant la face postérieure de l'estomac, en arrière le mésogastre, la portion surajoutée sera comprise entre le feuillet postérieur ou direct du mésogastre et le feuillet antérieur ou réfléchi de ce mésentère. On appelle *grand épiploon* (fig. 27 et fig. 31, *ge*) la portion du mésogastre, de plus en plus étendue avec l'âge, qui dépasse inférieurement la grande courbure de l'estomac; on nomme *cavité épiploïque* (fig. 31, *ep*) l'espace limité par les deux feuillets du grand épiploon. Par abus de langage, on applique aussi la même dénomination à l'espace dont la cavité épiploïque proprement dite n'est qu'un prolongement, c'est-à-dire à l'espace compris entre l'estomac en avant et le mésogastre en arrière.

Tandis que le mésogastre s'allonge de plus en plus pour former le grand épiploon, le mésentère duodénal demeure stationnaire; de plus, corrélativement à la rotation du duodénum, il s'applique à présent par sa face droite, devenue postérieure, contre le péritoine pariétal qui revêt la paroi abdominale.

Pendant que se passaient ces phénomènes du côté de l'estomac et du duodénum, ainsi que de leurs mésentères, l'anse intestinale ne demeurait pas immobile. Sa branche descendante, qui était d'abord placée en avant et au-dessus de la branche ascendante, se déjette à droite, la seconde prenant place à gauche. Cette rotation de l'anse intestinale autour de son axe, par laquelle les deux branches se déplacent de 90°, est le prélude d'une torsion complète de l'une sur l'autre (fig. 29). Cette torsion est indiquée de bonne heure en ce que, la branche descendante demeurant en place du côté droit, la branche ascendante se porte un peu au-dessus et en avant de la branche descendante, et la croise non loin du sommet de l'anse (B). Quand maintenant la branche descendante, le sommet et la partie de la branche ascendante voisine du sommet s'allongeront pour donner lieu aux anses définitives de l'intestin grêle, celles-ci, ayant besoin de place, repousseront en haut et au-devant d'elles le cæcum et le reste de la branche ascendante, gros-intestinale.

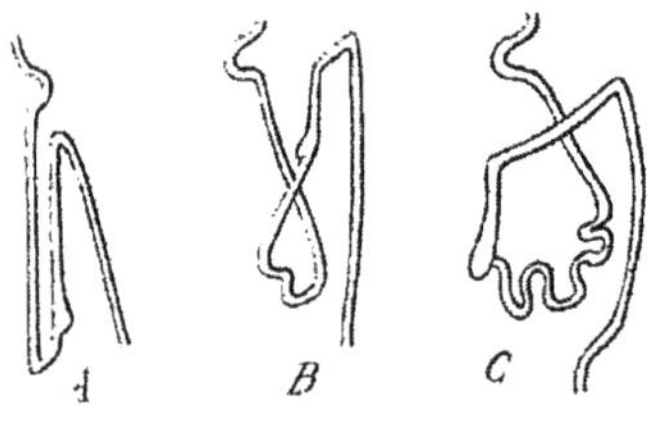

FIG. 29. — Diagramme de la torsion de l'anse intestinale.

A, stade initial, avant toute torsion. — C, stade le plus avancé.

La branche descendante ou intestin grêle futur s'étant déplacée dans le flanc droit, la partie du mésentère commun qui s'y attache, suivant ce mouvement, s'est orientée vers la droite. La portion jéjunale (voisine du duodénum) de l'intestin grêle, étant la plus proche de la racine du mésentère fixée à la paroi abdominale, est peu mobile; l'iléon, au contraire, plus éloigné du point de fixation du mésentère et doué par conséquent d'une plus grande mobilité, viendra se loger entièrement dans le flanc droit. Le cæcum et, avec lui, tout le reste de la branche ascendante, reliés à l'intestin grêle par le mésentère commun, suivront naturellement l'iléon, et, descendant au-devant de l'intestin grêle et spécialement de l'iléon, prendront place dans la partie droite de la cavité abdominale (C). Ainsi s'est effectuée la *torsion* du gros intestin sur l'intestin grêle; elle est le résultat non pas d'une migration active du gros intestin, ainsi qu'on le pensait autrefois, mais seulement du déplacement de l'iléon consécutif d'ailleurs à l'allongement de ce dernier.

L'intestin grêle s'allonge ensuite et se pelotonne de plus en plus (fig. 27, B) et son mésentère se développe proportionnellement. Le cæcum (*co*) descend toujours plus bas dans le flanc droit jusqu'à occuper au huitième mois la fosse iliaque. Sa descente est le résultat de l'allongement de la partie d'intestin qui lui fait suite et qui devient le *côlon ascendant* (*ca*). Ce dernier, en s'allongeant, s'infléchit à angle droit sur la partie intestinale suivante, laquelle prend une direction à peu près transversale et mérite dès lors d'être distinguée du côlon ascendant sous le nom de *côlon transverse* (*ct*); le coude par lequel l'un se continue avec l'autre s'appelle *courbure hépatique* du côlon (*cch*). La courbure splénique (*ccs*), qui unit le côlon transverse avec la partie initiale de l'intestin terminal, c'est-à-dire avec le côlon descendant, se redresse par suite de la direction transversale prise par le côlon transverse, qui était primitivement ascendant : l'angle aigu de cette courbure devient un angle à peu près droit.

Jusque vers le troisième mois de la vie fœtale, les diverses régions du mésentère sont toutes libres, sans adhérence avec le péritoine pariétal. A partir de ce moment, des phénomènes de soudure se produisent, grâce aux-

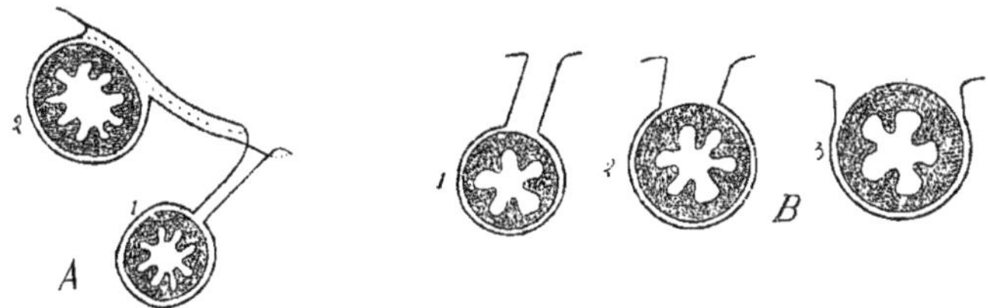

Fig. 30. — Schéma du mode de fixation d'un intestin et de son mésentère.

A. Fixation par soudure du mésentère au péritoine pariétal. — B. Fixation par absorption du mésentère par le péritoine pariétal.

quels certaines parties du mésentère se fixent au péritoine qui revêt la paroi de l'abdomen.

Le mésogastre le premier, et particulièrement son feuillet direct ou postérieur, s'accole au péritoine pariétal et se confond avec lui (Voy. le schéma, fig. 30, A et la figure 28, D); la soudure s'étend de plus en plus vers la gauche du corps, si bien que l'insertion de la portion du mésogastre demeurée libre paraît se déplacer toujours davantage de ce côté. La paroi postérieure de la cavité épiploïque est finalement fusionnée tout entière avec le péritoine pariétal, sauf dans la partie qui déborde en bas l'estomac (grand épiploon); cette partie contracte des adhérences avec une autre portion du péritoine, ainsi que nous allons le voir tout à l'heure.

Le mésoduodénum partage la destinée du feuillet postérieur du mésogastre qu'il continue directement ; il s'applique en effet contre le péritoine pariétal, avec lequel il se confond, fixant ainsi le duodénum à la paroi de l'abdomen. Ou bien, ce qui est une autre façon de se représenter les phénomènes, aboutissant du reste au même résultat, l'accolement du duodénum et de son méso est dû à ce que le péritoine de ce mésentère est absorbé par le péritoine pariétal pour servir au revêtement d'autres organes abdominaux (Voy. le schéma fig. 30, B).

De même le gros intestion et son méso, appelé mesocæcum, mésocôlon suivant les régions, se soudent à la paroi de l'abdomen. La soudure débute dans cette région coudée que nous avons appelée courbure hépatique et qui marque le passage du côlon ascendant au côlon transverse. La courbure hépatique et son méso se fixent à la face antérieure du duodénum, déjà immobilisé par son accolement à la paroi du tronc. La soudure se continue de là vers le bas et à droite, où elle atteint le côlon ascendant et le cæcum avec leurs méso. Le mésocæcum et le mésocôlon ascendant se fixent au péritoine pariétal sur toute leur étendue, de sorte que le cæcum et le côlon ascendant perdent complètement leur mobilité (dans les cas habituels). La limite de l'adhérence pariétale du mésocôlon et du mésocæcum est donnée en dedans (vers la ligne médiane) par une ligne qui part de la courbure duodéno-jéjunale, et se dirige jusqu'à la jonction de l'intestin grêle et du gros intestin, jusqu'à l'angle iléo-cæcal. Cette ligne d'adhérence coïncide nécessairement avec la ligne d'insertion du mésentère de l'intestin grêle ou mésentère proprement dit, lequel est formé par le reste, non soudé et demeuré libre, du mésentère commun de l'anse intestinale primitive (Voy. la fig. 27, B pour se rendre compte de ces dispositions).

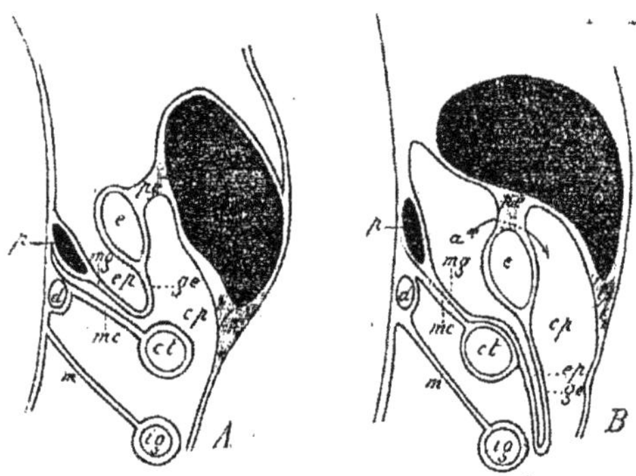

Fig. 31. — Deux coupes longitudinales et antéro-postérieures de l'abdomen du fœtus humain en deux stades différents.

A est le stade le plus jeune.

e, estomac. — *ct*, côlon tranverse. — *d*, duodénum. — *ig*, intestin grêle. — *p*, pancréas. — *f*, foie. — *pe*, petit épiploon. — *ls*, ligament suspenseur du foie. — *mg*, mésogastre. — *ge*, grand épiploon. — *mc*, mésocôlon transverse (soudé en B au mésogastre). — *m*, mésentère proprement dit. — *cp*, cavité peritonéale. — *ep*, cavité épiploïque. — *a*, antichambre de la cavité épiploïque communiquant uivant la flèche avec la cavité péritonéale.

Le cæcum et le côlon ascendant une fois fixés au tronc, c'est le tour du côlon descendant et de son méso. L'accolement et la soudure débutent ici aussi par cette région infléchie que nous avons nommée courbure splénique et qui correspond au point de jonction du côlon transverse avec le côlon descendant. De là elle progresse vers le bas et vers la ligne médiane.

Jusqu'ici nous n'avons vu les processus de soudure se faire qu'entre mésentères et péritoine pariétal. Il s'en effectue aussi entre mésentères appartenant à des régions intestinales différentes.

Ainsi le mésocôlon transverse, et spécialement son feuillet supérieur, se soude au feuillet inférieur (ou postérieur) du mésogastre, de telle sorte que le mésocôlon transverse chez l'adulte est constitué par deux plaques mésentériques fusionnées, savoir le mésocôlon primitif et le feuillet postérieur du mésogastre (fig. 31, B); il en résulte aussi que le grand épiploon paraît être le prolongement du mésocôlon transverse. La coalescence du mésocôlon et du mésogastre se poursuit du côté droit jusqu'à la courbure hépatique, c'est-à-dire jusqu'à atteindre le mésocôlon ascendant, du côté gauche jusqu'à la courbure splénique, c'est-à-dire de façon à intéresser le mésocôlon descendant. Comme, du côté gauche, le mésocôlon descendant est déjà soudé au péritoine pariétal, le mésogastre et particulièrement la partie de celui-ci qui contient la rate et qu'on appelle pour cette raison *épiploon gastro-splénique* se fixe ainsi indirectement à la paroi abdominale, par l'intermédiaire du mésocôlon descendant : il se forme là une sorte de ligament péritonéal qu'on nomme *ligament pleuro-colique*. De même à droite, puisque le mésocôlon ascendant est déjà soudé au mésentère duodénal, fixé lui-même au péritoine pariétal, la partie du mésogastre qui s'étend vers la droite et qu'on appelle *épiploon gastro-colique* sera attachée à la paroi de l'abdomen ; il se produit là un autre ligament péritonéal qui a reçu le nom d'*hépato-colique*, parce que, comme nous le verrons plus loin, il a des connexions avec le foie. Ainsi, à ses deux extrémités supérieures, droite et gauche, le mésogastre ou grand épiploon est fixé aux méso des courbures hépatique et splénique du côlon et par l'intermédiaire de ces méso au péritoine de la paroi.

Enfin, dans la première année de la vie, les deux lames antérieure et postérieure du grand épiploon se confondent dans toute l'étendue qui déborde la grande courbure de l'estomac, ce qui a pour résultat l'oblitération de la cavité épiploïque.

Les changements de forme, déplacements et processus de soudure qui viennent d'être décrits peuvent ne pas se faire, par arrêt du développement normal. Il en résulte des malformations intestinales plus ou moins profondes et plus ou moins étendues qui seront indiquées plus loin.

§ 3. — HISTOGENÈSE DE L'INTESTIN DIGESTIF ET DE SON MÉSENTÈRE

Histogenèse de l'intestin digestif. — Sur tout son parcours, l'intestin digestif de l'embryon très jeune est tapissé intérieurement par un *épithélium* de cellules cubiques ou cylindriques, qui çà et là peuvent présenter une garniture ciliée. Cet épithélium prend ensuite, soit directement, soit en passant par des états intermédiaires, la constitution qu'il offrira définitivement.

L'épithélium produit des diverticules, desquels résultent les *glandes* annexées à l'intestin digestif. Deux de ces glandes, le foie et le pancréas, sont très volumineuses ; par leur développement complexe et par leur importance elles méritent d'être étudiées à part. Les autres, beaucoup plus réduites, *glandes gastriques*, *glandes de Brünner* et surtout *glandes de Lieberkühn*, garnissent en nombre immense l'estomac et l'intestin. Le mécanisme de la formation de ces glandes varie suivant les auteurs, et deux opinions principales ont été soutenues à cet égard. Pour les uns, elles sont le résultat d'une évagination active de la muqueuse stomaco-intestinale et particulièrement de son épithélium. Pour d'autres, ce sont de simples cryptes produites par la formation d'élevures de la surface de la muqueuse ; on comprend en effet que si cette surface se plisse et se soulève, elle laissera entre ces plis et ces soulèvements des enfoncements qui seront les glandes. La première opinion est la plus accréditée. Les glandes de l'estomac se forment chez l'embryon humain au quatrième mois. Les glandes de l'intestin grêle paraissent vers la même époque.

D'autre part l'épithélium et au-dessous de lui le tissu conjonctif propre de la muqueuse s'accroissent du côté de la lumière du tube intestinal pour former des *crêtes* allongées ou *plis*, et des *papilles* ou *villosités*, de forme typiquement conique. Les villosités intestinales qui hérissent la surface intérieure de l'intestin apparaissent chez l'homme au troisième mois de la vie fœtale.

Au sixième mois, se montrent, dans l'épaisseur de la muqueuse de l'intestin et même de l'estomac, des amas cellulaires denses, essentiellement formés de cellules lymphatiques, qui ont reçu le nom de *follicules clos*, ou celui, plus convenable, de *glandes lymphatiques*. Le mode de formation des glandes lymphatiques n'est pas encore parfaitement élucidé. Pour les uns, ces glandes naissent par immigration de cellules lymphatiques (globules blancs) dans le tissu de la muqueuse. Pour les autres, les glandes lymphatiques ont pour origine des invaginations de l'épithélium; puis les cellules épithéliales invaginées produisent par division les éléments lymphoïdes qui constituent la partie essentielle des glandes lymphatiques.

Le *tissu conjonctif propre de la muqueuse* ou *chorion* a pour point de départ la lame mésenchymateuse interposée entre l'épithélium et le feuillet viscéral du péritoine ou mésoderme viscéral. On peut admettre que cette lame mésenchymateuse provient à son tour du mésoderme viscéral, dont les cellules constituantes, ici comme partout ailleurs, auraient la propriété de fournir par division des éléments mésenchymateux.

En dehors de la muqueuse paraît de bonne heure une couche *musculaire*, formée d'abord de fibres circulaires, auxquelles s'ajoutent ensuite des fibres longitudinales plus externes; le mode de formation de cette tunique musculaire n'est pas encore déterminé.

Nous obtenons donc en définitive, comme parois constitutives de l'intestin digestif, trois tuniques principales : une muqueuse, interne, comprenant l'épithélium et le chorion; une musculaire, moyenne, formée de fibres circulaires et longitudinales; une séreuse, interne, constituée par le mésoderme viscéral.

Histogenèse du mésentère et développement de la rate. — Le mésentère est constitué au début par une lame d'éléments mésenchymateux fusiformes, tapissée de chaque côté par une couche d'épithélium cubique qui représente le mésoderme viscéral. Plus tard la lame mésenchymateuse se partage elle-même en une bande axiale, vasculaire, et deux couches sous-épithéliales. Plus tard aussi l'épithélium s'aplatit et prend l'aspect de l'épithélium péritonéal définitif, composé de cellules lamelliformes.

Certaines régions du mésentère, comme le grand épiploon, se perforent de trous, dont le mécanisme formateur n'est pas encore tranché.

Le développement histogénétique du mésentère est surtout intéressant, parce qu'il donne lieu à une formation caractéristique des Vertébrés, la *rate*.

La rate est le produit d'une différenciation localisée du mésentère stomaco duodénal, caractérisé par une condensation de cellules; la masse cellulaire ainsi formée se creuse ultérieurement de lacunes qui se mettent en relation avec les vaisseaux sanguins.

Mais quelle est la matrice première des éléments qui constituent le rudiment splénique? L'opinion la plus ancienne est que la rate a pour origine un blastème mésenchymateux interposé à l'épithélium péritonéal du mésentère et à l'épithélium intestinal. D'autres ont soutenu que c'est l'épithélium péritonéal qui est la source des éléments spléniques. D'autres enfin invoquent comme origine des cellules de la rate l'épithélium intestinal.

Quoi qu'il en soit de l'origine première de la rate, cet organe se montre assez tardivement dans l'épaisseur du mésogastre, à gauche de l'estomac (fig. 28). Il

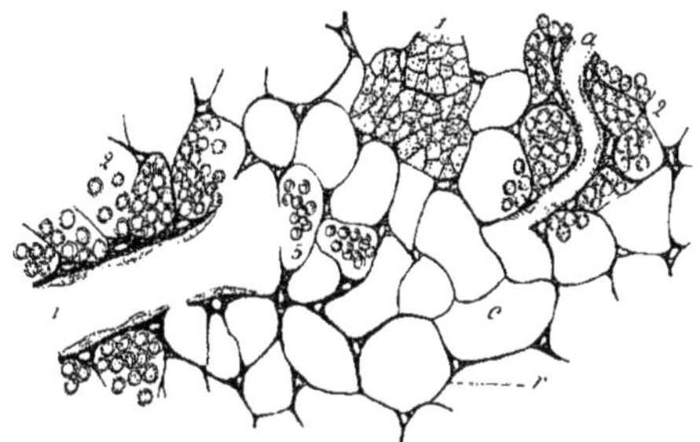

Fig. 32. — Figure demi-schématique pour le développement du tison splénique chez les Poissons osseux (d'après Laguesse, un peu modifiée).

r, réseau splénique. — *e*, espaces spléniques limités par le réseau. — *v*, veines. — *a*, artères s'ouvrant dans les espaces spleniques, et tapissées par leur endothélium. Le contenu des espaces spléniques ou pulpe splénique diffère suivant les régions. Dans la région 1, qui est supposée à un stade de développement moins avancé, il est formé d'amas compacts de cellules spléniques ou îles de sang; en 2, ces amas spléniques primitifs persistent autour des vaisseaux sanguins, artère et veine, en constituant la pulpe blanche; en 3, on voit que les espaces spléniques renferment des globules rouges du sang et sont ainsi devenus des aréoles sanguines; les autres espaces spléniques ont été représentés vides de tout contenu, pour la clarté du dessin.

se compose alors (fig. 32) d'un réseau de cellules anastomosées, dans les mailles duquel se trouvent des éléments arrondis ou cellules de la pulpe splénique qui représentent en réalité de jeunes cellules sanguines et dont chaque groupe équivaut à une île de sang (Voy. t. I. p. 35). Les mailles du réseau splénique se transforment ensuite en logettes à parois incomplètes « les espaces spléniques », qui communiquent entre elles et forment ainsi dans leur ensemble un système de cavités irrégulières, lacunaires: les lacunes débouchent d'autre part dans les veines du voisinage. Par suite, plasma et globules sanguins pénètrent dans ces lacunes, tandis que les éléments de la pulpe splénique peuvent tomber dans le courant sanguin. Les lacunes ensuite se transforment en veinules, en se régularisant et gagnant une paroi endothéliale continue. La rate n'est donc chez l'embryon qu'un diverticule veineux, en forme de sinus cloisonné, réticulé.

§ 4. — DÉVELOPPEMENT DU FOIE ET DU PANCREAS

Ébauche de ces organes. — Les rudiments du foie et du pancréas consistent dans des diverticules de la cavité intestinale tapissés par l'épithélium de l'intestin évaginé. Ces diverticules se produisent à l'endroit où la portion antérieure, déjà transformée en tube, de l'intestin digestif se continue avec la partie demeurée à l'état de gouttière; cette région intestinale de transition correspond au futur duodénum.

Le diverticule hépatique s'enfonce, en se dirigeant obliquement en avant et du côté ventral, dans cette masse de tissu, que nous avons appelée ci-dessus (Voy. p. 30) diaphragme primaire, cloison transverse, et qui a reçu aussi, en raison de ses connexions avec l'ébauche du foie, les noms de « bourrelet hépatique » et d' « avant-foie ». Nous savons que cette masse est le résultat de la persistance du mésentère ventral à ce niveau. L'ébauche du foie se produit donc au côté ventral de l'intestin. L'ébauche principale du pancréas est au contraire dorsale (Voy. fig. 26, *p* et *f*).

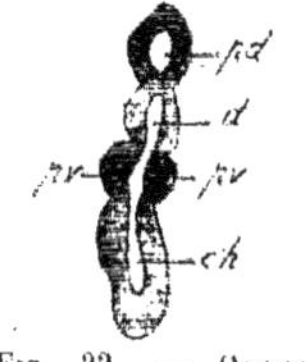

Fig. 33. — Coupe transversale de la région du duodénum primitif et des ébauches pancréatiques chez un embryon de Mouton (d'après Stoss).

pd, pancréas dorsal. — *d*, duodénum définitif. — *pv*, *pv*, pancréas ventraux. — *ch*, canal cholédoque primitif.

Chez les Vertébrés inférieurs, il n'y a qu'un diverticule hépatique; chez les Vertébrés supérieurs, il s'en produit deux de très bonne heure. Quant au pancréas, il doit son origine, d'après de nombreuses recherches portant sur toute la série des Vertébrés, à trois ébauches, dont une principale est dorsale, tandis que deux autres plus accessoires sont ventrales. Voici en effet le schéma général, applicable à presque tous les Vertébrés, que l'on peut donner du développement du pancréas (fig. 33). Une coupe transversale de la région intestinale qui produit le foie et le pancréas, c'est-à-dire de la région duodénale, offre les détails suivants. Elle se montre partagée en trois canaux superposés : un moyen, qui est le duodénum définitif (*d*); un dorsal (*pd*), qui représente l'ébauche principale du pancréas, ou *pancréas dorsal* avec un canal excréteur, le conduit de Santorini ou canal excréteur accessoire du pancréas; un ventral (*ch*) ou canal cholédoque primitif (future *ampoule de Vater*), qui est le conduit excréteur primitif commun au foie et au pancréas, et aux dépens duquel se produira le canal excréteur du foie au *canal cholédoque* avec les divisions qui en naissent (*canal hépatique*, d'une part, *canal cystique* et *vésicule biliaire*, d'autre part). De plus, entre le duodénum définitif et le conduit excréteur commun du foie et du pancréas, apparaissent deux bourrelets de la paroi, formant ensemble le *pancréas ventral* (*pv*, *pv*), limitant un segment de la lumière du duodénum qui deviendra la partie terminale du *canal de Wirsung*, ou canal excréteur principal du pancréas[1].

Développement ultérieur du pancréas. — Les deux ébauches ventrales et l'ébauche dorsale du pancréas se confondent pour former cet organe. La lumière comprise entre les ébauches ventrales et celle de l'ébauche dorsale représentent les voies excrétrices (canal de Wirsung ou principal et canal pancréatique accessoire ou de Santorini). Ces canaux se ramifient, et les ramifications ainsi formées se transforment chacune à son extrémité en un grain glan-

1. La description que nous donnons ici est schématique; car elle est un compromis entre les données obtenues chez l'Homme et celles beaucoup plus complètes que nous possédons sur les autres Vertébrés. Contrairement à ce qui se passe chez les autres Vertébrés, il semble que chez l'Homme ce soient les pancréas ventraux qui forment la masse principale de l'organe.

dulaire. Le pancréas devient ainsi ce qu'on est convenu d'appeler une glande acineuse ou en grappe.

Puisque le pancréas se produit au niveau du duodénum, il sera nécessairement situé dans le méso de cet intestin (fig. 26 et fig. 28, *p*). Avec la rotation du duodénum et de son mésentère, il se tournera à droite et, par l'accolement du mésoduodénum à la paroi postérieure de l'abdomen, il s'appliquera aussi contre cette paroi (fig. 28, C). Par suite de la soudure du mésentère en question au péritoine pariétal, il perdra son revêtement péritonéal postérieur et ne conservera que celui qu'il possède sur sa face antérieure. De là ces diverses conséquences : que le pancréas sera orienté transversalement, qu'il sera privé de mésentère et immobilisé contre la paroi du tronc, qu'il se trouvera placé en dehors de la cavité péritonéale et tapissé par le péritoine au niveau de sa face antérieure seule (Voy. fig. 28, D).

Développement ultérieur du foie. — Deux parties d'origine différente, l'une épithéliale, l'autre vasculo-conjonctive, concourent à former le foie, et pour cela entrent dans des rapports tellement intimes que l'une des parties est le moule de l'autre.

Les deux diverticules épithéliaux primitifs bourgeonnent et se ramifient. Cette ramification offre une particularité caractéristique du foie; c'est la formation d'anastomoses entre les extrémités ou les parties latérales des dernières branches de ramification primitivement indépendantes. De cette façon prend naissance un *réseau* serré de canalicules glandulaires. Parvenue à ce point de son évolution, la portion épithéliale du foie représente une glande en tube ramifiée et réticulée, la future *glande biliaire*. Chacune des travées du réseau offre une lumière nette, le futur *canalicule sécréteur* ou *capillaire biliaire*, bordée par trois ou quatre cellules polyédriques. A côté de ces trabécules canaliculées, on trouve, dans le voisinage des canaux hépatiques et du canal cholédoque, des conduits beaucoup plus larges tapissés par un épithélium cylindrique qui fourniront les *canaux excréteurs biliaires*. Dès ce moment donc est effectuée la différenciation des canaux sécréteurs et des tubes excréteurs de la glande hépatique.

Vers la naissance, la glande tubuleuse ramifiée que nous venons de décrire perd chez l'Homme ses caractères; les tubes se transforment en rangées cellulaires, telles qu'on les connaît dans le foie adulte, formées souvent d'une seule file de cellules, entre les faces contiguës desquelles se trouve une lumière glandulaire minime. Le mécanisme de cette transformation est encore obscur; ce qui paraît le plus vraisemblable, c'est que les tubes se divisent longitudinalement, et que les rangées cellulaires définitives résultent de cette scission longitudinale.

L'ébauche vasculo-conjonctive du foie a pour origine le bourrelet hépatique avec les vaisseaux qui y sont contenus. Ces vaisseaux sont tout d'abord les deux veines vitellines ou omphalo-mésentériques que nous avons vues ci-dessus se fusionner pour donner lieu au sinus réunissant. Le bourrelet, dans lequel nous savons que la partie épithéliale du foie s'enfonce est partagé en deux moitiés, en deux sortes de lobes, droit et gauche, dont chacun est occupé par une veine omphalo-mésentérique. Chacune de ces veines reçoit et émet des vaisseaux anastomosés situés dans les mailles du réseau hépatique épithélial. Les vaisseaux sanguins avec le tissu conjonctif qui les enveloppe immédiatement forment ainsi un réseau conjonctivo-vasculaire enchevêtré avec le réseau épithélial (fig. 34). Parmi les vaisseaux, les uns communiquent avec la veine omphalo-mésentérique assez loin du sinus veineux, les autres beaucoup plus près de ce dernier. Les premiers peuvent se comporter comme des vaisseaux afférents (*af*) qui amèneront le sang au foie; les autres, que des anastomoses précoces uniront au précédent, joueront le rôle de vaisseaux efférents (*ef*) et remporteront le sang du foie. Les premiers sont les futures *veines portes*, les seconds, les futures *veines sus-hépatiques*. Telle est la première circulation du foie, dont le caractère persistera dans la suite, bien que de nouvelles veines participent à cette circulation. Ce caractère consiste essentiellement en ce que le sang est à la fois amené et emmené par des vaisseaux veineux; c'est ce qu'on appelle un *système porte*.

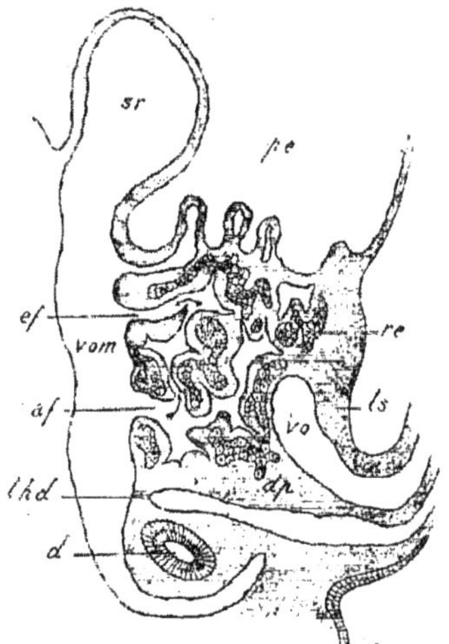

Fig. 34. — Coupe antéro-postérieure un peu schématisée de la région hépatique chez un embryon de Lapin du 11e jour.

En *dp*, diaphragme primaire, partagé par la présence du foie en deux parties, le ligament suspenseur du foie *ls* et le ligament hépato-duodénal (portion du petit épiploon) *lhd*. — *d*, duodénum. — *vom*, veine omphalo-mésentérique débouchant dans le sinus réunissant ou veineux *sr*, qui plonge dans la cavité péricardique *pe*. — *af*, rameaux hépatiques afférents. — *ef*, rameaux hépatiques efférents. — *vo*, veine ombilicale. — *re*. réseau épithélial du foie.

Chacune des moitiés du foie se partage ensuite, vers le 3e-4e mois, en territoires plus petits appelés *lobules*. Dans leur incessant allongement et leur continuelle ramification, les veines afférentes (portes) et les efférentes (sus-hépatiques) vont à la rencontre les unes des autres, de telle sorte que la ramification sus-hépatique se fait à l'intérieur, vers le centre d'un territoire hépatique donné, tandis que la périphérie de ce territoire est envahie par la ramification porte. Les territoires lobulaires sont ainsi orientés autour d'une veine sus-hépatique centrale et délimités par des veines portes périphériques. Ces lobules, en se divisant et subdivisant un certain nombre de fois, suivant le même principe, se résolvent en champs plus petits qui sont les lobules hépatiques définitifs.

Le lobule hépatique est ainsi un territoire vasculaire, qui a pour centre un vaisseau, la veine sus-hépatique, et pour écorce un certain nombre de vaisseaux veineux portes. De nombreux vaisseaux capillaires irradiés autour de la veine sus-hépatique se dirigent vers les veines portes et y débouchent, continuant ainsi à réaliser les anastomoses entre les vaisseaux afférents et efférents du foie que nous avons vues déjà exister en un stade plus jeune et qui sont nécessaires pour la circulation du sang dans l'organe. Ces capillaires forment des réseaux à travées allongées radiairement, dont les mailles sont occupées par les travées du réseau épithélial du foie, elles aussi radiairement dirigées dans le lobule hépatique. Le réseau capillaire sanguin est donc intertrabéculaire par rapport au réseau épithélial. Ce réseau sanguin intertrabéculaire ne paraît pas devoir constituer le système capillaire définitif du lobule. A un stade plus avancé, il apparaît en effet à l'intérieur des travées épithéliales un nouveau réseau (qui est donc intertrabéculaire) de capillaires secondaires. Ce dernier venu persiste vraisemblablement pour former la plus grande partie des capillaires définitifs; ces capillaires secondaires sont pendant un certain temps le siège d'une formation active de globules sanguins; ils sont donc hématopoïétiques (fig. 35, *a*).

Le lobule hépatique, territoire vasculaire du foie, est d'apparition assez tardive, comme on l'a vu plus haut. Pour cette raison, il ne doit avoir, au point de vue morphologique pur, qu'une valeur secondaire. Le véritable lobule du foie, ainsi que cela résulte de recherches qui seront exposées plus loin, est non pas vasculaire, mais glandulaire, dans le foie comme dans toute autre glande. Il se compose d'un canal excréteur biliaire qui forme le centre ou pédicule du lobule glandulaire, et d'un système de branches qui sont les canalicules sécréteurs biliaires; c'est donc un *lobule biliaire*. On verra ci-dessous comment on doit superposer un foie décomposé en lobules hépatiques à un foie divisé en lobules biliaires.

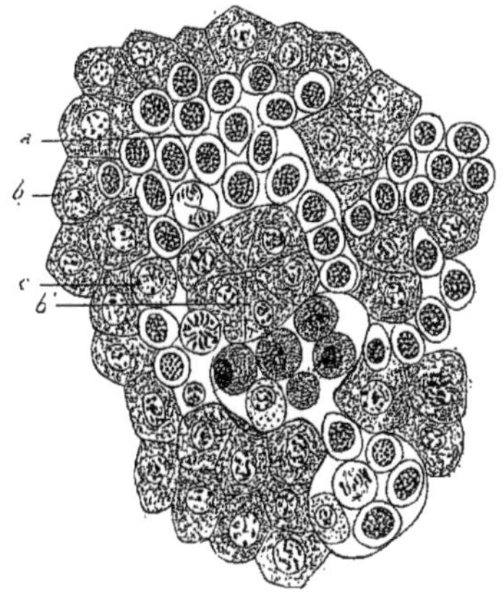

Fig. 35. — Foie d'un embryon de Bœuf de 3 cm. de long (d'après V. der Stricht).

a, ébauche d'un capillaire secondaire ou hématopoïétique. — *b*, *b'*, parenchyme hépatique: en *b'* encore à l'état tubuleux (tube coupé en travers); en *b*, déjà à l'état trabéculaire. — *c*, leucoblaste (jeune globule blanc).

Jusqu'ici nous n'avons tenu compte que des vaisseaux, dans l'ébauche vasculo-conjonctive du foie. Il nous faut à présent parler de la partie conjonctive de cet organe.

On comprend que, par l'accroissement des travées épithéliales et des vaisseaux du foie, la masse conjonctive, qui est le substratum de ces formations, se réduira notablement. Elle persistera notamment à la surface de l'organe, où elle forme l'enveloppe du foie ou *capsule de Glisson*, à la périphérie des lobules (« tissu conjonctif porte » ou « périlobulaire »), dans l'intérieur de ces lobules entre les rangées de cellules hépatiques et les capillaires (« tissu conjonctif intra-lobulaire »).

Quelque puissante que soit l'augmentation du foie en volume, cet organe n'arrive pas cependant à envahir la totalité du bourrelet hépatique ou diaphragme primitif (mésentère ventral). Il en respecte certaines régions. L'ébauche épithéliale du foie, en effet, en pénétrant dans le mésentère ventral, n'en occupe que la partie moyenne qui, amincie, devient l'enveloppe péritonéale du foie (Voy. fig. 26 et fig. 31). Elle laisse libre une partie ventrale ou antérieure de ce mésentère, comprise entre la paroi abdominale et le foie, et une partie dorsale ou postérieure, située entre le foie d'une part, l'intestin (estomac et duodénum) d'autre part (fig. 31). La première s'amincit et s'étale en formant une lame sagittale ou antéro-postérieure, qui va jusqu'à l'ombilic : c'est le *ligament suspenseur du foie* (*ls*). La seconde, qui devient très mince aussi, forme une membrane, le *petit épiploon* (*pe*), qui relie le foie à l'intestin, spécialement à l'estomac (*ligament gastro-hépatique*) et au duodénum (*ligament hépato-duodénal*). Ce petit épiploon contiendra naturellement les vaisseaux et le canal cholédoque (conduit excréteur du foie) qui de l'intestin se rendent au foie.

Le petit épiploon, tout comme le ligament suspenseur du foie, a primitivement une direction sagittale (antéro-postérieure) (fig. 28, A et B). Mais on conçoit que le petit épiploon, qui est relié à l'estomac et au duodénum, devra suivre les déplacements de ces organes. Lors donc que le bord antérieur de l'estomac, par les mouvements de rotation et de bascule décrits plus haut, sera devenu droit puis supérieur, le petit épiploon qui s'insère sur ce bord aura changé d'orientation; il forme maintenant une lame transversalement dirigée attachée d'une part à la petite courbure de l'estomac (ancien bord antérieur), d'autre part à la face inférieure du foie (ancienne face postérieure de cet organe (fig. 28, C et D). Les déplacements du duodénum produisent dans la partie du petit épiploon qui s'attache au duodénum (ligament hépato-duodénal) les mêmes effets.

Le petit épiploon forme dès lors la limite antérieure d'un espace (fig. 28, *a*), qui n'est qu'une partie de la cavité péritonéale, en forme de diverticule; cet espace est séparé seulement du reste de cette cavité dans toute l'étendue du petit épiploon; mais il communique librement avec elle, là où cesse l'épiploon (au-dessous par conséquent du bord libre de ce dernier) par un orifice, l'*hiatus de Winslow*, qui se rétrécit de plus en plus avec l'âge. Il suffit de jeter maintenant un coup d'œil sur la figure pour comprendre que cet espace communiquera d'autre part avec la cavité épiploïque, située derrière l'estomac; c'est par son intermédiaire que la cavité épiploïque débouchera dans la cavité péritonéale, d'où il mérite le nom d'*antichambre de la cavité épiploïque* ou encore *d'arrière-cavité des épiploons* (*a*).

Le foie présente de très bonne heure un volume considérable, et forme chez l'embryon une masse arrondie énorme qui distend la cavité abdominale. Il doit ce volume surtout à son abondante vascularisation; car il est traversé par une grande partie du sang qui du placenta revient au cœur. Dans la seconde moitié de la grossesse, l'accroissement du foie se ralentit. A la naissance, il est cependant encore le double de ce qu'il est chez l'adulte, proportionnellement à la masse générale du corps, et descend jusqu'à l'ombilic. Après la naissance, le foie diminue relativement d'une manière rapide, parce que l'établissement de la respiration pulmonaire détourne du foie une bonne partie de la masse sanguine qui le traversait pendant la période fœtale. Cette diminution porte surtout sur la moitié gauche du foie; de là résulte que cet organe devient asymétrique, divisé en deux lobes inégaux, le gauche plus petit que le droit. L'amoindrissement du foie n'est d'ailleurs pas seulement relatif, dû à un ralentissement de son accroissement, mais encore absolu, tenant à l'atrophie de parties primitivement existantes. On voit en effet s'atrophier des étendues considérables de parenchyme hépatique, dont il ne subsiste que les canaux excréteurs, constituant ces formations singulières que l'on a appelées *vasa aberrantia*.

LIVRE DEUXIÈME

APPAREIL DIGESTIF

L'appareil digestif de l'homme est formé d'un long conduit musculo-membraneux étendu de l'orifice externe de la cavité buccale à l'orifice anal : le tube digestif; et d'un ensemble d'organes annexes situés autour de lui et développés à ses dépens : les dents et les glandes.

Le tube digestif traverse successivement la face, le cou, le thorax, l'abdomen et la cavité pelvienne; il est formé des segments suivants : la bouche, le pharynx, l'œsophage, l'estomac, l'intestin grêle et gros, et l'anus. Les organes annexes sont rattachés les uns à la bouche : les dents et les glandes salivaires extra-pariétales (sub-linguales, rétro-molaires, sous-maxillaires, parotides); — d'autres à l'estomac : la rate; — d'autres enfin à la portion initiale de l'intestin grêle, le duodénum : le foie et le pancréas.

Nous étudierons successivement le tube digestif et les annexes.

L'appareil digestif le plus simple apparaît sous la forme d'un cul-de-sac dans lequel les aliments sont introduits, puis digérés et absorbés par les parois (certains protozoaires); — à un deuxième degré la cavité digestive se complique, augmente de dimensions, perce le corps d'outre en outre et constitue un tube ouvert aux deux extrémités (infusoires); — dans un troisième degré le tube se dilate en son milieu pour former l'estomac qui est précédé d'une partie buccale ou œsophage, et suivi d'une partie anale ou intestin.

D'abord cet appareil digestif est confondu avec l'appareil circulatoire formant avec lui la cavité gastro-vasculaire (cœlentérés); bientôt l'appareil digestif se sépare du circulatoire et il est maintenu dans la cavité viscérale par un mésentère (échinodermes). La division de l'intestin en deux parties, l'une antérieure, longue, contournée, de petit calibre : l'intestin grêle, — l'autre postérieure, plus courte, rectiligne ou courbée : gros intestin, est le dernier perfectionnement du tube digestif. Il se compose alors de trois parties : la première, d'introduction des aliments : de l'orifice buccal à l'estomac; la seconde, de digestion : estomac et intestin grêle; la troisième, d'expulsion : gros intestin.

A mesure que le tube se complique apparaissent les organes annexes : les uns destinés à la préhension et division des aliments : cils vibratiles, tentacules, mâchoires, lèvres, dents, etc.; d'autres à leur transport : cils vibratiles, muscles digestifs; d'autres destinés à sécréter des sucs nécessaires à la digestion : les glandes. D'abord simples dépressions sécrétantes creusées dans les parois du tube digestif, les glandes augmentent bientôt en surface; les plus importantes s'isolent de la cavité alimentaire, et présentent souvent sur le trajet de leurs conduits excréteurs des réservoirs destinés à retenir pendant un certain temps leur produit de sécrétion : glandes salivaires, foie, pancréas. Des dispositions spéciales augmentent la surface absorbante du tube digestif : valvules conniventes, villosités.

PREMIÈRE PARTIE

TUBE DIGESTIF

par T. JONNESCO

M. Jonnesco n'ayant pu, en raison de ses occupations chirurgicales, préparer la seconde édition de l'Anatomie du tube digestif, je me suis chargé de ce soin, avec son assentiment. M. Soulié a revisé spécialement la partie histologique. Le premier travail de notre collaborateur était si riche d'observation personnelle et d'une érudition si solide que je me suis borné aux additions, d'ailleurs peu nombreuses, nécessitées par la littérature récente et à quelques modifications d'ordre purement descriptif. D'autre part, la publication de l'angéiologie et de l'anatomie du péritoine a permis d'alléger le texte primitif, dans lequel ces questions avaient dû être traitées à fond. CHARPY.

CHAPITRE PREMIER

BOUCHE

La bouche est la cavité initiale du tube digestif; elle est située dans la face, entre les fosses nasales en haut et le cou en bas. Une voûte osseuse, la voûte palatine, constituée par la réunion des apophyses palatines des maxillaires supérieurs et des lames horizontales des os palatins, la sépare des fosses nasales; un plancher musculaire, formé par le muscle mylo-hyoïdien, véritable diaphragme céphalo-cervical, tendu entre les deux moitiés du maxillaire inférieur d'une part, entre celui-ci et l'os hyoïde d'autre part, la sépare du cou. — Latéralement et en avant, la bouche est limitée par la face interne des arcades alvéolo-dentaires des deux mâchoires et, quand celles-ci s'écartent, par un repli musculo-cutané qui passe d'une mâchoire sur l'autre : les joues. Elle présente une large fente en avant : la fente ou orifice buccal, limité par deux bourrelets ou replis : les lèvres. — En arrière la cavité buccale communique largement avec la cavité pharyngienne, à l'aide d'un orifice circonscrit par le voile du palais et ses piliers antérieurs et par la base de la langue : l'isthme du gosier ou isthme bucco-pharyngé.

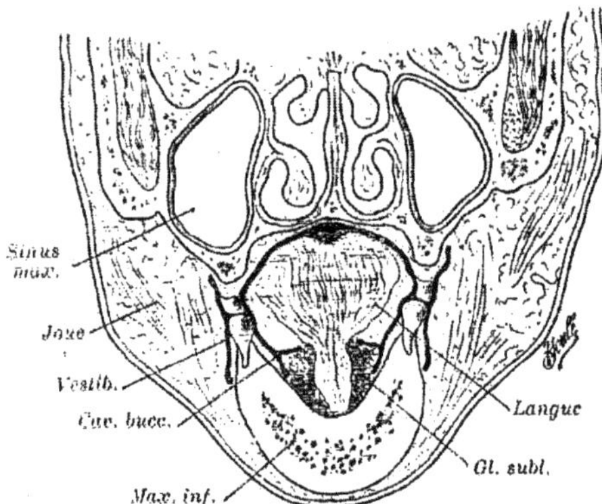

FIG. 36. — Coupe frontale de la face, montrant le vestibule et la cavité buccale. — Demi-grandeur. — D'après Henle.

Ainsi limitée, la bouche présente deux portions : l'une inscrite dans les arcades alvéolo-dentaires des mâchoires : c'est la cavité buccale proprement dite; l'autre située entre ces arcades d'une part, les joues et les lèvres d'autre part : c'est le vestibule de la bouche. La première, beaucoup plus vaste, existe seule chez les vertébrés inférieurs; la seconde, simple espace en fer à cheval, apparaît chez les mammifères : elle est le résultat d'un perfectionnement dû à la formation des replis musculo-cutanés qui passent d'une mâchoire sur l'autre. Les deux cavités communiquent largement quand les mâchoires s'écartent l'une de l'autre; quand les mâchoires se rapprochent et que les arcades dentaires arrivent au contact, cette communication diminue. La cavité vestibulaire communique avec l'extérieur par l'intermédiaire d'un orifice : orifice vestibulaire ou fente buccale.

VESTIBULE DE LA BOUCHE

Le vestibule de la bouche est une cavité en forme de fer à cheval à concavité postérieure, qui embrasse la convexité des arcades alvéolo-dentaires. Aplatie dans le sens sagittal à sa partie antérieure, dans le sens frontal sur les côtés, la cavité vestibulaire, virtuelle à l'état de repos, est susceptible d'acquérir des dimensions assez grandes par l'écartement de sa paroi externe. Le vestibule présente deux parois : une interne, dure, osseuse; l'autre externe, molle et contractile; la première est formée par la portion alvéolo-dentaire des deux mâchoires, la seconde par les joues et les lèvres. Au point où les deux parois se rencontrent, la muqueuse du vestibule se réfléchit de l'une sur l'autre et forme le fond des sillons ou gouttières vestibulaires, que l'on distingue en supérieure et inférieure. Près de la ligne médiane, la hauteur totale du vestibule, moindre d'ailleurs qu'au niveau des canines, est de 45 mm., dont 20 pour la gouttière inférieure et 25 pour la supérieure, en mesurant du bord libre des dents au fond du sillon (Magitot).

Cavité du vestibule. — Chaque *sillon* ou *gouttière vestibulaire* (sillon alvéolo-buccal de Luschka) présente sur la ligne médiane, en avant, un repli muqueux saillant, le frein des lèvres. De chaque côté du frein, la gouttière, profonde à ce niveau, diminue progressivement de hauteur vers son extrémité postérieure; cette diminution est plus accentuée pour la gouttière inférieure. Le fond du sillon se trouverait à l'état de repos à mi-hauteur des racines dentaires d'après Merkel; il dépasserait en haut et en bas le sommet des alvéoles, de sorte que les racines des dents et une partie du plancher du sinus maxillaire répondraient au vestibule buccal d'après Zuckerkandl. Nos recherches nous ont prouvé que le fond du sillon supérieur reste au-dessous du plancher du sinus maxillaire. En incisant la voûte muqueuse de la gouttière supérieure, on peut se créer une voie commode pour ouvrir la paroi antérieure du sinus maxillaire, ou pour atteindre le nerf sous-orbitaire et ses branches à leur sortie du trou sous-orbitaire; en incisant le plancher muqueux de la gouttière inférieure on atteint facilement le nerf mentonnier, à sa sortie du trou mentonnier, et l'artère faciale.

Le *fond* de la cavité vestibulaire présente des dispositions variables suivant qu'on l'étudie les mâchoires simplement rapprochées, fortement serrées, ou au contraire largement écartées.

En poussant le doigt au fond de la cavité vestibulaire, les mâchoires étant simplement rapprochées, on constate : une saillie verticale dure et légèrement tranchante commençant au niveau de la dernière molaire supérieure : c'est le bord antérieur de l'apophyse coronoïde du maxillaire inférieur. En dehors de cette saillie, la paroi vestibulaire est dépressible; en dedans, une fente sépare la saillie coronoïdienne de l'arcade alvéolo-dentaire supérieure. Au fond de cette fente, on trouve la saillie du bord antérieur du muscle ptérygoïdien interne tapissé par la muqueuse vestibulaire. — Si l'on serre fortement les mâchoires, on sent le bord antérieur et une partie de la face interne du muscle masséter qui viennent faire saillie dans la cavité vestibulaire, en dehors de la saillie coronoïdienne. — Ouvre-t-on largement la bouche en écartant fortement les mâchoires, on constate, en dedans de la saillie coronoïdienne tangible, un pli vertical tendu entre les dernières molaires supérieure et inférieure : le pli ptérygo-maxillaire (Henle), dur et résistant au toucher, formé par la muqueuse que soulève le ligament ptérygo-maxillaire, tendu lui-même du crochet de l'aile interne de l'apophyse ptérygoïde à l'extrémité postérieure de la ligne mylo-hyoïdienne du maxillaire inférieur. Cette saillie de la muqueuse est encore accrue par une traînée de glandes qui se rattachent en arrière à celles du pilier antérieur du voile (Sappey). Le bourrelet coronoïdien et le pli ptérygo-maxillaire se touchent presque derrière la dernière molaire inférieure; ils divergent en haut, pour passer l'un en dehors, l'autre en dedans de la partie postérieure de l'arcade alvéolo-dentaire supérieure; entre les deux, la muqueuse vestibulaire tapisse une dépression triangulaire à base supérieure : le *sillon inter-maxillaire*. Ce dernier n'existe à proprement parler que lorsqu'on examine la cavité vestibulaire, les mâchoires fortement écartées.

Dans le vestibule vient s'ouvrir, sur la paroi externe, le canal de Sténon. L'orifice du canal se trouve au niveau de la deuxième grosse molaire supérieure. Quelques auteurs le placent : au niveau de la deuxième petite molaire, de la première grosse molaire (Krause), ou entre celle-ci et la deuxième grosse molaire (Cruveilhier). Généralement ovalaire, il siège quelquefois sur une saillie papillaire de la muqueuse de la joue (Luschka). Dans certaines professions, chez les souffleurs de verre entre autres, il s'élargit considérablement et prend une disposition en entonnoir.

Le vestibule sert à l'exploration et à la gustation préliminaire des aliments.

Parois du vestibule. — La paroi *interne* est formée par la face externe, convexe, des deux arcades alvéolo-dentaires des mâchoires, recouvertes par la muqueuse vestibulaire et par la gencive. Quand les mâchoires s'écartent, les arcades dentaires circonscrivent une fente horizontale par laquelle la cavité buccale proprement dite communique largement avec son vestibule. Quand les arcades dentaires sont en contact, la communication des deux cavités se fait : par les espaces ou incisures interdentaires plus ou moins larges, quelquefois nulles, et par une fente plus grande située de chaque côté entre la dernière molaire en avant et le bord antérieur de l'apophyse coronoïde en arrière. Cet *orifice postérieur* est assez grand pour admettre l'introduction d'une sonde, d'un calibre de 4 à 6 millim. (Sappey), quand les mâchoires sont simplement rapprochées; il diminue beaucoup quand ces dernières sont fortement serrées, à cause de la saillie prononcée du bord antérieur du masséter. Magitot lui attribue de plus grandes dimensions, 10 à 15 millim. de hauteur sur 7 à 8 de large, et dit qu'il peut laisser passer une sonde œsophagienne, permettant d'alimenter les aliénés, les tétaniques.

La *paroi externe*, molle, mobile et très dépressible, présente à considérer trois parties : deux latérales et une antérieure. Les portions latérales forment les *joues*; la portion antérieure présente une fente horizontale plus ou moins large, *orifice vestibulaire* ou *fente buccale*, circonscrite par deux replis, l'un supérieur, l'autre inférieur, s'unissant par leurs extrémités : les *lèvres*. Ces dernières se continuent sans ligne de démarcation nette avec les joues; il est d'usage pourtant de les décrire séparément; aussi étudierons-nous successivement les lèvres et les joues.

LES LÈVRES

Les lèvres sont deux replis musculo-membraneux qui recouvrent la portion antérieure convexe des arcades alvéolo-dentaires et limitent, par leurs bords libres, l'orifice vestibulaire ou fente buccale. Elles présentent une *direction* générale curviligne transversalement, à concavité postérieure appliquée sur la convexité des maxillaires. Presque verticales, elles montrent chez le nègre une certaine obliquité liée au prognatisme des mâchoires.

Leurs *dimensions* dans les deux sens, vertical (*hauteur*) et transversal (*longueur*), offrent de nombreuses variations individuelles. Ordinairement les deux lèvres ont une hauteur égale qui correspond à celle des arcades alvéolo-dentaires qu'elles doivent couvrir. Il n'est pas rare pourtant de voir une lèvre supérieure peu élevée découvrant facilement, dans certains mouvements de la paroi vestibulaire, l'arcade dentaire supérieure; d'autres fois la lèvre inférieure est trop haute et présente une tendance assez prononcée au renversement en avant. Quand les deux lèvres sont également développées, et les arcades dentaires en contact, leurs bords libres se touchent par leur moitié postérieure. Transversalement, les lèvres présentent des dimensions très variables; en général, leur longueur est telle que leurs extrémités, qui s'unissent dans les commissures, répondent de chaque côté aux premières molaires (Merkel) ou aux dents canines (Zuckerkandl). — L'*épaisseur* des lèvres présente aussi de grandes variations : individuelles, et suivant l'âge et le sexe. Chez certaines personnes (les scrofuleux), les deux lèvres, mais surtout la supérieure, peuvent atteindre une épaisseur considérable. Les lèvres de l'homme sont en général plus fortes que celles de la femme (Merkel). — Celles du nouveau-né, relativement grandes à cause de l'absence des dents et surtout épaisses, sont conformées pour la préhension du sein. — Chez le vieillard, les lèvres, également trop hautes, sont repoussées en dedans vers la cavité vestibulaire, au lieu d'être renversées en dehors comme chez le nouveau-né.

Chaque lèvre présente à étudier : une face externe ou cutanée; une face interne muqueuse; un bord libre, limitant l'orifice vestibulaire, cutanéo-muqueux; un bord adhérent, se fixant au maxillaire correspondant; et deux extrémités qui forment, en se continuant dans l'extrémité correspondante de l'autre lèvre, les *commissures labiales* ou *angles* des lèvres.

La *face antérieure* ou *cutanée* présente des caractères différents sur les deux lèvres. La lèvre supérieure montre sur sa partie médiane une gouttière verticale, *sillon médian* ou *sous-nasal*, *gouttière labiale* ou philtrum, qui part de la sous-cloison nasale et se termine au tubercule médian du bord libre. Triangulaire, à sommet supérieur, à base inférieure, le sillon sous-nasal est limité sur les côtés par deux bourrelets latéraux légèrement obliques en bas et en dehors, dont le développement est proportionnel à la profondeur du sillon.

On a beaucoup discuté sur l'origine de la gouttière labiale. Bichat attribuait sa formation à l'adhérence du muscle à la peau qui le recouvre. — D'après Cruveilhier, elle serait due à la saillie que forme de chaque côté la terminaison labiale du releveur profond. — Meckel, His, Merkel, l'expliquent par le mode de développement de la lèvre supérieure : la ligne de soudure des bourgeons incisifs constitue le philtrum; quant aux bourrelets latéraux, ils marqueraient chez l'adulte le point de suture chez l'embryon des bourgeons frontal et maxillaire supérieur (Merkel). — D'après Roy, les bourrelets qui bordent la gouttière seraient produits par la saillie que forme la superposition sur trois plans, de chaque côté de la ligne médiane, du muscle incisif, du faisceau nasal de l'orbiculaire avec les vaisseaux de la sous-cloison, et du faisceau cutané de l'orbiculaire.

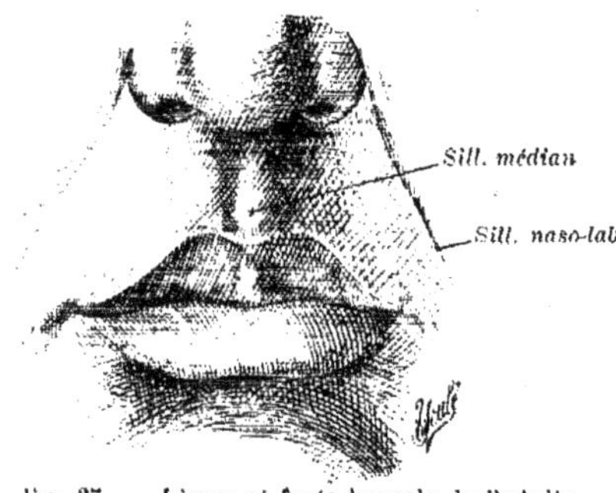

Fig. 37. — Lèvres et fente buccale de l'adulte.

De chaque côté du sillon et au delà du bourrelet latéral, la lèvre présente une surface légèrement convexe, triangulaire à base interne, à sommet externe, recouverte d'un simple duvet chez l'enfant et chez la femme, de poils constituant la moustache chez l'homme adulte. Elle est séparée de la joue par le *sillon naso-labial*.

La face cutanée de la lèvre *inférieure*, légèrement concave dans le sens vertical, montre à son milieu une dépression peu marquée, et de chaque côté une surface faiblement déprimée. Chez l'homme adulte, elle est recouverte des poils de la barbe, abondants sur la dépression médiane (mouche), rares sur les surfaces latérales. Le *sillon mento-labial* la sépare du menton.

La face *postérieure* ou *muqueuse*, appliquée sur la face antérieure convexe des arcades alvéolo-dentaires, est lisse, humide, et présente de nombreuses saillies, dues aux reliefs des glandes labiales qui doublent et soulèvent la muqueuse.

Le *bord adhérent* des lèvres est limité : *en avant*, pour la lèvre supérieure, par la sous-cloison, et de chaque côté par le bord inférieur de la narine, l'aile du nez et un sillon curviligne, à concavité interne, qui va de l'aile du nez vers la commissure labiale correspondante, le sillon *naso-labial*. Celui de la lèvre inférieure est limité en avant par un sillon transversal, curviligne à convexité supérieure, le *sillon mento-labial*, qui embrasse dans sa concavité la saillie du menton.

En *arrière*, du côté de la surface muqueuse, le bord adhérent des lèvres est marqué par le point de réflexion de la muqueuse labiale sur la muqueuse gingivale. — En se réfléchissant sur la gencive, la muqueuse labiale est soulevée sur la ligne médiane en un pli muqueux, triangulaire, à bord libre concave, mince et tranchant : *freins* ou *filets* des lèvres, plus prononcé sur la lèvre supérieure que sur l'inférieure. De chaque côté du frein, la muqueuse labiale, passant sur la gencive correspondante, forme le fond des gouttières vestibulaires déjà décrites.

Le *bord libre* est rouge ou rosé ; — convexe dans le sens sagittal, il montre dans le sens frontal une disposition différente sur chaque lèvre. Sur la supérieure, il présente : le *tubercule médian*, trace du bourgeon frontal médian qui forme avec les deux bourgeons incisifs latéraux la lèvre supérieure, et de chaque côté une surface légèrement déprimée. Sur la lèvre inférieure, une dépression médiane répond au tubercule, et de chaque côté une surface légèrement convexe s'adapte à la dépression de la lèvre supérieure. Sur les deux lèvres, la muqueuse du bord libre offre en outre de petits plis sagittaux produits par la contraction du sphincter labial sous-jacent. L'épaisseur du bord libre présente de nombreuses variations individuelles et ethniques; en général, elle est de 8 à 10 mm. (Sappey) sur la partie médiane et diminue vers les extrémités.

Les *extrémités* des lèvres se continuent sans limite appréciable dans les joues ; à leur niveau, les bords libres s'unissent en passant l'un dans l'autre, et constituent de chaque côté l'angle ou *commissure labiale*.

Les bords libres des lèvres et les commissures circonscrivent l'orifice du vestibule buccal ou *fente buccale*. Très dilatable, cet orifice présente de telles variations de dimensions que toute appréciation en chiffres nous paraît inutile, aussi faut-il se contenter de dire qu'on en considère trois types : grand, moyen et petit. Simple fente transversale à l'état de repos, il peut prendre les formes les plus variées par la contraction des muscles de la face qui pénètrent dans l'épaisseur des lèvres et de leurs commissures, et du sphincter labial. La contraction de ce dernier muscle peut rétrécir l'orifice; la contraction de l'appareil musculaire radié peut l'élargir ou simplement étirer une de ces deux commissures en arrière, et augmenter l'étendue de la fente d'un côté ou des deux à la fois. — L'écartement des mâchoires ne peut atteindre un certain degré sans amener avec lui l'ouverture plus ou moins large de l'orifice vestibulaire et mettre ainsi la cavité buccale proprement dite en communication avec l'extérieur.

Structure. — Les lèvres sont formées d'une charpente musculaire et d'une couverture cutanéo-muqueuse. Nous étudierons successivement la charpente et sa couverture, les glandes et l'appareil vasculo-nerveux.

La **charpente musculaire** comprend deux ordres de fibres; les unes, curvilignes, forment autour de l'orifice du vestibule un véritable sphincter : le muscle orbiculaire des lèvres; les autres, radiées, viennent des divers points de la face, convergent vers l'orifice buccal, et constituent dans leur ensemble l'appareil musculaire dilatateur de l'orifice buccal. Le muscle *orbiculaire* est situé le long du bord libre des lèvres, près de la face muqueuse; l'*appareil dilatateur* occupe la plus grande partie de la hauteur des lèvres et leur bord adhérent.

Les muscles dilatateurs entrent en connexion intime avec la peau qui recouvre la face antérieure des lèvres; leurs fibres traversent la graisse sous-cutanée et vont s'implanter sur la face profonde du derme en passant entre les glandes sébacées et les follicules pileux. On n'en compte pas moins de dix-huit, neuf de chaque côté de la ligne médiane; les uns se rendent à la lèvre supérieure : élévateurs superficiels, élévateurs profonds, et petits zygomatiques; les autres vont à la lèvre inférieure : carrés du menton; d'autres enfin vont aux commissures labiales : buccinateurs, risorii de Santorini, grands zygomatiques, triangulaires, canins, et les quatre muscles incisifs qui s'insèrent sur l'alvéole de chaque incisive externe.

L'orbiculaire ou sphincter des lèvres forme un anneau ou mieux une boutonnière transversale; il occupe le bord libre et se prolonge sous la face muqueuse, dont il est séparé par la couche glandulaire. Il est traversé en sens antéro-postérieur par les fibres du *muscle de Klein* ou muscle compresseur des lèvres, qui s'étendent de la peau à la muqueuse et qui, bien développées chez le nouveau-né, facilitent la succion (Voy. Myologie, muscles des lèvres).

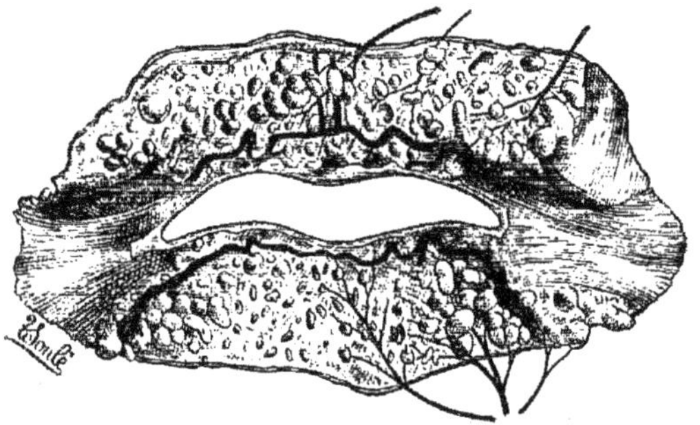

Fig. 38. — Couronne glandulaire des lèvres.

Vue par la face postérieure après ablation de la muqueuse. — Artères coronaires. — A droite, les nerfs ont été conservés.

Enveloppe cutanéo-muqueuse. — La *peau* des lèvres est épaisse et résistante, très adhérente aux muscles sous-jacents, dont les fibres viennent s'insérer sur son derme; elle renferme de nombreux et volumineux follicules pilo-sébacés, dont la plupart sont logés dans le tissu graisseux, dur et résistant, qui la double à ce niveau et à travers lequel s'engagent les faisceaux musculaires. Aussi la dissection du tégument est-elle très difficile.

La *muqueuse* qui tapisse la face postérieure des lèvres présente une coloration blanc grisâtre; mince et peu adhérente au muscle orbiculaire dont la sépare une couche glandulaire, elle présente par places un aspect bosselé, inégal; ces bosselures sont dues à la saillie que forment les glandes sous-jacentes. D'après Merkel, ces bosselures seraient dues aux orifices des canaux excréteurs des glandes qui se trouvent sur des caroncules surélevées, plutôt qu'aux saillies glandulaires mêmes. — La muqueuse des lèvres se continue avec la muqueuse gingivale, au niveau du sillon gingivo-labial, avec celle de la joue au niveau des commissures et avec celle du bord libre des lèvres. Dermo-papillaire, elle est formée d'un épithélium pavimenteux stratifié; d'un derme constitué par des faisceaux de tissu conjonctif entremêlés de fibres élastiques qui s'entrecroisent dans tous les sens. Les faisceaux près de la surface du derme sont très fins et se disposent en un feutrage serré, paraissant presque homogène. Les papilles, assez nombreuses, sont le plus souvent simples, coniques.

Glandes. — Les lèvres possèdent deux ordres de *glandes* : les glandes sébacées, cutanées, dont nous avons déjà parlé, et les glandes muqueuses labiales, qui forment par leur réunion une couronne glandulaire assez épaisse interposée entre l'orbiculaire et la muqueuse qu'elles soulèvent : c'est la *couche glandulaire* des lèvres. Plus nombreuses sur les parties latérales qu'au milieu et au niveau des commissures, ces glandes sont logées dans l'épaisseur du tissu conjonctif sous-muqueux, et entourées de tissu adipeux ; quelques-unes pénètrent même dans l'épaisseur de l'orbiculaire. Ce sont des glandes acineuses, pourvues d'un conduit excréteur principal, élargi à son extrémité qui vient s'ouvrir à la surface de la muqueuse dans la cavité vestibulaire. Ce conduit est tapissé dans la plus grande partie de sa longueur par un épithélium pavimenteux stratifié ; les ramifications qui en partent ont les unes, les plus grosses, un épithélium cylindrique stratifié, les autres, les plus fines, un épithélium cylindrique simple. Souvent le conduit excréteur principal reçoit les conduits excréteurs des petites glandes muqueuses accessoires (Stœhr). La structure de l'acinus est semblable à celle des glandes linguales (Voy. *Langue*).

Les glandes labiales appartiennent, par leur forme extérieure, au type des glandes tubuleuses (Nadler) ou acino-tubuleuses (v. Ebner) ; les recherches récentes sur leur structure ont montré que c'étaient des glandes mixtes. En effet, les culs-de-sac sécréteurs ont tantôt une lumière large et les cellules qui les limitent sont des cellules muqueuses, tantôt une lumière étroite et les éléments qui la bordent sont des cellules séreuses. Entre ces deux types extrêmes, on peut trouver toute une série d'intermédiaires représentés par des tubes renfermant en proportion variable les deux variétés de cellules ; mais, le plus souvent, dans les culs-de-sac mucipares les éléments séreux se disposent en demi-lunes. Pour la structure intime et le mode de fontionnement des cellules, voir l'article de Laguesse sur les glandes salivaires (tome IV, 3e fascic.).

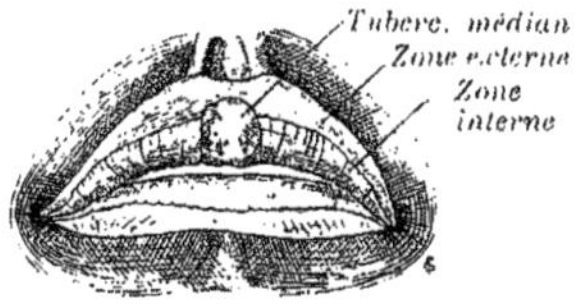

Fig. 39. — Lèvres de nouveau-né. Gr. natur. — D'après Neustätter.

Bibliographie. — J. Nadler. Zur Histologie der menschlichen Lippendrüsen. *Archiv für mikrosk. Anatomie*, Bd. L, S. 419. 1 Taf. 1897.

1° **Lèvre du nouveau-né**. — Luschka le premier a fait connaître les particularités que présente chez le nouveau-né le bord libre des lèvres, c'est-à-dire cette partie de transition qui s'étend entre la peau et la muqueuse et qui ne renferme ni poils ni glandes. Cette *bordure*, plus rouge, épaisse, commence dès le cinquième mois fœtal à se différencier en deux zones qui persistent jusqu'à la fin de la première année et quelquefois plus tard encore. Elles sont typiques chez le nouveau-né.

1° La *zone externe*, large de 2 millimètres, d'un rose clair, possède un épithélium de faible hauteur, à couche cornée, des papilles basses, également espacées, qui renferment des corpuscules du tact. C'est la *pars glabra*, de Luschka. 2° La *zone interne*, plus large, surtout à la lèvre supérieure où elle atteint 4 millimètres, fait saillie au-dessus de l'externe ; elle est d'un rouge plus violacé, et cette différence s'accentue après la mort ; la zone interne se dessèche alors rapidement, devient brune, puis noire et durcit. Elle se fait remarquer par la hauteur de son épithélium et de ses papilles effilées, qui atteignent jusqu'à 1 millimètre de longueur et qui lui donnent une forme villeuse (*pars villosa*) propre à saisir le bout du sein. Cette disposition parait être spéciale à l'homme et en rapport avec la brièveté du mamelon, difficile à saisir par l'enfant (Neustätter). Ces papilles sont peut-être aussi un organe sensitif : toutefois, c'est moins l'attouchement des lèvres que celui des dents de lait ou de la langue qui provoque chez le nourrisson la succion réflexe.

Rapprochons de cette structure de la lèvre le grand développement du muscle de Klein, du muscle orbiculaire et de la boule de Bichat.

La *double lèvre* que présentent certains sujets, et que caractérise un bourrelet muqueux formant comme une seconde lèvre derrière la lèvre proprement dite, est due tantôt à la persistance de l'état infantile, de la double zone des nouveau-nés, tantôt à un ectropion acquis (hypertrophie glandulaire, laxité du tissu sous-muqueux).

Le *tubercule médian* de la lèvre supérieure apparait au troisième mois fœtal. Il est bien développe chez le nouveau-né, sous forme d'une saillie arrondie qui termine le philtrum ou sillon sous-nasal et mesure 4 à 5 millimètres en hauteur et en largeur. Parfois il est réduit à un simple feston du bord libre. Luschka a montré qu'il représente un reste du bourgeon frontal et que le sillon léger qui le sépare de chaque côté de la lèvre supérieure est analogue à la fissure latérale de l'intermaxillaire. Par sa structure, il appartient à la partie villeuse ou zone interne (excroissances frangées très vasculaires); il s'étend en avant très près de la peau; la zone externe, pars glabra, se trouve réduite à son minimum.

Le tubercule médian persiste chez un grand nombre d'enfants longtemps après la naissance et le plus souvent chez l'adulte on le reconnaît encore à une légère saillie sur le milieu du bord rouge.

2° **Lèvre de l'adulte.** Chez l'adulte, et, comme nous l'avons vu, ce type commence dès la deuxième année, le bord libre des lèvres comprend trois zones : cutanée, intermédiaire et muqueuse.

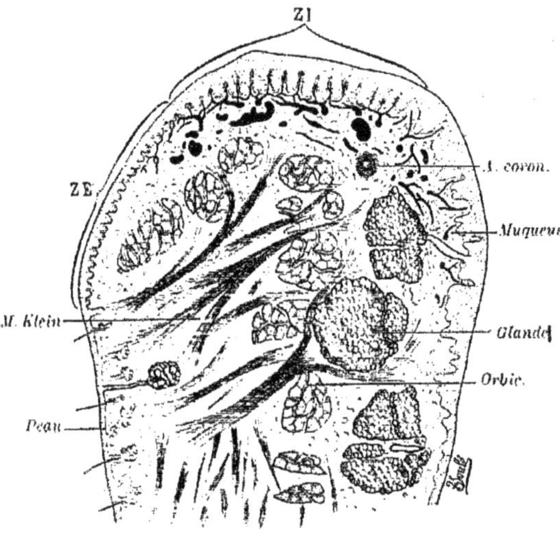

Fig. 40. — Lèvre inférieure d'un nouveau-né.

Coupe verticale grossie. — ZE, zone externe; ZI, zone interne. — Les vaisseaux du bord libre étaient gorgés de sang.

La *zone cutanée* est caractérisée par ses poils, ses glandes sébacées et sudoripares. — La *zone muqueuse*, postérieure, renferme des glandes acineuses et les fibres du muscle de Klein.

Quant à la *zone intermédiaire*, zone de transition, *zone cutanée lisse* de Robin et Cadiat, large de 5 à 6 millimètres sur la ligne médiane, elle constitue la *bordure* proprement dite, le rouge des lèvres (rubor labiorum). Elle est glabre, brillante, lisse, finement plissée en sens sagittal par les contractions de l'orbiculaire. Elle est rouge, dans la race blanche, plus ou moins pigmentée et noire chez les nègres et chez la plupart des espèces animales: sa couleur vive ne tient pas seulement à la richesse des réseaux vasculaires qui occupent les papilles, mais aussi à la transparence spéciale de l'épithélium qui les recouvre. Elle ne renferme ni poils ni glandes, exceptionnellement quelques glandes sébacées aberrantes. Sa surface uniforme ne permet plus d'y reconnaître les deux zones que nous avons décrites chez le nouveau-né. Luschka pense que la zone interne s'est fondue dans la partie muqueuse, et que la zone intermédiaire de l'adulte ne représente plus que la zone externe de l'enfant. Neustätter croit pouvoir y distinguer encore histologiquement les deux zones originelles: seulement la zone interne avec sa structure villeuse s'est rétrécie et reste confinée à la partie qui est située en dedans de la ligne d'occlusion de la bouche.

Sur la structure du bord libre : Luschka, Ueber die Leichenverander.... *Zeitschr. f. rat. Medicin*, 1863. — Wertheimer. *Arch. génér. de médecine*, 1883; — et surtout Neustätter, *Ueber den Lippensaum beim Menschen.* Dissertat. inaugur., Munich, 1894, travail très complet, avec figures, où se trouve l'analyse des travaux allemands. — Voyez aussi : A. Stieda, *Ueber das Tuberculum Labii superioris.* Anatom. Hefte, 1899.

Vaisseaux et nerfs. — **Artères.** — Les lèvres reçoivent deux ordres d'*artères* : les principales, branches de l'artère faciale, portent le nom d'artères *coronaires* ou *labiales*; les accessoires sont des rameaux de plusieurs branches des artères maxillaire interne, temporale et faciale. Les *artères coronaires* forment autour de l'orifice buccal un cercle vasculaire, situé à quelques millimètres du bord libre des lèvres; on peut en sentir les battements en pinçant ce bord entre deux doigts. De ce cercle naissent des vaisseaux en grand nombre; les uns s'arrêtent autour des glandes, d'autres abordent la couche papillaire de la muqueuse, et se terminent dans les papilles abondantes surtout au niveau du bord libre, tantôt par des anses simples, tantôt par un véritable réseau. A côté de cette arcade sous-muqueuse, on en trouve une seconde moins volumineuse, profonde, intra-musculaire, formée par des branches anastomosées des artères coronaires.

Les artères accessoires des lèvres viennent : pour la lèvre supérieure : des artères *buccales*, *sous-orbitaires*, *alvéolaires*, branches de la maxillaire interne; *transverse de la face*, branche de la temporale; pour la lèvre inférieure, des artères : *mentonnières*, branches de la maxillaire interne, et *sous-mentales*, branches de la faciale.

Veines. — Les veines, représentées par les *veines labiales* ou *coronaires*, supérieure et inférieure, se rendent à la faciale, elle-même branche de la jugulaire interne. Elles naissent par deux réseaux, l'un superficiel et l'autre profond. La communication de la veine faciale avec la veine ophtalmique explique comment les phlébites de la lèvre peuvent se propager jusqu'aux sinus veineux du crâne. Les veines labiales sont richement valvulées.

Ajoutons encore quelques remarques : 1° le réseau veineux sous-cutané des lèvres est plus prononcé au niveau du bord libre et contribue à sa turgescence semi-érectile : ce qui explique la fréquence des angiomes ou tumeurs érectiles sur le contour de l'orifice buccal des enfants (Bouisson, 1834); 2° si les veines labiales ne suivent pas en général le trajet des artères coronaires, et sont moins profondément situées que ces dernières, il n'existe pas moins autour des artères des plexus veineux très fins (Zuckerkandl); 3° tandis que les veines labiales supérieures se rendent en totalité dans la veine faciale (faciale antérieure des Allemands), les veines labiales inférieures se rendent : en partie dans la veine faciale, en partie dans les veines sous-mentales (Sappey), en partie directement dans la veine jugulaire (Sesemann).

Les **lymphatiques** des lèvres, difficiles à injecter, ont été bien décrits par Sappey. Ils forment sur le bord libre des lèvres un réseau d'une extrême ténuité. Du réseau de la muqueuse naissent cinq troncs. Les deux troncs de la lèvre supérieure, l'un droit, l'autre gauche, se dirigent en dehors et en bas, suivent l'artère faciale et vont se terminer dans les ganglions sous-maxillaires qui entourent l'artère faciale. Des trois troncs de la lèvre inférieure, les deux latéraux se rendent comme les précédents aux ganglions sous-maxillaires; le médian aux ganglions sus-hyoïdiens, situés sur le muscle mylo-hyoïdien à égale distance du maxillaire et de l'os hyoïde.

Les **nerfs** *moteurs* des lèvres proviennent des ramifications du facial. Les nerfs *sensitifs* naissent du trijumeau : par les rameaux descendants du nerf sous-orbitaire pour la lèvre supérieure; par les filets ascendants du nerf mentonnier, branche du dentaire inférieur, pour la lèvre inférieure; et par les filets du nerf buccal pour les commissures. — Les dernières ramifications de ces branches du trijumeau se perdent les unes dans les glandes, d'autres dans la peau et dans la muqueuse des lèvres. Pourvus de myéline, ils forment dans la tunique sous-muqueuse un réseau à larges mailles; de ce réseau partent de nombreuses ramifications qui pénètrent dans la muqueuse, où ils se terminent dans des corpuscules spéciaux : corpuscules de Krause (Krause) et corpuscules du tact (Gerlach); quelques-unes perdent leur gaine de myéline, pénètrent dans l'épithélium, se ramifient à nouveau et se terminent par des extrémités libres (Stœhr).

Jolyet et Laffont ont constaté que chez le chien le *nerf buccal* est le nerf vaso-dilatateur et glandulo-moteur de la lèvre inférieure; pour la lèvre supérieure, ce rôle est rempli par le nerf maxillaire supérieur.

Fonction. — Les lèvres servent à la préhension des aliments, plus particulièrement à la succion chez le petit enfant; à la prononciation des voyelles et consonnes labiales, enfin à l'expression des sentiments.

DES JOUES

Nous décrirons sous ce nom les parties latérales de la paroi externe du vestibule buccal. Musculo-membraneuse, molle, dépressive et mobile, la joue est loin de présenter la surface que lui donnent les auteurs classiques; elle doit être restreinte à l'étendue du buccinateur qui en forme le corps, à la partie *buccale* de la joue, telle que la comprennent ces auteurs.

Cruveilhier, Sappey, etc., décrivent sous le nom de joue toute la région latérale de la face. Ils la limitent extérieurement : en dedans par le sillon naso-labial qui la sépare des lèvres; en dehors, par le bord postérieur de la mâchoire; en haut, par la base de l'orbite (Cruveilhier), ou par un plan qui passerait au-devant du plancher orbitaire en rasant le bord correspondant de l'arcade zygomatique (Sappey); en bas, par la base de la mâchoire inférieure. Appliquée sur le maxillaire supérieur et l'os malaire d'une part, sur le corps et la branche du maxillaire inférieur d'autre part, la joue ainsi limitée comprend trois régions bien distinctes : la région malaire, la région massétérine et la région buccale proprement dite (Cruveilhier); fixe partout ailleurs, elle reste flottante dans sa partie moyenne qui répond aux arcades alvéolaires et dentaires (Sappey). Intérieurement, du côté de la cavité buccale, la joue serait limitée par la réflexion de la muqueuse sur les os maxillaires (Cruveilhier). — Pour nous, le terme de joue ne doit être appliqué qu'à cette région buccale de Cruveilhier, à la partie flottante de Sappey; la véritable joue de Merkel, qui a pour limites celles du muscle qui en forme la charpente (le buccinateur); les régions massétérines et malaires ne doivent pas être comprises dans la joue. En se basant du reste sur les limites internes du vestibule de la bouche, on peut se convaincre facilement qu'en haut la gouttière vestibulaire s'arrête au-dessous de la région malaire; car cette gouttière, profonde en avant au niveau de la région labiale, l'est moins en arrière: le fond du vestibule dépasse de bien peu le bord coronoïdien, de façon qu'une faible partie de la face interne de la branche verticale du maxillaire inférieur contribue à former la paroi latérale du vestibule, la plus grande partie de cette branche répondant à la paroi latérale du vestibule bucco-pharyngé et du pharynx.

Extérieurement, la joue est limitée : en avant, par le sillon naso-labial; en arrière, par le bord antérieur de la branche verticale du maxillaire inférieur et du muscle masséter qui le double; en bas, par la ligne oblique externe du corps du maxillaire inférieur; en haut, par un plan horizontal rasant la partie inférieure de la pommette. Intérieurement, les limites de la joue sont marquées par la réflexion de la muqueuse vestibulaire de la paroi interne osseuse sur la paroi externe molle.

Ainsi délimitée, la joue est un repli musculo-membraneux, quadrilatère, qui présente à étudier une face externe ou cutanée, une face interne muqueuse et quatre bords. La *face externe*, convexe, lisse et unie chez les enfants et les adultes qui ont de l'embonpoint, à peu près plane chez l'adulte, concave chez les personnes maigres, ridée chez le vieillard, est surmontée par la saillie de la pommette, dont on la distingue d'autant plus facilement qu'elle est plus déprimée. — La *face interne* muqueuse, d'un rouge plus ou moins foncé, s'applique sur les parties latérales des arcades alvéolo-dentaires; leur contact est quelquefois si intime qu'on peut trouver sur cette face l'empreinte des dents, ou

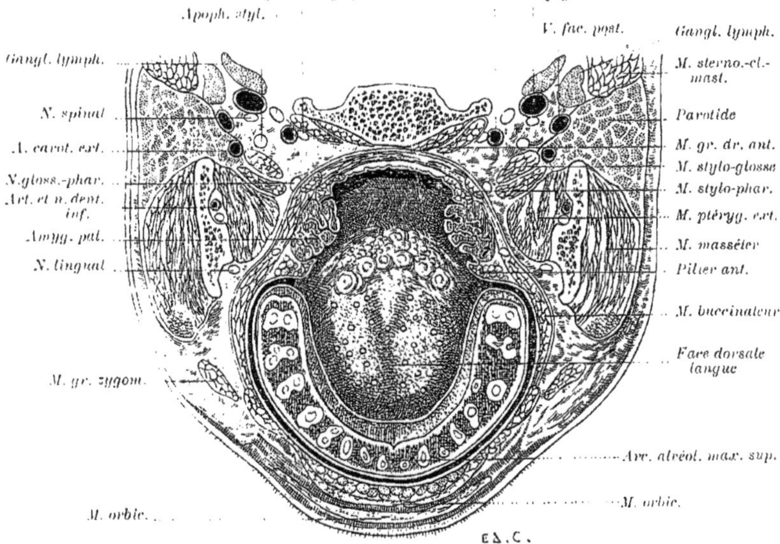

FIG. 41. — Coupe horizontale de la face passant par l'arcade alvéolo-dentaire du maxillaire supérieur (d'après Luschka).

de petites éraillures dues au pincement de la muqueuse entre les deux arcades dentaires pendant les mouvements de la mastication. Vers son angle postéro-supérieur est l'orifice d'abouchement du canal de Sténon. Les limites de cette face sont marquées par les points où la muqueuse vestibulaire se réfléchit de la paroi interne sur l'externe. En avant, elle se continue sans aucune démarcation nette avec la face interne des lèvres; en arrière, elle passe au delà du pli ptérygo-maxillaire dans la paroi latérale de la cavité buccale; en haut et en bas, les gouttières vestibulaires la terminent.

Les *quatre bords* sont adhérents. Le supérieur adhère au massif maxillaire supérieur, au niveau de la limite profonde des cavités alvéolaires; l'inférieur, à la ligne oblique interne du maxillaire inférieur; l'antérieur se continue sans ligne de démarcation nette, surtout en dedans, avec les lèvres; le postérieur, épais, est dédoublé par la saillie que forment le bord de la branche verticale et l'apophyse coronoïde du maxillaire inférieur renforcée du muscle masséter. Les couches superficielles (peau, tissu cellulaire) passent en dehors de ce dernier muscle, les couches profondes (muscle) en dedans de la branche verticale du maxillaire pour atteindre le ligament ptérygo-maxillaire, où elles se terminent.

Structure. — La joue, comme les lèvres qui en dépendent, est formée d'une charpente musculaire doublée par la peau en dehors, par la muqueuse en dedans. Entre la couverture cutanée et le muscle existe en arrière une masse graisseuse; entre ce dernier et la muqueuse est intercalée une couche glanduleuse. Tous ces tissus sont mous et dilatables; la joue est très extensible chez certains animaux, et chez d'autres (singes de l'ancien continent, quelques rongeurs, etc.,) elle se dilate en poches distinctes ou *abat-joues* qui servent de garde-manger.

La **charpente musculaire** est formée par un seul muscle, le buccinateur, qui s'étend du ligament ptérygo-maxillaire jusqu'à la commissure labiale dans le sens sagittal, entre les deux mâchoires verticalement. Aplati de dehors en dedans, le buccinateur se continue en arrière avec le constricteur supérieur du pharynx, en avant avec la musculature des lèvres. Il est recouvert par l'*aponévrose buccinatrice* (Voy. *Myologie*).

La **peau**, fine, très vasculaire, pouvant se colorer ou pâlir avec une grande rapidité dans certains cas (émotions), est recouverte des poils de la barbe en grande partie ou même en totalité chez l'homme adulte. Elle est remarquable aussi par la présence d'une grande quantité de glandes sébacées et sudoripares. Entièrement adhérente au muscle sous-jacent en avant, elle en est séparée en arrière par une masse adipeuse.

La **couche adipeuse**, interposée entre la peau et le muscle buccinateur, est traversée par les muscles de la face qui se rendent aux commissures labiales. Ces derniers sont pour ainsi dire noyés dans le tissu graisseux et la dissection en est rendue difficile. Plus ou moins abondante dans les deux tiers antérieurs de la joue, suivant l'âge et le degré d'embonpoint, cette couche est très épaisse dans le tiers postérieur. Là, le buccinateur se dirige profondément vers le ligament ptérygo-maxillaire, en passant en dedans de la branche verticale du maxillaire inférieur, tandis que la peau passe en dehors de celle-ci pour se continuer avec celle qui recouvre le muscle masséter. De cette divergence des deux couches en arrière résulte un espace triangulaire, limité sur une coupe horizontale de la joue : en dehors par la face profonde de la peau, en dedans par la face externe du muscle buccinateur ; le sommet tourné en avant répond au point d'accolement de ces deux couches, et la base à l'espace qui sépare le bord antérieur du masséter en dehors du muscle buccinateur en dedans (fig. 43). Cet espace est comblé par un amas graisseux : la *boule graisseuse de la joue* ou de *Bichat*. Entre cette boule graisseuse et le reste du tissu adipeux de la joue, il y a des différences tranchées. Aussi faut-il les décrire séparément.

Le *tissu adipeux* de la joue, très abondant chez l'enfant et chez l'adulte doué d'embonpoint, peut disparaître presque totalement chez les gens amaigris par la maladie ou la vieillesse. Bien développé, il est cloisonné dans tous les sens par des tractus ou cloisons cellulaires lâches, unies à la face profonde de la peau d'une part, à la face externe du muscle d'autre part ; par la dissection on peut énucléer les pelotons graisseux contenus dans les mailles du tissu cellulaire. Chez les personnes amaigries, la graisse disparaît, les cloisons cellulaires restent, et dans certains cas pathologiques elles peuvent renfermer une grande quantité de liquide.

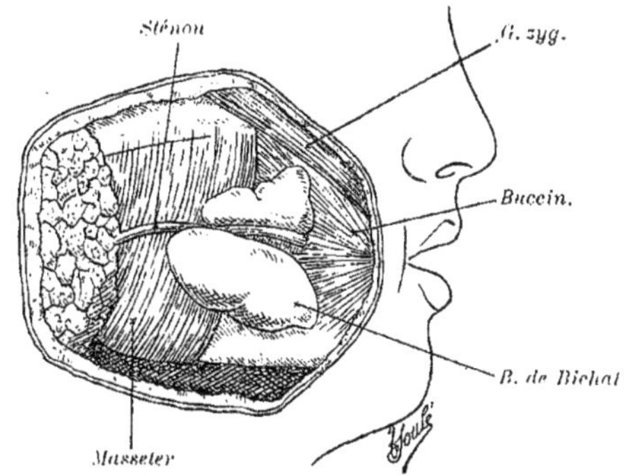

Fig. 42. — Boule de Bichat. Nouveau-né.

La boule graisseuse est séparée en deux lobes par le canal de Sténon.

La *boule graisseuse* de Bichat occupe la partie postérieure de la joue, entre le masséter, le buccinateur et le grand zygomatique. Son plein développement correspond à la première enfance, c'est-à-dire depuis la naissance jusqu'à l'âge de 3 ou 4 ans. A cette époque, elle présente la forme d'une sphère un peu aplatie, souvent excavée en gouttière sur sa face postérieure qui embrasse le bord saillant du masséter; elle est jaunâtre, quelquefois plus grosse d'un côté que de l'autre, unie ou lobée. Son contour arrondi, bien limité, permet de l'énucléer facilement et la fait ressembler à un ganglion. Elle est superficielle, saillante sous la peau sur les sujets amaigris; elle est située en avant du muscle masséter et ne présente pas de prolongement en arrière. Le canal de Sténon la coupe transversalement par le milieu et suit une rainure plus ou moins profonde qui la sépare en deux lobes. Les injections de Ranke la montrent très vasculaire.

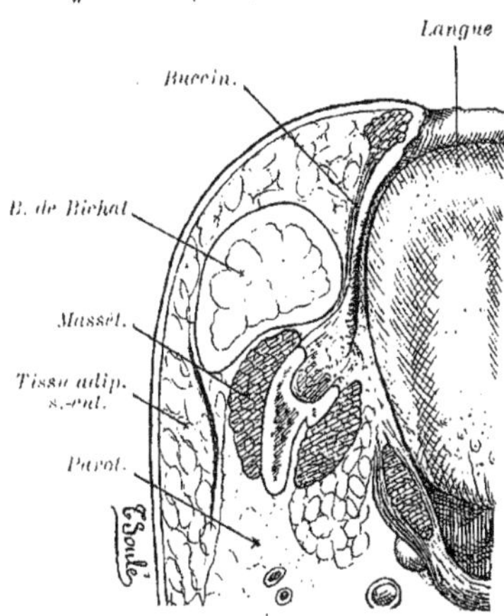

Fig. 43. — Coupe horizontale de la joue passant par la boule de Bichat. Nouveau-né. — D'après Ranke.

Chez l'adulte, — et cette nouvelle forme, régressive, se manifeste dès la 5e année, — ce n'est plus qu'une masse ovoïde ou aplatie, du volume d'une grosse amande, retirée vers le pharynx, dans le sillon qui sépare les dernières molaires de la branche montante du maxillaire. Tantôt elle déborde le masséter au repos et tantôt seulement dans la mastication. En revanche, elle présente deux prolongements postérieurs, l'un, temporal, qui embrasse le tendon de ce muscle; l'autre, zygomatique, qui s'interpose entre les muscles styliens et le constricteur supérieur.

La boule de Bichat est enveloppée d'une capsule fibreuse qui est un dédoublement de l'aponévrose buccinatrice et qui la fait adhérer à la surface externe du buccinateur. La laxité de cette capsule, qui permet des mouvements faciles, l'a fait considérer par Verneuil (Soc. anat., 1857) comme une bourse séreuse, qu'il compare à la vaginale du testicule et qu'il appelle *bourse géniale* ou *bourse séreuse de la face*. Elle communique souvent en arrière avec la bourse coronoïdienne et peut être le point de départ de kystes. Placée dans un carrefour musculaire, se déplaçant dans tous les mouvements de mastication, de déglutition, de phonation, la boule n'est pas seulement un organe de remplissage, c'est surtout un organe de glissement, un coussinet élastique équivalent d'une bourse séreuse comme sont les graisses périarticulaires. Son grand développement chez le petit enfant tient vraisemblablement, comme l'a dit Ranke, à l'acte de la succion, de même que ses prolongements postérieurs se lient à l'évolution de la mastication.

La boule de Bichat apparaît au 60e jour fœtal, et devient adipeuse au troisième mois. Elle est constante : les maladies chroniques de l'enfance la diminuent plus ou moins, mais sans la faire disparaître comme la graisse sous-cutanée, au moins dans la grande majorité des cas. Elle existe chez le porc et le rat et fait défaut chez le chat, le chien, le lapin (Robin).

Elle a été complètement étudiée par Ch. Robin et Gimbert (De la boule graisseuse de Bichat. *Gazette médic. de Paris*, 1864). — Voyez aussi la thèse inaugurale de Gehewe (Dorpat, 1853), et un travail avec planches par Ranke (*Virchow's Archiv.*, 1884).

La **muqueuse** de la joue double la face interne du muscle buccinateur, auquel elle adhère très intimement. Entre la muqueuse et le buccinateur, il n'y a ni tissu cellulaire lâche, ni graisse ; des fibres du buccinateur se dirigent vers la face profonde de la muqueuse et s'y terminent (Merkel). Lisse et unie, la muqueuse de la joue présente une *structure* identique à celle des lèvres et d'une façon générale à celle de toute la muqueuse vestibulaire et buccale : l'épithélium pavimenteux stratifié forme une couche épaisse, surtout dans les espaces interpapillaires ; le derme, constitué par un réseau de faisceaux de tissu conjonctif entre-croisés, est très riche en fibres élastiques ; au contact de la couche épithéliale, il se condense et forme la couche limitante, homogène et transparente ; les papilles, très nombreuses, hautes de 2 à 5 mm., sont abondantes surtout au niveau de la muqueuse des gencives. La sous-muqueuse, à tissu conjonctif serré, adhère entièrement au muscle sous-jacent ; dans les gencives, elle devient une masse fibreuse ferme (Frey).

Les **glandes** des joues ne forment pas comme les glandes labiales une couche continue sous-muqueuse. Certains auteurs décrivent sous le nom de *glandes buccales* de rares et petites glandes situées entre le buccinateur et la muqueuse, dont le conduit excréteur s'ouvre isolément à la surface de cette dernière. J'ai souvent trouvé, près des extrémités des lèvres, des *glandes labiales adhérentes* se prolongeant plus ou moins dans les joues. Au point où le canal de Sténon s'engage à travers le buccinateur, on observe autour de lui, et l'accompagnant jusqu'à son embouchure dans la muqueuse de la joue, un groupe glandulaire dont les acini occupent les interstices du muscle, ou même sont situés en dehors de ce dernier dans l'aponévrose buccinatrice (Sappey). Les canaux excréteurs traversent le buccinateur et s'ouvrent isolément sur la muqueuse de la joue, aux environs et autour de l'orifice du conduit de Sténon, en face de la deuxième grosse molaire : ce sont les *glandes molaires*. Toutes les glandes de la muqueuse du vestibule, sous-muqueuses ou intra-musculaires, sauf les quelques glandes sébacées du bord libre des lèvres, sont des glandes en grappe, et leur produit de sécrétion contribue à la formation des principes de la salive, d'où le nom de *petites glandes salivaires buccales*. Au point de vue de leur structure, ce sont des glandes mixtes comme les glandes labiales et palatines.

Vaisseaux et nerfs. — Les **artères** de la joue sont fournies par la *buccale*, branche de la maxillaire interne, et par la *transverse de la face* qui vient de la temporale. Sur la périphérie, la faciale, la sous-orbitaire, les alvéolaire et dentaire inférieure donnent quelques rameaux. Le réseau capillaire est très développé dans certaines races, chez les sujets jeunes, chez les personnes à teint fleuri; il est aussi très excitable. Ses radicules veineuses sont facilement engorgées dans les stases de l'appareil circulatoire.

Les **veines** diffèrent des artères; elles sont presque entièrement tributaires de la veine faciale. Celle-ci reçoit, en effet, directement ou par l'intermédiaire de la faciale profonde, les *v. buccales*, celles du plexus alvéolaire et des anastomoses du *plexus de Sténon*. Seules, les *v. transverses de la face* vont se jeter en arrière dans la temporale superficielle et appartiennent au territoire de la jugulaire externe.

Les **lymphatiques** de la joue naissent de la peau et de la muqueuse par des réseaux très déliés; du réseau cutané partent deux ordres de troncs : les uns, postérieurs, se rendent aux ganglions parotidiens; les autres, inférieurs, vont aux ganglions sous-maxillaires. Ces derniers ganglions reçoivent aussi les lymphatiques de la muqueuse (Sappey).

Les **nerfs** sont moteurs et sensitifs. Les premiers viennent du facial qui seul donne la motricité au muscle buccinateur. Les nerfs sensitifs proviennent du trijumeau par les branches dentaires supérieure et inférieure, sous-orbitaire, et surtout par le *nerf buccal*, une des sept branches de division du maxillaire inférieur. On admet communément que le n. buccal se distribue à la peau, à la muqueuse et aussi au buccinateur, auquel il apporte ses filets sensitifs. Debierre et Lemaire (Soc. Biol., 1895) croient pouvoir conclure de dissections attentives que le buccal traverse le muscle sans rien lui abandonner et qu'il se termine exclusivement dans la peau, la muqueuse et les glandes, Ce même nerf, d'après les recherches de Jolyet et Laffont sur le chien (Soc. Biol., 1879), est le vaso-dilatateur de la muqueuse de la joue et de la lèvre inférieure; il est aussi le nerf sécréteur pour la grosse glande molaire de cet animal.

Le mode de terminaison des nerfs dans la muqueuse est le même que pour le voile du palais (Niemand).

CAVITÉ BUCCALE

La cavité buccale proprement dite représente une boîte ovalaire limitée en haut par le massif maxillaire supérieur, en bas par le maxillaire inférieur, l'os hyoïde et le diaphragme musculaire qui les réunit. — Ses parois sont formées : en avant et latéralement, par la face interne, concave, des arcades alvéolo-dentaires; en haut, par la voûte palatine; en bas, par le plancher musculaire et membraneux, tendu entre la concavité du maxillaire inférieur et la convexité de l'os hyoïde; en arrière, par la face antérieure du voile du palais et ses piliers antérieurs. — Ces derniers circonscrivent, avec le plancher buccal et le voile, un orifice, l'*isthme du gosier*, par lequel la cavité buccale communique largement avec la cavité pharyngienne. La paroi postérieure, incomplète, n'existe qu'autant que le voile du palais est au repos. Quand le voile se contracte, il se soulève, devient presque horizontal, pénètre entièrement dans le pharynx, et

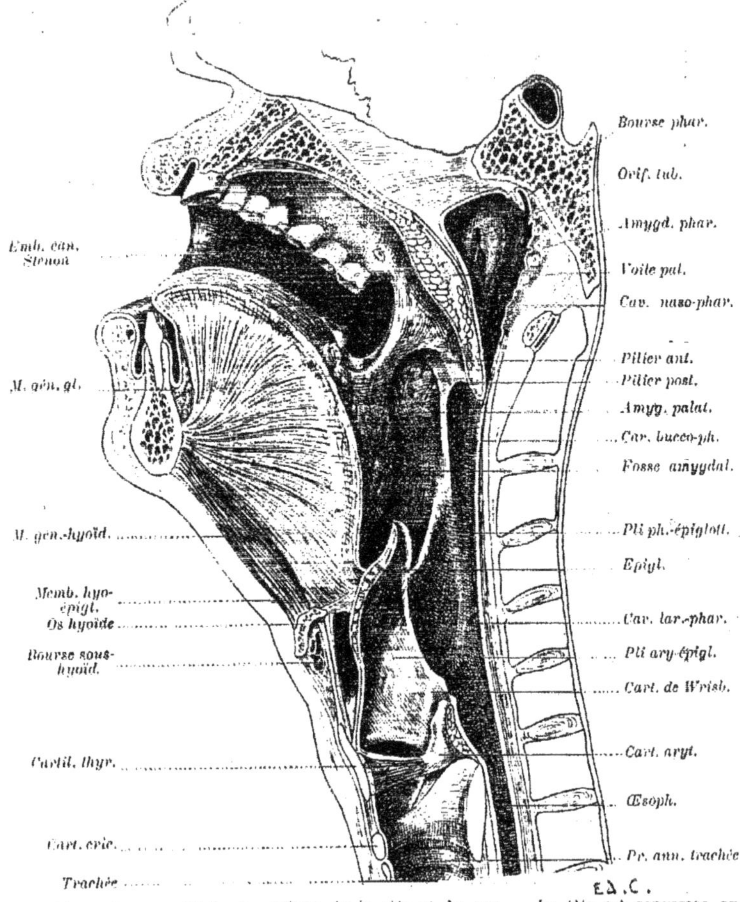

Fig. 44. — Coupe sagittale et médiane de la tête et du cou. — La tête est renversée en arrière, dans une extension complète, ce qui explique les rapports réciproques du maxillaire inférieur et de l'os hyoïde sur cette coupe (d'après Luschka).

la paroi postérieure de la cavité buccale n'existe plus ; à sa place, on ne trouve qu'un large orifice bucco-pharyngé, formé par l'isthme du gosier agrandi.

Ainsi délimité, l'ovoïde buccal présente sa pointe en avant derrière les dents incisives, son extrémité arrondie en arrière vers les dernières molaires. Cruveilhier, Sappey et les auteurs qui s'en sont inspirés placent la pointe de l'ovoïde en arrière et la base en avant ; ce qui s'explique par le fait que ces auteurs comprennent la cavité vestibulaire dans la description de la cavité buccale.

L'axe, horizontal chez l'homme, est oblique en bas et en avant chez les quadrupèdes.

La *capacité* de la cavité buccale varie suivant certaines circonstances : l'écartement des mâchoires, la contraction de la langue, le type facial ; elle est sensiblement plus grande chez les sujets prognathes. A l'état d'occlusion, la cavité n'est qu'une fente ; la langue la remplit et en représente le moule en plein. Ouverte, c'est une pyramide creuse à sommet tronqué postérieur ; l'écartement entre le bord libre des incisives centrales varie de 33 à 44 millimètres, et la hauteur de la cavité atteint 7 centimètres.

La hauteur au repos, c'est-à-dire le D. vertical du plancher à la voûte palatine, est de 35 à 45 millimètres ; c'est l'épaisseur de la langue. La largeur ou D. transversal est à son maximum au niveau de la troisième grosse molaire et atteint 40 millimètres ; chez quelques sujets et peut-être à cause de la saillie de la dent de sagesse, la plus grande largeur est reportée sur la deuxième grosse molaire. La longueur, ou D. antéro-postérieur, mesurée de la partie verticale de la face antérieure du voile au bord libre des incisives médianes, est de 71 millimètres variant entre 65 et 75 millimètres. — Tous ces chiffres augmentent si l'on ajoute le vestibule à la cavité buccale. La largeur de la bouche, entre les joues, est alors de 7 à 8 centimètres, et sa longueur est de 8 centimètres.

Ces mensurations sont empruntées au travail très documenté de Magitot, qui a étudié 100 sujets vivants. (Article : *Bouche*, dans le *Diction. encyclop. des sciences médic.*, 1876.)

La cavité buccale présente à étudier quatre parois : — une *antéro-latérale*, formée par les arcades alvéolo-dentaires ; — une *supérieure*, ou voûte, qui est la voûte palatine ; — une *inférieure*, ou plancher, constituée par le muscle mylo-hyoïdien et la langue ; — une *postérieure*, incomplète, formée par le voile et ses piliers antérieurs et percée d'un large orifice : l'isthme du gosier.

GENCIVES

La **paroi antéro-latérale** de la bouche, en forme de fer à cheval à concavité postérieure, peut être divisée en deux zones : la première formée par la face interne ou postérieure des deux arcades dentaires, *zone dentaire*, présente de petites solutions de continuité, espaces ou fissures inter-dentaires, et en arrière et de chaque côté un espace plus grand, entre les dernières molaires en avant, l'apophyse coronoïde du maxillaire et le pli ptérygo-maxillaire en arrière : *espace rétro-molaire* ou orifice postérieur du vestibule ; — la face interne des arcades alvéolaires des maxillaires, tapissées par la muqueuse buccale, forme la deuxième zone : *zone gingivale* ou *gencives*. La première zone a été décrite ailleurs (Voy. *Dents*).

Les **gencives** comprennent un substratum osseux, les arcades alvéolaires, une couverture muqueuse, des vaisseaux et des nerfs.

La *muqueuse gingivale* est un prolongement de la muqueuse buccale, dont elle diffère par certains caractères particuliers. Après avoir recouvert la face interne des arcades alvéolaires, la muqueuse arrive au niveau du bord libre ou base des alvéoles dentaires ; là elle se divise en deux lames : l'une pénètre dans l'alvéole et y forme le périoste alvéolo-dentaire qui sera décrit ailleurs; l'autre monte sur la dent, tapisse la portion de la racine qui déborde l'alvéole et arrive jusqu'au collet, entourant ainsi chaque dent d'un anneau muqueux haut de 2 ou 3 millimètres, la *gaine radiculaire* ou *sertissure*. Dans son ensemble, la muqueuse gingivale décrit donc au niveau des collets des dents une ligne dentelée ou festonnée, dont les arcades concaves embrassent les dents, et dont les dentelures passent dans les espaces inter-dentaires pour s'unir avec la muqueuse gingivale externe. Derrière la dernière grosse molaire, la muqueuse gingivale passe directement de la cavité buccale dans la cavité vestibulaire en tapissant les bords supérieur, inférieur et postérieur de l'espace rétromolaire déjà décrit. De couleur rosée ou blanchâtre, elle se distingue du reste de la muqueuse buccale : par sa grande épaisseur, surtout au niveau de la gaine radiculaire où elle devient presque fibro-cartilagineuse; par son adhérence intime au périoste des arcades alvéolaires et au collet dentaire, mais moindre sur la racine des dents. — Sa *structure* diffère de celle du reste de la muqueuse buccale : par l'abondance du tissu conjonctif et l'absence presque complète des réseaux élastiques; par l'absence de glandes, et la présence de nombreuses et volumineuses *papilles* vasculaires, ce qui explique la facilité avec laquelle les gencives saignent. L'épithélium est pavimenteux stratifié.

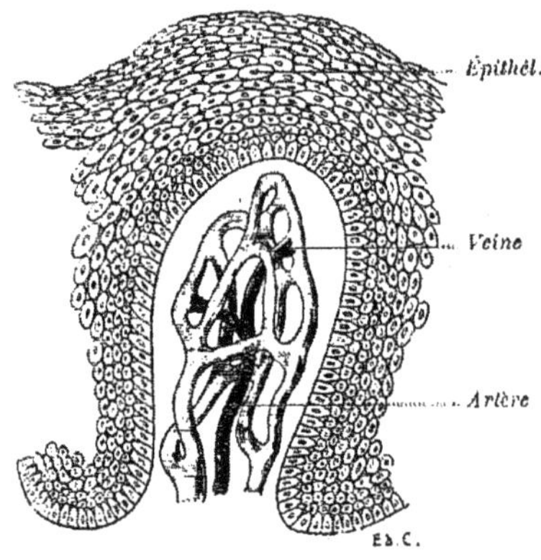

Fig. 45. — Papille gingivale d'un enfant, avec son réseau capillaire et son revêtement épithélial (d'après Frey).

Chez le nouveau-né, avant l'apparition des dents, la muqueuse gingivale recouvre tout le bord libre des arcades alvéolaires, et forme ainsi une gaine muqueuse embrassant l'arcade alvéolaire sur ses deux faces et sur son bord libre; la même disposition se retrouve chez le vieillard, après la chute des dents, ou même chez l'adulte, au niveau des alvéoles dont les dents sont tombées ou arrachées. Dans ces cas, la muqueuse gingivale, au niveau du bord libre des arcades alvéolaires, devient un tissu dur, fibro-cartilagineux : transformation produite par la pression qu'elle subit dans l'acte de la mastication.

Les *artères* des gencives, formées par des vaisseaux grêles mais très nombreux, viennent : de la maxillaire interne, par les artères sous-orbitaire, alvéolaire, palatine descendante ou supérieure, et de la sphéno-palatine pour la gencive supérieure; — de la maxillaire interne, par la dentaire inférieure; de la faciale par la sous-mentale, et de la linguale par la sub-linguale, pour la gencive inférieure. Ces branches diverses se réunissent pour former à chaque mâchoire une *arcade gingivale* (Broca), appliquée immédiatement contre l'os, à un demi-centimètre du bord libre des gencives; elle s'étend depuis les incisives jusqu'aux dernières molaires. Cette arcade vasculaire est exclusivement destinée aux gencives. Elle émet des rameaux qui se dirigent vers le bord libre. La gencive de chaque dent reçoit au moins 4 ou 5 artérioles parallèles, qui forment des réseaux dans la sertissure et se réfléchissent dans le périoste alvéolo-dentaire (Broca, Société anatom., 1849). — Les *veines* sont disposées comme les artères; elles sont tributaires de la faciale et de la maxillaire interne. La veine dentaire inférieure se jette dans le plexus ptérygoïdien; une veine gingivale supérieure se rend dans le plexus alvéolaire qu'on observe quelquefois contre la tubérosité du maxillaire supérieur. — Les *lymphatiques*, difficiles à injecter (Sappey), se rendent isolément ou en compagnie de ceux de la muqueuse palatine aux ganglions carotidiens. — Les *nerfs* viennent des nerfs alvéolaires, filets des dentaires supérieurs, branches du maxillaire supérieur, et des dentaires inférieurs, branches du maxillaire inférieur. Ils forment des plexus sous-épithéliaux d'où partent des fibres isolées qui se terminent les unes dans les papilles, les autres, plus nombreuses, dans l'épithélium même.

VOUTE PALATINE

La voûte palatine, concave dans les sens sagittal et frontal, est limitée en avant et latéralement par la concavité de l'arcade alvéolo-dentaire supérieure; en arrière, elle se continue avec le voile du palais. C'est le palais dur (palatum durum), surface triturante adaptée à la mastication, par opposition au palais mou (palatum molle), représenté par le voile du palais qui joue surtout le rôle d'un obturateur. — La limite entre la voûte et le voile est indiquée de chaque côté de la ligne médiane par une arcade à concavité postérieure légèrement saillante, tangible et souvent visible, due à la différence d'épaisseur et surtout de consistance, que présentent à ce niveau le bord postérieur de la voûte et le bord antérieur du voile.

La *longueur*, ou D. antéro-postérieur de la voûte, mesurée en ligne droite du collet postérieur de l'incisive médiane au bord postérieur de la voûte, ou sur le crâne à la base de l'épine nasale postérieure, est de 5 centimètres environ. Ce chiffre résulte de nombreuses mensurations. Ainsi Magitot a trouvé 45 à 52 millimètres; Hamy, 52 avec variations de 47 à 58; Charon, 52 chez l'homme et 50 chez la femme. Il paraît être moindre sur les crânes allemands; il n'est que de 45 en moyenne sur 390 crânes étudiés par Kafemann. — La *largeur* maximum répond aux dernières grosses molaires; elle est de 42 à 45 millimètres (Magitot), 47 (Hamy).

Sur la ligne médiane, la voûte présente un relief, quelquefois peu marqué, le plus souvent très saillant, formant une crête sagittale : le *raphé*, qui se continue en arrière avec celui du voile. Cette crête indique la ligne de soudure des deux bourgeons palatins; elle présente de très nombreuses variétés individuelles, en dehors de tout état pathologique.

A l'extrémité antérieure du raphé, derrière l'espace qui sépare les deux incisives médianes, il existe une saillie, souvent piriforme, à petite extrémité effilée tournée en avant entre les deux incisives, à grosse extrémité tournée en arrière : le *tubercule palatin* (papilla palatina ou incisiva); il répond profondément à l'orifice inférieur du canal palatin antérieur. — De chaque côté du tubercule palatin, on voit une petite dépression ou sillon, vestige du canal incisif embryonnaire (Merkel). — Derrière les dents incisives et le tubercule palatin, de chaque côté du raphé, la voûte palatine présente une série de saillies, bourrelets ou véritables crêtes : *crêtes palatines*, séparées par des sillons plus ou moins profonds. Les unes sont transversales, d'autres plus ou moins obliques en arrière et en dehors; elles sont lisses ou rugueuses; rectilignes, arciformes ou légèrement ondulées, souvent anastomosées; plus ou moins nombreuses, trois ou quatre (Sappey), cinq à sept (Merkel); on peut n'en trouver qu'une seule de chaque côté.

D'après Gegenbaur (*Morphol. Jahrbuch.*, Bd IV, 1878, p. 579), pendant la vie embryonnaire et après la soudure complète de la voûte, la muqueuse palatine se soulève en cinq ou sept reliefs obliques, crêtes palatines, disposés régulièrement. Vers la fin de la vie fœtale, leur disposition devient irrégulière, quelques plis postérieurs s'effacent. Plus tard, ces reliefs tendent à disparaître en commençant par les postérieurs, et la surface de la voûte palatine s'aplanit progressivement; chez le vieillard, elle peut devenir absolument plane.

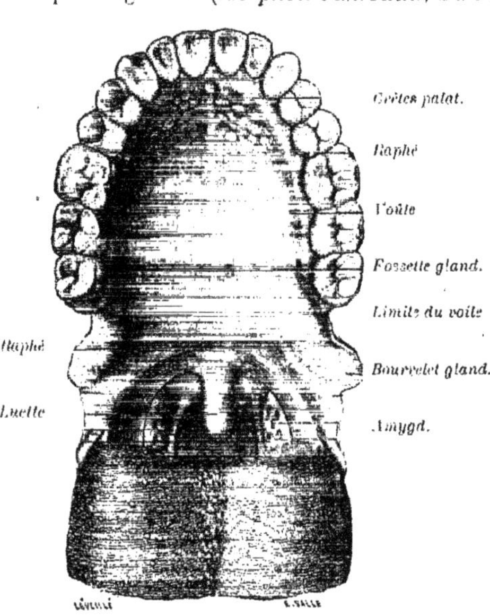

Fig. 46. — Voûte palatine et voile du palais (Sappey).

Le tubercule palatin est creusé quelquefois d'un canalicule terminé en cul-de-sac; celui-ci représente le vestige du canal naso-palatin (canal incisif) qui existe chez les mammifères, et qui traverse toute l'épaisseur de la voûte palatine. Chez les mammifères, les ruminants surtout, ce canal, *canal de Stenson*, est bifurqué dans sa partie supérieure; ses branches de division s'ouvrent dans les fosses nasales, où elles se mettent en rapport avec un organe sensoriel, situé de chaque côté de la cloison nasale, l'*organe de Jacobson*, qui est mis de cette façon en relation avec la cavité buccale (Gegenbaur). Ces canaux sont des restes de la communication primitive de la cavité nasale avec la cavité buccale; l'occlusion de cette communication, généralement accomplie dès le début de la vie extra-utérine, se fait du côté de la voûte palatine, comme le prouve la présence, assez fréquente chez l'adulte, d'une évagination plus ou moins profonde venant de la cavité buccale (Leboucq, *Arch. de biologie*, 1881, p. 386). — Merkel a trouvé, une fois sur dix cas, un sac épithélial impair s'étendant du tubercule palatin vers l'orifice inférieur du canal palatin. — Le même auteur a remarqué que le tubercule palatin présentait souvent un squelette formé par un corpuscule cartilagineux du volume d'une lentille; hyalin ou fibro-cartilagineux ordinairement, il est quelquefois formé de tissu conjonctif lâche; souvent il manque.

Dans toute son étendue, la voûte palatine présente des saillies papillaires, visibles surtout après la destruction des couches épithéliales superficielles; basses, peu marquées en avant, elles sont surtout prononcées vers sa limite postérieure. Entre ces saillies, il existe des dépressions; petites et isolées par place, elles sont plus larges et plus profondes ailleurs; elles répondent à l'orifice des canaux excréteurs des glandes palatines. On en remarque surtout deux, une de chaque côté de l'extrémité postérieure du raphé; à la loupe, après la chute des couches superficielles de l'épithélium, on voit qu'elles sont criblées de petits orifices formés par la réunion de plusieurs conduits glandulaires excréteurs.

Structure. — La voûte palatine est formée d'une charpente osseuse, recouverte par la muqueuse buccale; entre les deux s'interposent une épaisse couche glandulaire, des vaisseaux et des nerfs.

La **charpente osseuse** appartient au massif maxillaire supérieur. La réunion des apophyses palatines des maxillaires supérieurs, des lames horizontales des os palatins, et des deux os inter-maxillaires constitue cette charpente. Au point d'union des os inter-maxillaires et des lames palatines des maxillaires, derrière l'espace qui sépare les incisives médianes, on trouve l'orifice inférieur du canal palatin antérieur (canal naso-palatin ou incisif). — Au niveau des angles postéro-latéraux de la voûte, s'ouvre l'orifice inférieur (foramen palatinum majus) des canaux palatins postérieurs, qui débouchent contre l'apophyse alvéolaire du maxillaire, au niveau de l'alvéole de la dent de sagesse. Parmi les nombreuses aspérités que présente la voûte osseuse, nous mentionnerons celles qu'on observe de chaque côté de la ligne médiane devant l'orifice du canal palatin postérieur. Au nombre de deux en général, ce sont de petites lamelles osseuses, limitant un sillon dans lequel passent les vaisseaux et nerfs qui arrivent dans le palais par ce canal. Derrière cet orifice, entre lui et l'orifice des conduits palatins accessoires (foramina palatina minora), on trouve une saillie osseuse plus prononcée encore, arciforme, dirigée transversalement de dehors en dedans. — Très épaisse en avant, la voûte osseuse l'est moins en arrière, où elle est soutenue par la cloison osseuse du nez.

Le périoste adhère intimement au niveau des soudures des pièces qui forment la voûte, et au niveau de l'arcade alvéolaire; mais entre celles-ci et la ligne médiane, et entre les sutures, l'adhérence est bien moindre; son détachement y est assez facile.

Parfois le sinus maxillaire s'étend jusque dans la voûte osseuse, ce qui l'amincit considérablement, surtout vers les parties latérales. — Chez le vieillard, la charpente osseuse du palais s'amincit de plus en plus et se détruit même par places, de sorte qu'il y a des points où le palais n'est séparé du plancher des fosses nasales que par des parties molles (Merkel).

La **muqueuse** palatine, plus épaisse en avant qu'en arrière, est blanchâtre ou rosée. — Très *adhérente* au périoste sur les côtés le long des arcades alvéolaires et sur le raphé médian, elle l'est moins dans le tiers antérieur de l'espace qui sépare le bord alvéolaire du raphé, et l'adhérence devient nulle dans les deux tiers postérieurs; à ce niveau, on trouve en effet l'épaisse couche glandulaire sous-muqueuse. L'adhérence se fait à l'aide de travées fibreuses, qui circonscrivent des logettes occupées par des grains glandulaires et du tissu cellulo-adipeux. La graisse forme sous la muqueuse une nappe qui la sépare du plan glandulaire et qui est assez développée en arrière pour être visible par transparence. Sa *structure* est la même que celle de la muqueuse gingivale et de la muqueuse buccale en général.

La **couche glandulaire** est interposée entre la muqueuse et le périoste; peu marquée ou nulle en avant, elle s'épaissit de plus en plus en se rapprochant du bord postérieur de la voûte. A ce niveau, elle se continue sans limite appréciable avec la couche glandulaire antérieure du voile palatin. — Elle forme deux masses allongées, disposées de chaque côté du raphé médian qui les sépare. Cette couche contient une grande quantité de glandes acineuses disposées en plans superposés : Szontagh en a compté 250 ; les conduits excréteurs viennent s'ouvrir isolément à la surface de la muqueuse par des orifices visibles

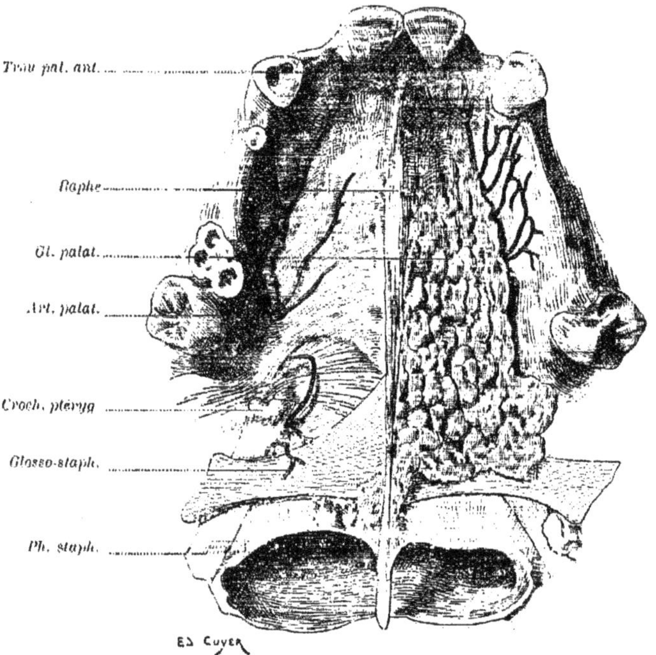

Fig. 47. — Voûte palatine. — A droite, la muqueuse seule a été enlevée ; à gauche, on a enlevé la muqueuse et la couche glandulaire.

à l'œil nu. Ces glandes salivaires palatines sont de même nature que celles du voile du palais.

Vaisseaux et nerfs. — Les **artères** de la voûte sont fournies par des branches de la maxillaire interne, les *artères palatines supérieures* ou *descendantes*. L'artère palatine supérieure, née dans la fosse ptérygo-maxillaire, s'engage dans le canal palatin postérieur avec le nerf palatin antérieur ; arrivée à l'orifice inférieur du canal, elle se divise en deux ordres de branches : les unes se dirigent en arrière vers le voile : artère palatine postérieure ; les autres vont en avant vers la voûte palatine, *artère palatine antérieure*. Celle-ci, située immédiatement contre l'os, se loge dans une gouttière assez profonde, limitée en dedans et surtout en dehors par les lamelles osseuses saillantes que nous avons déjà indiquées. Elle se dirige en avant et donne des branches par ses deux côtés, mais surtout par son côté interne. — Les branches externes se rendent sur les arcades alvéolaires; les branches internes se rendent dans l'os, dans l'épaisse couche glanduleuse et dans la muqueuse. — En avant, au niveau du trou palatin antérieur, les branches terminales des artères des deux côtés s'anastomosent et envoient un petit rameau qui pénètre dans le canal palatin antérieur ou incisif, où il s'anastomose avec l'artère sphéno-palatine.

Les **veines**, peu nombreuses, se jettent en partie dans les veines du voile du palais; d'autres pénètrent dans les canaux palatins postérieurs, arrivent dans la fosse ptérygo-maxillaire et se rendent dans les plexus ptérygoïdiens tributaires de la veine maxillaire interne. En avant, des veines plus volumineuses traversent le conduit palatin antérieur, s'unissent aux veines des fosses nasales, et par leur intermédiaire se jettent dans la veine faciale.

Les **lymphatiques**, très déliés et difficiles à injecter (Sappey), recouvrent d'un réseau toute la surface de la voûte, et se continuent avec ceux de la muqueuse gingivale et de la face antérieure du voile. Ce réseau est bien plus développé en arrière vers le voile qu'en avant; il se résume en plusieurs troncs : deux ou trois, longitudinaux et médians, se portent vers la luette; au niveau de sa base, ils se dévient en dehors, passent entre l'amygdale et le pilier postérieur et aboutissent aux ganglions situés sur les côtés de la membrane thyro-hyoïdiene; plusieurs troncs latéraux se dirigent vers le pôle supérieur de l'amygdale, puis descendent sur sa face externe et se terminent dans les mêmes ganglions que les précédents (Sappey).

Les **nerfs** viennent du maxillaire supérieur par deux branches efférentes du ganglion de Meckel : le nerf palatin antérieur et le sphéno-palatin interne ou naso-palatin de Scarpa.

Le *nerf palatin antérieur* ou grand nerf palatin, né dans la fosse ptérygo-maxillaire, s'engage dans le canal palatin postérieur, accompagné de l'artère palatine supérieure, donne en route plusieurs petits filets (n. nasal postérieur, filets du sinus maxillaire), sort du canal par son orifice inférieur et se divise en deux branches : l'une, interne, se divise en ramuscules destinés aux glandes et à la muqueuse de la voûte; l'autre, externe, longe les arcades alvéolaires et innerve la gencive. Ces deux branches, unies à l'artère palatine antérieure au niveau du trou palatin postérieur, sont situées plus profondément que l'artère dans le reste de leur trajet.

Le *nerf sphéno-palatin interne* ou *naso-palatin* naît de la bifurcation du nerf sphéno-palatin, branche efférente antérieure du ganglion de Meckel; il traverse le trou sphéno-palatin et se divise dans la fosse nasale en ses deux rameaux : externe et interne. Le rameau interne passe au-devant du sinus sphénoïdal, atteint la cloison nasale, se dirige en bas et en avant, pénètre dans le canal palatin antérieur (canal incisif ou naso-palatin), s'adosse à celui du côté opposé et débouche sur la voûte palatine par le trou palatin antérieur; ses filets se ramifient dans la muqueuse de la voûte qui se trouve immédiatement derrière les dents incisives.

VOILE DU PALAIS

ISTHME DU GOSIER. — AMYGDALES

Le voile du palais se rattache peut-être plus logiquement au pharynx, et c'est avec lui que le décrivent plusieurs anatomistes. En effet, chez certains animaux (le chien), il ne présente ni luette ni pilier antérieur, il est tout entier dans le pharynx. Physiologiquement, il sépare bien plus la partie nasale de la partie buccale du pharynx, que ce dernier organe de la bouche. Toutefois, pour la clarté de l'exposition, il y a un avantage manifeste à le décrire avec la cavité buccale, comme l'ont fait nos classiques français.

Le voile du palais est une cloison membraneuse qui prolonge la voûte palatine et sépare la cavité buccale de la cavité pharyngienne. C'est le palais mou des anciens anatomistes.

Sa *direction* au repos est oblique à 45 degrés en bas et en arrière; elle suit un trajet curviligne à concavité antérieure, dont la partie supérieure est horizontale comme la voûte et ne participe pas aux mouvements du voile.

Sa *forme* quadrilatère permet de lui décrire deux faces et quatre bords. En raison de l'obliquité du voile, la face buccale est tout à la fois antérieure et inférieure; la face pharyngée, postérieure et supérieure.

La *face antérieure* ou buccale, rosée, lisse et unie, concave dans les deux sens à l'état de relâchement, presque plane dans la contraction, présente sur la ligne médiane une saillie longitudinale : le raphé médian du voile; de chaque côté du raphé, surtout en avant, sont de légères saillies glandulaires. De cette face et de chaque côté, à une certaine distance de la ligne médiane et à un centimètre en arrière du bord libre, naît un repli muqueux et musculaire, peu marqué d'abord, qui se dirige en bas, en avant et en dehors, vers la base de la langue, où il se perd. Ce sont les *piliers antérieurs du voile*.

La *face postérieure* ou nasale, plus foncée que la précédente, est mamelonnée. Cet aspect est dû à l'infiltration lymphoïde abondante de la muqueuse. Convexe dans le sens antéro-postérieur, cette face est concave transversalement dans sa partie antérieure. Elle se continue en avant dans le plancher des fosses nasales et présente : 1° un bourrelet longitudinal et médian, formé par le raphé du voile, longé de chaque côté par les petits muscles sous-muqueux azygos de la luette; ce bourrelet est d'autres fois remplacé par un sillon; 2° deux saillies transversales, dues aux muscles péristaphylins internes qui partent de la ligne médiane et montent en dehors vers l'orifice tubaire.

Le *bord antérieur* est fixé au bord postérieur de la voûte palatine, sur les lames horizontales des os palatins.

Les *bords latéraux*, obliques en bas et en arrière, s'insèrent de chaque côté, d'avant en arrière : à l'angle formé par les deux lames verticale et horizontale de l'os palatin, à la face interne de l'aile interne de l'apophyse ptérygoïde, au bord convexe du crochet ptérygoïdien, et enfin à la paroi pharyngienne latérale.

Le *bord inférieur* est libre; de sa partie moyenne se détache un prolongement musculo-membraneux dirigé presque verticalement en bas, c'est la *luette* (uvula). Conique, la luette est fixée au voile par sa base, tandis que son sommet libre pend vers la base de la langue et l'épiglotte, qu'elle atteint quelquefois. Sur sa face antérieure ou buccale, on voit le prolongement du raphé médian du voile et de chaque côté de petites saillies glandulaires; sa face postérieure, plus saillante, présente des plis transversaux déterminés par la contraction des muscles azygos, et des reliefs de glandes. De longueur variable, elle a en moyenne 15 à 18 mm. De chaque côté de la luette, le bord postérieur du voile devient mince et tranchant et, par un trajet curviligne, concave en bas et en arrière, se dirige vers la paroi pharyngienne latérale, formant ainsi le *pilier postérieur du voile*.

On dit que les deux piliers du voile naissent de la base de la luette et qu'ils représentent à leur origine le dédoublement du bord postérieur du voile. Ceci est inexact : le pilier postérieur seul est la continuation du bord postérieur du voile et se termine à la base de la luette; le pilier antérieur naît, comme nous l'avons vu, de la face antérieure du voile et n'atteint jamais la base de la luette.

La *longueur* du voile, mesurée de son bord supérieur à la base de la luette, a été estimée sur le cadavre, par les divers anatomistes, de 30 à 45 millimètres. Ce chiffre est trop élevé. Lermoyez, sur le vivant, après cocaïnisation, a trouvé 24 millimètres, chiffre qui à son tour paraît trop faible. Neugebauer, d'après un grand nombre de recherches sur le vivant, par un procédé spécial, arrive à une moyenne de 32 millimètres, dont 32,5 pour l'homme et 30.7 pour la femme. Dans les cas d'insuffisance du voile qui ne peut atteindre le pharynx, Lermoyez a montré que c'est la voûte palatine qui est trop courte et non le voile. Le chiffre que nous avons indiqué est peu variable; il ne s'abaisse pas au-dessous de 20 millimètres et ne dépasse que très rarement 40 (Kafemann). — La *largeur* est estimée à 5 centimètres (Tillaux), à 3 ou 4 centimètres (Sappey). — L'*épaisseur* est de 1 centimètre. Sur une coupe antéro-postérieure, passant sur la ligne médiane, le voile est fusiforme, renflé en son milieu. La disposition est inverse sur une coupe transversale. — L'espace qui sépare le bord inférieur du voile de la paroi du pharynx et qui exprime l'excursion nécessaire pour que le voile obture la cavité naso-pharyngienne est de 15 millimètres sur le vivant.

(Lermoyez, *Ann. des maladies de l'oreille*, 1892. — Neugebauer, Ueber Messungen.... *Dissert. inaugur.* Kœnigsberg. 1896. — Kaminski. *Drei Fälle.... Dissert. inaugur.*, Leipzig, 1897.)

Anomalies : Le voile peut être fendu dans toute son étendue ou partiellement; il peut être rudimentaire.

Leopold (*Inaug. Dissert.*, Rostock, 1897), qui a examiné plus de 2000 sujets, a constaté que les anomalies de la luette variaient, suivant les séries, entre 11 et 48 pour 100, qu'elles n'étaient pas plus fréquentes chez les aliénés et que, contrairement à Darsa, elles ne constituaient pas un stigmate de dégénérescence. Il a observé la déviation à droite ou à gauche dans 12 à 20 pour 100 des cas, la forme en tire-bouchon dans 2 à 3 pour 100, la bifidité dans 1,8 à 4.7 pour 100.

Isthme du gosier. — Piliers du voile. — De chaque côté du voile se détachent deux piliers ou arcs : l'un se dirige en avant et en bas et le fixe à la base de la langue (pilier antérieur), l'autre se dirige en bas et en arrière et le fixe à la paroi latérale du pharynx (pilier postérieur).

Entre le voile en haut, les piliers antérieurs sur les côtés, et la base de la langue en bas, se trouve l'orifice par lequel la cavité buccale communique avec le pharynx : c'est l'*isthme du gosier* (isthmus pharyngo-oralis, Luschka; isthmus faucium anterior, Tourtual). Cet orifice s'agrandit ou diminue suivant que le voile s'élève ou s'abaisse. — Entre les piliers postérieurs sur les côtés, le voile en haut et la paroi pharyngienne postérieure en arrière, s'ouvre l'orifice par lequel communique la portion naso-tubaire avec la portion bucco-laryngienne du pharynx : c'est l'*isthme pharyngo-nasal* (isthmus pharyngo-nasalis,

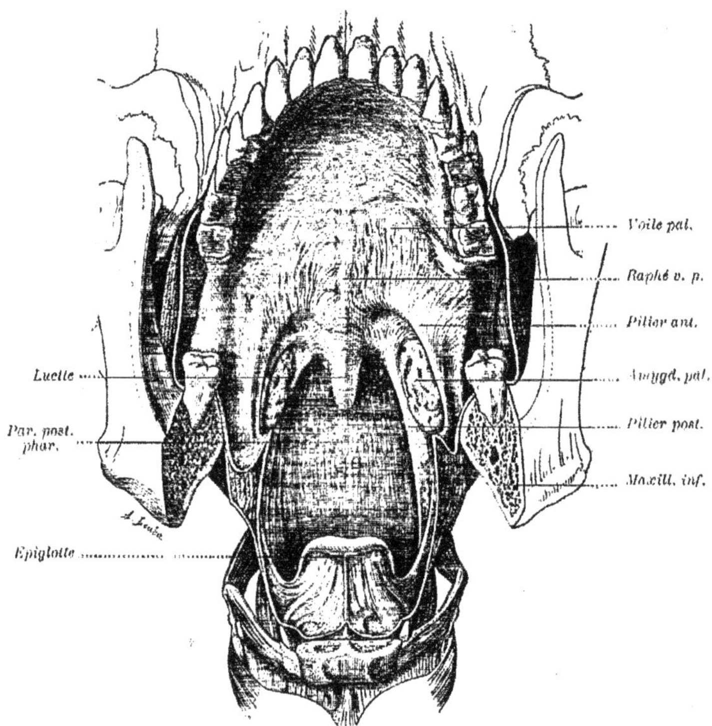

FIG. 48. — Face antéro-inférieure du voile du palais; la langue ayant été enlevée, on voit nettement l'isthme pharyngo-nasal (d'après Luschka).

Luschka; isthmus faucium posterior, Tourtual). — La réunion de l'isthme du gosier et de l'isthme pharyngo-nasal, et l'espace qu'ils limitent de chaque côté, constituent le *vestibule du pharynx* (Luschka).

Le *pilier antérieur* naît de la face antérieure du voile, descend verticalement en décrivant une courbe à concavité interne et un peu inférieure, et se termine sur le bord de la langue, à l'extrémité externe du V lingual que forment les papilles caliciformes. Il est séparé de la joue en avant par le pli intermaxillaire ou ptérygo-maxillaire dont nous avons déjà parlé et qui renferme un gros amas de glandes, prolongement des glandes latérales du voile. Le pilier antérieur contient dans son épaisseur le muscle glosso-staphylin. Houzé de l'Aulnoit a avancé que dans certaines inflammations il pouvait étrangler l'amygdale.

Le *pilier postérieur* naît de la base de la luette et du bord inférieur du voile, descend en décrivant un arc concentrique à celui du pilier antérieur et se termine derrière la langue sur les parties latérales du pharynx. Comme il est situé en dedans du pilier précédent, les deux piliers sont visibles à la fois par devant, quand la bouche est ouverte. Il renferme sous sa muqueuse le muscle pharyngo-staphylin.

Chacun des deux piliers, mince à son origine, s'élargit à son extrémité inférieure. Chacun d'eux présente une face externe profonde, adhérente; une face interne, libre.

L'*excavation amygdalienne* (Cruveilhier) ou *fosse amygdalienne* (Sappey) est une sorte de ventricule interposé entre les piliers antérieur et postérieur. Elle a une forme triangulaire. Le sommet, supérieur, répond à la rencontre des deux piliers; sa surface légèrement déprimée se creuse quelquefois et forme alors la *fossette sus-amygdalienne*. La base, large et profonde, reçoit l'amygdale; elle correspond en dedans à la base de la langue et au bord de l'épiglotte, en dehors à l'angle du maxillaire inférieur. L'excavation, tapissée sur sa face libre par la muqueuse qui s'étend d'un pilier à l'autre et se plisse pour former l'amygdale, est limitée sur sa face profonde par la tunique fibreuse du pharynx sur laquelle s'applique le constricteur supérieur. (Voy. plus loin (p. 87) la description de l'amygdale et de la fossette.)

Structure du voile du palais. — Le voile du palais comprend : 1° une muqueuse, doublée d'une couche glandulaire; 2° une charpente fibreuse et des muscles.

I. **Muqueuse.** — La muqueuse n'est point la même sur les deux faces, et cette différence résulte de sa double origine embryologique; celle de la face antérieure provient de l'épithélium buccal; celle de la face postérieure, de l'épithélium nasal à fonction respiratoire. La muqueuse de la face buccale est épaisse, lisse, de couleur pâle blanc rosé. Son épithélium est dès le début pavimenteux stratifié, son derme possède un grand nombre de papilles et ne renferme pas de follicules lymphatiques. La muqueuse de la face postérieure ou nasale est au contraire rouge, granuleuse et mince; son épithélium, cylindrique et cilié chez le fœtus et le nouveau-né ne, prend que secondairement et par places le type pavimenteux; les papilles sont peu nombreuses; des follicules clos sont disséminés dans sa profondeur et descendent sur les piliers postérieurs. Il est fréquent de voir les affections inflammatoires ou diphtéritiques se localiser sur une des faces et révéler l'indépendance originelle des deux feuillets.

Sur le bord inférieur libre et sur la pointe de la luette, les deux feuillets se touchent et ne sont plus séparés que par du tissu cellulaire lâche qui devient facilement œdémateux et produit la boursoufflure et la procidence de la luette.

La nappe *glandulaire* sous-muqueuse est si épaisse qu'elle forme les deux tiers ou même les trois quarts de la masse totale du voile. Szontag a compté 100 glandes acineuses sur la face antérieure, 40 sur la face postérieure et 20 autour de la luette. Elle se dispose en deux couches : une couche antérieure, plus uniforme et plus épaisse (5 millimètres), qui se continue en avant avec les glandes de la voûte palatine, et qui de chaque côté se prolonge le long du pilier antérieur, sur la partie la plus reculée de la joue, jusqu'au niveau de la dernière grosse molaire inférieure; — une couche postérieure, de glandes éparses et petites, plus fournie au niveau du bord libre; celles-ci s'enfoncent dans les interstices musculaires et dans les fossettes de l'aponévrose palatine.

Ces glandes sont englobées dans un tissu conjonctif assez dense. Elles sont quelquefois le point de départ de kystes ou d'adénomes. Elles font défaut sur le sommet de la luette, qui ne renferme sous sa muqueuse que du tissu cellulaire lâche.

Structure des glandes palatines. — Les recherches de Niemand (1897) ont confirmé ce fait que les glandes du voile du palais sont plus abondantes sur la face buccale que sur la face naso-pharyngienne; elles ont montré, en outre, que ces glandes n'appartiennent pas toutes, comme on le croyait, au type des glandes muqueuses. En effet, si la face buccale renferme surtout des glandes mucipares, on y trouve aussi des glandes séreuses, assez rares d'ailleurs. Sur la face naso-pharyngienne, ces deux variétés glandulaires se retrouvent à peu près aussi nombreuses l'une que l'autre, mais il importe de remarquer que les glandes muqueuses prédominent à la face supérieure de la luette et au voisinage du bord libre du voile du palais, tandis que les glandes séreuses deviennent de plus en plus abondantes à mesure que l'on approche de l'orifice postérieur des fosses nasales. La structure intime de ces glandes est identique à celle des glandes labiales ou buccales; elles affectent la forme acino-tubuleuse (Kölliker, v. Ebner) ou tubuleuse (Niemand) et sont constituées suivant le cas par des culs-de-sac à cellules muqueuses, à cellules séreuses, ou présentant ces deux sortes d'éléments. En général, dans les glandes mixtes mais à type séreux prédominant, les tubes ou les acini à épithélium mixte sont relativement nombreux, alors qu'ils sont rares quand les formations glandulaires sont à type mucipare. Niemand a encore constaté qu'à la face supérieure du voile du palais les glandes séreuses se réunissent en gros amas, dont les culs-de-sac renferment uniquement des cellules séreuses.

Les études histologiques de J. Schaffer (1897) sur le voile du palais de l'homme ont donné à cet auteur des résultats analogues; d'après lui, la pointe de la luette serait dépourvue de glandes sur une étendue d'environ 3 millimètres. Schaffer a observé à la face supérieure du voile du palais des glandes spéciales que nous considérons plutôt comme des glandes rudimentaires ou avortées. Ces formations s'ouvrent par un orifice très étroit dans la région à épithélium cilié; elles s'enfoncent peu dans le derme de la muqueuse, et les culs-de-sac, à peine indiqués, sont tapissés à la fois par des cellules muqueuses et par des éléments ciliés.

Dans les préparations de la collection Tourneux portant sur la luette et sur le voile du palais d'un supplicié, nous avons constaté que les glandes muqueuses, extrêmement nombreuses à la face buccale, formaient la presque totalité de la masse glandulaire de la luette; à la face supérieure de cet organe, on peut voir quelques cellules séreuses dans les culs-de-sac mucipares, puis le type des glandes mixtes s'accentue de plus en plus pour nous conduire, par une transition ménagée, aux glandes séreuses avoisinant l'orifice postérieur des fosses nasales. Dans les glandes mixtes, les cellules séreuses affectent la disposition en lunules (*Halbmond* des Allemands) ou en bordure (cellules bordantes) situées entre la paroi propre du tube glandulaire et les cellules muqueuses. Rappelons cependant que les partisans de l'unité cellulaire des glandes salivaires considèrent ces formations comme un stade préparatoire de la sécrétion.

La transition entre l'épithélium buccal et l'épithélium naso-pharyngien se fait brusquement; on voit cependant des traînées épithéliales à type pavimenteux stratifié s'enfoncer dans l'épithélium cylindrique cilié.

II. **Charpente fibreuse et muscles du voile du palais.** — Le voile contient, entre ses deux couches muqueuses, une charpente fibreuse qui lui donne une certaine fermeté et sert en partie aux insertions musculaires. Elle est représentée par l'aponévrose palatine et le cordon fibreux du raphé, qui se coupent à angle droit (fig. 52).

1° *Aponévrose palatine*. — C'est une lame tendineuse, nacrée, mince mais très résistante, qui occupe le tiers supérieur du voile sur une hauteur de 1 centimètre environ. Elle a un aspect général quadrilatère et s'étend transversalement d'un crochet à l'autre de l'apophyse ptérygoïde. Sa face postérieure, dans ses deux tiers internes, adhère à la muqueuse, dont elle n'est séparée que par une mince couche de glandes; sa face antérieure, un peu excavée, est recouverte par des glandes plus grosses et plus nombreuses qu'elle reçoit dans des logettes. Son bord supérieur se fixe au bord correspondant de la voûte palatine et à l'épine nasale; son bord inférieur, libre, donne au doigt à travers la muqueuse l'impression d'une arête tranchante qui, suivant la remarque de Tillaux, peut la faire confondre avec le bord osseux de la voûte.

L'aponévrose du voile est composée de fibres horizontales. Suivant les uns, elle provient entièrement de l'épanouissement du muscle péristaphylin externe dont elle est le tendon; suivant d'autres (Cruveilhier), elle est, au contraire, formée en majeure partie de fibres propres émanées du périoste de la voûte palatine et de la portion fibreuse de la trompe d'Eustache. Sur les sujets musclés, on voit l'aponévrose s'étaler en éventail à partir du crochet ptérygoïdien; les fibres inférieures minces descendent jusqu'au milieu du voile et s'y perdent, les plus élevées remontent vers le bord palatin pour s'y fixer. La presque totalité des fibres m'a paru provenir du tendon du péristaphylin externe; seules, quelques-unes naissaient du crochet et du rebord alvéolaire voisin (Charpy).

2° *Cordon fibreux du raphé*; septum veli. — Cette petite bandelette, large de 1 millimètre, descend verticalement de l'épine nasale postérieure à la luette et sépare le voile en deux moitiés.

On pourrait aussi ranger dans la charpente du voile le *tissu péri-glandulaire* conjonctif, dense, auquel se fixent un certain nombre de fibres musculaires.

Les muscles du voile du palais sont au nombre de dix, cinq de chaque côté. Ce sont : sur la ligne médiane, les *palato-staphylins*, — sur les côtés et en haut, les *péristaphylins internes* et *péristaphylins externes*, — sur les côtés et en bas, les *glosso-staphylins* et *pharyngo-staphylins*, qui occupent, l'un le pilier antérieur, l'autre le pilier postérieur du voile.

1° Muscle palato-staphylin.

Syn. : m. uvulæ. *Nomencl. anat.*; m. azygos uvulæ.

Souvent décrit comme un muscle impair et médian, l'azygos du voile (Santorini, Theile), ce muscle est formé par deux minces languettes cylindriques situées de chaque côté de la ligne médiane, allant de l'épine nasale postérieure au sommet de la luette. Comme Luschka le dit très bien, ce muscle naît, non pas de l'épine nasale même, mais devant elle, sur l'aponévrose du voile épaissie à ce niveau. Parti de ce point, il chemine d'avant en arrière, immédiatement sous la muqueuse de la face supérieure du voile, séparé de son congénère du côté opposé par le raphé médian. Recouvert par la muqueuse et les glandes qui la doublent, il recouvre le muscle péristaphylin interne, et, à l'extrémité de la luette, la couche glandulaire qui double la muqueuse.

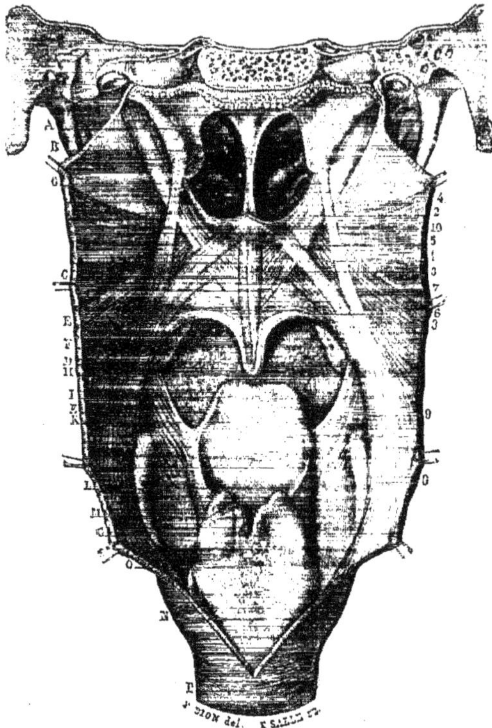

Fig. 49. — Muscles du voile du palais vus par la face postérieure (Sappey).

A, trompe d'Eustache. — 1, glosso-staphyl. — 2, péristaph. int. — 3, 4, 5, 6, 7, 8, pharyngo-staphylin. — 9, stylo-pharyngien. — 10, constrict. supérieur.

A la pointe de cet organe, il se termine librement dans le tissu cellulaire, soit par une extrémité effilée, soit par un pinceau de fibres, mais sans adhérer beaucoup à la muqueuse.

Action. — Il relève et raccourcit la luette, dont la muqueuse se plisse transversalement; il l'incurve en arrière (Bidder).

Anomalies. — Il peut se fusionner en un seul muscle, disposition normale de certains auteurs (Santorini, Theile); il peut manquer (Henle).

2° Muscle péristaphylin externe.

Syn. : tensor veli. *Nomencl. anat.* — Sphéno-salpingo-staphylin, Winslow, Jonnesco. — Ptérygo-staphylin.

Ce muscle a la forme de deux éventails se rencontrant par leurs sommets sous la concavité du crochet ptérygoïdien ; l'un, musculo-tendineux, vertical et

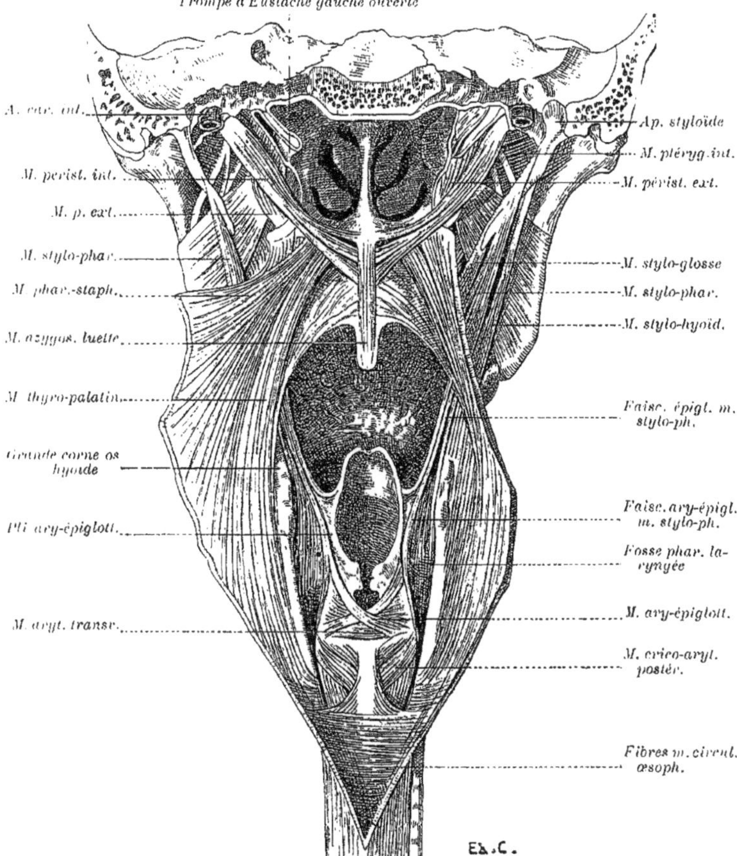

FIG. 50. — Muscles du voile du palais disséqués par derrière après avoir largement ouvert le pharynx (d'après Luschka).

sagittal, s'insère à la base du crâne ; l'autre, tendineux, horizontal, est étalé dans le voile. Il est situé plus profondément que le péristaphylin interne qui est en avant de lui.

Il s'insère en haut sur la base du crâne et sur la trompe d'Eustache. La principale insertion crânienne se fait à l'apophyse ptérygoïde. La ligne d'insertion osseuse est oblique en dedans et en avant ; elle est formée par : *a*) la face interne de l'épine sphénoïdale; *b*) la face inférieure de la racine accessoire postérieure de la grande aile du sphénoïde (bord interne des trous petit rond et ovale); *c*) la fosse scaphoïde; *d*) la lame interne de l'apophyse ptérygoïde jusqu'à l'épine tubaire. Quelquefois, il s'insère aussi sur la portion osseuse de la trompe d'Eustache. — Les insertions tubaires se font sur le crochet externe ou antérieur du cartilage de la trompe et sur la portion membraneuse de la trompe près de ce crochet. — Par un faisceau tendineux, le péristaphylin externe se continue avec l'aponévrose d'insertion du tenseur du tympan, muscle avec lequel il fonctionne synergiquement.

Parties de ces diverses origines, les fibres tendineuses et musculaires convergent vers le crochet ptérygoïdien, où le muscle devient complètement tendineux. Dans son ensemble, le muscle forme un triangle, dont la base supérieure s'insère sur la base du crâne; le bord antérieur suit la lame interne de l'apophyse ptérygoïde; le bord postérieur est libre; le sommet mince est formé par le tendon plissé sur lui-même pour s'engager sous la concavité du crochet ptérygoïdien. Entre ce dernier et le tendon, il existe une bourse séreuse, curviligne, qui peut avoir 1 centimètre de longueur; son existence a été niée à tort par quelques auteurs. La face postéro-interne répond à la portion membraneuse de la trompe et au muscle péristaphylin interne; la face antéro-externe est recouverte par l'aponévrose latérale du pharynx, qui la sépare du muscle ptérygoïdien interne, ainsi que du tronc du nerf maxillaire inférieur et du ganglion otique.

Au delà du crochet ptérygoïdien, le tendon s'épanouit en un éventail horizontal, qui forme dans l'épaisseur du voile la plus grande partie de l'*aponévrose palatine*. Les fibres antérieures se dirigent directement en avant vers la lame horizontale de l'os palatin; les moyennes en avant et en dedans vers l'épine nasale postérieure; les postérieures en dedans vers le raphé médian du voile. Les deux éventails tendineux forment ensemble une plaque fibreuse, carrée, le squelette fibreux du voile qui occupe le tiers antérieur du voile, et se perd en arrière dans la couche glandulo-musculaire et dans le derme de la muqueuse. Sur cette plaque s'insèrent tous les muscles du voile.

Action. — Il est tenseur du voile et dilatateur de la trompe d'Eustache; c'est tout à la fois un muscle de la déglutition et de l'audition. L'aponévrose palatine se raccourcit et se durcit dans le sens transversal; elle forme un plan rigide. La trompe se dilate et s'ouvre, par la traction en bas et en dehors de sa portion membraneuse. La trompe est toujours fermée à l'état de repos; mais à chaque déglutition elle s'ouvre pour laisser entrer l'air dans l'oreille moyenne, en même temps que se contracte le tenseur du tympan pour accommoder la membrane à la pression de l'air qui pénètre.

Anomalies. — Un certain nombre de faisceaux du muscle peuvent s'arrêter en route, ou aller plus loin que le crochet ptérygoïdien, pour s'insérer sur les os, les aponévroses, ou se continuer dans les muscles voisins. 1° Insertions *osseuses*. Ce sont les fibres qui naissent des parties mobiles de la trompe (crochet cartilagineux externe et trompe membraneuse) qui peuvent s'insérer sur les os suivants: *a*) sur le bord postérieur de l'aile interne de l'apophyse ptérygoïde (Kostanecki); *b*) sur la face externe de cette aile (Winslow); *c*) sur le crochet ptérygoïdien (Henle, Luschka, Rebsamen, Urbantschitsch). — 2° Les insertions *aponévrotiques* peuvent se faire sur : *a*) l'aponévrose interne du muscle péristaphylin externe (aponévrose latérale moyenne du pharynx, aponévrose salpingo-pharyngienne de Trœltsch, salpingo-staphyline de Weber-Liel); b) sur l'aponévrose externe du même muscle (aponévrose latérale externe du pharynx); c) sur l'aponévrose buccinatrice. — 3° Des faisceaux de ce muscle peuvent se continuer dans les muscles suivants : a) ptérygoïdien interne (Krause); b) buccinateur (Theile); c) constricteur supérieur du pharynx (Kostanecki); d'après Henle, le faisceau qui va dans ce dernier muscle constitue l'élévateur antérieur ou petit élévateur du voile de Tourtual; d) muscle interne du marteau (Rüdinger, Rebsamen, L. Mayer, Urbantschitsch); d'après Schwalbe, dans ce dernier cas les deux muscles sont innervés par un même nerf naissant du ganglion otique.

Weber-Liel divise le muscle péristaphylin externe en trois couches distinctes par leur origine, leur trajet et leur terminaison : la première, antérieure, dérive de l'os et se perd en partie dans l'aponévrose latérale moyenne du pharynx (aponévrose salpingo-ptérygo-staphyline); la deuxième, moyenne, naît du crochet cartilagineux externe, se termine sur l'aponévrose du voile; la troisième, postérieure, naît sur la trompe près de sa portion osseuse et s'arrête sur le crochet ptérygoïdien.

3° Muscle péristaphylin interne.

Syn. : m. levator veli, *Nomencl. anat.* — Pétro-salpingo-staphylin, Winslow, Jonnesco.

Ce muscle est le véritable satellite de la trompe d'Eustache. Né sur le rocher, il se dirige en bas, en avant et en dedans, suit le plancher de la trompe, perfore la paroi pharyngienne fibreuse et va rayonner dans l'épaisseur du voile palatin.

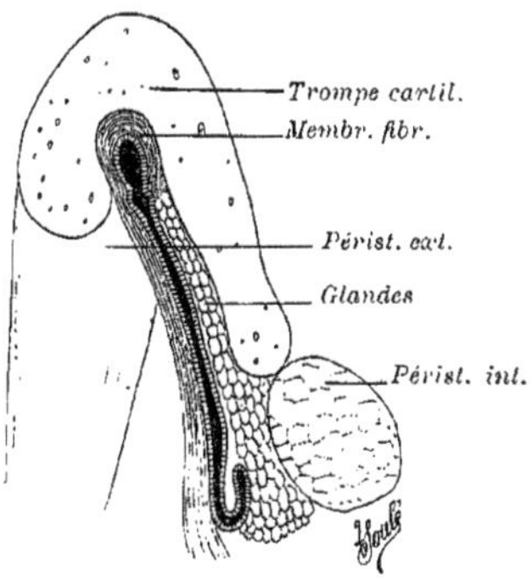

Il naît par deux faisceaux tendineux : 1° de la face inférieure du rocher; 2° de la trompe d'Eustache.

Le premier faisceau (m. pétro-staphylin), le plus volumineux, s'insère sur le rocher au-devant et un peu au dehors de l'orifice carotidien externe, et sur la face interne de la portion osseuse de la trompe, près de son isthme (point d'union de la trompe osseuse et cartilagineuse); certains auteurs le font insérer encore sur l'épine du sphénoïde (m. sphéno-staphylin de Lieutaud, Cooper, Cantzius) et sur l'épine du temporal (Trolard); d'autres sur le cartilage de la trompe (Schwalbe); — l'autre (m. salpingo-staphylin), plus petit, s'insère sur le bord inférieur du cartilage de la trompe et sur la portion membraneuse qui l'avoisine (plancher de la trompe).

FIG. 51. — Coupe transvers. de la trompe d'Eustache, montrant les rapports des muscles péristaphylins. — En partie d'après Coyne.

Les deux faisceaux se réunissent en un ventre musculaire cylindrique, qui se loge dans une gouttière du plancher de la trompe, s'engage sous un tunnel dont la voûte est formée par cette gouttière cartilagineuse, et les côtés par les plans aponévrotiques qui s'en détachent et se réunissent en dessous de lui pour l'entourer d'une gaine complète. Au niveau de l'orifice pharyngien de la trompe, le muscle en soulève le plancher en un bourrelet saillant; puis il passe en dedans du bord supérieur du constricteur supérieur, et se dirige vers le bord latéral du voile, en s'engageant sous un arc fibreux.

Dans le voile, le muscle s'épanouit en un large éventail, dont les fibres se terminent presque entièrement dans le cordon du raphé, et quelques-unes dans le tissu fibreux périglandulaire. Elles forment trois groupes : les *antérieures* suivent l'angle inféro-latéral de la fosse nasale, longent le bord antérieur du voile, pour se perdre sur son raphé fibreux, près de l'épine nasale postérieure; — les *moyennes*, plus nombreuses s'entrelacent avec les fibres des muscles pharyngo- et glosso-staphylins, passent sous le muscle azygos de la luette, s'unissent aux fibres correspondantes du côté opposé, et vont se fixer sur le raphé médian du voile; — les *postérieures* se portent vers la base de la luette et vont se continuer en grande partie avec les fibres du muscle pharyngo-staphylin du côté opposé.

Dans leur ensemble, les faisceaux palatins du muscle forment un arc ou sangle, aplati de haut en bas, à concavité supérieure, à convexité adhérente au voile, et dont les extrémités s'écartent en haut et en dehors, vers les orifices tubaires.

Le muscle péristaphylin interne est enveloppé d'une gaine celluleuse complète, qui l'accompagne depuis son insertion supérieure jusqu'au raphé du voile. Souvent fibreuse dans son tiers supérieur, cette gaine a été considérée par quelques auteurs comme un dédoublement de l'aponévrose latérale. C'est la voie suivie par les suppurations du rocher, qui viennent se faire jour sur la face postérieure du voile (Gellé, Escat). — Entre la trompe et le crochet ptérygoïdien on trouve une lame mince, cellulo-graisseuse, qui s'insère au-dessous de la trompe, sur la lèvre externe de la gouttière creusée sur son bord inférieur. Trœltsch l'a décrite sous le nom de fascia salpingo-pharyngea, Jonnesco sous celui d'aponévrose latérale moyenne; Escat n'y voit qu'une condensation du tissu cellulaire péripharyngé. Cette lame sépare l'un de l'autre les deux muscles péristaphylins.

Action. — Il élève le voile qu'il arrondit en dôme. Ses rares insertions sur la trompe et leur direction parallèle à celle-ci ne lui permettent qu'une faible action sur cet organe. Miot et Baratoux (*Progrès médic.*, 1881) concluent de leurs expériences qu'il dilate légèrement la partie moyenne de la trompe, sans avoir d'ailleurs d'action sur son orifice pharyngien.

Anomalies. — On a signalé des anomalies de ce muscle portant sur son origine et sur son trajet, et des faisceaux surnuméraires. L'insertion tubaire peut manquer ou être au contraire plus développée que la pétreuse (Kostanecki). Les deux faisceaux initiaux peuvent se fusionner dès leur origine, ou rester séparés dans tout le trajet du muscle (Tourtual, Kostanecki). Un faisceau musculaire peut se détacher du muscle pour se réunir de nouveau à lui plus loin. On a rattaché à ce muscle le m. pétro-pharyngien (Wentzel Gruber). Luschka décrit un faisceau de ce dernier muscle allant dans le péristaphylin interne.

4° Muscle glosso-staphylin.

Syn. : m. glosso-palatinus, *Nomenclat. anatom.*; m. palato-glosse.

C'est un mince faisceau musculaire contenu dans l'épaisseur du pilier antérieur du voile; il se termine à ses deux extrémités par de petits éventails musculaires qui s'épanouissent dans le voile et dans la base de la langue.

Il naît de la base de la langue par deux faisceaux : l'un, antéro-postérieur ou longitudinal, suit le bord latéral de la langue en compagnie du stylo-glosse; l'autre, transversal, issu du septum lingual, se dirige en dehors, sort de la langue avec les fibres d'origine du faisceau lingual du constricteur supérieur, et vient rejoindre, au niveau du bord latéral de la base de la langue, le premier faisceau, auquel il s'unit bientôt. Tous ces faisceaux sont relativement superficiels et cheminent sous la muqueuse linguale.

De l'union des deux faisceaux résulte une lame musculaire, aplatie transversalement, qui monte au-devant de l'amygdale, dans l'épaisseur du pilier antérieur, et aborde la face inférieure ou buccale du voile au pourtour de laquelle elle s'épanouit en un éventail terminal.

Dans le voile, les fibres postérieures vont à la rencontre de celles du côté opposé, en décrivant des arcs à concavités inférieures, et s'insèrent sur le raphé médian du voile; les autres se dirigent en avant, vers le bord adhérent antérieur du voile, s'entre-croisent avec les fibres du péristaphylin interne et du pharyngo-staphylin, et vont se perdre sur le raphé médian et sur la face inférieure de l'aponévrose palatine.

Action. — Il rétrécit l'isthme du gosier dont il est le constricteur et sépare la bouche de la cavité pharyngienne. Les deux muscles dans leur contraction se rapprochent l'un de l'autre comme deux rideaux. L'occlusion de l'isthme est opérée : 1° par le rapprochement des bords libres des piliers antérieurs, action de sphincter; 2° par l'élévation de la base de la langue et son rapprochement du bord libre du voile; dans cette action les muscles glosso-staphylins sont aidés par les stylo-glosses et les constricteurs supérieurs; 3° par l'abaissement du voile.

5° Muscle pharyngo-staphylin.

Syn. : m. pharyngo-palatinus, *Nomencl. anat.*; — m staphylo-pharyngien; — palato-salpingo-pharyngien (Jonnesco).

Ce muscle long, vertical, dissocié en éventail à ses deux extrémités, occupe le pilier postérieur et s'étale dans le voile et dans le pharynx. Il naît par son faisceau principal du voile lui-même, de son raphé fibreux et de son tissu conjonctif, et par deux racines accessoires : 1° du crochet ptérygoïdien et de la partie aponévrotique voisine; 2° du bord inférieur du cartilage de la trompe d'Eustache (faisceau tubaire).

Le faisceau *palatin* provient, par un éventail musculaire, de la portion molle du voile et de son aponévrose, au niveau du raphé médian, sous l'azygos de la luette; ses fibres s'entre-croisent avec celles du péristaphylin interne et du glosso-staphylin, quelques-unes vont se continuer avec les fibres de ces deux muscles du côté opposé, au delà du raphé médian du voile. — Le faisceau *ptérygo-palatin* se fixe à la convexité du crochet ptérygoïdien et à la portion voisine de l'aponévrose du voile; il forme une lame musculaire, qui, d'abord transversale, subit un mouvement de torsion, devient bientôt sagittale et se dirige en bas et en arrière. Ce faisceau présente à son origine des connexions intimes avec le faisceau ptérygoïdien du constricteur supérieur. — Le faisceau *salpingien* ou *tubaire* naît de l'extrémité inférieure du bourrelet cartilagineux de la trompe; mince d'abord, il s'élargit ensuite, et descend dans l'épaisseur du repli salpingo-pharyngien. Quelquefois il reçoit des fibres de renforcement venues : les unes, du bord postérieur de l'aile interne de l'apophyse ptérygoïde (W. Gruber, Henle, Luschka); les autres, de la portion membraneuse de l'orifice tubaire (Henle, Rebsamen).

Les trois faisceaux d'origine convergent en bas; le palatin se dirige vers le cartilage thyroïde (m. thyréo-palatin); le ptérygo-palatin se dirige en bas et en arrière, croise le précédent près de l'extrémité inférieure de l'amygdale, et contourne la paroi latérale, l'angle et la paroi postérieure du pharynx (m. pharyngo-palatin); le tubaire, situé au-dessus des précédents, derrière le péristaphylin interne, en dedans du constricteur supérieur dont on le sépare facilement, se dirige en bas et s'unit bientôt aux précédents (m. salpingo-pharyngien).

[*JONNESCO ET CHARPY.*]

Les trois faisceaux réunis forment une lame musculaire qui chemine dans l'épaisseur du pilier postérieur du voile, puis se divise en deux ordres de faisceaux terminaux, un faisceau thyroïdien et un faisceau pharyngien.

1° Le faisceau *thyroïdien* se fixe sur le bord postérieur de la face latérale du cartilage thyroïde, sur la base de sa corne supérieure ou grande corne, et sur la partie voisine de son bord supérieur. Entre les fibres qui s'insèrent sur le

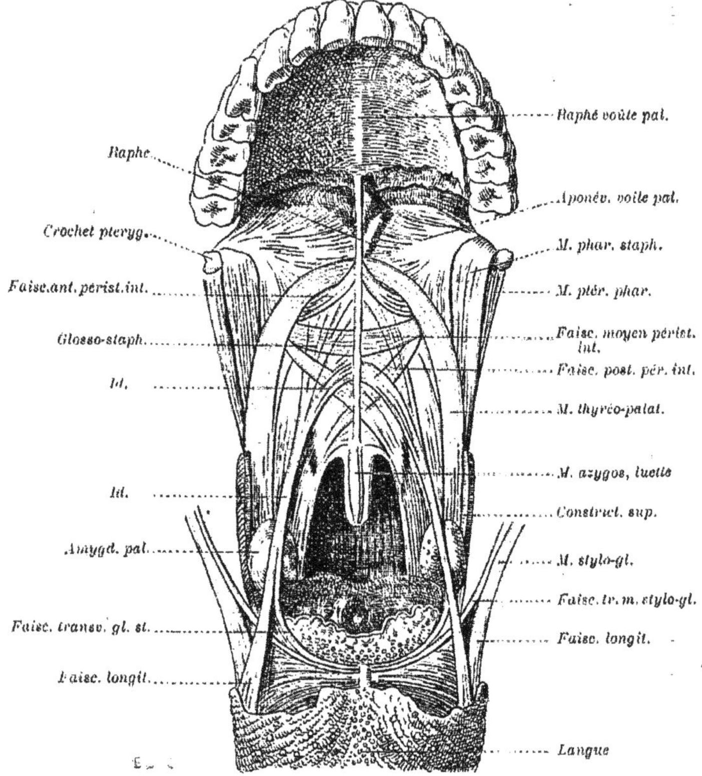

FIG. 52. — Muscles du voile du palais disséqués par la face antérieure (d'après Luschka).

bord postérieur et celles qui s'insèrent sur le bord supérieur de ce cartilage, il existe une fente triangulaire à sommet supérieur à travers laquelle passe, dans le larynx, le nerf laryngé supérieur (Henle). Quelquefois des fibres de ce faisceau passent par-dessus le bord supérieur du cartilage thyroïde, et vont s'insérer à la muqueuse qui tapisse la face interne de ce cartilage. Henle signale des fibres qui cheminent le long de l'origine du muscle ary-épiglottique, et s'insèrent au bord supérieur du cartilage cricoïde. D'autres enfin se portent en arrière, sur la paroi postérieure du pharynx où elles s'unissent aux fibres du faisceau pharyngien. Au niveau de leur insertion sur le cartilage thyroïde, les fibres du faisceau thyroïdien se mêlent aux fibres du muscle stylo-pharyngien dont on les distingue difficilement. — 2° Le faisceau *pharyngien* contourne la paroi latérale et l'angle du pharynx, et se termine sur la ligne médiane de la paroi postérieure. Les fibres supérieures décrivent des arcs à concavité supérieure et s'unissent aux fibres correspondantes du côté opposé; les fibres moyennes sont obliques en bas et en arrière, une partie s'entre-croise avec les fibres du côté opposé, sur la paroi pharyngienne postérieure, une autre partie se perd sur la muqueuse; les fibres inférieures presque verticales s'insèrent sur la muqueuse.

— Luschka, contrairement à l'avis général, nie l'entre-croisement des fibres de ce muscle sur la ligne médiane postérieure du pharynx; il nie aussi toute continuation de ces dernières avec les fibres des muscles constricteurs. Mes dissections m'ont prouvé : 1° qu'il y a un entre-croisement des fibres des deux muscles pharyngo-staphylins sur la ligne médiane postérieure: 2° que des fibres du muscle d'un côté passent dans les constricteurs du côté opposé: 3° qu'il y a une union intime entre les fibres de ce muscle et celles du stylo-pharyngien.

Action. — Il rétrécit l'isthme pharyngo-nasal en rapprochant les bords libres des piliers postérieurs, et porte la paroi postérieure du pharynx en avant vers le bord libre du voile, devenu plus ou moins horizontal. Par cette double action, ce muscle ferme, au moment de la déglutition, l'orifice de communication de la cavité naso-tubaire avec la cavité bucco-laryngienne du pharynx. Dans cette action, il est aidé par le constricteur supérieur, qui repousse en dedans les piliers postérieurs, et par les péristaphylins internes qui élèvent le voile. En même temps qu'il exerce cette action de sphincter de l'isthme pharyngo-nasal, ce muscle raccourcit la paroi postérieure du pharynx et élève le larynx; il est donc aussi élévateur du pharynx et du larynx. Enfin par son faisceau salpingien, il attire le bourrelet de l'orifice tubaire en dedans et aide à la dilatation de la trompe, en fixant ce bourrelet pendant que le muscle péristaphylin externe écarte la paroi membraneuse de la trompe dont il élargit la lumière.

La plupart des auteurs classiques réunissent les trois faisceaux de ce muscle en un muscle unique : le palato ou staphylo-pharyngien (Sappey, Cruveilhier, Henle, etc.). Le faisceau salpingien, connu d'Eustache et de Santorini, est décrit comme un muscle indépendant : muscle élévateur interne du pharynx, opposé au muscle élévateur externe (stylo-pharyngien), par Albinus, Sœmmering, Arnold, et Theile. Krause le considère comme un faisceau du constricteur supérieur. Luschka le décrit à part avec les muscles du pharynx, tout en le rattachant au muscle thyréo-pharyngo-palatin (palato-pharyngien).

Les fibres du faisceau salpingien sont souvent peu développées; à leur place on trouve des faisceaux élastiques qui naissent des divers points de l'orifice tubaire et se portent les uns sur la paroi pharyngienne : ligament salpingo-pharyngien; d'autres sur le voile : ligaments salpingo-palatins (Zuckerkandl). Ces derniers seraient, d'après Kostanecki, au nombre de trois : l'un antérieur (lig. salpingo-palatin antérieur) s'insère sur le crochet externe du cartilage tubaire; un moyen (lig. salp.-pal. moyen) s'insère sur le plancher membraneux de la trompe; un postérieur (lig. salp.-pal. postérieur) naît du bourrelet cartilagineux. On a signalé dans l'épaisseur de ces ligaments des noyaux cartilagineux (Zuckerkandl) ou osseux (Urbantschitsch). On les a même vus transformés complètement en cartilage (Zuckerkandl).

Sur les anomalies des muscles du voile du palais, consultez aussi : Le Double, *Variations du système musculaire*, tome I, 1897.

Vaisseaux et nerfs. — Les **artères** du voile proviennent des deux palatines, de la *palatine supérieure* ou descendante, branche de la maxillaire interne, et de la *palatine inférieure* ou ascendante, branche de la faciale. La *pharyngienne inférieure* fournit aussi quelques rameaux.

Les **veines** constituent un double plexus sous-muqueux : un plexus *postérieur* qui se déverse dans les veines nasales postérieures et par elles dans le plexus ptérygoïdien ; un plexus *antérieur*, mieux développé, qui occupe la face buccale et se jette dans les veines de la base de la langue.

Lymphatiques. — Le voile du palais est, d'après Sappey, très riche en vaisseaux lymphatiques; ils constituent deux plexus : *a) un plexus postérieur*, situé sur la face postérieure du voile, moins développé, continu avec les vaisseaux lymphatiques du plancher des fosses nasales; il donne naissance à 5 ou 6 branches, dont les unes passent sur les parties latérales du voile où elles s'anastomosent avec les lymphatiques du plexus antérieur, tandis que les autres descendent derrière les amygdales; — *b) un plexus antérieur*, plus riche; les branches qui en dérivent forment deux groupes : l'antérieur suit l'arc glosso-palatin et s'anastomose avec les lymphatiques de la base de la langue, le postérieur descend en dehors des amygdales et s'anastomose avec leurs lymphatiques. Enfin les lymphatiques du voile se rendent dans les ganglions situés au niveau de la bifurcation de la carotide primitive, dans ceux qui se trouvent au niveau de l'apophyse styloïde, et dans les ganglions situés sur les côtés de l'os hyoïde et du larynx.

Nerfs. — Le voile reçoit des nerfs sensitifs et des nerfs moteurs.

Les nerfs *sensitifs* sont fournis par les trois nerfs palatins, issus du ganglion de Meckel et par lui du maxillaire supérieur. La face antérieure reçoit les rameaux du *nerf palatin moyen* et les filets postérieurs du *nerf palatin antérieur*; la face postérieure ou supérieure, les fibres sensitives du *nerf palatin postérieur*.

Hoffmann a signalé la présence de corpuscules gustatifs dans la muqueuse de la face buccale du voile; ils sont peut-être en rapport avec des fibres du glosso-pharyngien.

L'origine des nerfs *moteurs* n'est pas définitivement établie, à cause du passage de ces nerfs à travers des plexus. Le palato-staphylin et le péristaphylin interne sont innervés par le *nerf palatin postérieur*, qui provient du ganglion de Meckel et a vraisemblablement emprunté sa motricité au facial. Le péristaphylin externe, tenseur du voile, reçoit comme le ptérygoïdien interne et comme le tenseur du tympan un filet du ganglion otique; ces filets traversent simplement le ganglion et proviennent en réalité de la portion motrice ou branche masticatrice du nerf maxillaire inférieur.

Enfin les deux muscles des piliers, le glosso- et le pharyngo-staphylin, sont innervés par le *plexus pharyngien*, auquel prennent part le glosso-pharyngien, le pneumo-gastrique et par ce dernier le spinal. Le glosso-staphylin reçoit en outre un filet du *rameau lingual* du nerf facial.

Terminaisons nerveuses de la cavité buccale. — Le mode de ramification et de terminaison des nerfs est sensiblement le même dans les diverses parties de la muqueuse buccale, qu'il s'agisse des lèvres, des gencives, des joues ou du voile du palais. D'après Kölliker, on rencontre dans la lèvre de l'homme toutes les formes intermédiaires entre les massues terminales, normalement situées au-dessous des papilles dermiques, et les corpuscules du tact contenus dans ces papilles. On trouve aussi dans l'épithélium, en outre des terminaisons intra-épithéliales ordinaires, des formations spéciales, connues sous le nom de cellules tactiles de Meckel, qui sont particulièrement nombreuses au voisinage des corpuscules du tact de la lèvre et de la muqueuse palatine.

Dans ses recherches sur la structure du voile du palais, Niemand s'est occupé de l'étude des nerfs à l'aide de la méthode de Golgi-Cajal ; nous résumerons les principaux résultats qu'il a obtenus. Les filets nerveux qui pénètrent dans la muqueuse, soit obliquement, soit normalement, sont relativement épais; ils se subdivisent un certain nombre de fois avant d'atteindre la partie la plus superficielle du derme où se constitue un plexus sous-épithélial. De ce plexus naissent deux ordres de fibres : les unes s'insinuent entre les cellules épithéliales et se terminent, selon le mode ordinaire, à différents niveaux; les autres s'unissent bientôt en un second réseau qui occupe les couches profondes de l'épithélium. C'est de ce réseau intra-épithélial que se détache une deuxième variété de fibres terminales, caractérisées par leur aspect entortillé et par leurs multiples divisions; ces fibres s'épuisent à des hauteurs variables et on peut en suivre quelques-unes jusque dans les couches les plus superficielles de l'épithélium. Les filets nerveux se comportent à peu près de la même façon au niveau des espaces interpapillaires et dans les papilles, mais il faut remarquer que dans les papilles ils sont presque toujours placés sur les bords et que le centre en est à peu près totalement dépourvu. Quant aux terminaisons nerveuses, elles paraissent sensiblement plus nombreuses dans les crêtes épithéliales interpapillaires que dans la coiffe même des papilles.

Bibliographie. — C. Niemand. Ein Beitrag zur Anatomie des weichen Gaumens. *Deutsche Monatsschrift Zahnheilkunde*. Jhg. 15, H. 6, S. 241, mit 1 Taf., 1897. — J. Schaffer. Beitrage zur Histologie menschlicher Organe. *Weiner Sitzungsberichte*, Bd. CVL, Abth. III, S. 353, 1897.

AMYGDALES

Les *amygdales* ou *tonsilles*, amygdales proprement dites, amygdales *palatines* pour les distinguer des amygdales pharyngienne et linguale, sont deux corps glandulo-lymphatiques situés sur les côtés de l'isthme du gosier.

Elles occupent l'excavation amygdalienne, entre les deux piliers, débordant le pilier antérieur, débordées par le pilier postérieur. Leur forme, leur volume sont ceux d'une amande, dont elles ont pris le nom et dont elles rappellent l'aspect troué de la coque ligneuse. Leur direction sensiblement verticale est un peu oblique en bas et en arrière, comme celle du pilier postérieur.

Leurs dimensions varient beaucoup suivant l'âge, les sujets et les nombreuses affections auxquelles elles sont sujettes. L'amygdale est tantôt effacée, tantôt très saillante du côté du vestibule bucco-pharyngien :

	Hauteur	Diam. antéro-postérieur	Épaisseur
Sappey	20 à 25 mm.	12 à 15 mm.	10 à 12 mm.
Henle.	20 à 25 —		5 à 10 —
Luschka	20	18	13
Jonnesco	20 à 22 —	18 à 20 —	13 à 15 —
Wagner.	15 à 25 —		10 à 15 —
Liégeois.	10 à 12 —	7 à 8 —	

Les recherches de Gould et de Semon (*Semaine médic.*, 1886) ont montré que, contrairement à certains préjugés populaires, il n'y a pas de rapport de volume ni de croissance entre les amygdales et les testicules.

La *face externe* ou adhérente, profonde, est recouverte par une capsule fibreuse et par les muscles qui l'entourent (amygdalo-glosse, constricteur supérieur et stylo-pharyngien). Elle répond au segment antérieur de l'espace maxillo-pharyngien, et plus exactement à la loge ptérygo-pharyngienne. Située un peu au-dessus de l'angle de la mâchoire (où on peut la sentir en cas d'hypertrophie), l'amygdale est séparée du muscle ptérygoïdien interne et du maxillaire inférieur, contre lesquels on peut la comprimer, par du tissu cellulaire et graisseux abondant qui remplit la loge ptérygo-pharyngienne. Elle est distante de la carotide interne située en arrière, de 1 cm. 1/2 environ, celle-ci étant placée contre l'angle du pharynx. La carotide externe, ordinairement située en arrière et en dehors de l'amygdale, et distante de 2 cm., peut dans certains cas toucher la face externe de la fosse amygdalienne et affecter ainsi des rapports intimes; quelquefois la crosse de la carotide donne une artère tonsillaire et, dans ces cas, les rapports des deux organes deviennent plus intimes encore.

Les rapports de l'amygdale avec les carotides ont été bien étudiés par Otto Zuckerkandl (*Medizinische Jahrbucher*, 1887, p. 309). Pendant longtemps, on avait cru que dans l'amygdalotomie on pouvait léser la carotide interne. Certains auteurs, entre autres Linhart, démontrèrent que, entre l'amygdale et cette dernière, il n'y avait pas seulement la paroi pharyngienne, mais l'espace pharyngo-maxillaire dont les gros vaisseaux occupent la portion la plus postérieure, tandis que l'amygdale occupe la région la plus antérieure; lorsqu'on tire l'amygdale vers la cavité buccale, on ne peut amener la carotide. La carotide interne est recouverte par les muscles styliens qui la séparent de la région amygdalienne; plus haut, elle s'adosse à la paroi pharyngienne externe, mais à ce niveau elle ne répond plus à la région amygdalienne. D'après Zuckerkandl, une ligne horizontale tirée immédiatement derrière le pilier postérieur du voile passe ou bien par le diaphragme musculaire (muscles styliens) de l'interstice pharyngo-maxillaire, ou bien par la cavité qui se trouve immédiatement derrière le diaphragme; cette ligne passe à 2 centim. en avant de la carotide interne, mais elle peut atteindre la carotide externe et arrive finalement sur la face interne de la branche du maxillaire, après avoir perforé le muscle ptérygoïdien interne. Une même ligne tirée par la paroi pharyngienne postérieure traverse l'espace situé devant la carotide interne. En somme, même en tirant fortement l'amygdale en dedans, on ne pourra modifier la situation de la carotide, et il sera impossible de la léser avec l'amygdalotome ou le bistouri; l'hémorragie dans l'amygdalotomie s'explique par la lésion soit d'une anse de la carotide externe appliquée à la paroi externe de l'amygdale, soit d'une branche tonsillaire (Voy. *Artères de l'amygdale*).

La *face externe* libre de l'amygdale est plus ou moins saillante et présente un grand nombre de lacunes ou orifices qui lui donnent un aspect criblé comparable à une pomme d'arrosoir; ces orifices, de forme variable (fentes ou orifices arrondis), conduisent dans des diverticules enfoncés dans l'épaisseur du tissu amygdalien, diverticules dont quelques-uns atteignent même la surface externe de l'amygdale; ce sont les *cryptes amygdaliens* formés par la muqueuse invaginée et plissée. Dans l'intérieur de ces cryptes, on peut trouver un liquide plus ou moins concret (Voy. *Structure*).

Quand la bouche est fermée, cette face touche la base de la langue (Luschka).

Quelquefois l'amygdale peut être sillonnée de fentes longitudinales qui lui donnent l'aspect de l'amygdale de certains animaux (ours d'Amérique); d'autres fois, il n'existe qu'un seul orifice conduisant dans une poche unique.

Anomalies : Les amygdales peuvent manquer; — il existe parfois des amygdales accessoires : sur la face antérieure du pilier postérieur, ou au-dessous de l'orifice pharyngien de la trompe (Juraz, 1883; Claiborn).

Le *pôle supérieur* répond à la fossette sus-amygdalienne ou au bord inférieur du voile, derrière lequel il se prolonge ; le *pôle inférieur* se prolonge plus ou moins dans l'excavation amygdalienne, mais s'arrête d'habitude à 3 cm. environ du plancher (fossette glosso-épiglottique).

Le *bord antérieur*, mal limité, adhère et se continue avec le pilier antérieur. Le *bord postérieur* est nettement limité et séparé du pilier postérieur.

Au-dessous de l'amygdale, la paroi externe de la fosse amygdalienne est formée par la muqueuse tomenteuse et mamelonnée, ayant les caractères du tissu adénoïde plus ou moins diffus et continuant en bas l'amygdale proprement dite ; en avant, ce tissu se relie à celui de la base de la langue. La limite inférieure de cette paroi est marquée par la saillie de l'os hyoïde et de sa grande corne.

Structure. — L'amygdale est un type de glandes folliculeuses concrètes ou conglobées, au nombre de 10 à 20 (Kœlliker), 8 à 15 (Hodenpyl). Nous avons vu qu'elle est percée de cryptes. Tantôt ces cryptes s'unissent en 2 ou 3 poches longues et plus grandes, tantôt ils débouchent dans une seule fosse en forme de fente à deux lèvres verticales et parallèles, forme plus rare, normale chez certaines espèces animales (Schmidt). D'après Killian, les trois principaux canaux s'ouvrent dans la partie supérieure de la tonsille, au-dessous du pli trangulaire, et il considère cette région comme le *hile* de l'organe.

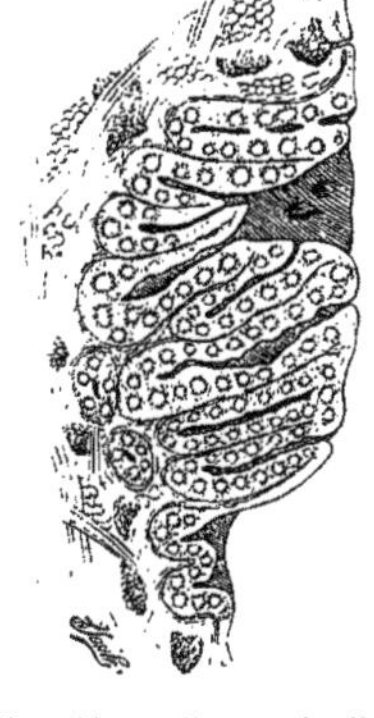

Fig. 33. — Coupe de l'amygdale (Th. Schmidt) sur un homme robuste, mort de mort violente.

On voit les cryptes, les follicules lymphatiques et profondément des glandes.

L'amygdale présente à étudier une muqueuse lymphoïde, une capsule fibreuse et des glandes,

1° *Muqueuse*. — Sur une coupe de l'amygdale, on voit les cavités ou cryptes se prolonger jusqu'à la face profonde ; la muqueuse qui couvre sa surface s'y réfléchit et en tapisse les parois. La muqueuse superficielle, aussi bien que celle qui tapisse les cryptes, est formée d'un épithélium, d'un derme avec des papilles et d'un tissu lymphoïde ou adénoïde. L'*épithélium* est pavimenteux stratifié à type ectodermique ; les cellules de la couche superficielle sont plates et lamellaires souvent nucléées, et dans certains cas (hypertrophie de l'amygdale) elles peuvent devenir cornées (Marfan) ; les cellules de la couche moyenne, légèrement aplaties, sont sans dentelures : ordinairement différentes des cellules du stratum granulosum par l'absence des grains ou gouttes d'éléidine, elles en présentent dans certains cas (hypertrophie de l'amygdale, Marfan) ; les cellules de la couche profonde, semblables à celles du stratum malpighien de la peau, sont cylindriques. — Le *derme* muqueux est analogue à celui de la muqueuse buccale, il présente des *papilles*, nombreuses à la surface de l'amygdale, rares dans les cryptes. — Le *tissu lymphatique*, lymphoïde ou adénoïde, est formé par des follicules lymphatiques et un tissu interfolliculaire à réticulum plus épais, plus pauvre en cellules, et pourvu de nombreux capillaires, de petites artérioles, et de veinules qui entourent les follicules (Wagner). Les cellules rondes qui occupent les mailles du réticulum se multiplient par karyokinèse (Drews).

Les follicules serrés ou espacés, offrant un D. moyen d'un demi-millimètre, sont disposés en une couche unique, superficielle, de 1 millimètre à 1 mill. 5. Les gros sont les mieux circonscrits.

D'après des recherches récentes, le tissu lymphoïde inter- ou péri-folliculaire est identique à celui des ganglions lymphatiques. Il ne renferme pas normalement de leucocytes polynucléaires, ou en tout cas ils sont rares. Les follicules clos sont de deux ordres : ceux à cellules uniformes, serrées, sans karyokinèse; et ceux à centre clair, germinatif, qui contiennent de gros leucocytes mononucléaires, la plupart en état de karyokinèse, et de petites granulations nucléaires.

L'épithélium présente par places des formations vacuolaires, consistant en de petites cavités closes ou ouvertes à l'extérieur, remplies de cellules embryonnaires ou lymphatiques. On ne sait s'il s'agit d'un phénomène normal ou d'un processus de karyokinèse lié à des irritations superficielles. Comme Stöhr l'a montré depuis longtemps, l'épithélium renferme des leucocytes polynucléaires émigrés de la profondeur et destinés à tomber dans le mucus de la surface ou des cryptes. On sait aujourd'hui que cette émigration leucocytaire est un phénomène commun à un grand nombre de muqueuses, sinon à toutes et soulève partout le même problème : ces cellules viennent-elles du tissu lymphatique ou des vaisseaux sanguins? Leur diapédèse est-elle un fait normal et constant, où faut-il y voir une réaction accidentelle, défensive contre les irritations extérieures et notamment contre les invasions microbiennes?

(M. Labbé et Lévi-Sirugue. Recherches sur la structure des amygdales. *B. Soc. Anat.*, 1899.)

2° Au-dessous de la couche lymphoïde et appliquée sur la face interne ou profonde de la tonsille est la *capsule fibreuse*, lame mince mais ferme qui dépend de la tunique fibreuse du pharynx et qui sépare nettement l'organe des muscles et de la graisse sous-jacents.

C'est elle qui empêche les abcès amygdaliens de s'ouvrir du côté de l'espace maxillo-pharyngien. Elle envoie entre les plis de la muqueuse des irradiations sous forme de lames conjonctives. La capsule contient dans son épaisseur des glandes racémeuses, de gros troncs lymphatiques, des vaisseaux sanguins et, d'après Kölliker, des fibres musculaires venues du constricteur supérieur.

3° Les *glandes* en grappe, nombreuses d'après les uns, assez rares selon d'autres, sont situées sous l'amygdale ou à son pourtour; les premières sont placées contre la capsule ou au milieu des fibres musculaires voisines. Elles débouchent soit dans les cryptes, soit à la surface de la muqueuse.

Les amygdales palatines ne sont, en somme, que de gros ganglions lymphatiques, dans lesquels la muqueuse s'enfonce de distance en distance, suivant des cavités étroites et perpendiculaires à leur surface libre. Ces cavités arrivent jusqu'à la surface profonde de l'amygdale, et ne sont séparées de la capsule fibreuse que par une couche de follicules lymphatiques, entourés de tissu réticulé. Chaque système cavitaire est entouré de ses follicules et de la zone fibreuse qui lui est propre; l'ensemble de ces cavités et de ces follicules constitue l'organe (Cornil).

Les cavités ou cryptes amygdaliens contiennent un magma, formé : — 1° de cellules épithéliales détachées de la muqueuse; — 2° de cellules lymphatiques venues là par diapédèse, et plongées dans une matière granuleuse où se voient des cristaux de cholestérine; — 3° des micro-organismes : des filaments ou spores de leptothrix buccalis; des microbes pyogènes (staphylocoques et streptocoques), le pneumocoque (Cornil, Netter); — 4° quelquefois des parcelles alimentaires.

La structure de l'amygdale subit de nombreuses modifications, dues aux processus inflammatoires si fréquents. Ainsi, chez l'adulte, le tissu réticulé et les follicules sont atrophiés, les cavités ou cryptes sont dilatées, et ressemblent à des kystes, remplis par des bouchons caséeux et fétides, mais communiquant avec les ouvertures superficielles (Cornil).

L'amygdale apparaît au cinquième mois de la vie fœtale, mais n'atteint son complet développement de structure qu'à la fin de la première année (Schmidt). De tout l'appareil lymphatique de la gorge, c'est la partie la plus constante chez les animaux et la plus différenciée. Elle fait rarement défaut; un certain nombre de mammifères (rongeurs, insectivores, carnassiers) ont une amygdale de forme simple, constituée par une seule fente à deux lèvres (Sur l'anat. comparée : TH. SCHMIDT, Das follieuläre Drusengewebe... in *Zeitschr. f. wiss. Zoologie*, 1863).

Vaisseaux et nerfs. — 1° **Artères.** Le vaisseau principal est l'artère tonsillaire qui vient de la faciale par la *palatine inférieure*.

L'*artère tonsillaire* naît de la palatine ascendante près de l'angle de la mâchoire, immédiatement après que l'artère a traversé l'interstice des deux muscles stylo-glosse et stylo-pharyngien; elle se dirige obliquement, à travers la graisse de l'espace ptérygo-pharyngien, vers la paroi externe de la fosse amygdalienne. Elle donne en route des branches au bord latéral de la langue et à la paroi pharyngienne latérale, traverse la paroi fibreuse ou capsule de l'amygdale, et se divise en ses branches terminales. Au niveau de la capsule de l'amygdale, l'artère peut présenter deux dispositions : *a*) tantôt elle s'approche de l'amygdale et perfore la paroi fibreuse pour arriver en ligne droite ou oblique dans le parenchyme; — *b*) tantôt elle s'approche de l'amygdale dont elle ne perfore la capsule qu'après avoir décrit plusieurs anses. Dans tous les cas, il y a une connexion intime entre la capsule amygdalienne et ces vaisseaux. Après avoir dépassé la capsule, l'artère se divise en un faisceau d'artérioles filiformes (Zuckerkandl).

D'après Hodenpyl, les rameaux qui pénètrent dans l'amygdale sont entourés d'une gaine fibreuse émanée de la capsule; cette gaine, qui les rend béants sur la coupe et empêche leur rétraction, explique peut-être les hémorragies abondantes qui suivent parfois l'ablation de l'organe.

Hyrtl a signalé des cas où l'artère palatine ascendante, très volumineuse, remplaçait l'artère maxillaire interne.

L'artère tonsillaire peut naître de l'artère pharyngienne ascendante; dans ce cas, cette dernière se divise derrière l'angle de la mâchoire en deux branches : l'une longe la colonne vertébrale vers la base du crâne; l'autre se dirige à travers l'interstice limité par les muscles stylo-glosse et stylo-pharyngien, aborde la loge ptérygo-pharyngienne et atteint l'amygdale : artère tonsillaire (Zuckerkandl).

A côté de l'artère tonsillaire normale, Zuckerkandl a vu une artère accessoire, naissant de l'anse que forme la carotide externe entre les muscles styliens.

2° **Veines.** Les *veines tonsillaires* forment un petit plexus, le plexus tonsillaire, dépendant du plexus péripharyngien. Wagner décrit deux plexus tonsillaires : 1° l'un, *postérieur*, communique avec les veines de la muqueuse pituitaire et se jette dans le plexus veineux de la fosse temporale; 2° l'autre, *antérieur*, communique avec les veines de la base de la langue, et se jette par la veine pharyngienne dans la jugulaire interne.

3° **Lymphatiques.** Les lymphatiques des amydales palatines naissent : dans les culs-de-sac, au niveau de la couche qui limite les lacunes amygdaliennes, dans des réseaux annulaires situés autour des follicules, et dans le tissu interfolliculaire. Ils forment un réseau dont les points d'entre-croisement sont renflés, passent dans la capsule fibreuse, où ils deviennent de gros troncs munis de valvules et de renflements ganglionnaires, et descendent, en s'unissant aux lymphatiques de la base de la langue, pour se jeter, avec ces derniers, dans les ganglions sous-maxillaires, au niveau de l'angle de la mâchoire, et dans les ganglions situés sur les côtés de l'os hyoïde. Il n'y a pas de sinus lymphatiques autour de l'amygdale, comme on en voit autour des ganglions (Labbé).

Retterer (1886) conclut de ses injections à la gélatine et au nitrate d'argent que le réseau lymphatique occupe toute la masse folliculaire des amygdales, et constitue dans ces organes un système de canaux clos ne s'ouvrant dans le réticulum conjonctif ni par des stomates ni par des extrémités béantes; conclusion confirmée par Hodenpyl, mais contredite par d'autres observateurs.

4° **Nerfs.** Le *glosso-pharyngien* innerve la muqueuse de la fosse amygdalienne par des rameaux spéciaux qui naissent du nerf, au moment où il aborde les côtés de la base de la langue. Ces rameaux forment en s'anastomosant sur la face externe de l'amygdale un petit plexus : le *plexus tonsillaire* d'Andersch. De là ils pénètrent dans l'amygdale. Pappenheim (1841) les a suivis jusque dans l'épaisseur de la muqueuse, où ils se terminent par des réseaux. Calamita a étudié récemment leur distribution fine (G. Acad. Turin, 1899).

Fossette sus-amygdalienne — *Fossa supratonsillaris.* Chez un certain nombre de sujets, on peut faire pénétrer une sonde courbe entre l'extrémité supérieure de l'amygdale et le voile du palais, sur une profondeur de 5 à 15 millimètres. Ce diverticule était connu de Sappey qui l'a décrit sous le nom d'*excavation sus-amygdalienne*; mais c'est à His qu'on en doit la connaissance et la signification complètes; il lui a donné son nom de fossa supratonsillaris.

La *fossette sus-amygdalienne* est un reste de la deuxième fente branchiale. Sur un fœtus du dernier mois et sur la plupart des nouveau-nés, elle forme un sinus qui correspond à l'espace primitif intermédiaire au 2e et au 3e arc branchial. Sa paroi antérieure, qui la masque, et dont le pilier antérieur du voile remplit le bord libre, se présente comme une surface lisse, verticale, le *pli triangulaire*, plica triangularis, dont le sommet se perd dans le voile tandis que sa base s'insère sur le bord de la langue, et que son bord postérieur se fixe sur la partie moyenne de l'amygdale en se confondant avec elle. Peu à peu et dès avant la naissance, la muqueuse de la cavité s'infiltre de tissu adénoïde qui comble la fossette et envahit même le pli triangulaire.

Chez l'adulte, le pli triangulaire est le plus souvent reconnaissable à sa surface lisse; son bord postérieur se perd à une hauteur variable sur la muqueuse de l'amydale. Quelquefois cependant le pli est lui-même transformé en arrière en tissu amygdalien. Quant à la fossette typique, sa présence est une anomalie (7 fois sur 105 sujets, Killian). Elle se fait remarquer par son large orifice et la paroi lisse de sa cavité, qui ne renferme qu'une couche mince de tissu adénoïde, aplatie ou trabéculaire. Variable dans sa profondeur qui est de 1 centimètre en moyenne, elle se dirige en haut et en arrière sur la face postérieure du péristaphylin interne, en avant du pharyngo-staphylin. Son fond est voisin de la fossette de Rosenmüller qui a avec elle la plus grande analogie d'origine et de structure.

Sinus de Tourtual. A la place même de la fossette, Tourtual (1845) avait reconnu chez quelques sujets l'existence d'une cavité amygdalienne qu'il prit pour une amygdale accessoire, et que Killian appelle le *sinus de Tourtual*. Ce n'est au fond qu'une forme intermédiaire entre la fossette primitive et l'état définitif. Les parois de la fossette fœtale s'infiltrent d'un tissu adénoïde épais, qui au lieu d'aboutir à la forme compacte du tissu amygdalien normal reste à l'état de cavité plus ou moins spacieuse, disposée en coupe ou boyau, à parois réticulées et anfractueuses, occupant la partie supérieure de l'amygdale. Ce sinus existait 34 fois sur 105 adultes. On le distingue de la fossette à l'étroitesse de son entrée qui peut n'avoir que de 2 à 3 millimètres de large, et à l'état irrégulier de sa cavité.

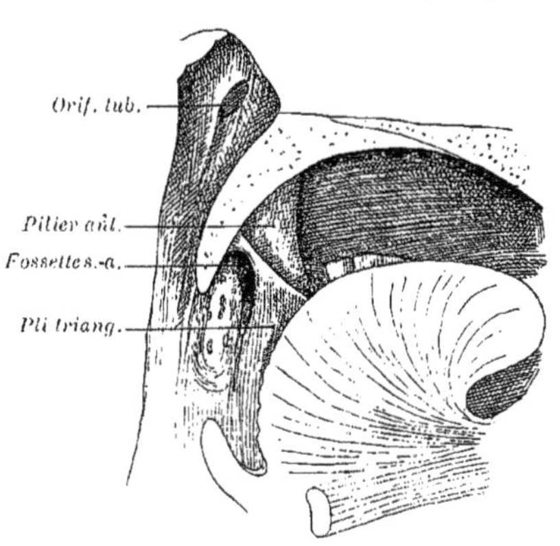

FIG. 54. — Fossette sus-amygdalienne et pli triangulaire (d'après His).

La fossette sus-amygdalienne et le sinus de Tourtual n'étant que les deux stades d'une même évolution incomplète, Killian propose de les réunir sous le nom commun de *recessus palatinus*. C'est un des sièges des abcès péri-tonsillaires et peut-être aussi de l'orifice interne de certaines fistules branchiales, bien qu'on n'ait pas expressément noté jusqu'à présent leur ouverture dans la fossette.

(W. HIS. *Die anatom. Nomenclatur*, 1895. — J. KILLIAN. Entwick. anatom. und Klinike Untersuchungen über Mandelbucht. *Arch. f. Laryngol.*, 1898.)

LANGUE.

La langue occupe par sa partie adhérente la région centrale et postérieure du plancher de la bouche, qu'elle déborde et recouvre complètement par sa partie libre.

La paroi inférieure, ou *plancher*, de la cavité buccale est constituée par des parties molles encadrées par deux os : le maxillaire inférieur et l'os hyoïde. — Le cadre osseux est formé : en avant, par la concavité du fer à cheval que décrit le corps du maxillaire inférieur; en arrière, par la convexité du fer à cheval décrit par le corps et les grandes cornes de l'os hyoïde. Ces deux arcs osseux sont concentriques : l'arc maxillaire, plus large, embrasse par sa concavité la convexité antérieure de l'arc hyoïdien, de telle façon que ce dernier est caché par le premier quand la tête est dans l'attitude du repos, c'est-à-dire à angle droit sur la colonne vertébrale, les deux arcs osseux se trouvant alors sur le même plan horizontal. — Quand la tête est renversée en arrière, l'arc maxillaire s'élève plus que l'arc hyoïdien; celui-ci se dégage de la concavité du maxillaire, le dépasse par le bas, devient tangible et l'espace qui sépare les deux os, c'est-à-dire le plancher buccal, se tend. — Quand la tête se fléchit et s'abaisse, l'arc maxillaire s'abaisse plus que l'arc hyoïdien, qui se trouve complètement caché, enfoui derrière le maxillaire.

La charpente musculaire est constituée par le muscle mylo-hyoïdien doublé des ventres antérieurs des digastriques et des génio-hyoïdiens.

Le mylo-hyoïdien sépare la région en deux étages : un étage inférieur qui

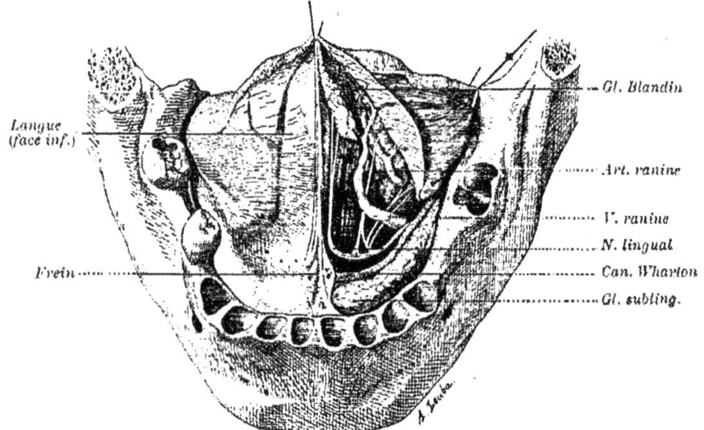

Fig. 53. — Face inférieure de la langue. — A droite la muqueuse est enlevée, et les muscles disséqués et réclinés pour montrer la glande de Blandin et ses rapports avec les vaisseaux et nerfs.

s'étend jusqu'à la peau et fait partie de la région sus-hyoïdienne; un étage supérieur, le plancher proprement dit, au centre duquel est la langue, embrassée par un sillon curviligne : le *sillon alvéolo-lingual* (Luschka).

Le **sillon ou gouttière alvéolo-linguale** est limité : en avant et latéralement, par l'arcade alvéolaire que tapisse la muqueuse gingivale; en dedans, par la racine de la langue; en arrière et de chaque côté, par le pilier antérieur du voile du palais; son fond est formé par la muqueuse qui, après avoir recouvert la langue, se réfléchit sur l'arcade alvéolaire et sur le pilier antérieur du voile. — En soulevant la pointe de la langue on voit sur la ligne médiane, entre cette dernière et le fond du sillon, un pli muqueux plus ou moins saillant : le *frein de la langue*. Celui-ci s'insère sur la face inférieure de la langue d'une part, sur la surface muqueuse du plancher buccal d'autre part; il n'atteint pas le maxillaire inférieur, mais souvent il existe un petit bourrelet qui le prolonge jusqu'au maxillaire (Merkel). — En avant, le frein de la langue se continue dans un tubercule ou mamelon : la *caroncule sublinguale* ou *salivaire*;

chaque caroncule présente à son sommet un orifice, visible à l'œil nu : l'*ostium ombilicale*, orifice du canal de Wharton.

A l'extrémité postérieure du sillon la muqueuse qui le tapisse passe, au niveau de la racine du pilier antérieur du voile : en dedans, sur la base de la langue; en dehors, derrière la dernière grosse molaire; au niveau de l'espace rétro-molaire : dans la muqueuse de la gouttière inférieure du vestibule de la bouche. — La *muqueuse* est mince et peu adhérente. D'après Suzanne (*Arch. de physiol.*, 1887, p. 141), en avant, de chaque côté du frein de la langue, la muqueuse du plancher serait doublée d'une couche musculaire à fibres sagittales, venant des muscles génio-glosses. Sa structure est identique à celle du reste de la muqueuse buccale.

Si on incise la muqueuse tout le long du sillon alvéolo-lingual, on tombe dans une gouttière assez profonde limitée : en dedans, par la racine de la langue formée par les muscles génio-glosses et hyo-glosses; en dehors, par la face interne ou profonde du mylo-hyoïdien. Cette gouttière ou rainure est transformée par la muqueuse en une loge, la *loge sublinguale* qui, par sa base ouverte tournée en arrière, communique largement avec la loge sous-maxillaire. Elle contient la glande sublinguale, le prolongement sublingual de la glande sous-maxillaire, le canal de Wharton, le canal de Bartholin, les nerfs lingual et grand hypoglosse, l'artère sublinguale, des veines et du tissu cellulaire lâche.

Tous ces organes sont noyés dans du *tissu cellulo-graisseux*. — F. L. Fleischmann (Nüremberg, 1841), a décrit deux *bourses séreuses*, une de chaque côté du frein de la langue, au niveau des extrémités antérieures des muscles génio-glosses. L'existence de ces glandes, admise par certains auteurs (Tillaux), est contestée par la plupart.

Alezais (*Jour. de l'Anat.*, 1884) a étudié spécialement le tissu cellulaire du plancher buccal sur 24 sujets. — Dans la *région antérieure*, il n'a trouvé dans les 4/5 des cas que du tissu conjonctif plus ou moins lâche, formant derrière la symphyse du menton, entre les extrémités internes des glandes sublinguales qui surplombent les apophyses géni supérieures, un tissu caverneux, dont l'insufflation montre les lamelles blanches et brillantes; latéralement ce tissu devenait plus mince. Dans plusieurs cas, il a vu près de la racine de la langue, de chaque côté du frein et se prolongeant jusqu'à la glande sublinguale, le tissu cellulaire rétro-symphysien transformé en une petite *bourse séreuse* oblongue, cloisonnée et plus fréquente du côté gauche. — Dans la *région postérieure ou molaire*, il a trouvé habituellement une *cavité séreuse* au niveau de la deuxième grosse molaire, arrondie ou ovalaire, allongée d'avant en arrière, longue au plus de 2 centimètres. — A. dit avoir souvent rencontré, dans cette même région, une seconde bourse plus petite, située entre la glande sublinguale en dedans, la muqueuse en haut, l'arcade alvéolaire en dehors. — En somme, d'après les recherches de cet auteur, quand il y a des bourses séreuses, ce qui arrive dans la moitié des cas, elles sont ordinairement multiples et variables dans leur forme et leurs dimensions. Une seule fois s'est présentée la vaste cavité décrite et figurée par Tillaux.

Charpy a également rencontré plusieurs fois une bourse typique, longue de 1 centimètre environ, entre la glande sublinguale et la face adjacente du muscle génio-glosse.

Je dois dire que j'ai en vain cherché ces bourses séreuses. Le tissu cellulaire du plancher buccal, plus ou moins lâche, s'infiltre entre les organes qui le traversent, mais nulle part on ne trouve des cavités séreuses bien limitées. C'est du reste l'avis de la plupart des auteurs (Sappey, Suzanne, Merkel, etc.).

La *langue* est un organe musculo-membraneux qui proémine sur la partie médiane du plancher buccal. Uniquement musculaire à sa racine, implantée sur les deux arcs osseux qui encadrent le plancher buccal, la langue soulève la muqueuse, s'en coiffe et devient musculo-membraneuse dans sa portion libre. — Physiologiquement, la langue est un organe à double fonction : musculaire et mobile, elle intervient activement dans la préhension des aliments, leur mastication, la formation du bol alimentaire, sa propulsion dans le pharynx, et dans la phonation; par sa muqueuse, munie d'organes nerveux spéciaux, c'est un organe tactile et un organe de sens spécial, destiné à percevoir les saveurs.

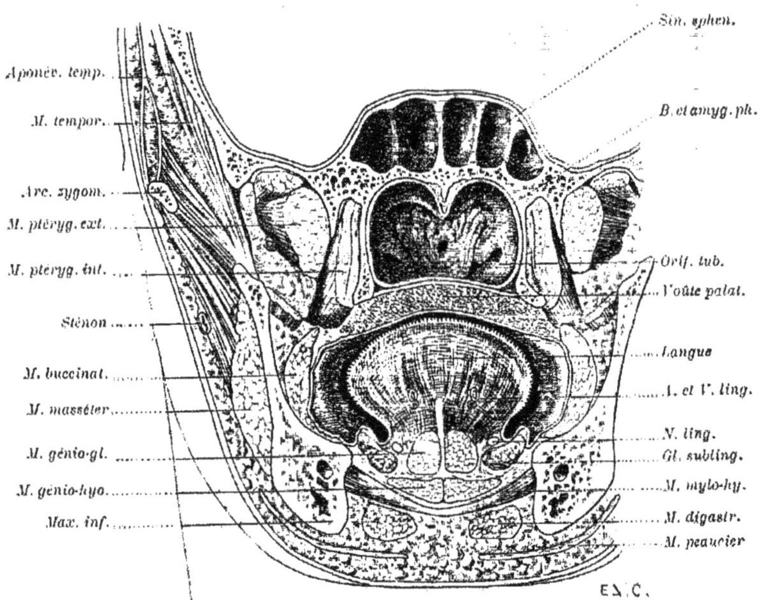

Fig. 56. — Coupe frontale de la base du crâne et de la face passant immédiatement derrière le bord postérieur de la cloison nasale (d'après Luschka).

Camper fait observer que la langue est moins nécessaire qu'on le croit à la phonation; il cite des exemples authentiques de gens qui parlaient fort distinctement sans langue.

Longueur. Mobilité. — La longueur de la langue est ordinairement proportionnelle à celle de la cavité buccale. La plupart des cas de longueur anormale se rapportent à des faits pathologiques de glossomégalie; cependant Fournier (cas rares, *Dictionn. des sc. médic.*, 1813) a vu un bateleur allonger sa langue de 17 centimètres hors de sa bouche, et une jeune fille qui, malgré la longueur de son cou, pouvait porter sa langue sur sa poitrine sans incliner la tête. La mobilité, qui est elle-même en rapport avec les attaches de la langue au plancher buccal, influe sur la longueur ou la brièveté de l'organe. Certaines personnes peuvent porter la pointe de la langue par derrière le voile du palais, à l'orifice postérieur des fosses nasales. A côté des types moyens et bien proportionnés, il est facile de reconnaître des langues longues ou courtes, des langues effilées, pointues, et des langues larges, des langues minces ou épaisses.

Configuration et Rapports. — La langue présente deux portions : l'une recouverte par la muqueuse buccale, proéminant dans les cavités buccale et pharyngienne : c'est la *portion libre*; l'autre, adhérente, située dans l'épaisseur du plancher buccal, au-dessous du point où la muqueuse buccale se réfléchit de la langue sur les gencives : c'est la *racine* de la langue, uniquement musculaire.

La **portion libre** de la langue remplit par ses deux tiers antérieurs l'espace que circonscrit l'arcade alvéolo-dentaire du maxillaire inférieur, et proémine par son tiers postérieur au delà des piliers antérieurs du voile du palais dans la cavité pharyngienne. Dans la respiration nasale typique, la langue ferme exactement la cavité buccale en s'appliquant contre la voûte palatine et contre le voile du palais; le vestibule n'est plus lui aussi qu'une fente vide d'air. Donders a démontré expérimentalement cette occlusion hermétique. Inversement, la bouche n'est ouverte que lorsque la langue se détache du voile (Zuckerkandl, *Anat. der Mundhöhle*, 1891).

Dans sa totalité, la portion libre de la langue peut être comparée à un ovoïde légèrement aplati de haut en bas, dont l'extrémité pointue ou sommet est tournée en avant et répond aux dents incisives. Mince et aplatie de haut en bas, celle-ci constitue la *pointe* de la langue; la grosse extrémité ou *base*, tournée en arrière, fait un relief rectangulaire sur la paroi antérieure du pharynx. On la divise en deux parties : le *corps*, terminé lui-même par la pointe, ou partie buccale, antérieure et horizontale; et la *base*, ou partie pharyngienne, postérieure et verticale. La limite est marquée par le sillon terminal, un peu en arrière du V des papilles caliciformes.

La *racine* de la langue est sa partie profonde ou adhérente, de nature musculaire, qui la fixe au maxillaire inférieur et à l'appareil hyoïdien.

1° La **partie buccale** ou **corps** de la langue présente à étudier deux faces, deux bords latéraux et un sommet ou pointe.

La *face supérieure* ou *dorsale*, convexe d'avant en arrière, est légèrement concave transversalement, grâce à un sillon médian et sagittal qui s'étend de la pointe à l'extrémité postérieure (Voy. fig. 64). — A l'état de repos de la langue, cette face est en contact avec la voûte palatine en avant, avec le voile du palais en arrière. Ce dernier, en se contractant, se relève et se détache complètement de la face dorsale de la langue. — Hérissée dans toute son étendue de saillies papillaires plus ou moins développées, cette face présente, à son extrémité postérieure, une dépression médiane : le *trou borgne* ou *foramen cæcum* de Morgagni, et de chaque côté une série de grosses papilles (papilles caliciformes) disposées sur une ligne oblique en avant et en dehors.

La rencontre de ces deux lignes forme un angle de 115° en moyenne, ouvert en avant, le *V lingual*. En arrière du V lingual, on voit très nettement chez l'enfant, et plus ou moins effacée chez l'adulte, une dépression angulaire ou en fer à cheval, le *sillon terminal*, qui correspond à la ligne de soudure des trois bourgeons primitifs de la langue (His). C'est ce sillon, et non le V lingual, qui constitue la vraie limite entre la base et le corps de la langue; car le V lingual avec ses papilles caliciformes est séparé du sillon par une zone de 5 à 8 millimètres de large qui contient de nombreuses papilles arrondies. — Le *foramen cæcum*, dont la présence n'est pas constante, est creusé dans la partie moyenne et profonde du sillon terminal, un peu en arrière de la dernière papille caliciforme; quelquefois cette papille émerge du foramen et paraît y avoir été entraînée dans le cours de la croissance (Voy. plus loin).

La *face inférieure* est moitié moins étendue que la supérieure, le tiers antérieur seul de la face inférieure de la langue étant recouvert par la muqueuse, et par conséquent libre; le reste de cette face est enfoncé dans l'épaisseur du plancher buccal, il est formé par les muscles qui pénètrent dans la langue et en constituent la racine. — La face inférieure, lisse et unie, présente sur la ligne médiane : un *sillon* longitudinal, plus profond en arrière qu'en avant; au-dessous de celui-ci, un repli muqueux triangulaire placé de champ entre la muqueuse du plancher buccal et la langue : le *frein* ou *filet* de la langue, dont le bord antérieur et les deux faces latérales sont libres, et dont le bord supérieur adhère à la langue, l'inférieur au plancher. Quelquefois il atteint la pointe de la langue et peut alors gêner ses mouvements et la succion chez le nouveau-né; d'où la nécessité de le sectionner. Latéralement, sur les côtés du sillon, on voit deux *saillies* oblongues, antéro-postérieures, reliefs des muscles sous-jacents, recouvertes par une mince muqueuse qui laisse voir par transparence les veines ranines. Sur cette saillie on trouve de petits appendices muqueux, des *franges* lamelliformes longues de 2 à 3 millimètres.

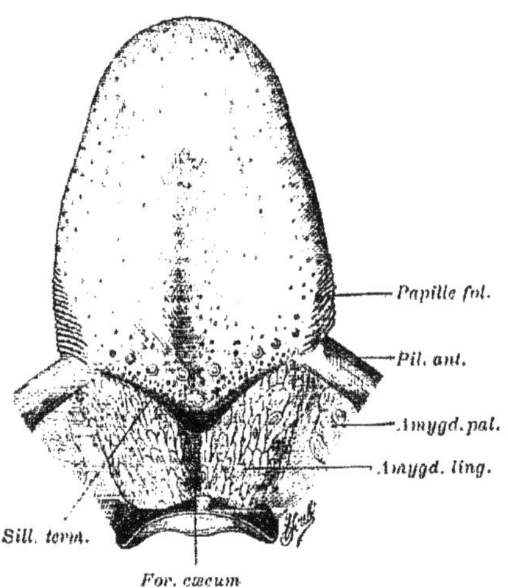

Fig. 57. — Langue de nouveau-né, montrant le sillon terminal (d'après His).

Ces franges représentent chez l'adulte les stades d'atrophie du *pli frangé* (plica fimbriata) du nouveau-né et de l'enfant. Chez ces derniers, la muqueuse linguale forme à une certaine distance du point où elle se réfléchit dans la muqueuse buccale, à droite et à gauche, un repli. Les deux replis convergent en avant l'un vers l'autre et présentent un bord délicatement frangé ou dentelé, d'où le nom de pli frangé. Ce repli serait l'homologue de la langue accessoire inférieure des singes, rudiment d'une langue plus ancienne, qui n'était pas encore musculaire. — Plus en dedans, au point de continuité de la langue avec le plancher buccal, la muqueuse forme le *pli sublingual* et se prolonge vers la pointe par le *pli médian* (fig. 58).

Ces dispositions de la langue du nouveau-né rappellent tout à fait celle de la langue des prosimiens et de beaucoup de singes (Gegenbaur, *Morphol. Jahrb.*, 1886).

Les *bords*, minces et aplatis en avant, s'épaississent en arrière; ils touchent les arcades dentaires et présentent souvent de légers sillons verticaux séparés par des saillies, dues aux empreintes des dents. De nombreuses saillies papillaires rangées en séries verticales et parallèles hérissent leur moitié supérieure qui répond aux parties latérales de la gouttière alvéolo-linguale.

Le *sommet* ou *pointe* touche la face postérieure des incisives supérieures et inférieures. Mince et aplatie, la pointe est creusée d'un sillon médian et vertical, souvent assez profond, où s'unissent les extrémités antérieures des sillons longitudinaux des faces inférieure et supérieure. — Sur les côtés du sillon, la pointe de la langue est formée par deux tubercules hérissés de papilles.

2° La **base** ou partie pharyngienne de la langue, verticale et rectangulaire, présente une face et quatre bords.

La *face* unique, *face pharyngienne* de la langue, regarde en arrière; elle est en contact en haut avec la luette, qui s'en détache quand le voile se redresse, et en bas avec la face antérieure de l'épiglotte. — Tomenteuse et inégale, elle est semée de saillies ou mamelons percés à leur sommet d'un orifice visible à l'œil nu : ce sont les *follicules* de la langue. Entre ces follicules, les dépressions qui les limitent se disposent en rigoles parallèles, légèrement obliques en bas et en dedans, et convergeant vers l'extrémité inférieure d'une rigole plus profonde, médiane et verticale. Cette dernière, large en haut où elle embrasse le foramen cæcum, se rétrécit en bas; souvent peu prononcée ou nulle, quand elle est bien marquée elle divise cette face en deux moitiés latérales en forme de bourrelets saillants. — L'ensemble des mamelons et des rigoles donne à la face pharyngienne ou base de la langue un aspect particulier, comparable à celui d'une amygdale, surtout de l'amygdale pharyngienne : c'est l'*amygdale linguale*.

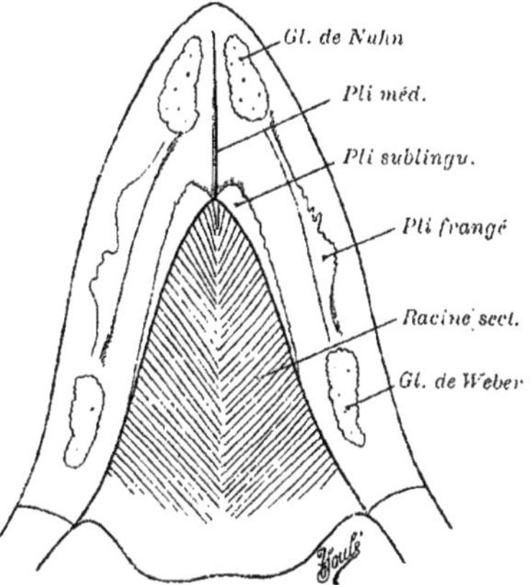

Fig. 58. — Face inférieure de la langue d'un nouveau-né.

Figure schématique montrant les plis de cette face et la position des glandes. — En partie d'après Gegenbaur.

Le *bord supérieur* répond au sillon terminal, où la face pharyngienne se continue, sous un angle presque droit, avec la face dorsale de la portion buccale de la langue. — Ce bord forme le plancher de l'orifice de communication des cavités buccale et pharyngienne : l'isthme du gosier.

Le *bord inférieur* se présente comme un bourrelet transversal, saillant, compris entre le corps de l'os hyoïde en avant, la base de l'épiglotte en arrière. De son milieu et de ses deux extrémités latérales se détachent trois replis muqueux, qui vont se perdre sur la face antérieure et sur les bords latéraux de l'épiglotte : *replis glosso-épiglottiques* médian et latéraux. — Le repli médian, plus saillant, est tendu sagittalement entre la langue et l'épiglotte; son bord supérieur est concave et libre; — les replis latéraux, moins prononcés, sont curvilignes à concavité tournée en dedans; ils forment la limite inférieure de la fosse amygdalienne et, au niveau de leur insertion sur le bord de l'épiglotte, ils s'entre-croisent et se fusionnent avec l'extrémité épiglottique des replis pharyngo-épiglottiques. — Ces trois replis sont formés par une charpente élastique : les *ligaments glosso-épiglottiques*, et par quelques faisceaux musculaires dépendant des muscles de la langue, le tout recouvert de la muqueuse. — De chaque côté du repli médian, entre lui et le repli latéral, on trouve une dépression ou fosse assez prononcée : la *fosse glosso-épiglottique*. Ovalaire, allongée dans le sens frontal, cette fosse est tapissée par la muqueuse pharyngienne qui se réfléchit de la base de la langue sur l'épiglotte, et par un substratum élastique glosso-épiglottique. A ce niveau la muqueuse présente le même aspect tomenteux, irrégulier, les mêmes saillies que la muqueuse de la base de la langue et celle de la fosse amygdalienne.

Les *bords latéraux*, verticaux, épais en haut, s'amincissent vers leur extrémité inférieure. Chacun a la forme d'une petite surface triangulaire à base supérieure, limitée en avant par l'insertion du pilier antérieur du voile du palais sur la langue. Le bord latéral limite, avec la face postérieure du pilier du voile, un sillon, gouttière ou rigole verticale, à concavité postérieure, qui longe de chaque côté la base de la langue. Ce sillon est tapissé par la muqueuse pharyngienne qui se réfléchit de la fosse amygdalienne sur la base de la langue. — Le bord latéral et le sillon qu'il limite appartiennent à la fosse amygdalienne.

3° **La racine** de la langue est située dans l'épaisseur de l'étage supérieur du plancher buccal, au-dessus des muscles mylo et génio-hyoïdiens. — Uniquement musculaire, elle est formée par les muscles qui s'implantent sur le maxillaire et sur l'os hyoïde et montent à travers le plancher buccal, pour pénétrer dans l'épaisseur de la langue en l'abordant par sa face inférieure. Ce sont principalement les génio-glosses, doublés d'une portion des hyo-glosses (basio-glosses) et des linguaux inférieurs. Ainsi constituée, la racine ou pédicule de la langue est allongée d'avant en arrière, aplatie transversalement et plus large en arrière qu'en avant. Dans une coupe frontale intéressant toute la langue (fig. 56), la racine apparaît comme le pétiole supportant une feuille que représente assez bien la coupe de la portion libre.

Nous lui considérerons deux faces latérales et quatre bords. — Les *faces latérales*, représentées par les faces externes des génio-glosses en arrière, constituent la paroi interne des loges sublinguales. — Le *bord antérieur* libre, vertical, curviligne, à concavité antérieure, est formé par le tiers inférieur du bord antérieur des deux muscles génio-glosses accolés. Ce bord présente : une fente médiane qui sépare les deux muscles génio-glosses et deux bourrelets latéraux. Entre ce bord, en arrière, le maxillaire en avant, et la muqueuse du sillon alvéolo-lingual en haut, il existe un petit espace ou cavité triangulaire, cloisonné par une lamelle celluleuse médiane allant de la muqueuse et du maxillaire sur la racine de la langue. — Le *bord inférieur*, sagittal, horizontal et rectiligne, plus épais en arrière qu'en avant, répond aux bords inférieurs accolés des deux muscles génio-glosses; ceux-ci forment une sangle tendue du maxillaire à l'os hyoïde. Ce bord repose sur les muscles génio-hyoïdiens. — Les *bords postérieur* et *supérieur* sont adhérents. Ils correspondent tous deux, l'un au bord vertical et postérieur, l'autre au bord horizontal des muscles génio-glosses.

Moyens de fixité. — La langue est fixée aux organes qui l'entourent par des liens musculaires, élastiques, fibreux et muqueux. — Ses deux principaux points d'attache sont le maxillaire inférieur et l'os hyoïde. Ses deux tiers antérieurs sont rattachés au maxillaire par les muscles génio-glosses et par la muqueuse qui se réfléchit de sa face inférieure sur l'arcade alvéolaire; la langue suit le maxillaire dans ses déplacements. A l'os hyoïde et aux apophyses styloïdes qui en sont le prolongement, elle est fixée par sa base, à l'aide d'une membrane fibreuse et de muscles nombreux.

La langue est encore rattachée aux organes voisins par des expansions musculaires, élastiques et muqueuses : au voile par les muscles glosso-staphylins et la muqueuse qui les recouvre; à la paroi pharyngienne, par la muqueuse d'une part, par des faisceaux musculaires (m. glosso-pharyngés) d'autre part; à l'épiglotte, par les ligaments musculaires, élastiques et muqueux (replis ou ligaments glosso-épiglottiques).

Squelette et Muscles de la langue. — Les muscles de la langue sont de deux ordres, les uns s'insèrent sur le cadre osseux qui entoure la langue, d'autres viennent des diverses parties constituantes du pharynx : le voile du palais, l'amygdale et la musculature propre de la paroi pharyngienne. Quelle que soit leur origine, tous ses muscles convergent vers un squelette fibreux situé dans l'épaisseur de la langue.

Le **squelette fibreux** est constitué par le derme de la muqueuse, le septum lingual et la membrane glosso-hyoïdienne.

1° *Derme de la muqueuse.* — Sur toute la face dorsale, le chorion de la muqueuse forme une nappe fibreuse, dense, épaisse surtout vers la ligne médiane, qui reçoit l'insertion des fibres verticales des muscles de la langue et que quelques auteurs ont appelée le *fascia linguæ*.

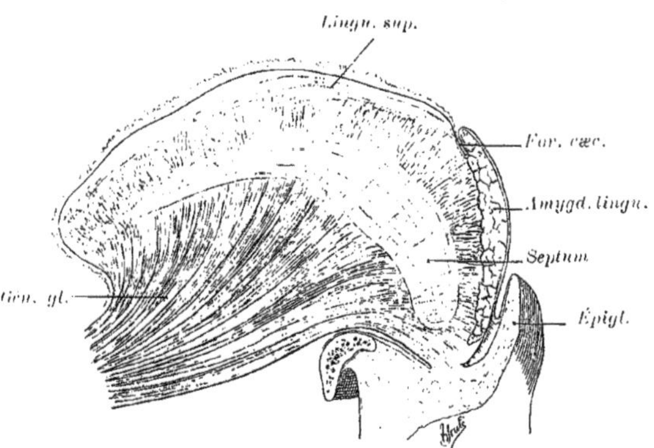

Fig. 59. — Septum lingual. Coupe antéro-postérieure de la langue (d'après Henle).

2° *Septum lingual.* — Le septum lingual, décrit pour la première fois par Blandin sous le nom de cartilage médian et assimilé par lui au prolongement lingual de l'os hyoïde chez les oiseaux, est une lame fibreuse médiane en forme de faux, placée de champ dans l'épaisseur de la langue entre les deux muscles génio-glosses. Sa hauteur maxima atteint en arrière 12 mm. Sa base se continue avec la membrane glosso-hyoïdienne; son sommet, mince et effilé, se perd entre les muscles de la pointe; le bord supérieur convexe est séparé de la muqueuse de la face dorsale par un intervalle de 3 à 4 mm.; le bord inférieur concave, moins net, est tantôt libre, tantôt recouvert par les fibres des génio-glosses qui s'entre-croisent au-dessous de lui; les faces latérales, planes, donnent insertion aux fibres musculaires transversales de la langue. Blanc jaunâtre, épais en arrière, aminci en avant, le septum est formé de tissu fibreux à grosses fibres entre-croisées en divers sens.

3° *Membrane glosso-hyoïdienne.* — La membrane glosso-hyoïdienne ou hyo-glossienne, décrite par Bichat, puis par Blandin, qui la dit propre à l'homme, est une lame fibreuse transversale qui unit la langue à l'os hyoïde. Son bord inférieur, large de 25 mm., s'attache à la lèvre postérieure du corps de l'os hyoïde, entre les petites cornes; son bord supérieur convexe reçoit au milieu l'insertion du septum lingual qui se continue avec la membrane, et sur les côtés se perd dans la langue; sa face antérieure est en partie libre, en partie adhérente aux fibres du génio-glosse qui s'y insèrent; sa face postérieure, en même temps supérieure, est sous-jacente à la muqueuse des replis glosso-épiglottiques. Elle a la forme générale d'un croissant comme l'os hyoïde, et sa hauteur, c'est-à-dire l'espace compris entre ses deux bords, ne dépasse pas 1 centimètre (Blandin, *Anatomie descriptive*, 1838).

Origine du septum. Chez le fœtus humain jusqu'à la naissance et chez les embryons des animaux, le septum apparaît comme une capsule conjonctive, d'aspect lenticulaire sur les coupes frontales, qui contient du tissu mou, conjonctif et adipeux, et de nombreux vaisseaux. Cette forme élargie ou capsulaire persiste chez les jeunes chats et d'autres animaux; elle est connue sous le nom de *lyssa*. La capsule en se transformant prend des aspects divers. Chez le chien, le loup, le chat, l'ours, sa partie inférieure forme le *cartilage sous-lingual*, que les anciens connaissaient déjà; c'est un corps vermiforme, situé sur la ligne médiane, entre les muscles génio-glosses et près de la pointe de la langue, et qui n'est d'ailleurs qu'en partie cartilagineux. Chez l'homme, la paroi de la capsule s'épaissit et atrophie par pression son contenu mou; le septum atteint son plus grand développement. Il est à remarquer que l'on a plusieurs fois observé dans son épaisseur des traînées de tissu adipeux ou des nodules cartilagineux (Hartmann), des nodules osseux chez les vieillards (Blandin) et que chez le nouveau-né il existe quelquefois, sous le septum de la partie antérieure, de petits îlots cartilagineux, homologues du cartilage sous-lingual des animaux.

C'est encore chez le nouveau-né que, d'après les recherches de Nusbaum et de Markowski, le septum ne se fixe pas directement en arrière à l'os hyoïde, mais à un nodule cartilagineux qui paraît provenir de l'os hyoïde et qui n'est qu'un reste de la tige cartilagineuse linguale des reptiles. Ce cartilage est enchâssé dans une membrane conjonctive transversale qui rattache le septum et la langue à l'os hyoïde et qui est peut-être l'ébauche de la membrane glosso-hyoïdienne de l'adulte.

(Nusbaum et Markowski. *Anat. Anzeiger*, 1897.)

MUSCLES. — La langue est abordée par dix-sept muscles, huit pairs et un impair. Les uns viennent des divers points du cadre osseux : ce sont les génio-glosses, hyo-glosses, stylo-glosses, linguaux inférieurs, linguaux supérieurs et le transverse de la langue; d'autres émanent de la musculature des diverses parties du pharynx : les pharyngo-glosses, palato-glosses et amygdalo-glosses. Les six derniers seront étudiés ailleurs (Voy. pharynx), nous ne décrirons ici que les onze premiers. Parmi ceux-ci, les plus puissants, ceux qui forment la plus grande partie de la charpente musculaire de la langue, sur lesquels viennent s'appliquer les autres, sont les génio-glosses; c'est par leur description que nous commencerons.

1° ***Génio-glosse.*** — Le plus volumineux des muscles de la langue, le génio-glosse, naît de l'apophyse géni supérieure, immédiatement au-dessus du génio-hyoïdien, en partie par des fibres tendineuses, en partie par des fibres musculaires. Les premières forment un tendon triangulaire à base antérieure, fixée sur l'apophyse géni, à sommet postérieur enfoncé dans l'épaisseur du muscle. Les fibres musculaires naissent des bords, du sommet et des faces latérales de ce tendon. — Parties de cette origine, les fibres musculaires rayonnent comme les lames d'un éventail largement ouvert : les plus antérieures se recourbent en avant et se dirigent vers la pointe de la langue ; les moyennes, verticales, montent directement vers la face dorsale et se perdent sur la mem-

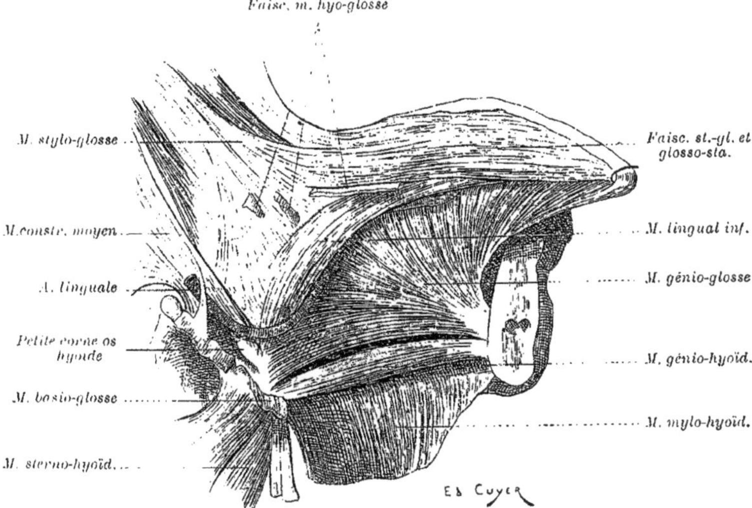

FIG. 60. — Vue latérale de la langue, destinée à montrer la disposition des muscles de la couche profonde.

On a incisé le muscle hyo-glosse, on en a enlevé une partie et laissé les extrémités hyoïdiennes rabattues, avec les faisceaux qui pénètrent dans l'épaisseur de la langue.

brane hyo-glossienne et sur la face profonde de la muqueuse ; les postérieures, presque horizontales, se portent en arrière vers l'os hyoïde où elles s'insèrent à la partie médiane de son bord supérieur (m. génio-hyoïdien supérieur de Ferrein).

Aplati transversalement, allongé d'avant en arrière, le génio-glosse s'accole par sa face interne à celui du côté opposé ; il en est séparé en haut par le septum lingual, sous le bord inférieur duquel quelques fibres passent d'un muscle dans l'autre, et en bas par un interstice rempli de tissu cellulaire et d'une graisse molle de glissement où passent quelques troncs lymphatiques (Sappey), et où Zuckerkandl a signalé la présence de grains épithéliaux d'aspect glandulaire, restes du canal thyréo-glosse. — Sa face externe forme la paroi interne de la loge sublinguale ; son bord inférieur horizontal est couché sur le m. génio-hyoïdien ; son bord antérieur concave, libre dans son tiers inférieur, où il répond à l'étage supérieur du plancher buccal, est recouvert plus haut par la muqueuse de la face inférieure de la langue; son bord supéro-postérieur, convexe, répond à la face inféro-antérieure de la membrane hyo-glossienne en arrière, à la face profonde de la muqueuse linguale dans le reste de son étendue.

Variétés. — Très souvent le génio-glosse envoie un petit faisceau à la face antérieure de la base de l'épiglotte, où il se fixe par du tissu élastique : muscle élévateur de l'épiglotte (*levator epiglottidis* de Morgagni, *glosso-epiglotticus* d'Albinus et Heister). — Quelques fibres de ce muscle se continuent et se fusionnent en arrière avec celles du constricteur supérieur du pharynx : m. *génio-pharyngien* de Winslow. — Theile décrit des fibres du génio-glosse qui montent en arcade entre l'amygdale et le m. stylo-glosse, pour aller s'insérer sur le ligament ptérygo-maxillaire, près de l'insertion du buccinateur. — Bochdalek junior (1868) décrit sous le nom de m. *longitudinalis linguæ inferior medius* s. *azygos linguæ*, un faisceau presque constant, situé entre les deux génio-glosses, naissant de l'apophyse geni et allant se perdre dans la pointe de la langue entre les deux génio-glosses. Henle dit l'avoir trouvé dans la langue d'un embryon. Luschka (1868) a vu au même endroit un petit muscle pair : m. *genio-glossus accessorius*. — Theile a trouvé dans un cas, du côté gauche seulement, la portion du muscle génio-glosse qui s'insère à l'os hyoïde absolument distincte dans les deux tiers antérieurs de sa longueur. — Henle signale quelques fibres du genio-glosse qui s'accolent à l'hyo-glosse et vont s'insérer à la base de la petite corne de l'os hyoïde.

Action. — Le point fixe du génio-glosse est son insertion sur le maxillaire; en se contractant il agit sur l'os hyoïde et sur la langue. Son action est variable suivant qu'il se contracte dans sa totalité ou seulement par un groupe de ses fibres; il tire et retire la langue. Ses faisceaux antérieurs ramènent la pointe dans la cavité buccale, et la dépriment en bas; les moyens tirent en avant la base de la langue, et produisent la propulsion de l'organe hors de la cavité buccale; les inférieurs et postérieurs élèvent l'os hyoïde et le portent en avant. La contraction simultanée de toutes ses fibres ramasse la langue sur elle-même, la pelotonne et l'applique fortement contre le plancher buccal.

2° ***Lingual inférieur.*** Syn : m. lingual, Douglas; m. longitudinalis inferior, Arnold, Theile. — Quoique décrit depuis longtemps par Colombo, Spigel, etc., ce muscle est en général mal compris et surtout mal représenté; certains auteurs (Theile, Henle) le font dériver uniquement de l'épaisseur même de la langue où il se continuerait avec des muscles voisins; d'autres (Sappey) lui accordent aussi des insertions osseuses sur la petite corne de l'os hyoïde, mais sans les représenter. — Voici comment je l'ai vu dans mes dissections : immédiatement accolé à la face externe du m. génio-glosse, le lingual inférieur est un faisceau musculaire arciforme, à concavité antérieure et inférieure, aplati transversalement, allant de la petite corne de l'os hyoïde, dont il embrasse le contour par ses fibres d'origine, à la pointe de la langue. Situé entre l'hyo-glosse et le génio-glosse d'abord, entre le stylo-glosse et ce dernier plus haut, il abandonne par son bord convexe postérieur des fibres qui se dirigent en arrière et en bas et s'entre-croisent avec des fibres à directions opposées, obliques en bas et en avant, du muscle stylo-glosse. Entre son bord antérieur libre et le génio-glosse chemine l'artère linguale profonde, dont il est le muscle satellite.

Action. — Il abaisse la pointe de la langue et l'incurve en bas et en arrière.

3° ***Hyo-glosse.*** Syn : basio-cérato-chondro-glosse. — C'est une lame musculaire quadrilatère, aplatie transversalement, plus haute que large, qui part de l'os hyoïde et se porte sur la face latérale de la langue ; il s'insère sur le bord supérieur de l'os hyoïde, depuis l'extrémité externe du corps jusque près du sommet de la grande corne. Cette insertion est souvent ininterrompue; mais souvent aussi la partie qui s'insère sur le corps est séparée de celle qui naît de la grande corne par un interstice triangulaire, à base inférieure, à sommet supérieur, à travers lequel on voit l'artère linguale. Cette disposition explique la division de ce muscle en deux parties : la première née du corps et de la base de la grande corne : le *basio-glosse* ; la seconde née de la grande corne : le *cérato-glosse*. Nées de cette façon, les deux portions du muscle montent sur la face latérale de la langue ; elles pénètrent entre les faisceaux du stylo-glosse en arrière, entre le stylo-glosse et le lingual inférieur en avant, et s'étalent en un large éventail, dont les fibres s'engagent dans l'épaisseur de la langue, les postérieures transversalement, les antérieures longitudinalement, les moyennes plus ou moins obliquement.

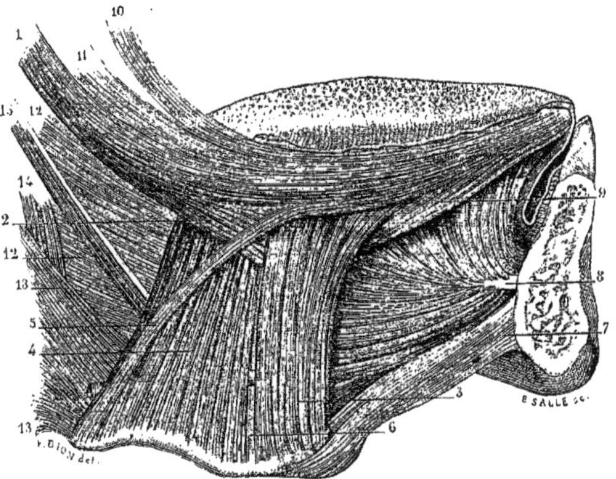

FIG. 61. — Muscles de la langue, couche superficielle (Sappey).

1, 2, stylo-glosse. — 3, hyo-glosse (basio-gl.). — 4, cérato-glosse. — 5, faisceau access. de l'hyo-glosse. — 7, génio-hyoïdien. — 8, génio-glosse. — 9, Lingual infér. — 10, glosso-staphylin (pilier ant.). — 11, 12, pharyngo-glosse. — 13, constricteur moyen — 15, stylo-hyoïdien.

A son origine sur l'os hyoïde, l'hyo-glosse répond en avant au génio-hyoïdien, en arrière au constricteur moyen du pharynx. La plupart des fibres du génio-hyoïdien passent en dehors, et une faible partie en dedans du bord antérieur de l'hyo-glosse pour s'insérer sur l'os hyoïde ; le constricteur moyen au contraire ne présente que quelques rares fibres sur la face externe du bord postérieur de l'hyo-glosse, la plupart passant en dedans de ce dernier. Recouvert de haut en bas par les ventres du digastrique, par les anses nerveuses du grand hypoglosse et du lingual, par la glande sous-maxillaire et par la sangle que forme le muscle stylo-glosse, il recouvre : l'artère linguale, qui glisse sur sa face interne ou profonde en la traversant souvent en séton, la petite corne de l'os hyoïde, le muscle lingual supérieur et le génio-glosse. Les bords antérieur et postérieur sont libres, presque verticaux et concaves.

Action. — C'est essentiellement le muscle abaisseur de la langue ; il la rapproche de l'os hyoïde et la ramène en arrière dans la cavité buccale, quand elle a été propulsée par les génio-glosses. La langue, fortement abaissée, se creuse dans sa longueur sur la ligne médiane.

Variétés. — Verdheyen, Haller, Zaglas, Henle, décrivent sous le nom de *chondro-glosse* un petit muscle plat, distinct de l'hyo-glosse, s'insérant sur le bord interne de la base de la petite corne et sur la partie avoisinante du corps de l'os hyoïde; séparé à son origine de l'hyo-glosse par l'artère linguale, il monte en haut et en avant sur le dos de la langue, où il s'étale en fibres sagittales, entre le lingual inférieur et le hyo-glosse. Sappey conteste l'existence indépendante de ce muscle qui ne serait qu'une partie des m. linguaux inférieur et supérieur. Je crois aussi qu'il s'agit tout simplement du muscle lingual inférieur si mal vu en général et que j'ai décrit plus haut. Sappey décrit, sous le nom de *cérato-glosse accessoire*, un faisceau musculaire inconstant, mais fréquent, qui naît du sommet de la grande corne de l'os hyoïde, et même du constricteur moyen du pharynx, se porte en haut et en avant en passant sur le cérato-glosse, et se coude à angle obtus pour se joindre à la portion horizontale du stylo-glosse. Il abaisse les bords de la langue, et incline de son côté sa face dorsale. Malgré l'opinion de Sappey je ne crois pas à la fréquence de ce faisceau, ne l'ayant rencontré qu'exceptionnellement. — Bochdalek (1866) décrit, sous le nom de *tritico-glosses*, des fibres musculaires qui naissent du cartilage contenu dans l'épaisseur du ligament hyo-thyroïdien latéral et se rendent dans l'hyo-glosse; il les a trouvées huit fois sur vingt-deux cas. — J'ai vu très souvent, alors que les cérato et basio-glosses étaient séparés par un interstice bien marqué, un échange de fibres entre les deux muscles, passant d'un muscle à l'autre en grillageant pour ainsi dire l'espace celluleux qui les sépare.

4° **Stylo-glosse**. — Long, cylindrique à son origine, aplati et étalé en éventail sur la face latérale de la langue, le muscle stylo-glosse s'insère sur l'extrémité supérieure de l'appareil hyoïdien, sur l'apophyse styloïde et le ligament stylo-maxillaire. Cette insertion se fait par des faisceaux, en partie tendineux, en partie musculaires, à la base et à la face antérieure de l'apophyse et s'étend plus ou moins sur le ligament.

De là le muscle se dirige en bas, en avant et légèrement en dedans; de cylindrique il devient aplati, et se contourne sur lui-même de façon que son bord externe devient postérieur et sa face antérieure devient externe. Il aborde la langue au niveau et au-dessous du pilier antérieur du voile du palais, sur le bord latéral de la base. A ce niveau il s'aplatit, devient triangulaire et se divise en deux faisceaux : un faisceau externe ou longitudinal, qui suit le bord de la langue et se porte à sa pointe, parallèlement au lingual inférieur qu'il recouvre et avec lequel il échange des fibres; un faisceau interne ou transversal, qui passe entre les deux portions de l'hyo-glosse et s'épanouit horizontalement dans la base de la langue. Sappey décrit en outre et figure un faisceau inférieur, moins important, qui se porte en bas et en avant pour se confondre avec les fibres du génio-glosse.

Telle est la description classique de la terminaison du muscle stylo-glosse. De nombreuses dissections m'ont fait constater une disposition assez différente. Au point où le muscle aborde la langue, ses fibres se divisent en éventail, en supérieures, moyennes et inférieures. Des *supérieures*, les plus courtes pénètrent immédiatement dans l'épaisseur de la langue, se dirigent transversalement en dedans et se mêlent aux fibres du glosso-staphylin; d'autres, *longues*, se dirigent directement en avant, forment un faisceau épais, longitudinal, qui longe le bord de la langue, en passant d'abord sur l'hyo-glosse, puis sur le lingual inférieur, et, arrivé à la pointe, s'unit à celui-ci du côté opposé. Les fibres *moyennes* se dirigent obliquement en bas et en avant, se divisent en deux ou trois faisceaux distincts qui passent à travers les fibres du cérato-glosse ou entre ce muscle et le basio-glosse; elles s'entrecroisent avec les expansions du muscle lingual inférieur, et pénètrent ensuite dans l'épaisseur de la langue, les unes transversalement, d'autres longitudinalement. Les fibres *inférieures* et postérieures passent derrière le bord postérieur du cérato-glosse, se dirigent presque verticalement vers la grande corne de l'os hyoïde, et s'insèrent en grande partie sur la lèvre interne du bord supérieur de cette corne en dedans du constricteur moyen du pharynx; quelques-unes s'arrêtent sur le ligament stylo-hyoïdien.

Dans sa portion extra-linguale, le stylo-glosse est en rapport en dehors avec la parotide dont le sépare l'aponévrose, et avec la face interne du ptérygoïdien interne, recouverte elle-même par un plan aponévrotique et par de la graisse; en dedans, accolé d'abord au stylo-pharyngien, il s'en éloigne au contact de l'artère palatine ascendante; puis il passe sur la face externe du constricteur supérieur dont le sépare l'aponévrose pharyngienne latérale, et sur la paroi latérale de la loge amygdalienne. Le nerf glosso-pharyngien est accolé au muscle dans une grande partie de son trajet. Dans sa portion linguale, le stylo-glosse recouvre l'hyo-glosse et le lingual inférieur.

Action. — L'action du stylo-glosse est multiple : par le faisceau longitudi-

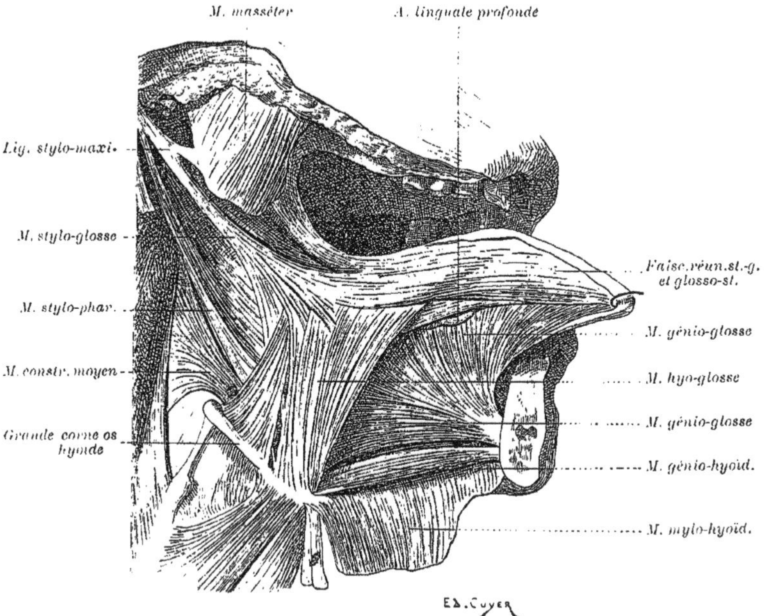

FIG. 62. — Vue latérale de la langue, destinée à montrer la disposition des muscles de la couche superficielle.

La moitié droite du maxillaire inférieur a été enlevée, le muscle mylo-hyoïdien désinséré de la mâchoire et rabattu. Les muscles stylo-hyoïdien et le ventre postérieur du digastrique sectionnés et rabattus.

nal qui atteint la pointe de la langue, il rétracte et porte en haut cette dernière; par les fibres supérieures courtes et les moyennes, il forme avec celui du côté opposé une sangle musculaire fixée par ses deux extrémités aux apophyses styloïdes : cette sangle élève la base et la partie postérieure des bords de la langue, la face dorsale se creuse alors en une gouttière longitudinale; par ses fibres inférieures enfin, il peut élever l'os hyoïde.

En résumé, il est rétracteur de la pointe et élévateur de la base.

Variétés. — On a signalé l'absence du muscle d'un côté (Albinus) ou des deux (Bœhmer). — On l'a vu naître de l'apophyse styloïde, par un second faisceau tendineux. — Il peut étendre son insertion jusqu'au maxillaire inférieur; naître entièrement de l'angle de la mâchoire et de l'insertion du ptérygoïdien interne sur la mâchoire (Moser); ou s'insérer par un chef sur l'apophyse styloïde et par un second chef (muscle mylo-glosse) sur l'angle de la mâchoire (Wood). — Il peut recevoir un faisceau accessoire, tendineux ou musculaire venant du conduit auditif osseux ou cartilagineux. Le chef qui provient du conduit cartilagineux (*caput articulare*, Gruber) peut rester indépendant ou se relier à l'apophyse styloïde, et former un muscle tendu de l'apophyse au conduit auditif cartilagineux (m. *depressor auricularis*, Lauth; m. *stylo-auricularis*, Hyrtl). Du conduit auditif cartilagineux, le faisceau musculaire peut se rendre directement dans la langue sans s'unir au stylo-glosse (Duverney, 1749), Lauth, Hyrtl, Gruber). — Sandifort (1753) a vu le muscle divisé en deux faisceaux, dont l'un avait l'insertion habituelle, tandis que l'autre allait sur le pharynx. — Macalister (1871) a réuni plusieurs cas de dédoublement complet du muscle. — Henle a vu une fois un faisceau étroit du stylo-glosse passer sur le tronc du nerf grand hypo-glosse, et gagner l'origine du muscle génio-glosse, unissant l'apophyse styloïde et l'apophyse géni supérieure.

5° ***Lingual supérieur.*** Syn. : m. notoglossus, Zaglas; m. superficiel de la langue, Arnold; m. longitudinal supérieur, Theile. — Impair et médian, le lingual supérieur forme une lame à fibres longitudinales, unique en avant, divisée en trois faisceaux en arrière, tendue de la base de la langue à sa pointe immédiatement sous la muqueuse. Il naît par trois chefs : un médian s'insère sur la face antérieure de l'épiglotte et sur le ligament glosso-épiglotique médian; deux latéraux partent des petites cornes de l'os hyoïde. Les trois faisceaux se réunissent bientôt pour former une lame unique qui se prolonge en avant jusqu'à la pointe de la langue. Ces trois faisceaux d'origine ont été décrits par Gerdy comme entièrement indépendants sous le nom de *faisceaux hyo-glosso-épiglottiques*.

En s'unissant sur les bords de la langue avec des fibres longitudinales des muscles stylo-glosse et palato-glosse (Sappey), le lingual supérieur constitue une coque musculaire à concavité inférieure moulée sur la face dorsale de la langue de la base à la pointe et d'un bord à l'autre. Recouvert par la muqueuse, il recouvre le muscle transverse. Dans les interstices que limitent ses faisceaux d'origine sont logées les glandes de la base de la langue. — D'après Theile, les fibres du lingual supérieur ne seraient pas continues d'un bout à l'autre de la langue, elles s'arrêteraient de distance en distance sur la muqueuse, d'où naîtraient de nouvelles fibres qui prolongeraient ainsi le muscle jusqu'à la pointe.

Action. — Il raccourcit la langue, et porte sa pointe en haut et en arrière.

6° ***Transverse de la langue.*** — La charpente musculaire de la langue est formée par un très grand nombre de fibres à direction transversale. — Pour se rendre un compte exact de la disposition de ces fibres, de leur origine et de leur mode de terminaison, il faut débiter la langue en une série de coupes frontales, depuis la pointe jusqu'à la base. En examinant les surfaces de section de ces coupes, on voit que la plus grande partie de la langue est composée de fibres musculaires transversales réunies en faisceaux ou lamelles aplaties d'avant en arrière.

Toutes ces fibres naissent de chaque côté de la ligne médiane de la langue, sur les faces latérales du septum médian, et se dirigent en dehors, vers les bords, où elles se terminent d'une façon différente dans les deux tiers antérieurs et dans le tiers postérieur de la langue. Dans les deux tiers antérieurs, les faisceaux musculaires transversaux, arrivés sur le bord, s'épanouissent en trois ordres de fibres : supérieures, moyennes et inférieures. Les supérieures se recourbent légèrement en haut vers la face dorsale; les moyennes se dirigent directement en dehors vers la convexité du bord; les inférieures se recourbent en bas, vers la face inférieure. Toutes s'insèrent sur la face profonde de la muqueuse du bord. — Dans le tiers postérieur de la langue, les fibres musculaires transversales se dirigent en dehors, passent entre les faisceaux du génio-glosse, arrivent au bord latéral de la base où elles prennent des directions différentes. Les fibres profondes se portent en bas, s'insèrent sur la face interne de la petite corne de l'os hyoïde et sur l'extrémité inférieure du ligament stylo-hyoïdien; quelques-unes se continuent avec les fibres du constricteur moyen du pharynx (Henle). Les fibres superficielles, réunies en plusieurs faisceaux, se dirigent en haut et en arrière, et vont se confondre avec les fibres du glosso-staphylin, de l'amygdalo-glosse et du pharyngo-glosse. — En somme, le muscle transverse est formé de deux ordres de fibres : les unes, courtes, se perdent dans l'épaisseur même de la langue, fibres intrinsèques; les autres, longues, dépassent la langue et vont se perdre sur l'os hyoïde d'une part, sur le voile du palais, la paroi latérale de la fosse amygdalienne, et la paroi pharyngienne latérale d'autre part; ces dernières sont des fibres extrinsèques.

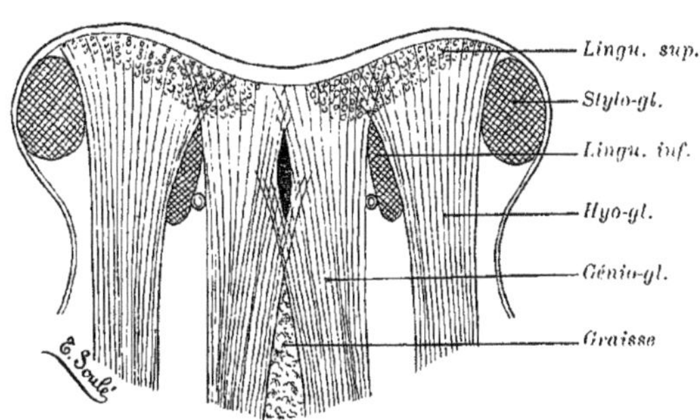

Fig. 63. — Coupe schématique de la langue, montrant les rapports des muscles.

Le muscle transverse n'est pas représenté.

Je dois ajouter que les fibres transversales que montre la surface de section des coupes frontales de la langue n'appartiennent pas toutes au muscle transverse. Un certain nombre sont des fibres terminales des muscles hyo- et stylo-glosses. — Le muscle transverse est recouvert en haut par les fibres du lingual supérieur qui le séparent de la muqueuse du dos; latéralement par des faisceaux longitudinaux des muscles : stylo-glosse, palato-glosse et lingual inférieur.

Action. — Il diminue le diamètre transversal de la langue, l'arrondit, la rend plus pointue et l'allonge.

Examinée dans son ensemble, la charpente musculaire de la langue est formée par trois ordres de fibres : longitudinales, verticales et transversales. Beaucoup d'auteurs distinguent avec raison des fibres *intrinsèques* et *extrinsèques* de la langue : les premières naissent et se terminent dans l'épaisseur de l'organe, les secondes naissent sur les os ou les organes voisins et viennent se terminer dans l'épaisseur de la langue.

Les *fibres verticales* occupent les unes le centre de la langue (fibres des génio-glosses), les autres les bords et la base de la langue (fibres des hyo-glosses). Gerdy, Cruveilhier, Hyde-Salter, Braun décrivent des fibres verticales intrinsèques; elles n'existent pas. Les fibres *longitudinales* occupent la périphérie de l'organe : sur la face dorsale elles sont fournies par le lingual supérieur, sur la face inférieure par les linguaux inférieurs et les faisceaux horizontaux des génio-glosses; sur les bords, par les stylo-glosses, les palato-glosses et les pharyngo-glosses. Les fibres *transversales*, très abondantes, sont situées dans l'épaisseur même de l'organe; elles naissent toutes du septum lingual et décrivent de chaque côté des arcades qui traversent les fibres verticales et longitudinales pour aboutir sur les bords de la langue; là les unes, courtes, s'insèrent sur la muqueuse des bords et appartiennent aux fibres intrinsèques du muscle transverse; les autres, longues, plus nombreuses, se rendent vers l'os hyoïde, le voile, l'amygdale et le pharynx; ce sont les fibres extrinsèques du m. transverse. Quelques-unes des fibres transversales appartiennent aux hyo-glosses et aux stylo-glosses.

La terminaison des fibres musculaires de la langue se fait sur le septum médian et sur la face profonde de la muqueuse. D'après Henle, les faisceaux verticaux ou obliques, dans l'étendue où la muqueuse est papillaire (deux tiers antérieurs), traversent les faisceaux longitudinaux, s'élargissent, se divisent en fourches ou en pinceaux et se terminent par une extrémité conique à la base des papilles et dans leur intervalle; elles sont séparées par un millimètre d'épaisseur de la surface libre de la muqueuse. Dans la partie postérieure pourvue de glandes, la plupart des fibres musculaires se terminent dans une couche de tissu cellulaire dense située au-dessous de la couche glandulaire, et lâchement unie à la muqueuse. Quelques faisceaux isolés montent entre les glandes. Des travées cellulaires fines, parties de la muqueuse et du septum médian, remplissent les intervalles intermusculaires. Des amas de tissu cellulaire lâche, remplis de graisse, entourent les glandes de la pointe de la langue et pénètrent dans l'interstice qui sépare les deux muscles génio-glosses.

Muqueuse linguale. — La langue est recouverte dans sa plus grande étendue par un étui muqueux, dépendant de la muqueuse bucco-pharyngée.

Sa *coloration* est variable avec les régions; d'un blanc rosé plus ou moins pâle sur le dos de la langue, elle est un peu plus rouge sur les bords, et devient rose à la face inférieure. On connaît les nombreuses variations de couleurs que présente la muqueuse du dos de la langue, dans l'état de santé, avant ou après le repas, et dans l'état de la maladie.

Son *épaisseur* est très variable; relativement considérable sur la face dorsale au niveau de la ligne médiane, elle diminue progressivement sur les parties latérales pour devenir mince et transparente à la face inférieure où elle laisse apercevoir les veines ranines.

Sa *consistance*, très marquée au milieu de la face dorsale, est plus faible sur les bords, à la pointe et surtout à la base où elle se laisse facilement déchirer; à la face inférieure, la muqueuse se montre un peu plus consistante.

Son *adhérence* aux muscles sous-jacents est surtout marquée à la face dorsale; là, les fibres musculaires s'insèrent sur un épaississement blanchâtre de nature fibreuse, sous-jacent à la muqueuse, et qu'on a décrit comme une membrane particulière (*fascia linguæ*, Zaglas). Encore intimement unie aux fibres musculaires sur les bords de la langue, la muqueuse l'est beaucoup moins à la base, et surtout à la face inférieure, où un tissu cellulaire assez abondant la sépare des tissus qu'elle recouvre.

Configuration. — La *surface libre* de la muqueuse présente un aspect

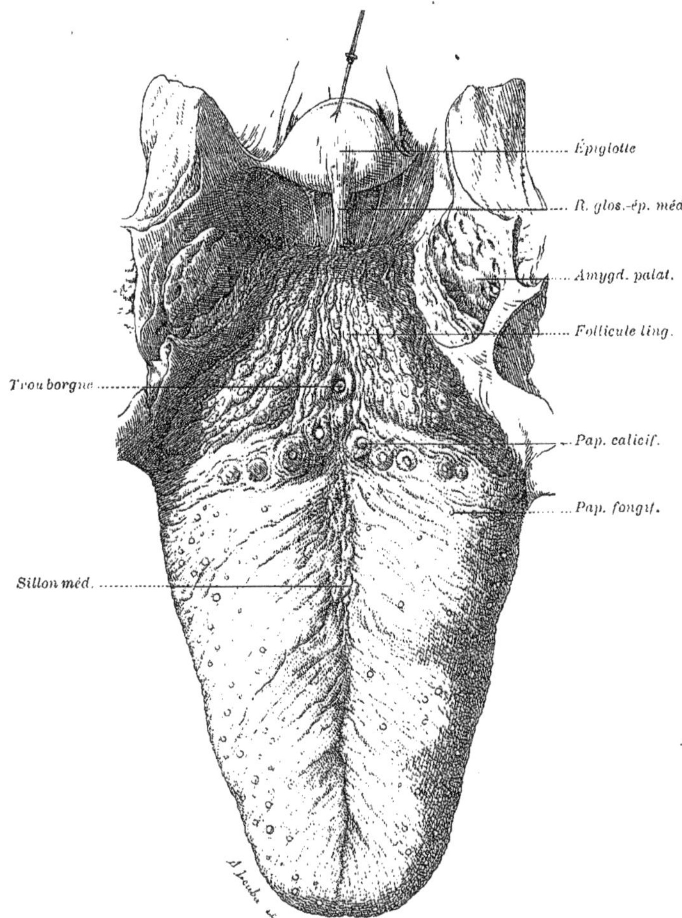

Fig. 64. — Face dorsale de la langue étalée.

différent sur les deux tiers antérieurs (portion buccale), et sur le tiers postérieur (portion pharyngienne). La première est hérissée de nombreuses papilles et constitue la *région papillaire*; la seconde présente surtout des saillies et des dépressions dues à l'infiltration lymphoïde de la muqueuse, on la désigne sous le nom d'*amygdale linguale* (Voy. fig. 64).

Les **papilles** de la langue ont été divisées depuis longtemps, d'après leur volume, en grandes, moyennes, petites et minuscules (Albinus, 1754); cette division répond à quelque chose de réel, puisque la muqueuse linguale présente des papilles de toutes dimensions.

Les papilles les plus petites (*papillæ minimæ*), enfouies dans l'épaisseur de l'épithélium, qu'elles dépassent à peine, sont essentiellement des papilles dermiques; elles sont comparables en tous points aux papilles de la peau et de la muqueuse buccale. Ordinairement simples, elles sont quelquefois divisées en plusieurs saillies secondaires à leur extrémité libre. Leur forme est variable, elles sont en général hémisphériques, (de là leur nom de papilles hémisphériques ou simples) coniques, ou filiformes; leur hauteur moyenne est de 0,05 mm. (50 μ). Les papilles hémisphériques sont disséminées sur toute l'étendue de la muqueuse linguale, aussi bien sur la face dorsale et sur les bords entre des papilles plus volumineuses, que sur la face inférieure où elles existent seules.

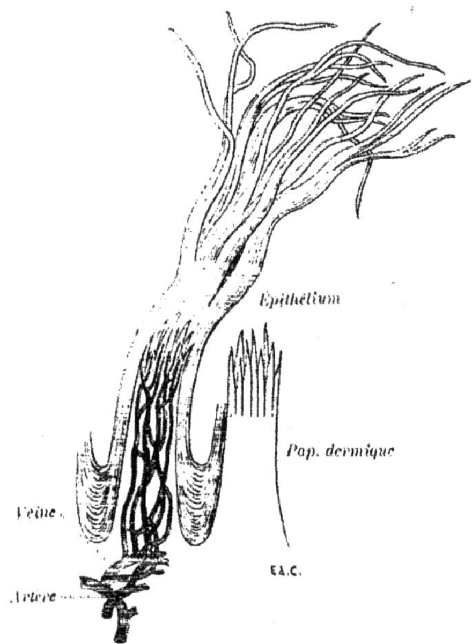

Fig. 65. — Papille filiforme de l'homme (d'après Todd et Bowmann).

A gauche, une papille avec ses prolongements épithéliaux; à droite, une papille dermique.

Les papilles plus volumineuses, formées par la réunion sur une base commune d'un nombre plus ou moins grand de papilles simples, se divisent d'après leur volume et leur forme en : petites ou *filiformes*, moyennes ou *fongiformes* et grosses ou *caliciformes*. Les papilles filiformes, presque uniformément répandues sur la face dorsale de la langue, lui donnent un aspect velouté particulier; par places, on trouve entre elles des papilles fongiformes, tantôt enfouies au milieu de papilles filiformes très hautes, tantôt dépassant au contraire ces dernières, et faisant une saillie plus considérable à la surface de la muqueuse.

a) Les *papilles filiformes* (parvæ, villosæ, arcuatæ, coniques, cylindriques, corolliformes, etc.), hautes de 0,75 à 3 mill., larges de 0,2 à 0,5 mill. (Kölliker), se présentent sous des formes diverses; cependant on peut toujours leur distinguer deux portions : un corps conique, cylindrique, pyramidal, ou prismatique, et une extrémité. Exceptionnellement unie, la surface libre de cette extrémité est presque toujours hérissée d'un grand nombre de prolongements effilés, formés par un bouquet ou par un pinceau de papilles dermiques simples (Voy. fig. 65). Celles-ci, de hauteur variable, 0,02 à 0,03 millim., sont recouvertes à leur tour d'une couche épithéliale dont les cellules superficielles se disposent de façon à compliquer encore l'aspect de la papille. Plates et allongées, à grand diamètre parallèle au grand axe de la papille dermique, les cellules épithéliales se recouvrent comme les tuiles d'un toit, et sont pourvues de prolongements effilés en forme de crosse, mesurant 0,5 millim., ou de longs cheveux pouvant atteindre jusqu'à 1,5 millim Ces prolongements épithéliaux mesurent parfois le double ou le triple de la hauteur de la papille dermique. Tantôt tous les prolongements épithéliaux d'une papille filiforme ont la même hauteur (fig. 65), tantôt les prolongements centraux sont les plus longs et dépassent tous les autres, tantôt enfin les prolongements périphériques sont les plus développés et donnent à la papille l'aspect d'une corolle (papilles corolli-

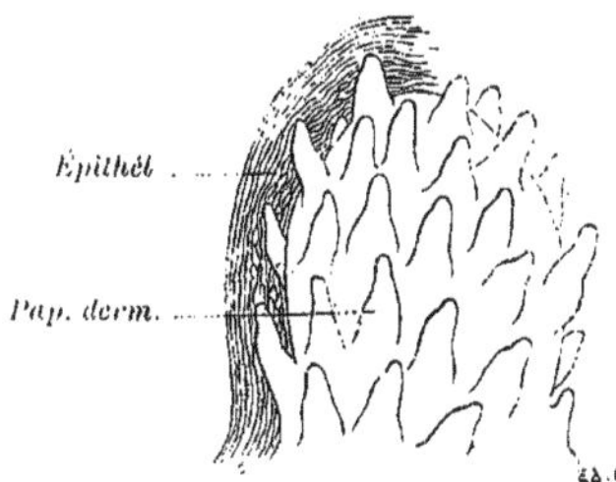

Fig. 66. — Papille fongiforme de l'homme avec son revêtement épithélial à gauche, et montrant les papilles dermiques à droite (d'après Todd et Bowmann).

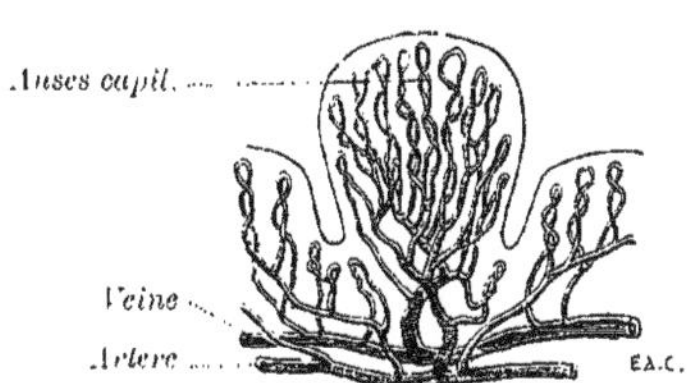

Fig. 67. — Papille fongiforme située entre deux papilles simples; la première présente un système vasculaire complexe, les secondes de rares anses capillaires (d'après Todd et Bowmann).

formes, Sappey). Les papilles filiformes les plus volumineuses, et munies des prolongements les plus longs, se trouvent en avant des papilles caliciformes vers le milieu de la face dorsale; à partir de ce point elles diminuent de volume à mesure que l'on s'approche des bords et de la pointe de la langue. Au niveau des papilles caliciformes, les papilles filiformes sont situées sur des replis muqueux étroits, dirigés parallèlement au V lingual (Henle). Sur les bords de la langue, elles forment des traînées verticales, régulières ou légèrement tortueuses, dirigées de la face dorsale vers la région inférieure de l'organe. Sur le dos de la langue, la disposition des papilles filiformes est irrégulière, on les voit se réunir en groupes séparés les uns des autres par des sillons ou crevasses dans lesquels se montrent quelques papilles fongiformes.

b) Les **papilles fongiformes** affectent en général l'aspect d'un champignon ou d'une massue; enfouies le plus souvent au milieu des papilles filiformes, elles peuvent les dépasser et former alors une saillie appréciable à la surface de la muqueuse. D'une hauteur moyenne de 0,7 à 1 mill. 8, sur une largeur de 0,8 à 1 mill., la papille fongiforme est constituée d'un corps hérissé de nombreuses aspérités formées par des papilles secondaires simples ou hémisphériques. Ces dernières, visibles à la loupe, donnent à la papille des aspects très variables: tantôt les élevures dermiques s'étagent en forme d'échelons (fig. 66), tantôt elles divergent en forme de rayons. Souvent ces élevures sont nivelées par l'épithélium de la papille fongiforme, dont les couches profondes enveloppent séparément chacune des papilles dermiques, et remplissent les espaces inter-papillaires, tandis que les cellules superficielles passent sur toutes les saillies secondaires pour former sur l'ensemble de la papille un revêtement lisse et uni, épais de 0,05 mill. environ. On trouve également des papilles fongiformes dont les pointes sont plus saillantes, et donnent à la surface bombée de ces papilles l'aspect d'une masse d'arme, d'une étoile, ou encore, si les élevures sont moins accusées, la forme d'une framboise ou d'une mûre (papilles mûriformes). Henle a vu des papilles fongiformes dont une moitié était lisse, et l'autre moitié hérissée de pointes. Le même auteur signale aussi des papilles à pédicule mince, et à extrémité étalée en un large chapeau, dont les bords sont tantôt tranchants, tantôt bombés, et qui peuvent présenter alors une dépression centrale. Enfin il existe des papilles en forme de tubercules plats à base large circulaire (papillæ degenerantes, Albinus).

Au nombre de 150 à 200 (Sappey), les papilles fongiformes, relativement rares sur la ligne médiane du dos de la langue en avant du V lingual, deviennent plus abondantes vers les bords. Entre la ligne médiane et les bords, elles sont répandues à des intervalles à peu près réguliers; sur les bords, elles sont disposées en séries verticales; à la pointe, tantôt elles abondent, et masquent les papilles filiformes, tantôt au contraire elles sont très rares; enfin à la base de la langue, on en trouve encore quelques-unes un peu en arrière du V lingual. Exceptionnellement, on peut en rencontrer à la face inférieure, et sur le plancher de la cavité buccale, mais seulement au voisinage de la langue (Henle). Ajoutons qu'il est souvent difficile, même à la loupe, de distinguer les papilles fongiformes au milieu des papilles filiformes, les premières affectant parfois l'aspect caractéristique des secondes. Mais, quand les papilles fongiformes sont lisses et nettement saillantes, elles tranchent sur les papilles filiformes par leur forme, et par leur coloration rougeâtre, qui fait tache sur le feutrage blanchâtre des papilles filiformes.

c) Les **papilles calciformes** (vallatæ, circumvallatæ, truncatæ, Haller; boutonnées ou à tête, Royer; caliciformes, Cuvier) ont un siège spécial, le V lingual, et forment la limite du dos et de la base de la langue. Au sommet de ce V on trouve souvent, au lieu d'une saillie papillaire, une dépression plus ou moins profonde, le trou borgne ou foramen cæcum de Morgagni. Les papilles caliciformes sont au nombre de neuf en général, Haller en a compté jusqu'à vingt. Examinée à la loupe, une papille caliciforme se présente avec l'aspect d'une volumineuse papille fongiforme, entourée d'un sillon plus ou moins profond que limite en dehors un bourrelet quelquefois très saillant (Voy. fig. 68); il importe de décrire successivement chacune de ces parties.

La *papille centrale*, mamelon ou cône, haute de 1 à 1,5 millimètre, ressemble à une papille fongiforme; comme celle-ci, elle rappelle l'aspect d'une massue ou d'un champignon, dont la grosse extrémité s'étale à la surface de la muqueuse, et dont le pédicule rétréci s'implante au fond du sillon. Le mamelon, large de 1 à 2 millimètres, est hérissé de papilles secondaires, tantôt enfoncées dans l'épithélium qui les recouvre, tantôt au contraire saillantes. Le milieu de la surface libre de la papille est légèrement creusé d'une dépression ou cupule, d'autant plus accentuée que la papille est plus volumineuse; sur les petites papilles en effet, cette dépression manque, et la massue apparaît uniformément bombée. Ordinairement unique, le mamelon peut se dédoubler ou même se diviser en plusieurs mamelons secondaires séparés par des échancrures relativement profondes; il donne alors l'illusion de plusieurs papilles indépendantes, implantées au fond d'une vallée unique, et entourées d'un bourrelet commun.

Le *sillon*, fossé ou fente circulaire, profond de 2 millimètres (Schwalbe), entoure la papille centrale. Sa paroi interne est formée par le pédicule du mamelon, tandis que sa paroi externe, légèrement inclinée en bas et en dedans, est limitée par le bourrelet; au fond du sillon se trouvent les orifices des canaux excréteurs de glandes spéciales (Voy. page 123). Les deux parois qui limitent le fossé sont lisses, et toujours dépourvues de papilles secondaires; on remarque, dans l'épaisseur de l'épithélium qui les recouvre, des organes spéciaux, les bourgeons du goût, que nous décrirons plus loin.

Le *bourrelet*, rempart ou calice, est plus ou moins saillant; ordinairement

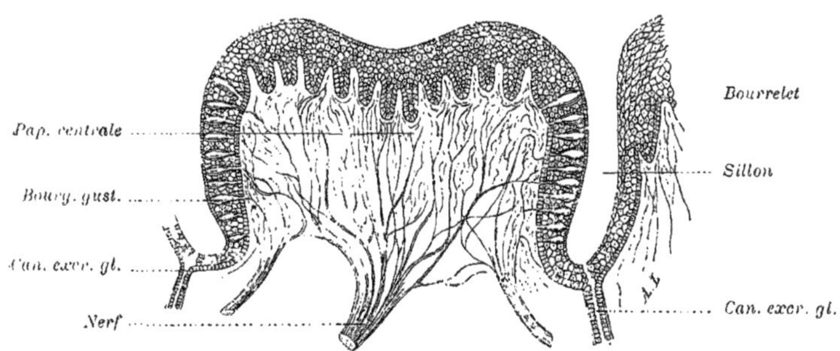

Fig. 68. — Coupe verticale d'une papille caliciforme (d'après Schwalbe).

il se trouve au même niveau que la surface libre de la papille centrale, d'autres fois il est surélevé et masque en partie le mamelon. Souvent le bourrelet est à peine accusé, ou même incomplet, et la papille centrale, largement découverte, ressemble à une grosse papille fongiforme. Lisse et uni à sa surface interne, le bourrelet présente, à partir de son bord libre, des élevures comparables à celles qui recouvrent la papille centrale; ces saillies sont formées par des élevures secondaires plus ou moins cachées dans l'épithélium.

J. Schaffer (1897) a constaté, dans le stroma conjonctif des papilles caliciformes et dans la paroi du bourrelet, la présence de fibres musculaires lisses; chez l'homme, ces fibres affectent une direction un peu irrégulière dans la papille, mais dans le bourrelet elles se disposent en un anneau concentrique à la papille. Les recherches histologiques de l'auteur, étendues à quelques mammifères, lui ont permis de retrouver ces éléments musculaires chez le cheval, surtout dans les grosses papilles ovalaires; ils font, au contraire, défaut chez tous les autres animaux. Les fibres irrégulières et obliques de la papille pourraient, à la rigueur, produire une érection ou une rétraction de cet organe; quant aux fibres circulaires, il est manifeste qu'elles jouent un rôle important dans la gustation. Il paraît probable, comme le suppose Schaffer, qu'elles peuvent, suivant le cas, empêcher la pénétration des substances sapides dans le sillon péripapillaire, ou bien retenir dans ce sillon les liquides qui y ont déjà pénétré, afin de les mettre en contact plus intime avec les bourgeons gustatifs.

Dans un travail considérable et très documenté, F. Münch (1896) s'est efforcé d'établir les lois qui régissent, chez les mammifères, la distribution et le mode d'arrangement des formations papillaires, et en particulier des papilles caliciformes. Les données de Münch concordent, en général, avec celles des auteurs classiques, en ce qui concerne les diverses variétés de papilles, et leur disposition. Ses recherches statistiques sur les papilles caliciformes de l'homme lui ont permis de constater que le nombre de ces papilles varie de 6 à 12. Le plus souvent on en trouve 9, et c'est tout à fait exceptionnellement qu'on peut en compter jusqu'à 16; la papille centrale fait défaut dans un peu plus de la moitié des cas (51,3 0/0). Des nombreuses conclusions du mémoire de Münch, nous ne retiendrons que les plus importantes au sujet des papilles caliciformes. Le nombre de ces papilles diffère non seulement d'une espèce à l'autre, mais encore chez les individus d'une même espèce, et ces différences sont d'autant plus considérables que l'animal occupe une place plus élevée dans la série des vertébrés. Quant au mode d'arrangement il est plus constant : il existe un mode typique, qui s'est maintenu dans quelques familles de mammifères, c'est la disposition en angle ou en triangle, à laquelle peuvent se ramener les principales variations individuelles ou spécifiques. Ces variations reconnaissent pour cause soit la perte de la papille centrale, soit l'accroissement numérique des papilles paires; en général, de toutes les papilles c'est la papille médiane qui est la moins constante. Certaines modifications, en quelque sorte atypiques, peuvent s'expliquer par l'accroissement, ou par la répétition du V lingual; l'accroissement du V résultant de la division d'une papille déjà existante, ou de la transformation d'une papille fongiforme en papille caliciforme. Toutes ces variations se produisent pendant la vie fœtale, mais on ignore à quel moment elles commencent à apparaître, et quelle en peut être la cause. Des considérations d'anatomie comparée tendent à prouver que le nombre des papilles n'est en relation directe, ni avec le mode de nourriture, ni avec le degré des sensations gustatives, mais qu'il dépend de la place que l'animal occupe dans la série des vertébrés. Münch signale enfin ce fait, que le foramen cæcum est une formation spéciale à l'espèce humaine, dont on ne trouve même pas l'ébauche chez les anthropoïdes.

Bibliographie. — F. Münch. Die Topographie der Papillen der Zunge des Menschen und der Säugethiere. *Morph. Arbeiten* von Schwalbe, Bd. IV, p. 605, 1896.

Papilles foliées. — Aux papilles caliciformes se rattachent les papilles foliées; celles-ci consistent en une série de huit ou dix replis qui coupent perpendiculairement les bords de la langue, vers l'extrémité du V lingual, et en avant du pilier antérieur. Ces lames, et les sillons qui les séparent, sont mieux marquées en arrière, où elles peuvent atteindre 1 centimètre de hauteur, qu'en avant où elles sont très petites; souvent même, à ce niveau, elles se confondent avec les plis latéraux des bords de la langue, et ne peuvent se distinguer de ces plis que par leur structure; seules en effet elles renferment des glandes albumineuses (Kölliker).

Plus nettes chez l'enfant, variables et souvent irrégulières chez l'adulte, ces papilles ne constituent chez l'homme qu'un organe rudimentaire et atrophié, remplacé par le grand développement du V lingual; elles ne contiennent pas de bourgeons gustatifs. L'organe folié fait défaut chez les carnassiers, les ruminants, les jumentés, tandis qu'il est bien développé chez les rongeurs, et chez les singes à l'entrée des abat-joues; chez les espèces de taille moyenne, il s'étend sur une longueur de 1 à 2 centimètres. Les faces opposées des crêtes sont garnies de bourgeons gustatifs; il y a sous la muqueuse une couche épaisse de glandes séreuses. Les papilles foliées sont, au fond, des papilles caliciformes aplaties et déjetées sur les bords de la langue.

Boulard et Pilliet. Organe folié de la langue des mammifères. *Journ. de l'Anat.*, 1885. — Ranvier. *Traité technique d'histologie.*

Foramen cæcum. — Le foramen cæcum occupe la partie médiane du sillon terminal, derrière la pointe du V lingual; il marque le point de rencontre des trois bourgeons primitifs de la langue et l'entrée du canal thyréo-glosse réduit dès la vie fœtale à sa portion linguale. Il fait défaut chez la moitié des sujets; sa profondeur moyenne est de 5 millimètres. Sa paroi possède un épithélium pavimenteux stratifié et des papilles peu élevées; Krause y a décrit des glandes acineuses qui ne sont pas constantes. Ordinairement le foramen est situé en arrière de la papille médiane du V lingual qui en est indépendante. Quelquefois la papille émerge du trou borgne, et paraît y avoir été entraînée dans le cours du développement. Quand il manque et que la dernière papille caliciforme présente un sillon particulièrement profond, on peut considérer ce sillon comme l'équivalent du foramen.

Ce n'est probablement qu'un reste embryonnaire, sans fonction; il ne paraît pas non plus jouer un rôle particulier dans la fréquence des maladies infectieuses.

Gaczow. Ueber das Foramen cæcum. *Dissert. inaugur.*, Kiel, 1893.

Canal lingual ou **canal thyréo-glosse** (Ductus lingualis. *Nomencl. anatom.*). — Sous le nom de *canal excréteur de la langue* (*C. excretorius linguæ*), Bochdaleck a décrit, en 1866, un cul-de-sac de la muqueuse linguale qui part du fond du foramen cœcum et s'enfonce dans l'épaisseur de la langue en se dirigeant en arrière et en bas. Dans les douze cas (sur cinquante langues) que Bochdaleck décrit, le canal avait une longueur variant de 23 à 34 mm. et se terminait en cul-de-sac, en se rétrécissant ou en s'élargissant; dans un cas il se divisait, en forme de fourche, en deux canaux qui se perdaient des deux côtés de la racine du repli glosso-épiglottique médian. Les parois du canal présentaient des trous répondant aux orifices des canaux excréteurs des glandes muqueuses qui entourent le canal en lui formant une gaine glandulaire épaisse de 12 mm. Dans deux cas le canal se continuait par un petit appendice jusqu'à l'os hyoïde. En injectant le canal, Bochdaleck constata que sur le conduit principal se branchaient des canaux secondaires, au nombre de deux ou trois, longs de 11 à 12 mill., et assez larges, qui se détachaient du canal principal et se dirigeaient obliquement en bas, en avant et latéralement. Dans ces canaux secondaires s'ouvraient deux autres conduits, longs de 9 mm., enfoncés dans la masse de la portion postérieure du muscle génio-glosse, et terminés en cul-de-sac comme les autres. Tous ces canaux ou culs-de-sac sont revêtus par un épithélium cylindrique vibratile, et leur cavité est remplie par du mucus. Bochdaleck a trouvé dans le revêtement épithélial du foramen cæcum, parmi les cellules cylindriques et prismatiques, quelques cellules à cils vibratiles. Il a constaté enfin des dilatations pathologiques de ce canal et même la production de kystes inclus dans l'épaisseur de la langue, et dus à l'oblitération et à la dilatation des canaux secondaires. (Bochdaleck, *Prager Vierterjahr*, 1866, II, p. 137. — *Arch. f. Anat. Physiol.*, 1867, p. 775).

Ce conduit de Bochdaleck nous paraît devoir être identifié avec le *canal lingual* ou *thyréo-glosse*, décrit par His sur l'embryon humain (*Anat. menschl. Embryon*, 1885) et dont il reste chez l'adulte des traces plus ou moins nettes. La glande thyroïde, au moins sa partie médiane, se développe aux dépens de l'épithélium bucco-pharyngé dont elle est une évagination; elle lui reste unie pendant un certain temps par un pédicule qui part du foramen cæcum, lieu de convergence des trois bourgeons de la langue, et se dirige vers l'os hyoïde. Ce pédicule (*canal thyréo-glosse*) ne tarde pas, dès l'époque fœtale, à se transformer. Le plus souvent il se change en totalité en un cordon plein, de nature fibreuse, qui se continue avec la pyramide de Lalouette, en avant du larynx; le foramen cæcum est alors la seule partie perméable du canal primitif, et encore avons-nous vu que le foramen est inconstant. D'autres fois, le conduit persiste dans sa partie supérieure, au milieu de la langue, sur une longueur de quelques millimètres, et débouche dans le foramen cæcum; c'est la forme décrite par Bochdaleck. Enfin le cordon, plein dans son ensemble, peut conserver une lumière sur quelques points de son trajet, et ces cavités (*glandules linguales de Zuckerkandl*) deviennent l'origine de certains kystes de la région sushyoïdienne, ou bien il peut s'ouvrir à la peau par une fistule congénitale.

(V. His, *loc. cit.* — C. F. Marshall. *Journ. of Anatomy*, 1892. — Kanthack. *Journ. of Anat.*, 1891. — Kostanecki et Miélecki. *Virchow's Arch.*, 1891).

Structure. — La muqueuse linguale présente une structure différente sur les deux tiers antérieurs de l'organe : portion buccale ou corps; et sur le tiers postérieur, portion pharyngienne ou base.

1° *Muqueuse du corps.* — Nous considérerons : l'épithélium, le derme avec ses papilles, et la couche sous-muqueuse.

L'épithélium est pavimenteux stratifié; il présente trois couches distinctes : une profonde, formée de cellules à dentelure marginale, une moyenne, à cellules polyédriques légèrement aplaties, dépourvues de dentelures, et une superficielle, à cellules lamelleuses.

La couche superficielle diffère de la couche cornée de l'épiderme par ses cellules nucléées, de plus, elle n'est pas infiltrée de graisse de la même manière que cette dernière. D'après Ranvier, les cellules profondes et moyennes de l'épithélium lingual élaborent la graisse qui se montre dans leur intérieur sous forme de granulations ou de gouttelettes distinctes, qui deviennent diffuses dans la couche lamelleuse; cette graisse se dissout dans les liquides alcalins de la bouche. Dans le revêtement épithélial de la bouche, on n'observe pas de stratum granulosum analogue à celui de l'épiderme. En général les cellules polyédriques de la couche moyenne ne contiennent pas d'*éléidine*; pourtant, chez l'homme, dans certaines papilles, au voisinage du V lingual, les cellules polyédriques en contiennent de grosses gouttes. Il existe cependant un stratum lucidum formé par des cellules soudées entre elles, mais la couche cornée proprement dite manque (Ranvier).

L'épithélium qui recouvre les papilles s'y comporte de diverses manières, comme nous l'avons dit plus haut. Dans la couche épithéliale des principales variétés de papilles, on trouve des organes nerveux spéciaux, et dans le reste de l'épithélium lingual il existe également des terminaisons nerveuses simples.

On sait que l'épithélium lingual regresse, se détruit et se reconstitue avec une rare activité, il est le siège d'une mue continuelle. Drasch (1886) a étudié spécialement ce processus; il a remarqué que dans la couche profonde de l'épithélium, surtout au niveau des bourgeons du goût, il existe de nombreuses figures kariokinétiques, qui permettent de qualifier cette assise profonde de zone génératrice.

Le *derme* ou *chorion* de la muqueuse est formé d'un stroma de tissu conjonctif assez épais, pourvu de fibres élastiques abondantes, et d'un grand nombre de vaisseaux sanguins (Frey). Sous l'épithélium, le stroma devient presque homogène, et constitue une membrane basale.

Par sa face profonde, le chorion se continue avec la *couche sous-muqueuse*. Celle-ci, formée de tissu cellulaire lâche à sa face inférieure, est dense et résistante (fascia linguæ) au niveau du dos, de la pointe et des bords de la langue, où la muqueuse adhère intimement aux muscles sous-jacents. La charpente des papilles est formée par du tissu conjonctif plus riche en matière amorphe, et traversé par des vaisseaux et des nerfs que nous décrirons plus loin.

2° *Muqueuse de la base; amygdale linguale.* — Cette muqueuse, située en arrière du sillon terminal, est constituée par une nappe de tissu lymphatique analogue à l'amygdale pharyngée et appelée pour cela *amygdale linguale*. Kölliker le premier l'a bien décrite en 1852; elle est luisante, de couleur gris jaunâtre, très adhérente aux parties profondes en avant, assez mobile en arrière près de l'épiglotte. Sa surface est mamelonnée, avec des élevures rondes et aplaties, qui ont la forme et le volume d'une lentille (les plus grosses ont 3 millimètres de diamètre), et qui sont ombiliquées au centre. Ces élevures portent le nom assez impropre de *glandes folliculeuses*. L'orifice central, ponctiforme, circulaire ou en forme de fente, conduit dans une cavité tantôt rétrécie en entonnoir, tantôt élargie et ramifiée, analogue à un *crypte* de l'amygdale.

Les glandes folliculeuses sont assez uniformément réparties, parfois confluentes et disposées par groupes en certains points, notamment au milieu et latéralement vers l'insertion des piliers antérieurs. Elles se prolongent jusqu'à l'amygdale qu'elles relient à la langue. Ostmann, qui a étudié 27 langues d'adultes, a compté 66 glandes pour une surface carrée moyenne de 17 centimètres, soit 4 par centimètre carré. Le nombre des glandes a varié de 47 à 102, et la surface carrée de 12 à 25 centimètres; mais le nombre proportionnel reste à peu près celui que nous avons indiqué. Les variations individuelles, bien marquées comme pour tous les organes lymphatiques, ne sont pas acquises; elles existent déjà chez le nouveau-né.

OSTMANN. Ueber die Balgdrüsen der Zungenwurzel. *Arch. f. path. Anat.*, 1883, t. 102.

Sur les coupes, la paroi du follicule présente : 1° un épithélium pavimenteux stratifié; 2° une couche papillaire sous-épithéliale formée de papilles rudimentaires; 3° un tissu adénoïde contenant un nombre variable de nodules lymphatiques (follicules clos) avec des centres germinatifs (Stöhr); en général, on en compte 5 ou 6 par coupe; 4° des faisceaux entrecroisés appartenant au

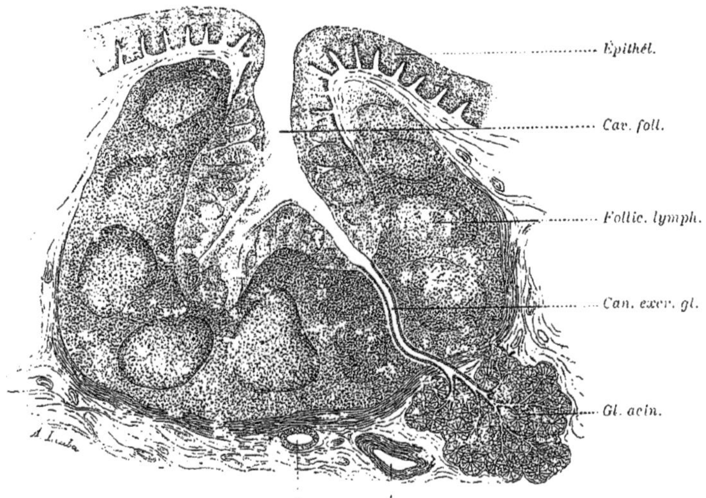

FIG. 69. — Coupe transversale d'un follicule d'homme adulte (d'après Stöhr, modifiée).

A gauche et en bas l'épithélium de la cavité folliculaire est traversé par des leucocytes, à droite il est en grande partie intact.

chorion muqueux, et qui forment une capsule ou enveloppe fibreuse, bien développée sur les follicules volumineux. En somme, la cavité folliculaire, creusée au milieu du tissu adénoïde, est tapissée par un prolongement de l'épithélium pavimenteux stratifié de la surface de la langue. Ordinairement ramassé en nodules lymphatiques, ce tissu adénoïde peut infiltrer dans certains cas d'une manière diffuse toute la paroi du follicule. Les leucocytes s'échappent du follicule lymphoïde, traversent l'épithélium de la cavité folliculaire, et tombent dans cette dernière, pour aller finalement constituer les corpuscules muqueux ou salivaires des sécrétions buccales. L'épithélium subit, par ce passage, des altérations assez profondes; il est tellement infiltré de leucocytes qu'il est difficile de voir nettement ses limites (Stöhr), et par places il fait totalement défaut. Ajoutons qu'il existe, entre les follicules, de nombreuses glandes muqueuses, dont les conduits excréteurs débouchent tout près de l'orifice ou dans la cavité même des cryptes folliculaires (Voy. fig. 69).

La structure d'un follicule connue, on peut concevoir celle de toute l'amygdale linguale, qui est formée par la réunion d'un certain nombre de follicules séparés par des rigoles. Au niveau de ces rigoles l'infiltration lymphoïde du chorion muqueux est moins prononcée et plus diffuse que dans les follicules, mais elle n'existe pas moins.

L'amygdale linguale se développe plus tardivement que l'amygdale palatine. Chez le nouveau-né, les glandes acineuses s'ouvrent dans d'étroites fossettes infundibuliformes qui n'ont pas encore de tissu lymphatique. Kölliker a cependant vu à ce moment des follicules bien développés, alors que sur un enfant de 5 ans Schmidt n'a pas observé de leucocytes infiltrés dans les parois des cryptes, mais seulement çà et là quelques follicules clos. Ces faits montrent qu'il y a de grandes différences individuelles. Bickel estime que la muqueuse ne prend sa disposition typique que dans le cours de la première année.

Ostmann, sur 11 enfants de la naissance à trois ans, a trouvé pour l'amygdale linguale une surface carrée moyenne de 5 centimètres (2,2 à 7), qui est surtout celle d'un enfant d'un an et demi, et 51 glandes folliculeuses (28 à 74), soit 10 en moyenne par centimètre carré. On voit qu'il y a déjà de grandes variations d'un sujet à l'autre, et que le nombre des glandes est à peu près celui de l'adulte.

(Ostmann, *loc. cit.* — Schmidt. Das follicul. Drüsengewebe. *Zeitschr. f. Wiss. Zool.*, 1863).

Glandes de la langue. — La langue possède un riche appareil glandulaire, formé par des glandes acineuses ou acino-tubuleuses placées sous la muqueuse ou enfouies plus ou moins profondément entre les muscles. Réunies en groupes d'importance variable, elles s'agglomèrent dans plusieurs régions de la langue, la base, le V lingual, la partie postérieure des bords, et la face inférieure de la pointe; elles décrivent dans leur ensemble un cercle, interrompu par place, passant par la pointe, les bords et la base. D'après leur siège on pourrait les diviser, en glandes de la base, glandes du V lingual, glandes des bords, glandes de la pointe. Mais cette division, qui pourrait se justifier à la rigueur, s'appuie sur des caractères secondaires; aussi est-il préférable de les grouper en : *a*) glandes *muqueuses*, sécrétant un liquide riche en mucine, et *b*) glandes *séreuses* ou *albumineuses* dont le produit de sécrétion contient surtout de l'eau et de l'albumine. Les glandes séreuses, annexées aux papilles caliciformes et foliées, occupent donc la région du V lingual, tandis que les glandes muqueuses sont répandues dans les autres régions.

Il est à remarquer que les glandes linguales manquent complètement sur toute la partie dorsale de la langue comprise entre le V, la pointe et les bords.

A) Les **glandes muqueuses** sont réunies en trois groupes principaux : 1° l'un occupe la face inférieure de la pointe, 2° le second la partie postérieure des bords, et 3° le troisième la base de la langue.

1° *Glandes* de Blandin ou de Nühn (Glande antérieure, glandes de la pointe). — Placées à la face inférieure de la pointe de la langue, ces glandes forment deux petites masses situées de chaque côté de la ligne médiane entre le génio-glosse en dedans, et l'extrémité antérieure du stylo-glosse et du lingual inférieur en dehors. Découvertes par Blandin en 1834, mieux décrites en 1845 par Nühn qui reconnaît leurs canaux excréteurs, ces glandes ont fait l'objet de recherches plus récentes de Tigri (1847), de Zincone (1877) et de Bréda (1886).

Allongé d'avant en arrière, chaque groupe glandulaire affecte la forme d'un petit cône à base postérieure, à sommet antérieur, dirigé obliquement en avant et en dedans. Les deux glandes convergent en avant, et se touchent presque par leur extrémité antérieure, près de la pointe de la langue; distante d'un centimètre du bord de la langue, et d'un demi-centimètre de la ligne médiane, la base de la glande se trouve à 22 millimètres environ au-dessus de l'extrémité antérieure du frein. Chaque glande, longue de 15 à 20 millimètres chez l'adulte, large de 7 à 8 millimètres, et épaisse de 5 à 6 millimètres, diminue notablement avec l'âge (Bréda). Plus rapprochées de la face inférieure de la pointe de la langue que de la face dorsale, les glandes de Blandin sont recouvertes par une mince couche musculaire et par la muqueuse. En dedans, cha-

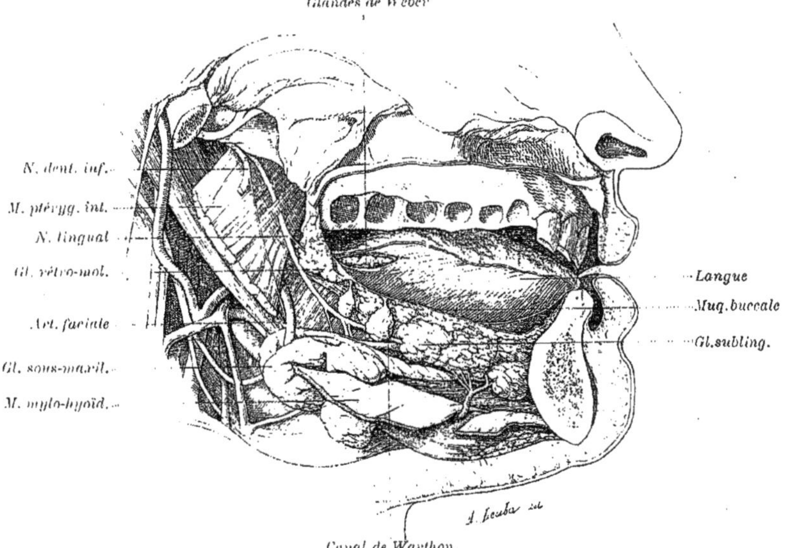

Fig. 70. — Vue latérale de la langue et du plancher buccal.

On a enlevé la moitié droite du maxillaire inférieur, sauf le condyle. Les muscles mylo-hyoïdien et ptérygoïdien interne, détachés de leur insertion sur le maxillaire, ont été conservés. La muqueuse du sillon alvéolo-lingual, incisée le long du maxillaire, a été conservée; à sa face profonde adhèrent intimement les glandes rétro-molaire et sublinguale. On a enlevé la muqueuse du bord latéral droit de la langue, et disséqué la glande de Weber cachée dans l'épaisseur des muscles.

cune d'elles est séparée de la glande du côté opposé par les extrémités antérieures des muscles génio-glosses, en dehors elle répond aux faisceaux réunis du stylo-, du palato-glosse et du lingual inférieur, à l'artère et à la veine ranines. Quelques filets du nerf lingual abordent la glande par sa base.

Quand on relève la pointe de la langue, et qu'on la renverse en haut et en arrière, on voit apparaître de chaque côté de la ligne médiane deux saillies longitudinales dues au relief de ces glandes.

Les *canaux excréteurs* des glandes de Blandin sont très fins; leur nombre est variable, on en a décrit : 1 (Stambio); 2 à 3 (Gritti); 4 à 5 (Nühn, Sappey, Hyrtl, Henle); 4 à 8 (Vlacovich). Ils s'insinuent, entre les fibres du muscle stylo-glosse et du lingual inférieur, jusqu'à la face inférieure de la pointe de la langue, se dirigent obliquement en avant et en bas, et viennent s'ouvrir le long d'un repli muqueux, peu élevé et plissé (*plica fimbriata* de Nühn). L'extrémité antérieure de ce pli frangé atteint le frein de la langue, tandis que son extrémité postérieure se perd dans la muqueuse du plancher buccal. Vlacovich décrit deux ordres d'orifices à ces canaux : les uns, médians, ont l'aspect de fissures, les autres, latéraux, sont arrondis; les premiers se trouvent près de la ligne médiane, les autres sur le pli frangé.

Ward (*Todd Cyclopedia*) a observé, dans un cas, à la place de la glande paire de la pointe, une glande impaire, placée transversalement, mesurant 3 mill. de large et 4 mill. de long, et pourvue de trois canaux excréteurs. — Devillé (*Med. Times*, 1864) a vu les deux glandes de la pointe réunies en fer à cheval : la partie intermédiaire mesurait d'avant en arrière 12 millim., la glande droite 30 millim. de longueur, et la gauche 15 millim. Le même auteur a retrouvé une disposition analogue sur deux langues d'homme et sur une langue de singe (*Soc. anat. d'Edimburg*, 1879).

2° *Glandes* de Weber (glandes des bords, glande latérale). — Dans la partie postérieure du bord de la langue, et de chaque côté, on trouve, enfoui dans l'épaisseur des muscles, un groupe de petites glandes désignées sous le nom de glandes de Weber. Allongées d'avant en arrière, et mesurant 8 à 10 millimètres dans leurs diverses dimensions, ces glandec sont situées dans l'épaisseur des fibres du stylo-glosse et du palato-glosse, et sont en partie cachées par le stylo-glosse. Leur siège exact répond à l'extrémité latérale du V lingual, et à la limite antérieure de l'organe folié; c'est en ce point que viennent s'ouvrir sur la muqueuse leurs canaux excréteurs, dont le nombre est d'ailleurs variable.

En outre de ce groupe bien distinct, les bords de la langue présentent d'autres glandules disséminées, ou parfois réunies en petits amas. Henle décrit sous le nom de *groupe moyen* des glandes du bord, de petites glandules situées sur les parties latérales de la langue, à côté du muscle stylo-glosse, en arrière de l'extrémité postérieure des glandes de Blandin. On trouve encore dans la région postérieure de la cavité buccale et vers le fond du sillon alvéolo-lingual, les orifices de glandules isolées qui peuvent être rattachées aussi bien aux glandes sub-linguales, qu'aux glandes linguales ou aux glandes rétromolaires (Henle). Quelques petites masses glandulaires siègent au milieu des fibres de l'hyoglosse et dans l'épaisseur des replis muqueux verticaux qui occupent la partie postérieure des bords de la langue. Ces glandes, et les replis qui les renferment, très développées chez certains animaux, contituent l'*organe de Meyer*.

3° *Glandes de la base* ou de l'*amygdale linguale* (glandes sous-muqueuses, glandes du dos de la langue). — Ces glandes forment sous la muqueuse une couche continue, épaisse de 4 à 8 millimètres (Sappey), étendue entre les deux fosses amygdaliennes du V lingual à l'épiglotte. Situées sous la muqueuse entre les faisceaux du muscle lingual supérieur, elles adhèrent assez intimement aux tendons terminaux des génio-glosses qui s'insinuent entre les lobules glandulaires. Leurs canaux excréteurs s'ouvrent les uns dans les rigoles qui limitent les follicules, les autres autour de la saillie des follicules, ou dans le fond même de la cavité folliculaire.

Structure. — Les glandes muqueuses sont des glandes acino-tubuleuses. Leurs conduits excréteurs sont tapissés par un épithélium cylindrique, quelquefois à cils vibratiles; près de leur embouchure ils sont revêtus par l'épithélium pavimenteux stratifié de la muqueuse qui s'enfonce plus ou moins loin.

Les glandes de la pointe, muqueuses pour la plupart des auteurs, seraient mixtes, c'est-à-dire séro-muqueuses d'après d'autres (Gegenbaur, Zincone), et comparables aux glandes sous-maxillaires (Voy. fasc. III, p. 689).

B) Les **glandes séreuses** (glandes des organes du goût, Ranvier; glandes albumineuses de la langue, glandes d'Ebner) n'existent guère que dans la région des papilles caliciformes et foliées; on en trouverait aussi, d'après Frey, au niveau des papilles fongiformes. Ce sont des glandes acineuses isolées, situées plus ou moins profondément sous les papilles, au-dessus des muscles, ou bien entre les fibres musculaires. Leur conduit excréteur vient s'ouvrir au fond du fossé de la papille caliciforme, ou dans le sillon intermédiaire aux crêtes papillaires de l'organe folié. Elles diffèrent des glandes muqueuses claires et transparentes, par leur aspect trouble et blanchâtre, et par leur structure. La membrane propre de l'acinus, assez délicate, est tapissée par des cellules cylindriques ou coniques analogues à celles de la parotide (Ranvier); ces éléments circonscrivent une lumière très étroite, surtout chez les animaux. Le

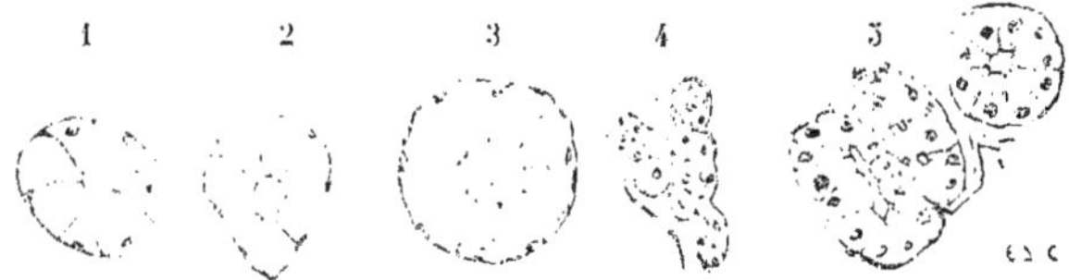

Fig. 71. — Coupes des glandes muqueuses et séreuses de la langue (d'après Stöhr).

1, Coupe transversale d'une glande muqueuse de la base de la langue. — 2, Coupe transversale d'un tube contenant des cellules remplies par les produits de sécrétion. — 3, Glande de la muqueuse linguale du lapin. — 4, Coupe transversale d'une glande muqueuse linguale du lapin. — 5, Plusieurs tubes d'une glande séreuse de l'homme.

conduit excréteur est revêtu d'un épithélium cylindrique à une ou plusieurs couches, souvent cilié dans une certaine étendue (von Ebner, 1873); il se continue, par une transition ménagée, avec l'épithélium pavimenteux stratifié de la muqueuse linguale.

Ces glandes, annexées aux papilles de la langue qui renferment les organes nerveux destinés à percevoir les saveurs, méritent bien le nom de *glandes du goût* que leur a donné Ranvier. Elles sécrètent un liquide séreux qui, d'après von Ebner, serait produit en très grande abondance au moment de la gustation, et qui paraît destiné à lubréfier les sillons en enlevant les substances sapides qui y ont pénétré : il assurerait ainsi la pureté de la sensation prochaine (Ranvier).

L'étude histo-physiologique des glandes linguales a fait l'objet d'un certain nombre de mémoires parmi lesquels nous citerons ceux de Schacht (1896), de Schaffer (1897), de Zimmermann (1898), et de Garnier (1900). Ces auteurs font remarquer que la plupart des glandes linguales sont des glandes mixtes ou des glandes séreuses, et que le type mucipare pur est relativement rare; pour Renaut, il ferait totalement défaut chez l'homme. Les glandes mixtes et les glandes séreuses, surtout celles d'Ebner, présentent des granulations qui font penser aussitôt aux grains zymogènes des cellules pancréatiques. Le grand nombre des formations glandulaires de la bouche et la nature de la plupart des culs-de-sac nous amènent à croire qu'elles jouent, dans la digestion, un rôle plus important que celui qui leur a été attribué jusqu'ici par les physiologistes. Zimmermann a pu, par l'examen d'un très grand nombre de coupes, se rendre compte des différents stades de cette sécrétion glandulaire, et en reconstituer la succession. Dès le début du fonctionnement des cellules séreuses, on aperçoit dans cet élément de très fines granulations, particulièrement abondantes contre la paroi propre du cul-de-sac, et au voisinage du noyau. Ces granulations deviennent peu à peu confluentes; elles sont alors plus volumineuses, et très nettes, et elles gagnent la partie la plus interne de la cellule. Lorsque toutes ces granulations se sont accumulées contre la lumière du cul-de-sac, elles y pénètrent, et passent de là dans le canal excréteur. Les produits de sécrétion se teignent en noir par la méthode au chromate d'argent, ce qui permet de les mettre facilement en évidence jusque dans les cellules sécrétantes. Garnier, dont les résultats généraux concordent avec ceux de Zimmermann, a constaté dans ces cellules des phénomènes de division amitosique.

Bibliographie. — E. Schacht. Zur Kenntniss des Baues der secernierenden Zellen in den v. Ebner'schen Drüsen. *Inaug. Dissert.* Kiel 1896. — J. Schaffer. *Loc. cit.* — K. Zimmermann. Beiträge zur Kenntniss einiger Drüsen und Epithelien. *Archiv für mikrosk. Anatomie*, Bd. 52, p. 552, 1898. — C. Garnier. Contribution à l'étude de la structure et du fonctionnement des cellules glandulaires séreuses. *Journal de l'Anatomie*, T. XXXVI, f. 1, p. 22, 1900. — Consulter pour plus amples détails l'article de Laguesse, T. IV, fasc. 3, p. 686.

Vaisseaux de la langue. — Artères. — La langue reçoit deux ordres d'artères : les unes, dites *principales*, fournies par les artères linguales, branches directes de la carotide externe, et les autres, *accessoires*, formées par quelques rameaux venus de la palatine ascendante, branche de la faciale, et de la pharyngienne inférieure, branche de la carotide externe. Les rares rameaux venus des artères accessoires se perdent dans la base de la langue; il suffit de les avoir mentionnés.

L'artère linguale donne plusieurs branches collatérales à la langue : *a*) des *branches musculaires* à l'hyo-glosse; *b*) l'artère *dorsale de la langue*, large de un demi à un millimètre (Krause), qui naît près de l'extrémité antérieure de la portion horizontale ou même de la portion ascendante de la linguale et qui fournit des rameaux descendants pour la face antérieure de l'épiglotte et pour les ligaments glosso-épiglottiques, ainsi que des rameaux ascendants à l'amygdale palatine. Puis l'artère monte vers les papilles caliciformes, fournit des branches à l'amygdale linguale et à la couche musculaire sous-jacente et forme, avec les branches de même nom du côté opposé, un réseau artériel abondant surtout autour du trou borgne.

L'artère dorsale de la langue est parfois double. Elle peut naître de l'artère thyroïdienne supérieure (Tiedemann, 1822). Parfois les deux artères dorsales se réunissent en un tronc unique et médian : l'*artère médiane de la langue* (Hyrtl), qui se dirige vers le foramen cæcum. Celle-ci peut être formée par l'artère dorsale gauche seule; d'autres fois elle est formée par les branches des deux artères dorsales, et non par leurs troncs. Parfois l'artère médiane entoure le trou borgne par deux branches qui se réunissent de nouveau devant le trou et pénètrent plus avant vers la pointe de la langue; ou bien se divisent de nouveau vers la pointe et les deux branches se recourbent en arc des deux côtés. D'après Langer, l'artère médiane (A. azygos linguæ de Langer) serait normale et naîtrait régulièrement d'une branche de chacune des deux artères dorsales. L'artère dorsale peut être très développée et monter vers le voile palatin (Haller).

L'artère linguale se divise, sur le bord antérieur du muscle hyo-glosse, en deux branches terminales : l'artère *sublinguale* destinée au plancher de la bouche, et l'*artère linguale* profonde ou ranine.

L'artère linguale profonde ou ranine grosse de 3 millim. (Krause), branche de bifurcation de l'artère linguale, monte entre les muscles génio-glosse et lingual inférieur, accompagnée des deux veines linguales profondes, passe au-dessous du nerf lingual, et se dirige vers la pointe de la langue en décrivant des sinuosités nombreuses. Dans la partie moyenne de la langue, l'artère linguale profonde est éloignée de 1,5 cm. du dos de l'organe (C. Krause). Dans ce trajet l'artère donne des rameaux destinés aux muscles et à la muqueuse : les uns descendants, plus minces, les autres ascendants, se dirigeant obliquement en haut et presque alternativement en dedans et en dehors. Vers la base de la langue et au-dessus du septum, il existe de nombreuses anastomoses entre les rameaux musculaires superficiels et muqueux. Au-dessus du frein, une branche constante de 1 millim. de diamètre forme une anastomose arciforme avec la branche analogue du côté opposé : l'*arc ranin*, dont quelques fins ramuscules vont à la muqueuse du frein.

On a signalé parfois une *artère linguale profonde ou ranine accessoire*; elle serait formée par une branche musculaire née de l'artère linguale avant sa bifurcation.

On n'est pas d'accord sur la façon dont se terminent les deux artères ranines au niveau de la pointe de la langue. Ruysch (1701) le premier injecta un réseau terminal. Luchtmans (1743) poursuivit l'artère jusqu'au filet de la langue; Mayer (1777) le premier montra l'existence dans la pointe de la langue d'une arcade artérielle par laquelle les deux artères ranines s'anastomosent à plein canal. L'arc ranin de Mayer fut admis par beaucoup d'auteurs (Sœmmering, Meckel, Lauth, C. Krause, etc.), et nié par Hyrtl (1846). Hyrtl croit que les deux artères ranines s'anastomosent par un système capillaire, opinion admise par Arnold (1847). Actuellement presque tous les auteurs admettent l'existence d'une arcade inter-ranine, mais localisée à des endroits divers : Cloquet et Boismont, Theile, Nühn, Luschka la placent vers l'insertion supérieure du frein de la langue, c'est-à-dire assez loin du sommet de la pointe. Sappey et Cruveilhier la décrivent vers le sommet même de la pointe; tandis que Henle la place bien plus bas derrière et au-dessous du frein de la langue. W. Krause, dans un remarquable travail (*Prager Vierteljahr*, t. CV, 1870, p. 97), arrive aux conclusions suivantes : l'arc ranin existe, il siège sous et près de la muqueuse et au-dessus du frein; il est non pas dans la pointe même, mais un peu en arrière. Au-dessous du frein, il n'existe que des branches capillaires destinées à la glande sublinguale, qu'elles perforent pour arriver à la muqueuse du plancher buccal. Donc on ne peut parler à ce niveau ni de l'arc ranin (Henle), ni d'une arcade anastomotique des extrémités des artères sublinguales (Cruveilhier).

Dans l'épaisseur de la muqueuse les ramifications de l'artère linguale forment un riche réseau capillaire étalé en surface, d'où naissent des ramuscules qui pénètrent dans les papilles (Voy. fig. 67). Entre les bourgeons du goût, à la base desquels les capillaires forment un réseau spécial exceptionnellement développé, on remarque souvent de petites papilles vasculaires, complètement noyées dans l'épithélium stratifié intergemmal. Au niveau de l'amygdale linguale, les petites branches artérielles perforent la capsule fibreuse du follicule, et se résolvent en capillaires qui pénètrent jusque dans le tissu adénoïde.

Veines. — Les veines de la langue naissent dans l'épaisseur des muscles, dans les glandes, et le tissu lymphoïde et dans les papilles de la muqueuse. Dans les papilles on trouve une veine unique; dans les fongiformes et caliciformes, elle est très volumineuse et occupe le centre de la papille; dans les papilles foliées, Ranvier décrit dans chaque crête centrale une veine volumineuse qui s'anastomose avec celles des crêtes voisines, et concourt à former un plexus veineux superficiel. La disposition des veines des papilles fongiformes, caliciformes et foliées se rapprocherait, d'après Ranvier, de ce qu'on observe dans les organes érectiles; cet auteur pense qu'il pourrait se produire dans ces papilles des phénomènes érectiles qui détermineraient la turgescence des crêtes et aiguiseraient la sensation gustative.

Les troncs efférents sont : les *veines dorsales*, qui ont le même territoire que

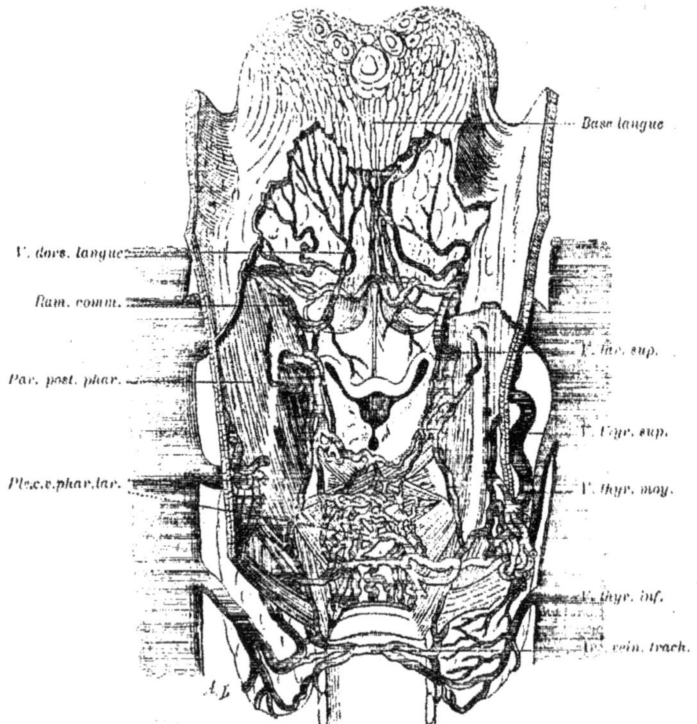

Fig. 72. — Veines de la base de la langue et de la paroi antérieure de la cavité pharyngo-laryngée (d'après Luschka).

l'artère dorsale; les *veines linguales profondes*, petites, qui enlacent l'artère; enfin la *veine ranine* ou inférieure, volumineuse et superficielle. Ces trois branches en se réunissant constituent la *veine linguale*, qui se jette dans la jugulaire interne.

Lymphatiques. — Les lymphatiques de la muqueuse linguale ont fait l'objet de recherches minutieuses de la part de Sappey (Acad. des sciences, 1847). Ils naissent par des capillaires très tenus anastomosés entre eux pour former des réseaux à mailles très serrées; ces réseaux sont surtout développés dans la région des papilles caliciformes. A ces réseaux aboutissent les lymphatiques des papilles; dans chaque papille il existe un ou deux ramuscules, autour desquels se groupent des capillaires anastomosés, ayant eux-mêmes pour origine un réseau de capillicules. Les lymphatiques de chaque papille se rendent dans un anneau lymphatique complet qui entoure sa base.

Les *troncs lymphatiques* qui émanent de ce vaste plexus dorsal se dirigent les uns en arrière, les autres en avant. Les troncs *postérieurs* sont au nombre de quatre : deux naissent au voisinage du trou borgne, descendent parallèlement jusqu'à l'épiglotte, où ils divergent, perforent la membrane stylo-hyoïdienne, et se jettent dans un ganglion situé au-devant de la veine jugulaire interne sur les côtés du cartilage cricoïde; les deux autres, situés près des bords de la langue et des amygdales palatines, traversent le constricteur supérieur du pharynx et se rendent dans un ganglion situé immédiatement au-dessus du précédent. Les troncs *antérieurs* ne rampent pas sous la muqueuse, ils s'en détachent à angle droit, plongent dans le tissu musculaire, et apparaissent sur la face inférieure de la langue. Là, les uns (les plus antérieurs) suivent l'interstice des deux génio-glosses, passent sous la glande sublinguale, traversent le mylo-hyoïdien et se rendent dans un ganglion situé au niveau de la grande corne de l'os hyoïde; les autres traversent l'hyo-glosse un peu au-dessus de son insertion à l'os hyoïde, et se jettent dans un ou deux ganglions placés sur les côtés du cartilage thyroïde.

Les lymphatiques venus des bords de la langue donnent dix à douze troncules qui descendent dans les sillons des muscles stylo-glosse et lingual inférieur, s'y réunissent, et forment de chaque côté deux ou trois troncs qui, après avoir traversé le constricteur supérieur du pharynx, se terminent dans l'un des ganglions de la partie moyenne du cou. Teichmann a trouvé un riche réseau de canaux lymphatiques dans le tissu sous-muqueux, et de véritables vaisseaux lymphatiques dans les muscles[1]. — Dans la muqueuse de la base, les lymphatiques sont très nombreux, mais ils le sont proportionnellement moins que dans le tissu sous-muqueux; en revanche, les réseaux sont plus fins et plus délicats. Teichmann a vu des vaisseaux lymphatiques uniquement dans les papilles filiformes où l'on rencontre un canalicule central occupant l'axe médian de la papille. Les recherches entreprises par Küttner (1898), à propos du cancer de la langue, lui ont permis de donner une figure et de faire une courte description dont les grandes lignes concordent avec les observations de Sappey.

Nerfs de la langue. — La langue reçoit ses principaux nerfs du grand hypoglosse, du lingual et du glosso-pharyngien; le facial, le laryngé supérieur et le grand sympathique coopèrent aussi à son innervation.

Le nerf grand hypoglosse est son nerf moteur; il fournit à tous ses muscles. Le nerf lingual, branche du maxillaire inférieur, est sensitif; il se distribue à la muqueuse de la face inférieure, des bords, de la pointe et des deux tiers anté-

1. J'ai injecté les lymphatiques sur 20 langues appartenant pour la plupart à des nouveau-nés ou à des sujets tres jeunes; cinq fois j'ai trouvé deux troncs lymphatiques naissant de la pointe de la langue (face inférieure) et descendant de chaque côté du filet pour se rendre aux ganglions sous-mentaux après avoir traversé le plancher buccal. Je ne crois pas que ce groupe antérieur des lymphatiques linguaux ait été signalé. Son existence n'est pas constante puisque je ne l'ai rencontré que 5 fois sur 20 cas; je pense qu'elle est en rapport avec le développement du frein, et que la section ou l'usure de celui-ci détermine la disparition de ces troncs lymphatiques antérieurs. Je note encore, en examinant les langues injectées que j'ai conservées à mon laboratoire, que les gros lymphatiques qui passent entre les muscles linguaux ne présentent pas un calibre uniforme mais offrent des dilatations fusiformes très allongées (Poirier).

rieurs de la face dorsale, ainsi qu'aux glandes de la même région. — Le glosso-pharyngien, sensoriel et sensitif, a pour territoire la base de la langue et le V lingual ; il forme sous la muqueuse le *plexus lingual*, qui envoie des filets à la muqueuse voisine, aux glandes folliculaires et surtout aux papilles caliciformes et à l'organe folié.

Le facial donne à la langue deux nerfs : l'un, vaso-dilatateur, la corde du tympan, qui lui arrive fusionné avec le nerf lingual ; l'autre, le rameau lingual, qui se termine dans le pilier antérieur du voile, dans sa muqueuse ainsi que dans les muscles glosso-staphylin et stylo-glosse. Le laryngé supérieur, rameau du pneumo-gastrique, fournit par sa branche interne quelques ramuscules à la muqueuse de la base. Enfin le sympathique est l'origine des plexus nerveux qui entourent l'artère linguale.

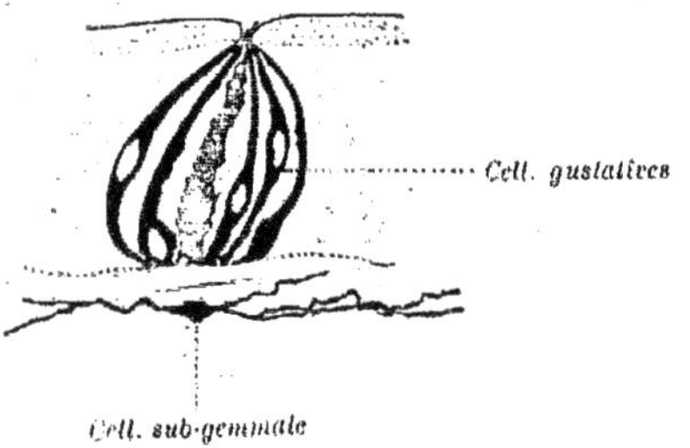

E. Rautenberg (1898) s'est occupé récemment du mode de distribution des nerfs sensitifs dans la muqueuse linguale ; quelques observations cliniques lui ont permis de contrôler les

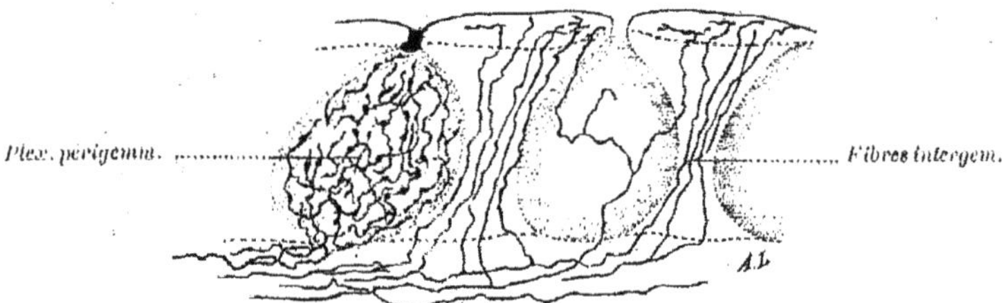

Fig. 73. — Terminaisons nerveuses dans les bourgeons du goût. Papilles caliciformes et foliées du lapin, traitées par la méthode de Golgi (d'après von Lenhossek).

résultats de ses recherches anatomiques et expérimentales. L'ensemble de son travail, tout en confirmant la plupart des données classiques, précise un certain nombre de points de détail intéressants. Pour Rautenberg, le lingual et le glosso-pharyngien contiennent à la fois des fibres sensitives et des fibres gustatives, alors que le pneumogastrique, dans son territoire de distribution à la base de la langue, n'envoie que des filets sensitifs. A la limite des zones d'innervation de deux nerfs voisins, il existe toujours une petite bande qui est tributaire de ces deux nerfs, et sur laquelle la sensibilité est en partie conservée lorsqu'un des nerfs est sectionné ou vient à dégénérer. Ainsi les filets de chaque nerf lingual ne s'arrêtent pas exactement sur la ligne médiane, mais passent en partie du côté opposé, de telle sorte que dans les cas d'hémianesthésie de la face dorsale de la langue, il existe une bande d'environ 1 centimètre située le long de la ligne médiane sur laquelle on constate de la sensibilité, un peu obscure il est vrai. De même, au niveau du V lingual que l'on considère comme la limite des zones de distribution du lingual et du glosso-pharyngien, Rautenberg a pu constater que le lingual envoyait quelques filets dans la région antérieure des papilles sur le territoire du glosso-pharyngien qui, de son côté, émet un certain nombre de branches antérieures dans le territoire du lingual. On trouve également quelques rameaux du glosso-pharyngien sur les bords de la langue où ils se distribuent assez loin en avant parmi les rameaux issus du lingual.

Bibliographie. — Rautenberg. Beiträge zur Kenntniss der Empfindungs- und Geschmacksnerven der Zunge. *Inaug. Dissert.*, Königsberg, 1898.

Terminaisons des nerfs dans la langue. — Dans les **muscles**, le nerf moteur se termine comme dans tous les muscles striés, malgré les anastomoses que présentent les fibres musculaires de la langue. Lannegrace (Thèse d'agrég., 1878, p. 1) a remarqué que la richesse des muscles de la langue en fibres nerveuses était supérieure à celle de tous les muscles de l'économie. Fusari et Panasci (*Atti della R. Accad. delle Sc. di Torino*, vol. XXV, 1889-90, p. 854) ont donné deux exemples d'arborisations nerveuses terminales des muscles de la langue du chat nouveau-né, obtenues par la méthode de Golgi. Quant aux terminaisons musculaires sensitives signalées par Carl Sachs, elles n'ont pas été étudiées dans la langue.

Dans les **vaisseaux** de la langue, d'après Lannegrace, les amas ganglionnaires, que l'on trouve sur les branches des trois plexus (fondamental, intermédiaire et intramusculaire) des nerfs vasculaires, seraient plus abondants que dans la plupart des autres régions du corps.

Dans les **glandes**, le mode de terminaison des nerfs a été étudié à l'aide de la méthode de Golgi par Fusari et Panasci (*loc. cit.*, p. 852) sur les *glandes séreuses* du dos de la langue de la souris (Voy. fig. 74).

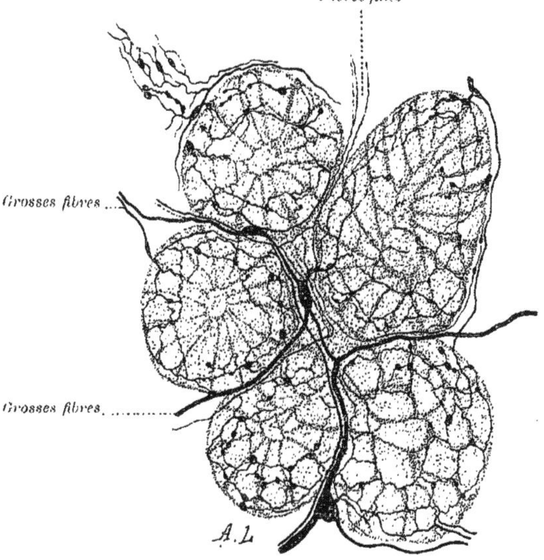

FIG. 74. — Plexus nerveux (épilemmal et hypolemmal) des glandes séreuses de la langue de la souris par la méthode de Golgi (d'après Fusari et Panasci).

A ces glandes arrivent plusieurs sortes de fibres nerveuses : des cordons minces provenant de la région gustative, des faisceaux composés en grande partie de grosses fibres courant entre les muscles, enfin de nombreuses fibres du sympathique qui accompagnent les artères; toutes ces fibres forment un plexus entre les lobules glandulaires. Dans ce plexus, on distingue deux ordres de fibres : les unes grosses avec de nombreux renflements gangliformes, et les autres minces avec de petits renflements sphériques ou allongés. Au niveau de ces renflements, le réseau émet de fins ramuscules qui traversent la membrane propre de l'acinus et se mettent en relation intime avec les cellules glandulaires. Dans l'intérieur de l'acinus, ces fibrilles se subdivisent, s'anastomosent et forment un réseau très serré (hypolemmal), avec des épaississements de dimensions variables aux points nodaux. De ce dernier réseau partent des fibrilles (épilemmales) qui pénètrent entre les cellules, de telle sorte que chaque cellule glandulaire est comprise dans une trame nerveuse. Cette trame a des rapports intimes avec le protoplasma cellulaire, surtout au niveau des renflements nodaux qui sont presque fusionnés avec le protoplasma cellulaire. Arnstein (*Arch. f. mik. Anat.*, Bd. XLI, 1893, p. 195) a cherché à son tour, par la méthode d'Ehrlich, ces terminaisons nerveuses; il a vu le réseau périacineux, mais il ne peut affirmer que les fibrilles qui en partent, pénètrent dans l'acinus entre les cellules, ou qu'elles restent en dehors de la membrane propre. D'après lui, la méthode de Golgi ne donne pas des résultats plus concluants, et il émet des doutes sur les observations de Fusari et Panasci. Jacques (Thèse de Nancy, 1894, p. 54) aurait obtenu, au contraire, par la méthode de Golgi, des résultats concordant avec ceux de ces derniers auteurs.

Dans la muqueuse. — Dans la muqueuse linguale on décrit trois réseaux nerveux (Rosenberg, *Wiener Sitzungsb.*, 1886) : 1° un réseau *sous-muqueux*, formé de fibres à myéline; 2° un réseau *muqueux*, composé de fibres à myéline et de fibres pâles (Fusari et Panasci), occupant le chorion de la muqueuse, et devenant de plus en plus serré vers la surface; 3° un réseau *sous-épithélial*, ne contenant que des fibres de Remak. De ce dernier partent des fibrilles ascendantes, isolées ou réunies par petits groupes (Fusari et Panasci), qui pénètrent dans l'épithélium, ce sont les terminaisons intra-épithéliales.

D'une façon générale, la terminaison ultime des fibrilles nerveuses qui naissent de ces réseaux se fait soit directement dans l'épithélium, soit dans des organes ou corpuscules nerveux spéciaux. Parmi ces derniers les uns ne sont pas particuliers à la langue, et sont destinés à recevoir les impressions tactiles; on les retrouve dans la peau et dans les organes ; ce sont les corpuscules de Pacini, de Krause et de Meissner; les autres, bien qu'on puisse les rencontrer aussi en d'autres régions de la cavité buccale, appartiennent presque exclusivement à la muqueuse de la langue, ils perçoivent les saveurs : ce sont les corpuscules du goût, qui siègent dans certaines papilles (caliciformes, foliées, fongiformes).

1° Les **terminaisons intra-épithéliales**, entrevues par H. Krohn (Thèse de Copenhague, 1875), décrites par Sertoli (1874) dans les papilles foliées du cheval, et par Ranvier (1882) dans l'épithélium qui entoure les corpuscules gustatifs, existent sur toute la muqueuse linguale. D'après Rosenberg, les fibrilles intra-épithéliales se divisent en deux groupes : les unes, verticales, montent jusque dans les couches superficielles de l'épithélium et finissent en forme de grains ou de fines gouttelettes; d'autres, horizontales, s'arrêtent dans les couches profondes, et s'y terminent par des renflements en forme de boutons. D'après Fusari et Panasci, ces fibrilles s'enfoncent dans la couche de Malpighi et dans la couche granuleuse; là, elles émettent quelques rameaux très fins qui ont un trajet très court. Ces fibrilles, contrairement à l'opinion de Sertoli, ne s'anastomosent jamais entre elles.

2° Les diverses variétés de **corpuscules du tact** ont été observées dans la muqueuse linguale. Les corpuscules de Meissner, décrits dans la langue et dans les membranes du bec des palmipèdes par Grandry (1867), Merkel (1875), Asper (1876) et Ranvier (Ac. des sc., 26 novembre 1877), ont été retrouvés par Gerber (*Centralb f. med. Wiss.*, 17 mai 1879) sur la pointe de la langue de l'homme, au sommet de papilles spéciales formant la transition entre les papilles filiformes et les papilles fongiformes. Les corpuscules de Pacini ont été signalés par Dittlevsen (1872) et par Asper (1876). Les corpuscules de Krause, décrits dans les papilles simples et dans les élevures secondaires des papilles fongiformes et caliciformes, seraient, chez l'homme, des corpuscules de Meissner, et chez certains mammifères, comme le porc, des corpuscules de Pacini, légèrement modifiés (Suchard). Signalons enfin les corpuscules de Herbst, que l'on rencontre dans la langue des oiseaux, et qui seraient analogues aux corpuscules de Pacini.

3° Les **bourgeons du goût** (bulbe du goût, Lovén; calice du goût, Schwalbe; bourgeons du goût, Ranvier) sont annexés aux papilles caliciformes, fongiformes et foliées; on en rencontre aussi quelques-uns dans la muqueuse du voile du palais et dans celle de l'épiglotte. Ils constituent de petits amas cellulaires en forme de bulbe d'oignon, ou de bouteille à col court et à ventre rebondi, logés dans de petites cavités ou cupules creusées dans l'épaisseur de l'épithélium pavimenteux stratifié.

Parmi les travaux qui ont trait à la situation et à la structure du corpuscule, seul point qui nous intéresse pour le moment, nous signalerons : le mémoire de Merkel (Rostock, 1880), les descriptions de Ranvier (*Traité technique d'histologie*, 1882) et de Schwalbe (*Lehrbuch der Anatomie der Sinnesorgane*, Erlangen, 1887), le travail de Tuckerman, 1888, la thèse de Jacques (1894). On trouvera aussi d'utiles renseignements dans le *Traité d'histologie* de Renaut, et dans le *Kölliker's Handbuch*, Bd III, d'Ebner.

Dans les papilles *caliciformes*, les corpuscules occupent le pourtour de la papille centrale où ils forment une zone qui, du fond du fossé, remonte près de la face supérieure du mamelon ; on les observe également, mais en nombre moins considérable chez l'homme et chez le chien (Schwalbe), chez le rat et chez le lapin (Lovén), dans la paroi externe du fossé, sur le bourrelet. Dans les papilles *fongiformes* il n'y a pas une ceinture de bourgeons gustatifs, mais on les rencontre à la face supérieure isolés en plus ou moins grand nombre, entre les papilles secondaires; ils sont assez rares chez l'homme (Lovén).

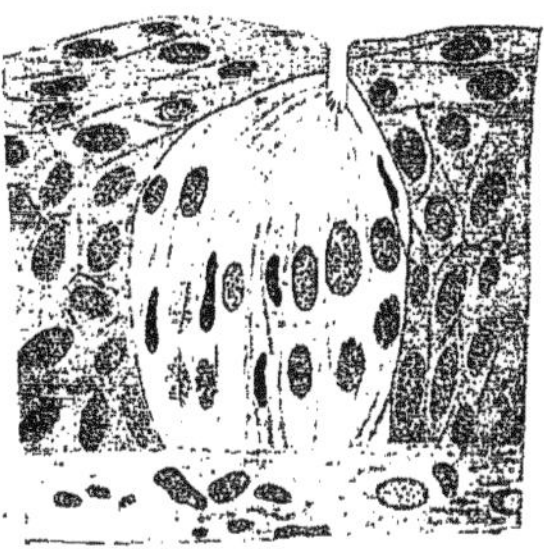

Fig. 75. — Coupe longitudinale d'un bourgeon gustatif sur une papille caliciforme chez un enfant de 9 ans (d'après v. Ebner). — Gr. 500 diamètres.

Les cellules à noyau foncé sont des cellules de soutien, celles à noyau clair des cellules gustatives.

Au point de vue descriptif, on distingue aux bourgeons du goût deux parties : 1° la cavité ou cupule, et 2° le bourgeon proprement dit. — 1° La *cavité* ou *cupule épithéliale* rappelle, comme le bourgeon qu'elle englobe, l'aspect d'une bouteille, dont le fond est formé par le chorion de la muqueuse, et dont les parties latérales sont constituées par des cellules épithéliales, dont les plus internes affectent la forme d'un verre de montre. Près du col de la bouteille et de son ouverture (pore gustatif), les cellulles sont lamelleuses (Voy. fig. 76). — 2° Le *bourgeon* du goût se compose d'un *fond* qui repose sur le chorion muqueux, d'un *corps* en contact avec la paroi épithéliale de la cupule, et d'un *col* qui traverse la couche superficielle de l'épithélium, et qui s'engage par un faisceau de cils dans le pore gustatif.

Les dimensions des bourgeons du goût mesurent chez l'homme, d'après Schwalbe 80 μ en longueur ou hauteur, sur 40 μ en largeur; elles varient entre 68 et 85 μ de haut et 54 à 58 μ de large d'après J. Schaffer qui a vu, par places, deux ou trois bourgeons de diamètre ordinaire se fusionner en une masse unique dont la largeur atteignait jusqu'à 168 μ.

Récemment (1897), von Ebner signalait à l'extrémité périphérique des bourgeons du goût l'existence d'une petite fossette en forme de calice (Voy. fig. 75). Cette fossette, qui s'ouvre à l'extérieur par le pore gustatif, ne paraît pas avoir attiré l'attention des auteurs; quelques-uns en ont reproduit la forme et les contours dans leurs dessins sans y faire allusion dans leur description. Jacques, entre autres, l'a figurée dans la planche IV de sa thèse sur des coupes de l'organe folié du lapin. En général, cette fossette est peu visible chez les animaux, à l'exception du singe, du chat et du lapin, elle est très nette chez l'homme; la méthode au chromate d'argent la met facilement en évidence. C'est dans cette cavité cupuliforme que baignent, au sein d'un liquide clair, les pointes terminales des cellules gustatives. Il est très probable que le rôle de cette fossette est de prolonger le contact des substances sapides avec les extrémités terminales des fibres nerveuses accolées aux cellules des bourgeons du goût.

Voyez : Von Ebner. Ueber die Spitzen der Geschmacksknospen. *Wiener Sitzungsberichte*, 1897, Bd CVI, Ab. III, p. 73.

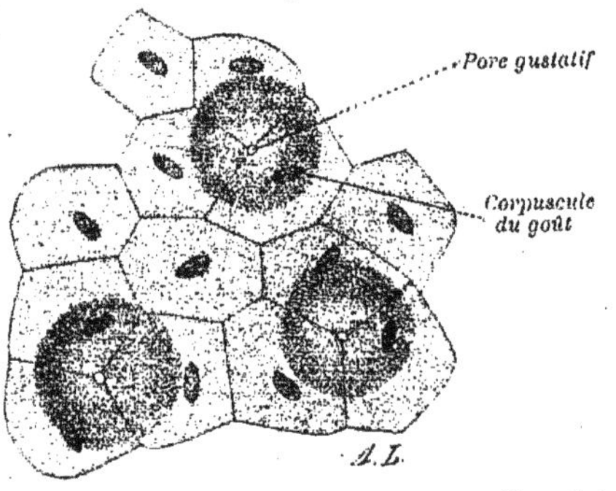

Fig. 76. — Revêtement épithélial d'une papille caliciforme dans la zone des corpuscules du goût, chez le pore (d'après Schwalbe).

Structure du bourgeon. — Le bourgeon du goût est formé par un ensemble de cellules disposées comme les éléments constitutifs d'un bourgeon, ou d'un bouton de fleur. Un certain nombre de cellules périphériques, s'emboîtant les unes dans les autres à la façon d'un calice, recouvrent d'autres cellules plus internes représentant les pétales de la fleur non épanouie. Les premières sont appelées cellules de soutien, les autres cellules gustatives; on rencontre, entre elles, quelques cellules migratrices.

a) **Cellules de soutien** (cellules de recouvrement, de protection, de revêtement, de soutènement, Deck-Stützzellen). — Ces cellules occupent surtout la périphérie du bourgeon (cellules de recouvrement), mais on les trouve aussi dans son épaisseur, ce sont alors les cellules de soutènement intercalaires (Merkel, Ranvier). Aplaties, incurvées, à contour irrégulier et parfois dentelé, elles sont caractérisées par leur protoplasma granuleux, et par un noyau large et arrondi occupant la partie moyenne du corps cellulaire. Les cellules de soutien présentent deux *prolongements* : l'un, *périphérique* ou superficiel, est pointu ou conique; l'autre, *central* ou profond, habituellement élargi, ou renflé en massue, est parfois divisé en deux ou plusieurs digitations d'épaisseur et de longueur variables (Voy. fig. 77). De ces digitations, les unes atteignent la limite profonde du bourgeon; d'autres, souvent réduites à de simples épines latérales, s'arrêtent à différentes hauteurs. Le prolongement central se détache ordinairement du pôle inférieur du noyau; il naît quelquefois près du pôle supérieur ou dans la portion du corps cellulaire sus-jacente au noyau (Jacques).

b) **Cellules gustatives** (cellules sensorielles, Sinnes-Stiftchen-Geschmackszellen). — Fusiformes, minces et allongées, ces cellules possèdent un corps cellulaire régulièrement limité, le noyau, ovalaire, de volume variable, à grand axe confondu avec celui de la cellule, est, en général, plus rapproché du pore gustatif que de la base du bourgeon; dans certains cas, au contraire, il se place tout près de cette dernière (von Lenhossék, Jacques). Les cellules gustatives, comme les cellules de soutien, présentent deux prolongements : l'un périphérique ou superficiel, l'autre central ou profond. Le *prolongement périphérique* plus épais, légèrement aplati, se termine presque toujours par un bâtonnet réfringent et homogène (Ranvier). Schwalbe décrit deux espèces de prolongements périphériques répondant à deux variétés de cellules gustatives (Voy. fig. 77, 3 et 4): les cellules à cil ou à pointe (Stiftchenzellen), dont l'extrémité périphérique se termine par une expansion en pointe mince et effilée, qui plonge dans la fossette gustative, ou fait quelquefois saillie par le pore gustatif, et les cellules à bâtonnet (Stabzellen), dont la terminaison périphérique est courte et large. Krause distingue trois variétés de prolongements périphériques, d'où trois variétés de cellules gustatives : fusiformes, à bâtonnets, et en fourche. D'après Jacques, la forme la plus fréquente répond au prolongement pointu, filiforme, qui est rectiligne sur les cellules centrales, et oblique sur les cellules superficielles. Le *prolongement central* ou profond, plus grêle que le prolongement périphérique, se dirige vers le chorion muqueux.

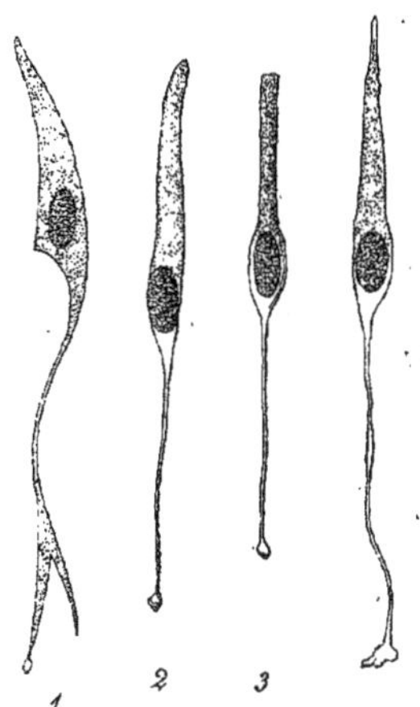

Fig. 77. — Cellules isolées des bourgeons gustatifs de la langue de l'homme (d'après Schwalbe).

1, cellule de soutien. — 2, 3, 4, cellules gustatives, à bâtonnet (3) et à pointe (4).

Après les différences morphologiques qui viennent d'être signalées, il importe de faire remarquer que les cellules de soutien et les cellules gustatives se rapprochent par un certain nombre de caractères communs dont les plus importants sont leur réaction semblable vis-à-vis du chromate d'argent, et les relations identiques qu'elles affectent avec les fibrilles nerveuses terminales. Il existe d'ailleurs, dans les bourgeons gustatifs, des formes cellulaires, qu'il est difficile de rapporter à une variété plutôt qu'à l'autre; il s'agit très probablement de types intermédiaires ou de transition. Dans ces conditions il y aurait peut-être avantage, étant donnée leur communauté de fonctions, de désigner les deux variétés sous le terme commun plus général de cellules des bourgeons gustatifs.

Voir sur la constitution des bourgeons gustatifs l'excellente thèse de Jacques : *Terminaisons nerveuses dans l'organe de la gustation*. Nancy, 1894.

c) ***Cellules lymphatiques.*** — Vintschgau (*Arch. de Pflüger*, 1880) a observé le premier, dans les bourgeons du goût, des groupes de granulations graisseuses. Ranvier (1882) a démontré que ces granulations étaient contenues dans des leucocytes migrateurs, qui ont pénétré dans les bourgeons du goût au niveau de la base, et qui se sont insinués entre les éléments épithéliaux; dans leur migration, ils se chargent de gouttelettes graisseuses. D'après Ranvier ces cellules joueraient un rôle important dans la formation du pore du goût, en perforant les cellules épithéliales superficielles; cette opinion devient très discutable depuis les recherches de von Ebner sur la fossette gustative.

Terminaisons nerveuses dans les papilles. — Nous étudierons les terminaisons nerveuses dans les papilles simples, dans les papilles filiformes et dans les papilles fongiformes, caliciformes et foliées où siègent les corpuscules du goût.

a) Pour les *papilles simples* nous n'avons rien de particulier à signaler puisque les nerfs s'y terminent comme dans les papilles semblables de la muqueuse buccale.

b) Dans les *papilles filiformes*, les plus petites, Fusari et Panasci ont décrit des filets nerveux isolés, qui montent vers l'extrémité effilée où ils se termi-

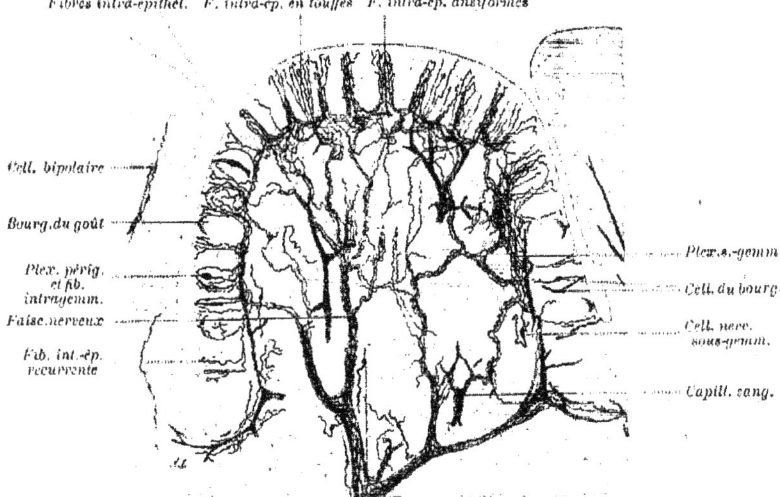

Fig. 78. — Coupe transversale d'une papille caliciforme de brebis, traitée par la méthode de Golgi, et montrant les terminaisons nerveuses dans la papille, dans l'épithelium et dans les bourgeons du goût (d'après Jacques).

nent; quelques-uns pénètrent jusque dans la couche épithéliale. A la base des papilles plus volumineuses, ces auteurs ont observé un prolongement conique du plexus nerveux de la muqueuse, dans lequel on peut apercevoir une, deux ou trois cellules nerveuses; on le désigne sous le nom de *plexus basal*. De ce plexus partent des filaments qui s'enfoncent dans les couches profondes de l'épithélium, soit vers le sommet, soit sur les parties latérales de la papille.

c) Dans les papilles *fongiformes*, *caliciformes* et *foliées*, les terminaisons nerveuses présentent une disposition générale identique, commandée par la présence des corpuscules gustatifs. Ces terminaisons, partiellement décrites par quelques auteurs, ont été très bien étudiées par Retzius, Fusari et Panasci, von Lenhossék, et surtout par Jacques. Avec ce dernier nous distinguerons : (α les nerfs du stroma papillaire; β) les nerfs de l'épithélium des papilles; et nous examinerons ensuite γ) les connexions qui existent entre ces fibres nerveuses et les éléments cellulaires des bourgeons gustatifs.

α) **Nerfs du stroma des papilles.** — A la base de la papille *caliciforme* (Voy. fig. 78), pénètrent : un faisceau nerveux *central* assez volumineux, formé de fibrilles parallèles, légèrement onduleuses et lisses, et plusieurs faisceaux *latéraux* plus petits qui montent directement vers la couche épithéliale. Le faisceau central se ramifie un certain nombre de fois; le plus grand nombre de ses ramifications, parvenues au sommet de la papille, court au-dessous de la surface libre en s'entre-croisant dans tous les sens, les autres s'infléchissent pour aller renforcer les faisceaux latéraux, et constituer avec eux, au-dessous de l'épithélium, le *plexus sous-gemmal* (Jacques). A mesure qu'on se rapproche de la surface épithéliale, le nombre de fibrilles à contour lisse diminue, celui des fibres variqueuses augmente, de telle façon que, dans le plexus sous-gemmal, on ne rencontre plus que des fibrilles moniliformes.

Dans la papille *fongiforme* on ne trouve qu'un seul faisceau médian; celui-ci se ramifie, et se résout en une multitude de fibrilles presque parallèles, dont la plus grande partie s'enfonce dans les papilles secondaires, en rampant le long des capillaires sanguins les plus superficiels.

Dans l'organe *folié*, on rencontre au-dessous de chacune des crêtes, et parallèlement à leur direction, un faisceau nerveux, émettant des branches verticales qui, après un court trajet, se bifurquent; les rameaux provenant de ces divisions vont prendre part, sur les deux bords du sillon, à la constitution du plexus sous-gemmal.

Le *plexus nerveux sous-gemmal* est formé par un feutrage très dense de fibres flexueuses et variqueuses, à direction généralement ascendante, entre lesquelles serpentent quelques fibres obliques. Ce plexus est directement accolé à la face profonde de l'épithélium dans toute la région des bourgeons du goût.

β) **Nerfs de l'épithélium des papilles.** — Du plexus sous-gemmal partent les terminaisons nerveuses proprement dites qui s'enfoncent dans l'épithélium. On peut les ranger en trois groupes : 1° celles qui se ramifient dans l'épithélium compris entre les bourgeons : fibres *inter-gemmales*, inter-bulbaires, ou intra-épithéliales; 2° celles qui se distribuent à la périphérie du bourgeon : fibres *péri-gemmales* ou péri-bulbaires; 3° celles enfin qui sillonnent en tous les sens le bourgeon lui-même, s'insinuant entre les cellules qui prennent part à sa constitution : fibres *intra-gemmales* ou intra-bulbaires (Jacques).

Tous les auteurs ont admis l'existence, dans le stroma des papilles et dans le plexus sous-épithélial, de cellules ganglionnaires, qui seraient l'origine de la plupart des fibres pâles sillonnant le chorion et l'épithélium de la muqueuse (Ranvier, Schwalbe, Hermann, Drasch, etc.). A l'aide de la méthode de Golgi, Fusari et Panasci en ont reconnu deux variétés : les unes, groupées à la base de la papille et au milieu du plexus, seraient de petites cellules ganglionnaires communes; les autres, situées au sommet des papilles, sous les élevures secondaires, possèdent les caractères des cellules du système nerveux central. Retzius (1892), Lenhossék (1893) les ont retrouvées depuis, et Jacques les considère, comme des *éléments multipolaires* à prolongements ramifiés. Irrégulièrement disséminés dans le stroma de la papille, et surtout au voisinage des troncs nerveux, on les aperçoit isolés, ou réunis par petits groupes, au-dessous de l'épithélium indifférent; ils envoient des prolongements qui s'insinuent probablement entre les cellules épithéliales. Dans la région des bourgeons gustatifs, ces éléments cellulaires sont renfermés dans l'épaisseur du plexus sous-gemmal, et paraissent allongés parallèlement à la direction de ce plexus; on remarque parfois un prolongement offrant tous les caractères d'un cylindre-axe, et se continuant avec une fine fibrille variqueuse. Les cellules multipolaires présenteraient, d'après Jacques, des analogies frappantes avec des cellules sympathiques figurées par Kölliker, van Gehuchten, Retzius et Ramón y Cajal.

Dans sa thèse inaugurale (Ueber die Nervenendigungen in den Papillæ fungiformes der Kaninchenzunge. Berlin, 1897) Rœske a repris l'étude des terminaisons nerveuses dans l'organe folié du lapin. Il n'ose se prononcer d'une façon ferme au sujet des cellules ganglionnaires de Fusari et Panasci, mais sa conviction paraît fortement ébranlée par ce fait qu'elles ne se colorent jamais par le bleu de méthylène. L'auteur est plus affirmatif en ce qui concerne les plexus nerveux sous-épithéliaux signalés par Csokor, Rosenberg, Sertoli, etc.; il ne s'agit pas là de fibres nerveuses que le bleu de méthylène ne parvient jamais à teindre, mais de fibres élastiques que l'orcéine met nettement en évidence. Dans ces conditions, de nouvelles recherches paraissent nécessaires pour trancher définitivement ces deux questions. Les faits signalés par Rœske à propos des filets nerveux terminaux des papilles fongiformes sont entièrement concordants avec les descriptions données par les auteurs pour les papilles caliciformes.

γ) ***Connexion des terminaisons nerveuses avec les cellules du bourgeon gustatif.*** — Nous avons vu qu'il existait dans le bourgeon du goût deux sortes d'éléments cellulaires entre lesquels s'enfoncent de nombreuses fibrilles nerveuses; nous devons établir maintenant les relations qui unissent les cellules gustatives et les fibrilles nerveuses. Les nombreuses recherches entreprises sur ce point encore très discuté, ont abouti à des résultats diamétralement opposés. Tandis que certains histologistes (Lovén, Schwalbe, Hoenigschmied, Sertoli, Winlschgau, Ranvier, Tuckerman, Fusari et Panasci) admettent une continuité entre le prolongement central de la cellule gustative et la fibrille nerveuse, d'autres nient cette continuité. Pour ces derniers (Krause, Retzius, von Lenhossèk, Arnstein, Jacques), les fibrilles nerveuses rampent à la surface des éléments cellulaires, et vont se terminer par des extrémités libres au voisinage du pore gustatif, sans qu'on puisse jamais les voir s'arrêter dans les cellules ou se continuer avec leurs prolongements périphérique ou central. La figure 79 est démonstrative sur ce point.

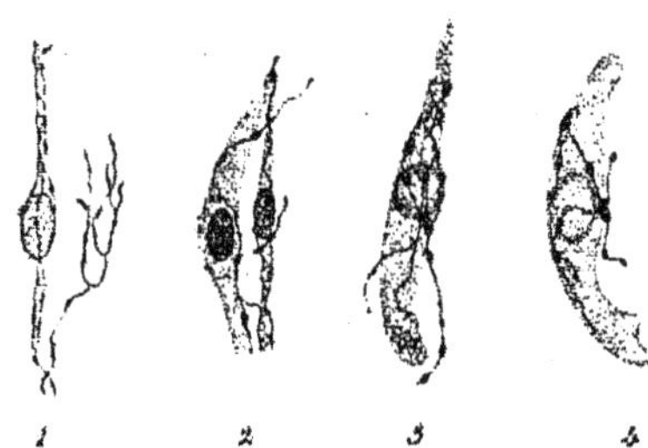

Fig. 79. — Disposition des fibrilles nerveuses autour des cellules gustatives, par la méthode d'Ehrlich (d'après Arnstein).

1, cellule gustative à bâtonnet, entourée de fibrilles nerveuses variqueuses très fines; à côté d'elle on voit un faisceau de fibrilles détaché d'une cellule. — 2, à gauche une cellule de soutien, à droite une cellule gustative à bâtonnet, entourées toutes deux de fibrilles nerveuses. — 3, cellule gustative fortement gonflée, à l'extrémité de laquelle les fibrilles nerveuses paraissent divisées en grains. — 4, cellule de soutien avec les fibrilles qui l'entourent.

Actuellement, la majorité des auteurs reconnaît que les cellules dites gustatives ne se continuent pas directement avec les fibrilles nerveuses auxquelles elles servent d'éléments de soutien. Dans ces conditions faut-il admettre, avec Drasch et Rauber, l'action purement mécanique de toutes les cellules du goût, qui constitueraient un simple système canaliculaire facilitant l'arrivée des substances sapides au contact des terminaisons? Ne vaut-il pas mieux leur appliquer l'hypothèse que Retzius a émise à propos des cellules ciliées de l'épithélium auditif, et les considérer comme des éléments épithéliaux différenciés, entrés secondairement au service de la conduction nerveuse, c'est-à-dire « des cellules sensorielles secondaires »; ou bien comme de simples auxiliaires, perfectionnant l'impression sur les fibrilles terminales du glosso-pharyngien (Jacques).

Distribution des nerfs dans la langue. — Nous venons de décrire les nerfs qui pénètrent dans la langue et leur mode de terminaison dans les muscles, les vaisseaux, les glandes et la muqueuse; nous rappellerons brièvement quels sont les nerfs destinés à chacune de ces parties de la langue.

Les nerfs des muscles ou nerfs *moteurs*, viennent pour la plupart du grand hypoglosse, quelques-uns du glosso-pharyngien (m. palato-glosse) et du rameau lingual du facial (m. stylo-glosse et palato-glosse, Guarini, 1842). Quant à l'influence motrice du lingual (nerf mixte avec la corde du tympan), elle ne s'exercerait dans certains cas, qu'après la section du grand hypoglosse (action pseudo-motrice : Vulpian et Philippeau, 1863; Morat, 1890; Wertheimer, 1890).

Les nerfs *vasculaires* viennent de deux sources : du sympathique et des autres nerfs de la langue. Le grand sympathique (rameaux venus du ganglion cervical supérieur, Vulpian), le grand hypoglosse, et le nerf lingual (Vulpian) sont des vaso-constricteurs; la corde du tympan (pour les deux tiers antérieurs, Vulpian) et le glosso-pharyngien (pour le tiers postérieur, Lépine) sont des vaso-dilatateurs. J. Arkharoff (1886) prétend que tous les nerfs vaso-dilatateurs de la langue viennent du grand hypoglosse et du glosso-pharyngien. Marcacci (1888), ayant remarqué la production abondante de la lymphe à la suite de l'excitation du lingual, en fait un nerf vaso-dilatateur des lymphatiques de la langue.

Les nerfs *glandulaires* viendraient, d'après les expériences de Lépine (1870) et de Biedermann (1884), du glosso-pharyngien et de l'hypoglosse. Ajoutons que la dissection permet de mettre en évidence des filets venant du lingual, tout au moins pour la glande de Blandin.

Les nerfs *sensitifs et sensoriels* viennent des ramifications du lingual pour les deux tiers antérieurs, du glosso-pharyngien pour la région du V lingual et pour une grande partie de la base, et du laryngé supérieur pour la partie voisine des replis glosso-épiglottiques. Le lingual et le laryngé supérieur se terminent dans les parties de la muqueuse douées simplement de sensibilité tactile, le glosso-pharyngien dans la région gustative. Pourtant, certains rameaux du nerf lingual aboutissent aussi à cette région, et on s'est demandé si ce nerf ne serait pas gustatif. Sans insister ici sur cette question très discutée, nous dirons qu'on s'accorde actuellement à voir dans les filets gustatifs du lingual les rameaux de la corde du tympan qui, accolés simplement au lingual, s'en détachent plus loin dans la langue. Quant à l'origine exacte de la corde du tympan, les uns ont prétendu qu'elle vient en apparence du facial, mais en réalité du trijumeau par un trajet plus ou moins détourné (Schiff, Stich, Herzen, 1880); d'autres la font provenir du glosso-pharyngien, soit par des anastomoses périphériques entre ce nerf et le facial (Duchenne, Carl, Urbantschitsch), soit par le nerf intermédiaire de Wrisberg, véritable filet erratique du glosso-pharyngien (M. Duval, 1880; Stipzka, 1880; Bigelow, 1880; Vulpian, 1885; Cannieu, 1895). En somme, on peut dire que les filets nerveux gustatifs proviennent tous du glosso-pharyngien, soit directement, soit en empruntant une voie détournée, celle de la corde du tympan, continuation de l'intermédiaire de Wrisberg.

CHAPITRE II

PHARYNX

Le pharynx est une cavité musculo-membraneuse placée entre la bouche et l'œsophage. Cette poche représente l'extrémité supérieure, dilatée en cul-de-sac, du tube digestif embryonnaire. Il s'étend de la base du crâne à l'orifice supérieur de l'œsophage qui lui fait suite; les fosses nasales, la cavité buccale et le larynx s'y ouvrent en avant, les trompes d'Eustache sur les côtés.

Physiologiquement, le pharynx est le carrefour des voies aériennes et digestives. L'air, introduit par les narines, gagne la caisse du tympan par la trompe d'Eustache et l'arbre bronchique par le larynx; le bol alimentaire s'engage dans l'œsophage. Mais l'air et les aliments ne se rencontrent jamais dans

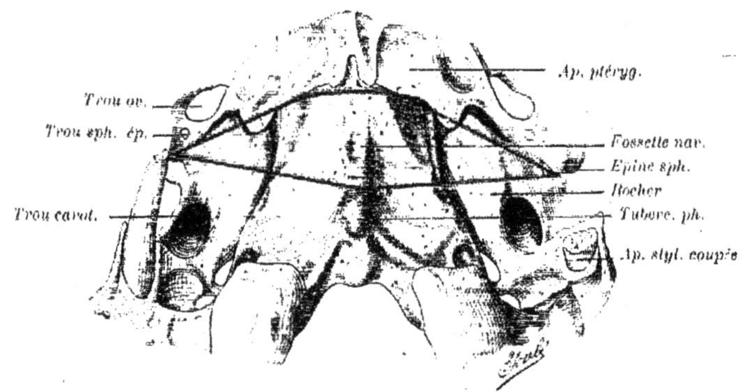

FIG. 80. — Région pharyngée de la base du crâne (d'après Trolard).
Les repères en rouge, d'après Jonnesco.

leur trajet pharyngien; une cloison mobile, musculo-membraneuse, représentée par le voile du palais, prend à chaque mouvement de déglutition une direction horizontale, séparant ainsi le pharynx en deux étages : le supérieur, *aérien* ou *respiratoire*, dans lequel s'ouvrent les fosses nasales; l'inférieur, *digestif*, en rapport avec la cavité buccale. Quand le bol alimentaire a quitté le pharynx, celui-ci devient un canal aérien par suite de l'abaissement du voile du palais.

Situation. — Situé au-devant de la colonne cervicale, derrière le squelette de la face et le larynx, le pharynx est un organe à la fois céphalique et cervical; un plan passant par le bord inférieur du maxillaire inférieur limite les deux moitiés de cet organe.

Limites. — Le pharynx s'insère par sa voûte à la base du crâne, sur la partie antérieure de l'apophyse basilaire de l'occipital et sur les parties voisines. Cette surface d'insertion a la forme d'un trapèze. La grande base postérieure

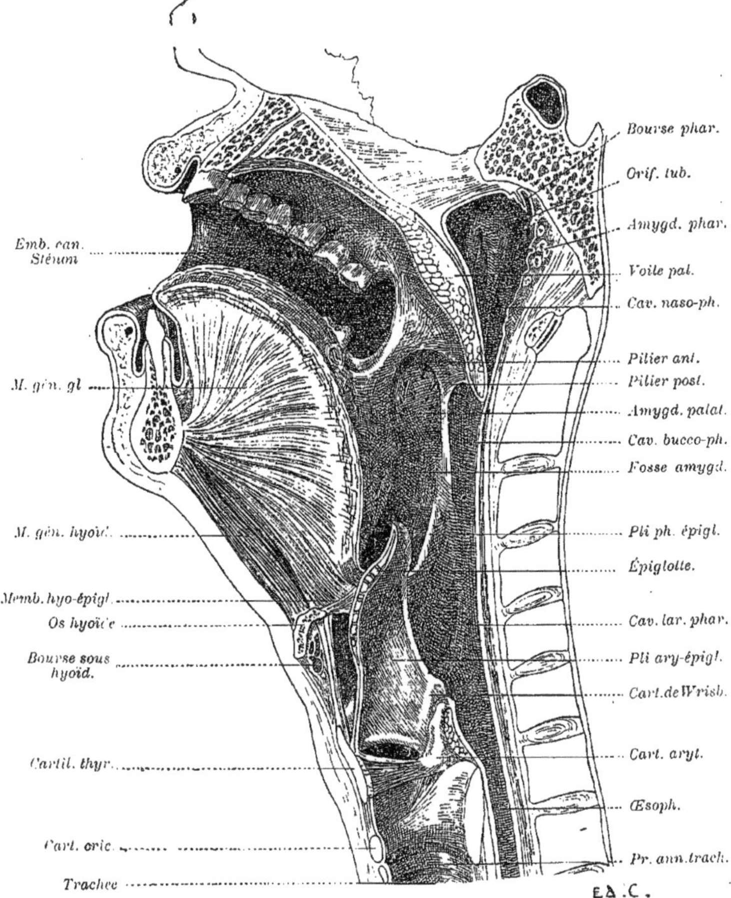

Fig. 81. — Coupe sagittale et médiane de la tête et du cou. — La tête est renversée en arrière, dans une extension complète, ce qui explique les rapports réciproques du maxillaire inférieur et de l'os hyoïde sur cette coupe (d'après Luschka).

est une ligne qui relie les deux épines sphénoïdales (ligne inter-épineuse); elle passe en avant du trou occipital, entre le tubercule et la fossette pharyngés. Les deux moitiés de cette ligne présentent une légère convexité dirigée en avant; l'insertion s'étend sur le rocher, devant l'orifice carotidien, sur le fibro-cartilage qui comble à l'état frais la fissure pétro-basilaire, pour arriver ensuite à la face exocranienne de la base de l'occipital. De chaque côté, cette surface est limitée par une ligne oblique en avant et en dedans, réunissant l'épine sphénoïdale à la racine de l'aile interne de l'apophyse ptérygoïde (ligne ptérygo-épineuse). Elle passe, en dedans des trous sphéno-épineux et ovale, sur la lèvre externe de la fissure pétro-sphénoïdale (trou déchiré antérieur) comblée à l'état frais par du fibro-cartilage. En avant, la petite base du trapèze est une ligne qui joint les racines des ailes ptérygoïdiennes (ligne inter-ptérygoïdienne).

Cette surface d'insertion a été bien décrite par Trolard (Région pharyngée de la base du crâne. *Journal de l'Anatomie*, 1899).

La limite inférieure du pharynx répond en avant au bord inférieur du cartilage cricoïde, en arrière au corps de la sixième vertèbre cervicale.

Configuration externe. — Le pharynx a la forme d'une pyramide quadrangulaire, à base supérieure, à sommet tronqué dirigé en bas. On l'a comparé à un entonnoir, à une massue. Extérieurement, le pharynx présente une face postérieure et deux faces latérales.

La *face antérieure* est cachée par le squelette de la face, la base de la langue, l'os hyoïde et le larynx. La *face postérieure*, très large à son insertion crânienne (6 centim.) où elle présente deux prolongements latéraux, véritables ailes qui vont jusqu'aux épines sphénoïdales, se rétrécit plus bas, et s'élargit de nouveau au niveau des extrémités des grandes cornes de l'os hyoïde (4 cm. 1/2); se rétrécit encore un peu dans l'espace hyo-thyroïdien, s'élargit une troisième fois au niveau des grandes cornes du cartilage thyroïde (4 cm. 1/2) et se termine enfin par un rétrécissement progressif en entonnoir derrière le cartilage cricoïde. Chaque bord de cette face peut être considéré comme une S à courbes longues et douces. Dans une étendue de 1 cm. 1/2 au-dessous de la base du crâne, la paroi postérieure du pharynx est formée par les aponévroses et la muqueuse; dans le reste de son trajet, jusqu'à son extrémité terminale, elle est revêtue par la couche musculaire des constricteurs.

Les *faces latérales* figurent des plans qui convergent en avant et en dedans, car la paroi pharyngienne postérieure est plus large que l'antérieure. L'angle que forme la paroi latérale avec la postérieure, bien net en haut, s'émousse inférieurement. La paroi latérale est limitée, en avant, par l'apophyse ptérygoïde et le ligament ptérygo-maxillaire, l'extrémité postérieure de la ligne mylo-hyoïdienne, et par une ligne oblique, dirigée en arrière et en bas; cette ligne est tendue de l'insertion inférieure du ligament ptérygo-maxillaire à la face postérieure du cartilage cricoïde, en passant par la face latérale de la base de la langue, la petite corne de l'os hyoïde et la face externe du cartilage thyroïde. — Sa plus grande largeur est de 3 cm. 1/2.

Longueur. — Chez l'adulte, le pharynx a une longueur moyenne de 14 cm. (14 à 15, Sappey; 14 1/2, Luschka; 11 à 13, Cruveilhier). La différence entre son allongement et son raccourcissement à l'état physiologique peut atteindre 7 centimètres.

Rapports. — Le pharynx, se confondant par sa paroi antérieure avec les fosses nasales, la bouche et le larynx, n'a de libre que sa face postérieure et ses faces latérales, qui forment une gouttière ouverte en avant et dont nous examinerons successivement les rapports.

Rapports de la face postérieure. — La face postérieure du pharynx répond à la colonne vertébrale (corps et apophyses transverses des 6 premières vertèbres cervicales), que l'on peut explorer par le pharynx dans le cas de luxation, de mal de Pott, etc.... Le squelette vertébral est en partie recouvert par les muscles prévertébraux, eux-mêmes tapissés par l'aponévrose prévertébrale ou cervicale profonde. Les muscles grands droits antérieurs, saillants en avant, produisent sur la paroi pharyngienne correspondante deux gouttières latérales mieux marquées en haut. Entre le pharynx, que revêt sa gaine conjonctive lamelleuse, et l'aponévrose prévertébrale est un espace, quadrilatère sur la coupe, l'*espace prévertébral* ou rétro-viscéral. Il est rempli par du tissu cellulaire lâche qui permet les mouvements du pharynx, et se continue avec l'espace du médiastin postérieur (Voy. *Aponévroses cervicales*). On y trouve à la partie supérieure les ganglions rétro-pharyngiens dont nous reparlerons plus loin.

Rapports des faces latérales. — Nous diviserons cette face en deux régions, l'une céphalique, supérieure, cachée par la branche verticale du maxillaire inférieur; l'autre cervicale, inférieure, et relativement superficielle.

1° **Portion céphalique.** — Entre la face latérale du pharynx en dedans, la face interne de la branche verticale du maxillaire inférieur, tapissée par le muscle ptérygoïdien interne, en dehors, la colonne cervicale en arrière et la base du crâne en haut, il existe un creux prismatique appelé *espace maxillo-pharyngien* (fosse rétro-maxillaire, Luschka).

Cet espace s'étend de la base du crâne dans la région des trous ovale et petit rond, à l'angle de la mâchoire; triangulaire sur la coupe, il est limité par l'aponévrose inter-ptérygoïdienne et le muscle ptérygoïdien interne en dehors, par la paroi pharyngienne latérale en dedans, et par la colonne vertébrale et des muscles en arrière. Cette loge contient de la graisse traversée par des cordons vasculaires et nerveux que constituent l'artère carotide interne, la veine jugulaire interne, les nerfs pneumo-gastrique, glosso-pharyngien, grand hypoglosse et le sympathique cervical. Dans sa partie supérieure, on rencontre les vaisseaux et nerfs qui sortent du crâne ou y pénètrent par les trous ovale et petit rond : artères et veines méningées moyennes, tronc du nerf maxillaire inférieur et ses branches, ganglion otique, veines du trou ovale, plexus veineux ptérygoïdien. L'artère carotide externe touche, par la convexité d'une de ses anses, le pharynx au niveau de l'amygdale, après avoir pénétré entre les muscles stylo-glosse et stylo-pharyngien; de la convexité de cette anse peut naître une artère tonsillaire (Zuckerkandl). Signalons aussi à ce niveau la crosse de l'artère faciale qui s'appuie sur la paroi externe de la fosse amygdalienne à sa limite inférieure et le nerf glosso-pharyngien accolé à la paroi tonsillaire. — La loge parotidienne et son contenu n'ont que des rapports tout à fait médiats avec le pharynx. On a décrit pourtant un prolongement pharyngien de la glande parotide, qui passerait devant l'apophyse styloïde pour gagner la paroi latérale du pharynx, prolongement que je n'ai jamais trouvé.

2° **Portion cervicale.** — Dans la région cervicale, la paroi latérale du pharynx est en rapport avec le paquet vasculo-nerveux enfermé dans sa gaine conjonctive et recouvert par le muscle sterno-mastoïdien.

Toutefois, au niveau de la grande corne de l'os hyoïde, on trouve un rendez-vous nerveux, artériel et veineux qui mérite une étude spéciale. En ce point, le tronc veineux thyro-linguo-facial recouvre les origines des artères linguales et quelquefois des thyroïdiennes supérieures situées profondément; au même niveau, on trouve le nerf grand hypoglosse qui passe entre les artères et les veines. Au-dessus de l'os hyoïde, cette paroi est recouverte par la glande sous-maxillaire et sa capsule, le muscle digastrique, les muscles et ligament stylo-hyoïdiens, derrière lesquels montent l'artère faciale et le nerf grand hypoglosse. Plus profondément, le muscle hyo-glosse recouvre la paroi pharyngienne; entre lui et cette dernière, passe l'artère linguale. Au-dessous de l'os hyoïde, elle est recouverte, de la superficie

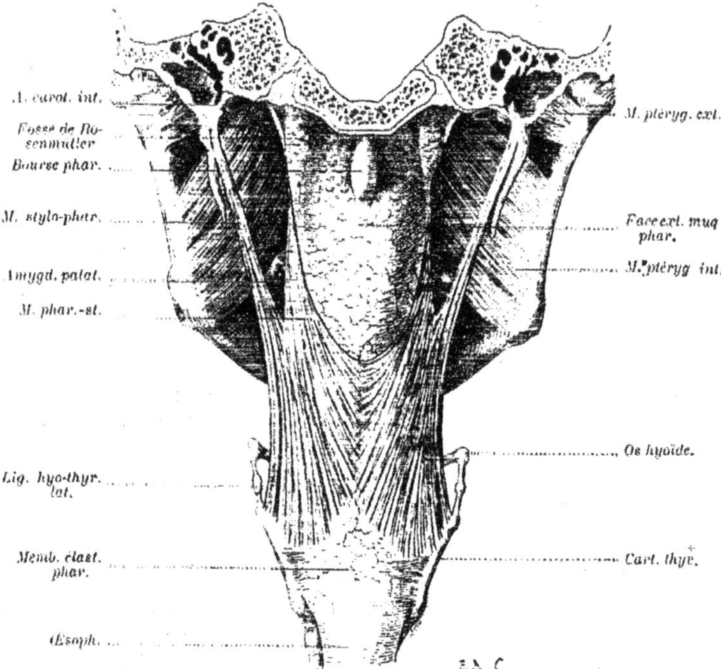

Fig. 82. — Vue de la face postérieure du pharynx après ablation de la couche des muscles constricteurs (d'après Luschka).

On y voit surtout : le mode de terminaison du muscle pharyngo-st., les saillies sub-muqueuses formées sur cette paroi par les trois dépressions internes : la bourse pharyngienne sur la ligne médiane, les recessus de Rosenmüller sur les côtés.

vers la profondeur, par : l'aponévrose cervicale superficielle, les muscles omo-hyoïdien, sterno-thyroïdien; au-dessous de ces muscles, le lobe latéral du corps thyroïde monte jusqu'au milieu du cartilage thyroïde; il est séparé de la paroi pharyngienne par le feuillet profond de sa capsule fibreuse.

Configuration interne. — De la cloison osseuse qui sépare les orifices postérieurs des fosses nasales de la cavité buccale, se détache une cloison molle et contractile, le voile du palais, disposé transversalement entre les parois latérales du pharynx sur lesquelles il se perd. A l'état de repos, cette cloison pend presque verticalement et diminue l'orifice bucco-pharyngé; quand elle se contracte, au moment de la déglutition, elle se relève et proémine dans la cavité pharyngienne dont elle atteint presque la face postérieure. La cavité du pharynx est alors divisée en deux étages : l'un, supérieur, situé au-dessus de la cloison, dans lequel débouchent les narines et les trompes d'Eustache, *cavité naso-pharyngienne*; l'autre inférieur, situé au-dessous de la cloison qui est en forme de voûte, cavité bucco-laryngienne; celle-ci peut être divisée à son tour en deux portions, une portion *buccale* et une portion *laryngienne*.

Nous étudierons successivement les trois portions naso-pharyngienne, buccale et laryngienne du pharynx; le voile du palais a été décrit avec la cavité buccale.

A. — Cavité naso-pharyngienne. — Synonymes: Naso-pharynx, cavité naso-tubaire, cavum nasal, arrière-cavité des fosses nasales.

Cette partie du pharynx, exclusivement aérienne, destinée à la respiration, à la phonation et à la ventilation de l'oreille moyenne, est une cavité de forme cubique. Elle mesure en moyenne 2 cm. 5 en hauteur, 2 cm. dans le sens antéro-postérieur et 4 dans le sens transversal. Sa capacité est de 14 cm. cubes (Luschka). Les dimensions sur le crâne sec sont supérieures de 2 à 3 mm., et même de 5 à 10 pour le diamètre antéro-postérieur.

		Luschka	Sappey.
Dimensions.	D. vertical	20 millimètres	— 25 à 30 en avant.
	D. antéro-postérieur	18 —	— 20
	D. transversal	35 —	— 40 en avant.
			— 45 à 50 en arrière.

Escat a déduit de l'examen d'un grand nombre de crânes les conclusions suivantes: 1° La cavité naso-pharyngienne du nouveau-né et de l'enfant, caractérisée par une prédominance du D. antéro-postérieur et une infériorité manifeste du D. vertical, a une forme très allongée d'arrière en avant, qui la rapproche de celle du singe et du chien. L'exiguïté consécutive du D. vertical des choanes facilite l'obstruction de ces orifices. — 2° Chez la femme, le D. vertical est relativement plus faible que chez l'homme. — 3° Les variétés dans la forme et les dimensions chez l'adulte sont infinies. — 4° Il y a un parallélisme certain entre le mode d'accroissement du naso-pharynx et celui des autres segments de l'arbre respiratoire (fosses nasales, larynx, trachée).

Escat. *Évolution de la cavité naso-pharyngienne.* Thèse de Paris, 1894.

En raison de sa forme cubique, la cavité naso-pharyngienne présente six faces ou parois : une supérieure ou voûte, une inférieure, une antérieure, une postérieure et deux latérales.

1° La *paroi supérieure* ou voûte est formée par un plan incliné en bas et en arrière, qui se continue par une courbe insensible avec la paroi postérieure. Cette paroi répond au corps de l'occipital et aux parties voisines du corps du sphénoïde, rugueuses, perforées de nombreux trous vasculaires (foveæ asperæ de Tourtual). — D'après Luschka, le sommet de la voûte se trouve sur un plan horizontal passant au-dessus de l'antitragus du pavillon de l'oreille. — En avant, cette paroi se continue dans la voûte des fosses nasales; elle en est séparée, de chaque côté de la cloison, par un et souvent deux replis muqueux, falciformes, à concavité inférieure, tendus de la cloison nasale au bord externe des choanes jusqu'au cartilage de l'orifice de la trompe : ce sont les plis *salpingo-nasaux postérieur* et *antérieur*. Entre les deux plis, il existe un sillon ou une fossette : sillon salpingo-nasal.

Toute la surface de la voûte est occupée par l'*amygdale pharyngienne*, que nous décrirons avec la muqueuse du pharynx.

2° La *paroi inférieure* ou *plancher* de la cavité, formée par la face supérieure du voile du palais, n'existe qu'au moment du redressement de cette cloison, pendant la déglutition.

3° La *paroi postérieure* de la cavité naso-tubaire se continue avec la voûte par une courbe douce; sa limite supérieure est déterminée par une ligne transversale passant par le tubercule pharyngien; en bas, elle répond à un plan horizontal tangent au bord supérieur de l'arc antérieur de l'atlas (Luschka). De chaque côté, elle se continue avec les faces latérales par une dépression profonde (recessus ou fosse de Rosenmüller). Sur la ligne médiane, cette paroi répond à la portion basilaire de l'occipital située derrière le tubercule pharyngien, et au ligament occipito-atloïdien; de chaque côté, à l'extrémité supérieure des muscles grands droits antérieurs de la tête, qui soulèvent cette paroi en deux bourrelets latéraux. Entre ces muscles et la muqueuse pharyngienne, il n'existe que des parties aponévrotiques, le bord supérieur du muscle constricteur supérieur étant situé à 2 centimètres au-dessous de la base du crâne.

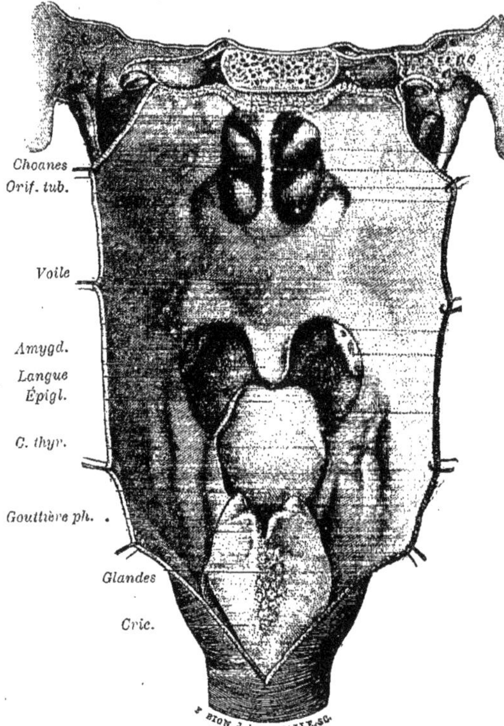

FIG. 83. — Face antérieure du pharynx (Sappey).

4° La *paroi antérieure* est constituée par les orifices postérieurs des fosses nasales (les choanes); ces orifices sont séparés par la cloison osseuse que prolonge en arrière un ligament large de 6 millim., inséré sur les ailes du vomer d'une part, et sur l'épine nasale postérieure d'autre part. Les orifices séparés par cette cloison, rectangulaires sur le squelette, sont ovalaires quand ils sont recouverts des parties molles.

Sur les côtés, les choanes sont séparées de la cavité pharyngienne par un bourrelet dur, allant de la voûte au plancher des fosses nasales; ce bourrelet est formé par le bord postérieur de l'aile interne de l'apophyse ptérygoïde, bord recouvert par des tractus ligamenteux et par la muqueuse.

3° La *paroi latérale* présente un aspect complexe dû à la présence de l'orifice pharyngien de la trompe d'Eustache et à la dépression profonde située derrière cette trompe. Nous étudierons donc : 1° l'orifice tubaire ; 2° la fossette de Rosenmüller.

Orifice tubaire. La trompe d'Eustache, s'avançant obliquement dans la cavité du pharynx, repousse la muqueuse et forme une saillie évasée qui est le *pavillon*. Celui-ci est situé à 1 centim. en arrière du cornet inférieur, sur le prolongement de sa ligne d'insertion, à 1 centim. également au-dessus du voile du palais. Son orifice regarde en bas, en dedans et en avant ; il est arrondi ou triangulaire, haut de 5 ou 6 millim. La muqueuse qui le tapisse présente un aspect irrégulier dû à une infiltration lymphoïde qui constitue l'*amygdale tubaire* de Gerlach.

L'orifice tubaire, de forme et de dimensions très variables, est quelquefois circulaire ou elliptique, mais plus souvent triangulaire à sommet supérieur. Dans ce dernier cas, le sommet correspond au cartilage de la trompe. La base ou plancher occupe la partie inférieure du pavillon sur une étendue de 10 et même 15 millimètres. Le muscle péri-staphylin interne la soulève en bourrelet et détermine la formation de deux sillons en avant et en arrière de ce bourrelet : un sillon antérieur ou *sillon salpingo-palatin*, entre le bourrelet et le pli salpingo-palatin dont nous parlerons bientôt : un sillon postérieur ou *sillon salpingo-pharyngien*, entre ce même bourrelet et le pli salpingo-pharyngien. Ces sillons signalés par Zaufal peuvent dans quelques cas être assez prononcés pour former des sinus (recessus salpingo-pharyngiens, Zuckerkandl). Le bord antérieur de l'orifice, soulevé par des fibres ligamenteuses, forme le *pilier antérieur* ou *pli salpingo-palatin* de Tourtual, qui se détache du crochet cartilagineux externe du pavillon et se porte sur le voile, le long du bord externe des choanes. Il en est de même du bord postérieur, qui, rendu saillant par le faisceau tubaire du muscle pharyngo-staphylin, constitue le *pilier postérieur* ou *pli salpingo-pharyngien*, lequel se perd dans la paroi du pharynx.

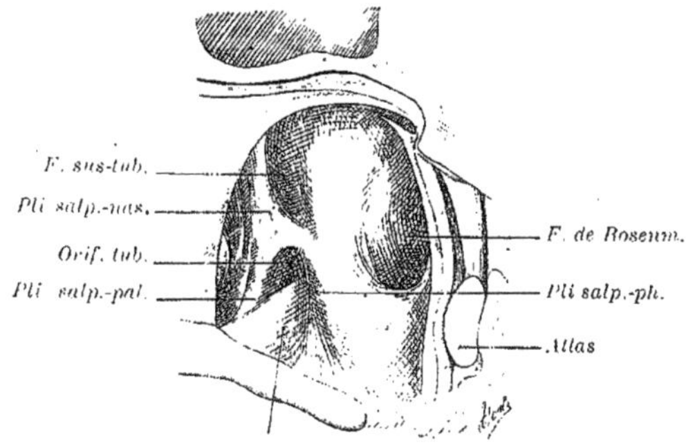

FIG. 84. — Paroi latérale de la cavité naso-pharyngienne (d'après Escat).
Coupe méd. antéro-postérieure.

Au-dessus du pavillon, se trouve une surface déprimée, la *fossette sus-tubaire* (sinus faucium superior, Tourtual). Elle est limitée en avant par un pli muqueux, le *pli salpingo-nasal*, qui s'étend du sommet du pavillon à la voûte des fosses nasales. Il est dû à la saillie du bord postérieur de l'aile interne ptérygoïdienne, et peut être dédoublé en deux plis secondaires, l'un antérieur, l'autre postérieur, entre lesquels s'interpose le *sillon salpingo-nasal* (sillon nasal postérieur de Zuckerkandl).

Fossette de Rosenmüller. — Derrière l'orifice tubaire, entre le bourrelet cartilagineux et la face postérieure du pharynx et au-dessous de la voûte, la paroi pharyngienne latérale est déprimée en une fente étroite, allongée de haut en bas, curviligne, recourbée en crochet autour et en arrière du bourrelet cartilagineux de la trompe : c'est la *fossette de Rosenmüller*, que cet auteur a mentionnée en quelques lignes en 1805 (recessus infundibuliformis ; fossette pharyngienne; recessus pharyngis, Rosenmüller; recessus pharyngis lateralis, Tourtual). La fossette de Rosenmüller occupe l'angle latéral de la cavité pharyngienne; elle commence au-dessus et en avant du bourrelet de la trompe, dans la fossette sus-tubaire, par une dépression relativement peu marquée; puis elle contourne le bourrelet de la trompe, passe derrière lui, devient verticale, et descend pour se perdre sur la portion buccale du pharynx. Elle présente deux parois et un fond. La *paroi antérieure* est formée par la muqueuse qui tapisse la face postérieure du bourrelet cartilagineux de la trompe; cette muqueuse irrégulière possède souvent tous les caractères d'une infiltration lymphoïde très marquée. La *paroi postérieure*, que constitue la muqueuse de la face postérieure du pharynx, est aussi irrégulière, tomenteuse, de nature lymphoïde. Le *fond* est tantôt lisse et uni, tantôt, et c'est le cas le plus fréquent, irrégulier, aréolaire, criblé d'orifices limités par des tractus muqueux. Dans ces cas, son aspect est comparable à celui de la muqueuse de la voûte et de la paroi postérieure de la cavité naso-tubaire; il est dû à une infiltration lymphoïde ou adénoïde de la muqueuse qui se continue sans ligne de démarcation avec l'amygdale pharyngienne, dont elle n'est qu'un prolongement.

La fossette de Rosenmüller est, d'après His et Kostanecki, un reste de la deuxième fente branchiale. Elle peut se développer anormalement et former un diverticule : *le diverticule de Pertick*. Broesike (1884) a signalé un cas dans lequel le fond de la fossette communiquait par une fente avec un diverticule du plancher de la trompe d'Eustache, qui se prolongeait jusqu'à la parotide.

Ses *variations* sont très grandes. Nulle en quelque sorte chez le nouveau-né, elle est chez l'enfant superficielle et à limites indécises. Chez le vieillard au contraire, elle peut être très profonde, au point qu'une sonde s'y enfonce de 2 centimètres et vient frapper la face inférieure du rocher, ou bien se transformer par des brides fibreuses en une surface réticulée. A l'âge adulte, la disposition des muscles et des ligaments qui la circonscrivent, l'état variable de la muqueuse déterminent des formes très différentes : une simple gouttière, comme chez l'enfant; une fossette typique; un recessus profond qui se prolonge sur la base du crâne jusqu'au voisinage de la carotide interne (Gillette, thèse 1867). Signalons encore le cloisonnement de la fossette par des brides, sa division en deux sinus par une bride muqueuse transversale, enfin le rétrécissement de son orifice qui peut n'avoir que 2 millimètres et qui fait de la fossette une véritable poche comparable à la bourse pharyngienne (Voy. la description et les dessins de ces formes dans KOSTANECKI, *Arch. f. micr. Anatomie*, 1887, et ESCAT, Th. Paris, 1894).

B. — **Portion buccale du pharynx** (arrière-bouche, pars isthmica de Merkel; cavum pharyngo-buccal, Luschka). Nous avons vu que la bouche communique avec la cavité pharyngienne par l'isthme du gosier. La portion de la cavité pharyngienne située en arrière de cet isthme est limitée : en haut, par le voile quand celui-ci est relevé pendant la déglutition, ou par un plan horizontal qui répond au bord supérieur de l'arc antérieur de l'atlas; en bas, par un plan passant par l'os hyoïde; en avant, par les bords libres des arcs palatins postérieurs et pharyngo-épiglottiques qui la séparent du vestibule. Elle a la forme d'une gouttière à concavité antérieure, et présente à étudier une paroi postérieure et deux sillons ou angles latéraux.

La *paroi postérieure* répond aux corps des deux premières vertèbres cervicales, dont elle est séparée par les muscles prévertébraux. La face interne de la muqueuse présente un aspect inégal, mamelonné, dû à la saillie des glandes sous-muqueuses très abondantes à ce niveau; elle est rougeâtre avec des surfaces plus pâles, correspondant aux saillies glandulaires, entourées par des réseaux vasculaires visibles.

Le *sillon latéral* vertical, ou angle latéral (sinus faucium lateralis, Tourtual), formé par l'union des parois latérale et postérieure, est limité en avant par le pilier postérieur du voile, qui se dirige obliquement en bas et en arrière et se perd vers la grande corne de l'os hyoïde. Ce sillon est plus large en haut, où il se continue avec la fossette de Rosenmüller, qu'en bas. Sur sa paroi vient se terminer le pli salpingo-pharyngien. La muqueuse qui le tapisse est inégale et mamelonnée, et présente souvent de petits bourrelets verticaux limitant des sillons, formés par le tissu lymphoïde abondant qui infiltre la muqueuse, surtout sur la paroi pharyngienne du pilier postérieur.

Les formes et les dimensions de la portion buccale peuvent être profondément modifiées dans certaines conditions (déglutition, phonation, etc.). L'épiglotte y proémine. Ses dimensions seraient d'après Sappey : longueur, 4 à 5 centimètres; largeur, 3 cm. 1/2 au niveau des amygdales, 5 au-dessous et en arrière de ces glandes, 4 au niveau des grandes cornes de l'os hyoïde; profondeur, 5 centimètres immédiatement au-dessous du voile, et 4 au niveau de l'os hyoïde.

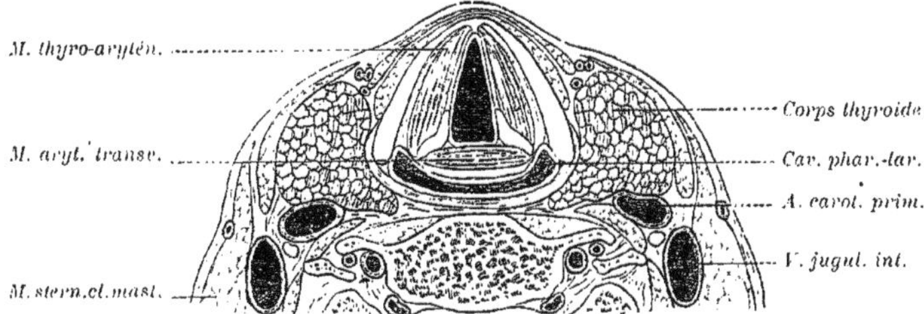

FIG. 83. — Coupe horizontale du cou passant par les cavités du pharynx et du larynx, au niveau des bords libres des cordes vocales inférieures (d'après Luschka).

C. — **Portion laryngienne du pharynx.** — Limitée dans son plan supérieur par l'os hyoïde, en bas par le bord inférieur du cartilage cricoïde, cette portion communique librement en haut avec la portion buccale, en bas avec l'œsophage. Doublée de chaque côté et en avant par l'os hyoïde, la membrane hyo-thyroïdienne et les faces latérales du cartilage thyroïde, elle présente la forme d'un entonnoir évasé en haut, rétréci et aplati d'avant en arrière, en bas. Le larynx, en se projetant sur la paroi antérieure, diminue la cavité qu'il réduit à une fente transversale. On peut décrire à cette portion quatre parois : une antérieure laryngienne, une autre postérieure vertébrale, et deux latérales.

La *paroi postérieure*, presque plane à l'état de vacuité du pharynx, devient concave dans l'état de dilatation; large à son extrémité supérieure, elle se rétrécit rapidement en bas. La muqueuse rouge pâle ne présente que de légères saillies dues aux glandes sous-muqueuses. Cette paroi répond au corps des 3e, 4e, 5e et 6e vertèbres cervicales, et aux muscles prévertébraux.

La *paroi antérieure* présente de haut en bas, disposées comme les trois marches d'un escalier, trois saillies (fig. 83) : 1° *L'orifice pharyngien du larynx*, elliptique, obliquement dirigé en bas et en arrière. Cet orifice est circonscrit en avant par le bord libre de l'épiglotte, en arrière par la dépression inter-aryténoïdienne, et par un repli transversal tendu entre les cartilages de Santorini ou corniculés, repli formé lui-même par une charpente fibreuse (ligament jugal) et le revêtement muqueux; latéralement, il est limité par le bord libre des replis ary-épiglottiques. De chaque côté du bord latéral de l'épiglotte on voit aboutir, près de sa racine, trois replis ou arcs : l'un vient d'en haut, de la paroi pharyngienne latérale : repli pharyngo-épiglottique; l'autre, de la base de la langue : repli glosso-épiglottique latéral; le troisième du cartilage corniculé : repli ary-épiglottique. L'épiglotte, repoussée par la base de la langue et abaissée par la contraction des muscles, au moment de la déglutition, tombe sur l'orifice pharyngien du larynx et le ferme; alors la base libre de l'épiglotte peut même toucher la paroi postérieure du pharynx (Luschka). — 2° La *face postérieure des cartilages aryténoïdes*, réunis par les muscles ary-aryténoïdiens; elle forme une surface convexe transversalement, sur laquelle la muqueuse présente des saillies glandulaires, et elle est doublée d'un tissu cellulaire lâche qui s'infiltre facilement. — 3° La *plaque du cartilage cricoïde*, dont la crête médiane donne insertion au muscle de l'œsophage, et proémine sous la muqueuse; tandis que les dépressions latérales sont comblées et masquées par les muscles crico-aryténoïdiens postérieurs.

La *paroi latérale* est triangulaire; large en haut, elle se rétrécit en bas, pour disparaître, en se transformant en un simple sillon au niveau du bord supérieur du cartilage cricoïde. Elle est formée de haut en bas par : la face interne de la grande corne de l'os hyoïde, la membrane hyo-thyroïdienne et le ligament thyro-hyoïdien latéral, enfin par la face interne de la plaque latérale du cartilage thyroïde.

Les parois latérales et antérieure se rencontrent sur les côtés de la saillie laryngienne sous des angles ouverts en arrière : *fosses pharyngo-laryngées*.

Ces fosses (poches œsophagiennes, Joh. Adam, Schaz; sinus pyriformes, Tourtual; fossettes naviculaires du larynx, Fr. Betz; sinus pharyngo-laryngiens, Luschka; sulcus pharyngis lateralis, von Bruns) forment, de chaque côté de la saillie laryngienne, un sillon oblique en bas et en arrière, qui commence au niveau du bord latéral de l'épiglotte, entre lui et la grande corne de l'os hyoïde, immédiatement au-dessous du point de rencontre des replis ary- et pharyngo-épiglottiques (Voy. fig. 85 et 95). Étroite et peu profonde à son origine, la fosse pharyngo-laryngée devient plus large et plus profonde vers son milieu, atteint un centimètre près du sommet des cartilages aryténoïdes, et diminue ensuite pour se terminer au niveau du bord inférieur du cartilage cricoïde à l'entrée de l'œsophage, dont elle est souvent séparée par un pli transversal. Les parois, tapissées par la muqueuse peu adhérente et munie de nombreuses glandes saillantes à sa surface libre, sont formées : l'interne par le repli ary-épiglottique, la surface externe du cartilage aryténoïde, et la plaque du cartilage cricoïde; l'externe par une partie de la face interne de la plaque du cartilage thyroïde et par la membrane thyro-hyoïdienne. Le fond de la fosse est divisé en deux fossettes ou loges superposées, par un pli de la muqueuse que soulève le nerf laryngé supérieur. Celui-ci pénètre à travers la membrane thyro-hyoïdienne, traverse le fond de la fossette obliquement en bas, en dedans et en arrière, et soulève la muqueuse en un relief : *pli du nerf laryngé* de Hyrtl.

D'après Bruns, Ruckert et Waldeyer, ces fosses, très développées chez les mammifères, seraient utilisées par les liquides et les petites bouchées pour pénétrer dans l'œsophage.

His a démontré que la portion de la fosse située au-dessus du pli du nerf laryngé est une trace de la troisième fente branchiale; celle située au-dessous représente le reste de la quatrième fente. Weller (1884) a décrit un diverticule pharyngien anormal formé aux dépens de la première portion de la fosse.

On a signalé sur la paroi latérale de la portion laryngée du pharynx, immédiatement au-dessus de l'orifice œsophagien, des *diverticules*, s'ouvrant dans la cavité pharyngienne, formés soit par toutes les tuniques du pharynx : diverticules *vrais*; — soit par la muqueuse et la sous-muqueuse seules : *pharyngocèles*. Ces diverticules appelés dorsaux, rétro-pharyngiens ou épipharyngiens (Albrecht), seraient pour les uns acquis (diverticules par pulsion, Zenker et Ziemssen), pour d'autres congénitaux (Kœnig), pour d'autres enfin ils rappelleraient les diverticules normaux des mammifères (Albrecht).

Les *dimensions* de la portion laryngienne du pharynx sont, d'après Sappey, les suivantes : hauteur 5 à 6 centimètres; largeur, 4 dans sa moitié supérieure, 2 à 2 1/2 inférieurement : profondeur, 3 au niveau du bord supérieur du cartilage cricoïde, 2 1/2 au niveau de son bord inférieur. Mais les dimensions des portions inférieures de la cavité pharyngienne sont tellement variables avec les différents états physiologiques de l'organe, que ces chiffres ne peuvent traduire, comme ils le font pour la portion naso-tubaire, à peu près invariable, les véritables dimensions de ces portions.

Rapports vertébraux. — Nous avons vu que la paroi postérieure du pharynx répond à la colonne cervicale; il est important de bien connaître ces rapports pour l'exploration possible, et souvent employée en clinique, de la colonne cervicale par la cavité pharyngienne Robin-Massé (thèse de Paris, 1864) a donné les points de repère suivants : le tubercule de l'atlas est situé au-dessus du bord libre du voile; à ce dernier répond l'apophyse odontoïde Ce qu'on voit en regardant le fond de la gorge, c'est le corps de l'axis; ce que l'on sent en poussant le doigt directement en suivant le voile, vers la paroi pharyngienne postérieure, c'est le tubercule antérieur de l'atlas; au-dessus de lui, en soulevant le voile, l'apophyse basilaire; au-dessous, le corps de l'axis. Sur les côtés, on trouve les masses latérales de l'atlas, glissant alternativement en avant et en arrière sur les surfaces articulaires de l'axis D'après Malgaigne, dans l'extrême rotation de la tête à gauche, la masse droite de l'atlas déborde fortement l'axis et proémine du côté de la cavité pharyngienne; la masse gauche reste en arrière.

STRUCTURE. — Le pharynx est composé d'un ensemble de couches qui se superposent sur une épaisseur de 2 millimètres et demi (Luschka), et qui sont de dehors en dedans : la gaine lamelleuse ou tunique adventice, la couche musculaire, la tunique fibreuse et la muqueuse. Il n'existe de sous-muqueuse que dans la partie laryngée du pharynx.

1° GAINE LAMELLEUSE OU TUNIQUE ADVENTICE. — Synonymes : aponévrose externe, aponévrose péri-pharyngienne. C'est une membrane celluleuse dense qui environne tout le pharynx et qu'on peut comparer à la gaine propre des muscles (Cruveilhier). Elle constitue en effet la membrane d'enveloppe des muscles constricteurs dont elle revêt la face postérieure, en même temps qu'elle forme une surface de glissement sur l'aponévrose prévertébrale. Elle a les mêmes limites et les mêmes insertions que les muscles.

A cette tunique adventice se rattache l'aponévrose latérale du pharynx, qui ferme de chaque côté l'espace prévertébral[1].

Aponévrose latérale. — Aponévrose pétro-pharyngienne (Cruveilhier). C'est la partie supérieure pharyngienne des *cloisons sagittales* que nous avons décrites à la partie inférieure du cou (Voy. *Aponévroses cervicales*). Sur une coupe horizontale (fig. 86), on la voit tendue d'avant en arrière, du fond de la fosse ptérygoïde à l'aponévrose prévertébrale avec laquelle elle fait un angle presque droit. Au lieu d'être exactement sagittale comme à la région œsophagienne, elle s'incline un peu en dehors et en arrière. Cette obliquité est d'autant plus prononcée que la coupe porte plus haut; sous la base du crâne, elle atteint son maximum; là en effet elle devient parallèle à la trompe, dont elle recouvre la face externe.

Elle s'insère :

En haut, à la base du crâne, successivement d'avant en arrière :

1. Dans la description des aponévroses du pharynx, je suivrai textuellement l'exposé qui en a été fait par Escat et qui résulte de recherches faites dans mon laboratoire (Escat, L'Aponévrose de la cavité naso-pharyngienne. *Arch. méd. de Toulouse*, 1895). La description si complète de Jonnesco en diffère sur tant de points, au moins comme interprétation, que je n'ai pas cru devoir toucher au texte de ce dernier auteur; le lecteur devra donc se reporter à la 1re édition du Tube digestif pour comparer les deux manières de voir. (*Charpy*).

1° Sur le bord antérieur de l'orifice externe du canal carotidien; 2° à la face interne de l'épine du sphénoïde; 3° sur la face externe de la crête qui limite en dedans le trou sphéno-épineux; 4° sur le bord interne du trou ovale; 5° sur la crête qui limite en dehors la fosse scaphoïde.

En avant, dans la fosse ptérygoïde, sur la crête souvent peu distincte qui sépare la loge du péristaphylin externe de celle du ptérygoïdien interne.

En arrière, sur la face antérieure de l'aponévrose prévertébrale.

En bas, elle se continue avec les cloisons sagittales de l'œsophage.

L'aponévrose latérale est épaisse et fibreuse dans la région naso-pharyngienne; elle est formée par des fibres horizontales qui tranchent nettement sur les fibres obliques des intersections tendineuses du ptérygoïdien interne et du péristaphylin externe, qui prennent sur elle quelques insertions. Au-dessous du naso-pharynx, les éléments fibreux nous ont toujours paru plus rares; la cloison devient bientôt celluleuse et s'infiltre de graisse.

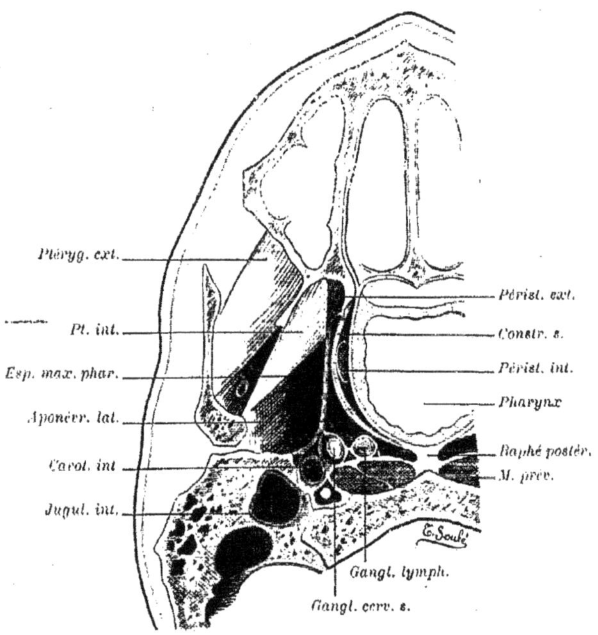

Fig. 86. — Aponévrose latérale du pharynx (d'après Escat).
Coupe horizontale passant au-dessus de la voûte palatine, au-dessous du pavillon de la trompe.

L'aponévrose latérale, tendue entre la fosse ptérygoïde et l'aponévrose prévertébrale, sépare l'espace maxillo-pharyngien des auteurs en deux espaces, l'un maxillaire, l'autre pharyngien; cette séparation n'est pas seulement anatomique, elle est aussi physiologique. Cette aponévrose laisse en effet en dehors d'elle tout l'appareil masticateur, les gros vaisseaux du cou, les nerfs crâniens, les ganglions lymphatiques latéro-pharyngiens de la chaîne carotidienne; elle emprisonne, au contraire, tout l'appareil pharyngien proprement dit, comprenant : la trompe, les deux péristaphylins, les constricteurs et les ganglions lymphatiques rétro-pharyngiens. Elle a donc, au point de vue topographique, une importance capitale.

La gaine des vaisseaux est appliquée sur sa face externe et ce rapport reste à peu près le même sur toute la hauteur du pharynx. Cependant, au voisinage de la base du crâne, les vaisseaux se portent plus en arrière : toujours externes à l'aponévrose latérale, ils se juxtaposent au côté externe de l'angle formé par l'intersection de l'aponévrose latérale avec l'aponévrose prévertébrale.

Le vaisseau le plus voisin de cet angle est la carotide interne.

2° COUCHE MUSCULAIRE. — Les muscles du pharynx peuvent se diviser en intrinsèques ou constricteurs, et en extrinsèques ou élévateurs.

Les premiers forment des plans curvilignes; ils s'imbriquent en se recouvrant de bas en haut, le plus inférieur étant le plus superficiel. Ce sont les trois constricteurs inférieur, moyen et supérieur. Les seconds sont des muscles allongés, qui occupent la partie latérale. Ils sont au nombre de deux : le stylo-pharyngien et le pharyngo-staphylin. Ce dernier ayant été décrit avec le voile du palais dont il constitue le pilier postérieur, nous ne nous occuperons que du stylo-pharyngien, qu'accompagnent fréquemment d'ailleurs des muscles accessoires.

MUSCLE CONSTRICTEUR INFÉRIEUR

Syn. : M. laryngo-pharyngien (Arnold); M. crico-thyro-pharyngien, Meckel; M. constrictor pharyngis, s. fauciuni infer., Albinus.

Il naît, par plusieurs faisceaux musculaires plats, des cartilages cricoïde et thyroïde et d'une arcade fibreuse tendue entre ces cartilages.

1° Le faisceau *cricoïdien* (m. crico-pharyngien, Valsalva) s'insère sur le bord inférieur du cartilage cricoïde, dans l'angle que forme l'arc avec la plaque, entre les muscles crico-thyroïdien, en avant, et crico-aryténoïdien postérieur, en arrière; il reçoit aussi quelques fibres de la corne inférieure du cartilage thyroïde, là où elle s'articule avec le cricoïde (Henle). — 2° Le *faisceau crico-thyroïdien* s'insère sur une arcade fibreuse qui unit les bords inférieurs des cartilages cricoïde et thyroïde; cette arcade embrasse, par sa concavité dirigée en avant, le muscle crico-thyroïdien; par sa convexité, tournée en arrière, elle donne insertion aux fibres du constricteur. Ce faisceau peut manquer. — 3° Le faisceau *thyroïdien* (m. thyro-pharyngien) s'insère sur la face externe du cartilage thyroïde de la manière suivante : *a*) sur la ligne oblique terminée à chacune de ses extrémités par un tubercule; *b*) à la partie postérieure des bords supérieur et inférieur du cartilage; *c*) à la face externe de la plaque cartilagineuse, située entre la ligne oblique et le bord postérieur; *d*) par quelques fibres sur le bord postérieur de la petite corne du cartilage thyroïde (Theile, Luschka, Henle). Il reçoit souvent des fibres de renforcement des muscles crico-thyroïdien (Theile, Henle, Luschka) et sterno-thyroïdien (Theile, Luschka).

Partis de ces origines, les faisceaux s'étalent, se confondent par leurs bords et constituent une lame musculaire unique, épanouie bientôt en un large éventail. Celui-ci recouvre les cartilages cricoïde et thyroïde, et se réfléchit sur le bord postérieur de ce dernier, pour atteindre la face postérieure du pharynx.

Entre la grande corne du cartilage thyroïde et le muscle, Luschka a trouvé une bourse séreuse. Sur la face postérieure du pharynx, les fibres supérieures, ascendantes et curvilignes, recouvrent les constricteurs moyen et supérieur, et peuvent atteindre la base du crâne; les moyennes sont transversales; les inférieures, descendantes et curvilignes, se portent sur la face postérieure de l'œsophage.

Dans sa totalité, le muscle a la forme d'un trapèze dont la base est sur la

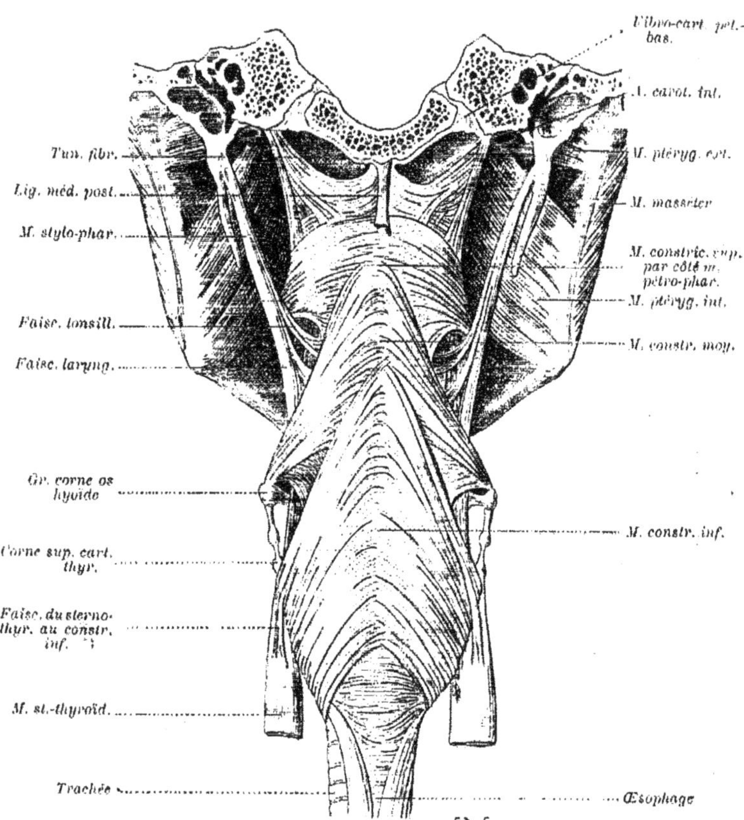

Fig. 87. — Face postérieure du pharynx et muscles constricteurs (d'après Luschka).

paroi pharyngienne postérieure; le bord supérieur, curviligne à concavité supérieure, est longé par le nerf laryngé supérieur; sous le bord inférieur s'engage le nerf récurrent. Les fibres, après s'être entre-croisées dans le raphé médian postérieur du pharynx avec celles du muscle du côté opposé, plongent vers la muqueuse où elles se terminent, en passant à travers les fibres du constricteur moyen et du palato-pharyngien ou pharyngo-staphylin. Il n'est pas rare de voir des fibres du constricteur inférieur se continuer avec celles du constricteur moyen et du palato-pharyngien du côté opposé.

Action. — Il rétrécit la lumière du pharynx qu'il raccourcit, et élève le larynx. D'après Longet et Luschka, en appliquant l'une contre l'autre les deux faces du cartilage thyroïde, il fermerait la glotte au moment de la déglutition. Cette dernière action est niée par Traube et Rosenthal.

MUSCLE CONSTRICTEUR MOYEN

Syn. : M. hyo-pharyngien, Valsalva ; M. constrictor pharyngis medius, Albinus.

C'est un éventail musculaire, dont le sommet répond à l'os hyoïde, la base à la paroi postérieure du pharynx. Il recouvre le constricteur supérieur et il est

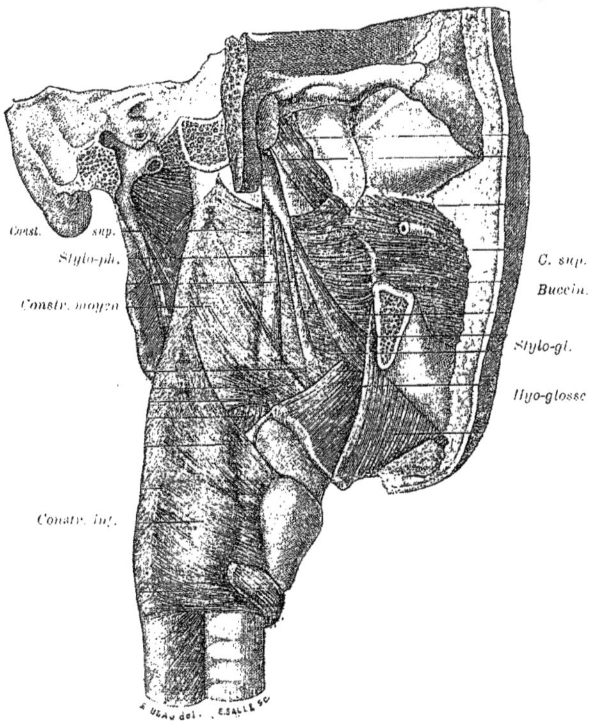

FIG. 88. — Muscles du pharynx, vue latérale (Sappey).

recouvert par l'inférieur. Il naît de l'os hyoïde par deux faisceaux principaux ; l'un, muscle *chondro-pharyngien*, s'insère sur la petite corne et sur l'extrémité inférieure du ligament stylo-hyoïdien ; l'autre, muscle *cérato-pharyngien*, s'insère sur la grande corne, tantôt dans toute son étendue, tantôt seulement sur sa moitié postérieure, tantôt enfin uniquement sur son tubercule terminal. Les fibres d'origine de ce dernier faisceau passent souvent les unes devant, les autres derrière le muscle hyo-glosse, de telle façon que le bord postérieur de ce dernier est pris entre les fibres du cérato-pharyngien. Les deux faisceaux d'origine se réunissent en une seule lame, mais souvent ils restent séparés, et représentent deux éventails : l'un, superficiel, formé par le faisceau cérato-pharyngien; l'autre, profond, formé par le chondro-pharyngien.

Rapports. — Unique ou double, l'éventail musculaire recouvre la paroi latérale du pharynx, contourne son angle, et s'épanouit sur la ligne médiane de la paroi postérieure en fibres ascendantes, transversales et descendantes. Recouvert par le muscle hyo-glosse, dont le sépare l'artère linguale, et par le constricteur inférieur, il recouvre le pharyngo-staphylin et le stylo-pharyngien en bas, le constricteur supérieur en haut. Sous son bord supérieur, s'engagent les faisceaux laryngiens du stylo-pharyngien. Son bord inférieur limite, avec le bord supérieur du constricteur inférieur, un interstice dans lequel on aperçoit : la membrane thyro-hyoïdienne, le ligament thyro-hyoïdien latéral, et, derrière celui-ci, les fibres descendantes des pharyngo-staphylin et stylo-pharyngien.

Les fibres supérieures s'unissent à celles du côté opposé, forment des arcades à concavité inférieure, et se continuent en partie avec les fibres du constricteur inférieur du côté opposé. Les fibres inférieures s'entrecroisent avec celles du muscle opposé, dépassent la ligne médiane et plongent vers la muqueuse. Une partie de ces fibres s'unissent à celles du pharyngo-staphylin du côté opposé.

Action. — Il rétrécit la portion buccale de la cavité pharyngienne en rapprochant la paroi postérieure de l'antérieure. Les fibres ascendantes abaissent la paroi pharyngienne postérieure, les fibres descendantes l'élèvent. Il est aussi adducteur des cornes de l'os hyoïde; d'après Valsalva, l'adduction forcée de ces cornes pourrait aller jusqu'à leur luxation, d'où difficulté de la déglutition (dysphagie valsalvienne).

Anomalies. — Le muscle *syndesmo-pharyngien* de Haller, qui s'insère sur la corne supérieure du cartilage thyroïde et sur le ligament hyo-thyroïdien latéral, est considéré tantôt comme une portion constante du constricteur moyen (Haller), tantôt comme un faisceau anormal, s'unissant aux fibres du constricteur moyen, ou à celles du constricteur inférieur (Luschka); Theile le rattache au palato- et au stylo-pharyngien. Le constricteur moyen reçoit quelquefois des faisceaux surnuméraires venant : *a*) du tendon intermédiaire du digastrique et de la capsule fibreuse de la glande sous-maxillaire (Santorini); *b*) du maxillaire inférieur (Henle); *c*) de l'angle de la mâchoire inférieure et de la capsule de la glande sous-maxillaire (Henle); *d*) de la ligne mylo-hyoïdienne (W. Grüber, Henle); *e*) des muscles de la langue : transverse (Luschka), hyo-glosse (Theile), stylo-glosse (Henle), génio-glosse (Sappey); *f*) du muscle sterno-hyoïdien (Henle). Henle décrit, comme faisceau normal du constricteur moyen, un petit faisceau musculaire qui s'étend de la petite corne de l'os hyoïde au cartilage du ligament hyo-thyroïdien latéral.

MUSCLE CONSTRICTEUR SUPÉRIEUR

Syn. : M. céphalo-pharyngien, Arnold; M. gnato-pharyngien, H. Meyer.

Né par plusieurs faisceaux, plus ou moins distincts, sur une ligne oblique en bas et en avant, qui s'étend du crochet ptérygoïdien à la face latérale de la base de la langue, ce muscle, uni avec celui du côté opposé, embrasse le segment supérieur du pharynx. — La ligne d'insertion est formée de haut en bas par l'aile interne de l'apophyse ptérygoïde, et son crochet, le ligament ptérygo-maxillaire, la ligne mylo-hyoïdienne et la face latérale de la langue.

a) Le faisceau *ptérygoïdien* (m. ptérygo-pharyngien) s'insère : 1° sur l'extrémité inférieure de la face interne et le bord postérieur de l'aile interne de l'apophyse ptérygoïde; 2° sur la concavité du crochet ptérygoïdien; 3° par quelques fibres sur l'aponévrose du voile (m. occipito-staphylin de Sappey). — *b*) Le faisceau *ptérygo-maxillaire* (m. bucco-pharyngien) naît du ligament ptérygo-maxillaire, tendu entre le crochet ptérygoïdien et la face interne du maxillaire inférieur, derrière la dernière grosse molaire. Ce ligament est plutôt une cloison aponévrotique, placée de champ entre le constricteur supérieur en arrière et

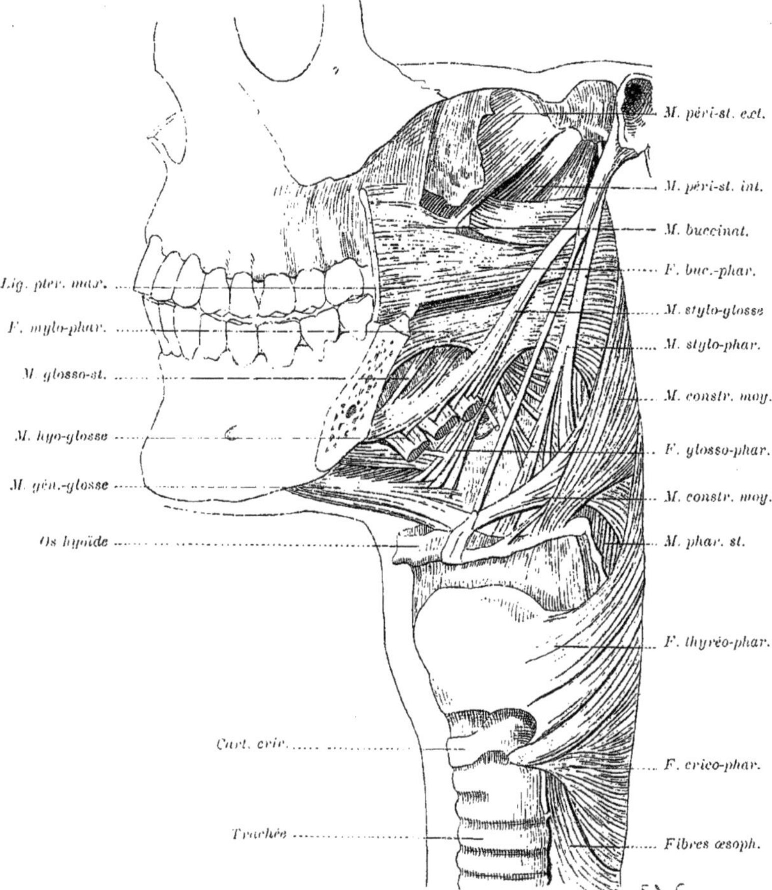

FIG. 89. — Vue latérale des muscles du pharynx. La branche verticale du maxillaire inférieur a été complètement enlevée (d'après Luschka).

le muscle buccinateur en avant. Quelques fibres de ce dernier muscle passent par-dessus le ligament pour se continuer dans les fibres du constricteur. — c) Le faisceau *mylo-hyoïdien* (m. mylo-pharyngien, Douglas) s'insère sur l'extrémité postérieure de la ligne mylo-hyoïdienne, au niveau de la racine de la dernière grosse molaire inférieure, et sur la muqueuse du sillon alvéolo-lingual, qui se porte du muscle buccinateur sur la base de la langue (Theile, Henle,

Luschka). — *d*) Le faisceau *lingual* présente une double origine : 1° il se continue avec les fibres du muscle génio-glosse, par des fibres antéro-postérieures; 2° il sort de la base de la langue par des fibres transversales, avec celles du glosso-staphylin. Albinus ne décrit que les premières (m. génio-glosse); Zaglas, Henle, Luschka n'admettent que les dernières. Je crois pouvoir affirmer l'existence de cette double origine. Les fibres antéro-postérieures suivent le stylo-glosse, les transversales traversent ce dernier muscle, et les deux ordres de fibres s'unissent en un seul faisceau, qui se dirige sur la paroi latérale du pharynx à la rencontre des précédents, après s'être entre-croisé avec les fibres tonsillaires du stylo-pharyngien.

C'est au faisceau lingual du constricteur supérieur qu'on a donné le nom de *muscle pharyngo-glosse*. Sappey dit que ses fibres se continuent, les inférieures avec celles du génio-glosse, les supérieures avec celles du lingual inférieur (Sappey, *Myologie*, p. 158).

Les quatre faisceaux se fusionnent au niveau de l'angle du pharynx. Ils forment une lame unique qui contourne cet angle et se porte sur la paroi postérieure où elle s'épanouit en fibres supérieures, curvilignes et ascendantes; moyennes, transversales; inférieures, curvilignes et descendantes. Les fibres *ascendantes* s'unissent à celles du côté opposé, et montent ensemble jusqu'à la base du crâne où elles s'insèrent au-devant du tubercule pharyngien; les *transversales* forment, avec celles du côté opposé, des sangles musculaires qui embrassent par leur concavité la paroi pharyngienne postérieure; les *descendantes* s'engagent sous le constricteur moyen, s'entre-croisent avec celles du côté opposé, derrière le muscle pharyngo-staphylin; quelques-unes se continuent dans le pharyngo-staphylin du côté opposé.

Rapports. — Le bord supérieur du constricteur supérieur, transversal sur la paroi latérale, curviligne sur la postérieure, est distant de 1 centimètre 1/2 de la base du crâne; entre lui et cette dernière, il existe donc un espace où la paroi pharyngienne, dépourvue de muscle circulaire, est formée par la muqueuse doublée des aponévroses. Le muscle pétro-pharyngien, qui longe l'angle pharyngien, divise cet espace en deux segments : l'un appartient à la paroi latérale, il est occupé en partie par la trompe et les muscles qui l'entourent, les péristaphylins; l'autre appartient à la paroi postérieure, il est subdivisé en deux moitiés latérales par le faisceau ascendant des muscles constricteurs supérieurs et par le ligament médian postérieur du pharynx; chacun de ces segments est déprimé en avant par la saillie du muscle grand droit antérieur de la tête.

Le bord inférieur, curviligne à concavité inférieure, décrit sur la paroi pharyngienne latérale une arcade, subdivisée en deux segments par un faisceau musculaire vertical qui monte vers ce bord et vient de l'extrémité postérieure du génio-glosse. Sous l'arcade antérieure qui entoure la racine latérale de la langue, on voit le rendez-vous des muscles stylo-, hyo- et palato-glosses. Sous l'arcade postérieure passe le stylo-pharyngien au moment où il aborde la paroi pharyngienne et s'épanouit en son éventail terminal.

En dedans, le muscle est séparé de la muqueuse doublée de la tunique fibreuse, par le péristaphylin interne en haut, l'épanouissement des stylo- et palato-pharyngiens en bas.

En dehors, il est recouvert : sur la paroi latérale, de haut en bas, par les muscles péristaphylin externe, stylo-glosse, stylo-hyoïdien profond, stylo-pharyngien et le ligament stylo-hyoïdien ; sur l'angle du pharynx, par le muscle pétro-pharyngien ; sur la paroi postérieure, par le ligament médian postérieur du pharynx, l'aponévrose pharyngienne, les ganglions lymphatiques et le muscle grand droit antérieur de la tête.

Action. — Il rétrécit la cavité naso-tubaire, soulève la paroi postérieure du pharynx et aide à la fermeture de l'isthme pharyngo-nasal, au moment de la déglutition, en rapprochant l'un de l'autre les bords libres des deux piliers postérieurs du voile. Cette occlusion, due d'après Passavant uniquement à la contraction des constricteurs supérieurs, est produite surtout par l'action des muscles pharyngo-staphylins, dont les constricteurs ne sont que les auxiliaires.

Au constricteur supérieur se rattache le muscle amygdalo-glosse de Broca.

Muscle amygdalo-glosse. — Décrit par Broca et par la plupart des auteurs comme un muscle distinct, il ne me paraît pas avoir une individualité propre. Quand on dissèque la loge amygdalienne soit de dedans en dehors, soit de dehors en dedans, on voit, sur la face externe de la capsule qui la limite en dehors, une nappe de fibres musculaires entre-croisées adhérentes, mais dépendantes, les unes du muscle stylo-pharyngien (faisceau tonsillaire), les autres du constricteur supérieur (faisceau lingual). Quant aux fibres indépendantes naissant des fibres transversales de la base de la langue et allant se perdre sur la face externe de l'amygdale, si elles existent, et j'en doute, elles doivent être bien peu importantes par rapport aux expansions tonsillaires de ces deux muscles. L'action de ces faisceaux amygdaliens est antagoniste : le faisceau du stylo-pharyngien écarte les amygdales, les attire en dehors, c'est un abducteur ; le faisceau du constricteur supérieur rapproche les amygdales, les pousse en dedans, c'est un adducteur.

L'existence d'un muscle amygdalo-glosse indépendant, s'insérant dans la base de la langue et sur la capsule de l'amygdale, est admise par tous nos auteurs classiques. Luschka l'admet aussi. Pour lui, les fibres sortant du muscle transverse de la langue se divisent en trois groupes : l'un monte dans le pilier antérieur du voile (m. glosso-palatin), l'autre se termine sur la face externe de l'amygdale (m. amygdalo-glosse), le troisième se porte dans le constricteur supérieur (m. glosso-pharyngien). A ce muscle amygdalien, Luschka ajoute les faisceaux tonsillaires du stylo-pharyngien et du constricteur supérieur.

MUSCLE STYLO-PHARYNGIEN

Syn. : M. dilatateur du pharynx ; M. levator pharyngis, Albinus ; M. levator pharyngis externus, Arnold ; M. stylo-pharyngo-laryngien, Luschka.

Né des faces interne et antérieure de la base de l'apophyse styloïde par des fibres tendineuses et musculaires, il se dirige en bas, en dedans et légèrement en avant, pour aborder l'angle du pharynx au niveau de la lacune que limitent les deux constricteurs supérieur et moyen. Avant d'atteindre ce dernier point (à 4 centim. de son origine, Luschka), le muscle s'étale en un éventail dont les fibres rayonnent d'avant en arrière sur la paroi latérale du pharynx.

Dans sa portion extra-pharyngée le muscle, aplati d'abord dans le sens transversal, puis d'avant en arrière, large de 6 millim. et épais de 3, est situé d'abord en arrière et près du muscle stylo-glosse, dont il s'éloigne bientôt ; il est contourné en spirale de dedans en dehors par le nerf glosso-pharyngien; plus bas, il passe entre les carotides interne et externe, et aborde le pharynx.

Sur la paroi latérale pharyngienne, l'éventail musculaire donne deux ordres de faisceaux : les uns, plus courts, se dirigent en avant sur l'amygdale et en arrière sur la paroi pharyngienne (portion pharyngo-tonsillaire de Luschka); les autres, plus longs, continuent à descendre le long de la paroi pharyngienne latérale, pour aller s'insérer sur les diverses pièces du larynx : épiglotte, cartilages thyroïde et cricoïde (portion laryngienne).

Les faisceaux *pharyngo-tonsillaires* se portent : les uns en arrière et en bas vers la paroi postérieure du pharynx, passent sous les constricteurs supérieur et moyen, traversent les fibres du muscle pharyngo-staphylin, et vont s'insérer par de minces tendons élastiques sur la muqueuse; les autres, plus nombreux, se portent en avant, sont pénétrés par des fibres du muscle constricteur supérieur, et montent vers l'amygdale où ils se terminent dans le tissu fibreux de sa face externe (m. stylo-tonsillaire de Luschka). Les faisceaux *laryngiens* descendent sous les constricteurs moyen et inférieur, longent le bord antérieur du pharyngo-staphylin, passent en dedans de la grande corne de l'os hyoïde, et se divisent bientôt en trois ordres de fibres : épiglottiques, thyroïdiennes et cricoïdiennes. 1° Les fibres épiglottiques se portent en avant, croisent le muscle pharyngo-staphylin, et atteignent le bord latéral de l'épiglotte où elles se perdent dans un tendon élastique qui va s'épanouir sur la face antérieure du cartilage épiglottique (m. pharyngo-épiglottique, Tourtual; m. stylo-épiglottique, Luschka). Le tendon élastique n'est pas propre au muscle stylo-épiglottique, il appartient à la trame élastique du ligament hyo-épiglottique latéral (Luschka); le muscle et son tendon forment le substratum du relief muqueux décrit sous le nom d'arc ou repli pharyngo-épiglottique. 2° Les fibres *thyroïdiennes*, accolées aux faisceaux du pharyngo-staphylin, vont s'insérer plus bas sur l'extrémité postérieure du bord supérieur du cartilage thyroïde, à l'angle que forme ce bord avec la corne supérieure, et quelquefois même sur toute cette corne (m. longitudinalis pharyngis, Tourtual); quelques fibres descendent s'insérer sur la face interne de la membrane thyro-hyoïdienne et sur la lame du cartilage thyroïde (portion thyroïdienne, Luschka). 3° Les fibres *cricoïdiennes* se séparent des deux premiers groupes, s'engagent dans le repli ary-épiglottique, le quittent bientôt, et se divisent en deux ordres de fibres : les unes se continuent dans le muscle aryténoïdien oblique, les autres descendent et s'insèrent sur le bord inférieur du cartilage thyroïde et sur le bord supérieur du cricoïde, au niveau de l'encoche que forme le chaton avec l'anneau cricoïdien (portion ary-épiglottique, Luschka).

Dans toute sa partie intra-pharyngienne, l'éventail musculaire est sous-muqueux, comme le pharyngo-staphylin avec lequel il s'entre-croise; il est recouvert par la couche des muscles constricteurs. Dans sa partie libre, ce muscle est engainé par l'*aponévrose stylo-pharyngienne*, ou du moins par le bord externe de cette lame fibreuse. Cette aponévrose forme de chaque côté du pharynx une cloison transversale triangulaire, tendue entre l'angle du pharynx, l'apophyse styloïde et le muscle stylo-pharyngien. Elle a été décrite avec soin par Jonnesco (Voy. 1re édition, p. 158).

Action. — Le stylo-pharyngien est tout à la fois élévateur et dilatateur. La portion pharyngo-tonsillaire dilate la cavité pharyngo-buccale et attire l'amygdale en dehors (abducteur amygdalien, Luschka); dans cette dernière action, il est l'antagoniste de l'amygdalo-glosse, qui est adducteur de l'amygdale. La portion laryngienne élève le larynx pendant la déglutition, dilate la cavité laryngienne et serait ainsi l'antagoniste du constricteur inférieur (m. thyréo-pharyngien).

Muscles surnuméraires. — On rencontre fréquemment, parmi les muscles extrinsèques, des faisceaux surnuméraires dont le plus constant est le pétro-pharyngien.

Muscle pétro-pharyngien. — C'est un petit muscle longitudinal qui longe l'angle ou aile du pharynx, auquel il adhère intimement. Il m'a semblé constant. Il s'insère par des fibres musculaires sur le rocher au-devant de l'orifice carotidien externe, sur la pointe de la crête vaginale de l'os tympanal, et sur la portion osseuse de la trompe d'Eustache. Cylindrique d'abord, il s'aplatit bientôt et se dirige en bas en suivant l'angle du pharynx, croise les fibres du constricteur supérieur qu'il recouvre, puis s'engage sous le bord supérieur du constricteur moyen; ses fibres dissociées vont se perdre sur la muqueuse de la paroi pharyngienne latérale, en se mêlant à celles du stylo-pharyngien. Souvent il abandonne en route quelques fibres qui s'épanouissent en éventail dans le bord supérieur du constricteur supérieur, sur les parois postérieure et latérale du pharynx. Quelques-unes de ces fibres traversent le constricteur supérieur. Dans quelques cas, j'ai vu des fibres de ce muscle descendre plus bas, croiser la face externe du constricteur moyen et même de l'inférieur, et traverser ces muscles pour aborder la muqueuse.

Action. — Il élève le pharynx et dilate sa cavité.

Le muscle pétro-pharyngien forme les ailes latérales du pharynx; ces ailes, limitées d'ordinaire par les apophyses épineuses du sphénoïde, sont prolongées quelquefois en dehors jusqu'à l'apophyse styloïde, par des faisceaux musculaires inconstants, mais que j'ai souvent trouvés dans l'épaisseur de l'aponévrose stylo-pharyngienne. Ces faisceaux partent de la crête vaginale du tympanal, se dirigent obliquement en bas et en dedans, abordent l'angle du pharynx, traversent les constricteurs et se mêlent aux muscles profonds.

Le pétro-pharyngien a été décrit soit comme muscle normal (Winslow, Haller, Albinus), soit comme un faisceau anormal (Ketel, Theile, W. Gruber, Luschka, Henle), mais on l'a rattaché, à tort selon moi, à des muscles voisins : au stylo-pharyngien (Theile), au constricteur supérieur (Luschka), au péristaphylin interne (W. Gruber). Luschka signale des fibres du pétro-pharyngien allant au péristaphylin interne, fibres élévatrices du voile. Henle et Kostanecki seuls le décrivent comme un muscle indépendant, muscle longitudinal accessoire du pharynx, comparable au stylo-pharyngien.

A côté du muscle pétro-pharyngien, on a décrit un certain nombre de faisceaux musculaires longitudinaux accessoires anormaux, s'insérant sur la base du crâne et allant se perdre sur la muqueuse en plongeant à travers les constricteurs. L'origine de ces faisceaux anormaux est très variable : *a*) la crête pétreuse (Ketel); *b*) la face interne de l'apophyse mastoïde (m. pharyngo-mastoïdien, Ketel); *c*) le condyle de l'occipital (Merkel); *d*) la pointe du crochet ptérygoïdien (m. ptérygo-pharyngien externe, Cruveilhier); *e*) le temporal et le crochet ptérygoïdien (Henle); *f*) devant le trou occipital (m. occipito-pharyngien, Cruveilhier); *g*) le corps de l'occipital (m. azygos, impair ou solitaire du pharynx, Santorini).

Sur les anomalies et les muscles surnuméraires, voyez aussi : Le Double. *Variations du système musculaire*, t. I, 1897.

3° Tunique fibreuse (1). — Synonymes : Aponévrose céphalo-pharyngienne (Cruveilhier); couche conjonctivo-glandulaire (Luschka); membrane pharyngo-basilaire (Gegenbaur); couche fibreuse du pharynx (Sappey); aponévrose interne du pharynx (Jonnesco).

Interposée entre la sous-muqueuse et les muscles constricteurs, cette tunique remplit le rôle de squelette fibreux, supportant les parties molles du pharynx. Cylindrique dans la région œsophagienne, elle prend la forme d'une gouttière au niveau du pharynx, s'adaptant ainsi à la conformation de cet organe; sur la coupe horizontale, on voit les deux bords de la gouttière, ouverte en avant, s'insérer de chaque côté sur la face interne de l'aile interne de l'apophyse ptérygoïde (fig. 86).

1. Extrait du mémoire d'Escat.

En arrière, sur la ligne médiane, le feuillet droit se réunit au feuillet gauche pour former le raphé pharyngien, sur lequel s'insèrent quelques fibres des constricteurs. Ce raphé est séparé de l'aponévrose prévertébrale par le tissu cellulaire de la gaine adventice dans presque toute la hauteur de l'espace rétro-viscéral; mais, dans la région naso-pharyngienne, il est relié au squelette, sur la ligne médiane, par des adhérences fibreuses.

Suspendue à la base du crâne, la tunique fibreuse s'insère sur le périmètre du périoste basilaire, accru latéralement du périoste pétreux. Latéralement, cette insertion se fait sur les bords latéraux de l'écusson périostique qui tapisse la voûte du pharynx, immédiatement en dedans de la trompe et du péri-staphylin interne, sur la face interne desquels elle descend, s'interposant entre eux et la muqueuse du pharynx. En arrière, la ligne d'insertion à la voûte répond aux confins postérieurs du périoste basilaire. L'attache sur cette ligne se densifie en trois points, un médian, deux latéraux.

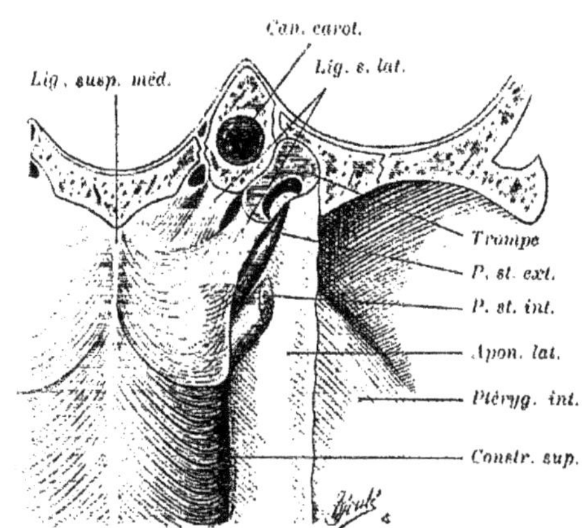

FIG. 90. — Tunique fibreuse du pharynx, vue par la face postérieure (d'après Escat).

La tunique apparait en blanc au-dessus du constricteur supérieur.

Le renforcement médian est constitué par le *ligament suspenseur médian* (Luschka), (*ligament occipito-atloïdo-pharyngien* de Jonnesco). Ce ligament, formé de fibres verticales, s'insère en haut sur le tubercule pharyngien; ses fibres se perdent en bas dans le raphé médian dont il constitue l'origine et le principal soutien; au niveau de l'atlas, il prend en arrière une insertion sur son tubercule antérieur. Ce ligament peut être remplacé par un petit muscle (Luschka).

Les renforcements latéraux sont représentés par deux faisceaux ligamenteux dont la fixation aux rochers détermine les fossettes de Rosenmüller. La muqueuse, en effet, doublée de la tunique fibreuse, s'évagine au niveau de ces fossettes, à travers une trouée musculaire triangulaire limitée : en avant par le bord postéro-inférieur du péristaphylin interne; en arrière, par la face antérieure du grand droit antérieur; en bas, par les premières fibres du constricteur supérieur. Au sommet du gant fibreux, les fibres condensées en faisceau forment un ligament très résistant qui s'insère à la fois au rocher et à la portion la plus reculée de la trompe cartilagineuse (fig. 90). C'est le *ligament suspenseur latéral*, ou ligament pétro-salpingo-pharyngien. La surface d'insertion de ce ligament, adjacente à celle du muscle péristaphylin interne, est située en avant de l'orifice exocrânien du canal carotidien, en dehors du sinus pétro-occipital inférieur et aux alentours de l'origine de la trompe cartilagineuse, sur laquelle s'insère une partie de ses fibres. Sa longueur est en raison inverse de la profondeur de la fossette de Rosenmüller.

Sur les côtés du pharynx et en descendant vers le cou, la tunique fibreuse a les mêmes insertions que le constricteur supérieur. Elle prend en arrière des tonsilles un aspect nettement aponévrotique et constitue l'*aponévrose amygdalienne* qui sert de substratum à la glande. A ce niveau et tout à fait en dehors, elle se fixe, avec la gaine adventice, sur le ligament inter- ou ptérygo-maxillaire, lui-même point de départ de l'aponévrose buccinatrice.

Structure. — La tunique fibreuse offre une réelle résistance dans la portion supérieure du naso-pharynx, et jusqu'à 4 centimètres au-dessous de la base du crâne. Cette résistance est surtout accusée dans les deux centimètres supérieurs où sa face externe n'est pas doublée par le constricteur supérieur, et où elle constitue seule, avec la muqueuse, la paroi pharyngienne.

Quelquefois la partie découverte de muscles présente moins de deux centimètres, car dans certains cas le constricteur supérieur remonte plus haut, augmenté d'un faisceau supplémentaire déjà décrit par Albinus.

Les fibres qui le constituent s'insèrent en avant sur la moitié antérieure du bord inférieur de la trompe, pour aller rejoindre en arrière le raphé médian. Nous avons rencontré ce faisceau réduit souvent à quelques fibres pâles dispersées sur la face externe de la tunique fibreuse; représenté quelquefois, au contraire, par un faisceau assez puissant sur des sujets porteurs de lésions de pharyngite chronique hyperplasique avec hypertrophie considérable de tout l'appareil musculaire du pharynx et surtout du constricteur supérieur (Escat).

Dans tous les cas, au-dessous de 4 ou 5 centimètres, la tunique devient très mince et permet aux glandes de faire saillie sur sa face externe; et dès le tiers moyen du pharynx, elle est remplacée par la lame élastique de la muqueuse dont nous parlerons plus loin.

Rapports. — La tunique fibreuse est interposée entre la muqueuse et les muscles du pharynx; elle n'est séparée de ces deux plans, sur ses deux faces, que par une lame celluleuse, surtout mince à sa face musculaire. Sur les faces latérales, elle revêt donc la face interne de la trompe en se confondant avec son périchondre, la face interne du constricteur supérieur et les portions découvertes des péristaphylins. En arrière, nous avons déjà vu qu'elle était séparée de l'aponévrose prévertébrale par la gaine lamelleuse viscérale.

Sur deux centimètres environ de sa hauteur, depuis le tubercule pharyngien jusqu'au tubercule antérieur de l'atlas, le raphé pharyngien, renforcé à ce niveau par le ligament suspenseur médian, est rattaché au squelette par une étroite cloison Cette dernière est formée par les insertions du ligament supérieur au squelette et au surtout ligamenteux antérieur de la colonne vertébrale. Au-dessous de l'atlas, le cloisonnement est remplacé par le tissu cellulaire très lâche de la gaine viscérale. C'est pourquoi, lorsqu'on injecte l'espace prévertébral, on voit la masse, unique en bas, se partager au niveau de l'atlas en deux parties symétriques qui remontent jusqu'à l'apophyse basilaire.

4° Muqueuse du pharynx. — La muqueuse présente deux types différents, suivant qu'elle occupe la partie nasale ou la partie buccale du pharynx.

1° *Muqueuse nasale.* — La muqueuse nasale du pharynx se rapproche de la pituitaire et offre plusieurs des caractères de la muqueuse respiratoire. Elle revêt la plus grande partie de la cavité naso-pharyngienne, c'est-à-dire la face postérieure du voile du palais, les parties latérales et la voûte, mais non la face postérieure du pharynx qui appartient au type buccal, pavimenteux et papillaire. Elle est rouge, épaisse, molle, très riche en glandes. Son épithélium est cylindrique cilié, sauf sur les crêtes de l'amygdale de la voûte; il repose sur une membrane basale de faible épaisseur. Il n'y a pas de papilles. Le tissu lymphatique est très développé par place.

2° *Muqueuse buccale*. — Celle-ci occupe toute la partie buccale et laryngienne du pharynx, y compris la luette et les piliers du voile, et en outre la paroi postérieure de la cavité naso-pharyngienne. Elle est construite sur le type buccal, dermo-papillaire et ressemble comme aspect extérieur à la muqueuse de la bouche. Son épithélium est pavimenteux stratifié. Le derme, composé de tissu conjonctif fibrillaire, renferme des papilles multilobées, longues et volumineuses en certains points, de forme conique ou cylindrique; elles contiennent des anses vasculaires; elles sont rares et petites dans la partie nasale. On ne trouve qu'un petit nombre de fibres élastiques, plus abondantes autour des orifices excréteurs des glandes et du tissu lymphoïde, et quelques lobules adipeux dans la profondeur.

Il n'y a pas de *muscularis mucosæ*. Celle-ci est remplacée par une *lame élastique*, bien décrite par J. Schaffer, composée de réseaux fibrillaires à direction longitudinale prédominante, sur une épaisseur qui atteint 0 mm. 5 dans la partie laryngée. Elle est appliquée contre la couche musculaire et envoie des prolongements entre les faisceaux et les fibres des constricteurs.

La *sous-muqueuse* n'existe que dans la partie inférieure ou laryngienne.

Le *tissu lymphoïde* ne se rencontre qu'à l'état disséminé, principalement autour des conduits excréteurs; il est diffus ou aggloméré en follicules.

Les *glandes* sont purement muqueuses, et non mixtes comme celles du voile, de l'épiglotte et de la voûte. Elles sont éparses; il existe un amas important dans la fossette de Rosenmüller, et un autre sur la face postérieure du larynx, principalement en arrière des muscles aryténoïdiens (Voy. fig. 83). Quelques-unes sont intra-muqueuses, mais le plus grand nombre est situé au-dessous de la lame élastique, à travers les fibres musculaires à la partie supérieure, et dans la sous-muqueuse à la partie laryngée.

Chez certains animaux (le loup, p. ex.) les glandes constituent à l'extrémité inférieure du pharynx un anneau glandulaire complet, saillant comme un bourrelet vers la cavité pharyngienne et pouvant atteindre une largeur de 1 centim. Chez le porc, les glandes forment sous toute la muqueuse, et surtout dans les deux tiers postérieurs du pharynx, une couche glandulaire non interrompue de 1 mm. 1/2 à 2 mm. d'épaisseur (Luschka).

Les nerfs de la muqueuse sont nombreux. Ils sont disposés en réseaux superficiels et profonds; leur terminaison est semblable à celle de la cavité buccale.

(Voy. Pharynx, par Ebner dans l'*Histologie* de Kœlliker, 1899.)

AMYGDALE PHARYNGIENNE.

L'*amygdale pharyngienne*, troisième amygdale, amygdale de Luschka, occupe toute la voûte du pharynx (fig. 56 et 94).

Entrevue par Schneider (1665), par Santorini (1775) qui la compare à la tonsille, puis oubliée pendant un siècle, elle est de nouveau signalée en quelques lignes par Lacauchie (1853) qui la regarde comme une éponge glandulaire sécrétante. Luschka le premier (*Journal de l'Anatomie*, 1869) en donne une description complète; toutefois plusieurs détails de sa description et la figure dont il l'accompagne semblent se rapporter à des cas pathologiques. Depuis lors ont paru un nombre considérable de travaux, souvent contradictoires. Nous indiquerons seulement les derniers : ESCAT. *Évolution de la cavité naso-pharyngienne* Thèse de Paris, 1894. — J. SCHAFFER. Beitrage z. Histol. menschl. Organe. V. Schlundkopf. *C. R. Ac. de Vienne*, tome 106, 1897.

Nous prendrons comme type de notre description l'amygdale bien développée d'un enfant d'un an, et nous indiquerons au mot « Évolution » les autres particularités.

L'amygdale pharyngienne est enchatonnée dans la concavité de la voûte du pharynx. Sa surface quadrilatère est limitée : en avant, par le bord supérieur des choanes; en arrière, par une ligne qui coupe le tubercule pharyngien et ne descend pas au-dessous du bord supérieur de ces mêmes choanes (orifices nasaux postérieurs); sur les côtés, par les bords latéraux de la voûte.

Ses dimensions sont de 2 centimètres environ; son épaisseur, de 4 millimètres, atteint 6 millimètres au niveau du récessus médian. Sa couleur est gris jaunâtre ou ambré, quelquefois d'un rose pâle. Limité en avant par deux sillons curvilignes, en arrière par un bord transversal, l'organe est composé de 6 à 8 lobules ou *plis*, oblongs, disposés en sens radié, qui le font ressembler à un éventail ou à une demi-corolle. La surface de ces plis est pointillée, criblée de fossettes sacculaires qui sont des débouchés de glandes; de là un aspect spongieux. Ils sont séparés par des sillons également rayonnants, profonds ou superficiels; il y a quelquefois un *sillon médian* plus accusé. Dans d'autres formes, les lobules sinueux et anastomosés prennent un aspect de circonvolutions, ou encore des plis transversaux s'ajoutent aux plis obliques.

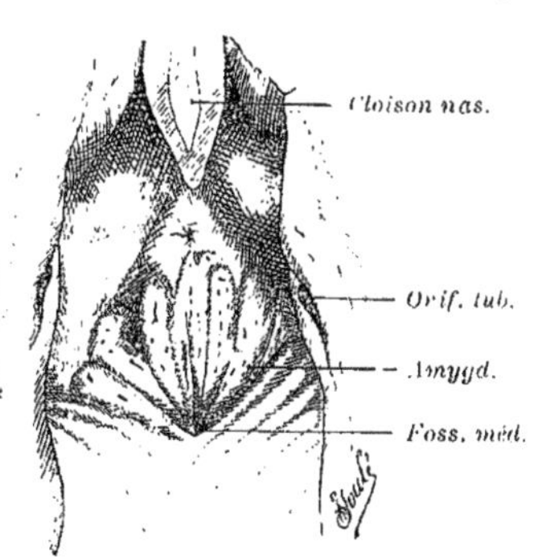

FIG. 91. — Amygdale pharyngienne. Nouveau-né.

Les sillons convergent tous vers une petite dépression située au milieu et en arrière, à l'extrémité du sillon médian; c'est la *fossette médiane* ou *récessus médian* du pharynx (Ganghofner).

Cette fossette, profonde de 2 à 3 millimètres, est attachée à l'apophyse basilaire par de forts faisceaux conjonctifs. Ce n'est point, comme le croyait Luschka, un reste du canal hypophysaire de la glande pituitaire; car les observations de Suchaneck et d'Escat ont fait reconnaître ce canal, dans les cas où il persiste, sur un plan bien antérieur, sur le corps du sphénoïde. Il s'agit probablement d'une adhérence primitive de l'extrémité supérieure du pharynx à la corde dorsale.

Structure. — L'amygdale pharyngienne est composée d'une muqueuse spéciale, à type lymphoïde, et de glandes en grappes.

La *muqueuse* comprend elle-même trois couches : l'épithélium, le tissu lymphoïde et la limitante élastique. — 1° *Épithélium* : cylindrique cilié dans les sillons et les fossettes, il est pavimenteux stratifié, d'un type malpighien simplifié, sur la crête des plis; des formes de transition rattachent ces deux types. — 2° *Tissu lymphoïde*. Le tissu lymphoïde ou adénoïde forme au-dessous de l'épithélium une couche continue qui se moule en festons superficiels sur les plis et les sillons. Il est limité du côté de l'épithélium par une mince membrane vitrée, et dans la profondeur par la lame élastique. Construit sur le type du tissu réticulé, à mailles larges et grêles, remplies de cellules lymphatiques, il est semé de follicules clos qui apparaissent à l'œil nu comme des grains de semoule. Leur nombre est très variable suivant les sujets. — 3° *Limitante élastique*. Cette lame bien développée, tendue en ligne droite sous la couche adénoïde, est la même que nous avons décrite dans toute la muqueuse du pharynx et qui remplace la muscularis mucosæ.

Au-dessous de la muqueuse, on trouve du tissu fibreux, mêlé de quelques fibres musculaires striées, qui se condense de plus en plus pour former le périoste basilaire.

Les *glandes* racémeuses se voient partout en grand nombre et ne manquent

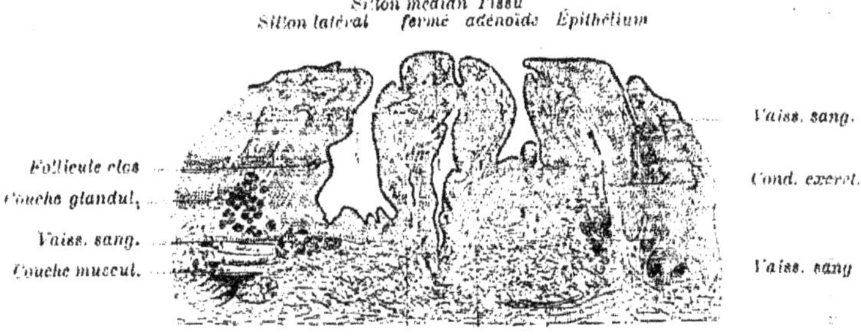

Fig. 92. — Coupe de l'amygdale pharyngienne (d'après Mégevand).

qu'au fond du récessus. Elles sont de deux espèces : les glandes muqueuses pures, qui sont situées au-dessous de la membrane élastique, et les glandes mixtes qui sont placées au-dessus. Elles forment sous le tissu lymphoïde une couche concrète qui s'ouvre par d'assez larges orifices dans les sillons et dans les fossettes. J. Schaffer a indiqué aussi la présence de glandes intra-épithéliales, qu'on trouve çà et là dans les fossettes. Le même auteur a reconnu qu'un grand nombre de follicules clos sont traversés à leur centre par le canal excréteur des glandes sous-jacentes; tantôt ce canal conserve sa lumière et son épithélium cylindrique, tantôt il est envahi et oblitéré par des leucocytes ou même détruit par eux et réduit à des amas épithéliaux.

La nature de l'épithélium, le grand nombre d'orifices glandulaires et des fossettes, l'englobement des conduits excréteurs dans les follicules, sont autant de caractères qui différencient l'amygdale pharyngée de la tonsille palatine.

Évolution. — Reconnaissable sur les plus jeunes embryons par une invagination ponctiforme qui marque la place de la fossette médiane (Schwabach), l'amygdale de Luschka possède déjà au 5e mois sa configuration. Elle est bien marquée chez le nouveau-né, ainsi que l'indique notre dessin, mais elle n'occupe que la moitié postérieure de la voûte et le plus souvent elle ne possède pas encore de follicules lymphatiques (Ganghofner).

C'est à la fin de la première année, sur d'autres sujets à la fin de la deuxième année seulement, qu'elle atteint son complet développement; c'est l'époque que nous avons choisie pour type de notre description. Les follicules clos sont nombreux et bien formés. Cet état se prolonge jusque vers l'âge de 12 ans.

Entre 12 et 20 ans, c'est-à-dire avec la puberté, la glande entre en régression. Les plis tendent à s'effacer, le sillon médian s'accuse davantage et le récessus médian prend un aspect infundibuliforme qui le transforme en une bourse. La *bourse pharyngienne*, bourse de Meyer (Bonn, 1842) ou de Luschka, est une transformation régressive normale de la fossette médiane de l'enfant. Il est difficile d'indiquer sa fréquence, car cette région est souvent altérée par des accidents pathologiques; mais elle existe dans la majorité des cas. Son orifice circulaire ou en fente, large de 1 à 6 millimètres, est situé sur la ligne médiane. Il donne accès à une cavité tubulaire longue d'un centimètre au plus à l'état normal, qui s'étend presque horizontalement en arrière, et dont le fond répond à la fossette naviculaire de l'apophyse basilaire, en avant du tubercule pharyngien, et à la fossette pharyngienne quand celle-ci existe (Voy. fig. 81 et 82).

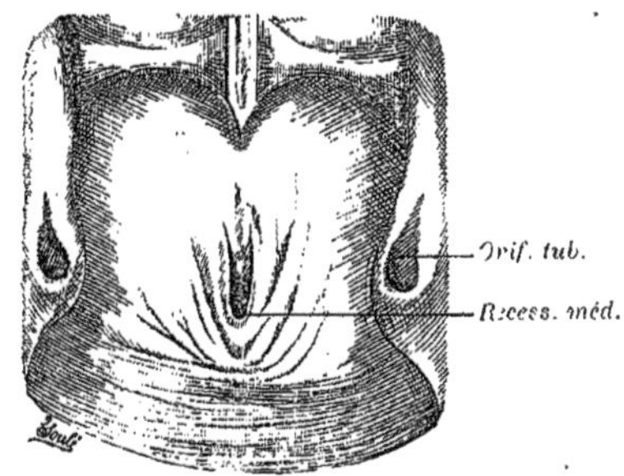

Fig. 93. — Amygdale pharyngienne chez l'adulte, sujet de 45 ans (d'après Escat).

L'atrophie commence vers la vingtième année et crée un nouvel état qui reste stationnaire jusque vers 50 ans. L'amygdale de l'adulte (fig. 93) présente une surface tantôt complètement lisse, tantôt partiellement feuilletée par la persistance de quelques plis asymétriques et surtout des deux plis médians. Le récessus est une simple fente de 2 à 5 millimètres de long remplie de mucus. Les transformations kystiques sont communes. Enfin l'atrophie sénile achève l'effacement de la glande; elle s'amincit jusqu'à 1 millimètre, la fossette médiane disparaît.

Vaisseaux et nerfs. — Les vaisseaux et nerfs de l'amygdale pharyngée n'ont pas été étudiés suffisamment. Les artères viennent des vidiennes et ptérygo-palatines, branches de la maxillaire interne; accessoirement, des pharyngienne et palatine ascendantes. Les veines se rendent en partie au sinus pétro-occipital. Le nerf pharyngien de Bock est le principal nerf de la région.

Sur l'anatomie comparée : Killian. *Morpholog. Jahrbuch*, 1888.

ANNEAU LYMPHATIQUE DU PHARYNX.

Waldeyer a désigné sous le nom d'*anneau lymphatique* du pharynx l'ensemble du tissu lymphoïde qui occupe le pharynx vrai, c'est-à-dire tout ce qui est situé en arrière du sillon terminal de la langue. Sa direction est sensiblement verticale. Commençant à la partie supérieure par l'amygdale pharyngée, il se continue par l'amygdale tubaire, le tissu lymphatique du voile du palais et du pilier postérieur, puis par l'amygdale palatine et rejoint transversalement l'autre moitié sur l'amygdale linguale. Ce grand cercle devient le *petit anneau* lymphatique de l'isthme du gosier, si on fait abstraction des amygdales tubaire et pharyngienne et qu on ferme le cercle en haut sur le voile du palais. Il envoie des prolongements, très variables comme extension et compacité, d'une part dans les fosses nasales jusqu'à l'extrémité antérieure des deux cornets inférieurs, d'autre part, dans le larynx sur l'épiglotte et les cordes vocales.

Dans cet anneau, le tissu lymphatique existe sous trois formes : 1° à l'état d'infiltration diffuse, présentant elle-même trois degrés, suivant que le tissu lymphatique excède ou égale le tissu conjonctif ou lui est inférieur; 2° en nappe, comme sont les amygdales linguale et tubaire, qui rappellent les plaques de Peyer; 3° en masse concrète, ce qui est le cas de l'amygdale pharyngienne et surtout de la tonsille palatine. Cette dernière forme, forme tonsillaire analogue à celle du ganglion lymphatique, est caractérisée, en outre de sa disposition circonscrite, par ses cryptes ou sillons, la superficialité du tissu lymphatique et ses nombreuses glandes acineuses.

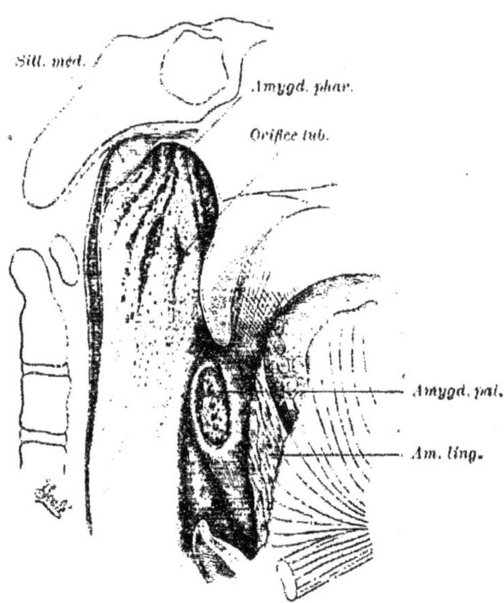

FIG. 94. — Anneau lymphatique du pharynx, homme adulte. D'après Th. Schmidt.

Coupe médiane antéro-postérieure.

Les quatre amygdales ne suivent pas une évolution parallèle, bien que toutes soient des organes de l'enfance ou de la première jeunesse. L'amygdale pharyngienne se développe la première. Elle est bien marquée chez le nouveau-né et dans son plein développement à la fin de la première année. La tonsille palatine ne commence qu'après la première année et n'est complète que vers cinq ans; l'amygdale linguale est un peu plus tardive et l'amygdale tubaire n'est constituée définitivement qu'à douze ans. Toutes du reste présentent au point de vue de leur précocité et de leur importance de grandes différences individuelles.

Les mammifères possèdent un appareil lymphatique semblable; certaines de ses parties peuvent faire défaut suivant les espèces, ou bien toute la muqueuse se transformer en une seule masse lymphoïde. L'amygdale palatine est la formation la plus constante et la plus importante.

Sur toute l'étendue des diverses amygdales s'observe le phénomène découvert par Stöhr (1853), l'émigration de leucocytes unicléés à travers l'épithélium, ce qui explique la présence d'innombrables cellules lymphatiques dans le mucus pharyngien. La signification de cette diapédèse physiologique est encore incertaine.

Th. Schmidt. Das folliculäre Drüsengewebe. *Zeitschr. f. wiss. Zool.*, 1863. — Bickel. Uber die Ausdehnung des lymphat. Gewebe in der Rachengegend. *Arch. f. path. Anatomie*, 1884, t. 97.

Vaisseaux et nerfs du pharynx. — **Artères.** — Le pharynx, l'amygdale, le voile et la trompe d'Eustache, reçoivent leurs artères de l'artère carotide externe et de ses branches. Ces vaisseaux sont : la pharyngienne ascendante, la thyroïdienne supérieure, la palatine ascendante de la faciale; la palatine descendante, la ptérygo-palatine et la vidienne de la maxillaire interne.

a) L'artère *pharyngienne ascendante* naît de la carotide externe, tantôt au-dessus de l'artère faciale, tantôt plus près de la bifurcation de la carotide primitive ou même de l'angle que forment les deux carotides en se séparant. Elle monte, en suivant la carotide interne, vers la base du crâne. Peu flexueuse, cette artère donne deux ou trois troncs transversaux, pharyngiens et tubaires.

Les rameaux pharyngiens se portent entre le muscle stylo-pharyngien et la paroi pharyngienne, abordent l'angle latéral du pharynx, et se divisent en branches postérieures et en branches antérieures. Les branches postérieures cheminent sur la face postérieure de la moitié supérieure du pharynx, où elles deviennent flexueuses, et se subdivisent en rameaux ascendants et descendants qui s'anastomosent entre eux et avec les autres artères pharyngiennes, puis pénètrent à travers la paroi pharyngienne pour se ramifier sous la muqueuse. Les branches antérieures suivent la paroi latérale du pharynx avant de la perforer pour pénétrer sous la muqueuse. Au niveau de l'aile latérale du pharynx, les branches de cette artère se perdent en partie dans ces ailes, tandis que les autres pénètrent entre les muscles péristaphylins et se distribuent à la trompe d'Eustache, ainsi qu'aux parois de la fossette de Rosenmüller. Au niveau de la base du crâne, l'artère pharyngienne ascendante donne plusieurs rameaux ascendants qui pénètrent dans le crâne par les trous déchiré antérieur, carotidien et condylien antérieur.

b) L'artère *palatine ascendante* ou mieux *pharyngo-palatine*, naît tantôt de l'artère faciale, tantôt du tronc commun de la faciale et de la linguale, et même de la carotide externe. Très flexueuse dès son origine, cette artère chemine sur la paroi latérale du pharynx près de l'angle, passe entre les muscles stylo-glosse et stylo-pharyngien, puis dans l'épaisseur du tissu graisseux de la loge ptérygo-pharyngienne, suit la paroi externe de la fosse amygdalienne, et aborde enfin la face profonde du muscle ptérygoïdien interne, entre lui et le péristaphylin externe, pour se terminer sur la paroi de la trompe d'Eustache et sur la voûte du pharynx. Elle donne en route des branches pharyngiennes, tonsillaires, palatines et tubaires.

1° Les *rameaux pharyngiens* sont en nombre variable; ordinairement j'en ai vu deux : le premier se détache de l'artère près de son origine, se porte vers l'angle du pharynx et s'y divise en un bouquet de branches très flexueuses, ascendantes, transversales et descendantes, qui se portent sur les parois postérieure et latérale du pharynx. Le rameau descendant longe la limite externe de la face postérieure du pharynx, passe entre les veines du plexus postérieur, et, après avoir décrit de nombreuses sinuosités, s'anastomose à plein canal avec le rameau pharyngien de l'artère thyroïdienne supérieure. Le rameau trans-

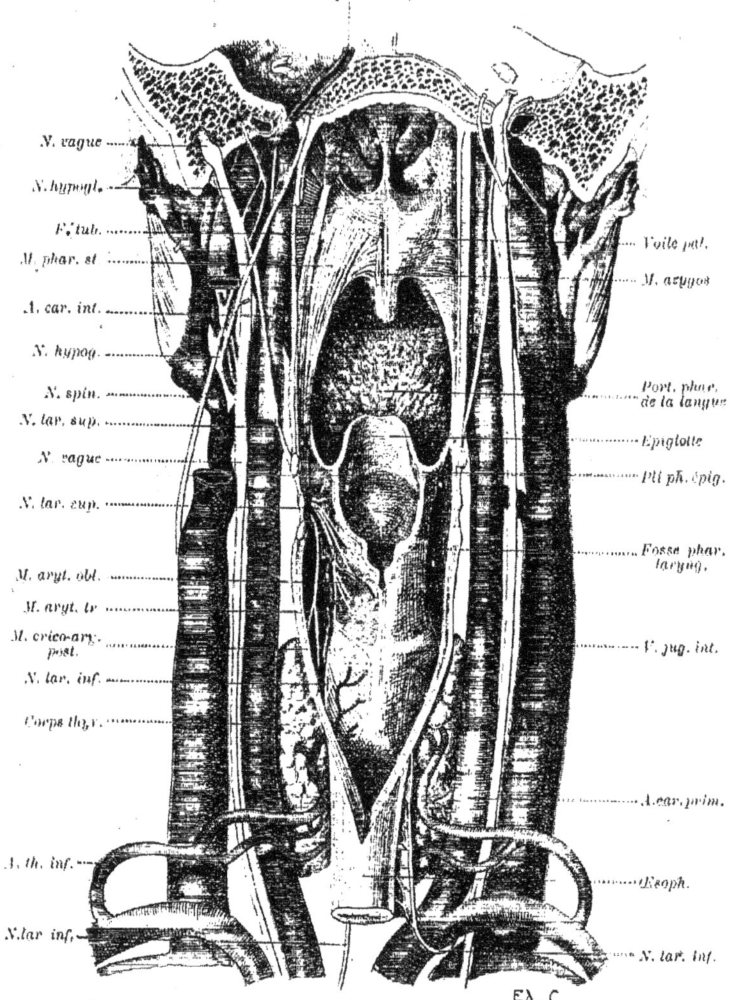

Fig. 95. — Vaisseaux et nerfs satellites du pharynx (d'après Luschka).

Paroi antérieure du pharynx, vue par une large brèche faite à la paroi postérieure. — La moitié gauche a été disséquée, la droite est recouverte de la muqueuse.

versal postérieur chemine sur la paroi postérieure du pharynx et donne des ramuscules qui pénètrent entre les fibres musculaires, vers la muqueuse. Le rameau ascendant monte sur la paroi postérieure et s'anastomose avec les branches de l'artère pharyngienne ascendante. — Le deuxième rameau pharyngien aborde la face latérale du pharynx et, après s'être ramifié, la pénètre. — 2° Les *rameaux palatins* se détachent par un tronc unique de l'artère, à deux centimètres et demi de la base du crâne, se dirigent en bas et en dedans, décrivent de nombreuses flexuosités, et abordent le muscle péristaphylin interne; là le tronc se divise en deux ou trois branches qui passent sous le muscle et arrivent au bord latéral du voile; elles pénètrent dans son épaisseur, près de l'orifice tubaire et se divisent en bas et en arrière, cheminant sous la muqueuse de la face supérieure où elles décrivent des sinuosités visibles. — 3° Le *rameau tubaire* naît immédiatement sous la base du crâne, et se porte avec la portion terminale de l'artère sur le muscle péristaphylin interne, passe entre celui-ci et le péristaphylin externe, pour se ramifier sur la trompe, près de l'orifice pharyngien, et dans la muqueuse voisine du pharynx. — 4° *L'artère tonsillaire*, rameau de la palatine ascendante, est destinée à l'amygdale palatine.

c) L'artère *thyroïdienne supérieure* donne une branche pharyngienne, qui passe sur le bord postérieur du cartilage thyroïde, et, après avoir décrit de nombreuses flexuosités sur la face postérieure du pharynx, s'anastomose avec la branche descendante du rameau pharyngien de l'artère palatine ascendante.

d) L'artère *linguale* fournit, par la branche dorsale de la langue, des rameaux au pilier antérieur du voile et même à la paroi latérale de la fosse amygdalienne; elle donne aussi quelques rameaux par l'artère sus-hyoïdienne.

e) L'artère *palatine supérieure* ou *descendante*, qui provient de la maxillaire interne, a pour territoire de ses branches terminales toute la voûte palatine et le voile du palais jusqu'à la muqueuse postérieure. Elle s'anastomose dans le voile avec la palatine ascendante.

f) L'artère *ptérygo-palatine* ou pharyngienne supérieure (Luschka), rameau de l'artère sphéno-palatine, branche de la maxillaire interne, se répand sur la voûte du pharynx, derrière les choanes.

g) L'artère *vidienne* de la maxillaire interne ou de la palatine descendante, au sortir du canal vidien, se termine dans la partie supérieure de la paroi latérale, au niveau de l'orifice tubaire, et dans la voûte du pharynx.

Veines. — Le système veineux du pharynx est formé par deux vastes plexus, l'un sous-muqueux, l'autre périphérique et externe, réunis ensemble par des troncs qui perforent la paroi pharyngienne. Le plexus péripharyngien se résume en un grand nombre de troncs collecteurs qui se déversent dans la veine jugulaire interne ou ses affluents.

I. Le *plexus sous-muqueux* ou profond peut être divisé en antérieur et postérieur.

1° *Plexus antérieur*, ou plexus du voile et de la base de la langue. — Le *plexus antérieur* est formé dans le voile par deux réseaux veineux; l'un, supérieur, recouvre la face supérieure et se déverse dans les veines des fosses nasales; l'autre, inférieur, occupe la face buccale; ce dernier est plus développé et se jette dans les veines de la base de la langue. Sur la portion pharyngienne de la base de la langue, il existe un plexus veineux, sous-muqueux, très superficiel et très développé, s'étendant des papilles caliciformes au pourtour antérieur de l'épiglotte et aux replis pharyngo-épiglottiques (Voy. fig. 72); ce plexus s'anastomose avec les veines laryngées inférieures, et se continue de chaque côté dans un réseau veineux qui occupe les fosses pharyngo-laryngées. Ce dernier réseau s'anastomose avec les veines laryngiennes, qui se jettent à leur tour dans un important plexus situé sous la muqueuse du pharynx au niveau de la plaque du cartilage cricoïde : plexus pharyngo-laryngien de Luschka. Ces réseaux et plexus réunis forment le plexus sous-muqueux antérieur, dont le sang se déverse d'une part dans les veines linguales et dans les veines thyroïdiennes, d'autre part, par la veine laryngée supérieure qui se jette dans la veine thyroïdienne supérieure (vena thyreo-laryngea de Walther), et par la veine laryngée inférieure qui se jette dans les veines thyroïdiennes inférieures. Les troncs veineux perforants qui résument les plexus pharyngo-laryngés traversent le m. constricteur inférieur et se rendent dans le plexus péripharyngien, et de là, par la veine thyroïdienne moyenne, dans la veine jugulaire interne.

2° *Plexus postérieur* ou de la muqueuse pharyngienne. — Le *plexus sous-muqueux postérieur* est surtout abondant au niveau de la portion laryngienne du pharynx ; il a été très bien décrit par Bimar et Lapeyre (Ac. des Sciences, 1887). Compris entre la muqueuse et le constricteur inférieur, il a la forme d'un disque ovalaire à grosse extrémité supérieure, aplati d'avant en arrière, et à contours irréguliers. Long de 0,03, large de 0,025, épais de 0,004 à 0,005, il peut être très développé à tout âge. Il est formé par des veines serrées les unes contre les autres, et fréquemment anastomosées, d'un calibre variant de 0,001 à 0,003, quelquefois variqueuses, avec des dilatations ampulliformes. Ce plexus reçoit des veines de la muqueuse et communique avec le plexus péripharyngien par plusieurs groupes de veines. Celles-ci cheminent d'abord sous le constricteur inférieur, et le perforent ensuite en traversant de véritables boutonnières musculaires. Un premier groupe naît de la partie supérieure du plexus, suit la ligne médiane, et se jette, par une ou deux veines volumineuses, dans la partie médiane du plexus péripharyngien. Les veines du second groupe naissent des parties latérales, se dirigent en haut et en dehors, parallèlement au bord postérieur du cartilage thyroïde, et gagnent les parties latérales du plexus péripharyngien. Les veines du troisième groupe naissent aussi des parties latérales du plexus sous-muqueux, se portent vers le cartilage thyroïde et s'abouchent avec les rameaux de la veine thyroïdienne supérieure. En bas, le plexus sous-muqueux postérieur communique avec le réseau veineux sous-muqueux de l'œsophage.

II. Le *plexus veineux péripharyngien*, situé entre la tunique adventice et la musculeuse du pharynx, est alimenté par les troncs collecteurs du plexus sous-muqueux et par les veines méningées, vidiennes et sphéno-palatines. Il est formé par des veines volumineuses, anastomosées entre elles et circonscrivant des mailles plus ou moins grandes, qui enlacent les parois latérales et postérieure du pharynx. Sur les parois latérales, les veines sont verticales, flexueuses, sinueuses et volumineuses, et se disposent en un plexus très abondant : plexus congloméré de Foucher (thèse de Paris, 1854) ; sur la paroi postérieure, elles forment des arcades ou demi-cercles transversaux, tandis que d'autres sont verticales et anastomosent ces arcades entre elles : plexus annulaire de Foucher. J'ai toujours vu des troncs verticaux longeant la ligne médiane et les bords de cette face, pour aboutir à une arcade transversale dont les extrémités se jettent dans les veines qui longent les angles du pharynx. Ce plexus est résumé par plusieurs troncs collecteurs qui se rendent en avant dans le plexus ptérygoïdien ou se réunissent sur l'angle du pharynx. Tout le long de cet angle une série de troncs veineux transversaux, réunis par des troncs vertiveaux anastomotiques, forment ensemble une *longue arcade veineuse latéro-pharyngienne.* De cette arcade se détachent les veines qui se rendent, après avoir pénétré dans la gaine vasculaire du cou, en passant devant les carotides, dans la veine jugulaire interne ou dans la veine faciale postérieure. Chabbert

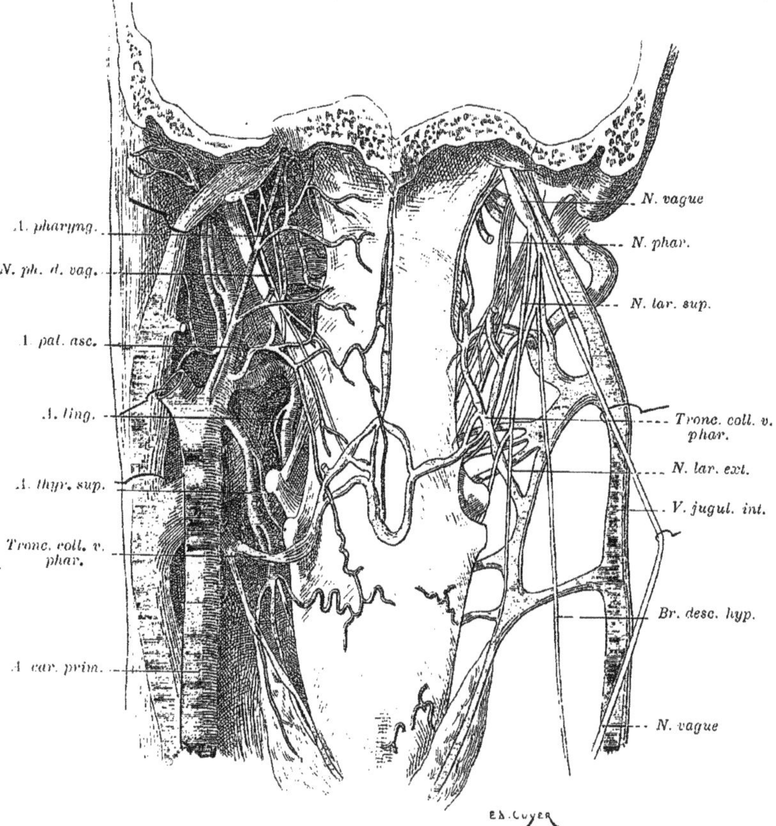

FIG. 96. — Vue postérieure du pharynx avec ses artères, ses veines et ses nerfs.

Les gros troncs vasculaires et nerveux ont été écartés, de façon à permettre de voir la disposition de leurs branches. A gauche on a conservé les artères, une partie des veines et les rameaux nerveux pharyngiens du vague. L'artère carotide interne a été enlevée près de son origine. A droite on n'a laissé que les veines et les nerfs destinés au pharynx.

(1876) signale l'anastomose entre la partie terminale supérieure de ce plexus et la veine condylienne.

En résumé, on peut dire que le tronc carotidien (carotide primitive et interne) présente deux veines satellites : en dehors, la jugulaire interne, en dedans, l'arcade latéro-pharyngienne, reliées ensemble par des arcades anastomotiques transversales qui passent devant le tronc artériel.

Lymphatiques. — Les lymphatiques de la paroi du *pharynx* forment sur la muqueuse, d'après Sappey, un réseau d'une extrême richesse, qui donne naissance de chaque côté à deux groupes de troncs, dont l'un est supérieur et très obliquement ascendant, l'autre inférieur et horizontal. Le *groupe supérieur* se compose de trois ou quatre troncs qui se portent en haut et en dehors vers l'angle du pharynx, se réunissent à d'autres troncs venus de la face supérieure du voile, traversent l'aponévrose pharyngée, et se jettent dans le ganglion situé sur la partie la plus élevée du constricteur supérieur. Le *groupe inférieur* est formé par un plus grand nombre de troncs qui convergent vers la membrane thyro-hyoïdienne qu'ils traversent de dedans en dehors, puis se dirigent vers les ganglions situés sur les côtés du larynx.

Teichmann indique dans le pharynx un réseau lymphatique sous-muqueux qui communique avec celui des fosses nasales, de la bouche, de la trachée et de l'œsophage.

Kidd (1876) décrit autour des glandes du pharynx : 1° des gros vaisseaux lymphatiques qui entourent et pénètrent dans les glandes; 2° un sac ou sinus lymphatique.

D'après Suchaneck, les lymphatiques du pharynx seraient reliés aux espaces sous-duraux et sous-arachnoïdiens.

Les *ganglions lymphatiques rétro-pharyngiens* dans lesquels aboutissent les lymphatiques supérieurs du pharynx ont été décrits par plusieurs auteurs. Tourtual (1846) a vu parfois un ou deux ganglions lymphatiques situés près de la base du crâne, d'un seul côté ou des deux, entre le muscle grand droit antérieur de la tête et la paroi pharyngienne postérieure qu'ils déprimaient en une gouttière; dans un cas, ce ganglion avait atteint les dimensions de la glande sublinguale et refoulait fortement la paroi pharyngienne en avant. Gillette (thèse 1867) a trouvé, chez les jeunes enfants de quinze à dix-huit mois, deux ganglions situés près de l'union de la paroi latérale et postérieure, longs d'un centimètre, larges de 0,5, reposant sur le muscle grand droit antérieur et adhérents à la paroi pharyngienne; appliqués contre la carotide interne, ces ganglions sont bi- ou trilobés et réunis par des vaisseaux lymphatiques aux ganglions sous-sterno-mastoïdiens. Chez l'enfant de trois à quatre ans, il n'a trouvé qu'un seul ganglion : chez l'adulte, ils existent aussi, mais plus petits. J'ai toujours vu ces ganglions chez l'adulte, et, dans un cas que j'ai sous les yeux, ils sont très développés (2 centim. 1/2 de long). Au nombre de deux, ils sont situés de chaque côté près des ailes latérales du pharynx, à un centimètre au-dessous de la base du crâne, dans l'épaisseur de l'aponévrose péripharyngienne; en détachant cette dernière de la paroi pharyngienne, les ganglions viennent avec elle. La présence constante de ces ganglions rétro-pharyngiens à tout âge a une grande importance pratique. Ils sont en effet le point de départ des abcès rétro-pharyngiens, qui ne sont en somme que des adéno-phlegmons suppurés.

Nerfs. — Il existe de petits groupes de cellules nerveuses disséminés entre les muscles du pharynx. Nous décrirons les nerfs moteurs, sensitifs et vaso-moteurs.

I. — **Nerfs moteurs.** — Les muscles du pharynx, du voile et de la trompe reçoivent leurs nerfs du trijumeau, du facial, du glosso-pharyngien et du pneumo-gastrique.

a) Le *trijumeau* innerve par la branche motrice du maxillaire inférieur (nerf masticateur), directement ou par l'intermédiaire du ganglion otique, le muscle péristaphylin externe. J.-Fr. Meckel, le premier, a avancé que ce muscle est innervé par le nerf du muscle ptérygoïdien interne (du nerf masticateur); il faut y ajouter un petit rameau du ganglion otique (Longet, Budge).

b) Le *facial* fournit aux muscles péristaphylin interne, azygos de la luette, et aux pharyngo- et glosso-staphylins, par l'intermédiaire du grand pétreux superficiel et du rameau lingual.

c) Le *glosso-pharyngien* innerve le muscle stylo-pharyngien par un rameau qu'il lui abandonne alors qu'il le contourne (rameau stylo-pharyngien); ce rameau, d'après Luschka, serait conduit par le muscle jusque dans l'épaisseur du pharynx où il contribuerait à l'innervation d'une partie de la couche musculaire longitudinale, c'est-à-dire du muscle pharyngo-staphylin. Avec ce rameau, le nerf glosso-pharyngien donne 3 ou 5 *rameaux pharyngiens* (rameaux pharyngiens directs de Luschka), au moment où il passe sur le côté interne de la carotide externe. Ces rameaux s'anastomosent avec les rameaux pharyngiens du vague, et forment ensemble, sur les faces latérales du pharynx, derrière la grande corne de l'os hyoïde, un plexus nerveux muni de ganglions (plexus pharyngien) dont les branches efférentes se perdent dans la paroi pharyngienne et innervent les constricteurs supérieur, moyen et une grande partie de l'inférieur.

d) Le *pneumo-gastrique*, formé par l'anastomose du nerf vague avec la branche interne du spinal, innerve les muscles constricteurs du pharynx, soit par des branches directes (rameaux pharyngiens), soit par des branches indirectes (nerf récurrent).

II. **Nerfs sensitifs.** — Le système nerveux sensitif du pharynx (voile, trompe et amygdale palatine) est formé par les branches des nerfs trijumeau, glosso-pharyngien et vago-spinal.

1° Le *trijumeau* innerve la muqueuse du voile, de la voûte du pharynx et de l'orifice tubaire, par les branches efférentes du ganglion de Meckel (ganglion nasal des Allemands), c'est-à-dire par le nerf maxillaire supérieur : ce sont les trois *nerfs palatins*, antérieur, moyen et postérieur, et le *nerf pharyngien* de Bock. Ce dernier est destiné à la muqueuse de l'orifice tubaire et de la voûte. La muqueuse antérieure du voile du palais possède des corpuscules gustatifs (Hoffmann.)

2° et 3° Le nerf *glosso-pharyngien* et le *pneumo-gastrique* concourent à la formation du *plexus pharyngien*, qui renferme de petits ganglions disséminés (Remack) et qui donne des rameaux sensitifs à la muqueuse du pharynx et à celle de l'isthme du gosier. Le pneumo-gastrique fournit en outre des rameaux directs par le laryngé supérieur.

Le nerf laryngé supérieur innerve par sa branche interne la muqueuse de la portion pharyngienne de la base de la langue, de l'épiglotte, des replis ary-épiglottiques et des parois antérieure, latérale et postérieure de la portion laryngienne du pharynx (Sœmmering, Schlemm et Müller, Bach, Valentin). Luschka décrit, sous le nom de rameaux pharyngiens de la branche interne du laryngé supérieur, des filets qui innervent la muqueuse de la cavité pharyngo-laryngée; ceux qui se rendent à la paroi postérieure de cette cavité viendraient d'après lui de l'anastomose des nerfs laryngés supérieur et inférieur. Schlemm et Müller, Swan, Valentin, signalent des filets du nerf récurrent qui se distribuent à la muqueuse de l'extrémité inférieure du pharynx.

III. **Nerfs vaso-moteurs et sécréteurs.** — Les vaisseaux et les glandes du pharynx et du voile reçoivent leurs nerfs de deux sources : des nerfs crâniens, dont nous venons de voir la terminaison dans la muqueuse, et du sympathique cervical. Les filets sympathiques naissent du ganglion cervical supérieur et arrivent dans le pharynx par une triple voie : 1° par les nerfs palatins et pharyngiens déjà décrits, et auxquels ils s'unissent; 2° par les plexus nerveux périvasculaires des artères palatines et pharyngiennes; 3° directement, par deux ou trois filets qui partent du ganglion cervical supérieur et se rendent aux plexus pharyngien et tonsillaire, où ils s'unissent aux rameaux des autres nerfs pharyngiens. Avant d'arriver à leur destination, les nerfs vaso-moteurs et sécréteurs du pharynx et du voile rencontrent plusieurs ganglions nerveux (ganglion de Meckel, ganglions des plexus pharyngien et tonsillaire) qui forment autant de points d'arrêt et de centres périphériques vaso-moteurs et sécrétoires.

CHAPITRE TROISIÈME

OESOPHAGE

L'œsophage est un conduit musculo-membraneux qui s'étend du pharynx à l'estomac. Il fait passer les aliments de la cavité pharyngienne dans la cavité gastrique (troisième temps de la déglutition).

L'œsophage traverse successivement la partie inférieure du cou, la cavité thoracique et la partie supérieure de la cavité abdominale. Il est profondément situé et appliqué plus ou moins intimement à la paroi antérieure de la colonne cervico-dorsale. On lui décrit trois segments : cervical, thoracique et abdominal. Nous ajouterons un quatrième : le segment diaphragmatique. En effet, l'œsophage traverse le diaphragme en parcourant un tunnel ou canal musculo-aponévrotique, long de 1 à 1 cm. 1/2, avant de pénétrer dans la cavité abdominale.

Certains auteurs, S. T. Sœmmering, Fr. Arnold, Johnson (*the Cyclopedia of Anat. and Physiol.*, vol. VIII, 1839-1847), Mouton (thèse de Paris, 1874) nient l'existence de la portion abdominale de l'œsophage. Pour eux l'œsophage pénètre immédiatement après la traversée diaphragmatique dans l'estomac, et toute la portion, dilatée en entonnoir, qu'on trouve au-dessous du diaphragme appartiendrait à l'extrémité cardiaque de l'estomac. — Avec la plupart des auteurs, je crois que l'œsophage présente un segment abdominal, de longueur variable, comme nous le verrons plus loin, mais bien séparé de l'estomac par des limites extérieures et intérieures nettes, ainsi que par des différences de structure.

Limites. — La limite *supérieure* de l'œsophage est marquée extérieurement par le bord inférieur du faisceau cricoïdien du muscle constricteur inférieur du pharynx, sous lequel s'engage le nerf récurrent. Intérieurement, rien n'indique le lieu de continuité de la muqueuse pharyngienne avec celle de l'œsophage.

La limite *inférieure* entre l'œsophage et l'estomac est marquée extérieurement par un angle plus ou moins prononcé, mais toujours visible, que forme le flanc gauche de l'œsophage avec la grosse tubérosité de l'estomac. Cet angle, à sinus ouvert en haut et à gauche, détermine un sillon profond demi-circulaire, dont la concavité, tournée à droite, embrasse le point d'union de l'œsophage avec l'estomac. A droite, en avant et en arrière, l'œsophage se continue directement avec l'estomac. Intérieurement, la limite, au contraire, est bien nette : elle est indiquée d'abord par un repli valvulaire situé à gauche, plus ou moins saillant dans la cavité gastrique, formé par l'adossement de la paroi gauche de l'œsophage à celle de la grosse tubérosité de l'estomac. Cette valvule œsophagienne latérale, produite par la pénétration oblique de l'œsophage dans l'estomac, répond au sillon profond que nous avons trouvé au même niveau sur la surface externe (fig. 117). — A. von Gubaroff, de Moscou (*Arch. f. Anat.*, 1886, p. 395), a bien décrit et figuré cette valvule, qu'il a étudiée sur des coupes frontales de sujets congelés et d'estomacs de cadavres durcis par l'acide chromique. Il a remarqué que cette disposition valvulaire est d'autant plus accentuée que l'œsophage pénètre plus obliquement de gauche à droite dans l'estomac, et que la grosse tubérosité est plus haute et plus dilatée. Des expériences lui ont prouvé aussi que le contenu stomacal, en relevant cette valvule, peut l'amener à fermer l'orifice cardiaque de façon à opposer une résistance, souvent suffisante, au reflux des aliments de l'estomac dans l'œsophage. Braune a déjà fait la remarque que si, sur un cadavre couché sur le dos, on injecte par l'œsophage une grande quantité d'eau, cette eau ne ressort pas de l'estomac ; le doigt introduit par l'œsophage perçoit, sur le côté gauche du cardia, une forte saillie de la paroi stomacale. — Au point de transition, la surface libre de la muqueuse œsophagienne, pâle et blanchâtre, tranche nettement sur la coloration rougeâtre de la muqueuse gastrique. Enfin, une ligne dentelée marque le passage de l'épithélium pavimenteux stratifié de l'œsophage à l'épithélium cylindrique de l'estomac.

Chez la plupart des mammifères la limite est beaucoup plus nette, car la muqueuse forme un bourrelet annulaire saillant, tandis que chez l'homme les plis de la muqueuse œsophagienne passent dans ceux de l'estomac.

Luschka (*Prager Vierteljahr*, 105, 1870, p. 10-19) a vu, dans quelques cas, sur la surface externe du point d'abouchement de l'œsophage dans l'estomac, un sillon profond et circulaire. Dans ces cas, la portion abdominale de l'œsophage très dilatée se présentait sous la forme d'un sac ovalaire, nettement limité à ses deux extrémités et appendu à l'estomac (*antrum cardiacum*, Arnold); G. Blasius a représenté des exemples de cette disposition (*Observ. medica. rariores*. Lud. Bat. 1677, pl. VI, fig. 5).

On doit connaître le siège exact des orifices supérieur et inférieur de l'œsophage, par rapport aux organes rigides fixes et facilement tangibles qui l'entourent : la colonne vertébrale et la cage thoracique.

L'*orifice supérieur* ou *pharyngien* répond, en avant, au *bord inférieur du cartilage cricoïde* (repère fondamental), en arrière au corps de la sixième vertèbre cervicale, latéralement au tubercule antérieur des apophyses transverses de cette même vertèbre (tubercule carotidien ou de Chassaignac). Il est distant des incisives supérieures de 15 centimètres en moyenne. Richet fait observer que, même sur le cadavre, le doigt n'arrive que très difficilement à cet orifice.

L'*orifice inférieur* ou *cardiaque* répond au flanc gauche du corps de la dixième vertèbre dorsale, souvent au disque qui le sépare du corps de la onzième. En avant, sur la paroi thoraco-abdominale antérieure, il répond au cinquième interne du cartilage de la septième côte gauche et du sixième espace intercostal gauche.

J'ai obtenu ces résultats, en plongeant de longues aiguilles à travers la paroi antérieure abdominale jusqu'à la colonne vertébrale, j'ouvrais le ventre ensuite et marquais le siège exact des organes que j'avais traversés. — Chez les enfants au-dessous de l'âge de deux ans, l'orifice inférieur répond au corps de la onzième v. d. (G. Klaus). — Les rapports de l'orifice cardiaque avec la cage thoraco-abdominale sont les suivants; d'après Luschka (*Prager Vierteljahr*, 101, 1869, p. 114, et *ibid.*, 105, 1870, p. 10), il répondrait au commencement du premier quart du cartilage de la septième côte gauche; d'après Lesshaft (*Virchow's Arch.*, 87, 1882, p. 69) au point d'union des cartilages des sixième et septième côtes gauches avec le bord sternal. — Ces divergences tiennent à des différences individuelles; mais elles dépendent aussi : de la façon dont les recherches ont été faites; de l'attitude donnée à la tête (Follin), du degré d'amplitude de l'estomac et des dimensions du foie (Morosow). — Follin (thèse d'agrégat., 1853, p. 7), se basant sur des recherches faites en commun avec Verneuil, arrive aux conclusions suivantes : lorsque le sujet se trouve dans la position horizontale, la tête dans la position intermédiaire entre l'extension et la flexion, l'extrémité supérieure de l'œsophage correspond à peu près au tubercule antérieur de l'apophyse transverse de la sixième vertèbre cervicale. Lorsque la tête est dans l'extension, au corps de la cinquième v. c., et dans la flexion, au disque intervertébral qui sépare la sixième de la septième v. c.

Morosow a très bien étudié le siège normal des orifices œsophagiens et les conditions dans lesquelles il varie (thèse de Saint-Pétersbourg, 1887). Voici les résultats de ses recherches. En général, l'extrémité supérieure de l'œsophage répond à l'apophyse épineuse de la sixième ou septième v. c.; l'extrémité inférieure, au bord inférieur du sternum et à l'apophyse épineuse de la dixième v. d. chez l'homme, de la neuvième chez la femme. La distance entre les incisives supérieures et l'orifice supérieur de l'œsophage dans l'attitude normale de la tête est en moyenne de 14 cm. 8, elle peut varier de 13,5 à 16 cm. L'extension forcée de la tête peut élever la moyenne de 2,5 à 3 cm. La flexion forcée l'abaisse de 1 à 0 cm. 5. — Sur des coupes sagittales de sujets congelés, cette distance, la tête étant en position moyenne, est de 15 cm, 3 à 15 cm. 5; la tête étant en extension forcée, de 17 cm. 5 et en flexion forcée de 14 cm. 3. — Chez le nouveau-né (congelé) elle était de 7 cm., la tête en position moyenne.

Au reste l'œsophage s'abaisse avec l'âge. Ainsi l'orifice supérieur qui répond chez le nouveau-né à la 4e v. cervicale, à la 6e ou 7e chez l'adulte, peut dans un âge avancé descendre jusqu'à la 1re dorsale. L'orifice inférieur s'abaisse également (Mehnert).

Trajet. — Direction. — L'œsophage, considéré dans son ensemble, est à peu près vertical et rectiligne et permet l'introduction de sondes droites ; étudié en place et dans ses divers segments, il présente des flexuosités assez faibles, mais intéressantes à connaître (fig. 100).

En prenant pour base la colonne cervico-dorsale, ces inflexions ou courbures sont de deux ordres : les unes transversales ou frontales, les autres antéro-postérieures ou sagittales. Les premières sont produites par la déviation de ses portions supérieure et inférieure à gauche de la ligne médiane ; les secondes, par l'écartement de la portion inférieure de l'œsophage de la colonne vertébrale. La première courbure transversale se fait entre le cartilage cricoïde et la crosse de l'aorte. Dans ce trajet, l'œsophage déborde la trachée à gauche, mais dans une étendue variable ; quelquefois, il peut la dépasser de façon à se trouver sur le même plan qu'elle (Rüdinger). En général, l'inflexion est bien marquée au niveau de la septième v. c. et atteint son maximum au niveau de la troisième v. d. (Braune, Morosow). Au niveau de la crosse de l'aorte (quatrième v. d.), l'œsophage se dévie à droite et redevient médian. Au niveau de la septième v. d., il recommence à dévier à gauche, et cette déviation se poursuit jusqu'à son abouchement dans l'estomac, c'est-à-dire jusqu'au flanc gauche de la onzième v. d. Cette seconde inflexion latérale gauche est plus longue, plus prononcée et plus douce que la première. Sur les coupes de sujets congelés, Morosow a constaté que, dans sa partie inférieure, l'œsophage était situé à gauche à 2 ou 2 cm. 1/2 de la ligne médiane. C'est aussi l'avis de Rüdinger.

L'œsophage suit la colonne vertébrale et ses courbures jusqu'aux troisième et quatrième v. d.; au-dessous de ce point, il s'en écarte plus ou moins pour se porter en avant (Voy. *Artériologie*, fig. 337) ; au niveau du diaphragme, il est séparé de la colonne par une distance qui varie de 15 à 30 mm. (Mehnert). Quelques auteurs enseignent qu'il traverse verticalement le médiastin (Mouton) ; d'autres décrivent et figurent une courbure sagittale à concavité postérieure, que formerait l'œsophage dans son passage à travers le médiastin postérieur (Rüdinger, Pirogoff, Morosow).

L'œsophage commence sur la ligne médiane de la colonne cervicale, entre le bord inférieur du cartilage cricoïde en avant, le milieu du corps de la sixième v. c. en arrière; il descend derrière la trachée et devant la colonne, quitte la ligne médiane bientôt, se dévie vers la gauche, et déborde plus ou moins le flanc gauche de la trachée, en formant avec elle un sillon (sillon trachéo-œsophagien). — Puis il pénètre dans le médiastin postérieur, rencontre la crosse de l'aorte à la hauteur de la quatrième dorsale, passe derrière elle, se dévie à droite et gagne la ligne médio-vertébrale. Ensuite l'œsophage glisse, non pas derrière l'extrémité inférieure de la trachée qui s'est déviée elle-même vers la droite, mais bien derrière la racine de la bronche gauche, entre la portion descendante de la crosse aor-

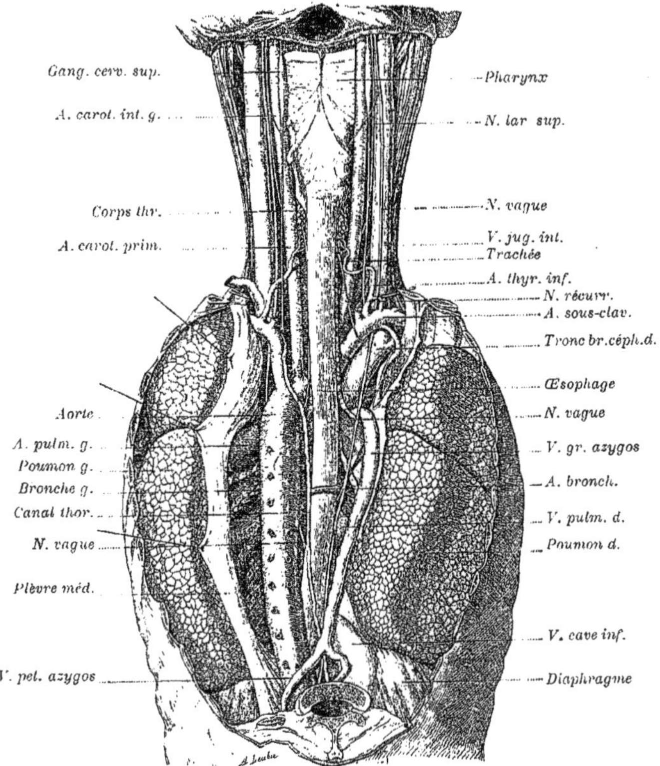

Fig. 97. — Situation et rapports de l'œsophage dans la région cervicale et dans le médiastin postérieur. Vue postérieure.

Les organes du cou et du médiastin ont été écartés et déplacés, de façon à mieux montrer les divers plans. A gauche, la plèvre médiastine a été conservée en partie et érignée, pour montrer le pédicule pulmonaire de ce côté (adulte).

tique à gauche et la crosse de la grande azygos à droite. Arrivé au niveau du bord inférieur de la bifurcation de la trachée, c'est-à-dire de la racine de la bronche gauche, à la hauteur de la cinquième v. d. (ou de son apophyse épineuse; Sibson, *Med. Anat.*, 1858, p. 48), l'œsophage passe derrière la masse ganglionnaire interbronchique, puis derrière le péricarde, entre l'aorte thoracique à gauche et la grande veine azygos à droite. A la hauteur de la septième v. d., il commence à quitter la ligne médiane et se dévie à gauche. A la hauteur de la huitième v. d. (bord inférieur du cartilage de la quatrième côte gauche, Henle; apophyse épineuse de la huitième v. d., Sibson), l'œsophage passe devant l'aorte, qu'il croise obliquement en bas et à gauche. Il continue à se diriger de plus en plus à gauche et en avant, s'écarte de la colonne vertébrale, dont il est séparé par l'aorte et par le tronc de l'azygos, et atteint l'orifice supérieur du canal diaphragmatique. — Il traverse le diaphragme au niveau du flanc gauche du corps de la dixième v. d. (ou de l'espace compris entre les apophyses épineuses des neuvième et dixième v. d., Sibson) et débouche dans la cavité abdominale, à 8 centimètres derrière l'angle que forme la base de l'appendice xiphoïde avec l'extrémité sternale du cartilage de la septième côte gauche (Luschka). Dans l'abdomen, l'œsophage continue à se diriger à gauche et en avant, en suivant une ligne parallèle au cartilage de la septième côte gauche, et pénètre dans l'estomac au niveau de son bord droit, plus près de la paroi antérieure que de la paroi postérieure (Luschka).

Certaines conditions physiologiques ou pathologiques peuvent modifier sensiblement les courbures latérales de l'œsophage. L'attitude de la tête ; l'extension forcée en tendant la partie supérieure de l'œsophage efface en partie ses courbures supérieures (Mouton, Morosow), la flexion forcée de la tête pourrait les exagérer. L'extrême réplétion de l'estomac ou sa dilatation peuvent diminuer les courbures inférieures (Morosow).

Von Hacker (*Wiener med. Wochen.*, 1887, nº 46) a étudié l'influence des courbures de la colonne vertébrale sur la longueur et sur le trajet de l'œsophage. De ses recherches il résulte que l'influence des courbures latérales serait généralement petite; jamais l'œsophage ne suit complètement les courbures de la colonne. Mais dans les cas de scoliose très prononcée, et lorsqu'il existe dans le thorax deux courbures successives et se compensant, l'œsophage se trouve souvent dévié dans le même sens et peut, de plus, présenter en même temps une incurvation d'avant en arrière. La déviation anormale de l'œsophage semble être plus prononcée, lorsque la courbure vertébrale qui se trouve dans la portion inférieure du thorax a sa convexité tournée à gauche. — D'après Pansch, en cas de cyphose l'œsophage est tellement courbé que le cathétérisme devient impossible. Selon Morosow au contraire, le plus souvent l'œsophage ne suit pas la courbure rachidienne et représente la corde de l'arc formé par les courbures.

Dimensions. — La longueur moyenne d'un œsophage adulte est de 25 cm., sa largeur extérieure, à l'état vide, de 2 à 3 cm., et son épaisseur, c'est-à-dire son diamètre antéro-postérieur, de près de 1 cm.

Longueur. — Pour la longueur totale, il faut distinguer les mensurations faites *in situ*, celles faites sur des sujets congelés, et les mensurations des œsophages enlevés et moyennement tendus.

Mesuré en place, l'œsophage présente en moyenne une longueur de 23 à 25 cm.; détaché et modérément tendu, il peut s'allonger de 2 à 3 cm. Les variations sont assez nombreuses; elles dépendent de la taille et du sexe du sujet, sans parler de l'âge, bien entendu.

Voici les chiffres donnés par les auteurs :

Krause, Huschke.	20 à 23 cm.
Sappey	22 à 25 »
Jœssel.	23 à 26 »
Morosow (cadavres congelés, moulages et dissections)	23 à 26 cm. moyenne : 24, 5 à 25
Arnold, Holstein	23 — »
Tillaux	25 — »
Laimer, *in situ*.	25 à 26 »
moyennement tendu	30 à 35 »
Pansch, Cruveilhier.	25 à 28 »
Quain, Luschka	28 à 30 cm. Sujet grande taille : 33 (Luschka)
Schmauser.	35 — »

En général, l'œsophage est relativement plus long chez la femme que chez l'homme, ainsi : pour un corps de 140 cm. (femme), l'œsophage avait 30 cm. (Laimer). — Morosow (*loc. cit.*) donne trois tableaux résumant les recherches faites par trois procédés : coupes de cadavres congelés, moulages, et examen *in situ* par simple dissection; ses recherches lui ont prouvé : 1º que la longueur de l'œsophage équivalait au 0,15 de la longueur totale du corps ou au 0,26 de la longueur de la colonne vertébrale. 2º Qu'en connaissant l'une de ces deux longueurs on peut déterminer la longueur de l'œsophage, avec une erreur possible mais petite de 0 cm. 5 au plus.

Des mensurations ont été faites sur les enfants en bas âge : sur un nouveau-né (congelé),

Morosow a trouvé l'œsophage long de 9 cm. 2 — Georg Klaus (*loc. cit.*) donne pour l'œsophage des enfants au-dessous de 2 ans une longueur moyenne de 13 cm. 5 pouvant varier entre 10 cm. (enfant 2 mois) et 17,5 (enfant de 22 mois). Chez un enfant de trois ans il avait 20 cm. 5.

Certains auteurs ont cherché des points de repère extérieurs faciles à trouver et qui puissent permettre de déterminer la longueur de l'œsophage. Se basant sur le fait que l'orifice supérieur de l'œsophage est à une distance connue des incisives supérieures (15 cm. chez l'adulte; 6 cm. 5 chez l'enfant en bas âge), on pourrait déduire la longueur exacte de l'œsophage en connaissant la longueur de l'espace qui sépare les incisives supérieures du cardia. — Verneuil (*in* thèse de Follin) a trouvé que la distance qui sépare la protubérance occipitale externe de l'apophyse épineuse de la dixième v. d. correspond à la distance entre les incisives supérieures et le cardia. — Leube prétend que la distance mesurée des dents incisives supérieures au sommet de l'appendice xiphoïde correspond exactement à la distance des mêmes incisives au cardia. — G. Klaus a constaté à son tour que, chez les enfants en bas âge, la distance comprise entre le milieu du front (entre les deux bosses frontales) et le sommet de l'appendice xiphoïde est plus courte de 3 centim. que la distance entre les incisives supérieures et le cardia.

La longueur de chacun des 4 segments de l'œsophage est de 4 à 4 cm. 5 pour la portion cervicale (du corps de la sixième v. c. à un plan horizontal passant par le bord supérieur de la fourchette sternale et la partie moyenne du corps de la deuxième v. d.); 15 à 16 cm. pour la portion thoracique ou médiastinique; de 1 à 1 cm. 5 pour la portion diaphragmatique; de 2 à 3 cm. pour la portion abdominale.

La longueur de la portion abdominale est la plus discutée. — Cruveilhier lui donne une longueur de 2 cm. — Luschka lui reconnaît une longueur maximum de 3 cm. Il est incontestable que, hors les différences individuelles, l'abaissement de l'estomac influe sur la longueur de la portion abdominale de l'œsophage, qui peut atteindre 4 cm. (Morosow).

Forme. — Calibre. — Examiné sur le cadavre à l'état de vacuité, l'œsophage se présente sous la forme d'un cordon musculaire à peu près régulier, fortement aplati d'avant en arrière jusqu'au niveau de la bronche gauche, moins aplati, presque cylindrique dans le reste de la portion thoracique, et dilaté en entonnoir à base inférieure dans la portion abdominale.

Examiné après une moyenne distension (insufflation d'air, injection d'eau, moulage en plâtre), il prend un aspect légèrement moniliforme, avec quatre points rétrécis et quatre segments intermédiaires plus ou moins dilatés. Les quatre rétrécissements sont : 1° le *cricoïdien*, situé au niveau du bord inférieur du cartilage cricoïde, c'est-à-dire au niveau de l'orifice supérieur de l'œsophage; aplati d'avant en arrière, son diamètre est de 23 mm. transversalement, 17 mm. sagittalement; — 2° l'*aortique*, dû au sillon transversal creusé sur la paroi gauche de l'œsophage par la crosse de l'aorte ; il répond à la quatrième v. d. ; son diamètre est de 24 mm. transversalement, 19 mm. sagittalement; — 3° le *bronchique*, dû à l'empreinte que détermine la bronche gauche sur la paroi antérieure de l'œsophage, empreinte marquée par un sillon oblique de haut en bas et de droite à gauche; il est situé au niveau de la cinquième v. d., ses diamètres sont les mêmes que ceux du rétrécissement cricoïdien; — 4° le *sus-diaphragmatique* est un étranglement circulaire que présente l'œsophage immédiatement avant de s'engager dans le canal diaphragmatique. A ce niveau, l'œsophage étant à peu près régulièrement cylindrique, ses diamètres sont à peu de chose près les mêmes dans les deux sens, transversal (25 mm.) et sagittal (24 mm.). — Les quatre segments intermédiaires aux rétrécissements forment trois dilatations fusiformes et un entonnoir terminal. Ce sont : 1° le fuseau *crico-*

aortique, peu dilaté, aplati sagittalement, étendu de la septième v. c. à la troisième v. d. ; son diamètre moyen est de 26 à 27 mm. ; 2° le fuseau *aortico-bronchique*, très court, s'étend de la quatrième à la cinquième v. d.; son diamètre est égal à celui du segment précédent ; 3° le fuseau *broncho-diaphragmatique* ; c'est le plus étendu, de la cinquième v. d. à la huitième v. d.; cylindrique et le plus dilaté, il a un diamètre de 30 mm. dans tous les sens;

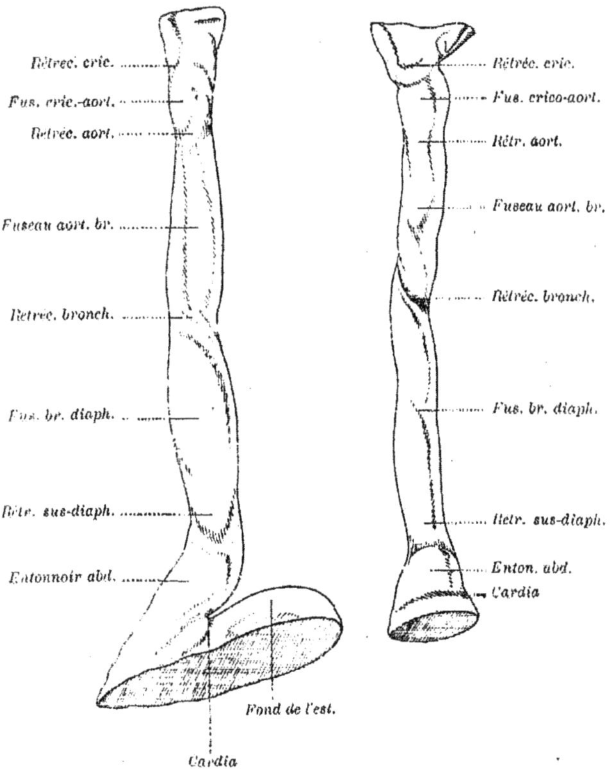

Fig. 98. — Deux moules en plâtre de l'œsophage (d'après Morosow).

4° l'entonnoir *phrénico-gastrique* ou *fuseau abdominal*, dont le sommet effilé se trouve dans le canal diaphragmatique, et dont la base élargie traverse la cavité abdominale pour se continuer avec les parois gastriques ; il s'étend de la huitième v. d. au flanc gauche de la dixième v. d.

Mehnert (Über Formvariationen der Speiseröhre des Menschen. *Congrès anat. de Kiel*, 1898) a émis sur l'origine des rétrécissements physiologiques de l'œsophage des idées qui diffèrent sensiblement de celles admises jusqu'ici. Il dit que, depuis les recherches classiques de Mouton (1874), on a examiné plus de 300 œsophages et pris plus de 100 moulages; lui-même en a étudié un grand nombre. Il résulte de toutes ces observations que la forme de l'œsophage est très variable; le plus souvent il se dilate progressivement de haut en bas; assez souvent son calibre est uniforme, et rarement il est infundibuliforme à sommet inférieur. Les rétrécissements ne sont pas constants. Par ordre de fréquence, ce sont le rétrécissement cricoïdien, celui de l'aorte, celui de la bifurcation de la trachée, le rétrécissement sus-diaphragmatique, l'intra-diaphragmatique et enfin celui de l'extrémité inférieure. Le maximum de ceux qui coexistent sur le même sujet est de 4 dans la partie moyenne, séparant 5 fuseaux.

La variabilité de leur siège, le fait qu'il s'agit toujours d'un étranglement annulaire complet et non d'une empreinte latérale, démontrent que l'explication classique des rétrécissements par la pression des organes voisins n'est pas admissible. Si au contraire on dispose sur le trajet d'un œsophage schématique tous les rétrécissements connus, on en trouve 13 séparant 12 fuseaux, le dernier abdominal. Ce nombre 12 est précisément celui des vertèbres qui correspondent au trajet de l'œsophage. Il en conclut que l'œsophage est primitivement un organe segmentaire comme la colonne vertébrale, formé d'entéromères, et que les rétrécissements normaux de l'enfant ou de l'adulte ne sont que des vestiges ataviques, des états persistants d'une disposition originelle correspondant aux 13 étranglements, analogues aux 13 disques intervertébraux.

Mehnert ne fait d'exception que pour le *rétrécissement de cause aortique*, déterminé par le contact de l'aorte et de l'œsophage et plus spécialement par l'arrêt de croissance que provoque ce contact. Le contact immédiat des deux organes est sujet d'ailleurs à d'assez grandes variations : il n'a guère lieu que lorsque l'aorte est située en avant de la colonne, en position prévertébrale, ce qui est le cas habituel chez la femme ou chez les hommes adultes à faible développement vasculaire. Le rétrécissement aortique est donc très inconstant. Annulaire, tantôt peu marqué, tantôt se prolongeant sur 1 centimètre de longueur, il siège toujours dans la portion infra-bifurcale de l'œsophage, depuis 2 centimètres au-dessous de la bifurcation de la trachée jusqu'à 2 centimètres au-dessus du diaphragme. A son niveau, le calibre de l'œsophage peut s'abaisser à 10 millimètres.

Dilatabilité. — L'œsophage, formé exclusivement de parties molles, est extensible en tous sens. L'étendue de sa dilatabilité lente est attestée par les corps volumineux que peuvent avaler certains bateleurs et par les vastes poches qui se forment au-dessus des rétrécissements pathologiques.

Les limites de la *dilatabilité immédiate* intéressent le chirurgien. Lesbini (Thèse de Paris, 1873) conclut de ses recherches que les plus grosses bougies peuvent avoir 15 millim. de diamètre pour les enfants de 2 à 5 ans, 20 millim. de 12 à 16 ans, et 21 millim. au-dessus de 16 ans. C'est également ce chiffre qu'indiquent Morosow et Jonnesco ; pour eux, un instrument de 2 centim. franchit tous les points rétrécis de l'œsophage. Mouton, au contraire (Thèse de Paris, 1874), après avoir observé que les divers segments de l'œsophage sont inégalement dilatables, que la partie moyenne peut s'agrandir de 13 à 14 millim., la partie inférérieure de 10 à 11 et la partie supérieure de 4 à 5 seulement, trouve les chiffres de Lesbini trop élevés et déclare qu'à la partie supérieure il n'a pu faire passer un instrument de plus de 17 millim. Enfin Mehnert qui a étudié de nombreux œsophages fait connaître qu'il y a de grandes variations individuelles, qu'il a vu plusieurs fois le point le plus étroit descendre au-dessous des 14 millim. indiqués par Mouton comme le plus petit diamètre, et que, dans six cas notamment, le calibre naturel de l'œsophage, au niveau du rétrécissement d'origine aortique, et sans altération pathologique, n'était que de 10 millim. Sur de tels sujets une bougie ne pourrait excéder 15 millim. pour passer librement.

En revanche, sur certains sujets la partie moyenne du conduit peut avoir un calibre de 35 à 37 millim.

On doit à Lannegrâce (*Gaz. hebd. de Montpellier*, 1883) quelques recherches sur la *résistance* de l'œsophage à la distension. On peut les résumer ainsi : la partie supérieure est la moins dilatable. La musculeuse est plus extensible que la muqueuse. Un œsophage sain ne se rompt qu'à une pression de 1 mètre de mercure. La rupture commence par des éraillures longitudinales, qui se montrent d'abord dans le tiers inférieur. Comme, chez le chien, les vomissements ne produisent qu'une pression de 30 centim. de mercure, il est probable que chez l'homme un œsophage sain ne peut pas être rompu par le vomissement.

La lumière de l'œsophage sur le cadavre serait réduite, d'après Henle, à une fente aplatie d'avant en arrière avec des plis longitudinaux formés par la muqueuse, plis qui disparaissent par la distension. Ceci n'est vrai que pour la portion cervicale. En examinant les coupes de cadavres congelés, Braune, Rüdinger, Waldeyer, Pansch, Morosow, etc., ont vu que l'œsophage, aplati d'avant en arrière dans la région cervicale, est plus ou moins ouvert dans la portion thoracique, sauf au niveau de la bronche gauche où sa lumière est aplatie d'avant en arrière.

Sur le vivant, à l'état de vacuité, Henle prétend que la lumière de l'œsophage a une forme étoilée due au resserrement de sa tunique musculaire et aux plis longitudinaux de la muqueuse. L'examen direct à l'aide de l'œsophagoscope a démontré au contraire que, dans sa portion thoracique, l'œsophage est largement béant.

Mickulicz (*Wiener med. Presse*, 1881, p. 1341), par l'examen de la lumière de l'œsophage sur le vivant à l'aide de l'œsophagoscope, est arrivé aux conclusions suivantes : 1° la muqueuse est lisse, sans plis ni sillons longitudinaux; 2° l'entrée de l'œsophage est fermée par le m. constricteur inférieur du pharynx, véritable sphincter; 3° dans toute la portion cervicale, la lumière est fermée, la paroi antérieure est appliquée sur la postérieure par la pression extérieure; 4° dans la portion thoracique, on trouve un canal ouvert, ce qui est dû à la pression négative de la cavité thoracique; 5° la paroi œsophagienne est animée de mouvements de plusieurs ordres : pulsatiles, dus aux pulsations de l'aorte et du cœur; respiratoires, l'œsophage s'élargit au moment de l'inspiration et se rétrécit au moment de l'expiration, mais sans se fermer complètement; et péristaltiques, formés de faibles ondes contractiles; 6° le passage dans l'estomac est toujours largement ouvert.

Merkel pense que si Mickulicz a trouvé l'œsophage fermé dans sa portion cervicale, contrairement à ce que montrent les coupes sur le cadavre, cela tient à la position qu'il faisait prendre aux sujets en exploration.

Rapports. — Je décrirai à l'œsophage quatre portions : cervicale, thoracique, diaphragmatique et abdominale.

Portion cervicale. — Entre le corps de la sixième v. c. et le bord supérieur de la deuxième v. d., l'œsophage est situé entre la trachée en avant, la colonne vertébrale tapissée des muscles prévertébraux en arrière, les lobes du corps thyroïde et des lames aponévrotiques qui le séparent des carotides primitives, latéralement. — En *avant*, l'œsophage est en rapport avec la portion membraneuse de la *trachée*; d'abord situé immédiatement derrière la trachée et couvert par elle, l'œsophage déborde la trachée à gauche dès la septième v. c., de façon que dans toute l'étendue de sa portion cervicale un segment plus ou moins grand de la paroi antérieure de l'œsophage est laissé à découvert.

Treitz a bien montré la véritable cause de cette disposition. Si l'œsophage déborde la trachée à gauche, cela tient surtout à ce que celle-ci subit un déplacement vers la droite; ce déplacement est dû à la crosse de l'aorte qui, passant à cheval sur la racine de la bronche gauche, repousse l'extrémité inférieure de la trachée à droite, en même temps mais plus que l'œsophage. A côté de ce déplacement, la trachée subit encore un mouvement de torsion de gauche à droite, sur son axe vertical, grâce auquel la bronche droite est située sur un plan plus profond que la bronche gauche. Par l'effet de ce double mouvement, l'œsophage est laissé à découvert à gauche (Treitz, *Prager Wierteljahr*, 1853). Des coupes horizontales du cou que j'ai faites sur des adultes et sur des nouveau-nés m'ont prouvé que l'œsophage reste toujours assez près de la ligne médiane de la colonne vertébrale, tandis que la trachée au contraire se déplace à droite, et cela d'autant plus qu'on approche de l'extrémité inférieure du cou. De tout ceci il résulte que ce n'est pas l'œsophage qui se porte à gauche, mais bien la trachée, organe bien plus résistant, qui se déplace à droite et laisse l'œsophage à découvert en même temps qu'elle le repousse légèrement à gauche.

Entre l'œsophage et la paroi membraneuse de la trachée, il n'y a pas ce tissu cellulaire lâche dont on parle partout. Les deux organes sont assez intimement unis par des tractus cellulaires, et surtout par des fibres. musculaires et de petits tendons élastiques que nous décrirons plus loin. Malgré cela, le déplacement des deux organes l'un sur l'autre, sans être aussi étendu qu'on le dit, est encore assez facile, grâce à la longueur des liens qui les unissent. — En *arrière*, l'œsophage repose sur la colonne vertébrale; il en est séparé par l'adventice péri-œsophagienne, continuation de l'adventice péri-pharyngienne. Derrière cette lame aponévrotique, entre elle et la paroi osseuse, il existe une couche de tissu cellulaire lâche (espace rétro-viscéral ou prévertébral), puis une mince lame aponévrotique tendue devant les muscles prévertébraux. — *Latéralement*, l'œsophage présente des rapports immédiats et des rapports médiats. *Immédiatement*, l'œsophage est en rapport tout d'abord avec des plans aponévrotiques assez résistants (cloisons sagittales), qui le séparent de tous les organes voisins. A droite, l'œsophage ne présente à proprement parler de relations de continuité qu'avec la trachée qui recouvre le flanc droit de l'œsophage,

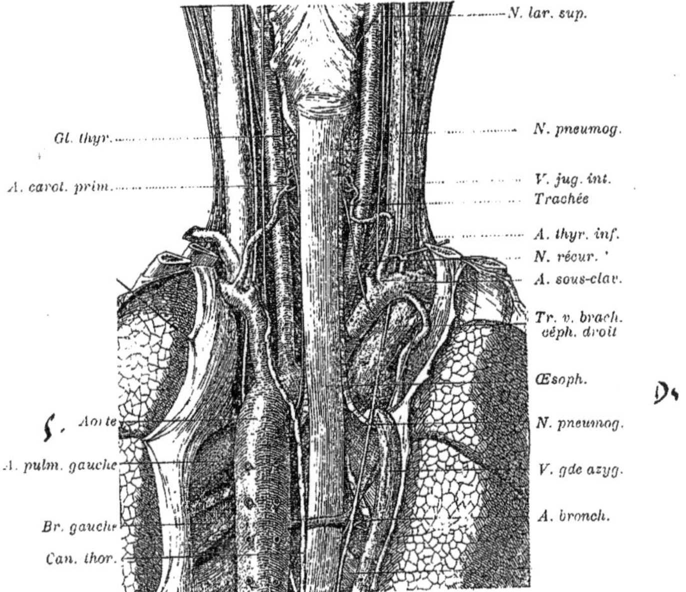

Fig. 99. — Portions cervicale et thoracique de l'œsophage, vues par derrière. Le médiastin postérieur est à découvert.

de façon que ce dernier se trouve isolé des organes voisins. Le flanc *gauche* de l'œsophage, à découvert, affecte au contraire des rapports intimes avec : le nerf récurrent gauche, l'artère thyroïdienne inférieure, les veines thyroïdiennes moyenne et inférieure et le lobe gauche du corps thyroïde. Le *nerf récurrent* gauche longe d'abord le flanc gauche de l'œsophage, puis se porte sur sa face antérieure dans le sillon que forme le flanc gauche de la trachée avec la face antérieure de l'œsophage, le sillon trachéo-œsophagien; il suit ce sillon jusqu'au niveau du bord inférieur du constricteur inférieur du pharynx, où il disparaît en passant sous ce muscle ou entre ses fibres.

Côté gauche. — Le nerf récurrent est entouré de *ganglions lymphatiques.* Ceux-ci forment une chaîne cervico-thoracique (GOUGENHEIM et LEVAL PICQUECHEF, *Ann. Mal. or.*, 1884) se continuant avec les ganglions prétrachéo-bronchiques (BARÉTY, thèse de Paris, 1875). — L'*artère thyroïdienne inférieure*, née du tronc thyro-cervical, branche de la sous-clavière, monte d'abord jusqu'à la hauteur de l'apophyse transverse de la sixième v. c., puis se dirige transversalement en dedans et légèrement en bas, passe derrière la carotide interne; arrivée en dedans de celle-ci, elle s'élève légèrement et passe obliquement en haut et en dedans sur l'œsophage, en décrivant un arc à concavité supérieure. Elle se divise en deux branches, l'une horizontale, l'autre ascendante, avant de pénétrer dans le lobe thyroïdien. La br. asc. s'anastomose sur les côtés de l'œsophage avec une branche de la thyroïdienne supérieure. Enfin une branche de cette artère passe derrière l'œsophage et s'anastomose avec une branche semblable de l'artère thyroïdienne inférieure du côté opposé. — Le nerf récurrent gauche affecte à ce niveau des rapports étroits avec l'artère thyroïdienne supérieure ou ses branches : le nerf passe tantôt derrière le tronc artériel (Kocher, Rotter, Dwigt), tantôt en avant de ses branches (Wolfler), tantôt au milieu de ses branches (Drobnik). D'après Taguchi (*Arch. f. Anat.*, 1889) les variations sont plus nombreuses chez la femme que chez l'homme, le nerf peut passer aussi devant le tronc artériel. Des rameaux du *sympathique* cervical passent en avant et en arrière, ou entre les branches de l'artère thyroïdienne supérieure, pour s'anastomoser avec le tronc ou les rameaux du récurrent, sur le bord gauche de l'œsophage (DROBNIK, *Arch. f. Anat.*, 1887). — La *veine thyroïdienne moyenne*, quand elle existe, croise transversalement l'œsophage. La *veine thyroïdienne inférieure* passe obliquement en bas et en dehors. Tous ces organes couvrent donc le flanc gauche et une partie de la paroi antérieure de l'œsophage; mais ils sont tous couverts par le lobe gauche du *corps thyroïde*. Celui-ci est appliqué par sa face interne concave sur l'œsophage, qu'il masque complètement, depuis son orifice jusqu'à la première v. d. Aussi faut-il relever et récliner en dedans le corps thyroïde pour voir l'œsophage et les organes qui le recouvrent immédiatement.

Côté droit. — Le *bord droit* de l'œsophage, recouvert et caché par la trachée, présente avec les organes que nous venons d'examiner des rapports moins intimes et moins étendus. Le nerf récurrent droit, après avoir contourné l'artère sous-clavière, se trouve d'abord assez écarté de l'œsophage; il ne l'aborde que vers son extrémité supérieure, où il se place derrière la trachée. La chaîne ganglionnaire qui l'accompagne en est aussi plus éloignée. L'artère thyroïdienne ne touche l'œsophage que très haut. Le nerf récurrent droit a des rapports encore plus variables que le gauche avec l'artère thyroïdienne inférieure (Taguchi): il passe tantôt en avant du tronc artériel (Dwigt, Drobnik), tantôt entre ses deux branches (Drobnik). Quelquefois, le nerf récurrent droit s'enroule non pas autour de la sous-clavière mais bien autour du tronc de l'artère thyroïdienne inférieure (TURNER et KUSNOW, *Journ. of Anat.*, VII, 308). Le lobe droit du corps thyroïde ne touche directement l'œsophage qu'immédiatement au-dessous du cartilage cricoïde.

Les *rapports médiats* des bords latéraux de l'œsophage sont : 1° avec les *carotides primitives*. La carotide gauche est plus rapprochée de l'œsophage que la droite. Morosow, sur des coupes de cadavres congelés, a trouvé qu'à la hauteur de la sixième v. c. les deux carotides étaient éloignées de 12 mm. des bords de l'œsophage; au niveau de la 2e v. d., la carotide gauche touche l'œsophage, la droite en est éloignée de 2 cm. — 2° Avec le cordon du *sympathique cervical*, assez écarté de l'œsophage, mais situé sur le même plan que lui. — 3° Avec le muscle sterno-thyroïdien, qui recouvre la face antérieure et le bord gauche de l'œsophage; et sur un plan plus superficiel encore, avec le sterno-hyoïdien, et surtout l'omo-hyoïdien qui passe en écharpe dans l'espace qui sépare à ce niveau le bord antérieur du sterno-mastoïdien du conduit laryngo-trachéal.

Nous devons signaler deux rapports avec des organes inconstants, mais dont la présence prend une grande importance. Dans quelques cas l'artère sous-clavière droite, née de la crosse de l'aorte à gauche, passe de gauche à droite; tantôt, très rarement, entre la trachée et l'œsophage, tantôt, le plus souvent, derrière l'œsophage, entre lui et la colonne vertébrale. J'ai disséqué un cas de ce genre en 1893, l'artère passait derrière l'œsophage. — On a signalé enfin la présence de petites *glandules thyroïdiennes accessoires* derrière l'œsophage, accolées à sa paroi (glandes thyroïdes rétro-œsophagiennes, Zencker, 1887).

Portion thoracique. — Entre la deuxième et la septième v. d., l'œsophage traverse le médiastin postérieur, passe au niveau du corps de la quatrième v. d., entre deux crosses vasculaires situées l'une à droite de lui, la crosse de la grande veine azygos, l'autre à gauche, la crosse aortique, et chemine ensuite entre ou devant ces vaisseaux. Ses rapports sont tellement différents au-dessus et au-dessous de ces crosses vasculaires que je diviserai l'œsophage thoracique en deux portions : l'une supérieure, *sus-aortique;* l'autre inférieure, *inter-azygos-aortique*. La division de Mehnert en *supra* et *infra-bifurcale*, par rapport à la bifurcation de la trachée, correspond à peu près aux mêmes limites.

La *portion supérieure* ou *sus-aortique* est en rapport : en avant avec la portion membraneuse de la trachée; en arrière avec la colonne vertébrale. A gauche l'œsophage est longé par la carotide primitive gauche, dont il est séparé par le nerf récurrent de ce côté; plus loin, il répond à l'origine de l'artère sous-clavière gauche et au canal thoracique. A droite, débordé par la trachée, il se trouve assez loin du nerf récurrent droit, du tronc artériel brachio-céphalique et de l'origine des artères carotide primitive et sous-clavière droites, et encore plus loin du nerf vague, du tronc veineux brachio-céphalique droit et de la veine cave supérieure.

La *portion inférieure* ou *inter-azygos-aortique* répond : en *avant*, d'abord à la trachée, puis au niveau de la troisième v. d. à la racine de la bronche gauche, et exceptionnellement à la bifurcation de la trachée. Au-dessous de la bronche gauche, l'œsophage s'affronte à une masse ganglionnaire, interposée entre l'angle de bifurcation de la trachée et le bord inférieur des deux grosses bronches. Haute de 3 cm. 1/2, cette masse ganglionnaire (ganglions inter-trachéo-bronchiques, Barety), convexe en avant, présente en arrière une gouttière verticale dans laquelle se loge l'œsophage, qu'elle enserre ainsi dans un demi-collier. Cet amas ganglionnaire, absolument constant, et qu'on voit très bien quand on veut découvrir ce conduit d'avant en arrière, après avoir coupé l'artère pulmonaire et ses branches, sépare l'œsophage des gros vaisseaux du médiastin antérieur. Au-dessous, l'œsophage répond à la paroi postérieure du péricarde qui le sépare de l'oreillette gauche et auquel il est uni par des tractus conjonctifs; à ce niveau est le cul-de-sac séreux de Haller. Ce rapport explique peut-être la dysphagie observée dans les épanchements péricardiques. Tout près du diaphragme un tissu cellulaire assez abondant et quelques petits ganglions lymphatiques disséminés séparent l'œsophage du péricarde. — En *arrière*, l'œsophage repose d'abord sur la colonne vertébrale jusqu'à la quatrième v. d. environ, puis il s'en détache, se porte en avant et passe au milieu des organes qui occupent avec lui le médiastin postérieur : l'aorte et ses branches, les veines azygos, le canal thoracique et les nerfs vagues.

Compris entre la crosse aortique à gauche et l'azygos à droite, accolé à la première qui le déprime et le rejette à droite, assez distant de la seconde, l'œsophage présente les rapports suivants avec le tronc des deux vaisseaux : il longe d'abord le flanc droit de l'aorte thoracique, puis il passe en écharpe sur la face antérieure du vaisseau, et bientôt il longe son flanc gauche. L'œsophage contourne en spirale l'aorte thoracique; il est situé successivement à droite, en avant et à gauche d'elle.

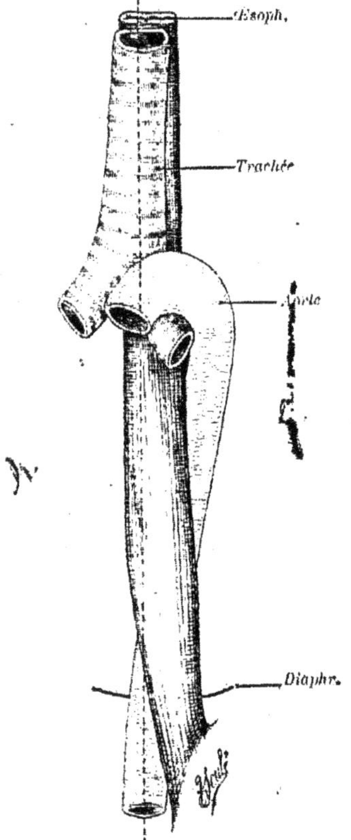

Fig. 100. — Rapports de l'œsophage et de l'aorte (enfant).

La ligne ponctuée indique la ligne médiane du corps.

Mehnert a observé que les rapports entre l'œsophage et l'aorte sont plus ou moins immédiats, suivant la position variable de l'aorte relativement à la colonne vertébrale. Si l'artère est profonde, *paravertébrale*, il y a rarement contact entre les deux canaux, c'est le cas habituel de l'homme adulte. Si au contraire elle est superficielle, *prévertébrale*, comme chez l'enfant, il s'établit un contact immédiat, le plus souvent dans la moitié supérieure de la portion infra-bifurcale. Entre ces deux types se placent des formes de transition, adolescents, femmes, adultes mal développés, dans lesquelles l'aorte d'abord para devient bientôt prévertébrale. — On connaît plusieurs cas de perforation de l'aorte par un cancer œsophagien, ordinairement au niveau de la bifurcation des bronches, l'œsophage à ce niveau étant resserré par les organes voisins. Il y a aussi quelques observations où des corps étrangers poussés de l'œsophage dans l'aorte ont provoqué des hémorragies mortelles (Altmann, *Virchow's Archiv*, 1891). On comprend aussi comment les anévrismes de l'aorte compriment l'œsophage et ont pu s'y ouvrir ou spontanément ou à la suite d'un cathétérisme explorateur.

Les artères intercostales droites croisent la face postérieure de l'œsophage en haut; plus bas, près du diaphragme, ce sont les intercostales gauches qui passent derrière l'œsophage. Le tronc commun des artères bronchiques droite et gauche supérieures passe de gauche à droite devant l'œsophage, au niveau de la quatrième, cinquième ou sixième v. d. (Haller); je l'ai vue passer derrière. Le tronc de la veine grande azygos, assez écarté du flanc droit de l'œsophage en haut, s'en rapproche ensuite et passe même derrière lui en bas. La petite azygos passe sur la face postérieure de l'œsophage de gauche à droite, vers la huitième v. d. Les veines intercostales gauches croisent aussi sa paroi postérieure. Le canal thoracique, situé d'abord derrière l'œsophage, contre la colonne, monte, en se portant de plus en plus à gauche ; au niveau de la crosse de l'aorte, il passe par-dessus elle et quitte le médiastin postérieur. Les nerfs vagues, très écartés de l'œsophage jusqu'au niveau de la bifurcation de la trachée, l'atteignent au-dessous de ce point : le gauche passe sur sa face antérieure, le droit longe d'abord le flanc droit de l'œsophage, et, tout à fait en bas, passe sur sa face postérieure. Les deux nerfs donnent de nombreux rameaux qui enserrent l'œsophage dans leurs mailles.

L'œsophage est entouré dans cette région d'une nappe épaisse de tissu cellulo-graisseux, qui se continue avec celle de l'espace rétro-viscéral du cou. Il est fixé aux organes qui l'entourent par des tractus élastiques et musculaires, assez longs pour lui permettre un déplacement facile.

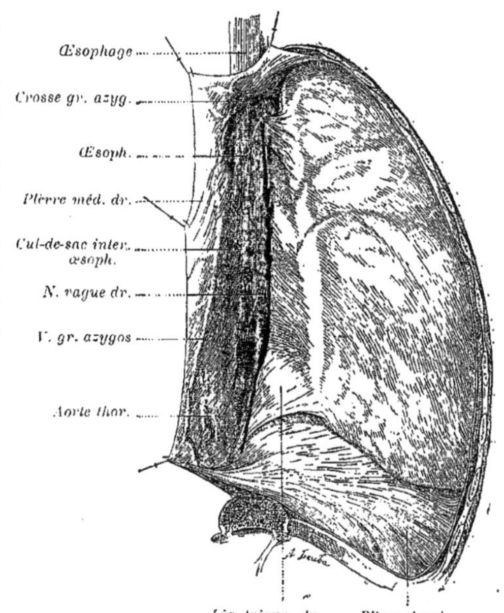

FIG. 101. — Rapports de la plèvre médiastine droite avec l'œsophage, la grande veine azygos et l'aorte thoracique.

Le sac pleural droit a été largement ouvert par derrière ; la lèvre gauche de la plèvre pariétale a été écartée à gauche (cadavre de nouveau-né).

Jusqu'ici nous n'avons étudié que les rapports de l'œsophage avec les organes qui occupent avec lui le médiastin postérieur. Maintenant, nous devons insister sur la façon dont se comportent les parois latérales de cette cavité, c'est-à-dire les plèvres médiastines droite et gauche, vis-à-vis de l'œsophage et des autres organes. Dans la partie supérieure, les plèvres médiastines droite et gauche ne présentent rien de particulier à signaler. L'œsophage, à ce niveau, est assez écarté des deux lames pleurales. — Dans la portion inférieure, les deux crosses vasculaires aortique et azygos s'appuient fortement contre les plèvres médiastines gauche et droite, au moment où elles passent par-dessus le hile pulmonaire de chaque côté, de façon à marquer leur passage par une gouttière ou sillon, curviligne à convexité supérieure, creusée sur la face interne des lobes supérieurs de chaque poumon. La plèvre médiastine, surtout au niveau de la crosse de l'azygos, c'est-à-dire à droite, forme un repli quelquefois assez considérable qui s'enfonce dans la gouttière pulmonaire. Ces deux gouttières pulmonaires curvilignes se continuent en bas et de chaque côté par deux gouttières verticales; la droite est creusée par le tronc de la grande veine azygos, la gauche par le tronc de l'aorte thoracique d'abord et à partir de la huitième v. d. par l'œsophage même. De cette disposition il résulte : que la portion médiastine des poumons ne forme pas une paroi plane allant directement d'arrière en avant, comme on le dit très souvent; que le tissu pulmonaire s'insinue plus ou moins entre les organes qui cheminent dans le médiastin postérieur; à droite, entre le tronc de la grande azygos et l'œsophage, et derrière le tronc de l'azygos; à gauche, entre l'aorte et l'œsophage et derrière l'aorte. On voit très bien cette disposition sur des poumons de nouveau-nés, souvent très consistants; on y trouve, comme sur des moules, les gouttières creusées par les organes et les languettes qui les séparent.

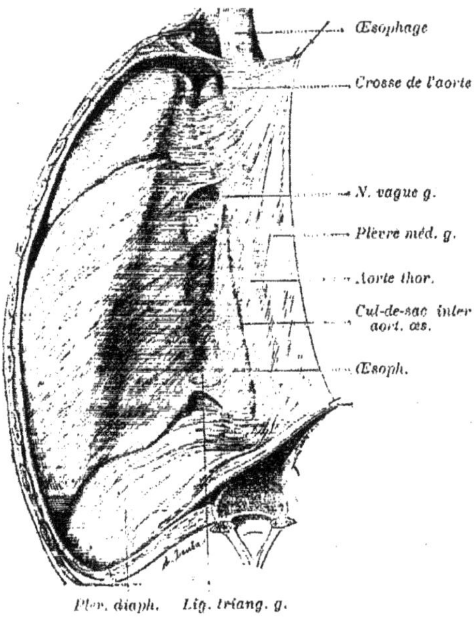

Du moment que le poumon lui-même tend à s'insinuer entre les organes du médiastin postérieur, il est naturel de voir la *plèvre* médiastine s'insinuer encore davantage. C'est ce qui arrive. Les plèvres médiastines forment ainsi quatre culs-de-sac : deux *rétro-œsophagiens*, et deux *pré-œsophagiens*.

Fig. 102. — Rapports de la plèvre médiastine gauche avec l'aorte thoracique et l'œsophage.

Le sac pleural gauche a été largement ouvert en arrière; la lèvre droite de la plèvre pariétale a été écartée à droite (nouveau-né).

Il ne faut pas croire que ces quatre culs-de-sac se retrouvent sur toutes les coupes et sur tous les sujets. Le plus constant est le rétro-œsophagien droit. En général, à partir de la septième v. d., on voit l'œsophage entouré, sur sa face postérieure et sur son bord droit, par une gouttière de la plèvre médiastine, qui lorsqu'elle est bien prononcée sépare le conduit d'avec l'azygos en arrière et même d'avec l'aorte à gauche. C'est ce que montre la figure 103 (Charpy).

La plèvre médiastine droite s'insinue entre le tronc de la grande azygos et l'œsophage, et cela d'autant plus qu'on s'approche davantage du diaphragme. De ce fait il résulte donc un long *cul-de-sac pleural inter-azygo-œsophagien*. Il commence au niveau de la crosse de l'azygos en haut, où il est peu prononcé, et se termine au niveau du diaphragme où il est très marqué. Sur la paroi antérieure de ce cul-de-sac on aperçoit, à travers le feuillet pleural, l'œsophage qui lui adhère, et, en bas et à droite, le relief de la veine cave inférieure. Sur la paroi postérieure, on voit, toujours à travers la lame séreuse, le tronc de l'azygos ainsi que les origines des veines intercostales. Le fond du cul-de-sac, au niveau de la neuvième v. d., passe devant l'aorte thoracique, entre elle et l'œsophage et se prolonge vers la gauche de façon à toucher presque le fond du cul-de-sac pleural inter-aortico-œsophagien formé par la plèvre médiastine gauche (Voy. fig. 101 et 103). — Cette dernière présente en effet une disposition identique. Elle s'insinue entre l'aorte thoracique et l'œsophage et forme le cul-de-sac pleural *inter-aortico-œsophagien*. Celui-ci commence sous la crosse de l'aorte, où il est très peu marqué, s'accentue de plus en plus en bas et acquiert son grand développement vers la huitième et la neuvième v. d.

Ces deux culs-de-sac rétro-œsophagiens sont réunis ensemble par une lame celluleuse et élastique, tendue derrière l'œsophage et devant l'aorte : c'est le *ligament inter-pleural*, très bien vu, décrit et représenté pour la première fois par Morosow; je l'avais vu avant d'avoir eu connaissance du travail de cet auteur, mais je dois ajouter que Morosow ne parle aucunement des culs-de-sac que je viens de décrire. Nous reviendrons sur cette lame en décrivant les rapports de la portion diaphragmatique de l'œsophage, car elle se prolonge en bas jusque dans le canal diaphragmatique.

Les plèvres médiastines s'insinuent aussi, mais moins, entre l'œsophage et le péricarde. Elles forment par-devant l'œsophage deux culs-de-sac, un droit, l'autre gauche : les *culs-de-sac pré-œsophagiens* ou péricardico-phrénico-œsophagiens. Ils pénètrent dans le petit espace triangulaire à base inférieure et sommet supérieur, limité en bas par le diaphragme, en avant par le péricarde et en arrière par la paroi antérieure de l'œsophage. Cet espace n'a qu'une hauteur de 2 à 3 cm.; il est dû à ce que l'œsophage s'écarte légèrement en bas du péricarde auquel il adhérait plus haut. — Rarement, les deux culs-de-sac pré-œsophagiens droit et gauche arrivent à se toucher par leur fond; en général, ils restent assez écartés l'un de l'autre.

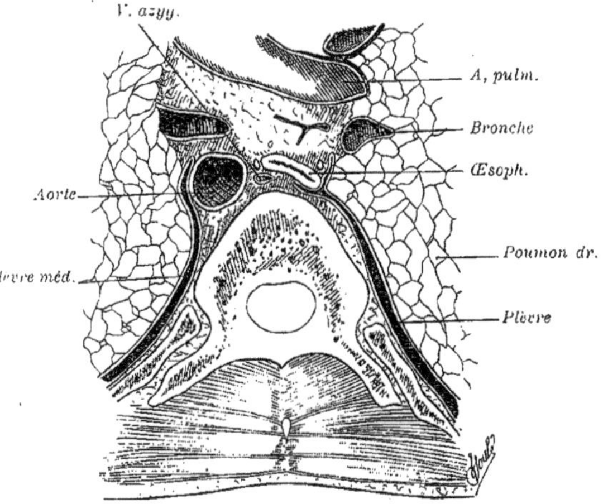

Fig. 103. — Culs-de-sac pleuraux du médiastin postérieur (d'après Potarca).

Coupe transvers. passant par la 8e v. dorsale.

Nous voyons en somme que les plèvres médiastines engainent l'œsophage, se moulant sur lui de façon à lui former une enveloppe presque complète en bas, mais qui diminue d'étendue en haut, pour devenir très peu prononcée immédiatement au-dessous des crosses aortique et azygos. De plus, vu l'obliquité du diaphragme en bas et en arrière, les culs-de-sac rétro-œsophagiens descendent bien plus bas que les pré-œsophagiens. Ainsi les flancs de l'œsophage font hernie dans les cavités pleurales droite et gauche. En explorant avec un index chacune des cavités pleurales, et en pénétrant dans les culs-de-sac péri-œsophagiens, on voit : que les deux index arrivent à se toucher presque, par devant l'œsophage, près du diaphragme, tandis qu'ils restent très écartés l'un de l'autre au-dessus de ce point. — Si on passe au contraire derrière l'œsophage, on peut arriver à faire toucher les deux index sur une plus grande étendue; bien entendu les doigts restent toujours séparés par les lames pleurales dont ils sont coiffés, aussi bien devant que derrière l'œsophage.

Un dernier rapport mérite de nous arrêter. Les ligaments triangulaires pulmonaires longent par leur bord interne les flancs de l'œsophage dans toute leur étendue, de telle façon que, après avoir ouvert les deux cavités pleurales, on voit, comme deux ailes, les ligaments triangulaires tendus entre l'œsophage et la face interne des deux poumons.

Voici comment Morosow décrit le ligament inter-pleural : Si on ouvre le médiastin par derrière, coupant l'aorte à quelques centim. au-dessus de son entrée dans l'orifice diaphragmatique, et la séparant de l'œsophage et des piliers du diaphragme, on tombe sur ce ligament qui par sa face postérieure est en rapport avec l'aorte, et par l'antérieure avec la face postérieure de l'entre-croisement des piliers diaphragmatiques, lesquels séparent l'hiatus aortique du conduit œsophagien. Intimement uni aux faisceaux musculaires, il s'en détache difficilement, bien que les muscles ne s'y insèrent pas. Latéralement, il s'attache à la partie postéro-inférieure des plèvres auxquelles il ne permet pas de se séparer l'une de l'autre. En bas, il se convertit peu à peu en une nappe celluleuse lâche, en se confondant avec le fascia endo-thoracica de Luschka. En haut, il se continue à 1 cm. 1/2 au-dessus du conduit œsophagien avec le tissu cellulaire lâche du médiastin postérieur. Enfin, il passe dans le canal diaphragmatique en accompagnant l'œsophage et se confond avec le tissu cellulaire sous-diaphragmatique.

Les rapports exacts des plèvres médiastines avec l'œsophage ont été longtemps ignorés, ou très incomplètement indiqués (atlas de Braune, 1887). Ils ont acquis une grande importance pratique depuis qu'on a proposé d'aborder l'œsophage par la voie thoracique postérieure (Nasiloff, *Vratch*, 1888, n° 25; Quénu et Hartmann, *Bull. soc. chir.* Paris, 4 février 1891; Quénu, *Revue de chir.*, 1891, n° 3; J. Potarca, thèse de Bucarest, 1893 et *Presse médicale*, 1898). L'intervention préconisée, mais non encore exécutée, restera, je crois, une conception hardie, mais inapplicable.

Portion diaphragmatique. — Le canal musculaire, orifice œsophagien, que traverse l'œsophage présente une longueur de 1 à 1 cm. 1/2. Il est formé par les piliers du diaphragme qui se réunissent devant et derrière l'œsophage. Ce canal, situé de 1 à 3 cm. à gauche de la ligne médiane, est dirigé obliquement de droite à gauche; son orifice inférieur est plus en dehors que l'orifice supérieur. Il est en avant de l'orifice aortique. L'œsophage présente des rapports intimes avec les parois musculaires du canal, nous les décrirons plus loin. Derrière l'œsophage, entre lui et l'aorte, on trouve à ce niveau la lame cellulo-élastique dont nous avons déjà parlé, ou ligament inter-pleural, qui se prolonge derrière l'œsophage jusqu'à l'orifice inférieur du canal.

Portion abdominale. — La portion abdominale de l'œsophage présente tout d'abord avec le péritoine des connexions dont nous parlerons plus loin.

En avant, l'œsophage répond à la face supérieure du ligament triangulaire gauche, et au-dessous de lui, à la face postérieure du lobe gauche du foie. En arrière, il repose sur le pilier gauche du diaphragme et sur l'angle que forme ce dernier avec l'aorte abdominale. L'artère diaphragmatique inférieure gauche passe derrière l'œsophage, ainsi que la capsulaire supérieure gauche. — A gauche, l'œsophage est en rapport avec le diaphragme, la base du ligament triangulaire gauche du foie et la grosse tubérosité de l'estomac; à droite, avec le lobe de Spiegel. Sa partie terminale passe dans l'*échancrure œsophagienne* creusée sur la face inférieure du lobe gauche du foie (Voy. *Foie*, fig. 369). — Le nerf pneumo-gastrique droit croise sa face antérieure, le gauche sa face postérieure.

Moyens de fixité. — L'œsophage, organe mou, mobile et facilement déplaçable, est maintenu dans sa situation par des plans celluleux souvent très résistants qui le flanquent de chaque côté, lui formant une loge aponévrotique étroite; de plus il s'accroche et se fixe aux parois de la cavité thoracique et aux organes qui l'entourent par des expansions musculaires et élastiques, disposées comme les vrilles d'une plante grimpante, suivant l'heureuse comparaison de Treitz. Il adhère encore aux parois du canal diaphragmatique par un système de fibres musculaires et élastiques; enfin, des ligaments ou replis péritonéaux immobilisent et fixent sa portion terminale à la paroi abdominale et au foie.

La fixation à la colonne vertébrale se fait à l'aide de lames cellulo-fibreuses, placées de champ, qui s'étendent de l'aponévrose prévertébrale aux angles latéraux de la trachée et de l'œsophage; mentionnées par Luschka comme ligaments d'arrêt ou de suspension, elles ont été décrites par Charpy sous le nom de *cloisons sagittales* (Voy. *Aponévrose prévertébrale*). Avec l'aponévrose cervicale profonde et la tunique adventice de l'œsophage en avant, elles limitent un espace celluleux quadrangulaire, qui se continue en haut avec l'espace rétro-pharyngé, en bas avec le médiastin postérieur : c'est la portion rétro-œsophagienne de l'espace prévertébral. Escat en a figuré une coupe (*Aponévrose pharyngienne*, 1895). Ces cloisons, qui se prolongent dans le médiastin, suspendent l'œsophage à la colonne vertébrale et limitent ses déplacements.

L'œsophage, que nous venons de comparer à une plante grimpante, cherche à s'appuyer et à se fixer à tout ce qu'il rencontre. Pour cela, il envoie des expansions musculo-élastiques qui se continuent d'une part avec sa propre musculature, et vont d'autre part se perdre soit dans la paroi musculaire, soit sur la tunique celluleuse des organes voisins. Cet *appareil musculo-élastique*, décrit dans certaines de ses parties par Hyrtl en 1844 (*Zeitsch. des Gesellsch. der Ærzte zu Wien*, 1884, p. 115), puis par J. Paget en 1846, n'est connu dans son ensemble que depuis le remarquable travail de Treitz de 1853 (*Prager Wierteljahr.*, 1853, 1, p. 117). Les travaux ultérieurs de Luschka, Wenzel Gruber, Gillette, Henle, Laimer, Cunningham, etc., en ont complété la description. — En avant, l'œsophage est fixé au corps thyroïde, à la trachée, au péricarde; — à droite, à la bronche droite, et dans toute l'étendue du tiers inférieur de sa portion thoracique, à la plèvre médiastine droite, à l'aorte thoracique et à la veine grande azygos; — à gauche, à la plèvre médiastine gauche, à la crosse de l'aorte et à sa portion descendante, à la racine de l'artère sous-clavière gauche et à la bronche gauche ; — en arrière, à la colonne vertébrale. — Parmi ces liens, les uns sont à peu près constants, assez solides, musculaires et constituent autant de muscles distincts. D'autres sont moins constants, fibreux, élastiques ou simplement celluleux, ils ont été même contestés par certains auteurs. Je crois, d'après de nombreuses dissections, que tous existent. Ce qui varie, ce n'est pas leur existence même, mais plutôt leur degré de développement. Je crois même que ces liens sont plus nombreux et plus étendus que Treitz ne le dit, et l'on peut poser cette règle que, partout où il existe ordinairement des faisceaux musculaires entre l'œsophage et les organes voisins, ceux-ci, en disparaissant, laissent leurs traces sous forme de tendons élastiques ou de tractus fibreux. — C'est d'ailleurs une loi générale qui veut que tout muscle disparu laisse à sa place un organe d'ordre inférieur, souvent un tractus fibreux ou une aponévrose. — Parmi les faisceaux musculaires nous allons décrire successivement ceux qui ont le plus attiré l'attention, ce sont :

a) — Le muscle *trachéo-œsophagien*. — Mentionnées par Treitz, les fibres musculaires qui passent de la paroi antérieure de l'œsophage dans la couche musculaire longitudinale de la trachée, ont reçu de Luschka (*Arch. f. Anat.*, 1869, p. 593) le nom de m. trachéo-œsophagien. D'après Luschka, ces fibres musculaires naissent du ligament crico-trachéal par des fibres élastiques et se perdent en bas dans la couche musculaire longitudinale de l'œsophage. Admis par Gillette (*Journ. d'anat.*, 1872), ce muscle serait formé d'après Laimer (*Mediz. Jahrb.*, Wien, 1883) par des faisceaux musculaires, souvent disposés en réseau, qui naissent par un tendon long et fin du tissu fibro-élastique qui couvre la paroi postérieure de la trachée, ou même de ses fibres musculaires longitudinales. Souvent ces faisceaux partis de la trachée longent sur un petit parcours l'œsophage et retournent à la trachée. — J'ai presque toujours vu ces fibres trachéo-œsophagiennes. Tantôt elles étaient réunies en un faisceau musculaire oblique en bas et en arrière, long de 2 cm., large de 5 à 6 mm. et plus, tantôt elles restaient isolées et avaient la disposition figurée par Laimer.

b) — M. *broncho-œsophagien gauche*. Décrit pour la première fois par Hyrtl, ce muscle a été admis par tous les auteurs ensuite. — Il n'est pas absolument constant, comme le prétendait Hyrtl. Cunningham (*Journ. of Anat. a. Phys.*, 10, 1875-1876, p. 320) l'a trouvé dix fois sur quatorze cas. Je l'ai vu souvent très bien développé, mais il manquait dans quelques cas. Il naît de la paroi postérieure membraneuse de la bronche gauche, parfois d'un anneau cartilagineux de la bronche (Treitz), descend obliquement en bas et en dedans et pénètre dans l'œsophage immédiatement au-dessous de la bifurcation de la trachée. Long de 1 cm., large de 1 mm. environ (Hyrtl), ce muscle serait souvent double (Cunningham).

c) — M. *broncho-œsophagien droit*. — Découvert par Wenzel Gruber en 1869 (*Arch. f. Anat.*, 1869, p. 519) qui l'a trouvé neuf fois sur 120 cadavres, ce muscle naît : tantôt du tronc de la bronche (six fois), de la paroi membraneuse (cinq fois) ou de la paroi latérale cartilagineuse (une fois); tantôt des rameaux supérieur (une fois) ou inférieur (deux fois), de la bronche droite par un tendon membraneux, de largeur variable, généralement court, rarement long. — Cordon étroit (sept fois) ou membrane musculaire (deux fois), long de 7 lignes à 2 pouces, large de 3/4 à 9 lignes, épais de 1/2 ligne, ce muscle se dirige tantôt obliquement en bas et en dedans, tantôt transversalement, pour se terminer sur le bord droit ou sur la face antérieure de l'œsophage, par des faisceaux charnus, ordinairement dans la couche musculaire longitudinale, rarement dans celle-ci et la circulaire à la fois. — Le tendon est formé de fibres conjonctives et élastiques; le faisceau charnu qui lui fait suite, de fibres musculaires lisses.

d). — M. *pleuro-œsophagien gauche*. — Hyrtl l'a décrit le premier, sous la forme d'un cordon musculaire, long de 2 cm., large de 5 mm., qui naît de la plèvre médiastine gauche, derrière l'aorte, passe devant elle et se termine sur le bord gauche de l'œsophage, en se continuant avec ses fibres longitudinales et circulaires. Il siège au niveau de l'entre-croisement de l'œsophage et de la bronche gauche, au-dessous du m. broncho-œsophagien gauche. — D'après Treitz, il fait partie de l'expansion musculaire qui unit le bord gauche de tout le tiers moyen de l'œsophage aussi bien au feuillet gauche du médiastin qu'à la crosse et à la portion descendante de l'aorte, ainsi qu'à l'artère sous-clavière gauche. — D'après Cunningham, ce muscle est constant. — Treitz d'abord, Gillette ensuite, signalent des faisceaux musculaires *pleuro-œsophagiens droits* allant à la plèvre médiastine droite, vers le tiers inférieur de la portion thoracique de l'œsophage.

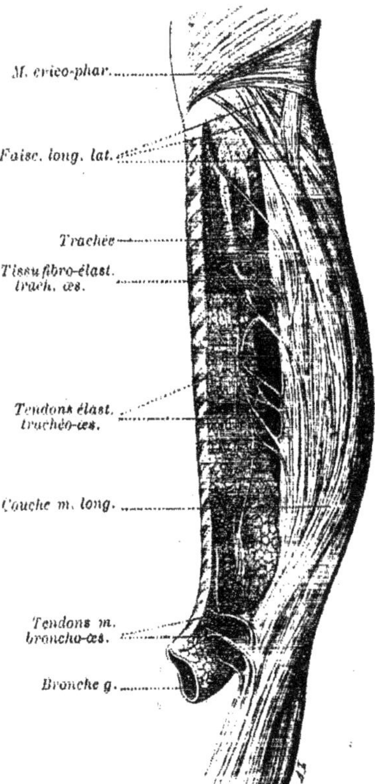

FIG. 104. — Portion trachéo-bronchique de l'œsophage, ses connexions musculaires avec la trachée et la bronche gauche (d'après Laimer).

e) M. *aortico-œsophagien*. — Treitz signale des faisceaux tendineux du muscle œsophagien allant à la crosse de l'aorte et à sa portion descendante en haut, à l'aorte thoracique là où l'œsophage se déjette à gauche, en bas. Gillette mentionne ceux qui se rendent à la crosse de l'aorte.

f) M. *péricardico-œsophagien*. — Treitz décrit les expansions élastiques qui se détachent du tiers inférieur de la portion thoracique de l'œsophage pour se rendre au péricarde. Cunningham a vu des faisceaux musculaires partir de la face antérieure de l'œsophage, s'insérer sur le péricarde ou sur l'angle qu'il forme avec la plèvre gauche.

g) M. *thyréo-œsophagien*. — Wenzel Gruber (*Virchow's Arch.*, 69, 1877, p. 396) décrit sous ce nom un cordon musculaire, qu'il a vu une fois, naissant de la face interne du lobe droit du corps thyroïde, et s'irradiant dans la couche musculaire longitudinale de l'œsophage, sur la moitié droite de sa paroi postérieure. Long de 1 cm. 5, large de 2 à 4 mm., épais de 0,5 à 2 mm., ce muscle croisait le ligament supérieur du corps thyroïde; il était formé de fibres striées.

h) M. *vertébro-œsophagien*. — Hyrtl a vu, à l'entrée de l'œsophage dans le médiastin, des fibres musculaires venant de la colonne vertébrale. Treitz signale des expansions élastiques qui, naissant de la paroi postérieure et latérale droite de l'œsophage, l'unissent à la veine et à la colonne vertébrale.

J'ai vu avec M. Juvara, sur deux pièces, un ou deux faisceaux qui se détachaient de l'extrémité inférieure de la portion thoracique de l'œsophage, où ils se continuaient avec la couche musculaire longitudinale et circulaire, et allaient, après un trajet oblique en bas et en dehors, se perdre sur le diaphragme. Longs de 3 cm. environ, ces petits m. *phrénico-œsophagiens* étaient bien séparés de la musculature longitudinale de l'œsophage, et formaient des petites colonnettes latérales. Le microscope a montré qu'ils étaient formés de fibres élastiques et de tissu conjonctif. (Juvara, *Soc. Anat.*, 1894.)

Tous ces muscles, sauf le thyréo-œsophagien, sont formés de fibres lisses. Leurs insertions sur les organes se font : tantôt par de très courts tendons (plèvres), tantôt par de longues expansions membraneuses ou tendineuses, formées de fibres élastiques qui se perdent dans la couche celluleuse des vaisseaux (aorte, sous-clavière, azygos), sur la trachée, les bronches et la colonne vertébrale (Treitz). — Leur rôle a été diversement interprété. Hyrtl croyait d'abord à l'action combinée des deux m. broncho- et pleuro-œsoph. sur la bronche gauche, pour redresser la paroi postérieure mobile de la bronche quand elle a été enfoncée par le bol alimentaire; le pleuro-œsoph. fixe l'œsophage en bas, pendant que le broncho-œsoph. tire sur la paroi bronchique. Hyrtl, ayant trouvé ensuite le m. broncho-œsoph., alors que le pleuro-œsoph. manquait, abandonna sa première opinion. — Treitz fait observer que ces faisceaux se trouvent là où l'œsophage se dévie à droite ou à gauche et pense que ces liens sont destinés à maintenir les rapports normaux de l'œsophage, et à empêcher l'exagération de ses courbures au moment du passage du bol alimentaire qui tendrait à le faire dévier de plus en plus du côté où il l'est déjà normalement. — Pour Henle, les m. broncho- et pleuro-œsoph. serviraient à protéger les artères bronchiques et œsophagiennes et à les préserver des tiraillements ou pressions au moment du passage du bol alimentaire. — D'après Cunningham, ils fournissent à l'œsophage des points fixes pour pouvoir se contracter plus rapidement et contribuent à redresser l'œsophage après chaque inspiration, lorsqu'il descend avec le diaphragme. — Laimer voit dans ces muscles autant d'additions à la couche musculaire longitudinale de l'œsophage.

Dans sa traversée diaphragmatique, l'œsophage est fixé aux bords du canal par des liens musculaires et aponévrotiques. — Spigel (1632), Santorini (1724), Haller (1741), Winslow, Theile décrivent des fibres musculaires qui, partant du contour de l'orifice œsophagien, vont se perdre dans la tunique musculaire de l'œsophage. Cruveilhier cite un cas semblable. Bourgery (1834) décrit un pinceau musculaire venant du bord antérieur du canal diaphragmatique, et allant se perdre dans les fibres musculaires longitudinales de l'œsophage. F. Arnold (1847) admet ces fibres, disposées en véritable sphincter autour de l'œsophage. Rouget (*Mémoires Soc. Biol.*, Paris, 1852, t. III, p. 165-187) a trouvé chez l'homme, d'une façon normale et constante, un rudiment du sphincter œsophagien très développé chez les rongeurs. Un peu plus pâles que le reste du muscle diaphragme, les fibres qui le constituent, grêles et peu nombreuses, se détachent, au niveau de l'orifice œsophagien, du bord interne de chaque pilier, se portent sur l'œsophage et s'y terminent en décrivant le plus souvent sur sa face antérieure des anses qui s'entre-croisent avec celles du côté opposé. Dans un cas, une lame musculaire large de 1 cm. partait du pilier gauche du diaphragme et se perdait en s'étalant sur la face antérieure du cardia et de l'estomac. Un autre faisceau m. se détache du diaphragme au niveau du bord supérieur de l'orifice œsophagien, descend parallèlement aux fibres longitudinales de l'œsophage sur la face antérieure de l'estomac où il se perd, croisant à angle droit les fibres du sphincter œsophagien du diaphragme. — Gillette (1872) admet l'existence constante de fibres phréno-œsophagiennes, formant une deuxième couche musculaire plus pâle. — Sappey (1874) dit que l'œsophage est fixé au canal diaphragmatique par du tissu cellulaire et par un faisceau musculaire qui part du bord gauche du canal et s'insère sur la paroi correspondante de l'œsophage. Quelquefois il en existe deux, qui descendent des bords du canal le long de la paroi antérieure de l'œsophage. — Cruveilhier, dans un cas, Langenbeck souvent, Blandin toujours, ont vu le bord antérieur du canal diaphragmatique formé par un tractus aponévrotique. A. von Gubaroff (*Arch. f. Anat.*, 1886, p. 395) décrit un arc tendineux sur le bord postérieur du foramen œsophagien, entre lui et l'orifice aortique. De cet arc se détachent des faisceaux musculaires qui entourent l'œsophage; les uns se perdent dans le centre phrénique, d'autres dans la couche m. longitudinale de l'œsophage. — Les faisceaux musculaires phréno-œsophagiens décrits par les auteurs seraient formés de fibres striées d'origine diaphragmatique. Ils ont été niés par Treitz, Welcker, Scheiger-Leidel, Morosow. — Treitz (*loc. cit.*, 1853) et Laimer (*loc. cit.*, 1883) décrivent un appareil de fixation de l'œsophage aux bords du canal diaphagmatique, constitué par une membrane conjonctive formée en majeure partie de fibres élastiques. Cette membrane élastique (Treitz) ou fibro-élastique (Laimer) s'insère sur l'œsophage, à 2 ou 3 cm. au-dessous du trou œsophagien et s'étend comme une membrane continue et circulaire de l'œsophage sur le diaphragme (Laimer). Cette membrane présenterait deux trous pour le passage des deux nerfs vagues.

Mes recherches confirment en tous points les descriptions de Treitz et Laimer. En examinant le canal diaphragmatique et l'œsophage bien isolés des organes voisins et du péritoine, on constate la disposition suivante : le doigt, ou un instrument mousse, engagé entre l'œsophage et le pourtour du canal de haut en bas ou de bas en haut, ne peut le traverser de part en part, il est arrêté partout, aussi bien en avant qu'en arrière, et latéralement. — Si on tire sur le segment thoracique de l'œsophage, on détermine entre lui et les parois du canal diaphragmatique un cône fibreux à base inférieure diaphragmatique, à sommet supérieur œsophagien. Si on tire au contraire sur le segment abdominal, en bas, on détermine un cône renversé à base supérieure. Il existe donc entre l'œsophage et les parois du canal diaphragmatique un petit diaphragme membraneux, inséré sur le pourtour de l'œsophage d'une part, sur le pourtour du canal diaphragmatique d'autre part. Ce diaphragme, inclus dans le grand diaphragme musculaire thoraco-abdominal, est formé de tissu fibreux, de fibres élastiques et de quelques faisceaux de fibres musculaires lisses. — Les premières représentent les tendons des fibres musculaires de la couche longitudinale de l'œsophage, les dernières sont des expansions de cette dernière. Je ne puis mieux comparer ce *diaphragme phrénico-œsophagien* qu'au muscle triangulaire profond du périnée doublé de ses deux lames aponévrotiques, qui entourent la portion membraneuse de l'urètre et dont l'ensemble constitue l'aponévrose moyenne du périnée (diaphragme accessoire des auteurs allemands). — Le diaphragme thoraco-abdominal représente ici le releveur anal du diaphragme pelvien (diaphragme propre des auteurs allemands); le diaphragme phrénico-œsophagien inclus dans un orifice du premier représente l'aponévrose moyenne du périnée ou diaphragme accessoire. — Quant aux faisceaux musculaires striés venant du diaphragme thoraco-abdominal décrits par les auteurs, je ne puis affirmer leur existence.

La portion abdominale de l'œsophage est fixée au diaphragme, à la paroi abdominale postérieure, au foie et à la grosse tubérosité de l'estomac par le péritoine. Je me bornerai à rappeler que l'œsophage est contenu dans un méso complet, dit encore *ligam. phrénico-œsophagien postérieur*, qui entoure sa face antérieure et ses bords et l'attache à la face inférieure du diaphragme (Voy. *Péritoine*, p. 935).

En résumé, l'œsophage est uni aux organes qui l'entourent par des liens nombreux, tantôt assez longs et formant des amarres suffisantes pour lui permettre de légers déplacements partiels, tantôt très courts et l'y fixant intimement. Ceci nous prouve que l'œsophage ne se déplace pas beaucoup ou qu'il se déplace en même temps que les organes qui l'entourent. Ce fait est incontestable, et il me semble inutile d'ajouter que parler des glissements et déviations étendus de l'œsophage, c'est méconnaître son union intime à tout ce qui l'environne.

Structure. — La paroi de l'œsophage, dont l'épaisseur moyenne varie entre 3 et 4 millimètres se compose essentiellement de deux tuniques, l'une externe ou musculeuse (0,5 à 2,2 mill.) et l'autre interne ou muqueuse (0,8 à 1,5 mill). Ces deux tuniques sont réunies par une couche de tissu cellulaire lâche, la sous-muqueuse; quelques auteurs (Luschka) décrivent également une adventice, fibro-élastique difficile à différencier sur les coupes, et qui double en dehors la couche musculaire. Elle est analogue à la gaine lamelleuse du pharynx, et c'est sur elle que viennent se fixer les cloisons sagittales qui attachent l'œsophage à la colonne vertébrale. Nous aurons donc à étudier : 1° la tunique musculeuse, 2° la tunique ou couche sous-muqueuse, 3° la tunique muqueuse.

1° **Tunique musculeuse.** — La musculature de l'œsophage est formée de deux couches, l'une externe, superficielle ou longitudinale; l'autre interne, profonde ou circulaire. Entre cette dernière et la muqueuse, on trouve, à l'extrémité supérieure de l'œsophage seulement, une troisième couche musculaire formée de fibres longitudinales se terminant dans la muqueuse même.

a) La *couche longitudinale* naît de plusieurs points :

α) d'une membrane élastique, triangulaire à sommet supérieur, insérée sur la crête médiane du cartilage cricoïde, entre les deux muscles crico-aryténoïdiens postérieurs, et dont la base inférieure est connue sous le nom de ligament antérieur ou suspenseur de l'œsophage (Gillette). Sur les bords de cette membrane, naissent des fibres musculaires (m. crico-œsophagien antérieur ou élévateur de l'œsophage), qui se dirigent obliquement en bas et en arrière.

contournent les faces latérales de l'extrémité supérieure de l'œsophage, et se portent sur sa face postérieure. Elles forment ainsi deux petits éventails latéraux ou encore deux bandelettes ou bourrelets musculaires (Laimer). En arrière, ces fibres décrivent des arcs à concavité supérieure, dont les extrémités se rencontrent avec celles des fibres opposées, pour descendre ensuite parallèlement, et sans s'entre-croiser, le long de la face postérieure de l'œsophage (Laimer). Ces deux faisceaux occupent donc les parois latérales de l'œsophage, et laissent à découvert le milieu de sa paroi antérieure. D'après certains auteurs (Luschka, Schmauser), l'œsophage, à ces endroits, serait dépourvu de fibres longitudinales, et la couche profonde circulaire serait à nu; pour Laimer au contraire, ces parties seraient recouvertes de fibres rares et grêles, longitudinales en avant, arciformes en arrière.

β) des faces latérales du cartilage cricoïde, du constricteur inférieur du pharynx, et de la lame élastique de la muqueuse pharyngienne. Ces faisceaux musculaires constituent les fibres longitudinales latérales ou muscles crico-œsophagiens latéraux de Barkow.

On n'est pas d'accord sur l'origine des fibres longitudinales latérales de l'œsophage. Quelques auteurs ne leur reconnaissent qu'une seule origine, les faces latérales du cartilage cricoïde (Sappey), ou la lame élastique sous-muqueuse du pharynx. D'autres (Lauth, Gillette) admettent qu'elles prennent naissance du cartilage cricoïde et du constricteur inférieur. Schmauser (*Dissert. inaug.*, Berl., 1866) leur décrit une triple origine : le cartilage cricoïde, la membrane élastique du pharynx, et le constricteur inférieur. A. Birmingham, dans un récent mémoire (A study of the arrangement of the muscular fibres at the upper end of the œsophagus. *J. of Anatomy*, oct. 1898, p. 10) a repris l'étude de la continuité des fibres musculaires de l'œsophage avec le pharynx. Il a conclu de ses recherches que les fibres longitudinales naissent du cartilage cricoïde par deux bandes verticales séparées sur la face postérieure de l'œsophage par un intervalle en forme de V, au niveau duquel on aperçoit la couche circulaire. Cette dernière se continue directement avec les fibres du constricteur inférieur du pharynx dont elle paraît tout d'abord n'être qu'une partie descendante. Les fibres qui forment la couche musculaire longitudinale profonde de l'œsophage naîtraient, d'après Luschka, uniquement de la lame élastique du pharynx. Peters les a décrit sous le nom de muscle constricteur pharyngien antérieur ou interne, Schmauser leur donne celui d'*élévateur de la muqueuse œsophagienne.*

Quelle que soit leur origine, les fibres longitudinales, d'abord séparées, se réunissent en faisceaux à 5 ou 6 cm. au-dessous du cartilage cricoïde, ou même plus bas, au niveau de l'union du tiers supérieur avec le tiers moyen de l'œsophage. La couche musculaire qu'elles constituent, mince dans la portion initiale des parois antérieure et postérieure de l'œsophage, est assez épaisse sur les portions latérales, où l'on trouve des cordons musculaires de largeur variable, ordinairement plus développés à droite qu'à gauche. Ces cordons s'aplatissent bientôt, et, au-dessous de la bifurcation de la trachée, la couche musculaire longitudinale devient uniforme, puis augmente d'épaisseur de haut en bas, et acquiert son maximum vers l'extrémité inférieure de l'œsophage (Laimer). D'après Gillette, un certain nombre de ces fibres se divisent et s'anastomosent les unes avec les autres de façon à limiter des espaces losangiques que traversent les vaisseaux et les nerfs; quelques-unes se portent profondément vers la couche circulaire avec laquelle elles se confondent. Plus bas, les fibres longitudinales externes se continuent avec la couche musculaire externe de l'estomac.

b) La *couche circulaire* ou *interne*, plus pâle que la précédente, est formée de fibres à direction circulaire pour les uns (Sappey), de fibres en spirale pour d'autres (Santorini, Lieutaud, Merkel); en réalité peu de fibres sont franchement circulaires, la plupart sont hélicoïdales ou en pas de vis (Laimer). Pour Arnold, Hollstein, Luschka, leur origine est indépendante du cartilage cricoïde et du constricteur inférieur; d'après d'autres auteurs, elles naissent du cartilage cricoïde (m. crico-œsophagien de Chaussier, Gillette), ou dépendent du constricteur inférieur (Schmauser).

D'après Laimer, qui paraît avoir le mieux étudié leur disposition réelle, il n'y a que quelques fibres de cette couche qui soient circulaires, presque toutes ont un trajet en hélice. Examinée par sa face externe, après ablation des fibres longitudinales, la couche interne est formée : dans la portion initiale de l'œsophage par des fibres elliptiques dirigées d'arrière en avant et de haut en bas. Au niveau du tiers moyen, leur trajet est moins oblique, elles deviennent circulaires, mais bientôt elles font place à des fibres en pas de vis dirigées en sens inverse des fibres de la portion initiale: elles s'étendent ainsi jusqu'au cardia où elles se continuent en partie avec les fibres obliques, en partie avec les fibres circulaires de l'estomac. Quelques-unes dévient de leur trajet, et se dirigent verticalement en bas, pour reprendre plus loin la direction première; d'autres pénètrent dans la couche longitudinale externe, tandis que des fibres de cette dernière passent dans la couche interne. Envisagée par la face interne, la couche circulaire est constituée, au niveau de la portion initiale de l'œsophage par des fibres elliptiques, plus bas, par des fibres en hélice mêlées à des fibres elliptiques, ou par des fibres circulaires; au lieu d'être parallèles entre elles comme sur la face externe, ces fibres s'entre-croisent souvent. Isolées seulement vers l'extrémité inférieure de l'œsophage, les fibres de la couche interne sont réunies en faisceaux, dispersés d'une façon irrégulière, tantôt minces et filiformes, tantôt larges de 1 à 2 mm.: les uns sont rectilignes, d'autres arciformes ou incurvés en S, et longs de 1 à 5 cm. Ces faisceaux sont formés par des fibres qui naissent dans l'épaisseur de la couche interne, abandonnent le trajet des fibres voisines pour descendre sur une certaine étendue le long de l'œsophage, et reprendre ensuite le trajet qu'elles ont abandonnées. La plupart de ces fibres rentrent dans la couche interne en un point opposé à celui où elles l'ont quittée; les faisceaux qu'elles forment s'entre-croisent, et s'anastomosent souvent de façon à constituer un véritable réseau musculaire. Cette disposition n'existe que dans les deux tiers inférieurs de l'œsophage; très marquée sur la face profonde de la couche musculaire interne, elle s'observe plus rarement sur la face superficielle.

A côté de ces deux couches musculaires, nous devons signaler l'existence d'une troisième, voisine de la sous-muqueuse, et formée de fibres longitudinales. Elle n'existe que dans le tiers supérieur de l'œsophage, et les fibres qui la constituent naissent de la membrane élastique du pharynx.

La musculature de l'œsophage se compose de fibres striées et de fibres lisses. La portion cervicale est uniquement constituée par des fibres striées; puis, dans la portion thoracique, apparaissent quelques fibres lisses dont le nombre augmente de plus en plus, de sorte qu'à l'extrémité inférieure de l'œsophage il n'existe que des fibres lisses. Les fibres striées se divisent parfois à leurs extrémités pour s'anastomoser avec les fibres voisines, affectant ainsi une disposition en réseau plus favorable à la contraction de l'œsophage (O. Rubeli, *Inaug. Dissert.*, Berne, 1889). Les faisceaux de fibres lisses naissent, d'après Treitz, par de petits tendons cachés entre les faisceaux striés.

La hauteur à laquelle les fibres lisses succèdent aux fibres striées, ainsi que la part prise par chacune de ces deux variétés dans la constitution de la musculature de l'œsophage sont exposés différemment par les auteurs. Schwann, Skey (1837), Valentin, Treitz, Henle, Ranvier, décrivent des fibres striées dans la portion cervicale, et des fibres lisses dans le reste de l'œsophage; Welker, Schweiger-Seidel, Gillette, Klein, trouvent des fibres striées dans le quart supérieur, des fibres striées et lisses dans la partie moyenne, et des fibres lisses dans la moitié inférieure. Pour Kölliker, les fibres lisses ne prédominent que dans le quart inférieur de l'œsophage; comme d'autres auteurs (Luschka, Jolyet), Kölliker a observé quelques faisceaux striés dans les parties les plus inférieures. Todd et Bowman, Donders, placent la limite entre les deux sortes de fibres, tantôt dans la moitié supérieure de l'œsophage, tantôt à 3 cm. au-dessus du cardia. D'après Treitz les fibres striées de la couche longitudinale descendent souvent sur la paroi postérieure jusqu'à la bifurcation de la trachée, tandis que sur la paroi antérieure elles ne dépassent guère le premier anneau. Welker et Schweiger-Seidel, Schmauser, Jolyet ont constaté que les fibres striées descendaient plus bas sur la paroi postérieure que sur l'antérieure, et dans la couche longitudinale que dans la couche circulaire. D'après Klein, dans la portion moyenne de l'œsophage, les fibres lisses sont plus abondantes sur la paroi antérieure de la couche longitudinale, et sur la paroi postérieure de la couche circulaire. On admet, en général, que la substitution des fibres lisses aux fibres striées ne se fait pas brusquement, et que l'on peut encore retrouver quelques faisceaux striés au milieu d'une tunique lisse à peu près continue. Ainsi Ficinus signale l'existence d'éléments striés dans la musculeuse œsophagienne, tout près du cardia;

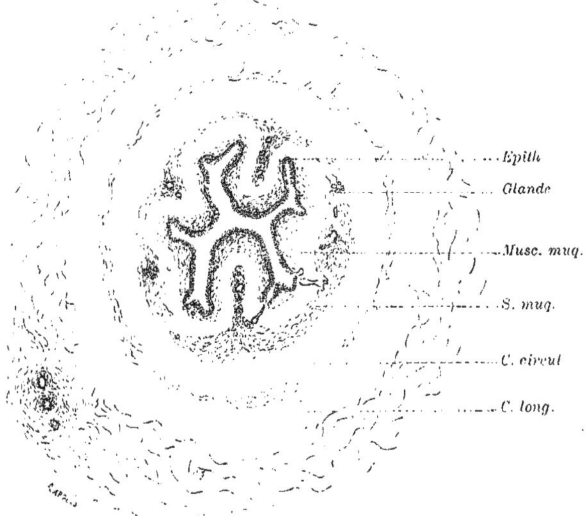

FIG. 105. — Coupe transversale de l'œsophage d'un nouveau-né, portion thoracique (d'après Tourneux). — Gr. 15 D.

mais Coakley les considère comme détachés du diaphragme au niveau de l'orifice œsophagien. Schmauser prétend que la quantité de fibres lisses est en raison inverse de l'épaisseur de la musculaire-muqueuse.

2° **Tunique ou couche sous-muqueuse.** — La tunique musculaire est lâchement unie à la muqueuse par une couche de tissu cellulaire connue sous le nom de tunique ou couche sous-muqueuse (tunica nervea s. vasculosa, couche externe ou profonde de la muqueuse, Henle). Formée de fibres conjonctives et élastiques, cette tunique contient dans son épaisseur des acini glandulaires, des vaisseaux et des nerfs destinés à la muqueuse. Grâce à la laxité de cette tunique, la muqueuse peut, sous l'influence de la contraction de la tunique musculeuse, se plisser en une série de crêtes longitudinales.

Nos classiques (Cruveilhier, Sappey) ne décrivent pas la sous-muqueuse de l'œsophage de la même manière que l'ont fait depuis les histologistes; ils distinguent seulement, entre la tunique musculaire et la muqueuse, une membrane fibreuse ou cellulo-fibreuse. On peut, en effet, séparer sans trop de difficultés, entre la couche des fibres circulaires et les plexus artériels et veineux qui rampent sous la muqueuse, un mince feuillet fibreux contre lequel glisse cette tunique. Au microscope la différenciation est moins facile à établir, et c'est tout au plus si l'on peut voir, au contact de la tunique musculeuse, quelques fibres conjonctives plus denses entremêlées d'éléments élastiques. D'ailleurs la présence de fibres lisses, signalée par Sappey dans la membrane cellulo-fibreuse, nous permet de supposer que, dans ses dissections, cet auteur isolait en un feuillet unique la sous-muqueuse et la musculaire-muqueuse. C'est ce que tendrait à montrer les études histologiques récentes, puisque J. Schaffer (1897) a pu constater que, chez l'homme, la musculaire-muqueuse ne constitue pas à la partie supérieure de l'œsophage une couche nettement isolée ; elle succède, par une transition ménagée, à l'assise élastique du pharynx, et l'on voit tout d'abord un mélange de fibres élastiques et de fibres lisses entrecroisées dans tous les sens. Nous considérerons donc la tunique fibreuse des anatomistes comme le plan profond et condensé de la sous-muqueuse des histologistes.

3° **Tunique muqueuse.** — La muqueuse de l'œsophage, d'une couleur gris rosé, et d'une épaisseur comprise entre 0,5 et 1,5 mill., appartient au type des muqueuses dermo-papillaires à épithélium pavimenteux stratifié. La transition avec le pharynx est indiquée par une saillie annulaire décrite par Franck sur le chien, et retrouvée chez l'homme par Strahl (*Archiv. f. Anat.*, 1889, p. 177) ; elle est séparée de la muqueuse gastrique par une ligne dentelée. Nous lui décrirons : *a*) l'épithélium ; *b*) le derme, et *c*) les glandes qui viennent s'ouvrir à la surface.

a) *L'épithélium*, pavimenteux stratifié, est dépourvu de couche cornée, et les cellules les plus superficielles laissent encore bien voir leur noyau ; quant à celles des couches profondes, elles sont unies par des ponts intercellulaires (Sclavunos). D'Hardivillier a signalé, en certains points de la partie supérieure de l'œsophage, chez le fœtus humain, la présence d'un épithélium prismatique ; il se demande si ces formations aberrantes ne jouent pas un rôle important dans la formation des diverticules pharyngiens.

b) Le *derme ou chorion*, formé de faisceaux conjonctifs et de nombreuses fibres élastiques, possède des papilles longues et fines (90 à 110 μ) assez irrégulièrement espacées, quelquefois bi- ou trifurquées. D'après Ranvier, le volume de ces papilles augmente avec l'âge, et certaines peuvent devenir très volumineuses. A la face profonde du derme on trouve une couche de fibres lisses, la *musculaire-muqueuse* (Brücke), qui fait suite à la couche élastique de la muqueuse pharyngienne. Épaisse de 0,2 à 0,3 mill., la musculaire-muqueuse est surtout formée de fibres longitudinales qui naissent à l'extrémité supérieure de l'œsophage par des faisceaux isolés ; c'est seulement vers l'extrémité inférieure que l'on observe une couche musculaire continue.

c) Les *glandes œsophagiennes* sont des glandes acineuses ou acino-tubuleuses (Voy. fig. 106). Moins nombreuses dans les deux tiers supérieurs que dans le tiers inférieur, et sur la paroi postérieure que sur l'antérieure (Klein), elles forment près du cardia un anneau complet de 4 à 5 mm., de hauteur (Kölliker, Ranvier), de 2 mm. (Cobelli) ; toutefois ces formations glandulaires ont une structure particulière que nous étudierons plus loin et qui leur a fait donner par Kölliker le nom de glandes du cardia (Cardiadrüsen). L'acinus est situé dans l'épaisseur de la tunique sous-muqueuse, sauf pour les glandes voisines du cardia, qui, plus petites et plus superficielles, ne s'enfoncent jamais au delà de la musculaire muqueuse. Leur canal excréteur, assez long, présente souvent près de sa naissance sur l'acinus une dilatation (citernes J. Schaffer). Son trajet à travers la muqueuse est sinueux ; il se dirige d'abord parallèlement à la surface libre, puis se contourne en arc vers la musculaire muqueuse qu'il perfore, pénètre dans le derme et, avant de s'ouvrir à la surface de l'épithélium, il se dilate de nouveau. Cette dernière dilatation, et probablement la première, serait, d'après Renaut (*Archives de physiol.*, 1881), le résultat de l'oblitération de l'orifice glandulaire, par le passage du bol alimentaire, et de la compression de la glande par les couches musculaires : le produit de sécrétion retenu dans le canal le dilate. D'après Ranvier et la plupart des auteurs les glandes œsophagiennes sont des glandes muqueuses, tapissées de cellules cylindriques, et même de cellules caliciformes disposées sur une seule rangée; Renaut en avait fait tout d'abord des glandes à mucus,

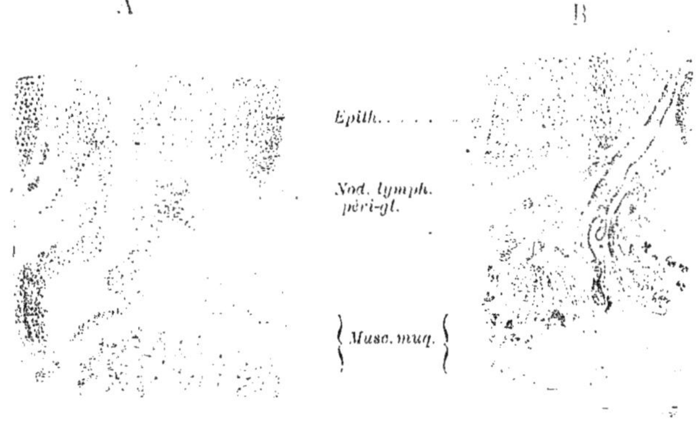

Fig. 106. — Glandes de l'œsophage (d'après J. Schaffer).

Pièces provenant d'un guillotiné. — A, glande muqueuse, coupe longitudinale. Gr 27 D — B glande type du cardia. Gr. 34 D.

comparables aux glandes de Brünner (1873), mais plus tard il les a décrites comme des glandes mixtes (1881). Leur canal excréteur est tapissé de cellules cylindriques basses, presque pavimenteuses (Renaut).

On admet actuellement qu'il existe chez les mammifères et chez l'homme deux variétés de glandes : 1° les glandes muqueuses; 2° les glandes séro-muqueuses dites glandes du cardia. Les glandes muqueuses (Voy. fig. 106 A) sont probablement des glandes mixtes puisque J. Schaffer y a constaté la présence de croissants ou lunules de Gianuzzi; c'est à cette variété que se rapporte la description précédente. Les glandes type du cardia (Voy. fig. 106 B) sont surtout abondantes dans la portion inférieure de l'œsophage, et leurs culs-de-sac sécréteurs, comme nous l'avons dit, ne dépassent jamais la musculaire muqueuse. On trouve dans ces culs-de-sac les deux formes cellulaires que nous décrirons dans les glandes du cardia et de la grande courbe de l'estomac. Quant au canal excréteur il est revêtu par un épithélium cylindrique à cellules claires qui se continue par une transition brusque avec l'épithélium pavimenteux stratifié de l'œsophage. D'après Eberth ces glandes proviennent d'un déplacement ou d'une séparation de la muqueuse stomacale, tandis que J. Schaffer les considère comme une formation hétérotopique.

La muqueuse œsophagienne présente une *infiltration lymphoïde* diffuse, ou circonscrite sous forme de follicules clos. D'après Max Flesch (*Anat. Anz.*, 1888, p. 283), le tissu lymphoïde occupe la sous-muqueuse et le derme de la muqueuse; les acini glandulaires sont enfouis dans des amas de tissu adénoïde, véritables follicules diffus, qui entourent l'acinus et l'origine du canal excréteur (organes lympho-glandulaires de Renaut). Le segment du conduit excréteur, compris entre la musculaire-muqueuse et l'épithélium œsophagien, est souvent en rapport avec un follicule lymphatique, dont il s'entoure comme d'un collier (Voy. fig. 106 A); d'autres fois, le follicule est simplement creusé d'une gouttière dans laquelle glisse le conduit excréteur.

Chez les oiseaux, Glinsky (1892) a trouvé, à l'union du tiers moyen et du tiers inférieur de l'œsophage des amas lymphatiques confluents qu'il a proposé de réunir sous le nom d'*amygdale œsophagienne*, formation particulièrement nette chez l'oie et le canard, chez lesquels elle rappelle l'amygdale pharyngienne. (Glinsky. Ueber die Tonsilla œsophagea. *Zeitsch. f. wiss. Zool.*, 1894.) — Ebner (*Kölliker's Handbuch*) fait remarquer que cette particularité est d'autant plus intéressante qu'on rencontre toujours, chez les mammifères et chez l'homme, une infiltration adénoïde très nette au niveau de l'extrémité inférieure de l'œsophage, et dans la muqueuse du cardia.

Vaisseaux et nerfs. — 1° Les **artères** de l'œsophage viennent de sources différentes pour chacune des portions. La *portion cervicale* tire ses branches de l'artère thyroïdienne, branche de la sous-clavière; Luschka signale une artère qui naît directement de la sous-clavière et se rend dans l'œsophage. La *portion thoracique* reçoit : un rameau du tronc commun des artères bronchiques droite et gauche supérieures, branche de l'aorte; un autre de l'artère bronchique gauche inférieure; quelques fins rameaux des artères intercostales, et cinq ou six artères œsophagiennes venant directement de l'aorte thoracique. A la *portion abdominale* arrivent des artères de deux sources : de l'artère coronaire stomachique, branche du tronc cœliaque, et des artères diaphragmatiques inférieures, branches de l'aorte abdominale.

2° Les **veines** de l'œsophage, forment deux plexus, l'un sous-muqueux, l'autre externe ou périœsophagien, reliés entre eux par des veines perforantes qui traversent la couche musculaire.

Le plexus sous-muqueux, très riche et continu dans toute l'étendue de l'œsophage, est plus développé vers son extrémité inférieure. Au niveau du cardia, ce plexus communique avec les veines sous-muqueuses de l'estomac par des branches qui, peu importantes à l'état normal, acquièrent en cas d'obstacle à la circulation hépatique un développement considérable (Kundrat, *Sem. médic.*, 1886, p. 67). Les veines efférentes traversent la couche musculaire; arrivées sur la face externe de l'œsophage, elles s'anastomosent d'abord avec les veines du plexus périœsophagien bien moins développé que le sous-muqueux, et se rendent ensuite : celles du tiers inférieur de l'œsophage, dans la veine coronaire stomachique, tributaire de la veine porte, pour certains auteurs au contraire, presque exclusivement dans la veine azygos; celles des deux tiers supérieurs, dans les veines thyroïdiennes inférieures, péricardiques, bronchiques, grande et petite azygos, diaphragmatiques, tributaires du système veineux cave. Le plexus veineux sous-muqueux de l'œsophage constitue une large voie anastomotique entre les systèmes veineux cave et porte. Aussi peut-on injecter très facilement, chez l'adulte, toutes les veines de l'œsophage par la veine porte.

Pour Dusaussay (thèse de Paris, 1877), la plupart des veines de l'œsophage se rendent dans la veine coronaire. Le *plexus veineux sous-muqueux* commence à 5 cm. au-dessous du cartilage cricoïde par de fins rameaux, augmente d'importance plus bas, et dans la moitié inférieure de l'œsophage est formé par quatre ou cinq troncs de 1 mm. de diamètre, longitudinaux, rectilignes, réunis par des rameaux transversaux, d'où résulte un plexus à mailles longitudinales, qui s'arrête au niveau du cardia. Ce plexus est collecté par plusieurs troncs qui traversent la tunique musculaire et se rendent dans le plexus veineux *externe* ou *périœsophagien*. Celui-ci commence à 10 cm. au-dessous du cartilage cricoïde, au niveau de l'union du tiers supérieur et des deux tiers inférieurs de l'œsophage. D'abord très fin, il augmente plus bas, de façon qu'au niveau du tiers moyen de l'œsophage on trouve trois troncs veineux longitudinaux, reliés par des rameaux transversaux. Dans les mailles qu'ils circonscrivent, sont des rameaux plus fins venant de la tunique musculaire. Dans les derniers 5 cm. de l'œsophage, le plexus externe acquiert tout son développement, ses veines se réunissent en trois ou quatre gros troncs, à la partie postéro-interne du cardia, et gagnent la petite courbure de l'estomac où ils se jettent dans la veine coronaire stomachique. En somme, d'après Dusaussay, les veines des deux tiers inférieurs de l'œsophage se jettent dans la veine coronaire, donc dans le système porte.

Cette dernière conclusion a été combattue par Walter Berger et par Duret. Pour Duret (*Arch. génér. de Méd.*, 1889), les veines œsophagiennes qui se rendent dans la veine coronaire stomachique proviennent du plexus sous-muqueux, traversent la couche musculaire un peu au-dessus du cardia, et après avoir parcouru 2 à 3 cm. au plus, se jettent dans la veine coronaire. Au-dessus de ce point, toutes les veines de l'œsophage aboutissent aux veines tributaires du système cave. Quant au plexus périœsophagien, il est réduit à un fin réseau, qui communique par des canaux de dérivation, à travers les couches musculaires, avec les veines portes sous-muqueuses et se jette dans les veines diaphragmatiques. Donc, une petite partie seulement des veines de l'œsophage se rendent directement dans la veine coronaire stomachique. — A. Mariau (thèse de Lyon, 1893) accepte la description de Duret. Il ajoute avoir vu, le long de l'œsophage, dans le tissu cellulaire qui l'entoure, une veine de plusieurs centim. de longueur, collectant les veinules de la portion œsophagienne adjacente, et tributaire de la veine coronaire stomachique.

3° Les **lymphatiques** de l'œsophage naissent dans la muqueuse, où ils forment un réseau de capillaires à mailles longitudinales (Teichmann). Au niveau de la portion diaphragmatique, ce réseau est très fin, et se continue avec celui de la muqueuse de l'estomac; plus haut il est formé par des radicules plus grosses et moins nombreuses (Sappey). Autour des glandes on trouve, tantôt un réseau de gros vaisseaux lymphatiques, tantôt un sac ou sinus lymphatique qui se prolonge sur le conduit excréteur (Kidd, 1876).

Les troncs collecteurs rampent sous la muqueuse, échangent souvent des anastomoses, et forment un plexus à mailles longitudinales, très allongées. Ces troncs parcourent un long trajet avant de traverser la couche musculaire; tous ceux qui ont leur origine vers le tiers inférieur de l'œsophage remontent jusqu'à la portion cervicale pour se terminer dans les ganglions qui entourent le tronc veineux brachio-céphalique gauche; quelques-uns moins longs parcourent sous la muqueuse un trajet de 5 à 6 cm. (Sappey). Contrairement à Sappey, Jonnesco a observé que la plupart des lymphatiques de l'œsophage, après avoir traversé la tunique musculaire, se rendent, à toutes les hauteurs, dans les ganglions du médiastin postérieur, et dans les ganglions périœsophagiens de Vésale.

4° Les **nerfs** de l'œsophage viennent, pour la portion cervicale des récurrents et du sympathique cervical, pour les portions thoracique et abdominale des nerfs vagues et du sympathique thoraco-abdominal.

Dans l'épaisseur de la tunique musculaire, tous les rameaux nerveux s'unissent en un plexus myentérique analogue au plexus d'Auerbach et en un plexus sous-muqueux (Voy. fig. 107). Les plexus œsophagiens diffèrent des plexus intestinaux par la présence de fibres à myéline qui manquent sur ces derniers (Ranvier, 1880). Les fibres à myéline, avant de se terminer dans les fibres musculaires, traversent presque toujours un ganglion nerveux, puis elles se divisent en nombreuses arborisations terminales; les filets nerveux se distribuent sur une grande étendue de la tunique musculaire. Une branche venue du pneumogastrique droit peut innerver le côté gauche de l'œsophage, et inversement; deux filets nerveux provenant l'un du pneumogastrique droit, l'autre du gauche, fournissent parfois des terminaisons au même faisceau musculaire. Ainsi s'établirait la synergie des deux nerfs pneumogastriques (Ranvier).

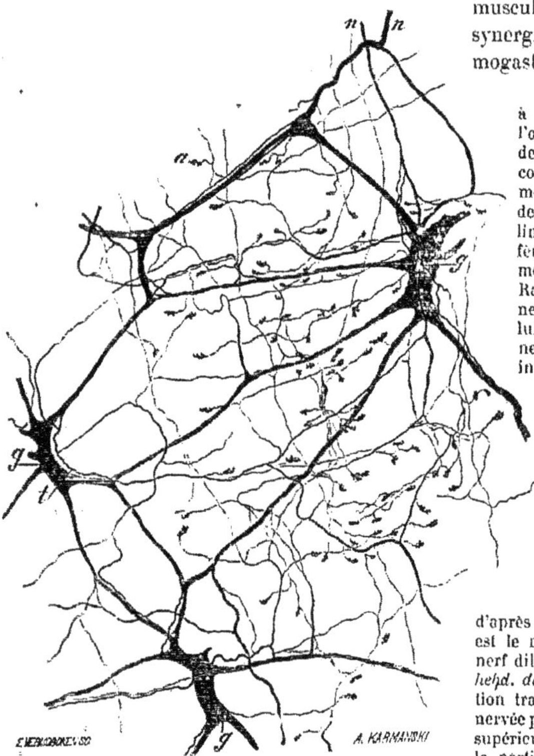

Les physiologistes ont cherché à mieux préciser l'innervation de l'œsophage, en étudiant l'action des différents nerfs. S'ils s'accordent tous à voir dans le pneumogastrique le seul nerf sensitif de l'œsophage (Cl. Bernard, Colin, Chauveau, etc.), les avis diffèrent au sujet de l'innervation motrice. Pour Cl. Bernard, Colin, Ranvier, le vague est le seul nerf moteur de l'œsophage; on lui adjoint cependant d'autres nerfs : Longet et Vulpian font innerver l'extrémité supérieure de l'œsophage, par la branche interne du spinal et par le nerf facial. Pour Chauveau, le récurrent est le seul nerf moteur de l'œsophage, chez le lapin, tandis que, chez les solipèdes, le récurrent innerve les deux tiers inférieurs, le laryngé supérieur et les nerfs pharyngiens, le tiers supérieur de cet organe; d'après Schiff, le grand sympathique est le nerf constricteur, le vague le nerf dilatateur. Pour Lannegrace (*Gaz. hebd. de Montpellier*, 1882-83), la portion trachéale de l'œsophage est innervée par les récurrents, les laryngés supérieurs et les nerfs pharyngiens, la portion sous-bronchique, par les nerfs vagues. Tous les nerfs moteurs sont contenus primitivement dans les pneumo-gastriques, mais ils viennent en réalité des IXe, X^e et XIe paires. Chez le chien, l'œsophage reçoit des filets moteurs du ganglion cervical supérieur du sympathique. Oppenchowski de Dorpat (1880), et ses élèves, Knaut (1886), Frantzen (1887), Hlasko (1887) dans leurs thèses, ont étudié spécialement l'innervation de l'orifice cardiaque de l'œsophage; ils ont conclu que les filets venus du grand nerf splanchnique sont constricteurs, tandis que les nerfs dilatateurs sont fournis par le nerf dilatateur du cardia, rameau du vague, et par des filets du plexus aortique et du petit splanchnique. Tous ces filets passent par un groupe spécial de ganglions nerveux, qui occupe l'épaisseur du cardia : ganglions cardiaques.

Fig. 107. — Plexus nerveux de l'œsophage du lapin, par la méthode au chlorure d'or (d'après Ranvier).

nn, filets nerveux afférents. — *g*, ganglions nerveux. — *t*, tube nerveux à myéline longeant un ganglion sans y pénétre. — *a*, arborisation terminale.

Anomalies. — Avec Brosset (*Lyon médical*, 1889), nous diviserons les anomalies et les malformations de l'œsophage en six types. — 1er type : imperforation ou absence d'une partie de l'œsophage; le segment supérieur se terminant en cul-de-sac à 3 ou 4 cm. du bord supérieur du cartilage thyroïde, le segment inférieur s'abouchant dans la trachée ou dans une bronche (47 cas). — 2e type : fissure trachéo-œsophagienne; communication partielle de l'œsophage avec la trachée, état normal dans tout le reste des deux tubes (4 cas). — 3e type : absence de l'œsophage sur une plus ou moins grande partie de son trajet, un cordon fibro-musculaire réunit alors les deux culs-de-sac (14 cas). — 4e type : rétrécissements annulaires ou canaliculés de l'œsophage (7 cas). — 5e type : ectasies et diverticules de l'œsophage, acquis et congénitaux. Ces derniers sont dus à des malformations; quant aux premiers ils ont été divisés par Zenker et Ziemsen en deux variétés : les diverticules par traction, qui siègent le plus souvent sur la paroi antérieure de la portion thoracique, et les diverticules par compression qui occupent la paroi dorsale de la portion cervicale. Beaucoup d'auteurs considèrent tous les diverticules de l'œsophage comme ayant une origine congénitale (Virchow, von Bergmann). — 6e type : division de l'œsophage avec reconstitution à son extrémité inférieure. Cette division peut être due à une cloison longitudinale qui partage l'œsophage en deux moitiés symétriques ou à une véritable bifurcation de l'œsophage dont les deux portions se fusionnent de nouveau en une seule à sa partie inférieure.

Legrand (Thèse de Paris, 1897) a modifié cette classification en ce qui concerne la première classe des malformations. Il divise ainsi les imperforations :

Imperforation.
- 1° œsophage divisé en deux bouts.
  - 1° sans communication trachéale.
  - 2° le bout infér. s'abouchant dans la trachée.
- 2° œsophage complet fermé par un diaphragme.

CHAPITRE IV

ESTOMAC

L'estomac (ventriculus, stomachus, γαστήρ, Magen, stomach) représente l'extrémité supérieure dilatée de l'intestin primitif. C'est un réservoir, une poche musculeuse, interposée entre l'œsophage et la portion initiale de l'intestin, le duodénum. Situé au-dessous du diaphragme, dans la cavité abdominale, il occupe l'hypochondre gauche et une partie de l'épigastre. — Dans sa cavité, les aliments séjournent un certain temps et subissent des transformations importantes, qui aboutissent à la formation du *chyme*. La digestion stomacale ou chymification est le résultat d'une double action : l'une chimique, due au suc gastrique, sécrété par la muqueuse; l'autre mécanique, due à la contraction de la charpente musculaire. Une faible partie du produit de la digestion stomacale est absorbée sur place; le reste passe dans la cavité intestinale.

Configuration externe. — L'estomac est irrégulièrement pyriforme à grosse extrémité supérieure, ou encore conique avec une base arrondie et un sommet inférieur légèrement recourbé. On l'a comparé à la cornemuse, instrument qui est d'ailleurs fait avec un estomac insufflé. Cette forme générale présente de grandes variations, la plupart congénitales (Bettmann, The shape of the stomach. *Americ. journ. of medic. Science*, 1898); elles portent surtout sur la grosse tubérosité et la partie pylorique. Il y a des estomacs longs, d'autres courts; les uns s'élargissent en gibecière, d'autres sont presque cylindriques. Sur certains sujets, surtout chez ceux qui sont morts de mort subite, de mort violente, ou à l'état d'inanition, on trouve l'estomac *contracté* ou *rétracté* transformé en un cordon dur et sans cavité intérieure; cet état, analogue à celui de la vessie dite en systole, est l'effet de contractions musculaires énergiques fixées par la rigidité cadavérique.

Aplati d'avant en arrière à l'état de vacuité, arrondi après une distension moyenne sur le vivant, l'estomac présente deux parois : antérieure et postérieure; deux bords : droit et gauche; deux extrémités : base ou fond, et

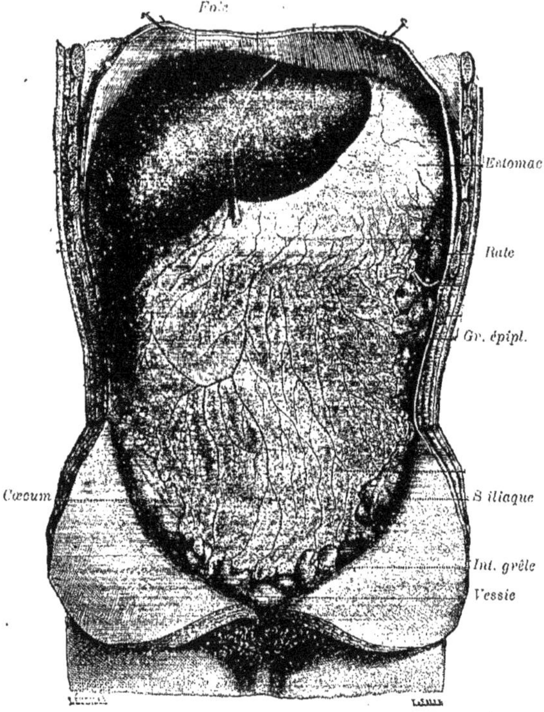

FIG. 108. — Situation générale de l'estomac et du foie (Sappey).

sommet ou partie pylorique ; un corps et deux orifices : œsophagien ou cardia, duodénal ou pylore.

Parois ou faces. — Plus ou moins convexes, suivant le degré d'amplitude, ordinairement lisses et régulières, elles portent dans certains cas des empreintes costales. Franchement *antérieure* et *postérieure* dans les deux tiers supérieurs, ces faces deviennent légèrement *supérieure* et *inférieure* dans le tiers inférieur. Ce changement dans la direction des parois de l'estomac est dû aux organes qui se trouvent en arrière et au-dessous de sa portion inférieure (angle duodéno-jéjunal, côlon transverse, anses jéjunales), qu'ils repoussent en haut. Il est d'autant plus accentué que ces organes sont plus distendus.

Bords. — Le *bord droit* ou *petite courbure* commence au cardia où il se continue, sans ligne de démarcation, avec le bord droit de l'œsophage. Il se dirige d'abord en bas, tantôt verticalement, tantôt obliquement à gauche, en décrivant une très légère courbe à concavité tournée à droite; puis il se recourbe brusquement, se porte à droite, légèrement en haut d'abord, en haut et en arrière ensuite, pour se continuer enfin avec le bord supérieur du duodénum. Dans son ensemble, ce bord est donc coudé; l'angle que forment les deux branches du coude est plus ou moins ouvert. La branche verticale est unie et régulière; la branche horizontale ou obliquement ascendante présente une encoche, souvent très profonde, d'autres fois simple dépression, le *sillon pylorique supérieur*, qui sépare deux bosselures. Un sillon bien marqué, le *sillon duodéno-pylorique*, indique le passage dans le duodénum. — Le *bord gauche* ou *grande courbure*, fortement convexe, est plus long que le précédent. Il commence au cardia, où il décrit avec le bord gauche de l'œsophage un angle très aigu, ouvert en haut, se dirige d'abord en haut et à gauche, contourne le fond, plonge ensuite presque verticalement en bas, parallèlement au bord droit, pour se recourber enfin comme lui, mais moins brusquement; enfin, après une large courbe à convexité inférieure, il se dirige en haut, à droite et en arrière vers le bord inférieur du duodénum, avec lequel il se continue. Dans son ensemble, le bord gauche décrit les 3/4 d'un cercle. On peut lui distinguer quatre segments : un arc à convexité supérieure, une portion verticale ou légèrement oblique en bas et à droite, un arc à convexité inférieure et une portion ascendante. Uni et régulier dans les trois premières portions, quelquefois déprimé dans sa partie verticale par des empreintes costales qui indiquent une constriction thoracique, il présente sur la dernière une forte encoche, *sillon pylorique inférieur*, et deux bosselures. Un sillon duodéno-pylorique le sépare du duodénum.

Extrémités. — L'extrémité supérieure ou gauche est le fond ou grosse tubérosité de l'estomac; l'extrémité inférieure ou droite est la partie pylorique.

1° *Fond* ou *Grosse tubérosité*. Appelée encore grand cul-de-sac, cette portion la plus haute et la plus volumineuse de l'estomac, située à gauche et au-dessus de la portion abdominale de l'œsophage, forme un dôme qui surmonte le corps de l'organe. Elle regarde en haut et un peu en arrière. Sa limite inférieure est indiquée par une ligne horizontale qui passerait sur le bord supérieur du cardia. Le fond représente 1/6 de l'estomac, près du tiers de sa longueur en projection; il a une hauteur moyenne de 4 cm. 1/2. Très grand chez les herbivores, petit et pointu chez les carnivores, il peut chez l'homme faire complètement défaut, ce qui est rare, ou être réduit à un cône dont le sommet est dirigé en haut et en arrière. On voit quelquefois une petite bosselure sur la partie voisine du cardia.

2° *Partie pylorique*. — La partie pylorique est la portion inférieure, horizontale, de l'estomac. La séparation d'avec le corps est bien nette chez le fœtus, d'après E. Müller (*Ergebnisse de Merkel*, 1898); elle est indiquée sur la petite courbure par une encoche qui marque le point de flexion de cette courbure; sur la grande courbure, par le changement de direction ou quelquefois chez l'adulte par un sillon qui limite à gauche le vestibule pylorique. Cette partie de l'estomac semble posséder une individualité anatomique, en ce sens qu'elle correspond peut-être à la zone des glandes pyloriques reconnues par Oppel sur un grand nombre de mammifères, et physiologique, en raison de ces glandes même et de la musculature spéciale de la région qui y détermine une pression intérieure beaucoup plus élevée que dans le reste du viscère (Moritz).

Elle comprend deux parties différentes : le vestibule et le canal pylorique.

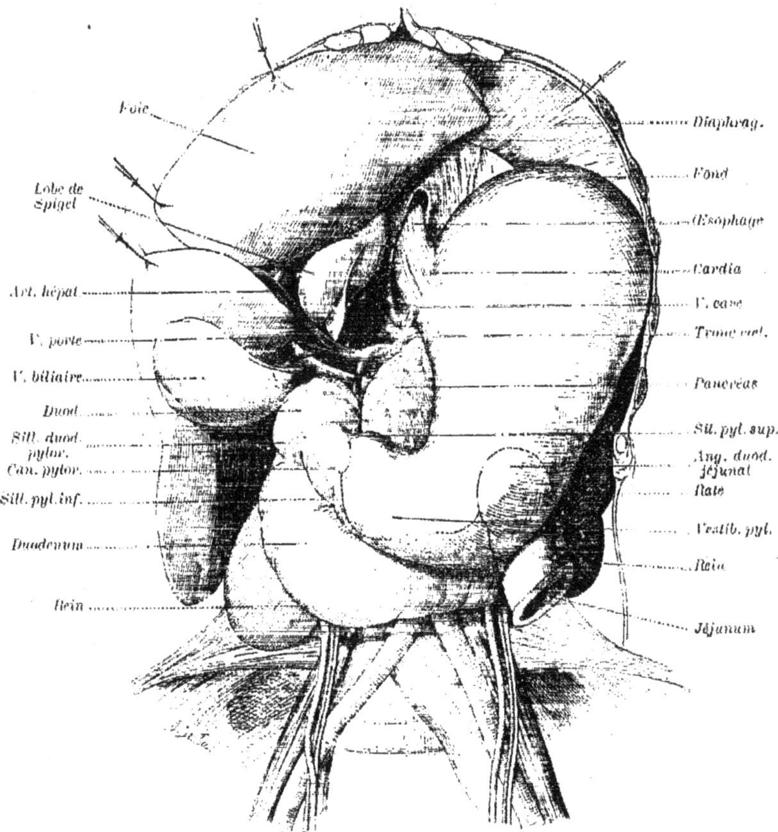

Fig. 109. — Forme et direction de l'estomac moyennement distendu.

Vestibule pylorique. — C'est la *petite tubérosité* ou *petit cul-de-sac* de l'estomac, l'*antre du pylore* de Willis, terme qui a été pris dans des acceptions différentes. Cet élargissement, de forme et de grandeur variables, est interposé entre le corps et le canal pylorique. Sa direction est horizontale ou légèrement ascendante ; sa longueur moyenne, de 7 centimètres. La limite gauche est tantôt marquée par un sillon de la grande courbure, tantôt indiquée seulement par le *coude* de l'estomac, c'est-à-dire par le changement de direction de cette courbure. Il appartient à la partie la plus basse de l'organe et constitue en partie la *poche sous-pylorique* que l'on voit sur beaucoup d'estomacs dilatés. Sa forme peut être celle d'un renflement régulier, plus large en bas, ou bien être bosselée. Ordinairement il y a deux bosselures qui se correspondent, une sur chaque courbure, d'autres fois une seule. Ces bosselures sont, comme celle du côlon, produites par des bandes musculaires qui courent sur les deux faces.

Canal pylorique. — C'est la portion cylindrique à l'état de vacuité, légèrement bosselée après distension, longue de 3 centimètres, qui est séparée du reste de l'estomac (vestibule pylorique) par les deux sillons pylorique supérieur et inférieur que nous avons décrits sur les bords, et du duodénum par le sillon musculaire *duodéno-pylorique*. Sa direction est oblique en haut, à droite et en arrière. Chez le nouveau-né et chez l'enfant en bas-âge, il est plus long, toutes choses égales d'ailleurs, que chez l'adulte; ses limites du côté de l'estomac sont aussi moins nettes. Cela tient à ce que, à cet âge, la poche gastrique qui le précède, le vestibule pylorique, n'est pas encore bien développée. En vain, j'ai cherché la description de ce canal dans les auteurs. Luschka l'a certainement vu, mais il le confond avec l'antre ou vestibule du pylore. Pourtant, je puis affirmer qu'il existe à tout âge, et qu'il est nettement distinct du vestibule pylorique (fig. 109 et 112). — Sur les deux parois, antérieure et postérieure, du canal pylorique, il existe souvent une légère dépression longitudinale au fond de laquelle on trouve une bandelette finement striée, dirigée dans le même sens et formée par des tractus élastiques et musculaires, allant de la tunique musculaire à la couverture séreuse et constituant les ligaments pyloriques (Helvetius). Très développées chez certains animaux ces bandelettes donnent, à la région distendue et bosselée, l'aspect du gros intestin.

E. Müller (*loc. cit.*) a constaté chez le fœtus et l'enfant le grand développement des couches musculaires du canal pylorique, caractère moins prononcé chez l'adulte, mais qui, joint à la forme cylindrique, suffit à différencier cette partie. Oppel se demande même si l'on n'a pas affaire à une formation originelle, que l'on retrouve chez le chien et peut-être jusque chez les poissons.

Corps. — Compris entre la grosse tubérosité et le vestibule du pylore, il est large en haut et se rétrécit peu à peu en bas. Les coupes transversales perpendiculaires à son grand axe sont des ellipses régulièrement décroissantes. Sa direction est verticale.

Orifices. — L'orifice œsophagien ou *cardia*, ovalaire, à grand axe vertical, regarde à droite et légèrement en haut et en avant. Situé au point de départ des deux courbures, au-dessous et à droite de la grosse tubérosité, il occupe sur le plan antéro-postérieur une position excentrique, ordinairement à l'union du tiers antérieur avec le tiers moyen (Bettmann). D'ordinaire il n'est indiqué extérieurement que par l'angle que forme l'œsophage avec le fond, angle que nous avons vu correspondre à une valvule intérieure. Quelquefois, on trouve à son niveau un sillon circulaire; la portion abdominale de l'œsophage, dilatée, forme alors l'*antre cardiaque*, vestibule de l'estomac.

L'orifice duodénal ou *pylore*, circulaire, regarde en haut, en arrière et légèrement à droite, et se rapproche du plan frontal. Extérieurement, il est indiqué par le *sillon duodéno-pylorique* (sulcus pyloricus, Luschka), d'autant plus profond que la portion initiale du duodénum est plus dilatée (antre duodénal. L.)

Estomac biloculaire — *L'estomac biloculaire* (estomac en sablier, hour-glass shaped, Sanduhrmagen) est celui qui est divisé en deux loges par un étranglement transversal. Cette forme peut être d'origine musculaire ou d'origine cicatricielle.

1° *Biloculation d'origine musculaire.* — Dans cette catégorie rentre l'immense majorité des biloculations observées sur les sujets de dissection, et c'est d'elle que Cruveilhier a pu dire : « Rien de plus fréquent que les estomacs biloculaires. » Un sillon annulaire transversal plus ou moins serré, haut de 1 à 4 centimètres, sépare deux poches superposées et communicantes. Il n'y a aucune lésion ni extérieure ni intérieure, et seulement au niveau de l'étranglement un épaississement des fibres musculaires circulaires dû à leur tassement, mais non à leur hypertrophie. Tantôt, et c'est le cas le plus commun, l'insufflation fait disparaître la biloculation, tantôt celle-ci persiste plus ou moins complètement (fig. 110). Cette forme n'est jamais congénitale: au moins n'en a-t-on cité aucun exemple sur des nouveau-nés. Elle est due à une contracture musculaire. On a maintes fois observé une biloculation momentanée sur les animaux en cours d'expérience. Chez l'homme, elle est fixée et rendue permanente par la contracture que provoquent des irritations extérieures, telle que la pression du foie, d'une bride péritonéale, et par-dessus tout la pression des côtes dans la constriction thoracique, ordinairement la 7ᵉ côte. De l'ancienneté de la contracture dépend la résistance plus ou moins grande qu'elle oppose à l'insufflation. On comprend dès lors comment cette déformation se voit de préférence chez les femmes (les trois quarts des cas), comment elle coïncide à peu près toujours avec des empreintes costales sur l'estomac, des sillons du foie, le prolapsus des viscères abdominaux. On en trouvera de nombreuses observations avec dessins dans le travail de Chabrié (L'estomac biloculaire, Thèse de Toulouse, 1894).

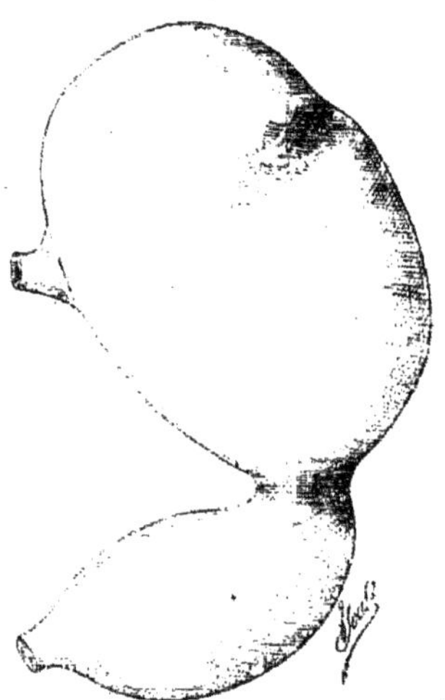

Fig. 110. — Estomac biloculaire.

Pièce insufflée et desséchée. On voit en bas l'étranglement de biloculation, et en haut une empreinte costale que le dessin a un peu exagérée.

2° *Biloculation d'origine cicatricielle.* — Confondue bien à tort avec la précédente par les auteurs récents, cette déformation est le fait d'une rétraction cicatricielle qui succède elle-même à un ulcère de l'estomac. Elle est incomparablement plus rare. Elle se distingue de la première par des lésions cicatricielles de la muqueuse, des adhérences extérieures, l'inextensibilité complète de l'étranglement. C'est la biloculation des chirurgiens, en ce sens que les troubles graves qu'elle provoque ont légitimé plusieurs fois des interventions opératoires: l'autre au contraire est la biloculation des anatomistes, qui l'ont de tout temps connue et décrite (Voy. Perret. Thèse de Lyon 1896. — Guillemot. Thèse de Paris, 1899).

Direction. — Ayant indiqué la direction de chacune des parties de l'estomac, nous pourrons poser ici les conclusions suivantes : 1° la plus grande partie de l'estomac, les deux tiers, est verticale et légèrement oblique d'arrière en avant: elle présente : une paroi antérieure et une postérieure; deux bords : droit et gauche, et une base dirigée en haut. — 2° Une petite partie de l'estomac, le dernier tiers, présente trois courbures : une suivant les bords en vertu de laquelle elle se dirige horizontalement ou obliquement à droite et en haut, et deux autres suivant les faces; ces dernières ont pour résultat de porter la face antérieure légèrement en haut et la postérieure en bas, la grande courbure en avant et la petite en arrière. — 3° Pris dans son ensemble, l'estomac se dirige d'abord verticalement de haut en bas et très légèrement de gauche à droite et d'arrière en avant, ensuite il se porte transversalement, de bas en haut et d'avant en arrière. Après cela, peut-on parler d'un axe unique de l'estomac et lui donner une direction absolue, verticale ou transversale? Je ne le pense pas. Si l'on veut prendre comme axe idéal la ligne qui unit le cardia au pylore, on peut le considérer presque comme vertical, ces deux points se trouvant sur un plan très fortement oblique en bas et à droite, et décrivant un angle de 10° à peine avec le plan vertical médian. Si au contraire on considère le point le plus haut, le sommet du fond, et le point le plus bas du vestibule pylorique, l'axe est encore presque vertical. Mais il faut convenir que l'axe réel représente une ligne brisée, à deux branches : l'une, longue, presque verticale, forme avec le plan vertical un angle de 8 à 10° au plus; l'autre, courte, presque transversale, forme avec le plan horizontal un angle qui varie de 10° à 20°. L'angle que décrivent les deux branches entre elles est tantôt presque droit (60° à 70°), tantôt aigu, de 40 à 50°. Quand la partie transversale, pylorique, est très longue, ce que l'on observe surtout sur les grands estomacs, le viscère prend dans son ensemble une *forme coudée*, en équerre, dans laquelle il semble que les deux branches soient égales.

L'estomac est immobile; dans aucun cas physiologique, il ne subit de mouvements de rotation, quel que soit son degré d'ampliation. Des expériences nombreuses m'ont démontré que, dans les distensions les plus grandes, l'estomac reste fixe. Il se dilate, les parois et les bords s'écartent, le fond bombe de plus en plus, le vestibule pylorique s'agrandit et s'abaisse, mais la direction de l'organe reste la même. Il se développe donc sur place, dans tous les sens, sans subir aucun déplacement, sans changer autrement sa forme générale et ses courbures. Je n'ai jamais vu le mouvement de rotation ayant pour axe la petite courbure, et en vertu duquel la grande courbure se porterait en avant, la petite en arrière, la face antérieure en haut, la postérieure en bas (Huschke, Sappey, etc.).

La description que je viens de donner de la forme et de la direction de l'estomac est le résultat de nombreuses recherches. Elle est en contradiction, en bien des points, avec les conceptions classiques. Aussi vais-je résumer les principales opinions : 1° l'estomac est transversal ou très légèrement oblique de haut en bas, de gauche à droite et d'avant en arrière; le fond est à gauche, le pylore à droite, la petite courbure en haut, la grande en bas, les faces sont antéro-supérieure et postéro-inférieure (E. H. Weber, C. Fr. Th. Krause, Wil. Sharpey, W. Brinton, Huschke, Sabatier, Cruveilhier, Richet, Sappey, Tillaux, Morel et Duval, Quain, Ellis, His). — 2° Certains admettent une obliquité beaucoup plus prononcée en bas et à droite (Gegenbaur, Beaunis et Bouchard). — 3° D'après Cloquet, (*Traité d'anatom.*) l'estomac vide est presque transversal, très peu oblique; lorsqu'il est rempli, son obliquité augmente, et se rapproche de la verticale. — 4° Luschka, le premier, soutint « que la plus grande portion de l'estomac, contenue dans l'hypocondre gauche, présente généralement une direction rigoureusement verticale, et seule la portion pylorique, longue de 6 cm., prend une direction presque transversale. » (*Prager Vielteljahr.*, t. 101, 1869, p. 114). Dans un travail ultérieur, il ajoute que « le degré d'inclinaison de l'estomac peut être mesuré par l'angle que forme un plan suivant le trajet des artères coronaires avec un plan frontal (transversal). Cet angle mesure en moyenne 48° et reste toujours le même que l'estomac soit contracté ou dilaté. L'estomac ne subit pas de rotation en passant de l'état de vacuité à celui de plénitude; les courbures stomacales ne changent pas de position » (*Die Lage der Bauch-Organe*, Carlsruhe, 1873). Cette opinion admise avec certaines restrictions par quelques auteurs (Betz, Henle, Lesshaft), je l'ai soutenue moi-même à deux reprises (*Progrès méd.*, 1889, et *Gazette des hôp.*, 1891). — Fromont (thèse de Lille, 1890), sur quarante cas, a trouvé l'estomac : vertical dans son entier, vingt fois; vertical avec une partie (1/6) horizontale, quatre fois; oblique en bas et en dedans, six fois; oblique en bas et en dehors, sept fois; et horizontal, trois fois. — Reynier et Souligoux

Bull. Soc. anat. Paris, 1891, p. 709) disent que le véritable axe de l'estomac, celui qui va du sommet de la grosse tubérosité au pylore, est légèrement oblique, presque transversal. Quand l'estomac est plein, sa petite courbure se redresse et prend la forme d'une ligne droite; alors il paraît vertical. Mais sa direction n'est pas sensiblement changée, car son grand axe ne varie que fort peu. Tout dépendrait donc, d'après ces auteurs, de la façon dont on comprend l'axe de l'estomac. — Charpy (Thèse de Chabrié) décrit aussi l'estomac vertical. Pour lui la petite courbure n'est inclinée que de 10°, et l'axe de l'estomac, consistant dans une ligne menée du haut en bas sur le milieu de la face antérieure, est oblique de 25 à 30°, et quelquefois seulement à 45°.

Dimensions. — Rien de plus variable que les dimensions de l'estomac. Ces variations dépendent de l'âge, du sexe, des habitudes alimentaires. Toutes choses égales d'ailleurs, il est plus petit chez l'enfant et chez la femme que chez l'homme adulte; il est plus petit aussi chez les individus nourris d'une manière insuffisante et chez ceux qui ont une nourriture plutôt animale que végétale. Voici quelle est la longueur des diamètres de l'estomac moyennement distendu : Longueur ou diamètre vertical (du sommet du fond à l'orifice duodénal), 28 cm. 1/2 = fond, 4 1/2; corps, 14; vestibule pylorique, 7; canal pylorique, 3 (24 à 26 mm. Sappey; — 26 à 31, Henle; — 34, Luschka); — Diamètre transversal (d'un bord à l'autre), 12 cm. au niveau du cardia (8 à 10, Henle; — 10 à 12, Sappey; — 11 1/2 à 15, Luschka); — 3 cm. au niveau du canal pylorique (2,6, Henle; — 3, 7, Luschka); — Diamètre antéro-postérieur (d'une paroi à l'autre) : 9 cm. au niveau du cardia (8 à 9, Sappey); 2 1/2 au niveau du canal pylorique.

En résumé, l'estomac a 25 à 30 centimètres de longueur sur 10 à 12 de largeur.

Berry qui a étudié 50 estomacs modérément distendus a constaté que la longueur est supérieure de 2 à 4 fois à la largeur, et que celle-ci (D. transverse) est toujours supérieure à l'épaisseur (D. ant.-post.), dans le rapport de 1000 à 930 environ.

Malibran (Th. Paris, 1885) conseille de prendre les mesures sur l'estomac vide, après qu'on l'a insufflé, puis laissé revenir sur lui-même. L'insufflation détruit la rétraction d'origine musculaire et l'organe prend un état flaccide, neutre, qui peut servir d'unité de mesure.

La longueur de la petite courbure est de 15 centimètres en moyenne; celle de la grande courbure, de 40 (Thiébaud. *Th. de Nancy*, 1882). Cette dernière longueur est proportionnelle à la capacité de l'organe. Dargein l'a trouvée, sur l'estomac vide et aplati, de 38 centimètres pour une capacité de 1200 centimètres cubes, de 45 centimètres, pour 1800 à 2000 centimètres cubes.

Surface. — Dargein a mesuré la surface interne, en étalant la face muqueuse sur un papier quadrillé. Il a trouvé que la surface de la muqueuse est de 600 à 800 centimètres carrés pour une capacité de 1200 à 1400 centimètres cubes. En vertu de la loi qui régit le rapport des volumes et des surfaces, elle ne s'accroît ni ne diminue du même chiffre que le volume. Elle est d'environ 1200 centimètres carrés pour 2000 centimètres cubes; alors que sur un estomac d'une contenance de 5 litres 200, quatre fois supérieure à la normale, la superficie avait seulement doublé et ne dépassait pas 1434 centimètres carrés (Dargein. Surface et volume comparés de l'estomac et du duodénum. *Bibliogr. anat.*, 1899).

Capacité. — La capacité de l'estomac normal chez l'homme adulte est évaluée par Ewald de 600 à 2000 centimètres cubes ou grammes d'eau; par Legendre, de 600 à 1300 (sur 46 sujets, 10 avaient de 660 à 1000, et 36 de 1000 à 1300. *Thèse de Paris*, 1886); par Charpy et Chabrié, de 700 à 2000. Tous ces chiffres se ressemblent beaucoup, mais dans chaque série ils varient du simple au triple, et la moyenne est un chiffre fictif. Les auteurs allemands donnent des chiffres plus élevés; Luschka de 1500 à 2000 grammes d'eau, Jössel de 2 litres et demi à 4 litres.

Le volume de l'estomac est, comme on le sait, influencé par le volume du corps et par la nature de l'alimentation; mais nous ne possédons aucun chiffre précis pour évaluer ces conditions. Il y a aussi des variations individuelles notables; certains sujets ont un estomac très vaste, bien que fonctionnant régulièrement (mégalogastrie).

Pour évaluer la capacité de l'estomac sur le cadavre, le seul moyen consiste, l'organe étant extrait et le pylore lié, à le remplir d'eau par l'œsophage jusqu'à ce que le liquide affleure le cardia; on a soin de placer l'estomac dans un récipient plein d'eau pendant le remplissage, pour contre-balancer la pression intérieure. Ce procédé a le défaut de ne mesurer que la résistance élastique de l'estomac et non sa résistance contractile, propriété vitale. On doit supposer que, pendant la vie, l'organe réagit par sa contraction musculaire et règle en quelque sorte la quantité d'aliment qu'il peut recevoir. Des expériences faites par M. Cavalié sur 3 chiens montrent la complexité du problème. Le chien est anesthésié, le pylore lié, le ventre refermé; on introduit de l'eau tiède par l'œsophage. On observe que : 1° si l'eau entre sous pression, en relevant le tube de 50 centimètres ou de 1 mètre, il en pénètre une quantité plus grande que si l'on opère sans pression; 2° si on répète l'expérience sur le même animal, la capacité de l'estomac augmente à la suite de la première expérience; 3° l'estomac extrait accuse un volume plus considérable que pendant la vie, depuis la moitié jusqu'au double (Charpy).

Rapports. — Tout le monde est d'accord pour diviser la grande région antérieure de l'abdomen en trois zones horizontales et superposées : une zone supérieure ou *épigastrique*; une zone moyenne, *mésogastrique*; une zone inférieure, *hypogastrique*. Une ligne verticale, recoupant chacune de ces zones à angle droit, les partage en trois parties, d'où neuf régions : en haut l'épigastre au centre, les hypocondres droit et gauche sur les côtés; au milieu l'ombilic et les flancs; en bas, l'hypogastre et les régions iliaques. Les hypocondres, par leur paroi et même par le plan sous-jacent de la plèvre et du poumon, appartiennent à la poitrine; c'est leur partie profonde, leur cavité, qui est abdominale par les gros viscères qu'elle contient, foie, estomac, rate; c'est donc une région mixte. D'un autre côté, ce que nous appelons flanc constitue pour les auteurs étrangers la région abdominale latérale ou même la région iliaque.

Les lignes horizontales et verticales qui limitent ces neuf régions sont conventionnelles; elles varient avec chaque auteur, et toutes sont inapplicables sur le sujet réel. Presque tous les dessins font passer l'horizontale supérieure par la 12e côte et alors il reste sous l'hypocondre un espace inoccupé. D'autres ont choisi l'extrémité antérieure de la 9e et de la 10e côte. L'horizontale inférieure est encore plus arbitraire. Si elle passe par les épines iliaques antéro-supérieures, elle laisse au-dessus d'elle la plus grande partie de la fosse iliaque et ne limite plus que la région inguinale; si elle remonté jusqu'au sommet de la crête iliaque, elle est exposée chez de nombreux sujets à couper l'ombilic par le milieu ou même à le laisser en dessous. Quant aux lignes verticales, la difficulté de les adapter aux individus suivant qu'ils ont le pli de l'aine plus ou moins incliné fait que les uns mènent ces lignes par l'épine iliaque, les autres par le milieu de l'arcade crurale.

L'embarras où l'on est pour construire un schéma pratique tient à deux causes : d'abord à la situation très variable de l'ombilic en hauteur, — et en général on place l'ombilic trop haut; ensuite à l'adaptation de ce plan topographique tout à la fois à une région superficielle comme l'ombilic et à une région profonde comme la fosse iliaque. On pourra voir dans l'*Anatom. Nomencl.* et dans Merkel (*Handb. d. topogr. Anat.*, t. II, p. 421) les essais tentés dans ces dernières années pour obtenir un tracé satisfaisant. Le dessin suivant se rapproche en partie de celui de Merkel; les zones inférieures sont des projections du squelette sur la paroi abdominale (Charpy).

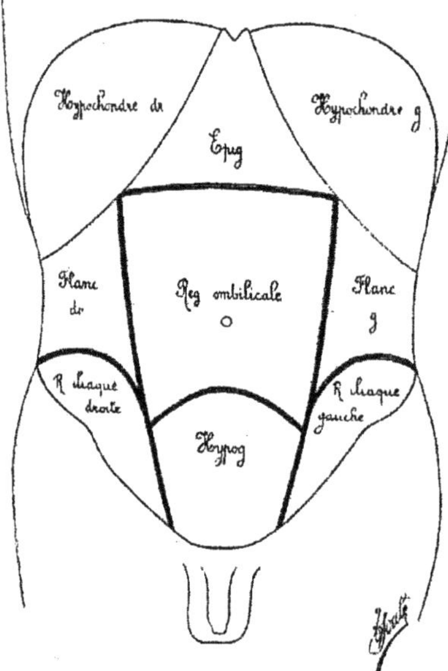

Fig. 111. —Régions de l'abdomen.
Les traits renforcés indiquent les lignes conventionnelles.

Pour l'étude des rapports, nous supposerons l'estomac modérément distendu par des gaz, tel qu'on le trouve le plus souvent sur le cadavre; nous ferons d'ailleurs observer dès maintenant qu'à l'état de vacuité ou au contraire de forte réplétion, ses rapports ne varient pas sensiblement; c'est leur étendue qui change, plutôt que leur nature. L'estomac vide peut être flasque ou rétracté. C'est l'estomac rétracté, forme fréquente dans l'inanition prolongée, qui est le plus modifié dans ses relations; il peut perdre tout contact avec la paroi abdominale antérieure et s'enfoncer derrière le foie et le côlon transverse dilaté.

Nous examinerons les rapports de l'estomac : 1° avec la paroi abdominale au point de vue de l'exploration clinique et de l'intervention opératoire; 2° avec les organes voisins.

1. ***Rapports avec la paroi abdominale***. — Les 8/9 de l'estomac sont situés à gauche de la ligne médiane du corps, et le 1/9, canal pylorique et une petite partie du vestibule pylorique, à droite de cette ligne. Malgré son nom, le *creux épigastrique* ou creux xiphoïdien ne répond pas en général à l'estomac, mais au foie qui occupe environ le 1/3 supérieur de l'espace ombilico-xiphoïdien; c'est seulement en cas de dilatation de l'estomac par les gaz et surtout d'atrophie du lobe gauche du foie que le creux est occupé par le premier de ces organes.

Le cardia est situé derrière l'extrémité sternale du 7e cartilage costal gauche et du 8e espace intercostal, à 2 centimètres en dehors du bord gauche du sternum et de l'appendice xiphoïde. Le pylore est sur la ligne médiane ou très près, et pour l'atteindre on pratique une incision médiane. Il est situé sur une ligne

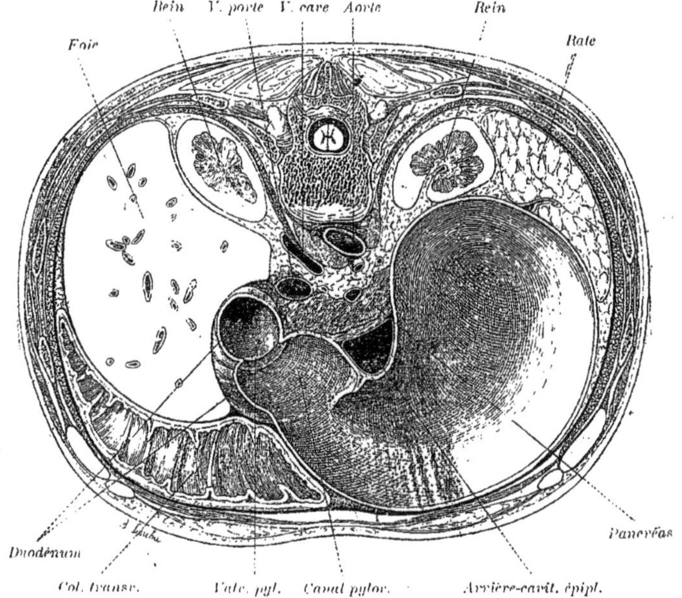

Fig. 112. — Estomac vu sur une coupe transversale.

La coupe passe en arrière par le corps de la 12e v. dorsale; en avant, à 6 cm. au-dessus de l'ombilic. Elle est légèrement oblique en bas et en avant.

Voy. aussi les coupes des figures 371, 431 et 432, aux Annexes du tube digestif.

horizontale unissant les extrémités internes des 9es cartilages costaux, à 7 centimètres environ au-dessus de l'ombilic. Le pylore trouvé donne la position de la région pylorique qui est à sa gauche et un peu plus bas. La petite courbure, projetée sur la paroi, contourne en haut le bord gauche de l'appendice xiphoïde. La grande courbure est en position variable.

La paroi antérieure est le point que l'on aborde dans la gastrotomie. Labbé a indiqué que la partie apparente de cette face est un triangle dont les côtés sont le rebord costal et le bord inférieur du foie, et dont la base horizontale ne s'élève jamais au-dessus du 9e cartilage costal, c'est-à-dire que la grande courbure peut s'abaisser au-dessous d'une ligne bi-costale suivant les 9es cartilages et qu'elle est même à peu près toujours située au-dessous, mais qu'elle ne remonte pas plus haut. Il suffit donc d'inciser à 1 centimètre en dedans du rebord costal, parallèlement à lui et en remontant à partir du 9e cartilage costal, pour trouver à coup sûr l'estomac. Tillaux préconise ces repères dont il a vérifié l'exactitude. Cecherelli fait observer que l'estomac rétracté à la suite de diète prolongée peut remonter plus haut que la 9e côte, ainsi qu'il l'a constaté dans trois cas d'intervention opératoire. La ligne d'incision de Labbé, à peine modifiée, est devenue classique; il suffit seulement de savoir qu'une fois l'abdomen ouvert et en cas d'incertitude le repère principal est le bord inférieur du foie.

En supposant toujours l'estomac en réplétion modérée, le point le plus bas de la grande courbure (coude du vestibule pylorique) passe à 3 travers de doigt au-dessus de l'ombilic et sur l'horizontale qui relie les cartilages des 10es côtes (Jonnesco, Merkel). Ewald indique le même niveau, 25 à 40 millimètres au-dessus de l'ombilic; limite sensiblement fixe, que l'estomac renferme de l'eau ou de l'air, que le sujet soit debout ou couché.

On trouvera dans Addison (Abdomin. Viscera in Man. *J. of Anat.*, 1899) des repères précis pour la position de l'estomac, obtenus par transfixion sur 10 sujets.

Espace de Traube. — L'*espace semi-lunaire de Traube* est la partie inféro-antérieure gauche du thorax correspondant à la sonorité tympanique de l'estomac. C'est ce clinicien qui en 1868 a montré la valeur séméiologique de cette zone, qui comprend la presque totalité de l'hypocondre gauche (Voy. BAUDOIN, *Progrès médic.*, 1887). Elle a la forme d'un croissant ou d'une calotte, dont la partie rectiligne s'étend de l'appendice xiphoïde à l'extrémité antérieure de la 11e côte en longeant le rebord costal, tandis que le bord convexe qui réunit ces mêmes extrémités suit la voûte diaphragmatique gauche; cette dernière ligne n'a pas de repère anatomique extérieur et doit être déterminée par la percussion et l'auscultation. En somme l'espace de Traube est la partie hypocondrique de l'estomac, qu'il importe au médecin de distinguer des organes voisins : cœur, plèvre et poumon.

II. ***Rapport avec les organes.*** — Examinons successivement : les orifices, le fond, les faces et les bords.

1° *Orifice œsophagien, cardia.* — Le cardia est situé au niveau de la 10e ou de la 11e vertèbre dorsale, rapport variable suivant les sujets, car ces deux positions ont été observées par les anatomistes (Voy. plus haut au chapitre Œsophage). Il est à 2 ou 3 centimètres au-dessous de l'hiatus du diaphragme, ce qui permet de saisir l'œsophage dans l'extraction de l'estomac. Sa face postérieure repose sur l'aorte qui la sépare du flanc gauche de la vertèbre correspondante; elle est en contact aussi à gauche avec la graisse rétro-péritonéale (Voy. à l'article Foie, la fig. 364). Sa face antérieure est recouverte par le lobe gauche du foie qui l'enchâsse dans une gouttière.

2° *Pylore.* — Le pylore est au niveau de la 1re vertèbre lombaire, sur le bord inférieur de son corps (Jonnesco, Rosenfeld), entre la 12e dorsale et la 1re lombaire (Rüdinger), entre la 11e dorsale et la 1re lombaire (Braune). Il est prévertébral; le plus souvent appliqué sur la face droite de la colonne vertébrale, assez souvent sur la ligne médiane, quelquefois sur la face gauche, position qui ne paraît pas être normale. Sa face postérieure est séparée de la colonne vertébrale par la veine porte et son atmosphère adipeuse, si le pylore est latéral; par l'aorte, s'il est médian. Sa face antérieure est recouverte par le lobe carré du foie, un peu en avant du hile (Voy. Foie, fig. 368, et Pancréas, fig. 415). Sur son côté droit, il est fréquemment en contact avec la vésicule biliaire qui d'autrefois le recouvre complètement; aussi le trouve-t-on souvent coloré par la bile transsudée, sur le cadavre.

Le *canal pylorique* est situé à sa gauche et un peu plus bas sur le flanc droit ou la partie médiane du corps de la 2e lombaire, le long du bord interne du duodénum. Le *vestibule pylorique*, plus ou moins à cheval sur la ligne médiane par son extrémité distale, est en grande partie situé à gauche et

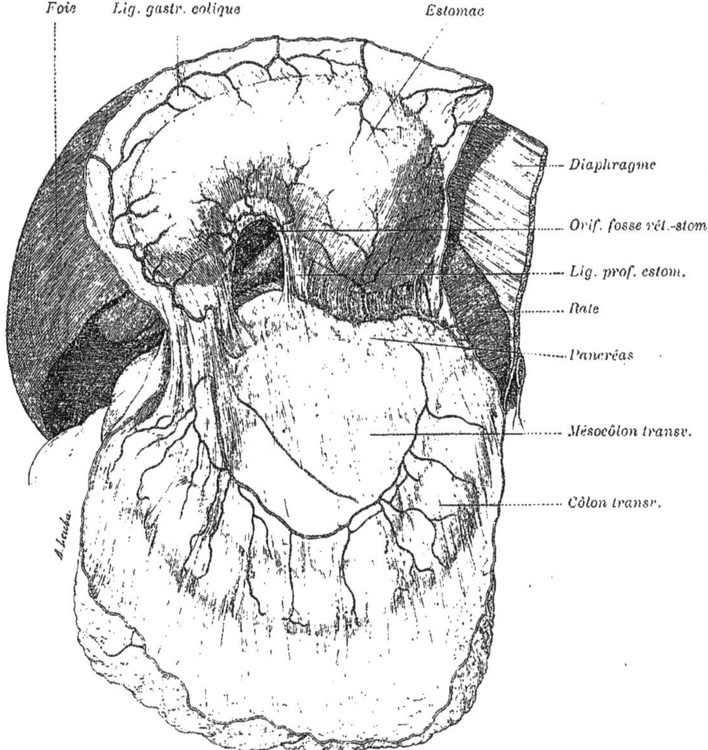

Fig. 113. — Ligament profond de l'estomac.

L'arrière-cavité des épiploons, chambre rétro-stomacale, est largement ouverte par l'incision du ligament gastro-colique. L'estomac est renversé en haut (nouveau-né).

descend sur le duodénum et le côlon transverse. Il peut être anormalement recouvert par la vésicule biliaire. Sa paroi postérieure repose sur la tête du pancréas.

Si on soulève la partie du foie qui recouvre l'estomac, on découvre le canal pylorique et la petite courbure. Ceux-ci limitent une petite région de la paroi postérieure abdominale sur laquelle le lobe gauche du foie tombe comme un couvercle : la *région cœliaque* (Luschka). Circonscrite à gauche et en bas par le bord droit de l'estomac continué par le bord supérieur du canal pylorique et de la portion initiale du duodénum, cette région est ainsi constituée (fig. 116) : le squelette, formé par les trois dernières vertèbres dorsales, les parties initiales des deux dernières paires costales et par la première v. lombaire, est recouvert par la portion lombaire du diaphragme. A droite de la ligne médiane, le lobe de Spigel et la veine cave inférieure s'adossent au pilier droit du diaphragme. En avant de la veine cave, monte le tronc de la veine porte ayant à sa gauche, puis devant elle, le tronc de l'artère hépatique, et à sa droite les voies biliaires. A gauche de la ligne médiane et tout à fait en arrière, passe la portion de l'aorte abdominale qui chemine dans le canal aortique du diaphragme, masquée en grande partie par l'entre-croisement des piliers. Derrière elle, se trouve le commencement du canal thoracique (citerne de Pecquet). De sa face antérieure et immédiatement au-dessus du diaphragme partent les artères diaphragmatiques, et 2 cm. plus bas, le tronc cœliaque. Des trois branches de ce tronc : l'artère splénique longe le bord supérieur du pancréas à gauche et croise la portion verticale de la petite courbure, pour glisser ensuite derrière l'estomac, sur un plan passant par le milieu du cartilage de la septième côte gauche (Luschka). L'artère coronaire stomachique monte en formant un arc à convexité supérieure, puis elle suit la petite courbure de gauche à droite. L'artère hépatique, après un court trajet transversal, se divise en artère hépatique proprement dite et en artère gastro-duodénale, celle-ci donne l'artère pylorique avant de passer, à droite du canal pylorique, derrière la portion initiale du duodénum. Près du tronc cœliaque, s'étale le plexus solaire dont les deux ganglions semi-lunaires se trouvent sur les côtes de son origine, et reçoivent en haut les nerfs splanchniques et le vague droit. A la limite inférieure de la région, au niveau de l'angle que forme la petite courbure, apparaît un segment du pancréas. Tous ces organes sont recouverts directement par le péritoine (paroi postérieure de l'arrière-cavité des épiploons) dont se détache un pli, soulevé par l'artère coronaire stomachique et allant se perdre, comme cette artère, le long de la petite courbure de l'estomac (le *ligament profond de l'estomac* ou *repli de l'artère coronaire*). Ajoutons enfin qu'après avoir soulevé le couvercle hépatique, le lobe gauche, on n'a pas une vue immédiate sur cette région. On l'aperçoit à travers un voile mince et transparent par places, épais et opaque ailleurs, formé par un repli péritonéal allant de la petite courbure au foie, le *ligament gastro-hépatique* (petit épiploon), qu'il faut enlever à son tour en l'incisant pour examiner la région.

3° *Grosse tubérosité* ou *fond*. — Le fond de l'estomac, attaché au diaphragme par des replis péritonéaux, occupe une position fixe. Son sommet, tantôt pointu, tantôt arrondi en calotte, est recouvert par le foie en dedans, par le diaphragme en dehors. Le rapport avec le foie est variable, suivant le degré de développement du lobe gauche, sur la face inférieure duquel l'estomac grave l'empreinte gastrique; ce lobe peut se prolonger sur la face externe et recouvrir la rate. Le foie et le diaphragme séparent la grosse tubérosité du cœur, de la plèvre et de la base du poumon gauche; par ses rapports médiats, l'estomac distendu peut gêner la respiration et les mouvements du cœur.

En dedans, le fond est en rapport avec l'œsophage et le foie; en dehors, avec le diaphragme et le sinus pleural. Sa partie antérieure est recouverte par la paroi thoracique de l'hypocondre gauche, doublée de la plèvre, du poumon et du diaphragme. Sa paroi postérieure est péritonéale en bas et repose sur la partie supérieure de la rate; mais en haut elle est directement au contact de la portion lombaire du diaphragme et lui est adhérente. Il y a là en effet une partie non péritonéale, occupée par le ligament phrénico-gastrique, et dont l'étendue varie beaucoup, depuis un simple liseré transversal jusqu'à une surface semilunaire qui descend au-dessous du cardia (Voy. Péritoine, p. 934).

4° *Paroi antérieure*. — La paroi antérieure du corps de l'estomac est en rapport à gauche avec la paroi thoracique, à droite avec la paroi abdominale antérieure et le foie. La paroi thoracique est la partie antérieure de l'hypocondre gauche; elle comprend les cartilages des 5e, 6e, 7e, 8e et 9e côtes; derrière eux, le sinus costo-diaphragmatique antérieur et le bord inférieur du poumon. Le cul-de-sac pleural descend jusqu'au bord inférieur de la 8e côte. Le foie ne recouvre qu'une petite partie du corps de l'organe, tout à fait en haut, à moins que son lobe gauche ne soit anormalement développé ou prolabé en antéversion. Tout le reste de cette face antérieure est au contact direct de la paroi abdominale, sur une surface triangulaire qui s'agrandit et se voussure quand l'estomac est bien distendu; elle appartient à la région épigastrique et constitue la partie accessible du viscère. Il n'est pas bien rare de voir cette face séparée de la paroi par le côlon transverse dilaté ou par le grand épiploon renversé de bas en haut, ou même par le côlon sigmoïde très distendu.

3° *Paroi postérieure.* — La paroi postérieure du corps forme la paroi anté-

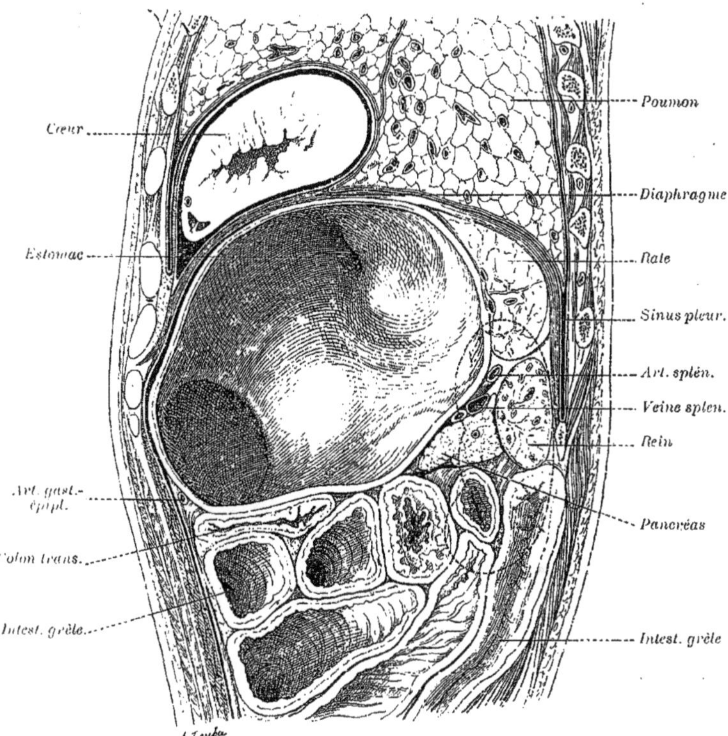

Fig. 114. — Coupe sagittale de l'hypocondre gauche, passant au milieu de l'espace qui sépare les lignes parasternale et mamillaire, sur un sujet dont l'estomac était très dilaté (d'après Luschka).

rieure de l'arrière-cavité des épiploons qui sépare ce viscère des organes sous-jacents. Cette arrière-cavité est subdivisée en deux espaces par le *ligament profond de l'estomac* ou *faux de l'artère coronaire* (fig. 113). Au niveau de la petite courbure, l'artère coronaire stomachique refoule en avant la lame péritonéale postérieure en formant un pli (ligament profond) qui fait saillie dans l'arrière-cavité et la partage en deux loges : l'une située à gauche et derrière l'estomac, l'autre à droite sous le foie. La première de ces cavités constitue la bourse rétro-stomacale (*bursa omentalis major*), la seconde la bourse sous-hépatique (*bursa omentalis minor*). Les deux bourses communiquent ensemble à l'aide d'un orifice délimité par le bord concave du ligament et par la portion pylorique de la petite courbure. — D'un autre côté la bourse rétro-stomacale est quelquefois cloisonnée par des adhérences normales ou pathologiques qui s'établissent entre la séreuse du pancréas et celle de l'estomac et qui diminuent la mobilité de ce dernier organe (Voy. Pancréas, p. 816). Enfin nous avons vu qu'elle cesse à un niveau variable sur la grosse tubérosité derrière laquelle elle finit en cul-de-sac.

Par l'intermédiaire de cette arrière-cavité, l'estomac est en rapport avec les

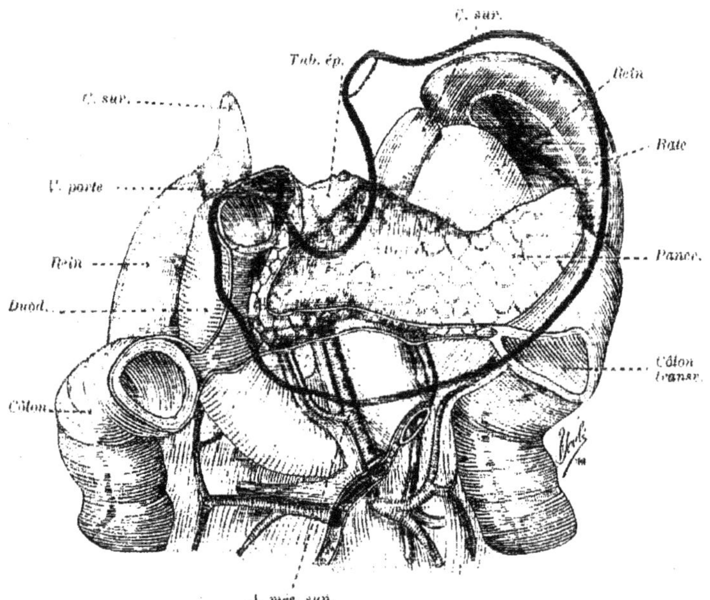

FIG. 115. — Rapports de la face postérieure de l'estomac (d'après les moulages de His).
Le contour de l'estomac est projeté en rouge.

organes suivants, de gauche à droite (Voy. fig. 115) : la rate, le rein gauche et sa capsule surrénale, le pancréas et l'angle duodéno-jéjunal.

La rate, reliée par l'épiploon gastro-splénique, est collée obliquement sur la face postérieure de l'estomac qui creuse sur elle, en avant du hile, l'empreinte gastrique ; elle est à cheval sur le fond et le corps, et complètement invisible lorsqu'on ouvre l'abdomen, à l'exception de son extrémité inférieure qui émerge souvent sur le milieu de la grande courbure. — Le tiers ou le quart supérieur du rein gauche et la plus grande partie de sa capsule surrénale sont au contact de l'estomac qui marque son passage sur le rein par une excavation, souvent très accusée, en forme de coque (empreinte gastrique, His). — Une large empreinte semblable excave toute la face antérieure du corps du pancréas (*ventriculi pulvinar*). On a maintes fois trouvé le pancréas soudé à l'estomac dans les ulcères de ce dernier organe (Cruveilhier); l'artère splénique, qui suit le bord supérieur du pancréas, peut être englobée dans le processus ulcératif. — Enfin au-dessous du pancréas, l'estomac repose sur le méso-côlon transverse, la portion initiale du jéjunum et la branche ascendante du duodénum.

L'ensemble de ces organes forme une sorte de surface creuse, bien apparente sur les sujets durcis, que Birmingham (*J. of Anat.*, 1896) a décrite sous le nom de *lit de l'estomac*.

6° *Bord droit* ou *petite courbure*. — La petite courbure a une position assez fixe. Elle descend presque verticalement sur le flanc gauche de la colonne vertébrale, depuis la 11e ou 12e vertèbre dorsale, jusqu'à la 1re lombaire, et là se recourbe brusquement pour remonter à droite vers le pylore. Longée par les vaisseaux coronaires stomachiques et par l'insertion de l'épiploon gastro-hépatique en avant, de l'épiploon gastro-pancréatique ou ligament profond en arrière, elle contourne en crochet le tubercule épiploïque du pancréas et le tubercule correspondant du foie. Elle est recouverte par le lobe gauche de ce dernier organe.

7° *Bord gauche* ou *grande courbure*. — La grande courbure, dans sa partie sous-jacente au grand cul-de-sac de l'estomac, porte avec elle le cercle vasculaire des artères et veines gastro-épiploïques et l'insertion du grand épiploon. Celui-ci, par sa soudure au côlon, devient chez l'adulte le ligament gastro-colique; il est continué à son extrémité gauche par l'épiploon gastro-splénique. Toute cette partie de la grande courbure est encadrée par le côlon transverse, d'où le nom de bord colique que lui avait donné Chaussier; le côlon transverse la suit jusqu'à l'extrémité inférieure de la rate pour se couder brusquement et descendre en formant le côlon lombaire; suivant qu'il est distendu ou non, il empiète plus ou moins sur la face antérieure qu'il peut masquer en partie.

Si nous résumons, dans une vue d'ensemble, les rapports de l'estomac avec les viscères qui l'entourent, nous voyons : le foie en avant et à droite; en arrière, la rate, le pancréas et l'angle splénique du côlon, sur un premier plan; le rein gauche avec sa capsule surrénale, sur un second plan; en bas, le côlon transverse, le duodénum et les anses du jéjunum. Ces organes limitent un espace dans lequel se trouve logé l'estomac. Celui-ci a une grande influence, comme nous l'avons vu, sur la configuration des organes qui l'entourent. Aussi, après l'avoir enlevé, on peut encore voir sa forme, d'après l'empreinte qu'il laisse sur la surface des organes avoisinants (His). Quand l'estomac se distend, cet espace s'agrandit : en haut, par suite de l'aplatissement du lobe gauche du foie, par le relèvement de tout le foie et du diaphragme et par l'élargissement de l'espace situé entre le lobe gauche du foie et la rate; en bas, par un léger déplacement du pancréas, par le déplacement en avant de la paroi abdominale antérieure, le déplacement en bas et l'aplatissement du côlon transverse, joint à l'abaissement du plancher mésocolique (mésocôlon transverse) et du coussinet élastique que forment les anses intestinales sous-jacentes. Quand l'estomac diminue, l'espace se trouve rempli par les organes qui reprennent leur forme et reviennent sur eux-mêmes, et surtout par l'angle splénique du côlon, qui s'insinue profondément dans l'hypocondre gauche.

Comme nous l'avons dit en commençant, l'estomac distendu même fortement augmente l'étendue de ses rapports, mais ne les change pas sensiblement. Il ne tourne pas autour d'un axe transversal, comme on le croyait d'après des observations faites sur l'abdomen ouvert, mouvement que ses attaches avec la rate suffisent à empêcher. Il s'accroît en tous sens, mais surtout dans le sens de la moindre résistance; très peu par conséquent en arrière où il se bute à des organes rigides, beaucoup au contraire aux dépens de sa grosse tubérosité qui refoule le foie et la voûte du diaphragme, et de sa grande courbure, qui devenue plus apparente s'allonge et descend, appliquant une vaste surface de la paroi de l'estomac contre la paroi de l'abdomen. La région pylorique s'allonge à son tour, et le pylore est entraîné à droite de la colonne vertébrale, à une distance ordinaire de 1 à 2 cm., mais qui peut atteindre 7 cm., d'après les recherches de Braune (*Revue des sciences médicales*, 1874, et *Arch. d. Heilkunde*, 1874, p. 76).

Dans ces dernières années, les cliniciens ont essayé par différentes méthodes de déterminer la position de l'estomac sur le vivant. Parmi ces différentes tentatives nous citerons : 1° la palpation combinée avec l'introduction d'une sonde jusqu'à la grande courbure (Leubé, Boas) : — 2° la percussion et l'auscultation phonendoscopiques (Bianchi et Comte. *Arch. de physiol.*, 1897); — 3° la radioscopie, par l'examen à l'écran fluorescent d'une sonde introduite dans l'estomac et contenant à son bout inférieur une substance opaque, telle que du plomb (Rosenfeld. *Centralbl. f. inn. Medicin*, 1899) : — 4° la gastrodiaphanie, c'est-à-dire l'éclairage de l'estomac par une petite lampe incandescente qu'on y fait pénétrer au moyen d'une sonde (Martius et Meltzing, 1894. Voir l'exposé de la méthode et sa critique dans Schæfer, *Inaugur. Dissert.* Bonn, 1896).

Ces méthodes d'observation ont abouti à des résultats contradictoires, souvent fort différents des données classiques. Toutes sont passibles de graves objections et sont loin d'avoir la précision anatomique. La critique des deux dernières a été faite par Meinert dans le *Centralbl. f. inn. Medicin*, 1896, et par Merkel, dans ses *Ergebnisse* de 1895 et 1896. Ces deux auteurs, qui se sont livrés à des vérifications cadavériques précises sur des sujets congelés ou durcis au formol, concluent à l'exactitude, à quelques détails près, de la description de Luschka (1873), qui est aussi celle que nous avons suivie dans ses grandes lignes.

Moyens de fixité. — L'estomac est fixé dans sa position : 1° par la continuation de ses deux extrémités avec l'œsophage et le duodénum, eux-mêmes en situation stable; 2° par le péritoine; 3° par les vaisseaux.

Le péritoine enveloppe l'estomac tout entier entre deux feuillets qui adhèrent intimement aux faces antérieure et postérieure. Il se dispose en outre sur sa périphérie en ligaments qui l'attachent aux organes voisins. Ce sont : l'épiploon gastro-hépatique, qui le relie au foie; l'épiploon gastro-colique ou grand épiploon, sur sa grande courbure; l'épiploon gastro-splénique, tendu du bord gauche au hile de la rate; le ligament gastro-phrénique, qui occupe l'espace compris entre le bord gauche de l'œsophage et le sommet de la grosse tubérosité et qui suspend celle-ci au diaphragme (Voy. Péritoine, p. 952); et enfin le ligament profond de l'estomac (Jonnesco) ou faux de l'artère coronaire, qui va de la petite courbure en arrière au pilier droit du diaphragme ou même au pancréas. (Voy. Péritoine, p. 949).

Le troisième moyen de fixité de l'estomac est constitué par les *artères* qui l'abordent. Le tronc cœliaque et ses trois branches, la coronaire stomachique et la splénique à gauche et en haut, l'hépatique à droite, fixent la petite courbure et le fond contre la paroi abdominale postérieure et contre la rate. Cette dernière, collée à son tour à la paroi par d'étroits liens péritonéaux, contribue à la fixité de l'estomac. Le coussinet élastique formé par les anses de l'intestin flottant en bas et en arrière complète l'appareil de fixation de l'estomac.

Grâce à tous ces moyens, l'estomac est bien immobilisé, surtout à ses deux extrémités. Le cardia et le fond, dépourvus de péritoine sur leur face postérieure, sont appliqués à la paroi postérieure de la fosse gastrique par la réflexion du péritoine autour d'eux. C'est le point le plus fixe de l'estomac. Le canal pylorique, grâce au duodénum qui lui fait suite, présente une fixité assez grande; pourtant, dans les cas pathologiques surtout, il peut subir un certain déplacement en bas ou latéralement. La portion de l'estomac comprise entre le lig. gastro-splénique à gauche et le canal pylorique à droite est la plus mobile, mais seulement dans le sens vertical; tout mouvement de rotation sur son axe

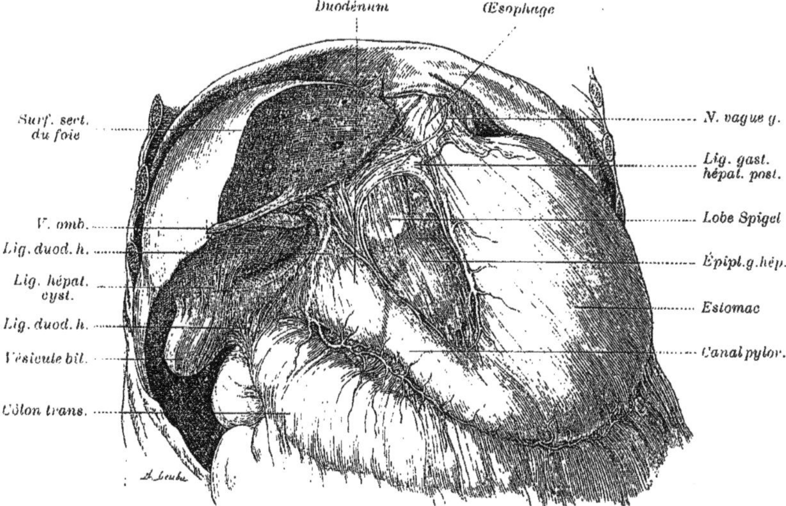

FIG. 116. — Épiploon gastro-hépatique ou petit épiploon. Le lobe gauche du foie a été enlevé. Nouveau-né.

ayant pour résultat de porter sa grande courbure en avant, la petite en arrière, est impossible, car le déplacement de la grande courbure en avant devrait être suivi immédiatement d'un tiraillement de la rate, qui s'y refuse, vu ses attaches péritonéales. — En résumé, l'estomac ne peut qu'augmenter sur place, en développant surtout sa grande courbure dirigée à gauche et en bas. Ses parois, en se développant, glissent sur les organes voisins dont elles sont séparées par des surfaces séreuses, voire même par une vaste bourse séreuse (la fosse rétro-stomacale). Il ne peut se déplacer dans sa totalité, ni latéralement, ni verticalement. Son extrémité inférieure (vestibule et canal pyloriques) peut subir de légers déplacements dans les deux sens transversal et vertical. Son fond et le corps situés dans l'hypocondre gauche sont absolument immobiles dans tous les sens.

Déplacements. — L'estomac peut subir, comme tous les organes abdominaux, des déplacements pathologiques. Il ne se déplace pas en masse, car il est suspendu à la voûte du diaphragme par l'œsophage dont la position est fixe ou qui du moins ne peut s'allonger que d'une faible quantité. C'est le pylore qui par sa mobilité permet les déviations de l'organe. Les déplacements sont latéraux ou inférieurs : 1° *Déplacement à gauche.* Le pylore passe à gauche de la colonne vertébrale, l'estomac est complètement vertical. Cette forme, fréquente chez la femme, est peut-être dans certains cas une persistance de la position fœtale. — 2° *Déplacement à droite.* Le pylore et une notable partie des viscères sont entraînés à droite de la colonne, l'estomac est transversal. Cet état se voit surtout dans la dilatation, et peut s'observer même chez les petits enfants. — 3° *Abaissement* (gastroptose). Le pylore descend au niveau de l'ombilic, sur la 2e ou 3e vertèbre lombaire, l'estomac allongé ou dilaté prend des directions variables. Cruveilhier a rencontré le pylore à l'hypogastre, dans le flanc droit, dans la fosse iliaque droite. Cette forme est difficile à distinguer sur le vivant de la gastrectasie et d'ailleurs est souvent combinée avec elle.

Élasticité. — L'estomac est très élastique. Si on l'insuffle extérieurement et qu'on le laisse se vider, on le voit revenir exactement sinon à sa forme, au moins à ses dimensions premières, en supposant qu'il ne fût pas d'abord en état de rétraction. L'expérience peut se répéter plusieurs fois. Il n'en est pas de même si le remplissage se fait avec de l'eau; à chaque essai nouveau, l'estomac augmente de volume.

Sa résistance à la rupture ou *ténacité* n'a pas été étudiée, même sur le cadavre. Sur le chien, des estomacs extraits peu après la mort, se sont rompus quand la distension par l'eau a dépassé d'un tiers environ la quantité que l'organe avait pu recevoir sans pression (Charpy). Sur le vivant, il y aurait à faire la part de la résistance musculaire.

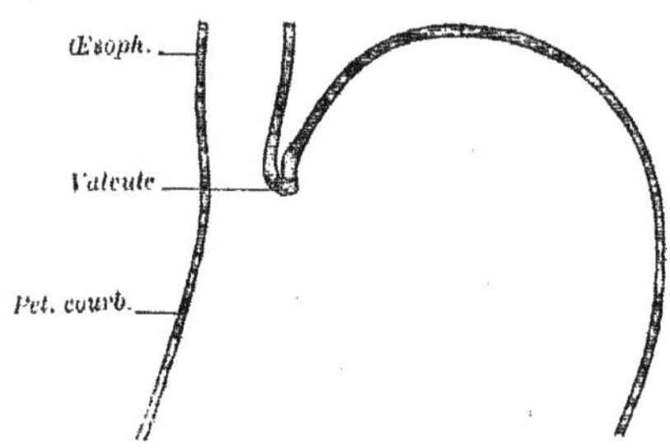

Œsoph.
Valvule
Pet. courb.

FIG. 117. — Repli valvulaire du cardia.
Coupe frontale sur un estomac de nouveau-né.

Configuration interne. — Examiné par sa cavité, l'estomac se présente sous la forme d'une poche subdivisée par des plis plus ou moins saillants en plusieurs segments. Sur la petite courbure on remarque souvent un pli semi-lunaire, répondant au point même où elle se coude; il marque la séparation de la cavité du corps de l'estomac d'avec le vestibule pylorique. — Vers le pylore, on trouve deux autres plis, un sur la petite, l'autre sur la grande courbure; semi-lunaires, toujours bien marqués, ils répondent aux sillons pyloriques décrits sur la face externe : ce sont les *plis pyloriques* (plica prepylorica, Luschka). Ils séparent le vestibule du canal pylorique. — L'orifice œsophagien ou *cardia* est muni, dans sa partie supérieure et gauche, d'un repli valvulaire, souvent très marqué, formé par l'adossement des parois œsophagienne et gastrique au niveau de l'angle aigu que forme l'œsophage avec le fond de l'estomac. On pourrait l'appeler : *valvule cardiaque.* Nous avons décrit à propos de l'œsophage (p. 174), cette valvule bien étudiée par Gubaroff, et que Berry et Crawford (*J. of Anat.*, 1900) ont de nouveau signalée comme une chose nouvelle. Quelquefois on y trouve un pli circulaire rétrécissant l'orifice œsophagien : *pli cardiaque.*

Cet orifice est remarquable : par des plis radiés que la distension fait disparaître; par un bord inégalement frangé et un changement de coloration qui établissent les limites entre la muqueuse œsophagienne et la muqueuse gastrique; par sa largeur et sa dilatabilité; enfin par l'absence de sphincter véritable (Cruveilhier). — L'orifice duodénal ou *pylore* se distingue au contraire par son étroitesse, sa faible dilatabilité, la présence d'une valvule muqueuse complète et celle d'un sphincter musculaire. La valvule sur une pièce desséchée ressemble à un diaphragme. Elle est quelquefois incomplète, réduite à un croissant (2 fois sur 50); d'autres fois il y a une seconde valvule, semi-lunaire. L'orifice est ordinairement ovalaire, à grand axe dirigé en bas et en arrière; dans un quart des cas, il est régulièrement circulaire. Les dimensions moyennes, d'après Berry et Crawford, sur 50 estomacs modérément insufflés et desséchés, étaient pour les deux axes de 18 à 14 millimètres; pour Dwight, qui a pris 30 moulages sur l'organe en place, de 7 millimètres sur 4 à 20 sur 18. Dans trois cas les deux D. étaient inférieurs à 1 centimètre. Déjà Cruveilhier avait fait observer que sur un grand nombre de sujets l'orifice pylorique permet difficilement l'introduction du petit doigt et qu'indépendamment de toute lésion morbide il présente, au point de vue de ses dimensions, beaucoup de variétés congénitales ou acquises qui doivent influer sur les affections du pylore.

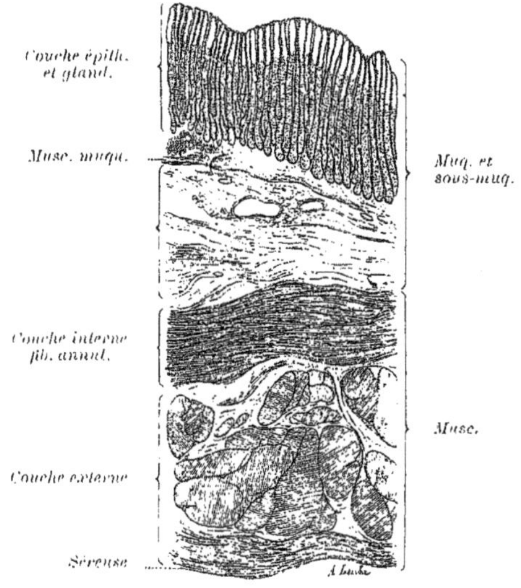

Fig. 118. — Coupe perpendiculaire de la paroi stomacale de l'homme (grossie 15 fois, d'après Stœhr).

Structure. — L'estomac est formé de trois tuniques superposées et emboîtées les unes dans les autres : une superficielle ou séreuse; une moyenne, musculaire; et une interne, muqueuse. On peut ajouter une quatrième tunique interposée entre les deux dernières, la tunique celluleuse ou sous-muqueuse. L'épaisseur totale de la paroi est de 3 millimètres.

1) **La tunique séreuse** est formée par le péritoine qui tapisse les deux faces. Elle adhère intimement à la tunique musculaire sur les deux parois, mais moins sur les bords. Là, les gros vaisseaux, entourés souvent de graisse, séparent les deux tuniques. (Voy. Péritoine.)

2) **La tunique musculaire.** — La charpente musculaire de l'estomac est formée de fibres musculaires lisses groupées en faisceaux plats qui peuvent avoir jusqu'à 5 millimètres de largeur. Sa couleur est rouge pâle. Son épaisseur, très faible sur la grosse tubérosité, forte au contraire dans la région pylorique, plus forte aussi sur la petite courbure que sur la grande, est de 1 millimètre environ.

Elle varie d'ailleurs beaucoup d'un sujet à l'autre, et l'on trouve même des différences individuelles pour les trois plans de fibres. Les estomacs petits sont les mieux musclés; dans les cas d'hypertrophies pathologiques, la tunique musculaire peut atteindre 14 et 16 millimètres d'épaisseur (Cruveilhier).

Elle a été étudiée par de nombreux auteurs : Helvétius (1719), Haller au siècle dernier; à notre époque, plus particulièrement par Luschka, Larger (Étude sur les muscles lisses. *Th. de Strasbourg*, 1870), v. Aufschnaiter (Die Muskelhaut d. menschl. Magens. *C. R. Ac. Sc. de Vienne*, 1894, 3.103); Birmingham (*J. of Anatomy*, 1898).

Elle est formée de trois couches de fibres : deux longitudinales, externe et

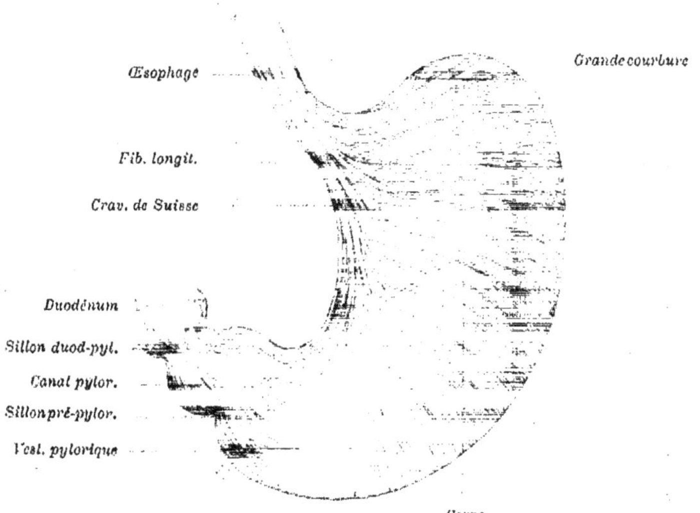

Fig. 119. — Tunique musculaire de l'estomac. Couche superficielle, disséquée après avoir enlevé la couverture séreuse (d'après Luschka).

interne, et entre elles une couche circulaire. En raison de la grosse tubérosité, les fibres longitudinales internes prennent une disposition oblique.

I. **Fibres longitudinales; plan superficiel.** — Ce plan est en grande partie constitué par l'irradiation de la couche musculaire externe de l'œsophage. Il diffère sur les deux courbures et sur les faces. — 1° Sur la petite courbure, les fibres condensées, souvent d'un rouge manifeste, émanées du bord droit de l'œsophage, forment un large ruban dont les faisceaux moyens s'étendent jusqu'au delà du pylore en passant en pont sur les sillons pyloriques, tandis que les faisceaux latéraux s'épuisent en rayonnant sur la partie la plus élevée des deux faces, en pénétrant même dans la profondeur jusque sous la muqueuse. Ce ruban a été appelé au commencement du XVIIIe siècle : la *cravate de Suisse*, par analogie avec une cravate alors en usage. Haller pense qu'elle rapproche le pylore du cardia; en tirant sur le pylore, elle le relève et contribue ainsi à mieux fermer cet orifice et à retenir les aliments dans l'estomac. — 2° Sur la grande courbure, on observe tantôt quelques fibres minces, insignifiantes, tantôt un ruban bien marqué qui, issu du bord gauche de l'œsophage, suit toute la courbure pour arriver au pylore. — 3° Il en est de même sur les deux faces, dont les fibres sont souvent grêles et espacées; la plupart d'ailleurs ne proviennent pas de l'œsophage et sont propres à l'estomac.

Sur les deux parois, elles marchent parallèlement au grand axe de l'estomac depuis le fond jusqu'au pylore. A droite, elles se perdent dans les fibres longitudinales du duodénum; à gauche, elles disparaissent peu à peu entre les faisceaux des fibres annulaires; quelques-unes seulement arrivent au fond de l'estomac (Luschka). Très mince sur la partie moyenne des deux parois, le plan musculaire superficiel devient plus épais vers le pylore. Ici les faisceaux se condensent, en formant des bandes placées au milieu des parois du canal pylorique et de son vestibule : ce sont les *ligaments du pylore* (Helvétius). Ces bandes sont surtout composées de fibres élastiques; chez beaucoup d'animaux, elles prennent un aspect nacré, tendineux. D'après Luschka, les fibres longitudinales du plan superficiel constitueraient un appareil musculaire dilatateur des deux orifices œsophagien et duodénal de l'estomac. D'après Rüdinger et Klaussner, cette disposition n'existerait qu'au niveau du pylore. Là, en effet, les fibres longitudinales prendraient part à la formation du sphincter pylorique en s'enchevêtrant avec les fibres circulaires; il y aurait un constricteur et un dilatateur du pylore.

Lesshaft a vu (deux cas) des faisceaux musculaires striés se détacher de la portion postérieure du diaphragme et passer sous le péritoine, à gauche du ligament phrénico-gastrique, pour arriver sur la paroi antérieure de l'estomac, immédiatement à gauche du cardia, où ils se perdaient parmi les fibres circulaires. Ces faisceaux réunis formaient ensemble un petit muscle, long de 4,5 à 5 cm., large de 4 à 4,5 cm. et épais de 1,5 à 2 mm., qu'il propose d'appeler : *muscle phrénico-gastrique*.

2° **Fibres circulaires; plan moyen.** — Les deux tiers de la tunique musculaire sont constitués par des faisceaux circulaires, perpendiculaires au grand axe de l'estomac. Ces faisceaux, dont la largeur atteint 5 millimètres, sont très rapprochés et s'envoient de nombreuses anastomoses à angle aigu (Henle). Dans leur ensemble, ils forment une couche continue et croissante depuis le fond jusqu'au pylore. Sur la grosse tubérosité, ils décrivent de petits cercles ou tourbillons, que quelques auteurs rattachent à la couche profonde; ils y sont peu développés. Ce sont les fibres annulaires qui produisent la biloculation observée à l'état permanent ou transitoire, ou les mouvements péristaltiques sous forme d'ondes ou de globes qu'on a perçus sur des hystériques (Dameuve). — Ce plan est la continuation de la couche circulaire de l'œsophage, au moins pour la partie qui est à droite de celui-ci, car les anneaux de la grosse tubérosité peuvent être interprétés de façons différentes au point de vue de leur origine.

A l'orifice œsophagien ou cardia, il n'y a pas de sphincter, comme on en observe chez la plupart des animaux et surtout chez le cheval. L'occlusion de l'orifice est assurée par le repli valvulaire que nous avons signalé, et surtout par la prépondérance des fibres circulaires de l'œsophage sur celles de l'estomac. Souvent même l'extrémité de l'œsophage, sur une hauteur de 1 centimètre, possède un renforcement de ses fibres circulaires qui peut atteindre 2 millimètres d'épaisseur et forme une ébauche d'anneau sphinctérien (Charpy).

Dans la région pylorique, tandis que le vestibule du pylore ne diffère pas sensiblement de la musculature du corps de l'estomac, on voit le plus souvent la couche musculaire s'épaissir progressivement dans le *canal pylorique*, sur une longueur de 2 à 3 centimètres, pour aboutir au sphincter. — Le *sphincter pylorique* est un anneau prismatique, dont l'arête en soulevant la muqueuse forme la *valvule* pylorique. Son épaisseur n'est pas toujours égale sur tout son pourtour, de là les formes incomplètes, en croissant, que prend la valvule, en même temps que l'orifice devient latéral. Cette épaisseur varie entre 5 à 8 millimètres, chiffres donnés par la plupart des observateurs. Cruveilhier a signalé comme régulière une augmentation du pylore chez les vieillards; on a décrit aussi une hypertrophie congénitale qui entraîne la mort dans les premiers mois qui suivent la naissance (CAUTLEY. *Sem. médic.*, 1898, p. 463). Du côté de l'intestin, le renflement musculaire cesse brusquement, il est à pic sur la coupe; du côté de l'estomac au contraire, il se continue ordinairement en pente douce sur le canal pylorique.

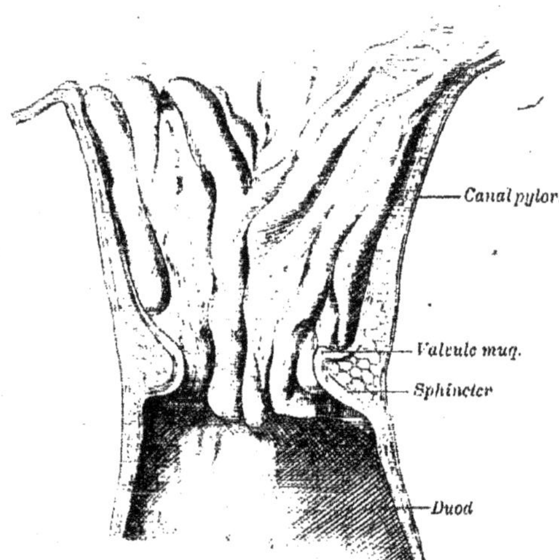

FIG. 120. — Canal pylorique ouvert et pylore vu sur la coupe. Nouveau-né.

3° Fibres obliques; plan profond (fibres elliptiques, fibres à anse, fibres paraboliques). — Ce plan découvert par Th. Willis a été bien décrit par Helvétius, Winslow et surtout par Bertin (1761). C'est à tort que quelques physiologistes lui ont donné le nom de *cravate de Suisse*, terme réservé de tout temps au faisceau longitudinal de la petite courbure. Pour mieux l'étudier, il faut retourner l'estomac et enlever la muqueuse (fig. 121). On constate alors que le plan circulaire est recouvert en dedans par un plan plus profond qui le coupe à angle droit. Dans leur ensemble, les faisceaux de ce plan profond, forment une anse, à cheval sur le côté gauche du cardia, dans l'angle qui sépare l'œsophage de la grosse tubérosité; les branches de cette anse se portent obliquement à droite sur chacune des faces de l'estomac. — Les fibres les plus élevées se disposent en un ruban qui se prolonge en avant et en arrière, parallèlement à la petite courbure, jusqu'au niveau du canal pylorique; les inférieures, au contraire, après être restées un certain temps parallèles aux précédentes, se dirigent obliquement en bas en se recourbant vers la grande courbure, et finissent par se mêler aux fibres circulaires dont elles partagent ensuite la direction.

D'après Luschka, vers le fond de l'estomac et vers la grande courbure, les faisceaux musculaires se disposent en un véritable réseau avec des fentes allongées. De ce réseau naissent des faisceaux délicats qui s'unissent en partie aux faisceaux circulaires, et en partie, à l'aide de fins tendons élastiques, se perdent dans la tunique sous-muqueuse (Treitz). D'après le même auteur, quelques faisceaux du plan profond entourent complètement le cardia, où ils s'unissent intimement aux fibres annulaires qui se prolongent de l'œsophage sur l'estomac. Cette espèce de sphincter rudimentaire du cardia (cravate d'Helvétius) est décrit par certains auteurs (Spigel, 1632; Fantoni, 1745; Luton); il continue sur l'estomac l'anneau œsophagien dont nous avons parlé plus haut (p. 225).

Pour la plupart des auteurs, ce plan n'est que la continuation des fibres circulaires de l'œsophage (Sappey, Retzius, Gillenskœld, etc.) : au niveau du cardia, dit Lesshaft, la moitié droite des faisceaux circulaires se dirige à gauche pour s'irradier sur le fond; la moitié gauche au contraire se sépare de la précédente en la croisant perpendiculairement, et descend sur les parois de l'estomac et sur sa portion pylorique, constituant ainsi le plan profond. — Pour Luschka, les fibres circulaires de l'œsophage se continuent uniquement dans le plan circulaire de l'estomac; le plan profond est surajouté, propre à ce dernier organe.

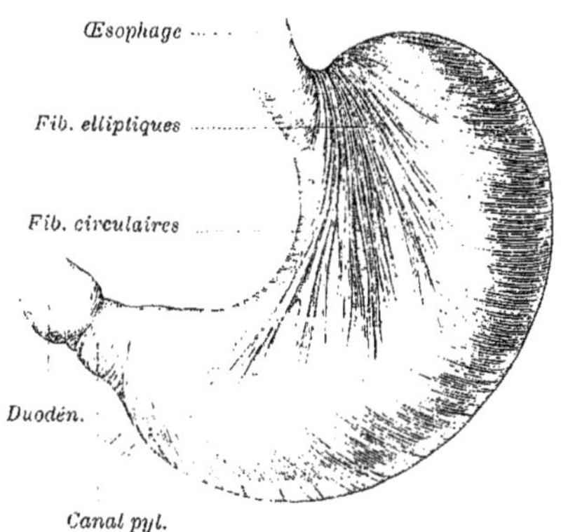

Fig. 121. — Tunique musculaire de l'estomac. Couches circulaire et elliptique vues sur l'estomac qui a été retourné et dont on a enlevé la muqueuse (Luschka).

Ce dernier auteur croit que les fibres du plan profond rapprochent la portion pylorique du cardia, la grande courbure de la petite et les parois l'une de l'autre. La partie la plus compacte formerait, en se contractant, un canal qui longerait la petite courbure et à travers lequel les liquides ingérés pourraient se rendre directement de l'œsophage dans le vestibule pylorique, opinion popularisée par Kuss, mais combattue par la plupart des physiologistes. — Paris (*Progrès médic.*, 1887) pense que les fibres obliques, prenant leur point d'appui sur leur ventre, c'est-à-dire dans l'angle rétro-œsophagien, entrouvrent le pylore qu'elles attirent vers le grand cul-de-sac, et qu'en raccourcissant les faces elles tassent et amènent au contact les fibres circulaires dont elles augmentent l'action.

3° **Tunique celluleuse ou sous-muqueuse.** — La tunique celluleuse est une couche de tissu conjonctif lâche qui unit la musculaire à la muqueuse. Faiblement adhérente à la première, elle est au contraire solidement fixée à la muqueuse avec laquelle elle est en continuité de tissu. Elle est pour ainsi dire le carrefour de tous les vaisseaux et nerfs qui vont à la muqueuse ou qui en partent (Nicolas); elle facilite les mouvements ou les plis de la muqueuse pendant la contraction de la musculeuse.

4° **Tunique muqueuse.** — La muqueuse de l'estomac présente une *coloration* très variable. Sur l'estomac frais, examiné immédiatement après la mort (chez les suppliciés ou chez les individus morts d'une mort violente, Billard) et quand elle est parfaitement saine, elle est d'une couleur gris rosé rappelant celle des circonvolutions cérébrales lorsqu'elles ont été dépouillées des membranes qui les recouvrent (Sappey); elle tranche nettement sur la coloration blanc nacré de la muqueuse œsophagienne. Si on l'examine quelque temps après la mort, sa couleur n'est plus la même, car la muqueuse de l'estomac est essentiellement altérable. Pendant la digestion, elle devient turgescente et prend une couleur qui varie du rose au rouge intense (Cl. Bernard).

Son *épaisseur* va en augmentant du cardia au pylore chez l'adulte comme chez le nouveau-né (Klein); elle est de 0,5 à 1,5 millim. vers le cardia, de 2 à 2,2 millim. vers le pylore (Kölliker). Au niveau du grand cul-de-sac elle peut se réduire à 0,5 millim. (Sappey).

Sa *consistance* est variable à l'état frais, elle est ordinairement ferme et résistante, mais elle se ramollit très vite sur le cadavre par l'action du suc gastrique (Simpson).

Sa *surface libre* n'est pas lisse, mais très inégale et pourvue de saillies ou de plis de hauteur variable qui s'entrecroisent, et circonscrivent ainsi des sillons plus ou moins profonds. Les plis sont, les uns longitudinaux, c'est-à-dire dirigés du cardia au pylore parallèlement au grand axe de l'estomac, les autres transversaux, et tous plus ou moins ondulés. Ces plis sont dus au soulèvement de toute la muqueuse, sous l'influence de la contraction des couches musculaires, aussi disparaissent-ils par la distension; on les appelle *plis transitoires*. A côté de ces plis et de ces dépressions, la surface libre de la muqueuse présente de fins sillons plus superficiels, et qui persistent même après une distension prononcée de l'organe. Ces sillons sont flexueux, et limitent des espaces légèrement saillants de 3 à 4 mill. de diamètre, losangiques, hexagonaux ou polygonaux, désignés sous le nom de *mamelons*. Ils ont une étendue moyenne de 1 à 6 mill. carrés (Sappey), et dans certains cas pathologiques ils peuvent s'accentuer davantage (état mamelonné de Louis). La surface libre des mamelons est criblée de petits trous ou fossettes (follicules gastriques de Frey) au fond desquels viennent déboucher les glandes gastriques.

Les *villosités* (plicæ villosæ, C. Krause), niées par la plupart des auteurs, sont décrites par d'autres. D'après Ulmann (*Dissert. inaug.*, Dorpat, 1855), elles sont nombreuses, et bien nettes dans la région pylorique, mais on en trouve aussi vers le cardia et le long de la petite courbure; elles sont plus rares vers la grande courbure. Tantôt plates et filiformes leur hauteur ne dépasse guère 0,05 mill. (50 μ); tantôt coniques ou cylindriques, elles mesurent jusqu'à 0,15 à 0,20 mill. (150 à 200 μ). En général, elles sont dépourvues de revêtement épithélial, et ne contiennent pas de système vasculaire comparable à celui des villosités intestinales (Henle).

Structure. — La muqueuse de l'estomac (Voy. fig. 122) est formée par la superposition des couches suivantes : un épithélium, une membrane basale, un chorion avec des glandes, une musculaire-muqueuse; elle contient en outre des vaisseaux sanguins et lymphatiques, et des nerfs.

1. — **Épithélium.** — L'épithélium de l'estomac est cylindrique simple, et se continue sans démarcation aucune avec celui de l'intestin grêle; au niveau du cardia, au contraire, il est séparé de l'épithélium pavimenteux de l'œsophage

par une ligne dentelée correspondant à une transition brusque. L'épithélium de l'estomac recouvre toutes les saillies, et s'enfonce dans les dépressions ou sillons de la muqueuse ; il se prolonge même jusqu'à une certaine profondeur dans le canal excréteur des glandes.

Les cellules épithéliales de l'estomac sont cylindriques, prismatiques ou pyramidales à cinq ou six pans. On peut les rencontrer sous trois formes principales, qui représentent trois étapes de leur transformation mucipare. Les unes ont un contenu uniformément granuleux ; d'autres, les plus nombreuses, sont en voie de transformation muqueuse, et présentent plusieurs zones ; les dernières enfin affectent l'aspect de cellules caliciformes.

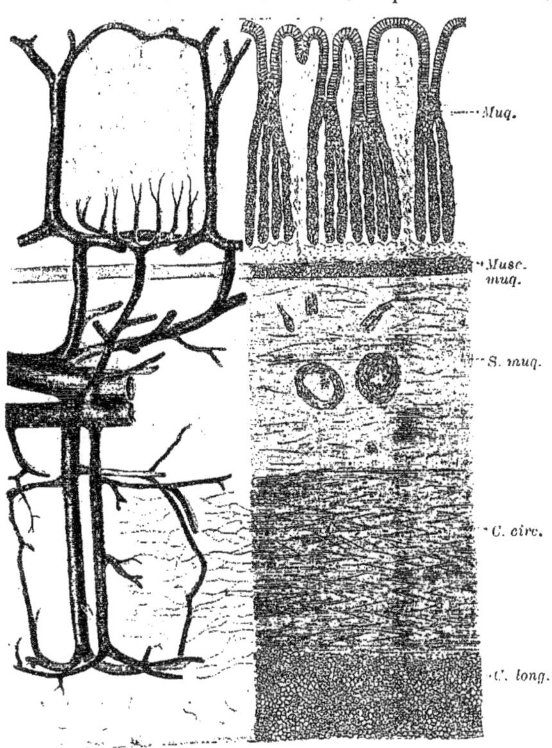

Fig. 122. — Coupe transversale des parois de l'estomac chez le chien (d'après Mall). — Gr. 35 D.

A droite les tuniques superposées, à gauche les vaisseaux et les plexus vasculaires.

Les cellules, en voie de transformation muqueuse, montrent deux zones distinctes : l'une *superficielle*, plus ou moins gonflée, presque homogène, et sans contours bien nets ; l'autre *profonde*, amincie, fortement granuleuse, renfermant un noyau elliptique ou arrondi, avec un ou plusieurs nucléoles, et se prolongeant souvent par un pied plus ou moins grêle vers la membrane basale (Kupffer). Le contenu de la première zone est du mucus (Schultze) ou du protoplasma en train de subir la transformation muqueuse (P. Moschner). Le mucus, une fois formé, fait hernie à la surface sous l'aspect d'un bouchon muqueux, et constitue alors une troisième zone (Moschner).

Les cellules de l'épithélium stomacal sont pourvues d'une membrane d'enveloppe, incomplète pour certains auteurs, complète pour d'autres. Pour les premiers, la membrane manque à la face superficielle de la cellule, qui est toujours ouverte (Fr.-E. Schultze, Blezer,

Biedermann, Raptchewski, Glinsky, Moschner). Pour Heidenhain, Stöhr, Kupffer, la membrane entoure complètement la cellule, qui reste ainsi toujours fermée. D'autres enfin (Ebstein, Trinkler) trouvent à la fois des cellules ouvertes et des cellules fermées, suivant le stade de la transformation muqueuse que l'on examine. Lorsque le bouchon muqueux est constitué, il quitte la cellule en détruisant sa membrane.

Entre les pieds amincis des cellules épithéliales, on trouve des éléments cellulaires de forme variable : Fr.-E. Schultze, Ebstein les considèrent comme des cellules jeunes ou de remplacement; d'après Nicolas, ce seraient des leucocytes migrateurs.

Chez certains animaux, l'épithélium stomacal renferme des cellules à cils vibratiles (amphibiens); l'estomac de quelques marsupiaux et plusieurs parties de l'estomac des ruminants sont revêtus par un épithélium pavimenteux stratifié. Nous rappellerons également que Toldt a observé des îlots de cellules pavimenteuses stratifiées, au voisinage de la ligne de transition vers le cardia, et même dans la partie supérieure de la grande courbure.

Les recherches de J. Schaffer, d'Oppel, de Zimmermann, etc., entreprises dans ces dernières années, semblent confirmer l'opinion de Kölliker d'après laquelle les éléments épithéliaux de l'estomac sont d'une nature toute particulière. Il ne saurait, en effet, comme le veulent Stöhr, Kültschitzky et quelques autres, être question de cellules caliciformes dont le bouchon muqueux est totalement expulsé au dehors par intervalle. La cellule épithéliale de l'estomac est un élément composé de deux parties ou zones distinctes l'une externe plus sombre, l'autre interne plus claire (Voy. fig. 125, A); c'est dans cette dernière que se trouve une substance muqueuse contenue dans les mailles d'un réseau protoplasmique assez facile à mettre en évidence (Zimmermann). D'ailleurs, comme Osawa a pu le constater dans l'estomac vide, le corps cellulaire tout entier peut être envahi par cette substance mucipare. Le mucus est expulsé de la cellule par la contraction du réseau protoplasmique dans lequel il est contenu, et si la hauteur de l'élément cellulaire diminue sensiblement après l'excrétion, on n'observe pas néanmoins les changements considérables de volume qui se produisent dans les cellules caliciformes. Zimmermann a dans presque tous les cas constaté la présence d'un centrosome dans la partie claire de la cellule stomacale; il a pu mettre en évidence, comme l'avait déjà fait Carlier, des tractus ou ponts intercellulaires chez un certain nombre d'animaux et chez l'homme. Nous conclurons donc que la cellule de l'épithélium stomacal est un élément de nature particulière sécrétant du mucus, non pas à la manière d'une glande monocellulaire dont la sécrétion est forcément intermittente, mais d'une façon à peu près continue, de telle sorte que ce produit alcalin neutralise constamment, dans l'épithélium, l'acidité du suc gastrique.

Voy. à ce sujet : Oppel. Verdauungsapparat dans les *Ergebnisse* de Merkel et Bonnet 1897 et 1898; et W. Zimmermann. Beiträge zur Kenntniss einiger Drüsen und Epithelien. *Archiv. für mikrosk. Anatomie*, Bd 52, p. 552, 1898.

2. — **Membrane basale.** — La membrane basale sépare l'épithélium du chorion de la muqueuse. Sa nature est très discutée; c'est une lamelle hyaline et continue pour les uns, interrompue par place, et d'apparence fenêtrée pour d'autres. D'après Trinkler, la membrane basale ne serait que la partie inter-glandulaire de la paroi propre des tubes glandulaires.

3. — **Chorion.** — Le chorion est formé de tissu conjonctif plus ou moins riche en fibres élastiques, et dont les fibrilles sont isolées, ou réunies en faisceaux délicats. Il contient une matière amorphe assez abondante dans laquelle sont plongées des cellules étoilées ou fusiformes, et des amas de leucocytes. Les glandes gastriques sont enfouies dans l'épaisseur du chorion, auquel on distingue deux zones : une zone inter-glandulaire, et une zone sous-glandulaire. Dans la zone *inter-glandulaire* le stroma est aréolaire et peu compact; plus serré au niveau du col des glandes, il adhère si intimement aux tubes glandulaires qu'il est souvent difficile de les isoler. La zone *sous-glandulaire* sépare le fond des glandes de la musculaire muqueuse; le tissu conjonctif y est condensé en une assise particulière connue sous le nom de *stratum compactum*.

La couche compacte ou stratum compactum, qui paraît avoir été signalée pour la première fois par Molin (1850) chez le faucon, a été retrouvée par Zeissl (1875) chez le chat; aussi est-elle quelquefois appelée *membrane de Zeissl*. Glinsky (1883) la décrit chez les carnassiers, comme une lame homogène, brillante, ressemblant à une membrane vitrée, et paraissant, au premier abord, faire partie de la musculaire-muqueuse; elle commence au niveau du cardia, s'amincit dans la région du pylore, pour disparaître à peu près complètement dans la première partie du duodénum, et ne reparaître que lorsque les glandes de Brünner commencent à faire défaut. Nous avons constaté sa présence dans l'estomac de l'homme; elle se montre très nettement, sur les préparations colorées par le picrocarmin, sous la forme d'une lamelle rosée de 25 μ environ, dans la région du cardia et de la grande courbure. Parfois elle affecte un aspect finement strié, mais les forts grossissements montre qu'elle est en réalité parfaitement homogène. Ses relations paraissent plus intimes avec la musculaire muqueuse qu'avec la partie du chorion muqueux dans laquelle sont placées les glandes.

Le chorion présente, surtout dans la région pylorique, des formations *lymphoïdes* dont l'abondance et la nature sont très discutées. Certains auteurs (Gruby, Frerichs, Bruch, Bischoff, Kölliker, Frey, Cadiat, Stöhr, Glinsky) y décrivent de véritables follicules lymphatiques, isolés ou agminés, comme dans l'intestin. H. Wathey (1874) admet l'existence d'un reticulum adénoïde en continuité directe avec les lymphatiques de la muqueuse. Klein nie l'existence des follicules, et pense que l'infiltration lymphoïde diffuse n'est pas constante. D'après Garel (thèse de Lyon, 1879), on trouve dans la zone sous-glandulaire du chorion, et au-dessus de la musculaire muqueuse, des organes lymphatiques de trois sortes : *a*) de petits follicules arrondis, limités par une coque fibreuse fenêtrée, qui communiquent par des canaux lymphatiques traversant la musculaire muqueuse, avec les vaisseaux lymphatiques de la sous-muqueuse; *b*) une infiltration de cellules lymphatiques formant des traînées inter-glandulaires; et *c*) un vaste espace sous-glandulaire à reticulum rempli de leucocytes, et dans lequel les culs-de-sac glandulaires sont plongés comme dans une *cavité séreuse cloisonnée*. Pour d'autres anatomistes enfin, il ne s'agit, en général, que d'une infiltration diffuse de leucocytes, et même les amas saillants à la surface « n'ont pas la signification d'organes définitifs, comparables aux follicules de l'intestin; ils sont le résultat d'une infiltration de cellules migratrices poussée à un degré énorme, mais n'ont qu'une existence temporaire » (Nicolas).

4. — **Musculaire-muqueuse.** — La musculaire-muqueuse sépare le chorion de la sous-muqueuse ; elle se continue avec une couche analogue dans l'œsophage et dans l'intestin. Épaisse de 50 à 100 μ, elle présente deux assises de fibres musculaires lisses : une interne circulaire, et une externe longitudinale. Les fibres de ces deux couches ne gardent pas constamment la même direction, elles paraissent s'entre-croiser ou changer d'orientation. A ces deux assises, Trinkler en ajoute une troisième formée de fibres obliques. On rencontre en outre chez certains animaux, dans l'épaisseur des espaces inter-glandulaires, de petits faisceaux de fibres lisses formant autour des glandes de petits paniers ou de petites poches musculaires. Arrivées sous l'épithélium superficiel de la muqueuse, ces fibres changent brusquement de direction; de verticales elles deviennent horizontales, et rampent parallèlement à l'épithélium. Ces faisceaux musculaires qui, dans quelques cas, sont en relation avec les couches musculaires de la muqueuse, n'ont aucun rapport avec elles, lorsqu'il existe un stratum compactum.

5. — **Glandes.** — Les glandes de l'estomac occupent presque toute l'épaisseur de la muqueuse, où elles constituent une couche continue depuis le cardia jusqu'au pylore. Ce sont des glandes en tubes simples ou ramifiés, mais dont la forme, la dimension et la structure varient sensiblement suivant les régions de l'estomac qu'on considère ; leur nombre total serait, d'après Sappey, de 5 millions environ. Bischoff le premier (1838) les divisa en deux variétés, les glandes du cardia qui sont de simples tubes dirigés perpendiculairement à la muqueuse, et les glandes pyloriques formées par des tubes ramifiés. Kölliker (1854) ajouta un autre caractère différentiel des glandes du cardia et de celles du pylore tiré de leur structure : les premières contenant des cellules spéciales (cellules à pepsine) sont les glandes à pepsine; tandis que les

autres sont des glandes muqueuses. Nous décrirons successivement les dimensions, la forme, la situation, et la structure de ces deux sortes de glandes.

1° *Glandes du cardia* (Voy. fig. 123). — Leur *longueur* entraîne des variations dans l'épaisseur de la muqueuse, de 0,3 mill. au niveau du cardia à 1,5 mill. dans la région du pylorique. Ces glandes ont un *diamètre* compris entre 0,05 et 0,07 mill. à leur partie moyenne, et se renflent en massue à leur extrémité profonde. Elles se réunissent en général par petits groupes de deux ou trois qui s'ouvrent ensemble au fond d'une dépression de la muqueuse (*fossette gastrique*), profonde de 0,2 mill. Les orifices glandulaires sont tellement rapprochés les uns des autres que les espaces qui les séparent ont à peine 0,02 à 0,06 mill. de large. La *forme* des glandes change sensiblement suivant la variété à laquelle elles appartiennent. D'une façon générale, elles sont constituées par un conduit excréteur d'une longueur variable, égale au quart ou au tiers de l'étendue totale de la glande, auquel, succèdent des branches et des rameaux qui se terminent par des culs-de-sac simples ou multiples. Dans les glandes qui occupent toute l'étendue de l'estomac jusqu'au vestibule pylorique, on constate que les premières subdivisions du conduit excréteur sont généralement fournies par deux à trois tubes parallèles de même calibre ou d'un calibre inégal. Chacun de ces tubes se divise bientôt en deux branches, et chacune de ces dernières se bifurque à son tour (Henle). De cette façon, la glande très ramifiée se présente sous l'aspect d'un arbre à division dichotomique. Vers la grande et vers la petite courbure, les glandes deviennent plus courtes et moins ramifiées; mais leurs parois présentent de nombreux culs-de-sac, qui leur donnent un aspect plus bombé (Sappey). Du reste leur forme se modifie d'une région à l'autre.

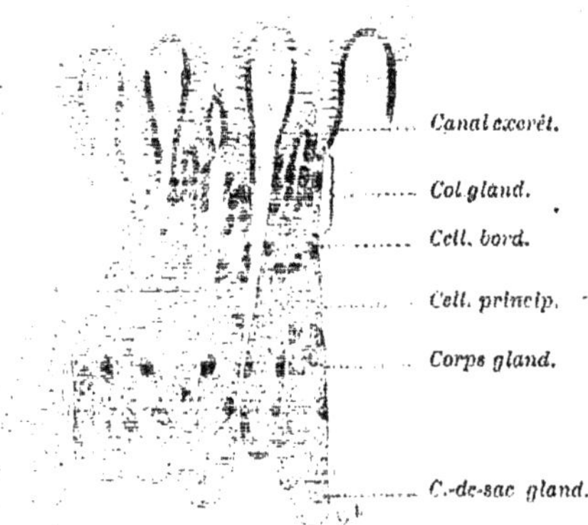

FIG. 123. — Glandes du cardia et du grand cul-de-sac de l'estomac, chez le chien (d'après Trinkler).

2° *Glandes pyloriques* (Voy. fig. 124). — Elles entourent le pylore et tapissent le canal pylorique ainsi que la paroi concave du vestibule, au delà duquel elles s'avancent sur une étendue de 4 à 5 cm. (Sappey). Leur *longueur* surpasse un peu celle des glandes du cardia. Leur conduit excréteur se divise, dès son origine, en deux ou trois branches principales, tantôt la division se fait au niveau de la partie moyenne de la glande, tantôt un peu plus loin. Le tronc et les premières divisions sont cylindriques et dépourvus de saillies glandulaires, mais, à mesure que les divisions se rapprochent de la musculaire-muqueuse, elles se couvrent de culs-de-sac allongés ou arrondis, ce qui leur donne l'aspect des glandes en grappe. Les glandes pyloriques se caractérisent par le contraste qui existe entre leur moitié supérieure formée de tubes parallèles et juxtaposés, de couleur claire, et leur moitié inférieure, un peu plus sombre et irrégulièrement bosselée.

En somme, les glandes pyloriques diffèrent, au point de vue microscopique, de celles du cardia : 1° par le nombre moins considérable de leurs divisions; 2° par la position des culs-de-sac glandulaires rejetés à l'extrémité terminale de la glande sur les premières, tandis que dans les secondes, ils sont irrégulièrement échelonnés sur les branches de division (Sappey); 3° par leur situation vis-à-vis de la musculaire-muqueuse : les glandes pyloriques sont logées dans la sous-muqueuse, alors que les culs-de-sac terminaux des glandes du cardia reposent sur la couche compacte de la muqueuse. Ajoutons encore que les glandes du cardia ont un aspect foncé, tandis que les pyloriques sont plus claires.

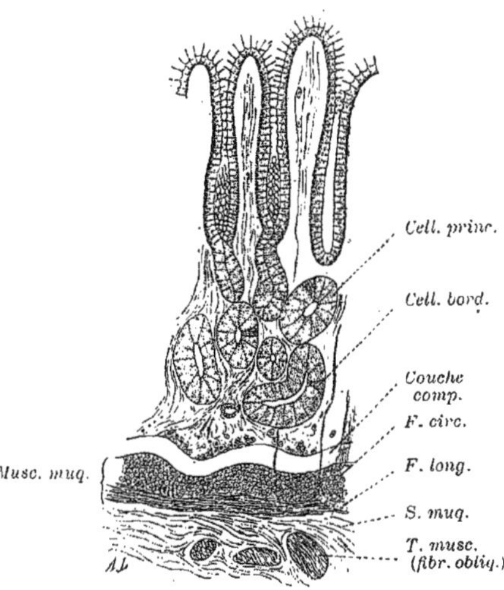

Fig. 124. — Muqueuse et glandes de la région pylorique, chez le chien (d'après Trinkler).

Structure des glandes. — Les glandes de l'estomac sont formées d'une paroi propre revêtue intérieurement d'un épithélium. La paroi propre présente une structure identique dans les deux variétés de glandes; le revêtement épithélial au contraire diffère suivant qu'on le considère sur les glandes voisines du cardia ou sur les glandes de la région pylorique.

a) **Paroi propre.** — La paroi propre des tubes glandulaires est une lamelle très mince, homogène et réfringente; elle se compose de cellules dont on peut mettre facilement en évidence les noyaux. Henle a décrit en outre à sa surface externe des cellules étoilées, munies de prolongements ramifiés et anastomosés. Ces derniers éléments, qu'il a pris pour des prolongements nerveux, ne sont du reste pas particuliers à la paroi des glandes gastriques; on les retrouve dans la plupart des glandes de l'économie.

b) **Épithélium glandulaire.** — Kölliker, comme nous l'avons indiqué plus haut, démontra le premier que l'épithélium des glandes du cardia et du grand cul-de-sac était formé de cellules granuleuses spéciales, les cellules à pepsine, tandis que celui des glandes pyloriques était un épithélium cylindrique à cellules claires du type mucipare. Cette opinion fut acceptée par la plupart des auteurs (Henle, Donders, Leydig, etc.). Quoiqu'on ait trouvé, exceptionnellement il est vrai, dans la région pylorique des tubes glandulaires tapissés par des cellules à pepsine (Mayer, Henle, Todd et Bowman, Gerlach), et dans le grand cul-de-sac des glandes à cellules muqueuses (Klein), la division de Kölliker en glandes du cardia ou à pepsine, et en glandes pyloriques ou muqueuses est généralement adoptée. Nous étudierons donc successivement les éléments cellulaires caractéristiques de ces deux variétés de glandes.

α) *Glandes du cardia* ou du grand cul-de-sac (Cardiadrüsen, Fundusdrüsen, Magensaftdrüsen, Kölliker). — Heidenhain et Rollet montrèrent en même temps (1871) que l'épithélium de ces glandes est formé de deux variétés de cellules : les cellules bordantes (Heidenhain) ou delomorphes (Rollet), et les cellules principales (Heidenhain) ou adelomorphes (Rollet). Les *cellules bordantes* (Belegzellen) sont arrondies, polygonales ou elliptiques, finement granuleuses, riches en albumine, et se laissent facilement distinguer des cellules principales par leur affinité pour les couleurs d'aniline. Moschner leur décrit deux portions : une partie inférieure ventrue, contenant le noyau et une partie effilée formant un prolongement qui s'insinue entre les cellules voisines (Voy. fig. 125, B). Les cellules *principales* (Hauptzellen) constituent dans leur ensemble une masse diffuse dans laquelle il est impossible d'apercevoir les contours de chaque élément, d'où leur nom d'adelomorphes; elles sont pyramidales ou cylindriques. Ce sont des cellules d'apparence claire ou finement granuleuse, riches en mucine, et très pauvres en albumine (Voy. fig. 125, B).

Fig. 125. — Épithélium glandulaire de l'estomac dans la région du cardia et du grand cul-de-sac chez l'homme (d'après Zimmermann). — Gr. 750 D. environ.

A, Cellules de l'épithélium de revêtement et des conduits excréteurs des glandes. — B, Paroi épithéliale d'une glande du grand cul-de-sac avec les cellules bordantes très foncées, les cellules principales en demi-teinte et les cellules muqueuses très claires. — C, Coupe transversale d'un cul-de-sac glandulaire avec deux cellules muqueuses très claires, et deux cellules bordantes foncées mont ant les canalicules excréteurs intracellulaires.

Ces deux variétés de cellules se localisent dans des parties déterminées du tube glandulaire que l'on peut alors diviser en trois portions : le canal excréteur, le col et le corps. — 1° Le *canal excréteur* est un enfoncement cratériforme de l'épithélium superficiel dans lequel débouchent plusieurs tubes glandulaires. Il est revêtu par des éléments cylindriques, du type muqueux, analogues à ceux de l'épithélium superficiel, mais plus bas. On trouve aussi, par places, quelques rares cellules bordantes isolées (Schultze, Bentkowski, Stöhr, etc.) — 2° Le *col* ou *pièce intermédiaire* (Rollet) présente de nombreuses et volumineuses cellules bordantes, entre lesquelles se montrent quelques cellules principales, de forme conique, dont la base élargie répond à la paroi du tube glandulaire; d'après Rollet, les cellules principales feraient défaut. — 3° Le *corps* ou *pièce terminale* de Rollet (Voy. fig. 125, C) est tapissé par les deux variétés de cellules ainsi disposées. Les cellules principales, devenues volumineuses, à limites plus apparentes, à noyau assez facilement visible, forment par leur ensemble un tube épithélial absolument clos, que limite la lumière du tube glandulaire. En dehors d'elles, c'est-à-dire contre la paroi propre du tube glandulaire se trouvent les cellules bordantes disséminées çà et là, en nombre variable suivant les points envisagés. Les cellules bordantes n'atteignent pas, en général, la lumière glandulaire, elles tendent au contraire à faire saillie en dehors, c'est une des raisons pour lesquelles le tube glandulaire prend un aspect bosselé.

Certains auteurs (Stöhr, Edinger, Kupffer, Trinkler, Moschner, Motané, etc.) décrivent aux cellules bordantes un prolongement interne qui s'insinue entre les cellules principales, et parvient ainsi jusqu'à la lumière du tube glandulaire. Les recherches entreprises à l'aide de la méthode au chromate d'argent ont montré qu'il y avait lieu de considérer ce prolongement comme une voie d'excrétion : En effet, Golgi (1893), E. Müller (1895) et R. Monti (1898) ont étudié à ce point de vue les glandes de l'estomac dans les principaux groupes de vertébrés, et ont conclu à l'existence d'un système excréteur analogue à celui observé dans le pancréas et dans les glandes salivaires. Il existe, tout autour des cellules bordantes, un fin réseau canaliculaire en forme de corbeille qui embrasse la cellule, et se présente comme l'aboutissant de fins canalicules intracellulaires; ces voies d'excrétion excessivement ténues convergent vers un canal commun situé entre les cellules bordantes, et qui s'ouvre dans la lumière du tube glandulaire (Voy. fig. 126). Nous admettrons pour ce système excréteur la manière de voir de Zimmermann (1898) qui nous paraît la plus rationnelle. Les cellules bordantes paraissent être des cellules qui jouent un rôle actif dans la production du suc gastrique; elles rappellent par leurs caractères morphologiques les cellules à ferment puisqu'elles renferment des granulations qui ont une élection assez marquée pour les substances colorantes. Ces granulations, par leur confluence, constituent un véritable courant de sécrétion qui s'écoule suivant des voies disposées en riche arborisation (homme, chien), et en réseau à mailles larges (cheval, chat), ou étroites (rongeurs); mais ces voies n'ont pas de position fixe et immuable, elles peuvent changer de place et se reformer nouvellement. Les produits de sécrétion, parvenus à la partie interne de la cellule bordante, s'échappent dans la lumière des tubes glandulaires par l'intermédiaire d'un canal collecteur compris entre les cellules principales (Voy. fig. 125, C et 126, A). Les canalicules intracellulaires sont beaucoup plus accusés pendant la digestion qu'à l'état de jeûne. Heidenhain, Hamburger, etc., ont observé dans le corps des cellules bordantes des vacuoles de dimensions variables surtout abondantes après l'ingestion des aliments; ces vacuoles particulièrement nettes autour du noyau communiquent fréquemment par un fin canalicule avec la lumière du conduit glandulaire. Il est probable qu'elles représentent les points nodaux du réseau canaliculaire de Golgi.

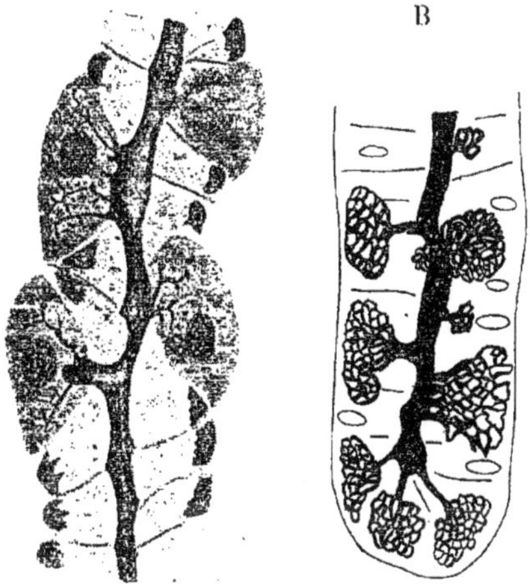

Fig. 126. — Canalicules excréteurs intracellulaires des cellules bordantes.

A, Coupe longitudinale d'un cul-de-sac glandulaire de la grande courbure chez l'homme, montrant les cellules bordantes et les cellules principales (d'après Zimmermann). Gr. 750 D environ.

B, Réseaux inter- et péricellulaires (paniers de Golgi), dans une glande du grand cul-de-sac au stade de digestion, chez le lapin, par la méthode au chromate d'argent (d'après Golgi). Gr. 700 D environ.

Hamburger (1889) a signalé encore dans le corps protoplasmique des cellules bordantes des corpuscules arrondis qu'il considère comme des leucocytes migrateurs; il aurait pu suivre sur ses préparations tous les stades de la migration de ces éléments de la lumière des glandes dans le corps cellulaire ou inversement.

Voyez sur les canalicules de sécrétion des cellules bordantes : W. Zimmermann. Mémoire précédemment cité. — Oppel. *Lehrbuch der vergleichenden mikrosk. Anatomie*, et *Ergebnisse* de Merkel et Bonnet, 1898.

δ) *Glandes pyloriques.* — D'après Kölliker, et Ebstein (1870), ces glandes sont tapissées exclusivement par des cellules cylindriques identiques aux cellules principales des glandes du cardia. Ce sont des éléments prismatiques, clairs, dont le noyau volumineux est situé près de la portion périphérique (Moschner).

La distinction nettement tranchée qu'Ebstein avait établie entre les glandes de la grande courbure et les glandes du pylore tend à disparaître de plus en plus, et l'on admet aujourd'hui l'existence d'une zone de transition de 1 cm. à 1,5 cm. dans laquelle se trouvent intimement mélangées les glandes à pepsine et les glandes muqueuses. D'ailleurs on a pu constater depuis, dans les glandes de la région pylorique, une variété particulière d'éléments cellulaires dont la nature diffère de celle des cellules muqueuses. Nüssbaum les décrit comme des cellules granuleuses à corps arrondi, tandis que Stöhr leur donne une forme triangulaire; mais les deux auteurs, ainsi du reste qu'un certain nombre d'histolologistes, les considèrent comme des cellules bordantes (Voy. fig. 127 et 128). Leur manière de voir est contestée par Ellenberger, Hofmeister, Hamburger et quelques autres; Hamburger prétend que les cellules décrites par Nüssbaum ne sont pas les mêmes que celles observées par Stöhr, ces dernières représenteraient des cellules muqueuses modifiées tandis que les premières auraient une individualité propre. Oppel conclut à l'existence d'une seule variété d'éléments cellulaires dans les glandes pyloriques, variété indépendante des cellules principales et des cellules de revêtement, et que l'on peut observer à différents stades de fonctionnement; de là les descriptions peu concordantes données par les auteurs. Le fait à retenir est que les cellules des culs-de-sac pyloriques (Voy. fig. 128) ne contiennent ni zymogène, ni prozymogène, mais qu'elles sécrètent une substance particulière dont la nature est inconnue, mais dont l'action des réactifs (induline, rouge de Bordeaux, etc.) affirme l'existence. Peut-être ces cellules sont-elles tout simplement des types de transition entre les éléments des glandes du cardia et les cellules muqueuses des glandes de Brünner, comme les glandes du pylore, ainsi qu'on le verra plus loin, sont un type de passage entre les glandes du cardia ou de la grande courbure et les glandes de Brünner.

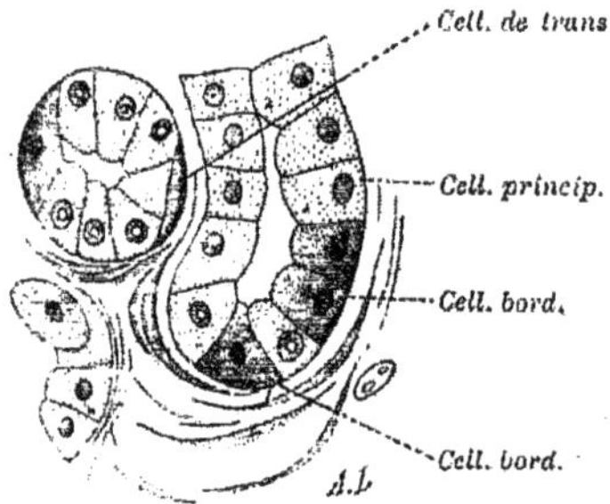

Fig. 127. — Culs-de-sac glandulaires de la grande courbure chez un chien en pleine digestion (d'après Trinkler).

Nous avons vu qu'il existait dans les glandes de l'estomac deux sortes de cellules : les cellules bordantes, et les cellules principales. Ces cellules sont-elles aussi indépendantes qu'on l'a dit, ou représentent-elles, au contraire, les divers stades de fonctionnement de l'élément cellulaire? Les recherches les plus récentes tendraient à faire admettre cette dernière opinion (Stöhr, Edinger et Orth, Trinkler, Pilliet). Ces auteurs ont observé des formes intermédiaires entre les cellules bordantes et les cellules principales. Pour Edinger, Orth, etc., les cellules bordantes sont des cellules principales augmentées de volume, et remplies de ferment. Pour Sewall, Raptschewski, Glinsky, au contraire, les cellules principales se formeraient aux dépens des cellules bordantes. On s'accordait, il y a quelques années, à dire que les glandes stomacales ne renfermaient qu'une seule sorte d'éléments cellulaires, pouvant affecter des formes diverses, aux différents stades de leur évolution fonctionnelle; ainsi les cellules bordantes représentaient des éléments jeunes, tandis que les cellules principales étaient le terme ultime de la différenciation. L'élaboration de la pepsine, ou mieux de la substance pepsinogène, qui commence déjà dans les cellules bordantes, atteignait son maximum dans les cellules principales (Nicolas). Mais la théorie de la dualité des cellules de l'estomac qui avait paru fortement ébranlée pendant un moment, revient de nouveau en faveur, et est acceptée par la plupart des classiques, particulièrement en Allemagne. Non seulement on admet les deux types caractéristiques de cellules bordantes (Belegzellen) et de cellules principales (Hauptzellen), mais encore depuis les recherches de Heidenhain confirmées par Bizzozero, par Oppel, par Bensley, par Zimmermann, etc., on tend à distinguer les cellules principales des culs-de-sac glandulaires, des cellules principales du col des glandes (Voy. fig. 125, A et B). Celles des culs-de-sac glandulaires dans les glandes du cardia et de la grande courbure se caractérisent par l'existence de granulations zymogènes dans leur zone interne, et de filaments protoplasmiques dans leur zone externe; ce qui permet de les considérer comme des cellules à ferment. Quant aux cellules principales du col des glandes du cardia, elles se comportent vis-à-vis des réactifs, exactement comme les cellules des glandes pyloriques. Rappelons enfin que Bizzozero fait jouer un rôle important aux cellules principales dans les phénomènes de rénovation de l'épithélium superficiel; la théorie que cet auteur a émise au sujet de la formation de l'épithélium intestinal, et dont les faits essentiels seront exposés plus loin, lui paraît applicable au revêtement de la muqueuse stomacale.

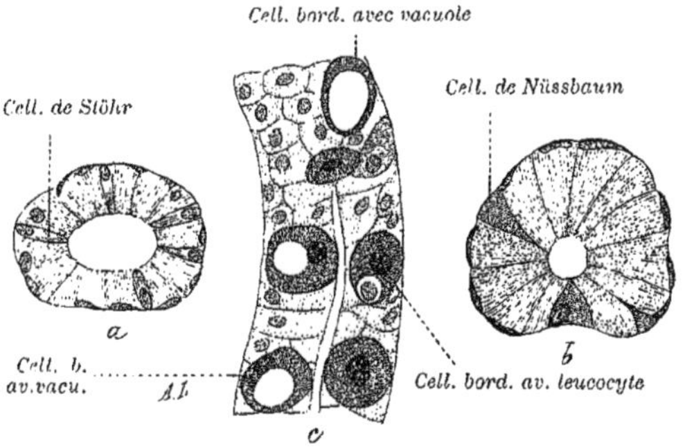

Fig. 128. — Cellules des glandes du pylore, et du grand cul-de-sac de l'estomac, chez le chien (d'après Hamburger).

a) Coupe transversale d'une glande pylorique d'un chien tué à la 5ᵉ heure de digestion; cellules de Stöhr. — *b*) Coupe transversale schématique d'une glande pylorique du chien dans la 5ᵉ heure de la digestion; trois cellules de Nüssbaum. — *c*) Coupe longitudinale du col et de la portion supérieure du corps d'une glande de la grande courbure du chien, à la 8ᵉ heure de la digestion; on y voit des cellules bordantes, les unes creusées de vacuoles, d'autres contenant des leucocytes.

Pour compléter cette description, nous ajouterons un résumé très succint de l'étude des glandes stomacales à l'état de fonctionnement. Avec Nicolas on peut ramener à trois principales les nombreuses théories qui ont été émises sur ce point. *a*) Les uns admettent que les cellules bordantes, et les cellules principales représentent des formes différentes d'un même élément qui fournirait le suc gastrique. *b*) D'autres, avec Nüssbaum, s'appuyant sur la propriété que possèdent les cellules à ferment de se colorer par l'acide osmique, concluent que les cellules bordantes, dans lesquelles cette réaction apparaît avec la plus grande netteté, sécrètent le ferment peptique. *c*) La troisième théorie s'appuie sur les consciencieuses observations d'Heidenhain qui fait jouer un rôle prépondérant aux cellules principales dans la production du suc gastrique. Une heure après l'ingestion des aliments, on peut constater une augmentation considérable dans le volume des glandes; les cellules principales deviennent turgescentes et se montrent finement granuleuses. La sécrétion atteint bientôt son maximum, puis les éléments cellulaires se rapetissent, et perdent peu à peu les caractères qu'ils avaient progressivement acquis. Quant aux cellules bordantes, elles gardent, pendant toute la durée de la digestion, le même aspect et les mêmes réactions qu'à l'état de repos; leur rôle paraît donc moins important, et Heidenhain conclut qu'elles produisent l'acide du suc gastrique, tandis que les cellules *principales* sécrètent la pepsine. Les recherches de Langley ont complété les données d'Heidenhain; Langley a pu saisir les phénomènes intimes de l'activité cellulaire, et reconnaître que la pepsine est élaborée à l'état de granulations pepsinogènes (substance zymogène de Heidenhain). Bensley a retrouvé, dans les cellules principales, la structure des éléments cellulaires zymogènes telle qu'on l'observe dans le pancréas, les glandes salivaires, etc.

Les cellules principales des glandes du cardia et du pylore présentent, pendant la digestion, deux zones nettement distinctes : une zone externe et une zone interne. La zone externe sombre, dont l'affinité pour les colorants nucléaires est très marquée offre les réactions caractéristiques du prozymogène; à la suite de l'expulsion de son contenu cette zone externe prend un aspect fibrillaire. La zone interne d'abord claire, devient granuleuse dès le moment où le prozymogène de la zone externe l'envahit, et se transforme en zymogène. Les études toutes récentes de Théohari sur la fine structure des cellules bordantes, principales et pyloriques ont permis à cet auteur de poser les conclusions suivantes : 1° Les cellules principales sécrètent, comme l'ont affirmé Heidenhain, Langley etc., le ferment peptique; elles présentent une analogie frappante avec les cellules du pancréas. 2° Les cellules des glandes pyloriques produisent de la pepsine, et surtout de la mucine comme l'ont dit Heidenhain, Oppel, etc.; 3° Les cellules bordantes contribuent avec les deux autres variétés à la sécrétion acide, comme l'a montré Contejean.

De toutes ces données histo-physiologiques nous croyons pouvoir dégager les faits suivants : les cellules principales sont des cellules à ferment comme le montrent les observations microscopiques, leur analogie est frappante avec les cellules du pancréas au double point de vue de leur origine et de leur structure; elle se confirme par leur constance et leur identité dans les divers types de la série des vertébrés. La ressemblance indéniable des cellules principales des glandes du cardia et du pylore nous autorise à affirmer qu'en même temps que le ferment peptique, ces deux variétés produisent de la mucine. Quant aux cellules bordantes ce sont des éléments éminemment actifs comme l'indique leur riche réseau de canalicules; il est très probable que leur produit de sécrétion est l'acide du suc gastrique, mais la démonstration reste à faire, car, depuis Heidenhain, on n'a pas fourni d'argument nouveau.

Cobelli (1865) a décrit dans la portion pylorique de l'estomac, de véritables *glandes acineuses* disposées en cinq à sept rangées qui partent du pylore en rayonnant. A leur niveau la muqueuse est soulevée, et présente des saillies disposées en séries, ou des plis plus ou moins marqués. Chaque rangée contient de neuf à douze groupes de glandes; ces rangées disparaissent peu à peu vers l'entrée du vestibule pylorique; on trouve aussi des glandes isolées dans l'intervalle des rangées. Ces glandes acineuses se distinguent de celles du duodénum (glandes de Brünner), en ce qu'elles sont entièrement contenues dans l'épaisseur de la muqueuse. A la limite de l'estomac et de l'intestin immédiatement au-dessous du sphincter pylorique, les glandes acineuses, sur une étendue de 3 mm., se trouvent en partie dans la muqueuse, en partie dans le tissu cellulaire sous-muqueux. Peu à peu, elles deviennent entièrement sous-muqueuses. Bien que la description de Cobelli n'ait pas été confirmée, et que certains auteurs (Schiefferdecker, Glinsky, etc.) aient avancé que les glandes du pylore et les glandes de Brünner étaient identiques, nous ne croyons pas devoir partager cette opinion; nous pensons que l'on doit considérer, avec Pouchet et Tourneux, les glandes du pylore comme un type de transition entre les glandes du cardia et les glandes de Brünner. Nous rappellerons tout d'abord que les cellules principales des culs-de-sac pyloriques ne présentent plus les mêmes caractères que celles des glandes de la grande courbure, mais qu'elles n'ont pas encore acquis, bien qu'elles sécrètent de la mucine, la forme parfaite des éléments mucipares. Nous ferons remarquer en outre que, tandis que les glandes du grand cul-de-sac ont leurs portions terminales contre la membrane de Zeissl c'est-à-dire au-dessus de la musculaire-muqueuse, un certain nombre de tubes glandulaires perforent cette musculaire-muqueuse dans la région du pylore sans que toutefois la totalité des culs-de-sac sécrétants soit placée dans la sous-muqueuse, comme cela a lieu pour les glandes de Brünner.

Bibliographie. — On trouvera dans le mémoire de A. Théohari, *Archives d'Anatomie microscopique*, 1899, t. III, f. 1, les indications des travaux concernant l'étude des cellules de l'estomac à l'état de repos et à l'état d'activité.

Vaisseaux sanguins. — Nous étudierons successivement : 1° les artères et 2° les veines.

1° **Artères.** — L'estomac est entouré d'un cercle artériel qui chemine le long de ses bords, entre les deux lames péritonéales. Quand l'estomac est vide ou à peine distendu, le cercle artériel est distant de 1 à 2 centimètres de chacune des courbures; lorsque, au contraire, la cavité stomacale se remplit, l'accolement entre les vaisseaux et les deux courbures devient de plus en plus intime. Le cercle artériel de l'estomac (Voy. fig. 129) est constitué par l'union de plusieurs branches issues du tronc cœliaque pour la description desquelles nous renvoyons à l'Angéiologie (T. II, f. I, p. 769); nous nous bornerons ici à les énumérer. Ce sont : la coronaire stomachique et la pylorique qui se dirigent en sens inverse, et s'unissent sur la petite courbure, la gastro-épiploïque droite et la gauche qui s'anastomosent le long de la grande courbure, et enfin les vaisseaux courts qui complètent le cercle en se distribuant plus spécialement à la grosse tubérosité. Nous rappellerons seulement, comme le montre bien la figure 129, que la coronaire stomachique parvenue sur la petite courbure se divise en deux branches qui cheminent parallèlement vers le pylore, l'antérieure dans l'épaisseur du bord gastrique de l'épiploon gastro-hépatique, la postérieure dans le bord libre du ligament profond de l'estomac. Ces deux branches s'anastomosent à plein canal avec deux branches de la pylorique, à 3 cm. environ du pylore. Il y a donc une double arcade artérielle sur la petite courbure, fait qui n'est pas mentionné par les auteurs, bien qu'il ait été figuré par Bourgery.

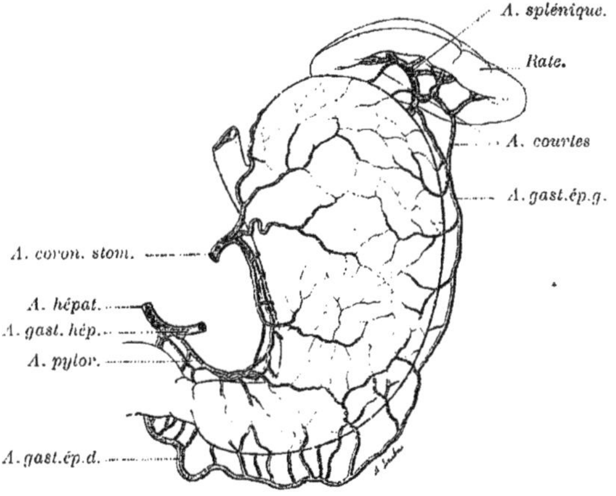

Fig. 129. — Artères de l'estomac vues par la face antérieure.

Des deux arcades ainsi formées le long de la grande et de la petite courbure, naissent deux ordres de branches : les unes *gastriques*, les autres *épiploïques*, et quelques rameaux inconstants destinés aux organes voisins.

a) Les *rameaux gastriques*, en nombre variable, naissent à des intervalles irréguliers et se portent, les uns sur la paroi antérieure, les autres sur la paroi postérieure de l'estomac; ils rampent d'abord sous la séreuse, et se divisent, en décrivant des arborescences avant de s'enfoncer dans les tuniques de l'organe. Parmi ces rameaux, il y en a deux, quelquefois trois, qui se détachent du tronc de l'artère coronaire stomachique, et qui se portent vers le cardia et vers la portion abdominale de l'œsophage. Ces rameaux *cardio-œsophagiens* tirent leur origine de la convexité de l'arc que décrit la coronaire stomachique avant de se subdiviser; ils se portent en haut et à gauche, et cheminent entre les deux lames du ligament profond de l'estomac. Parvenus sur la petite courbure et sur le bord droit de l'œsophage, ils s'insinuent sous la lame péritonéale antérieure de l'estomac et de l'œsophage, et se divisent en plusieurs branches : les unes montent vers l'œsophage (rami œsophagei inferiores), les autres gagnent le cardia (rami cardiaci), et vont sur la paroi postérieure de l'estomac s'anastomoser avec les vaisseaux courts. — b) Les *rameaux épiploïques* se portent dans l'épaisseur du grand épiploon. — c) Un *rameau hépatique* inconstant, mais très fréquent (Theile) naît de la convexité du tronc de l'artère coronaire stomachique, et aboutit au lobe gauche du foie.

Terminaisons des artères dans les tuniques de l'estomac. — Les rameaux artériels traversent la tunique musculaire, lui abandonnent quelques ramuscules qui se distribuent en un riche réseau intermusculaire, et pénètrent dans la sous-muqueuse où ils s'anastomosent en un riche plexus (Voy. fig. 130). Les artérioles qui en émanent se subdivisent en fins ramuscules qui gagnent la face profonde de la muqueuse, où ils forment, au-dessous des glandes, le *réseau sous-glandulaire*. De ce réseau partent de très fines branches (environ 7 à 8 μ) qui cheminent parallèlement dans l'épaisseur du chorion, entre les espaces inter-glandulaires, pour former en s'anastomosant autour des glandes, un riche réseau de capillaires, le *réseau péri-glandulaire*. Celui-ci se résout enfin, en un dernier réseau de capillaires un peu plus volumineux (18 μ), et situé au voisinage des orifices glandulaires immédiatement au-dessous de l'épithélium superficiel : c'est le *réseau sous-épithélial*. Les mailles arrondies de ce réseau disposé autour des orifices glandulaires, constituent la *couronne vasculaire des glandes* (corona tubulorum, Frey, Gerlach, Brinton).

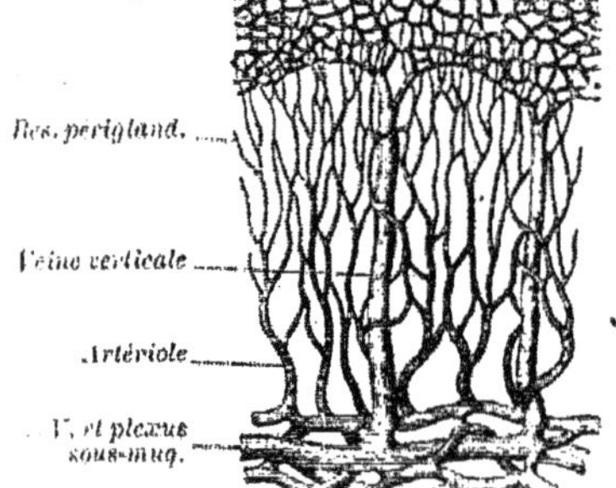

Fig. 130. — Terminaisons des vaisseaux sanguins de la muqueuse gastrique (d'après Brinton).

Chaque rameau artériel qui pénètre dans la paroi stomacale paraît conserver une certaine indépendance, car les anastomoses entre ces rameaux sont rares ou se font par des capillaires très fins. Aussi les artères de l'estomac peuvent-elles être considérées comme des artères *terminales*, chaque rameau irriguant un territoire limité de la muqueuse gastrique. Quand un obstacle quelconque, physiologique ou pathologique, obstrue un de ces rameaux, le territoire de la muqueuse irrigué par lui perd sa vitalité, se nécrose et s'ulcère, le rameau voisin étant incapable de le suppléer. C'est ce qui résulte des observations anatomo-pathologiques (Virchow, Rindfleisch et Merkel, Godinier, Hayem), et de nombreuses recherches expérimentales (Leber, Prevost et Cottard).

D'après Frey, le fin réseau capillaire péri-glandulaire alimenterait la sécrétion des glandes, tandis que le large réseau capillaire superficiel aurait pour rôle essentiel l'absorption des liquides contenus dans l'estomac. Pour Henle, le réseau sous-épithélial serait le siège de la *respiration stomacale* : le sang veineux des glandes s'y transformerait en sang artériel, en changeant son acide carbonique pour l'oxygène de l'air avalé avec les aliments. Insignifiante chez l'homme, la respiration stomacale peut devenir très importante chez certains vertébrés inférieurs, et suppléer parfois la respiration par les branchies.

2° **Veines.** — Les veines de l'estomac naissent du réseau capillaire superficiel de la muqueuse ou réseau sous-épithélial. Les radicules convergent à la surface de la muqueuse, comme les rayons d'une étoile, vers un point central d'où part une veinule. Ces rameaux veineux augmentent rapidement de diamètre, et forment des troncs plus volumineux, qui traversent verticalement la muqueuse (veines verticales), en passant entre les glandes pour se jeter dans un réseau horizontal à larges mailles polygonales, qui occupe l'épaisseur de la tunique celluleuse (Voy. fig. 130). De ce réseau naissent les troncs veineux collecteurs qui traversent la tunique musculaire, et glissent ensuite sous la couverture séreuse, en suivant le trajet des branches artérielles dont ils sont les satellites. Là ils forment, sur les deux parois de l'estomac, des arborescences qui s'anastomosent entre elles, dessinent des arcades, ou limitent des polygones contenant des plexus de branches plus fines. Ils convergent enfin vers la grande et la petite courbure, et y décrivent des arcs veineux qui recouvrent et cachent les arcs artériels. Le cercle veineux gastrique se résume en plusieurs troncs collecteurs qui vont se jeter dans les branches ou dans le tronc de la veine porte; à savoir :

1° Les *veines courtes* (vaisseaux courts veineux) se détachent en nombre égal à celui des artères courtes du grand cul-de-sac et de la partie voisine du corps de l'estomac, et se jettent, soit dans les radicules de la veine splénique, soit dans son tronc même, à une certaine distance du hile de la rate.

2° La veine *gastro-épiploïque gauche*, la plus volumineuse des veines gastriques, s'anastomose sur la grande courbure à plein canal avec la gastro-épiploïque droite et se rend au tronc de la veine splénique.

3° La *veine gastro-épiploïque droite* longe la moitié droite de la grande courbure, et aboutit à la veine mésentérique supérieure.

4° La *veine coronaire stomachique*, satellite de l'artère, s'étend du pylore au cardia le long de la petite courbure, et arrive au tronc de la veine porte ou quelquefois même directement dans le foie; outre ses rameaux gastriques, elle reçoit les veines œsophagiennes inférieures.

Toutes les veines de l'estomac ne se rendent pas à ces gros troncs collecteurs, et par leur intermédiaire au tronc ou dans les branches de la veine porte; un certain nombre en effet se jettent isolément dans les affluents du système cave. Elles font partie de l'ensemble des veines sous-péritonéales que Retzius a décrites tout le long de la portion sous-diaphragmatique du tube digestif, et qui établissent une importante voie anastomotique entre les deux grands systèmes veineux porte et cave.

F. Hochstetter (*Arch. f. Anat.*, 1887) a vu dans les veines de l'estomac des valvules capables de s'opposer au reflux du sang vers cet organe. Chez le nouveau-né, ou quelque temps après la naissance, on en observe dans presque toutes les branches des veines gastro-épiploïque droite, gastro-épiploïque gauche, veines courtes, veine coronaire stomachique et pylorique. Elles ne tardent pas à s'atrophier; on en retrouve encore quelques-unes chez l'adulte dans la coronaire stomachique (Voy. *Angéiologie*, p. 1014).

Vaisseaux lymphatiques. — Les lymphatiques de l'estomac naissent dans l'épaisseur de la muqueuse où ils forment, d'après Lovèn (1873), un système de *cavités* ou *lacunes lymphatiques*, abondamment répandues dans le derme muqueux, et constituant même des *gaines* autour des tubes glandulaires, comme autour des vaisseaux sanguins. A cette conception d'un système lymphatique ouvert, tel que l'admettait Lovèn, s'est substituée depuis celle d'un réseau lymphatique clos de toutes parts, et c'est sur ces données que sont faites la plupart des descriptions actuelles, entre autres celle de Renaut (*Traité pratique d'histologie*).

Les lymphatiques de l'estomac (Voy. fig. 132) naissent par des bourgeons interglandulaires affectant la forme de culs-de-sac effilés ou renflés en masse, et aboutissent à deux réseaux superposés compris dans la muqueuse et réunis par des canaux verticaux. Ce sont : *a*) le *réseau superficiel* ou *périglandu-*

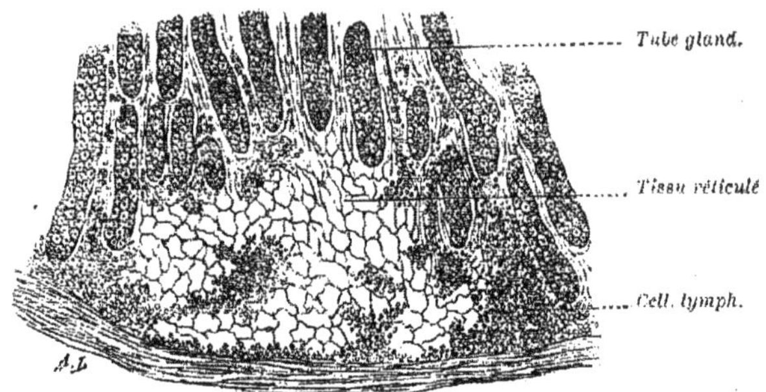

FIG. 131. — Tissu lymphoïde de la muqueuse stomacale chez l'homme (d'après Garel).

La coupe traitée au pinceau montre le tissu réticulé compris entre les culs-de-sac glandulaires et la musculaire-muqueuse.

laire, situé au-dessous de l'épithélium, imparfait chez l'homme, bien développé chez certains animaux (veau, mouton, lapin); et *b*) le *réseau sous-glandulaire*, compris entre les extrémités inférieures des glandes et le stratum compactum. Il est simple dans la région des glandes à pepsine, disposé sur plusieurs couches dans la région pylorique, et constitue le réseau superficiel de Teichmann. Les *canaux verticaux*, ou *sinus lymphatiques inter-glandulaires*, descendent dans les espaces interglandulaires, communiquent entre eux par des anastomoses latérales, et se jettent dans les deux réseaux précédents. D'autres canaux dits *canaux courts* partent du réseau sous-glandulaire, perforent la musculaire-muqueuse, et aboutissent à un autre réseau dit *réseau sous-muqueux*; c'est le réseau profond de Teichmann, qui se trouve dans la sous-muqueuse. Du réseau sous-muqueux se détachent des vaisseaux lymphatiques qui traversent perpendiculairement la tunique musculaire, et qui se rendent dans le *réseau sous-séreux* ou musculo-séreux. Sur ce dernier on remarque un grand nombre de dilatations variqueuses qui augmentent les difficultés de l'injection (Sappey). Ainsi que le fait très justement remarquer Cunéo, tous les lymphatiques de la muqueuse sont des capillaires sans paroi conjonctive, ni fibres lisses et dépourvus de valvules; c'est seulement au niveau des gros affluents du réseau sous-séreux qu'apparaissent les valvules.

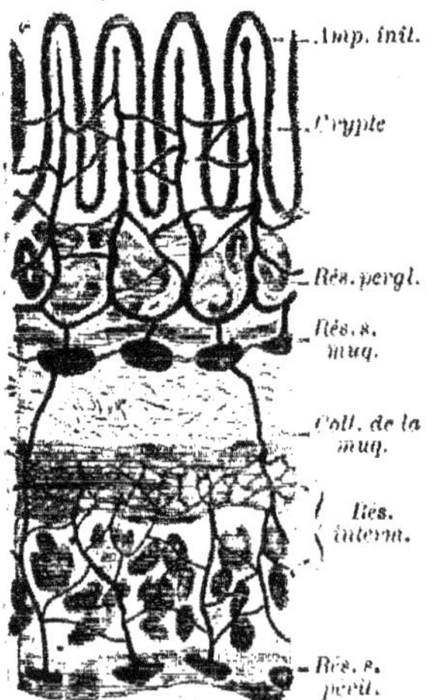

FIG. 132. — Coupe transversale schématique de la paroi stomacale, montrant la disposition générale des lymphatiques (d'après Cunéo).

D'après Cunéo, à l'article « Lymphatiques » duquel nous renvoyons pour de plus amples détails, on peut considérer à l'estomac trois territoires lymphatiques distincts. Le premier territoire, ou groupe supérieur des troncs collecteurs, constitue la voie lymphatique principale, et comprend de 6 à 8 vaisseaux (pouvant varier du simple au triple, Cunéo). Ces lymphatiques aboutissent aux ganglions de la chaîne coronaire stomachique, et sont situés le long de la petite courbure ou dans l'épaisseur du ligament gastro-pancréatique. Le deuxième territoire, ou groupe inférieur, est formé de 12 à 18 troncs collecteurs qui accompagnent les vaisseaux gastro-épiploïques, et qui se terminent dans les ganglions sus-ou rétro-pyloriques. Le troisième territoire se compose de 3 à 6 vaisseaux qui recueillent la lymphe de la grosse tubérosité, et qui se rendent aux ganglions de la chaîne splénique situés près du hile de la rate.

Nous ferons encore remarquer que le réseau lymphatique de la muqueuse de l'estomac communique largement avec celui de la muqueuse duodénale, tandis que les réseaux sous-séreux de ces deux organes restent indépendants l'un de l'autre.

Bibliographie. — B. Cunéo. De l'envahissement du système lymphatique dans le cancer de l'estomac et de ses conséquences chirurgicales. *Th. Paris*, 1900.

Nerfs. — Les nerfs de l'estomac viennent des deux pneumogastriques et du plexus cœliaque. Le nerf vague gauche, devenu antérieur, passe sur la paroi antérieure de l'œsophage puis de l'estomac et se divise en un bouquet de rameaux anastomosés en plexus, le *plexus stomacal antérieur*. La plus grande partie des rameaux rayonnent le long de la petite courbure, et s'unissent avec les filets sympathiques venus du plexus cœliaque le long de l'artère coronaire stomachique. Le nerf vague droit ne donne à l'estomac qu'une faible partie de ses branches (1/3 d'après Luschka); celles-ci forment sur la paroi postérieure de l'organe un plexus très fin, le *plexus stomacal postérieur*. Le reste de ses branches aboutit soit directement, soit par l'intermédiaire des plexus sympathiques, aux viscères abdominaux. Jonnesco a vu des rameaux du vague droit cheminer dans l'épaisseur du ligament profond de l'estomac et arriver par cette voie jusqu'au canal pylorique. (Pour plus de détails, voy. T. III, f. 3, p. 891 et 1214.)

Terminaison des nerfs dans les tuniques de l'estomac. — Les rameaux nerveux du vague et du sympathique, issus des plexus superficiels de l'estomac, pénètrent dans l'épaisseur de ses tuniques pour former deux autres plexus : Le plexus *intra-musculaire*, situé dans l'épaisseur de la tunique musculaire, entre la couche longitudinale et la couche circulaire; étendu parallèlement à la surface, et constitué de fibres de Remak avec des ganglions aux points nodaux, ce plexus est destiné à la tunique musculaire; il correspond au plexus myentérique ou d'Auerbach de l'intestin. Le *plexus sous-muqueux*, situé dans l'épaisseur de la tunique sous-muqueuse, représente le plexus de Meissner de l'intestin; disposé parallèlement au précédent et composé comme lui de fibres pâles avec des renflements ganglionnaires, il se distribue à la musculaire-muqueuse, et à la muqueuse.

Nous allons examiner successivement les terminaisons nerveuses : *a*) dans la tunique musculaire, et *b*) dans la tunique muqueuse.

a) **Terminaison des nerfs dans la tunique musculaire.** — Ce mode de terminaison a été étudié par Erik Müller (*Arch. f. mikrosk, Anatom.*, t. XL, 1892, p. 390), à l'aide de la méthode de Golgi, sur l'estomac de la grenouille et sur celui du chien. Cet auteur est arrivé aux résultats suivants : de nombreux faisceaux nerveux partent du plexus d'Auerbach pour s'enfoncer à angle presque droit dans la tunique musculaire. Ces faisceaux donnent deux sortes de fibres : 1) des fibres qui se ramifient et se terminent, au contact des éléments musculaires lisses; 2) des fibres qui traversent obliquement la tunique musculaire pour se réunir au plexus de Meissner ou au plexus sous-séreux. Les ramifications terminales présentent des formes très variables, mais rappellent un peu le type que l'on observe dans le muscle strié; en général elles se disposent parallèlement aux fibres musculaires. Les rameaux les plus fins se terminent librement, par un renflement piriforme qui s'applique contre une cellule musculaire. Ces renflements sont pédiculés et siègent non seulement à

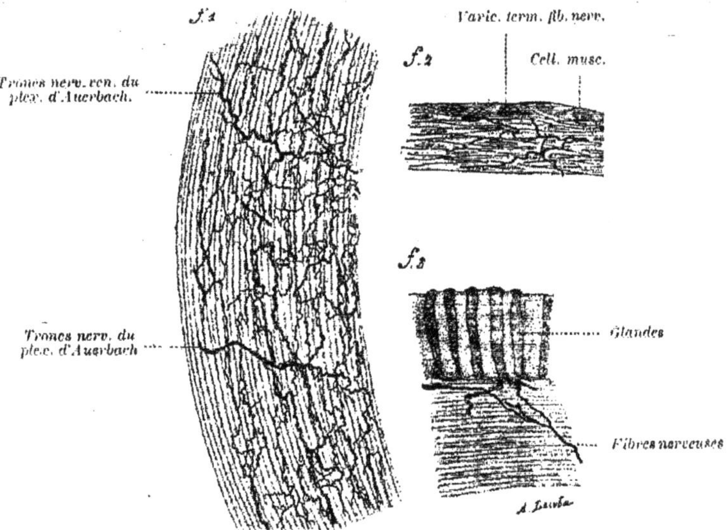

Fig. 133. — Terminaisons nerveuses dans les tuniques musculeuse et muqueuse de l'estomac de la grenouille (d'après Erik Müller).

Fig. 1. Plexus nerveux dans la couche circulaire de la musculeuse. — Fig. 2. Terminaisons nerveuses au niveau des fibres musculaires. — Fig. 3. Fibre nerveuse terminale dans la muqueuse.

l'extrémité, mais encore tout le long des fibres terminales. Le renflement terminal du nerf s'accole à la fibre lisse, mais ne pénètre jamais à son intérieur, contrairement à ce que prétendent certains auteurs (Arnold, Lustig, Obregia, etc.) qui le font arriver au contact du noyau.

Les recherches de Batelli (1898) tendent à prouver que la motilité de l'estomac est sous la dépendance des racines médullaires du spinal.

b) **Terminaisons nerveuses dans la tunique muqueuse.** — Du plexus de Meissner partent des fibrilles nerveuses qui traversent le chorion muqueux, entourent les glandes, et arrivent jusqu'à l'épithélium superficiel. Rabe a vu autour des glandes de l'estomac (chez le cheval) un riche plexus nerveux dont les prolongements se terminent par des corps fusiformes. Cacciola (1886) décrit aussi un réseau sous-glandulaire, et un plexus périglandulaire à larges mailles, dont les fines fibrilles parviennent jusqu'à la surface libre de la muqueuse. Navalichin (*Arch. slaves de Biologie*, 1880) a vu des cylindraxes perforer la paroi propre des glandes pepsinifères, pénétrer à l'intérieur d'une cellule pariétale, et se perdre dans une des granulations réfringentes (granulations pepsinogènes de Langley), que l'auteur considère comme des organes nerveux terminaux. Andrea Capparelli (*Biolog. Centralblatt*, t. XI, 1891, p. 27) a étudié par la méthode de Golgi le mode de terminaison des nerfs dans la couche épithéliale de la muqueuse (chez la grenouille et chez le chien); les fibrilles nerveuses, après avoir formé un réseau très fin entre les éléments épithéliaux, se terminent souvent par un renflement sphérique enclavé entre les cellules épithéliales. Quelques-unes se mettraient même en rapport avec le prolongement profond des cellules caliciformes qui aurait tous les caractères des terminaisons nerveuses, mais l'auteur n'a jamais pu constater sa continuité directe avec une fibrille nerveuse, bien qu'elle lui paraisse certaine. D'après Erik Müller (*loc. cit.*), on trouve dans la muqueuse stomacale de nombreux réseaux nerveux analogues à ceux de la muqueuse intestinale; ils entourent les glandes, et s'étendent jusqu'à l'épithélium cylindrique. Les nerfs se terminent par des extrémités libres, souvent renflées, qui arrivent jusque sous l'épithélium ou jusqu'aux extrémités basales des cellules (Arnstein et Gonaïew), dans lesquelles ils ne pénètrent jamais.

D'après A. Kytmanow (Ueber die Nervenendigungen in den Labdrüsen des Magen bei Wirbelthieren. *Int. Monats.*, 1896, p. 842) les fibrilles nerveuses, provenant du plexus de Meissner, forment deux nouveaux plexus l'un au-dessous, et l'autre entre les glandes; dans ces deux plexus on démontre, par les méthodes au bleu de méthylène et au chromate d'argent, l'existence de petites cellules multipolaires adossées à la paroi propre des tubes glandulaires. Les fibrilles nerveuses issues de ces plexus deviennent finement variqueuses et vont se terminer entre les cellules glandulaires ou à leur surface par de petits renflements en bouton (Voy. fig. 134). L'auteur insiste sur ce fait que, contrairement à ses conclusions primitives, les fibrilles nerveuses ne pénètrent jamais à l'intérieur, mais qu'elles s'épuisent tout autour des cellules bordantes ainsi que des cellules principales.

Openchowski (*Berl. klin. Woch.*, 1889) décrit dans l'estomac un certain nombre de ganglions nerveux analogues aux ganglions nerveux intra-cardiaques. Il en a compté onze

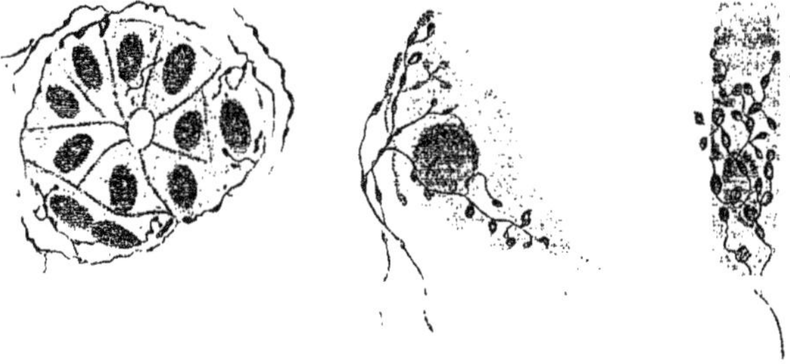

FIG. 134. — Terminaisons nerveuses au niveau d'une glande à pepsine du chien par la méthode au chromate d'argent (d'après Kytmanow). — Gr. 590 D. environ.

A droite, boutons terminaux, sur une cellule principale et sur une cellule bordante par la méthode d'Ehrlich Gr. 2000 D. environ.

autour du cardia, sept au voisinage du pylore, et quelques autres disséminés dans la paroi gastrique; ces ganglions tiennent sous leur dépendance les mouvements automatiques de l'estomac. Nous avons vu que la motilité de cet organe était attribuée par Batelli aux racines spinales du nerf de la onzième paire; d'autre part, les recherches de Bensley, et celles plus récentes de G. Lion et de Théohari (*Soc. Biol.*, 1900) montrent que le pneumogastrique semble être le nerf sécrétoire des glandes gastriques, car, après sa section, les cellules principales ne présentent plus, entre la 3ᵉ et la 8ᵉ heure de la digestion, ni filaments basaux (prozymogène), ni granulations neutrophiles (ferment).

Estomac de la femme. — L'estomac de la femme se rapproche de la forme cylindrique. Il est relativement plus long, plus tubuleux et ses deux courbures diffèrent davantage l'une de l'autre en longueur (Berry et Crawford). Sa capacité est moindre, ce qui tient surtout à son mode alimentaire. On peut cependant rencontrer chez elle la mégalogastrie physiologique; sur 4 cas rapportés par Martius, 3 concernaient des femmes.

Luschka a déjà fait remarquer que l'estomac de la femme est souvent vertical, reporté tout entier à gauche, et le pylore situé sur la ligne médiane. Ce déplacement paraît être, dans la grande majorité des cas, lié à l'usage du corset. Notons aussi, et pour la même raison, la fréquence de la gastroptose et de la biloculation d'origine musculaire.

Estomac du nouveau-né et de la première semaine. — La forme de l'estomac est sensiblement la même que celle de l'estomac adulte: c'est l'opinion de Symington, Bettmann, Charpy. Observé vide et en place, l'organe paraît plus cylindrique et le fond n'a que 5 millim. de hauteur; mais si on le distend, on voit s'accuser l'aspect pyriforme et la grosse tubérosité atteindre 15 millim. Peut-être cette tubérosité est-elle plus souvent conique et relativement moins développée que plus tard. Les bosselures du vestibule pylorique sont mal limitées, mais le canal pylorique est épais et long d'un centimètre (Müller). Sur presque tous les sujets, l'estomac est vertical et tout entier à gauche, le pylore sur la ligne médiane ou à quelques millimètres à gauche; il y a accord sur ce point-là. D'après Charpy, la petite courbure est rigoureusement verticale ou d'une obliquité qui n'excède pas 20°; l'axe général passant par le milieu de la face antérieure est oblique de 15 à 45° et quelquefois vertical. Les estomacs transversaux, avec le pylore à droite de la ligne médiane, sont presque toujours des estomacs dilatés et se rencontrent ordinairement chez les sujets cachectiques.

La longueur de l'organe vide et flasque est de 5 à 6 centimètres, sa largeur de 3 à 5 centimètres. Sa surface muqueuse est de 12 à 14 centimètres carrés, représentant 0.37 pour 100 du poids du corps, chiffre inférieur à celui de l'adulte (Dargein). Sa capacité est de 35 à 43 centimètres cubes. Beneke: 32 à 36. Dargein; 42, Charpy; 40, Fleischmann, Zuccarelli.

Les rapports sont un peu différents de ceux de l'adulte. Ordinairement la face antérieure est entièrement cachée par le foie et le côlon transverse; ou bien l'on ne voit émerger qu'une partie de la grande courbure (Voy. fig. 420 des Annexes). C'est le grand développement du lobe gauche du foie qui masque l'estomac et peut-être qui le maintient dans sa position verticale. Le cardia est ordinairement sur la 10ᵉ vertèbre dorsale, quelquefois sur la 11ᵉ. Le pylore correspond à la 1ʳᵉ lombaire ou au disque de la 1ʳᵉ sur la 2ᵉ.

L'estomac que nous venons de décrire est celui du nouveau-né ou des deux ou trois premiers jours. Mais, dès la première semaine et particulièrement dans le cours de la seconde, l'estomac subit un accroissement rapide. Tous ses diamètres augmentent, surtout le transversal. Au 15ᵉ jour, sa capacité a presque doublé, elle atteint 70 à 80 centimètres cubes, et sur quelques sujets beaucoup plus; Beneke a même observé des chiffres exceptionnels de 150 et 160 sur des sujets normaux. En même temps l'action de la respiration et de la pression intestinale et l'augmentation de l'estomac font que celui-ci découvre une partie de sa face antérieure et se met en contact avec la paroi antérieure de l'abdomen. — A l'âge d'un an, sa capacité est d'environ 300 centimètres cubes, et sa surface muqueuse de 118 centimètres carrés, représentant comme chez l'adulte 1,50 pour 100 du poids du corps.

On sait que le nourrisson régurgite ou vomit avec la plus grande facilité. On a cherché dans plusieurs conditions l'explication hypothétique de ce phénomène : l'insuffisance de la valvule du cardia, par implantation différente de l'œsophage sur l'estomac (Gubaroff), l'insuffisance du volume de l'estomac chez certains sujets (Beneke), ou au contraire le puissant développement de la musculature (Ballantyne), l'absence de la grosse tubérosité et la forte musculature de la région pylorique qui pousserait les aliments vers le cardia (Mettenheimer).

(Sur l'Anatom. macrosc. du nouveau-né, voy. spécialement : Symington, *Anatomie de l'enfant*. — Lemaire, *Thèse de Lille*, 1897. — Mettenheimer, *Morphol. Arbeit.* de Schwalbe, 1894. — Zuccarelli. L'estomac de l'enfant. *Thèse de Paris*, 1894.)

Structure. — La structure et la texture fondamentale de l'estomac du nouveau-né représentent l'ébauche fidèle de l'estomac de l'adulte, et c'est tout au plus s'il est facile de constater une différence sensible dans l'épaisseur des diverses couches et tuniques. La muqueuse se distingue toutefois par le développement proportionnellement peu accusé du système glandulaire, et, comme les glandes n'ont pas encore poussé toutes leurs ramifications, le tissu conjonctif interposé paraît plus abondant (Baginsky). D'ailleurs, comme l'a signalé Fleischmann, les glandes muqueuses de la région pylorique sont déjà nombreuses au moment de la naissance, alors que les glandes de la grosse tubérosité sont encore rares. Les divergences s'accusent surtout entre les auteurs quand il s'agit d'établir l'époque de l'apparition des cellules bordantes; tandis que Coudureau n'a pu constater leur présence avant la fin du 5ᵉ mois de la vie intra-utérine, Kalopothakès les a vues déjà bien développées sur un fœtus de six mois. Il est certain qu'il doit y avoir de grandes différences individuelles, et il est prudent de conclure avec Fischl (1891) que si les cellules bordantes existent au moment de la naissance, ce n'est certainement que plus tard qu'elles acquièrent leurs propriétés fonctionnelles. D'après les données actuelles, il paraît acquis qu'une poussée active se produit dans la couche glandulaire, tant au point de vue de la multiplication cellulaire que de la ramification des glandes, dans le premier mois qui suit la naissance (Toldt); d'autre part les glandes n'arrivent à leur complet développement, avec leurs deux variétés de cellules nettement accusées, que vers la fin de la 2ᵉ année. De nouvelles recherches sur l'estomac du nouveau-né sont nécessaires pour que l'on ne soit plus obligé de s'en tenir à cette conclusion un peu vague de Fischl : la surface résorbante de l'estomac du nourrisson est proportionnellement plus considérable que la surface sécrétante.

Sur la structure de l'estomac du nouveau-né, voy. le *Lehrbuch der vergleich. mikrosk. Anatomie* de A. Oppel, 1896.

Estomac du vieillard. — On n'a pas étudié suffisamment l'estomac sénile au point de vue macroscopique. Il est tantôt diminué de volume et tantôt dilaté; ce dernier cas est le plus fréquent, à en juger par les recherches de Dargein qui, ayant examiné une série d'estomacs recueillis surtout sur des vieillards, a trouvé une capacité moyenne supérieure à la normale, 1900 centimètres cubes au lieu de 1300. Les parois sont amincies; la muqueuse atrophiée présente une surface pâle, grisâtre, et par places des taches jaunes dues à la dégénérescence des glandes. Chez la femme, les déformations par constriction (biloculation, déplacement) sont bien plus accusées qu'à l'âge adulte. — En revanche, Cruveilhier et Larger admettent que le sphincter pylorique est le siège d'une hypertrophie physiologique. Cruveilhier dit : « Je l'ai trouvé constamment plus développé dans la vieillesse qu'à aucune autre époque de la vie. »

Structure. — Les modifications structurales de l'estomac des vieillards se produisent surtout dans la muqueuse; elles se manifestent par une sorte de dégénérescence conjonctive, accompagnée d'atrophie glandulaire. Il faudrait d'abord établir si ces deux facteurs sont indépendants l'un de l'autre ou s'ils sont solidaires; il serait également important de savoir s'il s'agit d'une simple hyperplasie conjonctive ou d'un défaut de nutrition dû à une altération sénile des vaisseaux. D'après F. Schiffer (1897) les changements les plus profonds et les plus graves se rencontrent, sur 80 0/0 des cas observés, dans la région de la petite courbure, d'où ils s'étendent vers le pylore et dans les autres parties de l'estomac. Toutefois, si l'on n'observe aucune modification dans la région pylorique, il faut s'attendre pour toutes les autres parties à un résultat identique.

Voy. F. Schiffer. Ueber Veränderungen am Magen alter Leüte. *Inaug. Dissert.*, Leipzig, 1897.

CHAPITRE CINQUIÈME

INTESTIN GRÊLE

L'intestin grêle (intestinum tenue, gracile; ἔντερον; Dünndarm; small intestine) est un tube cylindrique, musculo-membraneux, qui unit l'estomac au gros intestin. Le sillon duodéno-pylorique extérieurement, la valvule pylorique en dedans, le séparent de l'estomac; un sillon circulaire (sillon iléo-colo-cæcal) et la valvule iléo-cæcale marquent sa limite inférieure. Dans sa cavité débouchent les canaux excréteurs du foie et du pancréas. Le chyme y rencontre le suc intestinal, la bile et le suc pancréatique, qui lui font subir des modifications importantes et le transforment en chyle. Celui-ci est absorbé par un vaste réseau vasculaire. L'intestin grêle est donc à la fois un organe de digestion et d'absorption. Il traverse la cavité abdominale, de l'épigastre à la fosse iliaque droite. On lui décrit deux segments : l'un, profondément situé, appliqué contre la paroi abdominale postérieure, c'est la *portion fixe* de l'intestin grêle ou *duodénum*; l'autre, superficiel, mobile, muni d'un long pédicule vasculaire et péritonéal, le mésentère, traverse en serpentant la cavité abdominale : c'est la *portion flottante* de l'intestin grêle ou *jéjuno-iléon*. — Les deux segments ont la même structure. Nous décrirons donc : le duodénum, le jéjuno-iléon et leur structure. Mais avant, nous devons indiquer les dimensions de l'intestin grêle pris dans son ensemble.

Longueur. — L'intestin grêle présente chez l'adulte une longueur qui varie suivant qu'on la mesure sur l'intestin extrait et étalé, ou bien en place sur le sujet non injecté, ou enfin in situ sur des organes préalablement fixés par une injection d'acide chromique ou de formol.

L'intestin grêle extrait a une longueur moyenne de 7 mètres, variant de 5 à 10 mètres, et représente 4 fois la longueur du corps (4,2). — Mesuré en place avec un fil qui suit le bord libre, il a en moyenne 6 m. 50, avec des écarts de 4 mètres à 9 mètres. — Dans les mêmes conditions, mais après avoir été fixé par des injections durcissantes, comme l'ont fait Sernoff et Stopnitzki en Russie, il n'a plus que 5 m. 50 avec des différences extrêmes de 3 m. 68 à 7 m. 90; il correspond à 3 fois seulement (3,2) la longueur de la taille totale. Il est probable que ce dernier procédé se rapproche davantage des conditions de l'intestin vivant et que, par conséquent, les anatomistes ont toujours accordé une trop grande longueur à l'intestin grêle.

Calibre. — Le calibre de l'intestin grêle n'est pas uniforme. Large à son origine, il se rétrécit peu à peu vers sa terminaison; il représente dans son ensemble un tube infundibuliforme.

Voici quel est le calibre moyen des divers segments de l'intestin grêle légèrement distendus :

Duodénum : circonférence extérieure 15^{cm}, diamètre 47^{mm} (Sappey 3 1/2 à 4^{cm}).

Jéjunum, près de l'angle duodéno-jéjunal : 12^{cm}, — 37^{mm} (Sappey 2 1/2 à 3^{cm}).

Iléon, près de l'embouchure dans le gros intestin : 9^{cm}, — 27^{mm} (Sappey 2^{cm}).

Cruveilhier a trouvé sur un sujet des chiffres beaucoup plus élevés; l'intestin grêle, jéjuno-iléon, médiocrement distendu, avait : 17 cm. 1/2 de circonférence à son origine; 11 cm. 1/2 à sa partie moyenne, et 9 cm. 1/2 un peu au-dessus de son embouchure dans le gros intestin. — D'après Luschka, la circonférence de l'intestin grêle est de 12 cm. 8 à son extrémité supérieure, il décroît progressivement vers son extrémité inférieure pour n'y mesurer que 9 cm. 5. Chaput et Lenoble (*Bull. Soc. anat.*, Paris, 1894) ont obtenu pour le jéjuno-iléon, après une insufflation modérée, une circonférence extérieure maxima variant entre 110 et 90 mm., et minima de 78 à 80 mm. Les mêmes auteurs ont cherché à préciser la circonférence intérieure du jéjuno-iléon. Voici leurs résultats : le calibre maximum se rencontre dans les deux premiers mètres du jéjunum, le diamètre oscille entre 51 et 87 mm. Le calibre minimum varie entre 21 et 41 mm.

La *capacité* de l'intestin grêle en place est en moyenne de 4 litres; elle peut différer du simple au double. Mesurée sur l'intestin isolé, elle est beaucoup plus élevée et atteint 6 litres.

Le *poids* a été trouvé de 780 à 713 grammes (Vierordt).

Mühlmann comprend dans les organes pesés l'œsophage et l'estomac, en plus de l'intestin. Le poids total chez l'adulte a été en moyenne de 1600 gr., variant de 1400 à 2800 gr. Rapporté au poids du corps, c'est un chiffre fixe de 3 0/0 environ, excepté chez le nouveau-né chez lequel ce rapport est de 6 à 7 0/0 (*Anatom. Anzeiger*, 1900).

La *densité* de la paroi varie de 1041 à 1047 (Davy).

1° **Longueur de l'intestin.** — La longueur de l'*intestin entier*, c'est-à-dire du pylore à l'anus, est de 8^{m},22 avec variations de 6^{m},94 à 9^{m},46 (Cruveilhier); de 9^{m},60 (Sappey), de 6^{m},98 (5^{m},17 à 9^{m},96) d'après Meckel, de 9 m. (7^{m},90 à 10^{m},70) d'après Frappaz.

Les auteurs suivants excluent le duodénum de leurs mensurations, soit 25 cm. en moins. Tarenetzky : 8 m. (6 m. à 12 m.); Beneke : 6^{m},98 (5^{m},07 à 9^{m},95); Dreike : 7^{m},80 chez l'homme et 6^{m},70 chez la femme; Chudzinski : sur 9 nègres, 8^{m},86; Giacomini : sur 4 nègres, de

6m,87 à 8m,26 (Chudzinski, *Revue d'Anthrop.*, 1887; Giacomini, *Arch. ital. de Biologie*, 1884 et 1892).

Cette longueur est de 29 m. (22 à 40) chez le cheval, 57 chez le bœuf, 32 chez le mouton, 6 m. chez le lapin, 23 chez le porc, 2 chez le chat (Colin).

2° La longueur de *l'intestin grêle* seul est la suivante : Cruveilhier, 6m,86 (5m,64 à 7m,84); Sappey, 8 à 9 m.: Meckel, 5m,65 (4 à 8m,47); Luschka, 7m,85 (2m,51 à 10m,67); Frappaz, 7 m.: Chudzinski, nègres, 7m,09.

Sans le duodénum (25 cm.) et en mesurant les organes en place sur le sujet : Tarenetzky, 6m,41 (4m,72 à 10m,55); Beneke, sur 34 sujets sains, 6m,46 (4m,38 à 8m,65); Rolssenn, 6m,76 chez l'homme, 6m,18 chez la femme; Dreike, sur 26 hommes 6m,28 (4m,16 à 10 m.), sur 13 femmes 5m,18 (3m,34 à 8m,46).

Sernoff le premier a indiqué ce fait, que si l'on mesure l'intestin en place sur un sujet dont les organes ont été durcis et fixés par une injection intra-vasculaire d'acide chromique, condition qui paraît être la plus voisine de l'état normal pendant la vie, on observe des chiffres moins élevés. Pour 6 sujets russes, cette longueur (pyloro-cæcale) est seulement de 5m,32, et varie de 6m,10 à 4m,38. Stopnitzki, par le même procédé, sauf qu'il pratique une injection intra-abdominale, donne des chiffres semblables pour 50 sujets russes : 5m,59 avec écarts de 3m,68 à 7m,90. L'extensibilité de l'intestin lui permet donc de s'allonger sensiblement, lorsqu'on le manie à l'état de relâchement. Il faut en outre faire porter les mesures sur le bord libre ou bord convexe, pour pouvoir comparer les résultats; car le bord adhérent ou bord concave est plus court d'une quantité qui varie entre 53 et 204 cm.

3° Les anatomistes ont cherché autrefois le rapport de l'intestin entier à la taille du sujet. Ce rapport est de 5 à 8 d'après Meckel, de 3 à 8 d'après Cruveilhier, de 6 d'après Sappey. Dreike trouve chez l'homme 4,7, variant de 3,3 à 6,9, et chez la femme 4,3 variant de 3,2 à 6,7: Rolssenn, 5,2 chez l'adulte et 7 chez l'enfant. Stopnitzki, sur les sujets durcis à l'acide chromique, 3,2 dans les deux sexes. Ceci veut dire que l'intestin est 3, 4, 5 fois plus long que la taille du sujet.

Il est évident que ce genre de rapport ne permet pas la comparaison de l'homme avec les animaux, puisque chez l'homme on fait entrer dans la taille les membres inférieurs, ce que l'on ne fait pas pour les animaux, et même chez l'homme les membres inférieurs varient beaucoup plus que le tronc. Aussi a-t-on préféré dans ces dernières années prendre comme terme de comparaison la longueur du tronc, mesurée du vertex au coccyx ou à l'ischion, longueur qui chez l'homme adulte est voisine de 85 cm. Henning sur 18 sujets a trouvé que ce rapport est 1 : 10, l'intestin est 10 fois plus long que le tronc. Tarenetzky a établi ce même rapport pour l'intestin grêle seul, et il a obtenu les résultats suivants : la longueur du tronc est à celle de l'intestin grêle comme 1 à 4,2 chez l'embryon: comme 1 à 5,9 à la naissance: comme 1 à 6,6 de 0 à 1 an; comme 1 à 7,6 de 1 an à 16 ans, et enfin comme 1 à 7,2 chez les adultes des deux sexes. — Sur ses sujets fixés, Stopnitzki arrive, toujours pour l'intestin grêle, au même rapport pour les deux sexes : 6,55.

Pour annuler les perturbations introduites par les grandes variations de longueur du cou et de la tête chez les animaux, Henning et à sa suite Rolssenn ont proposé comme mesure la *petite longueur du tronc*, mesurée de l'apophyse épineuse de la 7e vertèbre cervicale à la base du coccyx. Cette petite longueur est à celle de l'intestin total comme 1 à 14 (11 à 18) chez les adultes des deux sexes, comme 1 à 19 (15 à 26) chez les enfants de 1 à 15 ans (Rolssenn).

4° Il y a dans toutes les mensurations des causes d'erreur signalées par les observateurs. Ainsi l'élasticité et l'extensibilité, variables suivant les sujets, font qu'un intestin extrait et étendu peut s'allonger de 4 pour 100. Le météorisme, c'est-à-dire sa distension par les gaz physiologiques ou ceux de la putréfaction, l'allonge, tandis que la rigidité cadavérique le raccourcit. Un intestin extrait et étalé peut avoir jusqu'à 2 m. de plus que s'il est mesuré *in situ* (Tarenetzky). Même *in situ*, il est plus long s'il est mou et flasque que s'il est durci.

Des recherches que nous venons de citer découlent un certain nombre de conclusions.

Sexe. — Il n'y a pas de différence sexuelle. C'est la conclusion de Tarenetzky qui trouve pour rapport de la longueur du tronc à celle de l'intestin grêle : 1 : 7,2 chez les garçons: 1 : 7,7 chez les filles; 1 : 7,1 chez l'homme adulte: 1 : 7,1 chez la femme adulte. Rolssenn et Dreike constatent que l'intestin de l'homme est absolument et relativement un peu plus long, ce qui tient peut-être à ce qu'il mange davantage; mais cet excédent est très faible et dans les limites des causes d'erreur possibles (Dreike). Crampe, chez les animaux, a trouvé la même longueur dans les deux sexes.

Stopnitzki, dont les séries portent sur 35 hommes et 15 femmes de 20 à 55 ans, après fixation des organes, obtient pour l'intestin grêle une moyenne de 5m,57 chez l'homme et de 4m,99 chez la femme, différence absolue très faible, qui devient nulle comme proportion relative; car cette longueur rapportée au tronc est de 6m,55 dans les deux sexes.

Races. — Il n'y a pas de différences de races, au moins pour les Français, Russes et Allemands. Les opinions de Luschka, Grüber, Küttner sur la longueur de l'intestin chez les Russes ne sont pas confirmées par les observations précises de Tarenetzky. Les chiffres de Dreike (Russes), comparés à ceux de Rolssenn (Allemands), ne présentent que des différences insignifiantes.

Peut-on conclure d'une vingtaine d'observations de Chudzinski et de Giacomini que les nègres ont l'intestin plus long? Le rapport de la longueur intestinale totale au tronc était de 11 (au lieu de 10) sur les sujets de Chudzinski, et plus élevé sur ceux de l'anatomiste italien.

États morbides. — L'intestin se raccourcit dans un certain nombre d'affections : dans la péritonite chronique, Cruveilhier a vu l'intestin grêle réduit à 3^m,30 et 2^m,30; — dans l'inanition, fait constaté expérimentalement par Manassein; Bonnet, dans le Sepulchretum, a rapporté l'observation d'une femme morte de privations et dont l'intestin grêle n'avait que 85 cm.; — dans l'atrophie du foie (Frappaz, Thèse de Lyon, 1895); — enfin dans les maladies consomptives et principalement dans la phtisie. Beneke le premier a montré que, chez ces malades, l'intestin grêle est diminué de volume et de capacité, soit absolument, soit relativement à la taille et au poids du corps. Cet état, suivant lui, n'est pas consécutif à l'amaigrissement, il est congénital et fait partie de la constitution du sujet. Telle est aussi l'opinion de Kretschmann (*Inaug. Dissert.*, Saint-Pétersbourg, 1890) qui a examiné 53 tuberculeux, et celle de Dreike. Stopnitzki constate ce même raccourcissement, mais il le croit acquis par l'insuffisance alimentaire, conformément aux expériences de Manassein.

L'intestin est au contraire plus long : dans les maladies hyperplasiques et notamment dans l'obésité (Beneke). Chez un obèse, Tarenetzky a trouvé l'intestin grêle plus long d'un tiers par rapport à la longueur du tronc; — peut-être chez les cancéreux, observations discordantes; — peut-être dans l'hypertrophie du foie (Frappaz, dont les conclusions sont contredites par 7 cas de cirrhose hypertrophique de Stopnitzki).

Type alimentaire. — Les animaux étant divisés en herbivores, carnivores et omnivores, dans quelle classe se range l'homme d'après la conformation anatomique de son intestin? Remarquons d'abord que ce mot de conformation implique des éléments mal déterminés jusqu'ici, non seulement la longueur, mais la capacité, la surface utilisée, la musculature qui accélère plus ou moins le contact, la disposition valvulaire, la structure de la muqueuse, toutes conditions qui modifient le mode alimentaire. A ne considérer que la longueur relative, celle de l'intestin au tronc, l'homme se range parmi les singes frugivores (Henning, Tarenetzky). Mais qu'on s'adresse aux invertébrés (Werner) ou aux vertébrés, ce critérium est très approximatif et comporte les plus grandes exceptions. Si l'on tient compte de la surface gastro-duodénale rapportée au volume du corps, terme comparatif qui chez les mammifères seulement est à peu près conforme au genre d'alimentation, l'homme, à en juger par des recherches encore insuffisantes, se sépare du singe et se rapproche des carnivores, ainsi qu'on le verra plus loin (Custor). Ajoutons que sa dentition, indifférente d'ailleurs, atteste par la rétrogradation des molaires un état frugivore en voie de diminution, tandis que son cæcum est celui d'un carnivore (Charpy).

Que conclure de ces contradictions? Il semble que l'homme dérive d'un type primitif frugivore, facilement adaptable à l'alimentation carnée; aussi est-il en fait ou au moins peut-il être omnivore. Mais le caractère dominant de son type alimentaire est d'être panivore, c'est-à-dire qu'il est conformé pour manger des substances nutritives sous un faible volume, telles qu'elles résultent de la cuisson (Charpy).

Capacité. — De Genersich (*Deut. med. Woch.*, 1883), pour pratiquer le lavage du tube intestinal ou *diaclysme*, introduit de l'eau par une canule hermétiquement fixée à l'anus, sous une pression de 80 cm. à 1 m. Sur le cadavre, le gros intestin est rempli avec 3 litres; à 6 litres, le liquide entre dans l'estomac; au 7e, 8e ou 9e litre, il sort par la bouche et dès lors on lave le tube digestif comme un tuyau quelconque. Sur un sujet vigoureux de 16 ans, Dauriac a vu le liquide s'écouler seulement au 11e litre.

Pour l'intestin total du pylore à l'anus, la capacité est donc de 6 litres d'après de Genersich. Beneke (*Constitution...* 1881) extrait l'intestin, le lave et l'étale tout du long dans une gouttière; puis il le remplit d'eau peu à peu. L'élasticité individuelle fait varier le résultat; car si beaucoup d'intestins remplis conservent la même longueur, d'autres s'allongent de 5 pour 100. Par ce procédé, évidemment bien différent des conditions des viscères en place, mais qui lui a servi surtout à obtenir des chiffres relatifs, l'auteur a trouvé sur 18 sujets hommes, bien constitués, une moyenne de 11 litres, tandis que sur des phtisiques ou sujets mal développés elle n'était que de 8 lit. 730. Ce chiffre de 11 peut notablement s'abaisser ou au contraire s'élever à 15. (Beneke ne compte pas le duodénum; j'ajoute à tous ses chiffres 210 gr., contenance moyenne du duodénum.)

La capacité de l'*intestin grêle* seul est de 3 litres, d'après de Genersich, voisine de 4 litres pour Angerant (Th. Paris, 1894). Sur l'intestin extrait et étendu (Beneke), elle est de 6 litres avec des écarts de 8 lit. 800 à 3 lit. 500; de 4 lit. 750 seulement chez les phtisiques.

Chez les animaux (Colin, *Traité de physiol. comparée*, 1871), la capacité de l'appareil digestif est soumise, quant à ses variations, à des lois beaucoup plus rigoureuses que celles qui déterminent la longueur de l'intestin. Ordinairement il y a un rapport inverse entre le volume de l'estomac et celui de l'intestin. La capacité de l'estomac et de l'intestin réunis est de 200 litres chez le cheval (130 à 350), 350 chez le bœuf, 44 chez le mouton, tous herbivores; de 27 chez le porc omnivore; de 50 centil. chez le chat carnivore. Les organes isolés donnent les chiffres suivants : Cheval : estomac, 18 litres (10 à 37); intestin grêle, 63 litres. Bœuf : estomac, 250 litres; intestin grêle, 66 litres. Mouton : estomac, 30 litres; intestin grêle, 9 litres. Porc : estomac, 8 litres; intestin grêle, 9. Chat : estomac, 34 centil.; intestin grêle, 11 centilitres.

Sur un lapin de 1870 grammes, la capacité de l'estomac était de 255 cc.; de l'intestin grêle, 290; du gros intestin, 480, dont 370 pour le cæcum seul. Total : 1 lit. 025 (Charpy).

Surface. — La surface carrée de l'estomac et de l'intestin réunis, c'est-à-dire du cardia à l'anus, a été calculée par Custor (Ueber die relative Grösse des Darmkanales. *Arch. f. Anat.*, 1873) sur deux hommes du poids de 52 et 49 kilogs. Custor s'est servi de la triangulation, en enroulant des bandes de papier sur la face externe de l'intestin frais insufflé: procédé qui expose à des erreurs. Il a trouvé une surface totale d'environ 15000 cm. carrés; 1 cm. carré d'intestin correspondait à 3 gr. 36 de poids du corps.

L'intestin grêle seul avait une surface de 8430 cm²; mais Custor n'a pas tenu compte des valvules conniventes qui auraient probablement porté ce chiffre à 13000. Sappey, par une autre méthode, estime que la muqueuse déplissée de l'intestin grêle a une superficie de 10 125 cm² (*Anat.*, t. IV, p. 196). Nous rappellerons que d'après les recherches précises de Meeh la surface de la peau pour un homme de taille moyenne est de 18 000 cm². « En présence d'une aussi vaste surface, nous ne saurions nous étonner, dit Sappey, de la rapidité avec laquelle sont absorbées des masses quelquefois énormes de liquide, et nous pouvons comprendre aussi l'abondance des excrétions et des déjections qui succèdent à la plupart des inflammations un peu étendues de l'intestin grêle, la perturbation extrême que celles-ci jettent dans toutes les fonctions de l'économie, la prostration qu'elles entraînent à leur suite, l'amaigrissement rapide qu'elles déterminent. »

Nous ne possédons que bien peu de renseignements sur l'étendue de la muqueuse digestive chez les animaux, et cependant cette donnée serait des plus utiles. « En considérant d'une manière générale la longueur, la capacité et la surface de l'appareil digestif, on arrive à voir que de ces trois choses la dernière est la plus essentielle, celle qui exprime le mieux l'aptitude des animaux à telle ou telle espèce d'alimentation » (Colin). D'après ce dernier auteur, la surface évaluée en mètres carrés est la suivante :

	Cheval	Bœuf	Chat	Porc
Muqueuse totale gastro-intestinale (cardia à anus).	14.95	17.23	0.12	2.81
Muqueuse de l'intestin grêle seul.	4.39	5.6	0.07	1.66
Rapport à la superficie de la peau	: : 1 à 2.18	à 2.97	à 0.58	

Custor (*loc. cit.*) a étudié des animaux choisis dans toutes les classes des vertébrés. Il rapporte la surface gastro-intestinale totale (estomac, intestin grêle et gros intestin) au poids du corps. Contrairement à l'opinion courante, il n'y a pas de distinction entre les carnivores et les herbivores: des poissons nettement herbivores ont un intestin réduit, tandis que les oiseaux carnivores ont la plus grande surface intestinale. Seuls les mammifères sont en général conformes à la loi. Les carnivores ont un intestin décidément plus petit; les rongeurs ont de tous les vertébrés la plus grande surface intestinale. L'homme et le porc omnivores se classent parmi les carnivores. Le rapport de la surface intestinale au poids du corps donne, pour les mammifères, la série suivante, par ordre croissant : carnassiers, porc, homme, ruminants, singes, rongeurs. Ceci veut dire que les carnassiers ont la plus petite surface gastro-intestinale ou digestive, relativement à leur corps, et les rongeurs la plus grande. Il est bon d'ajouter que les recherches de Custor n'ont porté que sur un bien petit nombre d'exemplaires dans chaque genre et surtout que son procédé expose à des erreurs notables.

Intestin de l'enfant. — La longueur de l'*intestin total* (grêle et gros réunis) est voisine de 3 m. Demelin (Thèse d'Angerant) sur 4 nouveau-nés : 2m,50 à 2m,75. Beneke sur 5 sujets de 0 à 14 jours, le duodénum non compté, $3^m,10$. Dreike, enfants de 0 à 3 mois, sans le duodénum, $3^m,55$. Le duodénum du nouveau-né a en moyenne 10 cm. de long.

La longueur de l'*intestin grêle* seul est pour les mêmes sujets et dans les mêmes conditions : $1^m,98$ à $2^m,20$ (Demelin); $2^m,62$ (Beneke): $2^m,95$ (Dreike). Weinberg, sur 10 nouveau-nés durcis par les injections intra-vasculaires d'après la méthode de Sernoff et mesurés sur le bord libre de l'intestin (le bord concave est plus court de 20 à 60 cm.), trouve $2^m,10$ avec variations de $1^m,77$ à $2^m,60$. Elle est d'environ 5 m. dans le cours de la 2e et de la 3e année (Beneke sur 10 sujets).

L'enfant a un intestin grêle plus long que celui de l'adulte, relativement à son corps. Les recherches de Beneke lui ont montré que la taille totale du sujet étant supposée uniformément 100, la longueur du jéjuno-iléon est de 570 chez le nouveau-né, de 600 à deux ans, de 550 à 600 à trois ans, de 510 à sept ans, pour tomber à 450 après l'achèvement de la croissance. Ces recherches sont confirmées par les mensurations précises de Rolsseun et de Dreike. Ce dernier fait observer que cet excès de longueur n'est pas dû à l'alimentation, puisqu'on le constate même chez les mort-nés. Il se retrouve dans tous les procédés de comparaison, c'est-à-dire qu'on rapporte la longueur du grêle à la taille totale, ou à la longueur du tronc, ou à la petite longueur (de la 7e cervicale au coccyx).

Je dois ajouter que Weinberg, sur ses 10 nouveau-nés traités par les injections chromiques, trouve des chiffres moins élevés. Le rapport de l'intestin total (du pylore à l'anus) à la longueur du tronc était de 7 à 8, une fois 9 et une fois 10; celui de l'intestin grêle seul, sans le duodénum, de 6 le plus souvent, et une fois 8 seulement sur un sujet météorisé.

Marfan (*Revue des Maladies de l'enf.*, 1895) a remarqué que chez les nourrissons qui succombent à une gastro-entérite chronique l'intestin tout entier, mais surtout le grêle, est notablement allongé sans être dilaté; il a subi une hypertrophie en longueur : ainsi de 0 à 2 mois, l'intestin total au lieu de représenter 6 fois la taille du sujet peut s'être allongé au point d'être 8 à 10 fois supérieur à celle-ci. Cet allongement, qui ne se retrouve pas dans les maladies intestinales de l'adulte, avait déjà été observé par Dreike (Th. de Dorpat, 1894).

La *capacité* de l'estomac et de l'intestin réunis est d'environ 220 grammes d'eau chez le nouveau-né: elle ne tarde pas à s'accroître, surtout aux dépens de l'estomac qui augmente rapidement au cours de la 2e semaine. Celle du jéjuno-iléon seul est à la naissance de 174; à six ans et demi, elle a atteint 2400. Beneke, à qui ces chiffres sont empruntés, conclut de ses recherches que chez l'enfant la capacité de l'intestin grêle rapportée au poids du corps est beaucoup plus élevée que chez l'adulte, presque du double, car elle représente chez lui environ 15 pour 100 du poids du corps et chez l'adulte 8 pour 100. L'enfant trouve donc là une des conditions de l'accroissement de son corps; il reçoit d'ailleurs une alimentation beaucoup plus considérable et ses échanges organiques sont presque doublés dans le cours des deux premières années. Ce rapport se maintient en s'atténuant jusqu'à la fin de la croissance, c'est-à-dire jusque vers l'âge de 20 ans.

Bibliographie. — Beneke. Ueber die Länge des Darmkanals bei Kindern. *Deutsch. med. Wochen...* 1880, et *Constitution and constit. Kranksein*. 1881. — Tarenetzky. Beitr. z. Anat. des Darmkanals. *Mém. Ac. des Sc. de Saint-Pétersbourg*, tome XXVIII, 1881. — Henning. Ueber die vergleich. Messung. des Darmkanals. *Centralbl. f. medic. Wiss.*, 1881. — Rolsseun. Ein Beitr. z. Kenntniss d. Läng. des deutsches Darms. *Inaug. Dissert.*, Dorpat, 1890. — Dreike. Ein Beitr. z. Kennt. des menschl. Darmcanals. *Inaug. Dissert.*, Dorpat, 1894. — Angerant. Les grands lavages de l'intestin. *Th. Paris*, 1894. — Sernoff. Zur Kenntniss der Lage... *Intern. Monatschr. f. Anat.*, 1894. — Stopnitzki. Untersuch. zur Anatomie des mensch. Darmes. *Internat. Monatsch.*, 1898. — Weinberg. Topogr. der Mesenterium. *Ibid.*, 1890. — Muhlmann. Ueber das Gewicht und die Länge.... *Anat. Anzeiger*, 1900.

Sur l'anatomie comparée : Colin. *Traité de physiologie comparée*, 1871. — Crampe. Vergleich. Untersuch. ueber der Varliren der Darmlänge. *Arch. f. Anat.*, 1872. — Custor. Ueber die relative Grösse des Darmkanals. *Arch. f. Anat.*, 1873.

§ 1. — DUODÉNUM

Le duodénum (ἔκφυσις, Aristote; δωδεκα δάκτυλον, Hérophile; duodénum; Zwœlffingerdarm; intestin pancréatique ou pancréatico-biliaire, Luschka; anse fixe de l'intestin grêle, Jonnesco) est la partie initiale de l'intestin grêle. Il décrit, entre le pylore et le jéjunum, un anneau ouvert *en haut* et un peu à gauche. Il se différencie du reste de l'intestin grêle par sa situation profonde, sa fixité, son calibre, ses connexions avec les canaux excréteurs du foie et du pancréas et par quelques particularités de structure.

Limites. — Son origine, nettement indiquée par le sillon duodéno-pylorique extérieurement, par la valvule pylorique intérieurement, répond au flanc droit de la première vertèbre lomb.; sa terminaison est marquée : 1° par un angle, ou mieux un coude, que décrit la portion fixe avec la portion flottante de l'intestin grêle, sur le flanc gauche du corps de la première ou deuxième v. lomb. : *angle duodéno-jéjunal* (flexura duodeno-jejunalis); 2° par un muscle

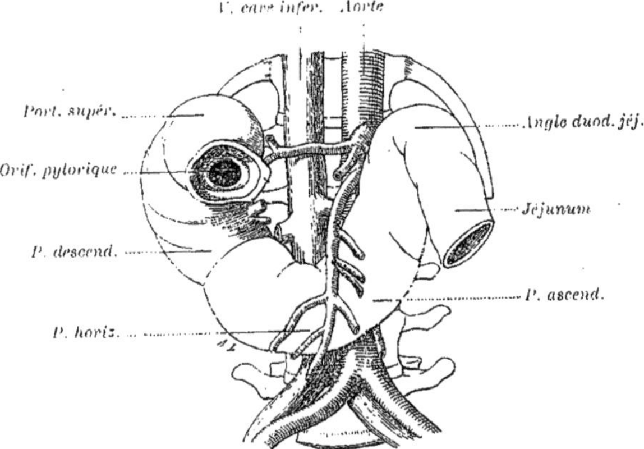

Fig. 135. — Duodénum annulaire.

qui fixe solidement cet angle à la paroi abdominale postérieure : le *muscle suspenseur* du duodénum ou m. de Treitz.

Les classiques limitent le duodénum au point où les vaisseaux mésentériques supérieurs passent au-devant de lui. C'est une erreur, car, à gauche de ces vaisseaux, il existe encore un long segment du duodénum, que ces auteurs méconnaissent. — Glisson avait établi la limite inférieure du duodénum au lieu d'abouchement des canaux cholédoque et pancréatique. Cette opinion est exacte chez l'embryon. His (1885) a vu, chez l'embryon de la cinquième semaine, le duodénum limité en bas par l'embouchure du canal pancréatique; il n'a ni sa portion horizontale inférieure, ni sa portion ascendante. Mais, dès la sixième semaine, il prend la forme d'une anse, grâce au développement d'une portion intermédiaire, entre l'embouchure du canal pancréatique et l'angle duodéno-jéjunal. Cette portion entoure de bas en haut la tête du pancréas; elle représente la portion horizontale inférieure du duodénum (Toldt, 1893). Quant à la portion terminale ou ascendante à peine indiquée chez l'embryon de six semaines, elle n'appartiendrait pas en principe au duodénum; elle ne serait que la portion initiale de l'anse ombilicale, irriguée comme cette dernière par l'artère mésentérique supérieure (Broesike, 1891). Quoi qu'il en soit, dès la fin du troisième mois embryonnaire, les deux points limites du duodénum, l'origine et l'angle duodéno-jéjunal, sont fixés à la paroi abdominale postérieure, et l'anse fixe de l'intestin grêle est constituée avec les caractères qu'elle aura ultérieurement chez l'adulte.

Direction. — Forme. — Parti de l'extrémité pylorique de l'estomac, à la hauteur de la première vert. lomb., le duodénum se dirige d'abord en haut, à droite, et en arrière jusque sous le col de la vésicule biliaire. Là, il se coude brusquement, *première courbure* ou *angle supérieur*, et descend verticalement le long du flanc droit de la colonne lombaire, entre le rein droit et la veine cave inférieure. Arrivé à l'extrémité inférieure du rein, il se coude de nouveau, *seconde courbure* ou *angle inférieur*, pour se porter transversalement de droite à gauche. Il passe sous les vaisseaux mésentériques supérieurs, sur la saillie vertébrale (corps de la quatrième ou cinquième vertèbre lombaire), sur les gros vaisseaux (aorte et veine cave), et atteint le côté gauche de la colonne et de l'aorte. Là, se coudant une troisième fois, il remonte vers le bord inférieur du corps du pancréas et vers la racine du mésocôlon transverse : à ce niveau il se porte brusquement en avant pour se continuer avec le jéjunum. Le passage du duodénum dans le jéjunum se fait à la hauteur de la première ou deuxième v. lombaire; il est marqué par un quatrième et dernier coude, plus brusque que les deux précédents et caché derrière l'estomac : c'est l'*angle duodéno-jéjunal.*

Ce trajet nous montre que le duodénum présente quatre portions : la première, obliquement ascendante, va du pylore au col de la vésicule biliaire, en se dirigeant en haut, en arrière et à droite, sous le foie : c'est la *première portion* ou portion *supérieure*, p. hépatique de Cruveilhier; — la deuxième, verticalement descendante, s'étend du col de la vésicule biliaire à l'extrémité

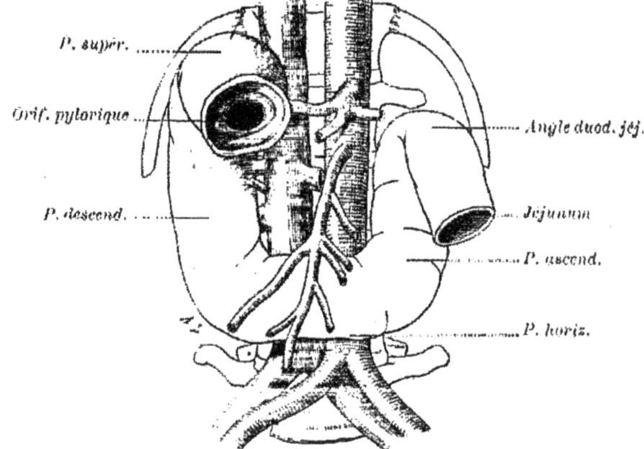

Fig. 136. — Duodénum en U.

inférieure du rein droit, longeant le bord interne de ce rein : c'est la portion *descendante*, p. rénale de Cruveilhier; — la troisième, horizontale, passe devant la veine cave et l'aorte : c'est la portion *horizontale*, préaortique; — la quatrième, verticalement ascendante, longe le flanc gauche de la colonne vertébrale et de l'aorte : c'est la portion *ascendante.*

D'une façon générale, le duodénum décrit entre ses deux extrémités un anneau de cercle ouvert, partant du pylore et retournant de nouveau au voisinage de celui-ci, derrière la paroi postérieure de l'estomac. Mais il présente de nombreuses variétés, qu'on peut réduire à trois types : — 1er *type* : les quatre portions du duodénum passent les unes dans les autres par des courbes douces : il figure dans son ensemble un anneau ouvert en haut dont les deux extrémités, pylorique et jéjunale, se trouvent au même niveau, sur un plan frontal passant par le corps de la première v. lombaire, c'est le *duodénum annulaire.* Ce type, déjà très net dans la seconde moitié de la vie intra-utérine (Toldt), se trouve presque toujours chez l'enfant, mais moins souvent chez l'adulte. Je l'appelle le *type infantile.* — 2e *type* : la portion horizontale ou préaortique est très longue; elle décrit avec les portions descendante et ascendante un U majuscule : c'est le *duodénum en U*. — 3e *type* : la portion horizontale manque; la portion descendante est verticale; la portion ascendante se dirige obliquement en haut et à gauche et croise en écharpe l'aorte. Ces deux dernières portions, très longues, sont réunies par un angle aigu (25 à 40 degrés) ouvert en haut et à gauche; elles représentent les deux branches d'un V : c'est le *duodénum en V*. L'angle du V, quelquefois transformé en une courbure plus ou moins douce, est déjeté à droite de la ligne médiane, contre la veine cave : c'est l'*angle inférieur* du duodénum ou *courbure précave*. Cependant Ballowitz et Oddono prétendent que la portion horizontale ou préaortique existe toujours, même dans la forme en V; elle serait seulement moins évidente dans ce dernier cas, parce qu'elle monte tout d'un coup vers le côté gauche. — Ces deux derniers types, très fréquents chez l'adulte, sont rares chez l'enfant.

Chez le nouveau-né et chez l'enfant en bas âge (2 à 3 ans), les reins, relativement volu-

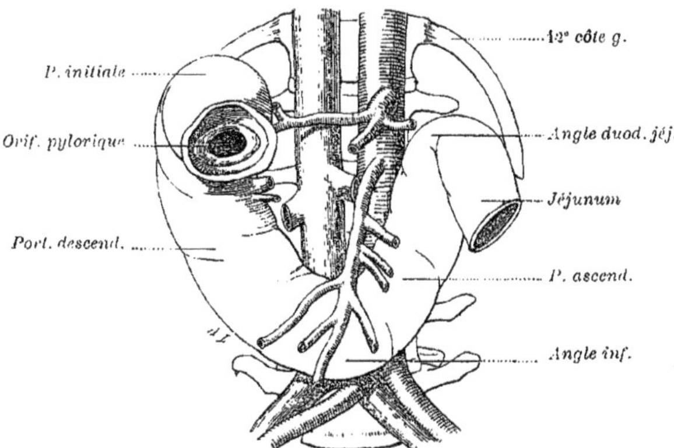

FIG. 137. — Duodénum en V.

mineux, proéminent fortement dans la cavité abdominale et se trouvent sur le même plan que la saillie vertébrale; la paroi abdominale postérieure est alors une surface plane, sur laquelle repose l'anneau duodénal. Chez l'adulte, la saillie vertébrale est très accusée, les reins, relativement moins volumineux, sont profondément situés, sur un plan postérieur à la colonne, dans les fosses lombaires. La paroi abdominale postérieure devenant irrégulière, l'anneau duodénal, qui se moule sur les saillies et dépressions, s'incurve suivant ses faces; au lieu d'être sur le même plan frontal, ses segments occupent des plans différents. L'orifice pylorique est superficiel et regarde en avant; la première portion, couchée sur le flanc droit de la colonne vertébrale, devient sagittale; la portion descendante glisse sur le flanc de la colonne rachidienne dans le fond de la fosse lombaire droite; la portion horizontale s'incurve en se moulant sur la saillie vertébrale et les gros vaisseaux; la portion ascendante longe d'abord le flanc gauche de l'aorte et est superficielle, mais plus haut elle devient profonde en glissant sur le flanc de la colonne vertébrale, vers la fosse lombaire gauche; l'angle duodéno-jéjunal, insinué derrière l'estomac, présente une direction sagittale; l'orifice jéjunal regarde en avant, et est situé sur un plan frontal plus profond que celui de l'orifice pylorique. — Dans son ensemble, le duodénum de l'adulte représente un anneau ouvert en haut, dont les deux moitiés seraient tordues sur elles-mêmes.

A l'état de vacuité, le duodénum est un tube aplati et régulier; mais après distension sur place, il devient irrégulier et présente des parties bosselées séparées par des points rétrécis. La première portion forme une poche ovale nettement séparée de l'estomac et de l'angle sous-hépatique : c'est le *vestibule du duodénum* (antrum duodenale); — sur la paroi antérieure de la portion descendante, il existe un sillon oblique de haut en bas et de gauche à droite, formé par les vaisseaux coliques droits supérieurs; — la portion horizontale présente un point rétréci, *isthme du duodénum*, déterminé par les vaisseaux mésentériques supérieurs et par l'aorte, qui l'enserrent et le compriment; — la portion ascendante est uniformément cylindrique.

La description qui précède diffère notablement de celle des auteurs classiques. D'après la plupart, le duodénum a la forme d'un *fer à cheval* à concavité tournée à gauche, dont les trois branches seraient : horizontale supérieure, verticale et horizontale inférieure (Huschke, Sappey, Cruveilhier, Morel et Duval, Hyrtl); — certains donnent à la portion horizontale inférieure une direction obliquement ascendante de droite à gauche (Bourgery, Henle, Luschka, Treitz, Krause, Hoffmann, Beaunis et Bouchard); — Braune décrit le premier (*Arch. f. Anat.*, 1877) la forme annulaire; elle fut acceptée par beaucoup d'auteurs (Hyrtl, His, Toldt, Schiefferdecker, Quain, Bruce-Young, Treves, Jœssel). — En 1889, j'ai publié le résultat de mes recherches sur l'anatomie du duodénum (*Anat. topogr. du duod.*, Paris, Lecrosnier et Babé, 1889; et *Progrès médic.*, 1889); j'y ai décrit les trois types, qui ont été généralement admis.

Les observations récentes ont apporté quelques divergences. Fromont (thèse de Lille, 1890), d'après 40 sujets, et en prenant pour repère la situation des orifices, ne reconnaît que deux formes : la forme annulaire et la forme en V, suivant que l'orifice jéjunal est au niveau ou au-dessous de l'orifice pylorique. — Ballowitz (Bemerk. über die Form und Lage des menschl. Duod. *Anat. Anzeiger*, 1895), sur 12 sujets, remplit le duodénum en place avec une masse à la cire pour le fixer dans sa forme. Le type adulte normal est le type en U (10 fois sur 12); le type annulaire est une forme infantile qui peut persister chez l'adulte, avec des formes de passage au type en U. Quant au type en V de Jonnesco, il ne constitue pas un genre, ce n'est qu'une modification graduelle de l'U. — Dwight (Notes on the duodenum. *Journ. of Anat.*, 1897) a fait porter ses recherches sur 59 adultes; le plus souvent il a pris un moulage en plâtre du duodénum. Les résultats sont les suivants : forme en U, 22 fois; en V, 21 fois; en anneau, 4 fois; en C, 5 fois; indéterminable, 7 fois. — Voy. aussi Oddono, *Anatom. Anzeiger*, Supplém., 1900.

Dimensions. — Les anatomistes qui ont limité le duodénum au passage des vaisseaux mésentériques lui ont attribué une *longueur* maxima de 24 centimètres; c'est la mesure de douze travers de doigt ou *duodénum*. Mais ce chiffre doit être élevé à 30 centimètres environ, quand on reporte la limite à l'angle duodéno-jéjunal. Dargein (*Bibliogr. anat.*, 1899), sur 20 sujets, a mesuré l'organe en place, en suivant le milieu de la face antérieure, c'est-à-dire à égale distance des deux bords. La longueur moyenne a été de 27 centimètres avec variations de 22 à 30; elle augmente de 2 centimètres quand on remplit d'eau le duodénum. Elle est de 9 cm. 3 (8 à 10,2) chez le nouveau-né, d'après Weinberg.

Les quatre portions se répartissent ainsi :

	Duod. en U.	Duod. en V.
Première portion	3 à 4 cm.	3 à 4 cm.
Portion descendante	9.5 à 10.5	11 à 12
Portion horizontale	8.5 à 9.5	1 à 2 (angle inf.)
Portion ascendante	6 à 7	12 à 13

Son *calibre*, sensiblement supérieur à celui du jéjunum, d'où le nom de *second estomac*, *ventricule succenturié*, n'est pas uniforme. Il présente une dilatation, quelquefois une véritable poche au niveau de la seconde courbure, par conséquent dans sa partie la plus basse, au-dessous du débouché des canaux biliaire et pancréatique. A ce niveau, le duodénum a 15 centimètres de circonférence extérieure et 47 millimètres de diamètre. Sur les moulages de Dwight, la circonférence a atteint une fois 18 et une autre fois 19 centimètres sur la portion descendante. La portion ascendante est la plus étroite.

La *capacité*, mesurée par Dargein par le remplissage d'eau jusqu'à affleurement, était de 210 centimètres cubes en moyenne sur 20 sujets, avec variation de 150 à 250. Il semble, d'après les recherches de cet observateur, que l'estomac et le duodénum présentent des rapports inverses au point de vue des dimensions; à un grand estomac correspondrait ordinairement un duodénum petit.

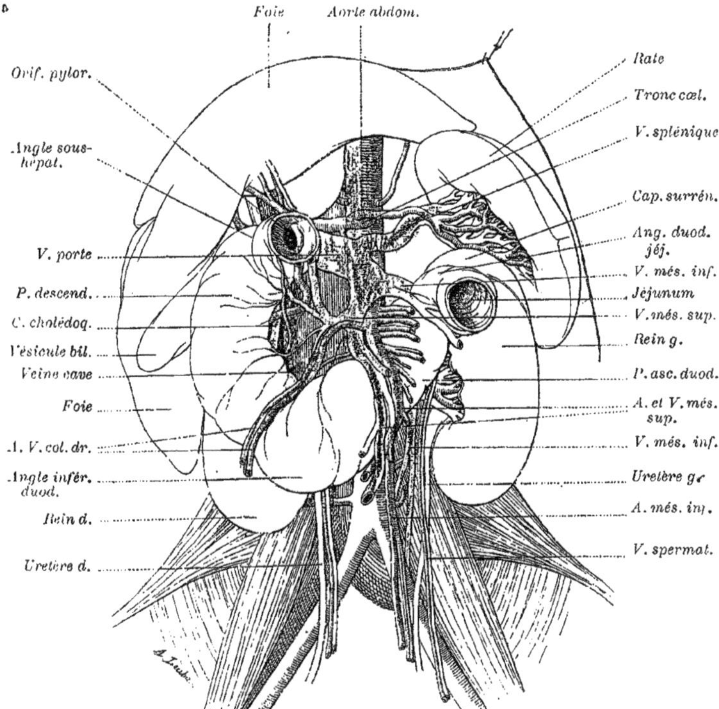

Fig. 138. — Forme, situation et rapports du duodénum.

Comparez avec la figure 404 des Annexes.

Toutefois ce rapport ne se maintient pas dans la comparaison des superficies.

Situation. — Le duodénum correspond à l'épigastre, à l'hypochondre et au flanc du côté droit, enfin à la région ombilicale. Il fait relief sur la paroi postérieure des deux étages de l'abdomen; car la cloison qui les sépare, le mésocôlon transverse, croise sa portion descendante et passe au-dessus de l'angle duodéno-jéjunal. Grâce à cette disposition, le duodénum présente deux parties : l'une, située au-dessus du mésocôlon transverse, dans l'étage abdominal supérieur, entourée et recouverte par le foie; elle est formée de la première portion et d'une partie de la seconde; l'autre, située au-dessous du même méso, dans l'étage abdominal inférieur, est recouverte par les anses flottantes de l'intestin grêle, par la racine du mésentère qui la croise en écharpe et par l'estomac dont elle est séparée de toute l'épaisseur du mésocôlon transverse; cette partie comprend un segment de la portion descendante, les portions horizontale et ascendante et l'angle duodéno-jéjunal. — La situation profonde du duodénum, le passage des deux grands mésentères devant lui, prouvent combien il est difficile de le découvrir; on n'y arrive qu'après avoir déplacé les organes qui l'entourent.

Rapports. — 1° **La première portion ou portion supérieure,** p. sous-hépatique, **p. horizontale supérieure,** répond dans la grande majorité des cas au corps de la 1re vertèbre lombaire, exceptionnellement à celui de la 12e dorsale ou de la 2e lombaire. Elle est en rapport : *en haut,* avec le foie, au niveau de la partie postérieure du lobe carré et de la moitié droite du hile, jusqu'au-dessous du tubercule caudé qui répond à l'angle supérieur du duodénum (His); en traversant le hile, elle croise le corps ou quelquefois le col de la vésicule biliaire, avec laquelle il n'est pas rare de la voir unie par des adhérences intimes; des calculs biliaires peuvent s'ouvrir un passage, à travers ces adhérences, dans le duodénum (Cruveilhier); — *en bas,* avec le col du pancréas qui est creusé d'une encoche, échancrure duodénale, pour la recevoir, entre le tubercule épiploïque et le prolongement supérieur de la tête; — *en avant,* avec la face inférieure du foie et la partie antérieure du corps de la vésicule biliaire; — *en arrière,* avec la face antérieure du pancréas, sur le col et à son voisinage, et plus haut avec le pédicule hépatique, qui occupe la paroi antérieure de l'hiatus de Winslow, c'est-à-dire avec le tronc de la veine porte, l'artère hépatique et sa branche gastro-duodénale, les trois canaux biliaires, hépatique, cystique et cholédoque, qui se réunissent à ce niveau.

La première portion du duodénum est entourée, en grande partie, par le péritoine, et donne naissance à deux ligaments : l'un s'insère sur sa paroi postérieure, près du bord supérieur : c'est le ligament duodéno-hépatique (petit épiploon); l'autre s'insère sur le bord inférieur : lig. duodéno-colique (grand épiploon). Grâce à cette disposition, elle présente une certaine mobilité et peut être entraînée par les déplacements du canal pylorique. Quand l'estomac est vide, elle se dirige obliquement en haut, en arrière et à droite; quand il se remplit, le pylore s'écarte de la paroi abdominale postérieure, se porte à droite et en avant, et attire avec lui la première portion du duodénum, qui prend alors une direction antéro-postérieure (Braune).

2° **La portion descendante ou portion moyenne** descend le long du flanc droit du corps des deuxième, troisième et quatrième vertèbres lombaires. Elle répond, *en avant* et de haut en bas, au fond de la vésicule biliaire, auquel elle est souvent rattachée par un repli péritonéal qui va plus bas se fixer sur l'angle droit du côlon (lig. cystico-colique); à l'extrémité droite du côlon transverse; aux vaisseaux coliques droits supérieurs, qui la croisent un peu plus bas; et enfin, aux anses flottantes de l'intestin grêle; — *en arrière,* elle est couchée directement, sans interposition de péritoine, sur les vaisseaux rénaux et spermatiques droits, et sur le bassinet et l'uretère du même côté ; ces organes la séparent des muscles psoas et carré des lombes. Ordinairement, la seconde portion du duodénum est assez écartée de la ligne médiane et passe aussi devant le hile ou la face antérieure du rein droit; mais assez souvent elle s'écarte du rein, s'approche de la ligne médiane et descend devant le bord droit de la veine cave. — A *droite*, elle longe d'abord la face interne du lobe droit du foie et y détermine un sillon longitudinal, situé en dedans et en avant de l'empreinte rénale : c'est l'empreinte duodénale (His). Plus bas, elle descend parallèlement au côlon ascendant, tantôt accolée à lui, tantôt plus ou moins écartée, suivant la longueur du mésocôlon ascendant; dans les cas où le côlon ascendant est dépourvu de méso, il repose directement sur le

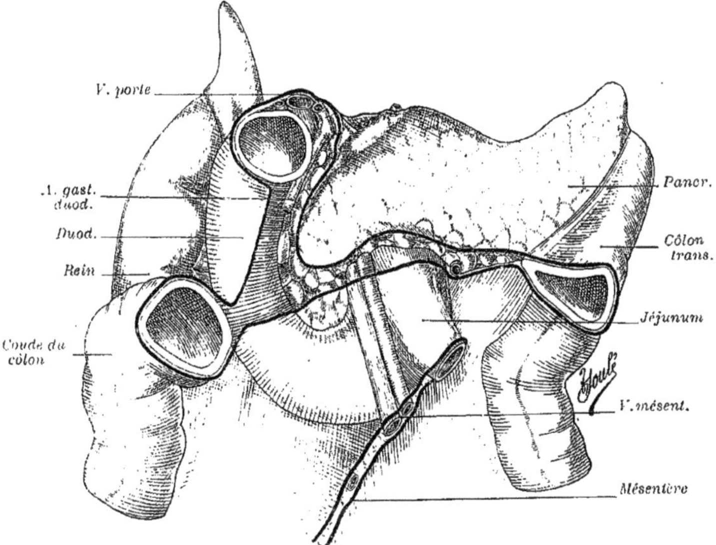

Fig. 139. — Rapports du duodénum avec la racine du méso-côlon transverse (bande horizontale) et l'insertion du grand épiploon (bande verticale).

D'après les moulages de His. — Voy. aussi la figure 141.

flanc droit de la portion descendante du duodénum, et alors les trois organes : côlon ascendant, duodénum et rein droit, se trouvent intimement unis les uns aux autres, sans interposition de lame séreuse. — A *gauche*, elle est longée par la portion ascendante de la grande courbure de l'estomac et par le canal pylorique; elle est intimement unie à la tête du pancréas qui se moule sur elle. Les canaux cholédoque et pancréatique pénètrent à ce niveau dans la paroi du duodénum; le premier, après avoir suivi le bord gauche de sa portion descendante, le second perpendiculairement. Le point de pénétration, d'ailleurs variable, est ordinairement un peu au-dessous du milieu de sa hauteur.

D'après Birmingham (*Journ. of Anatomy*, 1896), l'étude des pièces fixées à l'acide chromique ou par la congélation montre que la portion descendante du duodénum n'est pas située comme les autres dans le plan frontal, mais qu'elle est sagittale, dirigée dans le plan antéro-postérieur, et qu'elle se moule sur la face droite de la veine cave et de la colonne vertébrale.

L'*angle inférieur* ou *seconde courbure*, point le plus bas du duodénum, correspond à la 5e vertèbre lombaire et peut atteindre le promontoire (Jonnesco); — au bord supérieur de la 4e, avec variations rares au-dessus et au-dessous de ce point (Schiefferdecker); — entre la 3e et la 4e lombaires, et une seule fois sur 12 cas, près du bord supérieur de la 5e (Ballowitz); — sur 54 sujets (Dwight), à la 4e lombaire ou au disque supérieur ou inférieur; dans un quart des cas à la 3e, et 6 fois à la 5e. Les rapports sont les mêmes dans la forme en V. Peut-être est-il un peu plus bas chez la femme. — Il est toujours situé à droite de la ligne médiane.

Cette portion du duodénum est recouverte de péritoine sur une partie de sa circonférence : d'abord en avant, où s'insère le grand épiploon et la racine du mésocôlon transverse, puis sur son bord droit et une partie de sa face postérieure, où s'attache le ligament duodéno-rénal. Elle présente un certain degré de mobilité dans le sens latéral et peut être déplacée par le côlon ascendant. Quand celui-ci est moyennement plein, la portion descendante du duodénum se trouve à 4 centimètres à droite de la ligne médiane, entre la veine cave en dedans, le rein en arrière et le côlon ascendant en dehors; quand il est très distendu, le duodénum est repoussé en dedans, il se rapproche de la veine cave et n'est plus qu'à 1 centimètre de la ligne médiane (Braune, *Arch. f. Heilk.*, 1874, p. 76).

3° **La portion horizontale**, p. horizontale inférieure, troisième portion, concave en arrière, passe le plus souvent devant le corps de la quatrième vertèbre lombaire (de la troisième pour d'autres auteurs), quelquefois devant celui de la cinquième et plus rarement de la troisième; elle est enclavée dans l'angle formé par l'artère mésentérique supérieure et l'aorte abdominale. Elle répond : — en *arrière*, à la veine cave et à l'aorte abdominale ou à ses branches de bifurcation et à l'origine de l'artère mésentérique inférieure, dont elle est séparée par du tissu conjonctif; — en *avant*, à la racine du mésentère qui la croise, de haut en bas et de gauche à droite, et aux vaisseaux mésentériques supérieurs; les anses flottantes de l'intestin grêle la recouvrent; dans certains cas, la paroi postérieure de l'estomac (vestibule pylorique) n'en est séparée que par le méso-côlon transverse; en *haut*, elle adhère intimement à la tête du pancréas.

Cette portion du duodénum n'est recouverte par le péritoine que sur sa paroi antérieure, où passe, comme nous venons de le voir, la racine du mésentère ; elle est absolument immobile, et pour cette raison sans doute la plus facilement atteinte dans les contusions de l'abdomen (Braune).

4° **La portion ascendante**, quatrième portion, remonte presque verticalement le long du flanc gauche de la colonne lombaire (quatrième, troisième et deuxième vertèbre lomb.) et de l'aorte abdominale. Elle répond : — en *avant*, aux anses flottantes de l'intestin grêle et à la paroi postérieure de l'estomac (vestibule pylorique); — en *arrière*, aux vaisseaux rénaux et spermatiques gauches et à l'uretère du même côté, qui la séparent de la portion lombaire du diaphragme et du psoas. Quelquefois chez l'adulte, toujours chez l'enfant jusqu'à l'âge de 3 à 4 ans, la portion ascendante du duodénum touche et recouvre le bassinet et le hile du rein gauche; — à *droite*, elle longe l'aorte et la racine du mésentère et adhère intimement à la tête du pancréas; — à *gauche*, elle est ordinairement en dedans et assez écartée du bord interne du rein gauche; dans l'espace qui les sépare se trouve l'*arc vasculaire de Treitz*. Celui-ci est formé par l'artère colique gauche supérieure et la veine mésentérique inférieure, qui montent ensemble, parallèlement au bord gauche du duodénum et à une certaine distance de lui, vers la racine du mésocôlon transverse.

La portion ascendante est recouverte par le péritoine sur les 2/3 externes de sa circonférence; elle est un peu mobile transversalement.

D'après Dwight, il est inexact de dire que régulièrement la 3e portion croise l'aorte et que la 4e est à sa gauche. Sur 54 sujets, 26 fois le duodénum était situé à droite de l'aorte jus-

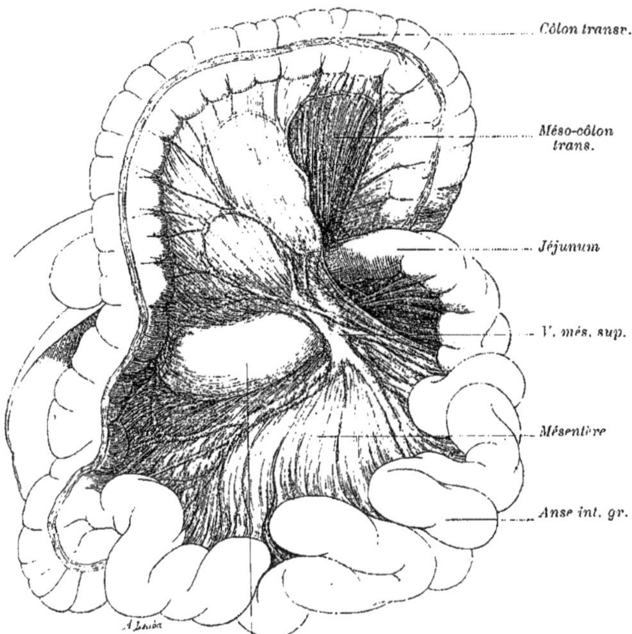

Fig. 140. — Disposition du péritoine sur l'angle inférieur du duodénum.

Le côlon transverse et son méso ont été renversés entièrement. La masse de l'intestin grêle flottant a été rejetée à gauche et en bas. On voit, par transparence, le pédicule vasculaire de l'intestin grêle (Adulte)

qu'au-devant de son coude terminal; 6 fois complètement à droite; 11 fois la 3e portion croisait l'aorte, et 11 fois c'était la 4e portion qui était préaortique.

L'angle duodéno-jéjunal répond au côté gauche du disque qui sépare la 1re de la 2me vertèbre lombaire. Sa position est un peu variable et influe par là sur la forme du duodénum. Il peut en effet se rapprocher de la ligne médiane, comme aussi s'élever jusqu'au milieu de la 1re lombaire ou descendre au contraire entre la 2me et la 3me (Schiefferdecker, Stopnitzki). Ordinairement, il est situé immédiatement au-dessous de la racine du mésocôlon transverse; dans certains cas, il pénètre dans l'épaisseur de cette dernière. — En *arrière*, il recouvre la portion lombaire du diaphragme; — en *haut*, il s'adosse au bord inférieur du corps du pancréas, et est embrassé par la concavité de la crosse que la veine mésentérique inférieure décrit avant de s'engager sous et derrière le pancréas; — à *gauche*, il répond, chez le jeune enfant toujours, chez l'adulte plus rarement, au bord interne du rein gauche; — en *avant*, il est recouvert par la paroi postérieure de l'estomac (vestibule pylorique), dont il est séparé par le mésocôlon transverse. Cet angle, presque immobile et l'un des points les plus stables de l'intestin, est fixé par le muscle de Treitz.

L'angle duodéno-jéjunal ne contracte jamais de rapports avec la face antérieure du pancréas, mais il en a de constants avec son bord inférieur élargi ou avec la face postérieure du corps. Dans la moitié des cas, sa convexité est plus ou moins complètement recouverte par la glande et lui adhère à l'aide d'un tissu conjonctif court et résistant (Giannelli, Oddono, *Anat. Anzeig.* Supplém., 1900).

Nous venons de voir que toutes les portions du duodénum sont en rapport avec le *pancréas*; la tête du pancréas, en effet, est enclavée dans la concavité de l'anneau duodénal et est proportionnée à l'étendue du duodénum : c'est la *portion duodénale* du pancréas. Elle embrasse le duodénum comme la parotide embrasse le bord postérieur du masséter, c'est-à-dire qu'elle se prolonge en avant et en arrière, de manière à couvrir au moins la moitié interne du cylindre que représente l'intestin; elle s'étend plus en avant qu'en arrière, surtout au point où s'abouche le conduit pancréatique accessoire; quelques granulations se logent entre les tuniques de l'intestin. Le duodénum est uni au pancréas par des tractus cellulo-fibreux, par des vaisseaux, par les canaux pancréatiques et, d'après Verson, par quelques fibres musculaires longitudinales de l'intestin qui pénètrent entre les lobules glandulaires.

Péritoine duodénal. — La moitié de la première portion du duodénum est entièrement entourée par le péritoine; toutes les autres portions n'en sont recouvertes que sur une partie plus ou moins étendue de leur circonférence. Le péritoine duodénal, en passant sur les organes voisins, forme des replis séreux ou ligaments : le ligament suspenseur du duodénum ou lig. *duodéno-hépatique*, le lig. *duodéno-rénal* et le lig. *duodéno-colique*. Derrière la portion horizontale, sur le flanc gauche de la portion ascendante et au niveau de l'angle duodéno-jéjunal, on trouve aussi des replis séreux qui circonscrivent des fossettes péritonéales. Nous décrirons en détail ces ligaments, ces replis et ces fossettes, mais auparavant nous étudierons dans une vue d'ensemble la couverture séreuse du duodénum et la manière dont elle se continue sur les parties voisines.

Le duodénum est croisé, comme nous l'avons dit, par la racine du mésocôlon transverse et par celle du mésentère : le mésocôlon transverse passe sur sa portion descendante et immédiatement au-dessus de l'angle duodéno-jéjunal, il divise le duodénum en deux parties : l'une *sus-mésocolique*, formée de la première portion de l'angle sous-hépatique et de la moitié supérieure de la portion descendante; l'autre *sous-mésocolique*, située au-dessous du mésocôlon transverse, croise en écharpe la portion horizontale.

I. — **Péritoine de la portion sus-mésocolique du duodénum.** — Sur la face antérieure de la portion sus-mésocolique du duodénum, depuis le pylore jusqu'au point où elle est croisée par le côlon transverse, s'insère le grand épiploon (lig. gastro-duodéno-colique) : d'où il résulte que cette portion du duodénum est, par une partie de sa circonférence, contenue dans l'arrière-cavité des épiploons; — aussi pour suivre sa couverture séreuse, il faut ouvrir largement cette cavité, en incisant le grand épiploon le long de la grande courbure de l'estomac, et rejetant celui-ci en haut. On constate alors qu'une partie de la portion sus-mésocolique du duodénum est entièrement entourée par la séreuse. Le reste n'en est tapissé que sur les 2/3 de sa circonférence; l'autre tiers, appartenant à la face postérieure, est directement appliqué aux organes qu'elle recouvre (tête du pancréas, veine porte, artères hépatique et gastro-duodénale, canaux biliaires, veine cave, vaisseaux rénaux et spermatiques et rein droit).

Voici comment est formée cette couverture séreuse : — le feuillet péritonéal qui recouvre le rein droit se porte à gauche; après s'être insinué entre la veine cave et le segment sus-mésocolique de la portion descendante du duodénum, il passe sur cette dernière, couvre son bord droit, puis sa face antérieure et, après avoir tapissé son bord gauche, se réfléchit sur la tête du pancréas où il se continue avec la paroi postérieure de l'arrière-cavité des épi-

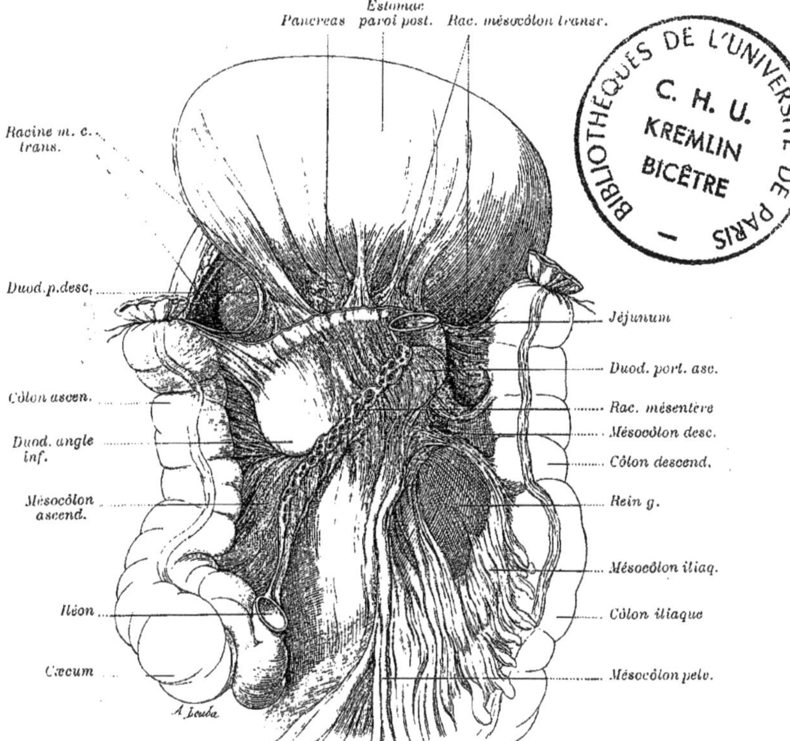

FIG. 141. — Rapports du duodénum avec la racine du mésentère de l'intestin grêle.

L'estomac a été renversé après incision du ligament gastro-colique. Le côlon transverse a été enlevé et son méso coupé le long de sa racine. Des anses de l'intestin grêle flottant ont été enlevées, en ne laissant que de petits segments du jéjunum et de l'iléon ; le mésentère a été coupé près de sa racine. On voit sur sa surface de section l'orifice béant de ses vaisseaux (Adulte).

ploons. Son trajet est un instant interrompu par le grand épiploon qui s'insère, comme nous l'avons vu, sur la face antérieure du duodénum. — Au niveau de l'angle duodénal sous-hépatique, le trajet du feuillet péritonéal se complique : du rein il passe souvent, après avoir formé un pli séreux (lig. duodéno-rénal), sur la face antérieure de l'angle duodénal; de là, il se porte en haut sur la veine cave et s'enfonce, à travers l'hiatus de Winslow, dans l'arrière-cavité des épiploons; en bas, après avoir couvert une partie de la face postérieure de l'angle duodénal, le feuillet péritonéal se réfléchit sur la tête du pancréas, dans la paroi postérieure de la loge rétro-stomacale de l'arrière-cavité des épiploons. — A gauche de l'angle sous-hépatique, au niveau de la première portion du duodénum, le feuillet séreux prérénal rencontre le pédicule vasculaire du foie (v. porte, a. hépat., canaux biliaires); il se réfléchit sur lui, passant devant et derrière, et forme alors les deux feuillets du ligament duodéno-hépatique (bord libre du ligament gastro-hépatique ou petit épiploon); ces deux feuillets se perdent en haut sur le foie; en bas ils entourent la première portion du duodénum et s'y comportent de différentes manières.

a) Sur la moitié droite, ou adhérente, de la première portion du duodénum, les deux feuillets s'écartent au niveau de sa face postérieure, près du bord supérieur. Le postérieur descend derrière le pédicule vasculaire du foie, qui croise cette face, et se réfléchit bientôt sur la tête du pancréas, pour se continuer avec la paroi postérieure de la loge sous-hépatique de l'arrière-cavité des épiploons; il contribue très peu à la couverture séreuse de cette partie du duodénum, formée presque entièrement par le feuillet antérieur du ligament duodéno-hépatique. Celui-ci passe devant le pédicule hépatique, puis contourne les 3/4 de la circonférence de l'intestin en tapissant successivement une partie de la face postérieure et la face antérieure. Il se réfléchit ensuite sur la tête du pancréas dans la paroi postérieure de la loge rétro-stomacale de l'arrière-cavité des épiploons. — *b*) Sur la moitié gauche de la première portion du duodénum, les deux feuillets du ligament duodéno-hépatique prennent une part presque égale à sa couverture séreuse; ils l'abordent par sa face postérieure, près du bord supérieur, passent sur chacune des faces après les avoir tapissées, s'adossent l'un à l'autre, sur le bord inférieur de l'intestin et se continuent dans le grand épiploon comme feuillets antérieur et postérieur de sa lame antérieure (lig. gastro-duodéno-colique).

Telle est la disposition du péritoine sur la portion sus-mésocolique du duodénum; on peut la résumer de la façon suivante : le segment initial du duodénum est entièrement tapissé par deux lames séreuses qui se continuent en haut dans le ligament duodéno-hépatique, en bas dans le grand épiploon; — une partie de la première portion, l'angle sus-hépatique et la moitié supérieure de la portion descendante ont, pour les trois quarts de leur circonférence, une couverture séreuse formée par le feuillet péritonéal prérénal droit, qui, après les avoir tapissés, se continue avec la paroi postérieure de l'arrière-cavité des épiploons. Le grand épiploon adhère au bord libre de la circonférence de l'intestin, et le divise en deux parties : l'une située en dehors, l'autre en dedans de l'arrière-cavité des épiploons.

II. — **Péritoine de la portion sous-mésocolique du duodénum.** — Sur la portion sous-mésocolique du duodénum passe en écharpe, avons-nous dit, la racine du mésentère, qui divise cette portion duodénale en deux parties situées de chaque côté du mésentère. Pour étudier la couverture séreuse de la portion située à droite du mésentère, il faut rejeter le grand épiploon, le côlon transverse et son méso en haut, puis la masse de l'intestin grêle flottant, à gauche; on découvre ainsi le segment du duodénum compris entre la racine du mésocôlon transverse en haut, la racine du mésentère à gauche, et le mésocôlon ascendant à droite. Ce segment est formé par la moitié inférieure de la portion descendante et par les 2/5 de la portion horizontale; il est recouvert par le péritoine sur sa face antérieure et sur une faible partie de sa face postérieure. — La lame séreuse qui couvre sa face antérieure se continue : en haut, dans le feuillet inférieur du mésocôlon transverse; à gauche, dans le feuillet droit du mésentère; à droite, dans le feuillet gauche du mésocôlon ascendant, et en bas dans le péritoine pariétal qui recouvre le muscle psoas droit et plus bas dans la lame supérieure du péritoine de l'angle iléo-colique. — La lame séreuse qui tapisse une partie de la face postérieure de la portion descendante sous-mésocolique du duodénum est formée par le feuillet droit du mésocôlon ascendant. Celui-ci, venu de la face antérieure du rein droit, se dirige en dedans, s'insinue entre la veine cave et le bord droit du duodénum et, après avoir tapissé une petite partie de la face postérieure de ce dernier, se porte en avant, s'adosse au feuillet gauche et aborde le hile du côlon ascendant.

Telle est la disposition de la couverture séreuse de ce segment du duodénum, quand le côlon ascendant est muni d'un méso plus ou moins long; mais quand celui-ci manque, ce qui est fréquent, le côlon ascendant étant directement appliqué au duodénum, les deux organes ont la même couverture séreuse ainsi formée : le feuillet péritonéal prérénal, se portant de droite à gauche, passe sur le flanc droit du côlon ascendant, puis sur sa face antérieure et sur son flanc gauche, de là il saute sur la face antérieure du duodénum et va plus loin se continuer avec le feuillet droit du mésentère. Dans ces cas, la partie sous-mésocolique de la portion descendante du duodénum n'est recouverte par le péritoine que sur une faible étendue de sa face antérieure; les trois organes : côlon ascendant, duodénum et rein droit, sont intimement unis par le feuillet péritonéal qui passe devant eux.

En rejetant à droite la masse flottante de l'intestin grêle, on découvre les dernières portions du duodénum, celles qui se trouvent au-dessous du mésocôlon transverse, à gauche du mésentère et à droite du mésocôlon descendant; ce sont une partie de la portion horizontale, la portion ascendante et l'angle duodéno-jéjunal. Toutes ses parties présentent les

2/5 de leur circonférence libre dans la cavité abdominale et tapissée par une lame séreuse qui se continue : en haut, dans le feuillet inférieur du mésocôlon transverse; en bas dans le feuillet supérieur du mésocôlon pelvien; — à droite, dans le feuillet gauche du mésentère; à gauche, elle passe sur l'arc vasculaire de Treitz et va au delà dans le péritoine prérénal et iliaque, et plus loin dans le feuillet droit des mésocôlons descendant et iliaque, quand ils existent. — Ajoutons que cette lame séreuse forme, en passant du duodénum sur les parties voisines, des plis séreux et des fossettes qui seront décrites plus bas. Enfin l'angle duodéno-jéjunal, ordinairement libre au-dessous du mésocôlon transverse, peut, dans certains cas, pénétrer dans l'épaisseur de sa racine et faire même une saillie notable dans l'arrière-cavité des épiploons, dont il reste toujours séparé par la lame supérieure du mésocôlon transverse.

Ligaments duodénaux. — Ce sont des replis séreux, dont un seul, le lig. duodéno-hépatique, mérite le nom de ligament.

1. — **Ligament duodéno-hépatique** ou **suspenseur du duodénum.** — Ce ligament forme le bord libre du petit épiploon ou lig. gastro-hépatique; nous l'avons déjà décrit. Ajoutons seulement qu'il ne s'insère pas sur le bord supérieur de la première portion du duodénum, mais bien sur sa face postérieure ou profonde. Assez souvent il est prolongé à droite par un ligament qui s'insère sur la vésicule biliaire en haut, sur la portion descendante du duodénum et sur l'angle droit du côlon en bas : c'est le lig. *cystico-duodénal* et *cystico-colique.* Dans son épaisseur chemine le pédicule hépatique, entouré de tissu conjonctif épais, qui contribue plus que le repli séreux à fixer au foie la première portion du duodénum et l'angle sous-hépatique.

2. — **Ligament duodéno-gastro-colique.** — C'est une partie du grand épiploon ou ligament gastro-colique, tendue entre la grande courbure de l'estomac à gauche, la portion sus-mésocolique du duodénum à droite, et le côlon transverse en bas; nous l'avons déjà décrit. Ajoutons que ce ligament manque chez l'embryon, quelquefois même chez le nouveau-né.

3. — **Ligament duodéno-rénal.** — Huschke a décrit sous ce nom un repli séreux horizontalement tendu entre l'extrémité supérieure du rein droit, la veine cave et l'angle sous-hépatique du duodénum. Triangulaire, il présente un côté libre dirigé à droite et deux côtés adhérents : l'un allant de l'extrémité du rein à la veine cave, l'autre de celle-ci sur l'angle duodénal. Il se continue souvent avec les lig. hépatico-rénal en arrière, et hépatico-ou cystico-colique en avant. En se réunissant, ces trois ligaments forment une sorte d'entonnoir qui précède l'hiatus de Winslow : c'est le *vestibule* d'entrée de l'arrière-cavité des épiploons.

Fossettes duodénales. — Les fossettes sont des poches formées par le péritoine au voisinage de la partie terminale du duodénum. Dans cette région, au-dessous du mésocôlon transverse et à gauche du mésentère, nous avons trouvé cinq fossettes péritonéales, les unes constantes, d'autres plus rares; ce sont : les fossettes duodénales inférieure et supérieure, la fossette duodéno-jéjunale, la fossette para-duodénale, et enfin la fossette rétro-duodénale.

1. — **Fossette duodénale inférieure** (recessus duodeno-mesocolicus inferior, Broesike). — C'est la plus fréquente (75 0/0). Souvent elle peut passer inaperçue, ce qui fait croire à son absence. Bien développée, elle se présente sous l'aspect suivant : située le long de la partie initiale de la portion ascendante du duodénum, elle a la forme d'un cornet d'abondance, accolé à l'intestin qu'il embrasse

dans sa concavité. Le sommet ou fond de la fossette est dirigé à droite et touche presque la racine du mésentère; son orifice ou base est tourné en haut. La fossette se trouve derrière un repli péritonéal triangulaire, tendu du duodénum au péritoine pariétal : c'est le *repli duodénal inférieur*. Formé de deux feuillets séreux, ce repli ne contient ni vaisseaux, ni graisse; il constitue une toile fine, délicate, tendue par-dessus l'angle rentrant duodéno-pariétal et laissant voir, par transparence, le duodénum qui monte vers le mésocôlon transverse. — La fossette située derrière ce repli est limitée : en avant et à gauche, par ce repli; à droite, par la portion ascendante du duodénum; en arrière, elle repose sur le flanc gauche de la troisième vertèbre lombaire; son fond plonge quelquefois jusqu'à la quatrième dont elle est séparée par un feuillet séreux qui forme sa paroi postérieure. Sa profondeur variable peut atteindre plusieurs cent.; en moyenne elle est de 3 cm.; son orifice, de largeur variable aussi, admet en général la pulpe de l'index, quelquefois deux doigts.

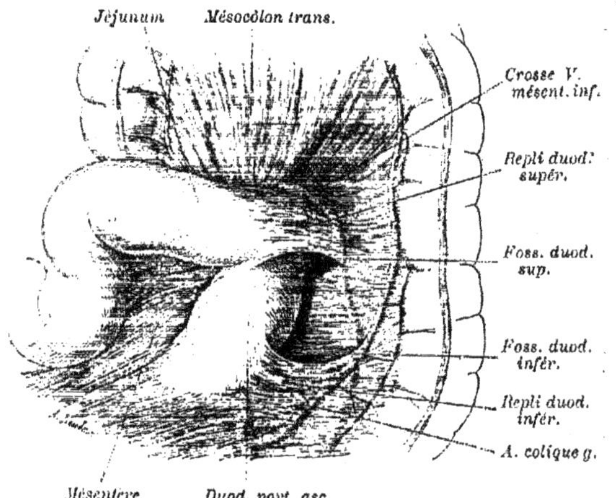

Fig. 142. — Fossettes duodénales supérieure et inférieure (Adulte).

2. — **Fossette duodénale supérieure** (recessus duodeno-mesocolicus superior, Broesike). Moins constante (50 0/0), cette fossette coïncide ordinairement avec la fossette duodénale inférieure. Située au niveau de l'extrémité supérieure de la portion ascendante du duodénum, elle a la forme d'une hotte renversée, dont l'orifice d'entrée regarde en bas et est opposé à celui de la fossette duodénale inférieure, tandis que le fond est tourné en haut. Elle est limitée : à droite, par le duodénum; en arrière, par le péritoine pariétal; en avant, par un repli péritonéal : le *repli duodénal supérieur*. — Ce repli est presque toujours vasculaire; très souvent, en effet, la crosse de la veine mésentérique inférieure chemine dans son épaisseur, plus ou moins près de son bord gauche, et quelquefois même le long de son bord libre (plica venosa, Broesike). — La fossette ainsi limitée repose sur le corps de la deuxième vertèbre lombaire, dans l'angle rentrant que forme la veine rénale gauche avec l'aorte; son fond s'arrête sur le corps du pancréas. Souvent très large, elle est toujours moins profonde que la précédente (2 cm. en moyenne).

Nous avons dit que généralement les deux fossettes duodénales coïncident. Dans quelques cas les cornes gauches du bord libre des deux replis duodénaux, inférieur et supérieur, peuvent venir en contact; alors on se trouve en présence d'un orifice d'entrée commun aux deux fossettes duodénales. Cet orifice commun est longé à gauche par l'arc vasculaire de Treitz, formé comme on le sait par la veine mésentérique inférieure et l'artère colique gauche supérieure; c'est pourquoi j'ai appelé ces fossettes, lorsqu'elles sont ainsi disposées : *fossettes vasculaires*; tandis que la fossette duodénale inférieure, située, d'habitude, en dedans de l'arc de Treitz, est *avasculaire*, et la fossette duodénale supérieure, dont le repli contient souvent l'arc de la veine mésentérique inférieure, est *veineuse*.

3. — **Fossette duodéno-jéjunale ou mésocolique.** — (Jonnescosche Tasche, Brœsike, Toldt; Jonnesco's Ficka, Carl M. Fürst; fossette de Jonnesco, Prenant; recessus duodeno-jejunalis superior, Brœsike). Cette fossette, que j'ai décrite le premier en 1889, a été vue depuis un certain nombre de fois (Brœsike, 4 cas. Carl M. Fürst, de Lund, vient d'en publier un bel exemple. *Nordiskt Médicinskt Arkiv*, 1894). Elle siège au niveau de l'angle duodéno-jéjunal, entre son dos et la racine du mésocôlon transverse; elle ne coïncide jamais avec une autre. Son existence nécessite la pénétration, du moins apparente, de l'angle duodéno-jéjunal dans l'épaisseur de la racine du mésocôlon transverse; ceci explique sa rareté relative : en 1889, je ne l'avais vue que cinq fois (sur trente cadavres), depuis je l'ai rencontrée assez souvent; elle existe en moyenne vingt fois sur 100. Son orifice d'entrée regarde en avant; pour le bien voir, il faut attirer le jéjunum en avant et en bas; la poche qui lui fait suite s'enfonce dans l'épaisseur de la racine du mésocôlon transverse. Elle est située dans un plan sagittal et s'engage dans un espace prévertébral répondant à la deuxième vertèbre lombaire et limité : en haut, par le pancréas, qu'on voit par transparence à travers la mince paroi de la fossette; à droite, par l'aorte; à gauche, par le rein de ce côté; sous son fond, passe la large veine rénale gauche; dans sa cavité fait hernie l'angle duodéno-jéjunal. — Profonde de 2 à 3 cm., large de 1 1/2 à 2 cm., ses parois sont formées : en arrière par le mésocôlon transverse; en avant par l'angle duodéno-jéjunal; latéralement, par deux replis séreux triangulaires : les *replis duodéno-jéjunaux* ou *mésocoliques* droit et gauche. — L'orifice de la fossette, large, pouvant admettre la pulpe de l'index, est limité par les bords libres des deux replis, latéralement; par le mésocôlon transverse et la crosse de la veine mésentérique inférieure, en arrière; par le dos de l'angle duodéno-

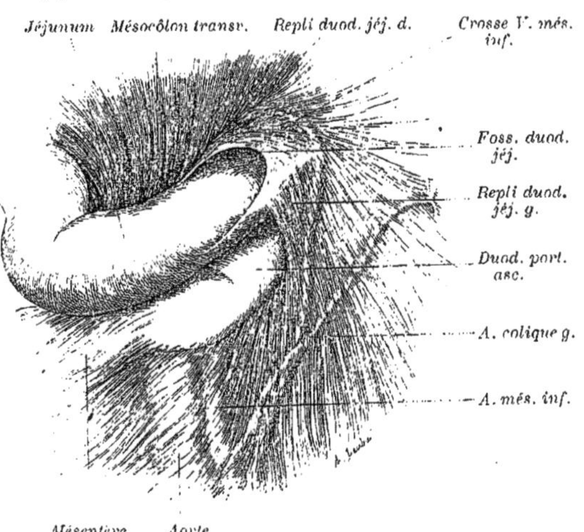

Fig. 143. — Fossette duodéno-jéjunale (Adulte).

jéjunal, en avant. Quelquefois il est rétréci par un petit pli séreux tendu entre les cornes postérieures ou mésocoliques du bord libre des deux replis.

J'ai vu, dans un cas, la fossette duod.-jéjunale double : un troisième repli duodéno-jéjunal la divisait en deux culs-de-sac séreux adossés comme les canons d'un fusil double.

Fawcett (*Journ. of Anat.*, 1895, p. 500) prétend que l'examen de 200 sujets lui a permis de poser cette loi constante : la fossette duodéno-jéjunale ne coexiste jamais avec la fossette cæcale ou l'iléo-cæcale; la présence de l'une

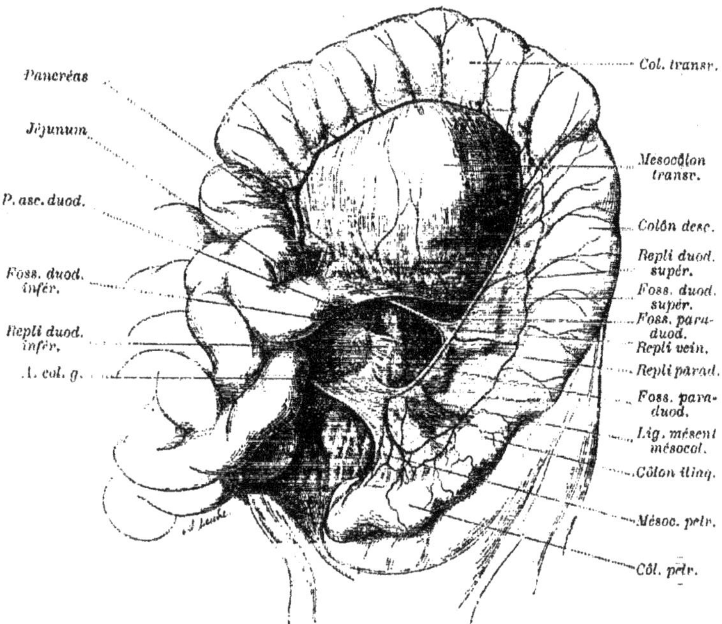

FIG. 144. — Fossette paraduodénale coexistant avec les fossettes duodénales supérieure et inférieure (nouveau-né).

exclut celle de l'autre et inversement. Oddono a suggéré une explication de cet antagonisme qui d'ailleurs demanderait à être vérifié.

4. — **Fossette paraduodénale.** — C'est un large cul-de-sac péritonéal situé à gauche et à une certaine distance de la portion ascendante du duodénum, derrière un pli séreux soulevé par l'artère colique gauche supérieure. Rare et à peine ébauchée chez l'adulte (P. Delbet ne l'a observée qu'une fois sur 35 adultes examinés à ce point de vue), elle est assez souvent bien développée chez le nouveau-né. Le *repli para-duodénal, mésentère de l'artère colique gauche supérieure*, qui détermine la fossette dont il forme la paroi antérieure, est falciforme et semi-lunaire; sa face antérieure est libre, la postérieure regarde la cavité de la fossette. — Haut de 4 à 5 cm., large de 1 cm. (nouveau-né), ce repli est formé de deux feuillets et renferme dans son épaisseur les rameaux de

l'artère colique gauche supérieure, qui se portent transversalement en dehors, vers le côlon descendant, l'angle sous-splénique et le côlon transverse; ils sont accompagnés de rameaux veineux. L'orifice, très large, regarde à droite et en avant, il est limité par le bord du repli. Que la fossette paraduodénale soit simple ou subdivisée en deux par un repli veineux, comme je l'ai vu deux fois, elle est toujours bien distincte des deux fossettes duodénales, qui se trouvent en dedans d'elle, contre le flanc gauche de la portion ascendante du duodénum.

5. — **Fossette rétro-duodénale.** — J'ai trouvé deux fois, en 1893, sur des adultes, un cul-de-sac péritonéal insinué derrière les portions horizontale et

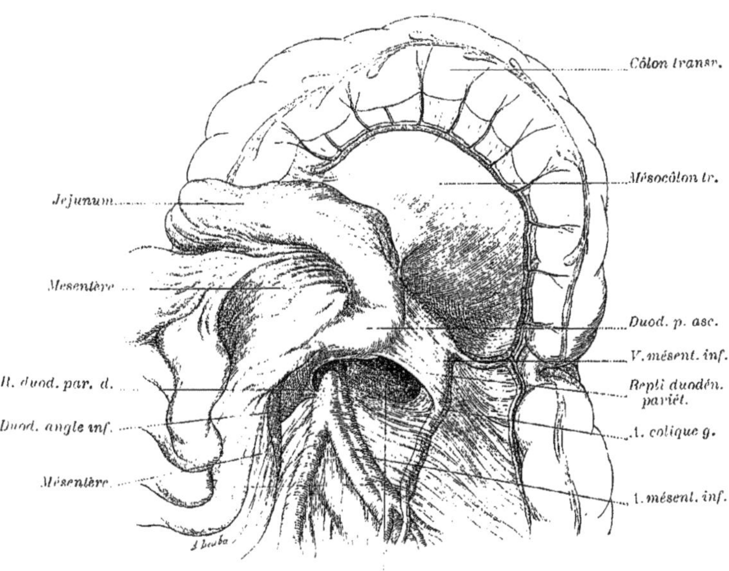

FIG. 145. — Fossette rétro-duodénale (Adulte).

ascendante du duodénum, entre elles et l'aorte; son orifice regardait en bas, son fond touchait l'angle duodéno-jéjunal, le muscle de Treitz et le pancréas. Vu sa situation, je propose de l'appeler : *fossette rétro-duodénale*. Elle est limitée : en avant, par la face postérieure des portions horizontale et ascendante du duodénum; — en arrière, par l'aorte abdominale, saillante dans la cavité de la fossette; — latéralement par deux replis séreux : les *replis duodéno-pariétaux* droit et gauche. — La profondeur de la fossette variait de 7 à 9 cm. Dans les deux cas où je l'ai trouvée, cette fossette était isolée; les autres fossettes péri- ou paraduodénales manquaient.

La description que je viens de donner des fossettes qui entourent le duodénum ressort de mes recherches personnelles; elle est de date récente. Voici, en effet, les opinions des auteurs qui ont étudié ce point anatomique avant ou après la publication de mes premières recherches (1889) : 1° la plupart des auteurs ne connaissent qu'*une seule fossette* péritonéale autour du duodénum, la *fossette duodéno-jéjunale* de Treitz (1857). — Landzert (1871) décrit, à côté et à gauche de la fossette duodéno-jéjunale de Treitz, une deuxième fossette déjà signalée par W. Gruber (1862), limitée par deux plis séreux soulevés par des vaisseaux : un pli *longitudinal* formé par l'artère colique gauche, l'autre *transversal* soulevé par la veine mésentérique inférieure : c'est la *fossette de Landzert* bien distincte de celle de Treitz. Treves (1885) décrit deux fossettes autour du duodénum : une, qu'il appelle *duodéno-jéjunale* qui répond au cul-de-sac inférieur de la fossette de Treitz, l'autre qu'il ne dénomme pas; limitée par un pli séreux que soulève la crosse de la veine més. inf., elle répond au cul-de-sac supérieur de la fossette de Treitz.

En 1889 et 1890, j'ai démontré qu'il existait autour de la portion ascendante du duodénum et de l'angle duodéno-jéjunal au moins *trois* fossettes péritonéales distinctes (les fossettes duodénales sup. et inf. et duod.-jéjunale). — Brœsike (*Ueber intra-abdom. Hernien*, etc., Berlin, 1891), accepte l'existence de plusieurs fossettes distinctes autour du duodénum, et il ajoute à mes trois fossettes : *a*) la fossette de Gruber-Landzert (*recessus duodeno-jejunalis sinister s. venosus*), dont l'orifice d'entrée est encadré par l'arc vasculaire de Treitz; — *b*) le *recessus duodeno-jejunalis posterior* (fosse duodéno-jéjunale de Landzert); — *c*) le recessus *intermesocolicus transversus*, « variété de la fossette de Jonnesco ou recessus duodéno-jéjunal supérieur », situé dans l'épaisseur du mésocôlon transverse et transversalement dirigé. — Depuis mon premier travail, j'ai eu l'occasion de me convaincre encore plus de la réalité des faits que j'avais avancés, c'est-à-dire de la multiplicité des fossettes péritonéales autour du duodénum; de plus, j'ai rencontré deux fossettes que je n'avais pas encore vues : la rétro-duodénale et la para-duodénale. La première n'a pas encore été signalée, à ma connaissance; la seconde n'a été vue qu'en partie par Gruber, Landzert et Brœsike. En 1893, Toldt a voulu revenir à la conception d'une seule fossette type autour du duodénum, dont les autres ne seraient que des variétés; cette façon de voir me paraît une erreur. — Je renvoie ailleurs (Voy. Péritoine, p. 908) pour l'étude de la genèse de ces fossettes; j'ajouterai seulement qu'elles ont une grande importance pratique, car elles sont le siège le plus habituel des hernies internes rétro-péritonéales (H. duodénales), dont j'ai pu réunir un nombre respectable de cas (64) (Voy. mon ouvrage : *Hernies internes*, etc., 1890).

Depuis lors, Poisson (Les fossettes duodénales. *Thèse de Paris*. 1893) a étudié, sous l'inspiration de Rogie (de Lille), la genèse et certaines particularités de ces fossettes que, d'après la théorie de Brœsike, il attribue à des phénomènes de coalescence normale entre les surfaces péritonéales juxtaposées, les plis péritonéaux n'étant que des plis d'accolement soulevés par les adhérences du duodénum au péritoine adjacent. Il propose la classification suivante :

1° Fossettes dues à des plis de traction à la suite d'adhérences.	fossette duodénale et ses dérivés	f. double de Waldeyer. f. de Treitz. f. duodéno-jéjunale. f. infra-duodénale (de Poisson). f. sus méso-colique. f. interméso-colique transverse. f. paraduodénale ou de Landzert.
2° F. dues à un défaut de coalescence	rétro-duodénale	supérieure. inférieure.
	mésentérico-pariétale (para-jéjunale de Brœsike).	
3° F. due à un soulèvement vasculaire.	recessus veineux.	

D'après ce même observateur, les hernies se développent de préférence : à droite, dans la fossette mésentérico-pariétale ; à gauche, dans celle de Treitz.

Moyens de fixité. — Le duodénum est appliqué contre la paroi abdominale postérieure : par la racine des deux mésos, mésocôlon transverse et mésentère, qui le croisent et dont les feuillets séreux se réfléchissent sur l'anneau intestinal ; par les artères et leurs épaisses gaines fibro-nerveuses, et par le muscle de Treitz. Il est attaché au foie par le ligament duodéno-hépatique, constitué par la veine porte, l'artère hépatique et les canaux biliaires entourés de gaines fibro-nerveuses et recouverts des deux feuillets du petit épiploon. Nous avons insisté ailleurs sur le degré de mobilité de chacune des portions du duodénum.

Le duodénum ne se déplace jamais en masse, car son angle jéjunal invariable le fixe à la colonne vertébrale; mais ses deux premières portions sont souvent ou déplacées latéralement ou prolabées consécutivement aux abaissements de l'estomac et du foie. La portion supérieure peut prendre dans ces cas une direction verticale en s'accolant au pylore, le duodénum tout entier se rapprocher de la ligne médiane au voisinage de l'ombilic.

Muscle suspenseur du duodénum ou muscle de Treitz. — Treitz a décrit pour la première fois (*Prager Viertelj.*, 1853) un petit muscle à fibres lisses, allant de l'angle duodéno-jéjunal et de la portion ascendante du duodénum aux piliers du diaphragme. Triangulaire, il naît par une large base sur le bord supérieur de l'angle duodéno-jéjunal et de la moitié supérieure de la portion ascendante, puis il se dirige en haut, passe derrière le pancréas et devant l'aorte, et va se fixer, par un tendon formé de fibres élastiques et de faisceaux conjonctifs, sur le pilier gauche du diaphragme. Il est situé à gauche de l'artère mésentérique supérieure et du tronc cœliaque; une partie de ses fibres musculaires se perd dans le tissu cellulaire dense qui entoure l'origine de ces vaisseaux et enveloppe le ganglion semi-lunaire et les nerfs du plexus cœliaque. — Son développement est variable : chez les individus bien musclés, et surtout quand le duodénum est situé profondément, il est très développé et peut mesurer 1 cm. 1/2 de long et avoir une épaisseur de 1 mm.; chez les sujets amaigris au contraire, ou quand le duodénum est situé haut, le muscle est court, mince et pâle, ses faisceaux sont dispersés dans le tissu cellulaire ambiant; néanmoins, il est toujours facile à reconnaître même à l'œil nu (Treitz). Peu développé chez le nouveau-né, il augmente en longueur et en épaisseur, avec l'âge. — Formé de faisceaux musculaires lisses accolés à des faisceaux conjonctifs, le muscle de Treitz est une émanation de la couche longitudinale du duodénum, des couches longitudinale et circulaire, d'après Braune. — Il fixe, dès le troisième mois de la vie embryonnaire, l'angle duodéno-jéjunal à la paroi abdominale postérieure. — D'après Treitz, ce muscle est renforcé dans certains cas par un *muscle accessoire* qui naît du bord droit de l'orifice œsophagien du diaphragme, descend sur le côté gauche du tronc cœliaque, passe en avant du plexus solaire jusqu'à l'artère mésent. sup. et se termine par des filaments tendineux dans le tissu cellulaire qui entoure cette artère.

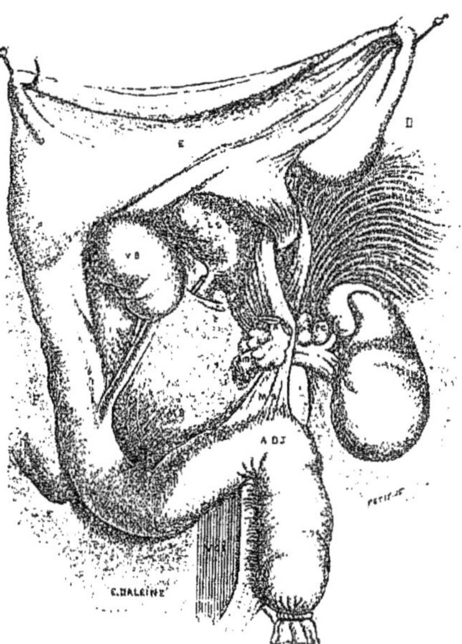

Fig. 146. — Muscle suspenseur du duodénum ou muscle de Treitz.

E, estomac; F, foie; VB, vésicule biliaire; LS, lobule de Spigel; D, diaphragme; V C I, veine cave inférieure; A D J, angle duodéno-jéjunal; A, artère cœliaqne; A M S, artère mésentérique supérieure; P C, ganglions du plexus cœliaque; M S, muscle suspenseur du duodénum; M B, membrane cellulaire tendue entre toutes les parties de l'anneau duodénal, derrière le pancréas (d'après Treitz).

Méso-duodénum. — Jusqu'à la fin du troisième mois de la vie embryonnaire, le duodénum présente une grande mobilité; il est muni d'un méso, portion du mésogastre postérieur, qui contient la tête du pancréas. Ce méso-duodénum ne tarde pas à disparaître par l'adhérence de son feuillet droit au péritoine pariétal. Dans certains cas, il persiste chez l'adulte en totalité ou partiellement. Mais même à l'état habituel, quand il semble s'être complètement effacé et que l'anneau duodénal est entièrement appliqué à la paroi abdominale, on ne retrouve pas moins les deux feuillets du méso-duodénum primitif sous la forme de deux lames celluleuses qui s'insèrent sur tout le pourtour de la concavité de l'anneau et passent l'une devant, l'autre derrière la tête du pancréas. Treitz (1853) a vu et représenté la dernière « tendue entre l'artère mésentérique supérieure d'un côté, le pylore, l'angle duodéno-jéjunal et toute la concavité du duodénum de l'autre, et tapissant la face postérieure du pancréas ». Toldt (1870) fait remarquer qu'une lame semblable recouvre la face antérieure du pancréas. J'ai pu, dans ces dernières années, vérifier plusieurs fois la réalité du fait avancé par Toldt : en incisant la lame celluleuse antérieure, et sculptant la portion duodénale du pancréas, j'ai pu disséquer toute la loge circonscrite par les deux lames celluleuses. Elle contient : la tête du pancréas et ses canaux excréteurs, les vaisseaux et nerfs de l'anneau duodénal et de la tête pancréatique, des ganglions lymphatiques, la veine porte, le canal cholédoque (Voy. *Péritoine*, p. 901 et 975).

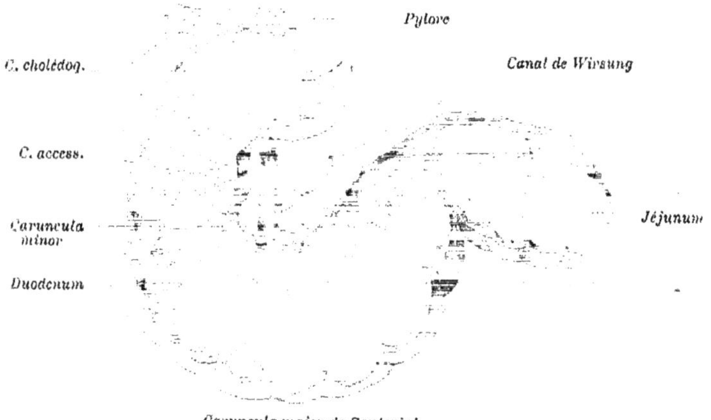

FIG. 147. — Duodénum; configuration interne.
Comparez avec la figure 417 des Annexes.

Configuration interne. — Lisse et unie sur la première portion, la surface interne du duodénum devient, sur les autres, irrégulière, sillonnée de replis transversaux, les valvules conniventes; quand ces valvules sont bien développées, elles envahissent la portion supérieure et arrivent jusqu'à 1 centimètre du pylore. Vers le milieu et près de la face postérieure de la portion descendante, on trouve deux mamelons superposés, percés à leur sommet d'un petit orifice : l'inférieur, *caroncula major* de Santorini ou *tubercule de Vater*, plus volumineux, marque le point d'abouchement des canaux cholédoque et de Wirsung dans le duodénum; le supérieur, *caroncula minor* de Santorini, plus petit, indique le point d'abouchement du canal pancréatique accessoire. La grande caroncule, qui contient l'ampoule de Vater, est remarquable par sa saillie et par la présence de deux replis muqueux : un *pli transversal*, qui lui forme un capuchon, et un *pli vertical*, qui lui sert de frein (Voy. Annexes, p. 784).

Vaisseaux et nerfs. — **Artères.** — Le duodénum reçoit ses artères de deux sources : de l'artère hépatique par la gastro-duodénale, et de l'artère mésentérique supérieure. L'artère gastro-duodénale, branche de bifurcation de l'artère hépatique, naît au niveau du bord supérieur de la première portion du duodénum; elle passe derrière celle-ci, entre elle et la tête du pancréas, chemine dans l'épaisseur du tissu conjonctif serré qui les unit, et se divise bientôt en deux branches : l'une se dirige à gauche, le long de la grande courbure de l'estomac, c'est l'artère gastro-épiploïque droite, l'autre à droite, le long de la concavité de l'anneau duodénal, c'est l'*artère pancréatico-duodénale* des auteurs français, qu'en raison de ses nombreux rameaux intestinaux je propose d'appeler *duodéno-pancréatique droite.* — L'artère mésentérique supérieure donne naissance par son côté droit, au point où elle longe le flanc droit de la

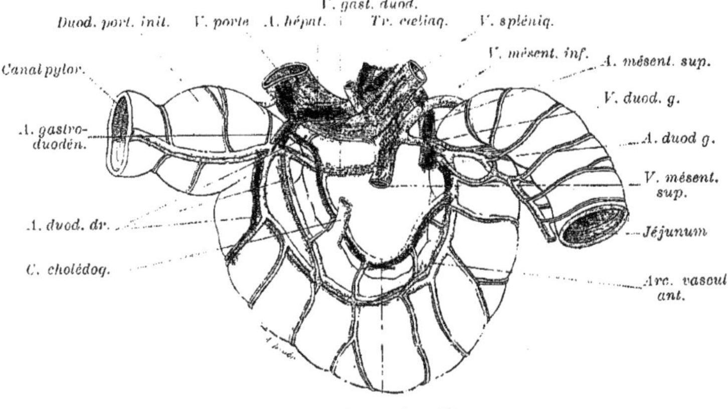

Fig. 148. — Artères et veines du duodénum.

portion ascendante du duodénum, à une branche artérielle qui se dirige de gauche à droite, le long de la moitié gauche de l'anneau duodénal : c'est l'artère *pancréatico-duodénale inférieure*, artère *duodéno-pancréatique gauche* (Jonnesco); à gauche la même artère donne quelques rameaux, deux à trois, qui se portent sur l'angle duodéno-jéjunal (*rami duodenales* de Theile). — Chaque artère duodéno-pancréatique se subdivise en deux branches qui passent devant et derrière la tête du pancréas, et s'anastomosent à plein canal avec celle du côté opposé. De cette façon sont formées deux *arcades* artérielles, *duodéno-pancréatiques*, l'une antérieure, l'autre postérieure, qui longent la concavité de l'anneau duodénal et la tête du pancréas. De la convexité des arcades naissent les branches destinées aux deux faces du duodénum; tandis que de la concavité partent des branches glandulaires, qui pénètrent dans le pancréas. Les deux arcades communiquent très largement par leurs branches (Verneuil, *Gaz. médic. de Paris*, 1851). — L'artère hépatique et la mésentérique supérieure, réunies par les arcades duodéno-pancréatiques d'une part, par le segment de l'aorte intermédiaire à leur origine d'autre part, forment un vaste *cercle arté-*

[JONNESCO ET CHARPY.]

riel, concentrique à la concavité de l'anneau duodénal. Ce cercle, rattaché par la branche hépatique au foie, par la branche gastro-épiploïque droite à l'estomac, et par les rameaux de la mésentérique à l'angle duodéno-jéjunal, fixe le duodénum à la paroi abdominale postérieure, au foie, à l'estomac et au pancréas.

Veines. — Les veines du duodénum forment comme les artères une double arcade veineuse duodéno-pancréatique; elles se réunissent à droite et à gauche en deux troncs : la *veine pancréatico-duodénale* des auteurs classiques ou *v. duodéno-pancréatique droite* qui se jette soit dans le tronc même de la veine porte, soit dans la v. mésentérique supérieure (grande mésaraïque); la *veine duodéno-pancréatique gauche* aboutit le plus souvent à la veine splénique. — Des petites veinules viennent de la paroi duodénale et se rendent dans le feuillet péritonéal où elles se ramifient. De ce dernier et de l'intestin partent aussi des veinules (veines de Retzius, racines portes péritonéales) qui s'anastomosent avec les veines du péritoine pariétal prérénal; celles-ci communiquent avec les veines de la capsule adipeuse, formant ainsi une voie anastomotique porto-cave, entre les veines du duodénum et celles du rein (Mariau).

§ II. — JÉJUNO-ILEON

Le jéjuno-iléon est la seconde portion de l'intestin grêle; cette portion s'étend de l'angle duodéno-jéjunal en haut au cæcum et au côlon ascendant, dans lesquels l'iléon débouche, en bas. Le jéjuno-iléon commence sur le flanc gauche de la première ou deuxième vertèbre lombaire et se termine dans la fosse iliaque droite. Il décrit de nombreuses flexuosités, *circonvolutions intestinales*; il est muni d'un long pédicule, le mésentère (d'où son nom d'*intestin mésentérique*), grâce auquel il jouit d'une grande mobilité et flotte librement dans la cavité abdominale (*intestin grêle flottant*.)

Certains auteurs lui distinguent deux segments, qu'ils étudient séparément : le *jéjunum* (*à jeun*, parce qu'on le trouve ordinairement vide sur le cadavre), formé par le 1/3 supérieur de l'intestin grêle flottant (2/5, Vinslow; 3/5, Hyrtl, Merkel), situé dans les régions ombilicale et iliaque gauche (Huschke); l'*iléon* (εἰλεῖν = tourner, entortiller) qui forme les 2/3 inférieurs; situé dans la région hypogastrique, la région ombilicale et la cavité pelvienne (Huschke). Huschke propose comme limite entre le jéjunum et l'iléon l'endroit où le conduit omphalo-mésentérique s'insère chez l'embryon, et où l'on rencontre quelquefois des diverticules chez l'adulte : ou encore l'endroit où le mésentère offre le plus de hauteur. — La divergence même des auteurs sur la longueur qu'il faut assigner à chacun des segments et sur la façon de fixer leur limite respective démontre qu'en réalité rien ne distingue le jéjunum de l'iléon. Tout ce qu'on peut dire, c'est que l'intestin grêle flottant commence par le jéjunum et se termine par l'iléon; mais il est impossible de préciser le point où le premier cesse pour faire place au second.

Direction. — Le jéjuno-iléon commence au niveau de l'angle duodéno-jéjunal; de là, il se dirige d'abord en bas, en avant et à gauche; puis, il se replie de gauche à droite, revient sur ses pas, se porte de droite à gauche, et continuant ainsi à s'infléchir successivement de gauche à droite et de droite à gauche, décrit une succession de courbures ou d'S, jusque près de son extrémité terminale. Là il se redresse, devient transversal, se porte de gauche à droite et légèrement de bas en haut, et, vers la limite interne de la fosse iliaque droite, s'ouvre perpendiculairement dans le gros intestin, au point d'union du cæcum et du côlon ascendant. Il pénètre dans la cavité, en y formant une valvule : la valvule iléo-cæcale.

L'origine du jéjunum présente certaines variétés. Ordinairement, 12 fois sur 20 d'après Harman, l'intestin à partir de l'angle se dirige d'abord à gauche et en avant, soit par une large courbe, soit par un coude aigu; d'autres fois, 6 fois sur 20, il s'infléchit directement en avant et en bas, le long de la quatrième partie du duodénum. Dans deux cas, il se dirigeait à droite en décrivant une courbe à concavité inférieure (HARMAN. The duodeno-jejunal flexure. *J. of*

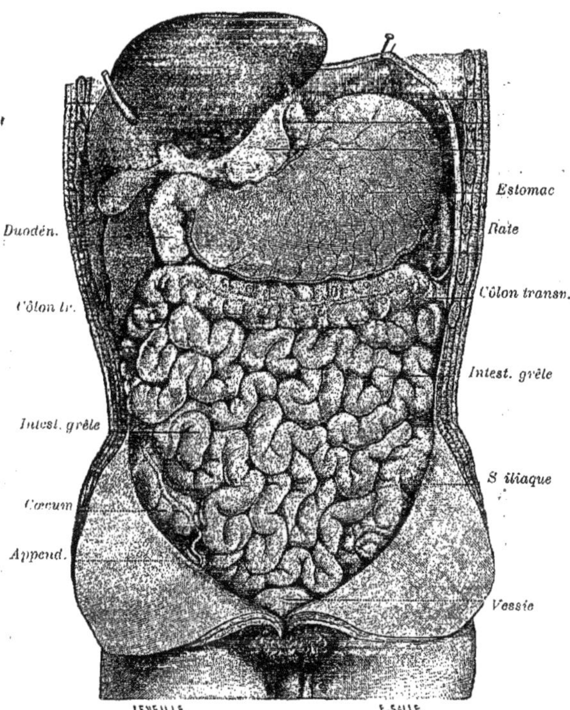

FIG. 149. — Circonvolutions de l'intestin grêle, d'après Sappey.

Anat., 1898). — La terminaison de l'intestin est moins fixe que son origine. Non seulement, comme nous le dirons à propos de l'extrémité inférieure du mésentère, elle peut être située ailleurs que dans la fosse iliaque droite, mais la direction même de l'anse terminale ou anse de passage de l'iléon n'est pas toujours la même. Le plus souvent elle est obliquement ascendante de l'excavation pelvienne à la fosse iliaque; mais elle peut être extra-pelvienne et située sur la face droite de la colonne vertébrale (Stopnitzki).

Les courbures ou S que le jéjuno-iléon décrit sur lui-même constituent les *circonvolutions* ou *anses intestinales*. Chacune d'elles représente un cercle à peu près complet; elles sont tournées tantôt à droite, tantôt à gauche, tantôt en bas ou en haut, tantôt en avant ou en arrière, en somme dans toutes les directions possibles. Chacune présente un bord convexe ou *bord libre* tourné du côté des parois abdominales, un bord concave ou *bord adhérent*, bord mésentérique ou hile, qui correspond au point de pénétration des vaisseaux et à l'attache du mésentère, et deux faces par lesquelles les anses se juxtaposent.

Forme. — Le jéjuno-iléon a la forme d'un tube régulièrement cylindrique, ce qui permet de le distinguer à première vue du gros intestin. Toutefois son calibre n'est pas uniforme, si on le considère sur une certaine étendue; il va toujours en diminuant à mesure qu'il se rapproche du côlon: de 6 à 9 cm. de diamètre à son origine il tombe à 2 cm., 4 au plus, près de sa terminaison: aussi a-t-on vu de gros calculs biliaires franchir les deux tiers supérieurs de l'intestin et être arrêtés dans la portion inférieure où ils déterminaient des phénomènes d'étranglement (Cruveilhier). D'autre part les bandelettes caractéristiques du côlon se prolongent quelquefois sur une certaine étendue de la portion terminale de l'iléon et pourraient induire en erreur (Merkel). Enfin on observe parfois sur le cadavre des portions d'intestin grêle, qui sur une longueur pouvant atteindre 20 ou 30 cm. sont complètement rétractées et vides de gaz; cet état est ordinairement déterminé par des spasmes agoniques fixés par la rigidité cadavérique, mais il s'observe aussi sur le vivant, notamment dans les maladies cachectiques et dans l'hystérie, comme Schloffer en a récemment rapporté des exemples, qui avaient nécessité l'intervention opératoire.

Situation. Rapports. — Le jéjuno-iléon répond à toutes les régions des zones moyenne et inférieure que nous avons décrites à propos de l'estomac c'est-à-dire aux flancs, à la région ombilicale, à l'hypogastre et aux fosses iliaques; souvent même, dans les déplacements du foie et de l'estomac, il envahit l'épigastre et les hypochondres. On est donc exposé à le rencontrer en un point quelconque de l'abdomen, et il peut prendre part aux hernies diaphragmatiques comme aux hernies périnéales.

A la topographie des régions de l'abdomen que nous avons exposée en décrivant l'estomac, quelques auteurs ont substitué une division qui s'applique presque exclusivement à la cavité abdominale, sans tenir compte des parois et des repères extérieurs. W. Henke (Der Raum der Bauchhöhle. *Arch. f. Anat.*, 1891) distingue quatre espaces séparés par des rétrécissements ou détroits: l'espace supérieur que ferme en bas le pli de la taille, lequel passe par la 11e côte et un peu au-dessus de l'ombilic; il contient le foie, l'estomac, la rate, le pancréas, le duodénum, le côlon transverse et ses coudes; — les espaces latéraux droit et gauche, qui vont du pli de la taille au bord saillant du psoas, et sont séparés l'un de l'autre par la colonne vertébrale; ils renferment, outre les reins qui en font le plancher, le cæcum, les côlons lombaires, une partie de l'S iliaque et la plus grosse part de l'intestin grêle; — l'espace inférieur, circonscrit par les psoas et le promontoire, dans lequel se logent la fin de l'intestin grêle, une partie de l'S iliaque et le rectum. Les rétrécissements ou détroits sont bien marqués et concourent au maintien des viscères qu'ils ne laissent que difficilement passer d'une chambre dans l'autre.

On a reproché à la conception topographique de Henke de ne s'appliquer qu'aux sujets jeunes et maigres. Pour peu que le corps ait de l'embonpoint, les limites s'effacent, les cavités communiquent largement entre elles et il n'y a plus d'intérêt pratique à les distinguer. Il est toutefois des sujets, ceux qui ont la taille fine et l'abdomen peu saillant, chez lesquels ces loges sont bien apparentes.

Jonnesco divise la cavité en deux étages que sépare le côlon transverse: un étage supérieur ou hépato-gastro-splénique qui contient les viscères indiqués par son nom même, et un étage inférieur ou intestinal, qui comprend les flancs, les fosses iliaques et l'espace intermédiaire, et que le mésentère sépare en deux loges dont la gauche seule communique avec le petit bassin. — Merkel (*Handbuch...*, t. II, p. 500) admet aussi deux régions, mais qu'il comprend un peu différemment et qui correspondent à des territoires embryologiques : une région supérieure, territoire de l'artère cœliaque, qui contient l'estomac, le duodénum, le foie, la rate et le pancréas; une région inférieure, territoire des artères mésentériques, où se logent le jéjuno-iléon et le gros intestin, à l'exception du rectum.

Les circonvolutions sont-elles disposées au hasard et dans une situation instable, ou bien au contraire obéissent-elles à un plan défini? Henke le premier, dans le mémoire que nous avons cité, eut l'idée que les anses ont une direction et une position régulières et crut pouvoir en fixer le type. Ces études reprises par de nombreux observateurs, Sernoff, Weinberg, Stopnitzki, Mall, Merkel, sur des sujets durcis par des solutions concentrées d'acide chromique ou de formol, ont conduit aux résultats suivants :

1° Il y a certainement un ordre général, qui se rencontre dans la majorité des cas et qui d'ailleurs est différent de celui indiqué par Henke qui n'avait observé qu'un très petit nombre de sujets. Les circonvolutions peuvent se répartir en 5 groupes : un groupe supérieur, situé sous le côlon transverse, et dont les anses sont toujours transversales; deux groupes latéraux, droit et gauche, à anses verticales, de chaque côté de la colonne vertébrale; un groupe inférieur, formé d'anses qui occupent le petit bassin et dont la direction est horizontale, qu'elle soit d'ailleurs transversale ou antéro-postérieure; enfin un groupe central ou médian, placé au milieu des autres et dont les anses n'ont aucune orientation définie.

Dans toutes les positions, le bord libre ou convexe de l'anse est toujours tourné vers la paroi abdominale.

2° Sur la longueur totale de l'intestin, 41 pour 100 est à gauche, 41 pour 100 dans le bassin, et 18 pour 100 à droite (Sernoff). On remarquera la faible proportion à droite. Henke soutenait même que le cæcum et le volume du côlon ascendant empêchaient complètement l'intestin grêle de passer à droite, ce qui est une erreur. D'autre part, la cavité latérale gauche est plus vaste en haut à cause de la hauteur du coude gauche du côlon et de l'absence du foie; la fosse iliaque gauche reçoit également une part plus considérable de l'intestin, quand l'S iliaque y est réduite à une branche verticale. Quant aux anses intra-pelviennes, leur présence est normale et constante, comme l'avait déjà dit Cruveilhier, à l'exception du petit enfant dont l'excavation est ordinairement trop étroite pour les laisser pénétrer.

3° Les anses superficielles, appliquées immédiatement contre la paroi abdominale antérieure, représentent le tiers de la longueur de l'intestin; les anses profondes, cachées, les deux tiers (Sernoff, Weinberg).

4° Le jéjunum se place dans la partie supérieure de la région abdominale moyenne, des deux côtés de la colonne vertébrale; l'iléon, dans la partie inférieure de cette région et dans le petit bassin. Les anses qui sont situées en haut et à gauche appartiennent presque sûrement au commencement du jéjunum. Les anses qui occupent l'espace intermédiaire aux deux psoas sont les plus mobiles; ce sont elles qui tombent dans le petit bassin, à cause de leur long mésentère, et celles aussi qu'on rencontre le plus fréquemment dans les hernies inguinales ou crurales.

5° Malgré ces lois, ou du moins cette généralité dans la disposition des anses intestinales, les *variations individuelles* sont si nombreuses et si importantes qu'elles empêchent pour le moment toute application pratique. Ainsi on a trouvé maintes fois le jéjunum dans le petit bassin ou même dans la fosse iliaque droite et il est impossible dans une laparotomie, en présence d'une anse intestinale, d'affirmer à quelle partie de l'intestin elle appartient, de savoir même si elle est voisine du commencement ou de la fin de celui-ci. On ne peut avoir que des probabilités (Merkel). Ces variations dépendent d'une foule de circonstances : de la direction du mésentère sur sa ligne d'insertion, de sa largeur, de la longeur de l'intestin grêle, du volume des organes voisins, etc.

Sur cette question : Henke (*l. cit.*). — Sernoff. Zur Kenntniss d. Dünndarms. *Intern. Monatschr. f. Anat.*, 1894. — Weinberg. Topograph. d. Mesenterien. *Ibid.*, 1896. Ce travail concerne uniquement les nouveau-nés. — Stopnitzki. Untersuch. z. Anat. d. menschl. Darms. *Ibid.*, 1898. Recherches portant sur 70 sujets. — Mall. The developpement of the human Intestine. *Bulletin Hopkins Hospital*, 1898 : et *Arch. f. Anat.*, 1897. — Tous ces mémoires contiennent de nombreux dessins des principaux types observés.
Voy. aussi Merkel. *Handb. d. topogr. Anat.*, t. II, 1899, p. 566.

La masse de l'intestin grêle flottant est en **rapport** : *en avant*, avec la paroi abdominale antérieure dont elle est séparée par le grand épiploon étalé comme un tablier devant elle ; quelquefois le grand épiploon est ramassé en une corde soit à droite, soit à gauche de la masse intestinale qui se trouve alors immédiatement en contact avec la face profonde de la paroi abdominale ; — en *arrière*, elle repose sur les organes fixés à la paroi abdominale postérieure : les reins et leurs conduits excréteurs, le duodénum et les gros vaisseaux (veine cave, aorte et leurs branches) ; — en *haut*, elle répond au côlon transverse et à son méso ; celui-ci la sépare des organes contenus dans l'étage abdominal supérieur, de l'estomac surtout, derrière lequel il s'insinue souvent jusque dans l'hypochondre gauche ; — en *bas*, et de chaque côté, les anses intestinales reposent dans la fosse iliaque et dans l'angle dièdre formé par cette dernière avec la paroi abdominale antérieure ; situées immédiatement derrière les orifices profonds des canaux inguinal et crural, les anses intestinales peuvent facilement s'y engager, alors surtout que des culs-de-sac préformés du péritoine leur tracent la voie à suivre, et faire hernie à l'extérieur. Sur la ligne médiane, les anses intestinales plongent dans la cavité pelvienne et vont se loger : chez l'homme, entre le côlon pelvien et le rectum en arrière, la vessie en avant ; chez la femme, entre la vessie et l'utérus d'une part, le rectum et le côlon pelvien d'autre part. — *Latéralement*, elles recouvrent le cæcum et le côlon ascendant à droite, le côlon descendant et le côlon iliaque à gauche. Quand ces viscères sont munis d'un long méso, ils débordent la masse de l'intestin grêle et l'encadrent de toutes parts ; mais ordinairement ils sont cachés derrière les anses intestinales.

Moyens de fixité. — Le jéjuno-iléon tend à se déplacer : 1° en vertu de son poids, qui pour l'intestin vide oscille entre 500 et 800 grammes et s'augmente du poids du sang sur le vivant et de celui des aliments ; 2° par la tension variable des gaz qu'il contient. Cette tension est toujours positive par rapport à celle de la cavité thoracique, et le plus souvent aussi relativement la pression du milieu extérieur ; l'intestin fait issue à travers les orifices ou les plaies de la paroi abdominale. Il faut remarquer d'ailleurs que ces deux forces, le poids du viscère et la tension élastique des gaz, se neutralisent en partie. Par ses gaz intérieurs, qui sont une production normale, l'intestin tend à flotter et à s'élever; ils sont pour lui un véritable moyen de suspension; les intestins prolabés sont vides et aplatis.

Il est maintenu en place : 1° par le péritoine qui lui fournit un ligament suspenseur, le *mésentère*; 2° par la paroi abdominale. Dans la résistance que celle-ci oppose aux mouvements de l'intestin entrent de nombreux facteurs : la rigidité de cette paroi, osseuse, fibreuse ou musculaire, suivant la région; son élasticité, à peine en jeu chez les sujets maigres, ou à jeun, ou au repos couché, active au contraire après un repas abondant, dans l'effort, dans la gestation, et que les ceintures ont pour but de renforcer; enfin sa contractilité qui s'exerce à des degrés divers. A la résistance propre de la paroi s'ajoute la pression atmosphérique extérieure, qui agit sur la vaste étendue des parties molles, quand le vide se fait dans l'intestin.

Ainsi équilibré et fixé seulement à ses deux extrémités, l'intestin grêle jouit d'une véritable mobilité; il s'adapte aux changements que provoquent les attitudes variables du corps, la grossesse, l'ascite, les tumeurs. Il ne faudrait pourtant pas s'exagérer cette mobilité à l'état normal. La masse intestinale forme un tout dans lequel il n'y a pas de vide; les anses pressent les unes contre les autres, s'aplatissent et se juxtaposent suivant des surfaces capillaires mouillées par la sérosité péritonéale; les espaces qui les séparent ne deviennent réels et ne prennent l'aspect de triangles sphériques que dans les épanchements pathologiques ou sur l'intestin soustrait à l'action de la paroi abdominale.

Le terme d'intestin *flottant* n'est exact que s'il y a du liquide ascitique. En dehors de cette condition, c'est une masse visqueuse qui se meut lentement, liée par la force de l'*adhésion*, qui s'exerce sur elle comme sur une cavité articulaire à laquelle la cavité abdominale est en tous points comparable (Lesshaft); les coupes pratiquées sur des sujets congelés dans les positions les plus diverses ont montré que les organes ne se séparent pas et que, sur un sujet suspendu par les pieds, l'intestin grêle occupe toujours le petit bassin. Chaque anse d'autre part occupe dans l'ensemble une situation définie, déterminée par son insertion mésentérique; les expériences de Mall sur le chien tendent à montrer qu'une anse attirée au dehors, puis réintroduite, reprend sa position première.

On comprend qu'avec des conditions si nombreuses et si variables de stabilité, le jéjuno-iléon soit exposé plus que tout autre organe à des déplacements pathologiques et notamment à sa chute dans le petit bassin, à l'*entéroptose* (Glénard). Rien n'est fréquent comme de trouver à l'autopsie une partie notable du jéjuno-iléon, presque tout cet intestin même, dans l'excavation pelvienne. Le relâchement du mésentère, celui de la paroi abdominale, l'insuffisance de la sécrétion gazeuse, en sont les causes déterminantes.

Mésentère. — Le péritoine fournit au jéjuno-iléon un long repli de suspension ou *mésentère*, qui s'étend obliquement de la 2e vertèbre lombaire, à gauche, à l'articulation sacro-iliaque droite, et qui entoure l'intestin d'une tunique séreuse adhérente. Sernoff a très heureusement comparé sa forme à celle de la plante connue sous le nom de celosia cristata ou crête de coq ; il comprend en effet une partie plate et une partie *plissée en collerette* qui peut présenter jusqu'à douze sinuosités.

Le mésentère a été décrit avec le péritoine (p. 923); nous renvoyons le lecteur à ce chapitre et nous n'ajouterons que quelques détails.

Son poids chez une femme modérément grasse était de 210 grammes. Sa racine ou insertion abdominale, mesurée sur 20 sujets fixés par des liquides durcissants (Stopnitzki), avait une longueur moyenne de 15 centimètres, oscillant entre 10 et 20 centimètres, et une direction qui variait suivant la position de ses deux extrémités. Rappelons que cette racine croise obliquement la por-

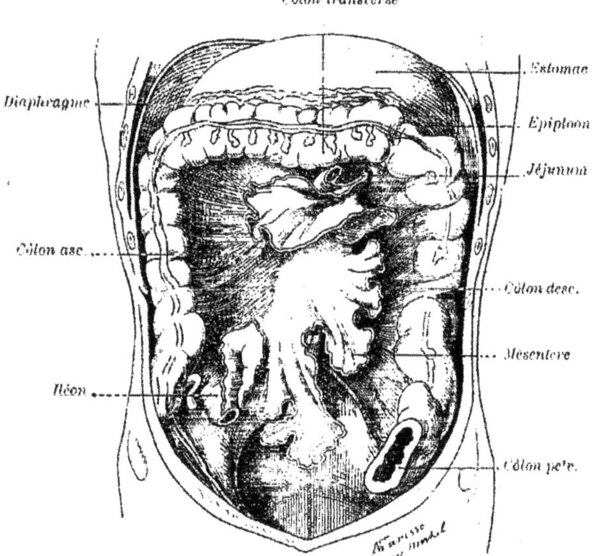

Fig. 150. — Le mésentère de l'adulte, d'après Fr. Merkel

L'intestin grêle a été détaché depuis l'angle duodéno-jéjunal jusqu'à la fin de l'iléon. L'estomac est relevé, ainsi que le côlon transverse ; le côlon pelvien extirpé avec son méso.

tion horizontale du duodénum et que, dans le cas de prolapsus de l'intestin, elle comprime cette portion et peut-être même interrompt la circulation à son intérieur (Glénard). Elle peut commencer plus bas que d'habitude, et on voit quelquefois la partie initiale du jéjunum appliquée directement sur la paroi abdominale, dans une étendue qui varie entre quelques centimètres et la largeur de la main (Merkel).

Le bord intestinal du mésentère, sur ces mêmes sujets, variait en longueur entre 2 m. 90 et 5 m. 50; c'est la longueur de l'intestin mesuré sur son bord adhérent, le bord libre étant sensiblement plus long. Stopnitzki a constaté que, 2 fois seulement, le mésentère ne présentait qu'en un seul point, vers son milieu, un maximum de largeur ou hauteur (15 centimètres); dans tous les autres cas, il y avait deux maximum, le premier à l'union des tiers supérieur et moyen, le second plus important dans le tiers inférieur. Ordinairement la largeur décroît rapidement à partir de ce dernier point, pour devenir nulle à l'insertion cæcale; quelquefois à sa terminaison le mésentère garde encore une hauteur de 2 à 3 centimètres; ou bien au contraire il cesse avant la fin de l'iléon, qui est alors immobilisé contre la paroi abdominale postérieure.

L'extrémité supérieure, ou *angle supérieur*, répond à l'origine de l'artère mésentérique supérieure sur l'aorte; elle est située sur le flanc gauche de la première ou deuxième vertèbre lombaire, immédiatement au-dessous du mésocôlon transverse, à droite de l'angle duodéno-jéjunal, dans la concavité de l'anneau duodénal et du crochet que décrit la tête du pancréas autour de l'origine de l'artère mésentérique supérieure. Cette extrémité constitue en réalité la véritable racine du mésentère; en effet, le mésentère primitif du jéjuno-iléon, chez l'embryon, ne présente qu'un seul point d'attache pariétale, situé dans la concavité de l'anneau duodénal. Cette disposition peut persister au delà de la vie embryonnaire, chez l'adulte même, dans les cas de mésentère commun à l'intestin grêle flottant et au gros intestin (Voy. *Péritoine*, p. 921). — *L'extrémité inférieure*, ou *angle inférieur*, répond au point d'abouchement de l'iléon dans le gros intestin, c'est-à-dire à la limite du cæcum et du côlon ascendant. Située ordinairement dans la fosse iliaque droite, au niveau et un peu en dehors de la symphyse sacro-iliaque droite, l'extrémité inférieure du mésentère peut présenter des positions diverses : tantôt elle est située plus bas, à l'entrée ou dans la cavité pelvienne même; alors l'insertion pariétale du mésentère se rapproche plus de la verticale et devient, en bas, plus ou moins parallèle au côlon ascendant; tantôt, au contraire, elle est située bien plus haut que d'habitude, au-devant du rein droit et se rapproche de la face inférieure du foie ou même se loge au-dessous de cet organe; alors la ligne d'insertion pariétale du mésentère devient presque transversale. Dans ce dernier cas il s'agit d'un arrêt de développement : une descente incomplète du cæcum (SCHIEFFERDECKER, *Arch. f. Anat.*, 1886).

Trajet des feuillets du mésentère. — Les deux feuillets du mésentère se comportent de la manière suivante au niveau de ses bords et de ses extrémités.

Près de l'intestin, les deux feuillets s'écartent pour engainer presque complètement. — A la racine du mésentère, le feuillet droit et supérieur se continue : en haut, avec le feuillet inférieur du mésocôlon transverse; à droite, il passe sur le duodénum et se continue plus loin avec le feuillet gauche du mésocôlon ascendant; — le feuillet gauche et inférieur entoure d'abord les 3/4 de la circonférence externe de la portion ascendante du duodénum, et va se continuer au delà : en haut, avec le feuillet inférieur du mésocôlon transverse; à gauche, avec le péritoine prérénal, et avec le feuillet droit des mésocôlons descendant et iliaque, quand ils existent; en bas, avec le feuillet antérieur ou supérieur du mésocôlon pelvien et, à droite de celui-ci, avec le péritoine pariétal qui tapisse la saillie lombo-sacrée et qui, par-dessus le promontoire, se prolonge dans la cavité pelvienne. — A l'extrémité supérieure du mésentère, les deux feuillets rencontrent l'angle duodéno-jéjunal, où ils se séparent : le feuillet droit longe le flanc droit de cet angle et va se continuer en arrière et à droite de lui, avec le feuillet inférieur du mésocôlon transverse; le feuillet gauche passe sur l'angle duodéno-jéjunal de droite à gauche, l'entoure sur les 3/4 de sa circonférence et, après lui avoir fourni la presque totalité de sa couverture séreuse, rencontre de nouveau, derrière et en dedans de l'angle duodéno-jéjunal, le feuillet droit du mésentère, s'y adosse presque et se continue, comme ce dernier, avec le feuillet inférieur du mésocôlon transverse.

A l'extrémité inférieure du mésentère, les deux feuillets rencontrent l'appareil cæcal (cæcum et appendice vermiculaire) et la portion initiale du côlon ascendant; ils se séparent, passent sur ces organes et leur forment une couverture séreuse, complète pour l'appareil cæcal, le plus souvent incomplète pour le côlon ascendant; de plus, en se jetant sur l'appareil cæcal, les feuillets du mésentère sont soulevés en trois plis séreux : le *repli mésentérico-cæcal*, tendu entre la face droite et supérieure du mésentère et le cæcum, est un pli du feuillet droit du mésentère, soulevé par l'artère iléo-cæcale antérieure; — le *méso-appendice*, entre la face gauche et inférieure du mésentère et l'appendice, est un pli du feuillet gauche du mésentère soulevé par l'artère appendiculaire; — le *repli iléo-appendiculaire*, tendu entre le bord libre de l'iléon, la racine de l'appendice et la face antérieure du méso-appendice, est un pli soulevé par les faisceaux musculaires iléo-appendiculaires et par une artériole de même nom. Ces plis et les fossettes péritonéales qu'ils limitent (fossette iléo-cæcale antérieure, fossette iléo-appendiculaire) seront décrits plus loin (Voy. *Cæcum*).

Recessus para-jéjunal ou mésentérico-pariétal. — Brœsike (1891) a décrit sous ce nom une fossette péritonéale située entre le mésentère et le péritoine pariétal, qu'il a vue deux fois. Elle dépend de la fixation plus ou moins étendue de la partie initiale du jéjunum, et par conséquent du mésentère, sur la portion ascendante du duodénum et sur le péritoine pariétal. Dans les deux cas, la partie initiale du jéjunum se dirigeait un peu obliquement à droite et en bas: elle ne présentait pas de méso et adhérait immédiatement à la face antérieure du duodénum ascendant et à la paroi abdominale postérieure. Au niveau de la quatrième vertèbre lombaire seulement, le jéjunum commençait à avoir un mésentère libre. En soulevant la portion initiale du jéjunum, devenu libre et mobile, on voyait, en arrière et à droite de lui, une fossette péritonéale placée entre le mésentère et le péritoine pariétal : le *recessus para-jéjunal* ou *fossette de Brœsike*. Brœsike prétend, peut-être avec raison, que la hernie rétro-péritonéale que j'ai décrite sous le nom de *hernie duodénale droite* se produirait dans cette fossette péritonéale; aussi propose-t-il de l'appeler *hernie para-jéjunale* ou *mésentérico-pariétale*.

Diverticule de Meckel (diverticulum verum, Meckel: appendice de Meckel; diverticule de l'iléon). — Sur la partie inférieure de l'iléon, à une distance variable du cæcum, on trouve parfois un appendice creux terminé en cul-de-sac : c'est le *diverticule* de Meckel. Cet appendice n'est qu'un reste du canal vitellin ou omphalo-mésentérique, qui, chez l'embryon, relie l'intestin primitif à la vésicule ombilicale ou sac vitellin. Ordinairement ce canal ainsi que la vésicule ombilicale disparaissent totalement, quelquefois un segment plus ou moins grand du canal persiste et constitue alors le diverticule de Meckel.

Sa *fréquence* serait en moyenne, d'après des travaux récents, de 2 0/0 : Augier, thèse de Paris, 1888 = 7 fois sur 301 cadavres; — Statistique de la société anatomique de la Grande-Bretagne et de l'Irlande, *Journ. of. anat. a. phys.*, 1891 = 16 fois sur 769; — Rogie, *Journ. sc. méd. de Lille*, 1892 = 7 fois sur 300; — Kelynack, *Journ. of anat.*, 1892 = 4 fois sur 213 sujets.

Son *point d'implantation* sur l'iléon est situé à une certaine distance du gros intestin, pouvant varier entre 25 cm. et 3 mètres. Il se détache le plus souvent du bord convexe de l'iléon; parfois, mais rarement, on l'a vu naître de l'une de ses faces et plus ou moins près de l'insertion mésentérique. Hyrtl (*Topogr. Anat.*, 1857, t. I, p. 540) considère ce dernier point d'implantation comme le plus fréquent, c'est une erreur. — Le péritoine lui forme une enveloppe complète; et, dans quelques cas, il est relié au mésentère iléal par un petit pli séreux : *mésentériole* ou *mésodiverticule*. — Sa *direction* est en général rectiligne et son axe longitudinal croise à angle droit celui de l'intestin (Henle); mais il peut être incurvé dans toute sa longueur, ou à l'extrémité terminale seulement et prendre la forme d'une crosse ou d'un crochet : quelquefois enfin il est tordu sur lui-même en spirale. — Il présente une *longueur* très variable : 3 à 9 cm. Son *calibre* est en général égal à celui de la portion de l'intestin située au-dessus de lui, mais il est souvent plus considérable que le calibre du segment de l'intestin situé au-dessous.

Sa *forme* est très variable, il est tantôt cylindrique, tantôt conique ou même cylindro-conique. La *base*, en général plus large que le reste du diverticule, peut être rétrécie au point que toute communication avec l'intestin est interrompue; dans des cas de ce genre on a vu le diverticule se dilater en un véritable entérokystome. L'orifice de communication avec l'intestin est quelquefois muni d'un repli valvulaire. Le *sommet* peut présenter les formes les plus diverses : le plus souvent il constitue un seul cul-de-sac, terminé en coupole, en doigt de gant, en massue ou en ampoule, renflé en forme de gland (Rogie), ou recourbé en forme de marteau (L. Hudson); plus rarement il est bombé, ou même subdivisé en plusieurs lobes (Hyrtl). — Du sommet part quelquefois un ligament formé, soit par la portion périphérique atrophiée du canal vitellin, soit par des vestiges des vaisseaux omphalo-mésentériques oblitérés. Ce ligament adhère souvent, par son autre extrémité, à un point quelconque de la cavité péritonéale, soit à la paroi abdominale, soit à un viscère voisin ou au mésentère: il peut former ainsi une corde tendue dans l'intérieur de la cavité abdominale, et devenir une cause d'étranglement interne.

La *structure* du diverticule est la même que celle de l'iléon; il reçoit ses vaisseaux et nerfs de la même source que lui. — Son *contenu* est formé en général par des gaz; plus rarement il renferme des matières fécales plus ou moins durcies (scybales), des paquets de vers intestinaux et même des calculs.

Fixes ou libres, les diverticules de Meckel peuvent causer des accidents d'étranglement interne, par des procédés variables que nous ne pouvons étudier ici.

Vaisseaux et nerfs. — **Artères.** — Le jéjuno-iléon reçoit ses artères de l'artère *mésentérique supérieure*, branche de l'aorte, qui émet un grand nombre de rameaux, dits *artères intestinales*. Celles-ci s'anastomosent en arcades, plus ou moins régulières et plus ou moins nombreuses, qui forment dans leur ensemble un véritable réseau vasculaire à larges mailles compris entre les deux feuillets du mésentère. — D'après Theile, les artères intestinales les plus courtes ne se subdivisent que deux fois, et ne forment que deux séries d'arcades, tandis que les plus longues se bifurquent quatre à six fois; de cette façon l'intestin reçoit des branches presque d'égal calibre. Ces branches naissent des dernières arcades; elles sont d'une façon générale plus nombreuses et plus volumineuses vers le commencement du jéjunum et vers la fin de l'iléon, tandis qu'au milieu de l'intestin grêle elles sont plus fines et plus rares. Chaque branche se partage ordinairement au niveau du hile de l'intestin en deux rameaux d'égale grosseur, rameaux intestinaux antérieur et postérieur, qui se distribuent sur les deux faces du tube intestinal. Ces rameaux se divisent en ramuscules arboriformes, les plus longs s'avancent sur chaque face jusqu'au bord libre de l'intestin sur lequel ils s'anastomosent. Les ramuscules, après s'être ramifiés et anastomosés sous la séreuse, traversent la tunique musculaire, lui abandonnent des ramifications, et abordent ensuite les tuniques sous-muqueuse et muqueuse, où nous les retrouverons.

Veines. — Les veines naissent du jéjuno-iléon dans l'épaisseur de ses tuniques, sortent au niveau du hile ou bord adhérent et se disposent en arcades, moins nombreuses que celles des artères. Ces arcades se déversent par les *veines intestinales*, au nombre d'une vingtaine, dans la veine mésentérique supérieure ou *grande mésaraïque*, une des trois branches d'origine de la veine porte (Voy. *Angéiologie*, fig. 508).

Lymphatiques. — Les lymphatiques, émanés des tuniques de l'intestin, gagnent le bord mésentérique, traversent les ganglions contenus dans l'épaisseur du mésentère (*ganglions mésentériques*) et se jettent dans les ganglions préaortiques ou sus-aortiques et dans la *citerne de Pecquet* ou *réservoir du chyle*.

Nerfs. — Les nerfs viennent du plexus solaire; ils accompagnent les vaisseaux sanguins ou cheminent isolément dans les intervalles qui les séparent. Au niveau du bord mésentérique de l'intestin, les filets nerveux se portent sur ses faces, forment en s'anastomosant au-dessous de la séreuse un premier plexus, le *plexus sous-séreux*, et pénètrent ensuite dans l'épaisseur de ses tuniques. — Nous décrirons plus loin leur mode de terminaison.

§ III. — STRUCTURE DE L'INTESTIN GRÊLE.

La paroi de l'intestin grêle, épaisse de 1 mm. (Henle), est formée de quatre tuniques superposées : une superficielle ou séreuse, une moyenne ou musculaire, une cellulaire ou sous-muqueuse, et une interne ou muqueuse. Toutes ces tuniques renferment les divisions ultimes des artères, des veines, des lymphatiques et des nerfs destinés à l'intestin.

1. — **Tunique séreuse.** — On sait qu'elle est constituée par le péritoine qui entoure presque complètement la circonférence du jéjuno-iléon, et en partie seulement celle du duodénum; sa structure est identique à celle de la séreuse péritonéale (Voy. t. IV, fig. 3, p. 1056). Ajoutons seulement qu'elle est très mince (0 mm. 07, Henle), et qu'elle adhère assez fortement à la tunique musculeuse, sauf près du bord mésentérique ou hile, au niveau duquel vient s'interposer un peu de tissu cellulaire lâche. Quelques auteurs décrivent encore entre la séreuse et la musculeuse une couche sous-séreuse.

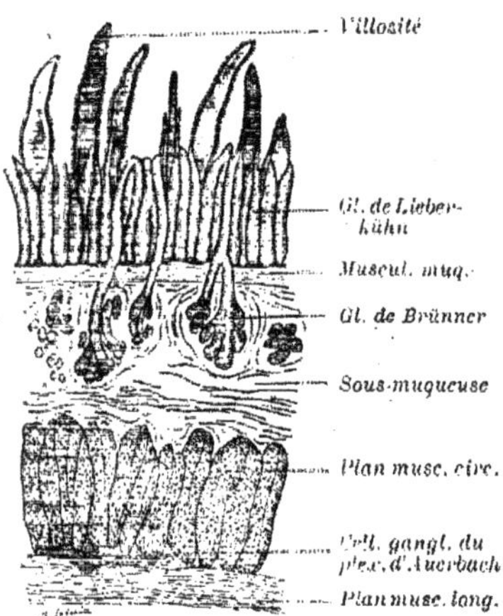

Fig. 151. — Coupe longitudinale du duodenum chez le chat (d'après Stöhr). Gr. 30 D.

2. — **Tunique musculaire.** — La charpente musculaire de l'intestin grêle est composée de deux couches de fibres lisses : l'une superficielle ou externe, à direction longitudinale; l'autre profonde ou interne, à direction circulaire. Son épaisseur totale est en moyenne de 0 mm. 4; elle va en diminuant du commencement de l'intestin grêle vers sa terminaison, et du bord libre vers le bord adhérent.

La couche longitudinale ou externe, mince (0 mm. 1, Henle), pâle, est formée de fibres quelquefois éparses, le plus souvent réunies en petits faisceaux parallèles; ces fibres sont parfois si intimement unies à la tunique séreuse qu'on les enlève presque toujours avec cette dernière. La couche longitudinale est plus épaisse sur le bord libre de l'intestin que sur son bord mésentérique où elle manque même par places.

La couche interne ou circulaire, dont le diamètre (0 mm. 2 à 0 mm. 3, Henle) mesure en général le double de la couche longitudinale, est constituée par des faisceaux disposés en anneaux complets ou incomplets (Huschke). Ces anneaux sont serrés les uns contre les autres, et ne laissent entre eux que des fentes très étroites destinées au passage des vaisseaux et des nerfs qui vont dans les tuniques profondes.

Les recherches de Dobbertin (Voy. pag. 286) ont montré qu'il existe, chez l'homme et chez la plupart des mammifères, entre les deux couches musculaires de l'intestin, un réseau de fibres élastiques. Ces fibres appartiennent à la grosse variété ; elles sont très denses, et constituent là le point le plus solide et le plus résistant de la charpente élastique de l'intestin grêle.

Hyrtl dit avoir vu plusieurs fois des faisceaux musculaires lisses partir de l'aponévrose prévertébrale et pénétrer dans le mésentère de la portion supérieure de l'intestin grêle, mais il n'insiste pas sur leur connexion avec la charpente musculaire de l'intestin. Nous avons déjà constaté qu'il existait un *muscle suspenseur du duodénum* dont les fibres vont renforcer la couche longitudinale de la tunique musculaire du duodénum.

3. — **Tunique celluleuse ou sous-muqueuse.** — C'est plutôt une couche de tissu cellulaire lâche qui unit la musculaire à la muqueuse, qu'une tunique véritable. Elle contient les vaisseaux et les nerfs destinés à la muqueuse ; au niveau du duodénum, elle est envahie par les glandes de Brünner. Henle lui distingue deux couches : une couche externe, résistante, fortement tendue contre la base des replis valvulaires de la muqueuse (valvules conniventes), l'autre interne, riche en vaisseaux et en nerfs, adhérant intimement à la muqueuse, et s'enfonçant dans tous les plis. Les deux couches sont reliées entre elles par du tissu conjonctivo-élastique très lâche pouvant facilement s'infiltrer.

4. — **Tunique muqueuse.** — La muqueuse de l'intestin grêle, épaisse de 0 mm. 5, assez résistante, est d'une coloration gris rosé à l'état de vacuité de l'intestin, et rougeâtre pendant la digestion, abstraction faite de la couleur jaune que lui donne la bile. Elle adhère assez faiblement à la sous-muqueuse par sa face externe ; sa face interne, irrégulière, présente à étudier : *a*) des plis transversaux comprenant toutes les couches de la muqueuse, ce sont les *valvules conniventes* ; *b*) de faibles saillies, visibles sous l'eau et auxquelles est dû l'aspect velouté de l'intestin grêle, on les désigne sous le nom de *villosités intestinales* ; *c*) de légers soulèvements produits par des amas lymphoïdes isolés ou confluents appelés dans le premier cas *follicules clos*, dans le second *plaques de Peyer* ; *d*) un nombre considérable d'orifices glandulaires qu'on aperçoit nettement à la loupe entre les bases des villosités, et qui répondent à deux types différents de glandes, les *glandes de Brünner* et les *glandes de Lieberkühn*.

Si nous laissons un instant de côté les particularités qui viennent d'être signalées et que nous examinerons plus loin en détail, nous verrons que la muqueuse intestinale se compose de trois couches superposées. Ce sont de l'intérieur vers l'extérieur :

1° L'*épithélium*, qui tapisse toutes les saillies ou dépressions de la muqueuse. Il est simple, c'est-à-dire formé d'une seule assise de cellules cylindriques ou prismatiques à plateau strié, et de cellules caliciformes. Comme ces éléments cellulaires affectent les mêmes caractères sur les villosités et dans la plupart des formations glandulaires, nous les étudierons ultérieurement.

2° Le *chorion muqueux*, essentiellement constitué par du tissu conjonctif contenant de nombreux leucocytes. Bien que ce tissu s'enfonce dans les villosités où nous le retrouverons, il importe d'exposer brièvement sa structure. Il renferme un très grand nombre de culs-de-sac glandulaires (glandes de Lieberkühn), et les conduits excréteurs des glandes de Brünner dont la portion sécrétante est située dans la sous-muqueuse : par endroits l'infiltration adénoïde diffuse se condense en follicules clos isolés ou agminés. Le tissu conjonctif de la muqueuse intestinale avait été distingué, dès 1862, du tissu conjonctif ordinaire, par W. His qui l'assimilait à la trame des ganglions lymphatiques. Tout récemment un certain nombre d'auteurs (Legge, Dobbertin, Spalteholz), reprenant les observations de Mall (1891), ont établi avec beaucoup de soin la texture du derme muqueux de tout l'intestin chez un certain nombre de mammifères, et en particulier chez les carnassiers. On peut conserver l'ancienne division en zones inter-glandulaire et sous-glandulaire, et examiner successivement chacune de ces parties. Dans la zone inter-glandulaire on trouve accolé à la membrane propre des tubes glandulaires un fin réseau fibrillaire (rappelant de très loin le réseau du lobule hépatique) dans lequel on distingue des fibres conjonctives, quelques éléments élastiques, et surtout du tissu adénoïde ; par places, on rencontre des vaisseaux sanguins et lymphatiques, quelques filets nerveux, et des faisceaux musculaires lisses qui établissent la continuité entre ceux des villosités et ceux de la musculaire-muqueuse. La zone sous-glandulaire se compose de deux assises distinctes : la plus superficielle, contre laquelle repose les culs-de-sac des glandes de Lieberkühn, est connue sous le nom de *stratum granulosum*; la plus profonde, qui est en contact avec la musculaire-muqueuse, est tantôt appelée *stratum fibrosum* (Mall), tantôt *stratum compactum* (Oppel). Dans la couche granuleuse se trouvent, au sein d'un riche réseau conjonctif et élastique, de nombreux éléments cellulaires (leucocytes et cellules conjonctives) ; dans la couche fibreuse ou compacte dominent des faisceaux de fibres collagènes entre-croisés, et quelques fibrilles élastiques. D'après Spalteholz, la couche granuleuse ne fait jamais défaut, mais, pour l'observer nettement, ainsi d'ailleurs que la couche compacte, il faut examiner des parois intestinales qui ne soient pas trop fortement distendues. Actuellement, on conçoit l'échaffaudage connectif de l'intestin qui supporte les éléments fonctionnels, comme un tube continu dans lequel se trouve placé un réseau ou une membrane élastique à larges mailles (Legge, Kultchitzky, Tchaussow, Dobbertin). Ce réseau élastique forme un épais feutrage entre les deux couches musculaires, et s'unit à deux lames réticulées plus fines placées dans la muqueuse et sous la séreuse ; ce réseau élastique, partout continu à lui-même, s'insinue entre tous les éléments qui ne sont pas d'origine épithéliale, et Dobbertin a pu déceler sa présence dans la trame conjonctive des follicules clos de l'homme.

Sur la structure du tissu conjonctif de l'intestin, voyez parmi les travaux récents : W. SPALTEHOLZ. Das Bindegewebsgerüst der Dünndarmschleimhaut des Hundes. *Arch. für Anat.* Suppl. Band, 1897. — R. DOBBERTIN. Ueber die Verbreitung und Anordung des elastischen Gewebes in den Schichten des gesamten Darmkanals. Th. Rostock 1896. — OPPEL. *Loc. cit.*

3° La *musculaire-muqueuse*, composée de deux couches de fibres lisses, l'une circulaire interne, l'autre longitudinale externe ; elle reproduit donc dans son ensemble la disposition de la tunique musculaire. La musculaire-muqueuse, interrompue par le passage des vaisseaux, des nerfs, et des conduits excréteurs des glandes de Brünner dans les deux premières parties du duodénum, se continue par places avec le réseau musculaire des villosités.

L'étude de la distribution des vaisseaux sanguins et des nerfs dans la muqueuse ainsi que dans les autres tuniques, sera reportée après la description des particularités de structure caractéristiques de l'intestin grêle.

a) **Valvules conniventes** (valv. de Kerkring). — Signalées par Fallope, bien décrites par Kerkring (1760), les valvules conniventes sont des replis permanents de la muqueuse et de la couche interne de la sous-muqueuse. Elles existent dans presque toute la longueur de l'intestin grêle; la première partie du duodénum en est dépourvue, mais elles apparaissent sur sa portion descendante, pour devenir plus nombreuses et plus volumineuses au-dessous de l'embouchure du canal cholédoque. A partir du tiers moyen de l'intestin grêle, elles sont plus rares et moins étendues, et elles cessent complètement à une distance variable de la valvule iléo-cæcale (60 cm. à 1 mètre, Cruveilhier; 30 cm. à 1 mètre, Sappey; 65 cm., Luschka); dans quelques cas rares on les voit arriver jusqu'à cette valvule (Cruveilhier, Kazzander). Leur *longueur* et leur *direction* sont très variables: d'une façon générale elles sont transversales c'est-à-dire perpendiculaires à l'axe du tube intestinal. La plupart n'embrassent que le tiers, la moitié ou les deux tiers d'un cercle; exceptionnellement, elles peuvent former des anneaux complets, valvules annulaires, ou décrire plusieurs tours de spire, valvules spiroïdes. Entre des valvules longues et hautes, on en trouve souvent de plus courtes et de plus basses; souvent aussi deux replis valvulaires transversaux sont reliés par un mince pli obliquement ascendant. On peut encore voir une valvule se subdiviser à angle aigu en deux replis secondaires, qui se réunissent de nouveau un peu plus loin, circonscrivant ainsi un petit îlot (Henle). D'après Luschka, les valvules qui n'occupent qu'un seul côté du pourtour de l'intestin seraient moins nombreuses sur le bord mésentérique que sur le bord libre. En résumé on peut admettre avec J. Kazzander (1892) trois formes principales de valvules : 1° celles qui n'occupent qu'une partie de la surface intestinale; 2° celles qui forment des anneaux complets; 3° celles qui se disposent en spirales. D'après le même auteur on compterait en moyenne 678 valvules conniventes chez l'homme, et 644 chez la femme; d'après Sappey leur nombre serait de 8 à 900.

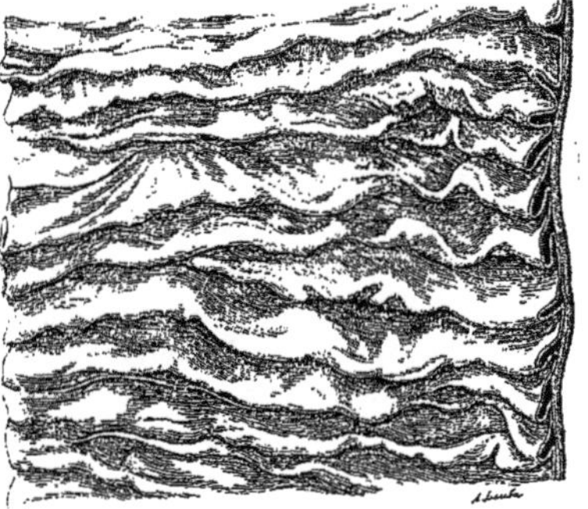

Fig. 152. — Valvules conniventes de la portion supérieure de l'intestin grêle (d'après Henle).

La *hauteur* des valvules varie peu : dans les points où elles sont le plus saillantes, c'est-à-dire dans les dernières portions du duodénum et au commencement du jéjunum, elles ont une hauteur moyenne de 7 à 8 mm.; leurs extrémités plus basses se terminent en pointe. La distance (6 à 8 mm., Sappey) qui sépare deux valvules, atteint à peu près la hauteur du repli, aussi semblent-elles se recouvrir comme les tuiles d'un toit quand l'intestin est contracté, tandis qu'elles se redressent et proéminent dans sa cavité quand il est distendu.

Chaque valvule présente à considérer : un *bord adhérent*, convexe, qui s'insère sur la périphérie de l'intestin, un *bord libre*, concave, mobile et flottant dans la cavité intestinale, quelquefois rectiligne, le plus souvent onduleux, *deux extrémités*, qui sont terminées en pointe ou bifurquées, et *deux faces*, dont l'une, en général la supérieure, regarde la lumière du canal intestinal, tandis que l'autre est couchée contre la paroi. Les valvules conniventes sont constituées par un repli de la muqueuse dont l'axe est occupé par le tissu de la sous-muqueuse, dans lequel cheminent des vaisseaux sanguins et lymphatiques et des nerfs ; leur surface libre est recouverte de villosités. Les valvules conniventes n'existent que chez l'homme : on ne les trouve chez aucun mammifère (J.-F. Meckel, Rudolphi, etc.). Ce sont des organes de perfectionnement destinés à augmenter la surface absorbante et sécrétante du tube digestif. En effet, en déplissant la muqueuse, la longueur de la moitié supérieure de l'intestin grêle devient double et celle de la moitié inférieure augmente d'un sixième ; la longueur totale de la muqueuse ainsi déplissée atteint de 13 à 14 mètres, et sa surface mesure 10 125 cm. carrés (Sappey).

Dargein (*Bibl. anat.*, 1899, f. 5) a repris récemment l'étude de l'augmentation de la surface intestinale résultant de la présence des valvules conniventes. Ses mensurations, qui ont porté sur 22 sujets adultes, étaient faites en étalant soigneusement sur du papier quadrillé au centimètre, des muqueuses dont le déplissement était rendu facile par une macération préalable de 24 heures dans une solution à 5 pour 100 d'acide acétique. Dans ces conditions, Dargein a constaté pour la muqueuse duodénale, prise entre le pylore et l'angle duodéno-jéjunal, une surface moyenne de 160 centimètres carrés qui, après déplissement, s'élevait à 460 centimètres carrés (toujours en moyenne). On peut donc conclure avec Dargein que l'existence des valvules conniventes triple, à peu près, la surface de la muqueuse duodénale.

L'existence des valvules conniventes trouve son explication dans l'inégal accroissement des diverses couches de l'intestin (His) ; en effet, l'épithélium de la muqueuse qui se multiplie plus activement que le tissu mésodermique sous-jacent, entraîne avec lui une partie seulement de ce tissu qui formera le derme de la muqueuse et l'axe sous-muqueux de la valvule. Quant à la direction des valvules qui sont perpendiculaires à l'axe du tube intestinal, on peut la considérer comme une disposition acquise ultérieurement et résultant de la marche des aliments ; peut-être aussi est-elle la conséquence de ce simple fait que l'accroissement en longueur de l'intestin se fait plus rapidement qu'en largeur, ce qui amène la muqueuse à se plisser dans le sens de l'allongement du tube intestinal.

Sernoff (*Inter. Monats.*, 1894) a constaté que, sur les sujets durcis par une injection intra-vasculaire d'acide chromique, les valvules conniventes existent dans toute l'étendue de l'intestin grêle ; seulement, dès la moitié inférieure du jéjuno-iléon, ces valvules affectent la forme de plis irréguliers, froncés, et ne faisant qu'une très petite saillie. Comme ces plis font, en général, défaut à la partie concave (en dedans) des anses intestinales au niveau de leurs inflexions, Sernoff croit pouvoir considérer les valvules conniventes comme des formations variables, analogues aux plis de la muqueuse stomacale, et dont le nombre ainsi que la hauteur, seraient en relation directe avec l'état de contraction de la tunique musculaire. Nous pensons que Sernoff identifie deux formations essentiellement différentes, les valvules conniventes qui sont des replis fixes et permanents, et les plis transitoires de l'extrémité inférieure de l'intestin qui sont probablement dus à la rétraction produite par les injections d'acide chromique.

b) **Villosités.** — Les villosités intestinales sont de petites saillies cylindriques ou coniques qui recouvrent la surface libre de la muqueuse, y compris les valvules conniventes; elles commencent sur la face intestinale de la valvule pylorique et disparaissent sur le bord libre de la valvule iléo-cæcale. A l'œil nu, et mieux encore à la loupe, elles apparaissent comme des fils très fins, si rapprochés les uns des autres qu'ils donnent à la muqueuse un aspect velouté. Leur *nombre* va en diminuant de l'extrémité supérieure de l'intestin grêle vers l'extrémité terminale; d'après Henle, le nombre des villosités de la moitié supérieure de l'intestin est à celui des villosités de la moitié inférieure comme 7 à 5. D'après Sappey, on compte en moyenne 12 villosités par mm. carré, 1000 par cm. carré; leur nombre total s'élèverait à plus de 10 millions (à 4 millions seulement, C. Krause). Leur *forme* n'est pas toujours la même. Sappey en distingue deux types : 1° les villosités *lamelleuses* ou aplaties, qui forment des cercles, des crêtes, des replis ondulés; elles sont simples ou bifides, isolées ou anastomosées; 2° les villosités *arrondies*, coniques, filiformes, digitiformes, mamelonnées, etc. Les premières existent seules sur la première portion du duodénum, elles se mêlent ensuite à celles du second type.

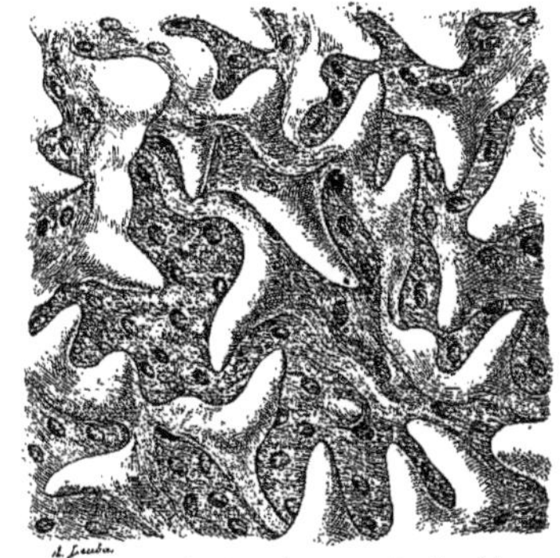

Fig. 152. — Surface interne du duodénum; villosités et orifices glandulaires (d'après Henle).

Leurs *dimensions* varient, d'après les auteurs; leur longueur (hauteur) serait comprise entre 400 et 600 μ chez l'homme, d'après Verson, (400, Sappey; 500 à 700, Henle; 200 à 500, G. Spée) et leur épaisseur entre 60 et 120 μ.

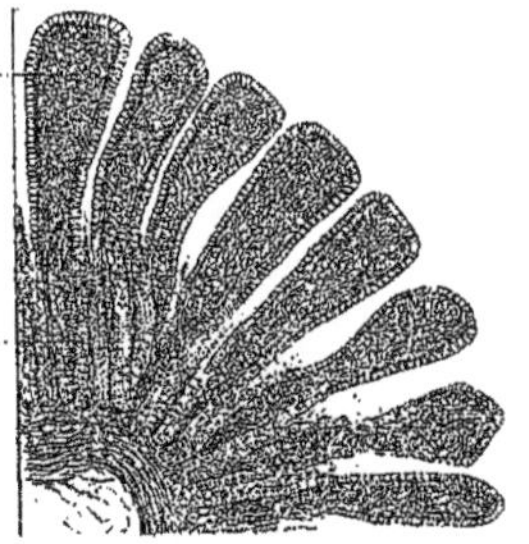

Villosité

Gl. de Lieberkühn

Fig. 154. — Coupe de la muqueuse de l'intestin grêle chez l'homme (d'après Chaput).
Pièce enlevée chez un adulte, dans une résection pour anus contre nature.

D'après Chaput (*Bull. Soc. anat.*, 1891, et Thèse de Benoit, Paris, 1891), les villosités sont tellement rapprochées les unes des autres que la surface interne de la muqueuse est exclusivement formée par leur extrémité libre dont l'ensemble affecte l'aspect d'un pavage en mosaïque. Chaque villosité, considérée isolément se présente sous la forme d'un prisme à base pentagonale et à bords rectilignes ou quelquefois plissés. Toutes les villosités ont la même forme, la même longueur et la même largeur: elles ne sont séparées les unes des autres que par des espaces linéaires, espaces intervilleux, au fond desquels s'ouvrent les canaux excréteurs des glandes (Voy. fig. 154). L'erreur des auteurs qui leur attribuent une forme conique, lamelleuse, etc., s'expliquerait par la difficulté d'obtenir des coupes de l'intestin grêle exactement parallèles à l'axe des villosités.

Structure. — Chaque villosité se compose : α) d'une couche épithéliale, β) d'une membrane limitante sous-épithéliale. γ) d'un stroma ou charpente conjonctive, dans lequel on peut distinguer un appareil musculaire lisse, des vaisseaux sanguins et lymphatiques et des nerfs :

α) **Couche épithéliale.** — L'épithélium des villosités est identique à celui de la muqueuse intestinale; aussi, pour éviter des répétitions, nous avons réuni leur étude dans une seule description. Il a une épaisseur moyenne de 0mm,02, d'après Henle; pour R. Heidenhain (*Pflüger's Arch.*, 1888, t. XLIII, Suppl. Heft), cette épaisseur varie entre 27 μ (cochon d'Inde) et 35 μ (chien). Ces variations seraient dues à la différence du régime alimentaire; il est plus épais chez les animaux qui absorbent des aliments riches en albumine et en graisses que chez ceux qui se nourrissent d'aliments abondants en hydrocarbures. J. Schaffer (*Wiener Sitz.*, 1891, p. 440) leur attribue chez l'homme une hauteur de 30 à 31 μ, qui augmente un peu de la base au sommet de la villosité.

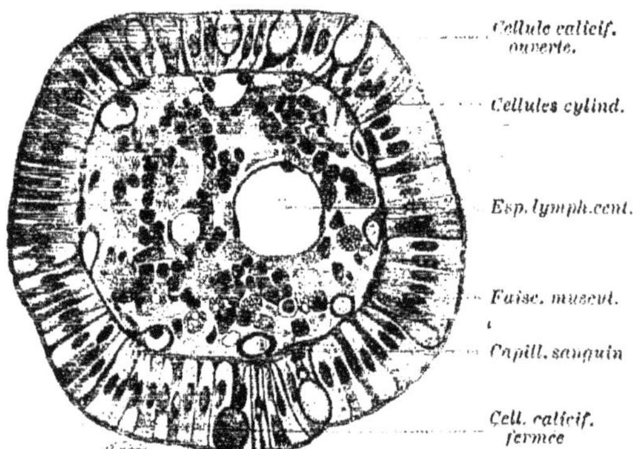

Fig. 155. — Coupe transversale d'une villosité intestinale du chien (d'après Heidenhain).

La *forme* des cellules épithéliales, très variable, dépend de l'état de la villosité (Graf Spee, Paneth, Heidenhain). Sur la villosité à l'état de repos, c'est-à-dire longue et tendue, les cellules sont plus basses et plus larges, tandis que sur la villosité contractée elles apparaissent plus hautes et plus étroites. Sur les plis, qui se produisent pendant la contraction de la villosité, les cellules épithéliales présentent une extrémité allongée vers la surface libre, tandis que dans les sillons qui se forment entre les plis, ces extrémités cellulaires sont sensiblement plus larges. D'après Graf Spee (*Arch. f. Anat.*, 1885, p. 159), les cellules épithéliales sont d'abord basses et larges; pendant la contraction de la villosité elles s'allongent, et lorsque la contraction cesse, en vertu de leur élasticité, elles tendent à reprendre leur forme basse primitive. Heidenhain soutient au contraire que cette forme est artificielle, et résulte de la poussée du liquide sous-épithélial, ou de la traction exercée par la tension de la villosité.

La couche épithéliale renferme des éléments cellulaires de trois sortes : 1° les cellules cylindriques à plateau; 2° les cellules caliciformes, entre lesquelles on peut apercevoir; 3° des leucocytes ou cellules migratrices.

1) *Cellules à plateau* ou *cellules résorbantes* — Ce sont des éléments prismatiques, cylindriques ou coniques, ou encore des pyramides à cinq ou six pans, dont la base répond à la lumière de l'intestin. La plupart des auteurs admettent l'existence d'une membrane propre péricellulaire, qui manquerait

pour d'autres (Arnstein, 1867; E. A. Schäfer, 1887; Nicolas, 1891). D'après Heidenhain, la cellule résorbante n'a pas de membrane, mais dès qu'elle se transforme en cellule caliciforme, comme nous le verrons plus loin, la membrane qui manquait auparavant se forme immédiatement, tout au moins sur les côtés. Les cellules à plateau ont leurs moitiés inférieures ou sous-nucléaires réunies entre elles par des prolongements protoplasmiques, véritables ponts intercellulaires qui traversent des espaces remplis de leucocytes (S. P. Mall, *Abh. der mat. phys. Classe der K. Sachs. Gesell.*, Leipzig, 1887; Heidenhain, *loc. cit.*).

L'extrémité libre et élargie de la cellule supporte une formation cuticulaire

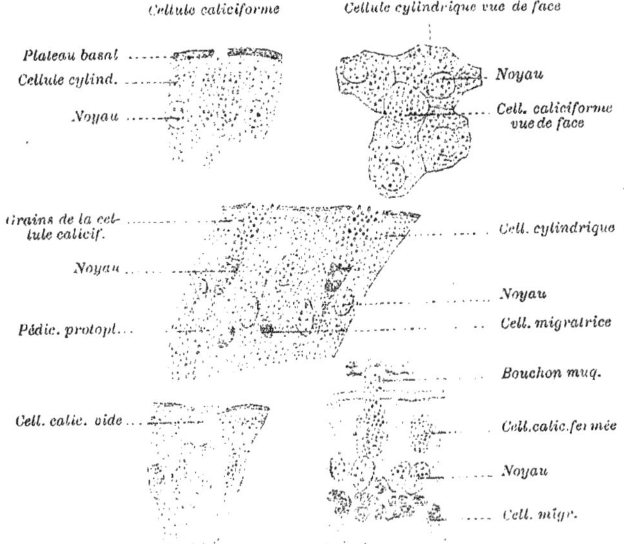

Fig 156. — Epithélium de l'intestin grêle de la souris et du triton (d'après Paneth).

ou *plateau* figuré pour la première fois par Henle. Ce plateau, qui paraît hyalin et homogène à de faibles grossissements, est, en réalité, constitué par une série de stries disposées perpendiculairement à la surface libre (Kölliker, 1855, et Funke). Dans certains cas, sous l'action de l'eau par exemple, le plateau s'écarte légèrement du corps cellulaire et se dissocie en petits bâtonnets allongés; d'autres fois les plateaux de plusieurs cellules voisines se détachent tout d'une pièce, et figurent alors une membrane cuticulaire continue. La hauteur du plateau est de 1,7 μ pour Schäfer, de 10 à 15 μ d'après Henle. Schäfer (1887) lui distingue deux zones : une superficielle, striée; l'autre, profonde, formée d'une étroite bande réfringente. Le centrosome de la cellule épithéliale est situé directement au-dessous du plateau (Zimmermann).

La signification de ce plateau et de sa striation sont encore très discutées, et voici les principales opinions : *a*) Les stries du plateau correspondent à des canalicules qui traversent la base de la cellule, et sont destinées à favoriser l'absorption des graisses (Kölliker, Funke, Donders, Welcker, Frey). *b*) Le plateau est formé par une série de bâtonnets, dont les interstices sont représentés par les stries; pendant la digestion, le plateau devient homogène (Brettauer et Steinach, 1857). La plupart des auteurs admettent l'opinion de Brettauer et Steinach, en faisant cette réserve que les bâtonnets sont visibles aussi bien à l'état de jeûne que pendant la digestion (M. Heidenhain). On n'est pas davantage d'accord sur la nature de ces bâtonnets; certains les considèrent comme des cils vibratiles, animés de mouvements analogues à ceux de l'épithélium intestinal de certains vertébrés inférieurs, comme l'amphioxus et le petromyzon (Henle, Thanhöffer, Widersheim, etc.). Pour M. Heidenhain, la portion basale du plateau, qui paraît homogène, est composé d'une substance molle qui supporte les bâtonnets; ceux-ci sont d'ailleurs en connexion étroite avec le protoplasma cellulaire (THANHÖFFER, *Pfluger's Arch.*, 1873). Klein et Rabl prétendent même que les bâtonnets se continuent avec des fibres longitudinales du réseau protoplasmique. Ce fait, bien que nié par Heindenhain, tend de plus en plus à être adopté. Chaque bâtonnet présente à son extrémité inférieure ou base, près de la limite du protoplasma, un petit nodule (Mall, R. Heidenhain) ou grain réfringent (Nicolas). R. Heidenhain a vu des cellules à plateau présenter, à la place des bâtonnets, des prolongements plus longs et plus minces, formant une véritable touffe de cils ou de cheveux. Ces *cellules à cheveux* (Haarzellen) sont dues à la transformation des cellules résorbantes : leurs bâtonnets s'allongent, s'effilent pour devenir des cils très fins, et une portion du protoplasma contenant quelquefois le noyau et portant les cils peut se détacher de la cellule (Voy. fig. 157). Les bâtonnets ne sont pas des formations cuticulaires raides, mais bien des terminaisons essentiellement changeantes du corps cellulaire, elles peuvent donc s'allonger et s'amincir; ce fait explique pourquoi ces bâtonnets peuvent manquer ou bien être tantôt courts, tantôt très longs (R. Heidenhain). Les descriptions de Heidenhain ont été confirmées par les recherches récentes de Kultschitzky, de Zimmermann, etc. Signalons enfin que, d'après Prenant (*Bibl. anat.*, 1899, f. 1), le plateau strié représente « une garniture vibratile en quelque sorte immobile et figée, et comme atrophiée par le fait de l'immobilisation ».

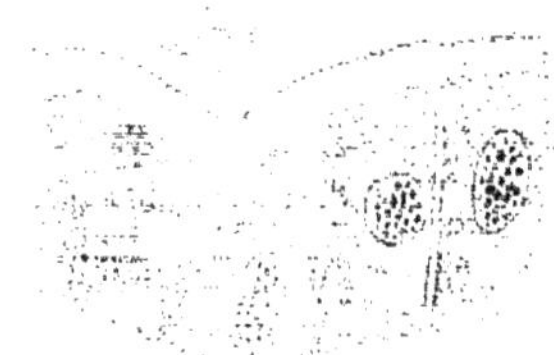
FIG. 157. — Cellule à cheveux se détachant de l'épithélium intestinal du lapin (d'après R. Heidenhain).

L'extrémité profonde ou externe de la cellule s'insère sur la surface de la villosité; elle est tantôt large, tantôt étroite et effilée, quelquefois elle se bifurque, et un de ses prolongements, toujours plus épais, représente la véritable continuation de la cellule (Davidoff). Heidenhain, et après lui Gruenhagen et Davidoff, avait admis une continuation directe de cette extrémité de la cellule avec le tissu conjonctif de la villosité, mais des recherches plus récentes lui ont fait rejeter cette opinion.

D'après Nicolas (*Inter. Monatschr.*, 1891, p. 1), le corps cellulaire d'aspect spongieux est constitué par un réseau irrégulier. Dans le segment externe, ce réseau est formé de larges mailles dont les travées plus grossières sont orientées suivant le grand axe de la cellule, ce qui donne à cette zone une apparence fibrillaire assez prononcée. Dans le segment interne, compris entre le noyau et le plateau basal, on trouve une zone protoplasmique superficielle, sous-basale, plus foncée, formée par un réseau très serré. Cette zone est séparée de la rangée des nodules qui forment la base des bâtonnets du plateau, par le liseré clair dont nous avons déjà parlé. Vers la profondeur, la zone sous-basale se continue insensiblement avec la partie adjacente plus claire du corps cellulaire, ou bien elle est limitée par un bord déchiqueté, sinueux, dû à l'orientation de fines travées protoplasmiques qui décrivent des sortes d'arcades. La partie du corps cellulaire comprise entre le noyau et le plateau présente en outre une série de grains ou *enclaves*. D'après R. Heidenhain, ces enclaves sont des débris de leucocytes migrateurs qui ont pénétré dans la cellule épithéliale, et y ont été détruits. Pour Nicolas, il s'agit au contraire de produits de la cellule épithéliale constants et caractéristiques, que l'on doit assimiler à de véritables produits de sécrétion; ils jouent un rôle essentiel dans l'absorption des graisses. Ces enclaves pourraient être assimilées aux formations extra-nucléaires (karyosomes et plasmosomes) décrites par Ogata, Platner, etc. dans les cellules intestinales et ailleurs, et qu'on a considérées tour à tour comme représentant les différentes phases du fonctionnement de la cellule (Ogata), comme des produits d'excrétion du protoplasma cellulaire, comme des leucocytes migrateurs, ou enfin comme des noyaux en voie de régression. R. Heidenhain avait décrit des phagocytes dans les cellules intestinales: d'après Nicolas il s'agirait tout simplement de cellules épithéliales dans lesquelles l'élaboration des enclaves atteint son maximum d'intensité.

Le *noyau*, ovalaire ou prismatique, mesure 10 μ (Schäfer), il présente un réseau chromatique sur un fond clair; exceptionnellement on peut y rencontrer des figures karyokinétiques (Heidenhain). Nous verrons plus loin (Glandes) comment Bizzozero explique, étant donnée la rareté des divisions mitosiques, la rénovation de l'épithélium des villosités.

2) *Cellules caliciformes* (epithelium capitatum, Gruby et Delafond; cellules glandulaires, Kölliker; cellules muqueuses, Max Schultze; cellules en forme de bouteille, OEdmanson; vacuoles, Letzerich). — Dans l'épithélium qui recouvre la villosité, il existe des éléments plus clairs, les uns homogènes, d'autres plus ou moins granuleux: ce sont les cellules *caliciformes*, sortes de glandes unicellulaires (S. H. List) irrégulièrement répandues entre les cellules à plateau (Voy. fig. 156). Chaque cellule est divisée en deux parties : le calice ou thèque avec son contenu, et la portion protoplasmique avec le noyau. Le calice occupe avec son contenu la partie de la cellule tournée vers la lumière de l'intestin; sa forme est très variable, allongée, cylindrique ou bien renflée en forme de bouteille à goulot évasé. La portion protoplasmique est effilée; elle forme le pédicule de la cellule, et présente parfois un prolongement filiforme. Le noyau, plus petit que celui des cellules cylindriques, se colore très vivement.

Le contenu du calice ou bouchon muqueux constitue le produit de sécrétion de la cellule; il est tantôt incolore et homogène, tantôt granuleux. Souvent on trouve dans la lumière de l'intestin, planant comme un nuage sur la surface libre de l'épithélium, une masse qui n'est autre chose que le bouchon muqueux expulsé de la cellule (Voy. fig. 156).

A côté des cellules à plateau et des cellules caliciformes que nous venons de décrire, on trouve aussi d'autres formes cellulaires : les unes sont des cellules cylindriques ordinaires dans le protoplasma desquelles on trouve une masse analogue au produit de sécrétion des cellules caliciformes, d'autres présentent entre le noyau et le plateau un espace mal délimité, rempli d'un substratum clair, semé de granulations fortement colorées, d'autres enfin, ont la plus grande partie de leur corps cellulaire transformée en produit de sécrétion. Toutes ces formes doivent représenter des états de transition entre la cellule à plateau et la cellule caliciforme. Les cellules caliciformes naîtraient, en effet, des cellules cylindriques ou épithéliales par la transformation d'une partie de leur protoplasma en produit de sécrétion ou muqueux. Ce produit se gonfle, fait saillir la portion de la cellule qui le renferme et refoule les cellules voisines, puis le plateau cellulaire est soulevé ou perforé, et le contenu se déverse dans l'intestin. Après s'être vidé, le calice persiste, et sa paroi présente des contours très nets, parfois un peu plissés. Les cellules caliciformes ne se vident pas entièrement, elles expulsent leur bouchon muqueux, et prennent une forme spéciale : ce sont les *cellules caliciformes comprimées* de Davidoff, les *cellules étroites* de Paneth. D'après Paneth ces cellules étroites deviennent à leur tour des cellules épithéliales cylindriques ordinaires. Par conséquent on peut admettre qu'une cellule à plateau se transforme de temps en temps en une cellule caliciforme qui à son tour expulse son produit de sécrétion (généralement pendant la digestion), et se transforme de nouveau en une cellule à plateau; ce processus de transformation se continue autant que vit la cellule (J. Paneth. *Arch. f. mikrosk. Anat.*, t. XXXI, p. 113-191, 1887-88). La transformation des cellules caliciformes en cellules épithéliales est adoptée par un grand nombre d'auteurs (Donders, Knauff, Œffinger, Basch, Edinger, Pratsch, Klein, Patzelt, Leydig, S. H. List, Biedermann, etc.); mais tandis que la plupart croient avec Donders, Kölliker, Pouchet et Tourneux, etc. qu'elles représentent le terme ultime de l'évolution des cellules cylindriques, et qu'elles disparaissent après avoir sécrété une ou plusieurs fois (S. H. List), Paneth seul admet qu'elles persistent et redeviennent des cellules épithéliales ordinaires.

3) *Cellules migratrices.* — Les cellules migratrices occupent les espaces intercellulaires; elles peuvent déterminer, en écartant les pieds des cellules, de petites excavations (thèques intra-épithéliales) observées par Renaut, Stöhr, etc. Ces leucocytes affectent la forme des lymphocytes, c'est-à-dire de gros noyaux irréguliers, granuleux et fortement colorés, entourés d'une mince lame de protoplasma. On les trouve aussi dans l'épaisseur des cellules épithéliales (Schäfer) distincts des noyaux cellulaires (Voy. fig. 158); ce sont les *noyaux secondaires* de Davidoff. D'après Renaut (1883), les leucocytes pénètrent dans les cellules cylindriques, qu'ils transforment en de véritables cellules fenêtrées. A leur surface libre ces cellules présentent de nombreux orifices larges et arrondis (stomates temporaires) qui marquent le trajet suivi par les leucocytes émigrés de la muqueuse dans la cavité intestinale.

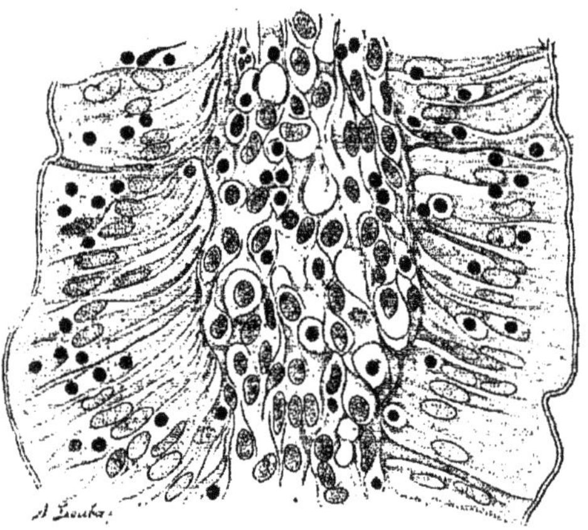

Fig. 157. — Villosité intestinale d'un chat envahi par des leucocytes (points noirs), d'après Heidenhain.

Davidoff (*Arch. f. mikr. Anat.*, t. XXIX, p. 495, 1887), prétend que les leucocytes contenus dans l'épithélium intestinal dérivent des cellules épithéliales. On a vu que chacune d'elles, toujours d'après Davidoff, renferme un noyau primaire et un noyau secondaire; ce sont les noyaux secondaires, issus des noyaux primaires qui sont expulsés des cellules, et vont former les noyaux des leucocytes intercellulaires. Selon quelques auteurs (Zawarykin, etc.) les leucocytes inter- ou intracellulaires joueraient le principal rôle dans l'absorption des graisses; cette opinion est d'ailleurs contestée par Gruenhagen, Schaffer, etc.

En résumé on peut conclure qu'il existe, dans l'épithélium intestinal, indépendamment des leucocytes, deux sortes d'éléments caractéristiques, les cellules dites à plateau et les cellules caliciformes. La tendance actuelle des auteurs, à la suite des recherches de R. Heidenhain, est de considérer les cellules à plateau comme des cellules à pseudopodes; ces pseudopodes auraient pour fonction de s'emparer des aliments qui passeraient ainsi dans les cellules épithéliales. La situation du microsome à la partie interne de la cellule permet de supposer que cet élément est en relation avec la mobilité des pseudopodes. Quant aux cellules caliciformes, ce sont de véritables glandes monocellulaires; elles sécrètent non seulement de la mucine, mais très probablement des produits qui entrent dans la composition du suc intestinal, comme paraissent le démontrer les recherches récentes sur la structure de la thèque. On ne doit donc plus aujourd'hui admettre que ces cellules expulsent un simple bouchon muqueux, puisque l'on peut toujours distinguer dans la thèque un réseau contenant dans ses mailles, de la mucine et des granulations. Quant aux cellules dites de Paneth, la question ne nous paraît pas définitivement tranchée, de savoir si ce sont des éléments spéciaux ou si elles représentent un stade d'évolution des cellules caliciformes; nous serions plutôt tenté d'adopter la première opinion, étant donnée l'élection puissante des granulations qu'elles renferment pour les couleurs d'aniline et l'existence constante de ces cellules dans les glandes de Lieberkühn. Peut-être les granulations acidophiles représentent-elles le prozymogène des ferments contenus dans le suc intestinal.

Le rôle des divers éléments de l'épithélium intestinal a été interprété différemment suivant les auteurs: sans empiéter sur le terrain physiologique, nous rappellerons les faits essentiels concernant le phénomène de l'absorption. S Heidenhain admet que les peptones passent, en majeure partie, directement dans le réseau sous-épithélial des capillaires sanguins, Hofmeister pense que les leucocytes seraient les agents actifs de la transformation des peptones en albuminoïdes, lorsque les premières traversent l'épithélium de l'intestin; Oppel accepte en partie cette opinion, mais attribue un rôle important, dans cette transformation, aux cellules épithéliales. En ce qui concerne l'absorption des graisses, il paraît certain que les leucocytes se chargent des granulations adipeuses qui ont pénétré dans la paroi intestinale, et les emporte vers les chylifères. Reste à expliquer la pénétration de la graisse dans les cellules épithéliales : on a cru pendant longtemps à une simple émulsion par l'action combinée de la bile et des sucs digestifs. Les observations récentes, faites sur les invertébrés, tendent à se généraliser, et l'on est amené à penser qu'il se produit d'abord une saponification permettant aux corps gras de pénétrer dans les cellules épithéliales à l'intérieur desquelles les graisses se reconstituent en fines gouttelettes qui sont alors incorporées par les leucocytes.

β) **Membrane limitante sous-épithéliale ou membrane basale.** — On a décrit, entre l'épithélium et le stroma de la villosité, une mince lame de nature particulière, qui serait une véritable membrane basale. Sans nous attarder à énumérer et à discuter les conceptions essentiellement variables que les divers histologistes ont des basales, nous rappellerons les principales descriptions qui ont été données de la membrane limitante de l'épithélium intestinal. L'existence d'une basale a été mise en doute par Wiegandt, Eimer, Verson, Thanhöffer, Paneth, etc.; il est certain, en effet, que la limitante de l'intestin n'a pas la même netteté et le même aspect que les véritables basales. D'après les uns, c'est une membrane hyaline et transparente; d'après Dœnitz, Eberth, Kölliker, etc., elle serait composée par des fibres conjonctives, fines et serrées, c'est-à-dire de même nature que le stroma de la villosité, tandis que, pour Davidoff, elle est formée par les prolongements basilaires des cellules épithéliales soudés ensemble, et représente une production analogue aux cuticules. R. Heidenhain (1888) considère la couche sous-épithéliale comme formée par les extrémités des fibres conjonctives du stroma de la villosité et par leur couche circulaire, décrite par J. P. Mall. Entre ces fibres et les anses capillaires qui viennent affleurer l'épithélium, on peut voir des lacunes dans lesquelles sont reçues les bases des cellules épithéliales. J. Schaffer (1891), dans ses recherches histologiques sur l'homme, est arrivé à isoler une membrane limitante dans laquelle on peut retrouver contre l'épithélium une véritable basale d'une finesse extraordinaire et contenant par places quelques noyaux. Enfin, Spalteholz (1897) considère la membrane propre ou limitante de la villosité comme un très fin réseau de fibrilles circulaires circonscrivant des mailles ou lacunes de 1 à 2 μ. Au milieu d'opinions si diverses, celle qui tend à prédominer est celle de Kölliker; toutefois v. Ebner (*Kölliker's Handbuch*) ajoute qu'en dedans de la couche limite il existe une sorte de cuticule, isolable par places, et dont les caractères sont ceux d'une membrane vitrée.

Voyez à ce sujet : *Kölliker's Handbuch*, 6e édition allemande, t. III, par v. EBNER; et OPPEL, *Lehrbuch der vergleichenden mikrosk. Anat.*, t. II.

γ) **Stroma ou charpente conjonctive de la villosité.** — La charpente de la villosité est formée par des fibres conjonctives, des faisceaux musculaires lisses, des capillaires et un vaisseau chylifère central. Les fibres connectives, tendues horizontalement entre ces organes et la surface de la villosité, ont l'aspect d'une série d'échelons successifs dont l'écartement diminue pendant le raccourcissement de la villosité; ces fibres horizontales sont d'ailleurs réunies par des anastomoses obliques. Au niveau de leur insertion sur les parois de la villosité, sur les capillaires ou sur l'espace lymphatique, les fibres s'étalent et s'unissent en formant des lames membraniformes plus ou moins larges que l'on aperçoit nettement aux points d'anastomose (Heidenhain).

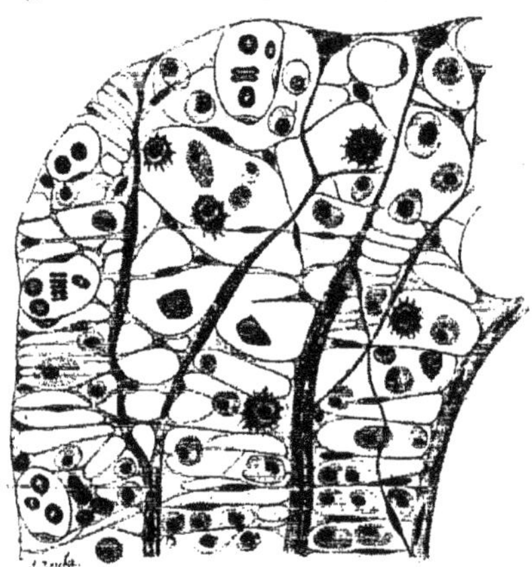

FIG. 159. — Coupe tangentielle passant par le sommet d'une villosité intestinale du chien (d'après Heidenhain).

Dans les mailles du réseau conjonctif sont logés un grand nombre d'éléments cellulaires, les *cellules parenchymateuses des villosités* de R. Heidendain qui se groupent en deux variétés : *a*) des cellules migratrices déjà indiquées par Eberth (1864) et bien décrites par Ph. Stöhr; ces cellules, plus ou moins nombreuses, se présentent sous les formes lymphocyte et polynucléaire; on les voit arriver jusqu'au niveau du plateau et même à la surface libre de l'épithélium (Heidendain); — *b*) des cellules fixes, avec des noyaux ovalaires, plus volumineux et plus clairs, parmi lesquelles on distingue plusieurs formes : 1° des cellules avec un corps protoplasmique très petit et presque incolore; 2° des cellules avec un corps protoplasmique plus grand et légèrement coloré; 3° des cellules à protoplasma incolore dans lequel se trouvent enclavées des granulations serrées ou espacées, arrondies ou ovalaires; 4° des cellules à noyaux petits et fortement colorés, à protoplasma plus ou moins abondant et qui représenteraient des leucocytes en voie de destruction.

Chez quelques animaux (cochon d'Inde, grenouille, etc.), on trouve aussi des phagocytes, déjà observés par Heitzmann (1868); ces cellules géantes contiennent, indépendamment de gros noyaux, d'autres plus petits représentant des débris de cellules, et montre des granulations brunâtres, résidus de globules sanguins.

Les cellules parenchymateuses des villosités ne remplissent pas complètement les mailles du réseau conjonctif qui les loge; il reste autour des cellules un système de lacunes ovalaires, s'étendant à travers toute la villosité : ce sont les espaces péricellulaires. Ces espaces injectés par Basch, Mall et Zawarykin, ont une largeur différente suivant l'état fonctionnel de la villosité; ils contiennent en quantité variable un liquide laiteux. Ce liquide, assez consistant, est riche en matières albuminoïdes: c'est lui qui donne à la villosité un aspect plus ou moins trouble (Heidenhain).

Appareil musculaire de la villosité. — Lacauchie, Gruby et Delafond observèrent pour la première fois en 1842 et 1843 les mouvements des villosités, et Brücke (1851) parvint à isoler dans leur stroma des fibres lisses, qu'on désigne encore sous le nom de faisceaux musculaires de Brücke. Depuis, Kölliker, Henle, His, E. Klein et Verson, Frey et d'autres, ont décrit dans les villosités des fibres musculaires à direction longitudinale; en outre, Donders (1856), (chez le chien), Moleschott (chez l'homme), ont également signalé près de l'extrémité libre de la villosité, des fibres musculaires superficielles à direction transversale. Thanhöffer (1873) a confirmé l'existence de ces dernières qui constitueraient à la surface de la villosité, une lame musculaire indépendante à fibres circulaires; il existerait encore chez le chien dans les couches profondes de petits faisceaux isolés. D'autre part, la présence des fibres musculaires transversales a été niée par Graf Spee, Kültchinsky, J. P. Mall, Heidenhain. Les fibres lisses émanent de la musculaire muqueuse, abordent la base de la villosité, vers l'extrémité libre de laquelle elles montent, en formant une couche presque continue autour du chylifère central.

Graf Spee (1885) prétend que tous les faisceaux musculaires sont parallèles à l'axe longitudinal de la villosité, et qu'ils sont accolés à la paroi endothéliale du chylifère central en dedans du réseau capillaire sous-épithélial et du tissu conjonctif; ils se terminent au-dessous de l'épithélium en s'unissant en arcs avec les faisceaux voisins, pour former des mailles qui entourent les vaisseaux sanguins. D'après Kültschitzky (*Arch. f. mikr. Anat.*, t. XXXI, p. 15, 1887-88 et t. IL, p. 7, 1897), les faisceaux musculaires partis de la base de la villosité, montent parallèlement à son axe longitudinal, tout en abandonnant dans leur trajet des fibres qui se dirigent obliquement vers la périphérie; les faisceaux musculaires devenus de plus en plus fins arrivent jusqu'au sommet de la villosité où ils divergent en éventail. Dans leur ensemble, les faisceaux musculaires décrivent des arcs dont la convexité entoure la paroi du chylifère central, et dont l'extrémité inférieure se dirige en dedans et l'extrémité supérieure en dehors. Grâce à cette disposition, le canal central reste ouvert pendant la contraction de la villosité, et l'écoulement du chyle est assuré. Pour J. P. Mall (1887) les faisceaux musculaires se disposent en deux couches, les plus nombreux sont situés immédiatement au-dessous des capillaires, tandis que d'autres se dirigent vers le chylifère central; presque tous atteignent le sommet de la villosité où ils forment, en s'entrecroisant, une sorte de voûte musculaire. R. Heidenhain (1888) donne une description encore plus détaillée. Le chylifère central n'est entouré, contrairement à l'avis des auteurs précédents, que par sept faisceaux très minces, aplatis et intimement accolés à la paroi externe du canal. La plus grande partie des faisceaux musculaires se trouve dans le stroma de la villosité, les uns en dedans, d'autres en dehors des capillaires. Le tissu conjonctif entoure les faisceaux musculaires, et leur forme, ainsi que Basch (1870) l'avait remarqué, des gaines ou canaux conjonctifs. Au sommet de la villosité, un certain nombre de fibres musculaires s'anastomosent en arc (Graf Spee), mais la plupart des faisceaux se termine par des fibres conjonctives qui vont s'étaler à la surface en formant une membrane très mince, dans laquelle on trouve souvent des noyaux. Ces fibres conjonctives terminales peuvent être considérées comme de petits tendons dont les extrémités périphériques s'unissent en une sorte de membrane; il résulte de cette disposition que la traction s'exerce uniformément sur une grande étendue de la surface de la villosité.

Appareil vasculaire de la villosité. — Les vaisseaux sanguins des villosités se composent en général d'une artériole, d'un réseau capillaire et d'une veinule. L'artériole gagne par un trajet ascendant l'extrémité libre de la villosité, en émettant un très grand nombre de capillaires; parvenue au sommet, elle se recourbe en anse, et s'épanouit en un bouquet de capillaires. Tous ces petits vaisseaux convergent vers une veinule qui descend, à l'opposé de l'artère, mais en affectant une disposition semblable à cette dernière (Voy. fig. 160). On peut se rendre compte, en examinant cette figure, de la richesse du réseau capillaire interposé entre l'artériole et la veinule; d'ailleurs les parois des capillaires ont conservé, comme dans le foie, le type indéfiniment embryonnaire (Ranvier), c'est-à-dire que l'on n'observe pas des cellules endothéliales différenciées, mais une lame granuleuse très mince, parsemée de noyaux (Voy. Art. *Foie*, p. 738).

Le ramuscule artériel, large de 22 à 28 μ, forme souvent, avant de pénétrer dans la villosité, un réseau capillaire destiné aux glandes de Lieberkühn qui débouchent à la base de cette villosité; ce réseau se continue alors avec celui de la villosité elle-même. La veinule, large de 45 μ, naît tantôt au sommet de la villosité, plus rarement près de sa base; elle reçoit dans son trajet les capillaires qui entourent les orifices glandulaires. Les capillaires, larges de 7 à 8 μ, sont situés à la périphérie de la villosité, immédiatement au-dessous de la membrane basale; leurs mailles sont allongées. Dans les villosités filiformes il n'y a qu'une artère ascendante, et une veine descendante; les capillaires qui passent entre les deux vaisseaux, se dirigent obliquement par rapport à l'axe médian. Dans les villosités plus larges, on observe plusieurs petits troncs artériels et veineux longitudinaux, séparés par des intervalles, et reliés entre eux par des réseaux capillaires à mailles très serrées (Henle).

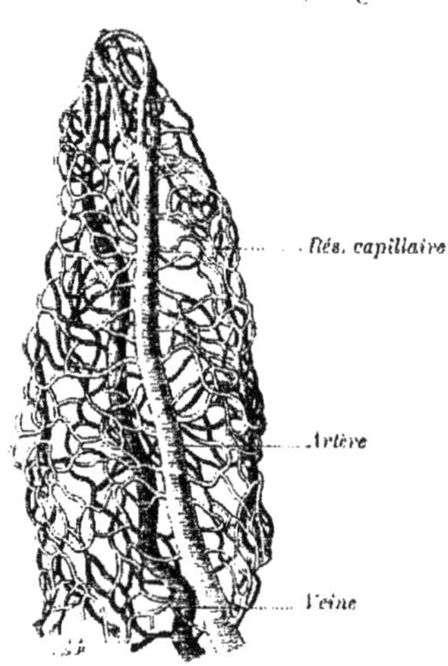

FIG. 160. — Réseau vasculaire d'une villosité intestinale chez le lapin (d'après Frey).

Les vaisseaux lymphatiques, désignés plus communément sous le nom de *chylifères*, sont en nombre variable suivant la forme de la villosité. Les villosités filiformes ou cylindriques présentent un chylifère central de 20 à 23 μ, qui commence en cul-de-sac vers le sommet. Ce vaisseau descend suivant l'axe, et aboutit au réseau de la muqueuse en passant entre les glandes de Lieberkühn; il s'abouche quelquefois dans un réseau lymphatique horizontal et superficiel situé à la base de la villosité et autour des orifices glandulaires. Dans les villosités lamelleuses, les chylifères sont multiples, et chacun d'eux a une largeur moyenne de 18 à 20 μ (Graf Spee); ils forment alors plusieurs centres principaux dans chaque villosité. Ces canaux se terminent séparément, ou sont réunis par une branche recourbée en anse et située vers le sommet; souvent on trouve aussi, à la base de villosités voisines des branches transversales reliant les chylifères entre eux. La paroi du chylifère est revêtue par des cellules endothéliales qui forment une couche continue, ressemblant à un voile très fin (Heidenhain); il n'existe pas de lacune entre les cellules.

Les nerfs des villosités seront décrits plus loin.

Appareil lymphoïde de la muqueuse intestinale. — Le chorion de la muqueuse intestinale contient un certain nombre de leucocytes qui sont tantôt épars, tantôt réunis en amas de volume variable désignés sous le nom de nodules ou follicules clos; ces nodules peuvent être isolés, *follicules solitaires*, ou réunis en groupes (agminés), *plaques de Peyer*.

Les **follicules solitaires** sont répandus dans toute l'étendue de l'intestin grêle; ils apparaissent sous l'aspect de corpuscules blanchâtres, opaques, le plus souvent arrondis, ayant un volume variable de 0,5 à 2 millimètres. Pendant la première période de leur formation, ils sont presque exclusivement situés dans le chorion de la muqueuse; leur sommet touche à l'épithélium, et leur base à la musculaire-muqueuse. Mais au fur et à mesure qu'ils augmentent de volume, ils pénètrent à travers la musculaire-muqueuse pour se loger dans la sous-muqueuse. La partie du follicule contenue dans cette couche présente une forme sphérique, et ne tarde pas à surpasser en volume la portion du follicule restée dans le chorion de la muqueuse, de telle sorte que le follicule prend alors un aspect piriforme. L'aspect des follicules peut présenter d'ailleurs certaines variations; chez l'homme, ils sont généralement arrondis. On peut distinguer au follicule trois parties : la *tête* ou *sommet*, qui fait saillie dans le tube intestinal, et qui est entourée par un repli de la muqueuse ou *bourrelet*, disposé autour de cette tête comme le prépuce par rapport au gland (Renaut). La tête folliculaire est donc placée au fond d'une cupule (Frey) terminée profondément par un sillon analogue au sillon balano-préputial. Le bourrelet de la muqueuse renferme des glandes de Lieberkühn, il est hérissé de villosités qui font défaut sur la cupule et sur la tête du follicule; à ce niveau l'épithélium intestinal perd toutes ses cellules caliciformes, et ne renferme plus que des cellules cylindriques à plateau strié. Sur la tête, l'épithélium est formé de cellules hautes et étroites, mais à mesure que l'on descend vers la rigole de la cupule il s'aplatit un peu. Entre les cellules on trouve de nombreux leucocytes migrateurs qui écartent les éléments épithéliaux pour constituer entre eux les *thèques intra-épithéliales* de Renaut. Ajoutons que l'infiltration de l'épithélium, par les cellules lymphatiques, est surtout abondante et diffuse au niveau des follicules solitaires. La *base* du follicule pénètre plus ou moins profondément dans le tissu conjonctif de la sous-muqueuse. D'après Teichmann, elle plongerait dans un réseau lymphatique; selon His, elle serait reçue dans un vaste sinus lymphatique; tandis que, pour Frey, elle serait entourée d'une sorte de coque connective qui représente l'enveloppe des ganglions lymphatiques. Le *corps* ou *zone moyenne* (Brücke, His) du follicule se continue et se confond avec le tissu lymphoïde adjacent du chorion. Les follicules solitaires sont formés par du tissu adénoïde, renfermant presque toujours un centre germinatif (Stöhr). La *charpente* est constituée par un réseau conjonctif, qui loge d'innombrables leucocytes, et qui est parcouru par des vaisseaux capillaires. Les trabécules de la charpente affectent des directions variées, elles s'entre-croisent, et, aux points d'entre-croisement, on trouve des noyaux chez les jeunes sujets; chez l'adulte, ces noyaux sont ordinairement ratatinés. La charpente présente des mailles, plus larges au centre qui prend ainsi un aspect clair (vacuoles de His, centres germinatifs de Stöhr), plus étroites à la périphérie, surtout au niveau de la tête et de la base du follicule; par places, les trabécules se confondent avec le tissu lymphoïde du chorion muqueux. Au point de pénétration des vaisseaux sanguins dans le follicule, les fibres du réticulum ne s'attachent pas à leur face externe, mais elles s'infléchissent, et s'anastomosent en formant des réseaux autour des vaisseaux, qui présentent ainsi deux tuniques, leur tunique propre, et une tunique externe formée par du tissu conjonctif réticulé (Ranvier).

La nature du réticulum est très discutée. Pour certains, il est formé par des cellules étoilées du tissu conjonctif, possédant chacune un noyau, et dont les prolongements s'anastomosent avec ceux des cellules voisines (Billroth, His, Frey, Kölliker, Robin). Pour Eckard, il s'agit d'un réseau de fibres élastiques entrecroisées et anastomosées dans tous les sens. D'après Ranvier, Afanasiew, etc., le réticulum est constitué par de petits faisceaux de fibrilles conjonctives, et par des cellules endothéliales dont les noyaux se moulent sur les fibrilles. Klein admet que les trabécules sont constituées par des pellicules transparentes et légèrement granuleuses, tapissées de cellules plates. Peut-être existe-t-il dans les follicules clos des fibres en réseau analogues à celles que l'on a décrites dans le lobule hépatique, et ce réseau connectif suivant les uns, élastique suivant d'autres, est-il d'une nature toute particulière?

Voy. F. Mall. Reticulated tissue and its relation to the connective tissue fibrils. *John Hopkins Hospital Reports*, t. I, p. 173, 1896.

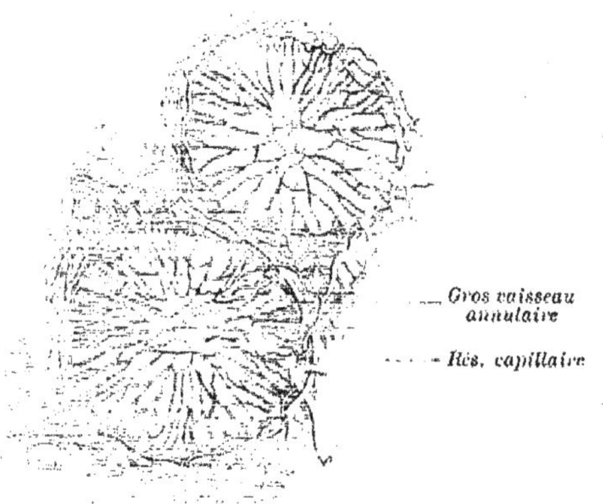

Fig. 161. — Disposition des vaisseaux sanguins dans les follicules clos de l'intestin grêle. Coupe transversale de deux follicules d'une plaque de Peyer (d'après Frey).

Les mailles du réticulum sont remplies par des leucocytes; ceux-ci se forment dans le centre germinatif du follicule (Stöhr), et passent ensuite dans les lymphatiques voisins, ou dans la cavité intestinale, après avoir traversé la couche épithéliale de la muqueuse.

Le follicule clos est entouré et parcouru par un réseau capillaire sanguin très riche, dont les canaux mesurent de 6 à 8 μ de diamètre (Frey). Ce réseau communique directement avec les gros vaisseaux artériels et veineux qui cheminent entre les follicules, et dont la plupart se rendent aux villosités intestinales. Les capillaires ont une direction rayonnante vers le centre; à la périphérie se trouvent des anneaux vasculaires d'un diamètre plus considérable (Voy. fig. 161). D'après His, les capillaires n'atteindraient pas le centre du follicule qui en serait complètement dépourvu, mais après un certain parcours ils se recourberaient pour gagner, par un trajet rétrograde, la périphérie du follicule.

Les lymphatiques superficiels de la muqueuse, situés dans le bourrelet, se jettent dans les réseaux qui enveloppent le follicule.

Les **plaques de Peyer** ou **follicules agminés** sont formées par un certain nombre de follicules clos juxtaposés, mais ne se superposant jamais. Leur siège de prédilection est l'extrémité inférieure du jéjuno-iléon; on peut en trouver cependant dans la partie supérieure du jéjunum (Bœhm), et même dans le duodénum (Middeldorpff). Elles occupent le bord libre de l'intestin, et quelquefois l'union de ce bord avec les parties latérales, mais on n'en rencontre jamais au niveau de l'insertion du mésentère; leur grand axe est parallèle à celui du canal intestinal. Leur nombre est très variable : en général, on en compte de 35 à 40 (Sappey); mais ce nombre peut se réduire ou augmenter (8 à 10, Rudolphi; 15, Peyer; 20 à 30, J.-F. Meckel, Bœhm, Luschka; 14 à 81, Sappey; 15 à 50, Frey). Leur forme est le plus souvent circulaire ou elliptique; mais elles peuvent être rubanées, triangulaires, rectangulaires ou même n'avoir aucun aspect régulier (Sappey). Leurs dimensions varient avec leur forme; les plaques circulaires sont les plus petites, et occupent tout au plus le tiers de la circonférence de l'intestin (Henle, Luschka); leur diamètre ne dépasse pas alors 10 à 15 mm. Les plaques elliptiques ou ovalaires ont une longueur de 10 à 12 cm. sur une largeur de 10 à 15 cm. (Sappey); on en a vu qui atteignaient jusqu'à 30 cm. de longueur (Bœhm).

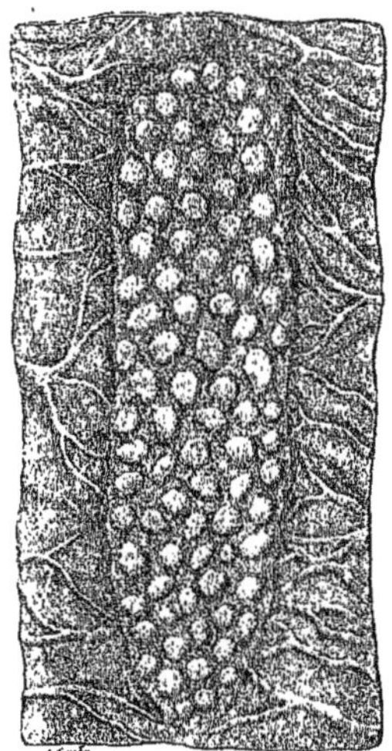

Fig. 162. — Surface libre d'une plaque de Peyer (d'après Quain).

La surface libre des plaques de Peyer présente des aspects variables. Tantôt, elles sont presque lisses ou légèrement grenues, et ne font pas une saillie appréciable au-dessus de la muqueuse; leur contour est mal arrêté et toute leur surface est hérissée de villosités peu développées, et comme atrophiées : ce sont les *plaques lisses* de Sappey. Tantôt au contraire, elles sont recouvertes de replis arrondis, sinueux, anastomosés ou séparés les uns des autres par des sillons rectilignes ou flexueux, ou par des fossettes arrondies ou pyramidales : ce sont les *plaques gaufrées* ou *plissées* de Sappey dont le niveau est un peu plus élevé que celui des parties voisines. Leur périphérie est limitée par des replis parallèles, obliques ou perpendiculaires à la plaque; quelquefois elle est festonnée (Sappey). Les valvules conniventes s'arrêtent en général sur le pourtour de la plaque, quelquefois elles se prolongent à sa surface (Kölliker) sur laquelle elles peuvent empiéter de 1 à 2 mm. (Sappey). Les petits grains des plaques lisses, et les saillies qu'on trouve au fond des dépressions des plaques gaufrées, répondent aux têtes des follicules clos qui les composent. Les villosités et les glandes de Lieberkühn occupent les espaces interfolliculaires des deux variétés de plaques, et se disposent en couronnes autour de la tête de chaque follicule. Les plaques de Peyer sont composées de follicules dont la structure est identique à celle des follicules isolés. Serrés les uns contre les autres, ces follicules s'aplatissent par pression réciproque (Stöhr), et s'unissent entre eux par leur zone moyenne. Les bases de tous les follicules d'une même plaque sont le plus souvent plongées dans un système de canaux lymphatiques très minces qui les entoure comme un filet. Les lymphatiques superficiels de la muqueuse, situés dans les bourrelets lisses ou villeux, se jettent dans les conduits lymphatiques de la zone moyenne ou unissante des follicules (Frey).

A. Passow (*Virchow's Archiv*, t. CI, p. 135, 1885), s'est occupé des proportions quantitatives de follicules clos et de plaques de Peyer dans l'intestin grêle. Sur 45 sujets examinés par cet auteur, les follicules clos ne faisaient totalement défaut que dans un seul cas; le chiffre total variait entre 123 et 8961, et la quantité moyenne par 25 cm. carrés était comprise entre 0,5 et 70. Quant aux plaques de Peyer, dont les dimensions s'étendaient depuis 0,15 à 26,90 cm. carrés, on en comptait de 5 à 76. Passow a établi en outre les relations suivantes entre la surface folliculaire et la surface totale de l'intestin : tandis que les surfaces totales de l'intestin de l'enfant et de l'adulte sont dans le rapport de 1 à 3,68, les surfaces folliculaires sont dans la proportion de 4,1 à 1.

Voir également : Martinelli, Contribuzione allo studio della topographia del follicolli linfantici intestini. *Morgagni*, t. XL, n° 1, 1898.

c) **Glandes de l'intestin grêle.** — La muqueuse de l'intestin grêle contient deux sortes de glandes : les unes siègent exclusivement dans le duodénum, ce sont les glandes duodénales ou de Brünner; les autres se rencontrent dans toute l'étendue de l'intestin grêle, ce sont les glandes de Lieberkühn.

α) **Glandes de Brünner.** — Découvertes par Wepfer (1679), ces glandes portent le nom de Brünner, qui les décrivit de nouveau en 1685, et leur donna plus tard (1715) le nom de *glandes duodénales* ou *pancréas secondaire*. Depuis, les glandes de Brünner ont fait l'objet d'un grand nombre de travaux, parmi lesquels nous signalerons ceux de Schlemmer (1870), de Schwalbe (1872), de R. Heidenhain (1872-1883), de Bentkowski (1876), de Renaut (1879), de Schiefferdecker (1884), et tout dernièrement l'important travail de A. Kuczynski (*Intern. Monatsschr. für Anat.*, t. VII, p. 419, 1890), et celui de J. Schaffer (*Wiener Sitz.*, 1891, p. 440).

Les glandes de Brünner n'existent que dans le duodénum; elles sont surtout abondantes dans la première portion où elles forment une couche continue jusqu'à l'embouchure du canal cholédoque. A partir de ce point elles diminuent progressivement de nombre et disparaissent totalement vers l'angle duodéno-jéjunal. Elles se présentent sous l'aspect de petits amas grisâtres, ronds ou aplatis, d'un diamètre de 0,2 à 2 mm., disposés en deux couches séparées par la musculaire-muqueuse. La *couche interne* (groupe interne de Renaut) est située immédiatement en dedans de la musculaire-muqueuse; elle forme une bande claire au-dessous des villosités et des glandes de Lieberkühn. La *couche externe* (groupe externe, sous-muqueux ou intermusculaire de Renaut) est placée en dehors de la musculaire-muqueuse, dans le tissu sous-muqueux; elle est formée par des masses volumineuses de glandes, groupées en lobules et en lobes séparés des vaisseaux et des expansions de la musculaire-muqueuse par du tissu conjonctif (E. Klein). Ces deux groupes glandulaires communiquent entre eux de distance en distance à travers la musculaire-muqueuse, qui paraît comme dissociée à ce niveau (Renaut). Cette communication se fait : *a*) par les canaux excréteurs des glandes du groupe externe; *b*) par quelques prolongements des glandes du groupe interne, qui traversent la musculaire-muqueuse, et se subdivisent au-dessous d'elle dans un lobule profond ou intermusculaire, avec lequel ils se confondent. La plupart des auteurs les décrivent comme des glandes en grappe ou acineuses (Brünner, Leydig, Kölliker, Henle, Luschka, Toldt, Gegenbaur, Verson, Klein, Cruveilhier, Sappey, etc.); mais Schlemmer (*Wiener Sitz.*, 1870) a démontré le premier que les glandes de Brünner sont des glandes en tubes ramifiés, analogues aux glandes pyloriques de l'estomac avec lesquelles elles se continuent sans ligne de démarcation bien nette. Cette opinion est partagée par beaucoup d'auteurs (R. Heidenhain, Hirt, Bentkoswski, Watney, Schenck, Ellenberger, etc.). Schiefferdecker (*Nachrichten von der Königl. Gesellsch. der Wiss. zu Gœttingen*, 1884) propose même de désigner les glandes pyloriques et les glandes de Brünner sous le nom unique de *glandes de la zone du pylore*. Actuellement on les considère comme des glandes tubuleuses composées (Klein, Kuczynski), ou tubuleuses conglomérées (Renaut), formées par des canaux ramifiés et fortement tortueux (J. Schaffer). D'après Schwalbe (*M. Schultze's Arch.*, 1872), les glandes de Brünner sont constituées par de nombreux canaux, onduleux ou spiralés, qui présentent sur beaucoup de points des renflements vésiculeux rappelant des acini; il les appelle glandes acino-tubuleuses. S. Mayer et Kölliker les considèrent comme une forme intermédiaire entre les glandes acineuses et les glandes tubuleuses. « La forme générale d'une glande de Brünner est celle d'une racine fasciculée creuse, dont les branches canaliculées s'arborisent suivant la loi de la dichotomie fausse, et se terminent par des culs-de-sac ou cæcums simples » (Renaut, *Progrès méd.*, Paris, 1879). Le lobule de chaque glande se compose de 15 à 20 culs-de-sac ouverts les uns dans les autres, disposés en doigts de gant, diversement contournés et ramifiés. Au point d'union des tubes, le tissu conjonctif constituant leur charpente forme des éperons caractéristiques renfermant des vaisseaux (Renaut); la cavité de la glande est rendue villeuse par la présence de ces éperons aux confluents des tubes glandulaires. Le canal excréteur monte perpendiculairement à la muqueuse, dont il traverse toute l'épaisseur pour s'ouvrir à la surface; l'ouverture se fait souvent au fond d'un pli profond et linéaire, ou encore dans une glande de Lieberkühn, qui sert ainsi de canal excréteur à une ou plusieurs glandes de Brünner (Renaut). Le canal collecteur des glandes du groupe sous-muqueux s'élève aussi verticalement, et perfore la musculaire-muqueuse; parvenu dans la couche interne des glandes de Brünner, il reçoit quelques tubes de ces glandes, et s'ouvre comme les canaux excréteurs du groupe glandulaire interne.

Structure. — Au point de vue de leur structure, les tubes glandulaires sont formés d'une paroi propre, tapissée intérieurement par une couche épithéliale. La *paroi propre*, d'après Renaut, est constituée par du tissu conjonctif, et présente sur sa face interne une série de petits festons saillants, dans la concavité desquels vient se placer la base d'une cellule épithéliale. Les cellules fixes de la paroi conjonctive sont séparées des cellules épithéliales par une mince bordure transparente, incolore, sans noyaux, analogue à la basale du derme. *L'épithélium* est formé de cellules cylindriques ou prismatiques, claires, avec un noyau aplati refoulé vers la base; elles sont plus hautes que larges, entièrement remplies de mucus, et analogues aux cellules des glandes mucipares de l'œsophage et du pylore (Renaut). La base de la cellule qui repose sur la paroi propre offre un prolongement ou *pied* en forme de bec (Schwalbe, Ellenberger), ou de queue (Renaut). Ce prolongement s'insinue sous la cellule voisine et ainsi de suite, de telle sorte que tous les pieds, composés d'une mince masse protoplasmique, sont disposés les uns par rapport aux autres comme les tuiles d'un toit (Renaut), ou comme les écailles d'un poisson (Schwalbe). Le *canal excréteur* se compose aussi d'une membrane et d'un épithélium. Celui-ci est formé par des cellules muqueuses un peu plus petites que celles des autres tubes, et par quelques cellules caliciformes (Ellenberger). Au point où le tube collecteur débouche dans le fond d'une glande de Lieberkühn, le revêtement épithélial change brusquement de caractère; à la rangée de cellules cylindriques muqueuses, claires, succèdent des cellules plus foncées, à plateau strié, à protoplasma granuleux, entre lesquelles sont intercalées des cellules caliciformes (Renaut). Pilliet (*Soc. Biol.*, 1894) a observé, chez le chien, que l'infiltration lymphoïde du derme de la muqueuse autour des glandes de Brünner pouvait prendre la forme de follicules clos.

R. Heidenhain avait décrit dans les glandes de Brünner, pendant la digestion, des modifications analogues à celles qu'Ebstein a constatées dans les glandes pyloriques. L'étude de ces modifications a été reprise dans ces dernières années par Schaffer (1891), Potapjenko (1897), Zimmermann (1898), Castellant (1899), etc.; nous rappellerons les conclusions les plus importantes du travail de Castellant (Th. de Lille, 1898-1899). Cet auteur, s'occupant tout d'abord de la distribution topographique des glandes, confirme la description générale de Renaut, et insiste sur la situation du groupe sous-muqueux. Ce groupe forme une couche à peu près continue dans la portion ascendante du duodénum, puis les amas glandulaires s'espacent et restent localisés au niveau des valvules conniventes où le tissu cellulaire est plus lâche (Voy. fig. 163). Dans l'ensemble, on peut donc considérer les glandes de Brünner comme ayant leur maximum de développement immédiatement après le sphincter pylorique. Castellant a étudié le mécanisme de la sécrétion glandulaire, particulièrement chez le rat. Pendant la digestion, on aperçoit dans les cellules des culs-de-sac glandulaires de petites granulations claires qui se transforment en fines gouttelettes; ces dernières se réunissent en une seule goutte qui occupe le sommet ou partie interne de la cellule. Cette gouttelette apicale atteint son maximum vers la quinzième heure de la digestion, puis elle diminue et passe dans la lumière du canal glandulaire : tout ce que l'on sait, sur la nature du produit de sécrétion, c'est qu'il contient un peu de mucine. Le mode de sécrétion des glandes de Brünner montre donc que les éléments cellulaires qui les constituent ne sauraient être assimilés ni à ceux des glandes pyloriques, ni aux cellules caliciformes, ni aux cellules pancréatiques, et que les glandes de Brünner forment une catégorie à part dans l'organisme.

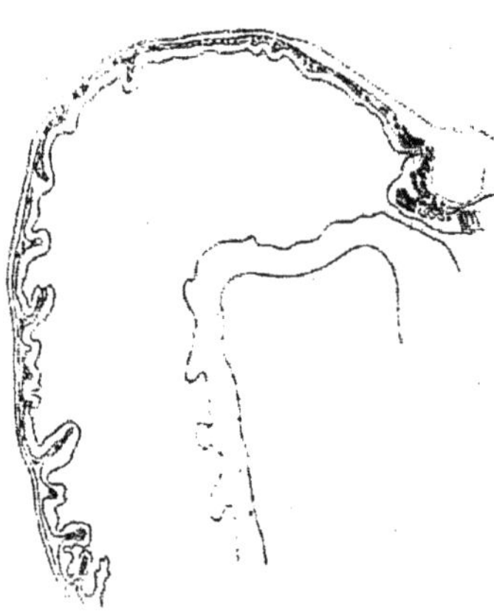

Fig. 163. — Topographie des glandes de Brünner chez l'homme (d'après Castellant).

Coupe longitudinale, les points noirs indiquent les amas glandulaires.

β) **Glandes de Lieberkühn.** — Les glandes de Lieberkühn existent dans toute l'étendue de la muqueuse intestinale; elles sont serrées les unes contre les autres, et constituent une véritable couche glandulaire (*stratum glandulosum*), interrompue seulement par les follicules clos. Ce sont des glandes en tube simple, dont le cul-de-sac arrondi repose sur la musculaire-muqueuse. Leur longueur varie de 250 à 500 μ; leur largeur a 40 à 90 μ. Leur forme est, en général, celle d'un tronc de cône dont l'extrémité profonde ou base, arrondie ou légèrement rétrécie, le plus souvent simple, est quelquefois bifide; dans le duodénum les tubes seraient trifuqués, et parfois de différente longueur (Sappey). Le sommet s'ouvre entre les villosités par des orifices circulaires; dans chaque sillon intervilleux, on trouve en général de deux à sept orifices glandulaires, séparés par des ponts étroits de substance conjonctive. La plupart des glandes débouchent au fond du sillon, quelques-unes sur les côtés plus ou moins près du sommet de la villosité; au-dessus de leurs embouchures, les glandes de Lieberkühn se prolongent en demi-gouttière sur les flancs de la villosité (Graf Spee). Autour des têtes des follicules clos, les orifices glandulaires se disposent en une véritable couronne.

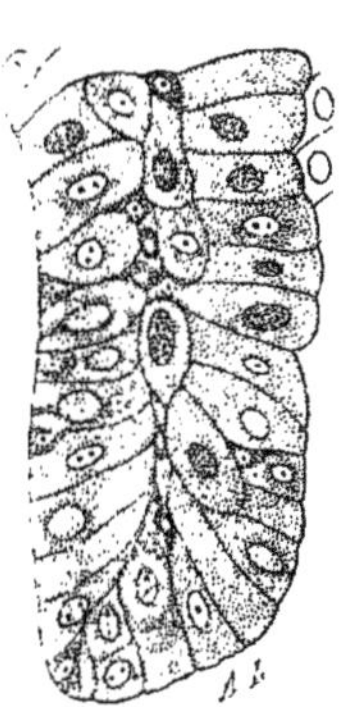
Fig. 104. — Glande de Lieberkühn avec des leucocytes remplis de grains (d'après R. Heidenhain).

Structure. — La paroi propre du tube glandulaire se continue avec la membrane basale des villosités, elle est formée par un liséré amorphe et très mince, au sujet duquel nous nous sommes suffisamment expliqué plus haut. L'épithélium glandulaire se continue avec celui des villosités, mais présente certaines différences; aussi est-ce à tort que quelques auteurs (Hoppe-Seyler, 1881; Paneth, Heidenhain) considèrent les glandes de Lieberkühn comme représentant une simple augmentation de la surface d'absorption de l'intestin. L'épithélium est formé de trois variétés de cellules : 1° des *cellules cylindriques* ou prismatiques qui diffèrent de celles de l'épithélium des villosités, en ce qu'elles présentent des figures karyokinétiques, exceptionnelles dans les cellules des villosités (Paneth, Heidenhain, etc.); 2° des *cellules caliciformes* en nombre, variable (tantôt 2 à 3 seulement, tantôt 10 à 15, J. Schaffer), identiques à celles des villosités; 3° des *cellules granuleuses*. Plus fréquemment désignées sous le nom de cellules de Paneth, celles-ci ont été décrites par cet auteur en 1887 et en 1888, et retrouvées depuis par R. Heidenhain (1888), Nicolas, J. Schaffer (1891), Kultschitzky (1897), Zimmermann (1898), etc. Au nombre d'une ou deux seulement (Paneth), de cinq ou six (Schaffer, chez l'homme), ces cellules granuleuses se distinguent facilement des cellules épithéliales ordinaires; elles se caractérisent surtout par la présence dans leur protoplasma de fines granulations qui peuvent envahir complètement la cellule, et masquer son noyau; mais celui-ci, contrairement à l'affirmation de Paneth, ne disparaît jamais (Nicolas). Ajoutons encore qu'elles sont dépourvues de plateau strié (Paneth, Nicolas) et que leur noyau est petit, homogène et fortement coloré (Paneth). A côté de ces cellules granuleuses, Nicolas a vu par places, dans le fond des cryptes glandulaires, d'autres variétés d'éléments : les uns dépourvus de granulations, mais dont le protoplasma et le noyau ont la même constitution que dans les cellules à grains, d'autres étroits, à protoplasma très dense, à noyau allongé et aplati, que l'on désigne sous le nom de cellules intercalaires; d'autres enfin renfermant des enclaves, logées dans le corps protoplasmique et analogues à celles que nous avons décrites dans l'épithélium des villosités.

De tous les éléments cellulaires des glandes de Lieberkühn, les cellules à grains de Paneth paraissent les plus caractéristiques. Nicolas les a étudiées avec beaucoup de soin et a montré leur importance; d'après lui, elles n'ont aucun point de ressemblance avec les cellules caliciformes puisqu'elles sécrètent des corpuscules figurés. Ces granulations forment un produit de sécrétion spécial, que l'on retrouve dans la lumière des glandes sous l'aspect d'un coagulum filamenteux. La cellule, une fois vidée, persiste (cellule intercalaire), et les détails de structure du noyau, qui avaient disparu, réapparaissent. Contrairement à l'avis de Bizzozero et Vasale (1887), les cellules à grains ne disparaîtraient pas après avoir expulsé leur produit de sécrétion (Patzelt, Pfitzner, Paneth), mais elles reviendraient à leur état initial (Nicolas). Les figures karyokinétiques qu'on trouve dans ces cellules prouveraient qu'elles sont le siège d'une néoformation active. D'après certains auteurs, cette néoformation cellulaire serait en rapport avec la régénération de l'épithélium des villosités (Bizzozero et Vasale, Heidenhain). Les grains des cellules de Paneth pourraient être considérés comme des formations de même nature que les enclaves décrites dans les cellules épithéliales des villosités. D'après Nicolas, toutes ces formations sont en rapport avec l'absorption.

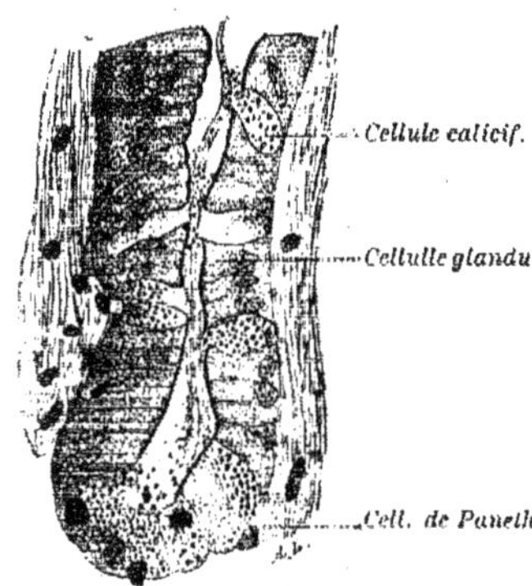

Fig. 105. — Coupe d'une glande de Lieberkühn de la souris (d'après Paneth).

En résumé, on peut ramener à deux principales les opinions émises par les auteurs au sujet des glandes de Lieberkühn. Pour les uns (théorie de Bizzozero), les cryptes de Lieberkühn, étant le siège d'une multiplication active de leurs éléments cellulaires, ont pour rôle principal d'assurer la rénovation de l'épithélium des villosités dans lesquelles on n'observe jamais de figures karyokinétiques; pour les autres, ces cryptes sont de véritables glandes. Cette dernière opinion paraît la plus probante. Peut-on, en effet, comme le fait remarquer Oppel, refuser la fonction glandulaire à des formations qui se développent comme les glandes tubuleuses, et dans lesquelles on trouve des élément manifestement sécrétants comme les cellules de Paneth, qui existent chez tous les mammifères et chez l'homme, ainsi que l'a montré Zimmermann?

Dans un autre ordre d'idées, Rüdinger (*Verhandl. der Anat. Gesellsch.*, 1891, p. 65) a étudié, sur l'appendice vermiculaire de cinq décapités, les transformations subies par les glandes de Lieberkühn envahies par les leucocytes et transformées en follicules solitaires : l'amas folliculaire s'agrandit de la sous-muqueuse vers la surface libre de la muqueuse, et atteint l'extrémité profonde des tubes glandulaires, qu'il comprime; par suite la paroi propre et la lumière du tube glandulaire disparaissent, et les cellules avec leurs noyaux se mêlent aux leucocytes.

Terminaison des vaisseaux et des nerfs dans les parois de l'intestin grêle. — 1° **Artères.** — Les artères qui se rendent dans l'intestin donnent quelques rameaux à la séreuse, puis elles s'enfoncent dans la tunique musculaire où un certain nombre d'artérioles se résolvent en un système de capillaires à mailles allongées, dont l'axe longitudinal est parallèle à la direction des fibres lisses. La plupart des artérioles pénètrent dans la tunique sous-muqueuse où elles se divisent en un certain nombre de branches disposées en étoiles et dont l'ensemble constitue un réseau connu sous le nom de *plexus de Heller*. De ces branches naissent les rameaux artériels destinés à la muqueuse, qui forment à leur tour des réseaux capillaires composés de canaux d'un plus gros calibre. Les branches artérielles, arrivées à la base des glandes de Lieberkühn, se disposent autour de ces organes, en un réseau à mailles allongées composé de vaisseaux capillaires de moyen calibre; ce réseau forme des anneaux élégants au pourtour des orifices glandulaires, et se continue avec celui des villosités intestinales. Les glandes de Brünner sont aussi enveloppées par un réseau à mailles arrondies. Au niveau des plaques de Peyer, le plexus artériel est très développé : dans les cloisons ou dans la substance unissante des follicules s'élèvent de petites artérioles desquelles se détachent des rameaux destinés à la base des follicules et aux follicules eux-mêmes. Ces artérioles débouchent ensuite dans le réseau capillaire terminal qui occupe les bourrelets de la muqueuse et leurs villosités (Frey).

2° **Veines.** — Les veines naissent des capillaires des villosités et du réseau périglandulaire par des branches qui traversent aussitôt la muqueuse. Les

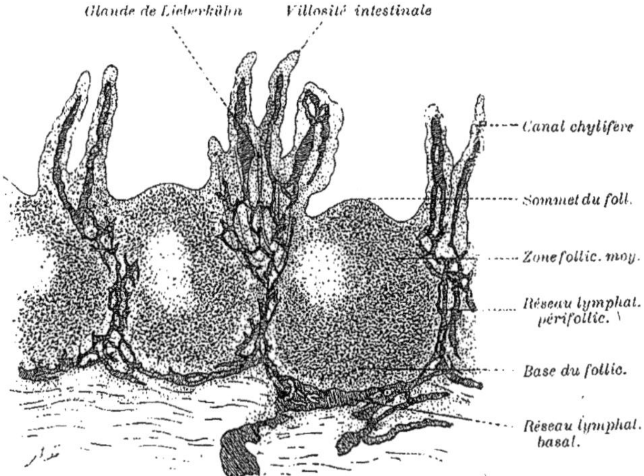

FIG. 166. — Section verticale d'une plaque de Peyer de l'homme avec ses canaux lymphatiques injectés (d'après Frey).

rameaux veineux provenant des bourrelets de la muqueuse, au niveau des plaques de Peyer, descendent le long des artères et reçoivent des collatérales venues des follicules. Toutes ces veines aboutissent à un vaste réseau veineux situé dans la tunique sous-muqueuse. De celui-ci naissent des canaux plus volumineux, qui traversent la musculeuse et qui, après avoir reçu des veinules de cette tunique et de la séreuse, rampent sous cette dernière pour se rendre, au niveau du hile de l'intestin, dans les gros troncs collecteurs.

3° **Lymphatiques.** — Les lymphatiques de l'intestin grêle, ou chylifères, bien décrits par Teichmann, His, Frey, Auerbach, Winiwarter, etc., naissent de deux sources différentes : des villosités et de la tunique musculaire (Auerbach). Les chylifères, dont nous avons décrit la disposition dans les villosités, se rendent directement dans la muqueuse en passant entre les glandes de Lieberkühn, ou bien ils forment un réseau horizontal, superficiel, situé à la base des villosités et autour des orifices glandulaires. Dans la sous-muqueuse, les chylifères constituent, en se réunissant, un autre réseau transversal, formé de conduits tantôt étroits (homme, veau), tantôt larges (mouton, lapin); ces conduits accompagnent les vaisseaux sanguins qu'ils engainent fréquemment (gaines lymphatiques périvasculaires). Au niveau des plaques de Peyer, les lymphatiques qui viennent des villosités situées sur les bourrelets de la muqueuse forment un réseau autour des glandes de Lieberkühn logées dans les sillons de cette muqueuse; ce réseau se continue avec un système de canaux qui entoure circulairement la zone moyenne de chaque follicule. De ce réseau, ou du sinus enveloppant, partent des vaisseaux efférents (Voy. fig. 166).

Du réseau sous-muqueux naissent les véritables lymphatiques; la plupart perforent la paroi intestinale pour aller se jeter dans les vaisseaux sous-séreux disposés en une bande étroite le long du bord mésentérique (Auerbach). Une partie des lymphatiques sous-muqueux se perd dans un réseau situé entre les deux couches musculaires de l'intestin, c'est le *réseau interlaminaire d'Auerbach*. Ce réseau, à mailles longues et serrées, accompagne le plexus nerveux myentérique, et recueille la lymphe de la tunique musculeuse de l'intestin. En général, on trouve un réseau unique dans la couche longitudinale, tandis qu'il s'en rencontre plusieurs dans la couche circulaire. Du réseau interlaminaire partent les vaisseaux efférents qui aboutissent au réseau sous-séreux. Gerota (1897) a décrit chez la plupart des mammifères et chez l'homme, autour des mailles du plexus myentérique, une gaine lymphatique analogue à celle que Ranvier, Axel Key et Retzius, etc. ont décrite autour des nerfs périphériques. D'après Waldeyer, elle en diffère uniquement en ce qu'elle est plus large et partant plus facile à injecter (Voy. *Verhandl. der Anat. Gesell.*, 1897).

4° **Nerfs.** — Les nerfs de l'intestin naissent du plexus solaire, c'est-à-dire qu'ils proviennent du pneumogastrique et du grand sympathique; ils vont former dans la paroi intestinale deux plexus importants pourvus de ganglions, le plexus d'Auerbach et le plexus de Meissner.

Le *plexus d'Auerbach* ou *plexus myentérique* est situé entre les deux couches de la tunique musculaire, auxquelles il envoie de nombreux rameaux; il renferme une quantité notable de ganglions nerveux. D'après Gerlach (*Arb. der phys. Inst. Leipzig*, 1873, p. 102) les cellules ganglionnaires sont multipolaires, opinion contraire à celle d'Auerbach et de Kölliker, qui les considèrent comme unipolaires. Les ganglions occupent les nœuds des mailles irrégulièrement quadrangulaires du plexus; celles-ci mesurent 450 μ de longueur sur 180 μ de largeur. Dans l'intérieur des plus grosses mailles du plexus principal, il existe un plexus secondaire, formé par des fibrilles très ténues. De ce plexus secondaire partent des fibrilles nerveuses qui aboutissent à de petits éléments triangulaires ou fusiformes munis de deux ou trois prolongements qui cheminent au milieu des fibres lisses, et dont Gerlach n'a pu observer le mode de terminaison. Chaque ganglion nerveux est entouré d'une couronne vasculaire, et les travées du plexus principal sont chacune côtoyées par un vaisseau satellite.

Le *plexus de Meissner*, ou plus exactement de Remak, est situé dans la tunique sous-muqueuse, il possède aussi un grand nombre de ganglions nerveux. Des fibres pâles se détachent de ce réseau pour se rendre à la musculaire-muqueuse, et aux fibres lisses des villosités, tandis que d'autres vont se terminer à la surface de la muqueuse.

Thanhoffer (1873) a trouvé dans l'épaisseur des villosités des cellules ganglionnaires analogues à celles du plexus d'Auerbach. Arnstein et Gonaiew (*Arch. f. mik. Anat.*, t. XI,

1875) ont décrit, d'autre part, des faisceaux de fibres qui viennent des couches profondes de la muqueuse, et qui montent directement vers la surface pour s'y résoudre en terminaisons libres; ces fibres ne se continuent pas dans les cellules épithéliales, comme le croyaient Trutschel et Thanhoffer. Drasch (*Wien. Sitz.*, t. LXXXI, 1880) a signalé un réseau nerveux autour des glandes de Brünner. En outre, de gros troncs nerveux montent entre les glandes de Lieberkühn, s'anastomosent, et vont former contre la paroi propre des tubes glandulaires des réseaux très fins. Dans les villosités, on trouve de nombreux nerfs accompagnés de cellules ganglionnaires; les nerfs se dichotomisent et se mettent en rapport avec les nerfs voisins ou avec les cellules ganglionnaires. Il résulte de cette disposition qu'il existe deux réseaux, l'un superficiel ou sous-épithélial, et l'autre profond, communiquant l'un avec l'autre par des anastomoses. Le réseau superficiel envoie des fibres soit vers les capillaires, soit vers la membrane basale, le réseau profond vers les éléments musculaires des villosités. Ramón y Cajal (*Gaz. med. Catalana*, 1889) a vu, dans les villosités, des cellules nerveuses étoilées, dont les prolongements se perdent dans un réseau à nodosités épaisses.

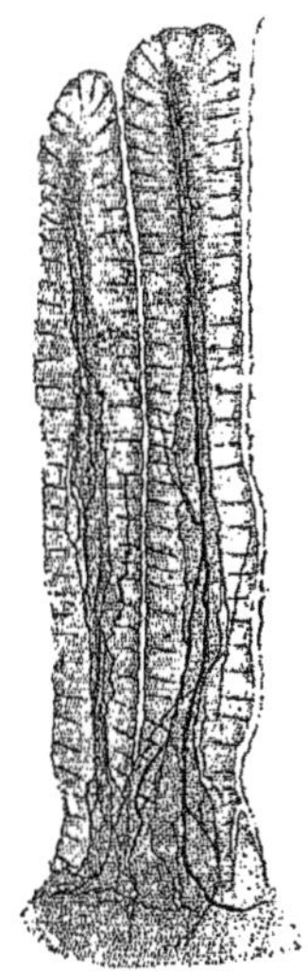

Fig. 167. — Terminaisons nerveuses dans les villosités de l'intestin grêle du lapin (d'après Erik Müller).

Dans ces dernières années la méthode de Golgi a permis à quelques histologistes de poursuivre la terminaison des nerfs dans la paroi intestinale. Erik Müller (*Arch. f. mik. Anat.*, 1892, p. 390) a étudié ce mode de terminaison dans la tunique musculaire et dans la muqueuse. Les nerfs se comportent dans la tunique musculaire de l'intestin comme dans celle de l'estomac (Voy. p. 243). Dans la muqueuse, E. Müller distingue deux variétés de plexus, les plexus de la partie inférieure ou profonde dont quelques nerfs aboutissent aux glandes de Lieberkühn, et les plexus des villosités; tous ces plexus sont d'ailleurs reliés entre eux. Du plexus de Meissner partent de gros faisceaux nerveux qui cheminent verticalement ou obliquement dans la muqueuse où ils se subdivisent en des faisceaux plus petits, constituant ainsi un plexus de premier ordre. De ce plexus partent ensuite des filets plus petits qui forment un réseau plus fin: celui-ci entoure d'abord les glandes, puis envoie des branches terminales qui se subdivisent à leur tour, et s'appliquent directement contre les cellules. Ces filets se terminent : les uns (filets sensitifs ou sécrétoires) dans le réseau sous-épithélial, les autres (filets vaso-moteurs) dans les vaisseaux, d'autres enfin (filets moteurs) dans la musculaire-muqueuse et dans les faisceaux musculaires qui montent vers le chorion muqueux. Les villosités sont extraordinairement riches en nerfs, mais elles ne présentent pas un plexus périphérique et un plexus central (Drasch). Les fibres nerveuses qui montent dans la villosité la parcourent de la base au sommet, forment des réseaux, et vont finir par des extrémités libres, qui ne s'anastomosent pas entre elles. On y distingue deux sortes de fibres terminales : les fibres qui cheminent immédiatement sous l'épithélium, et les fibres qui se trouvent dans le parenchyme des villosités, ces dernières se mettent en rapport avec les fibres musculaires lisses. Enfin, E. Müller a trouvé dans le parenchyme des villosités des cellules ganglionnaires, analogues à celles décrites par Ramón y Cajal; jamais, d'après lui, les terminaisons nerveuses ne pénètrent entre les cellules épithéliales des villosités, encore moins dans ces cellules.

J. Berkley (*Anat. Anzeiger*, 1892, p. 12), donne une description très détaillée des terminaisons nerveuses dans la muqueuse de l'iléon. Les rameaux nerveux suivent deux trajets différents, les uns accompagnent les artérioles, et se ramifient sur leurs parois, sans y pénétrer; d'autres vont se perdre dans la muqueuse, qu'elles atteignent avant ou après s'être subdivisées. De ces deux ordres de nerfs se détachent des filets qui pénètrent dans la musculaire-muqueuse et y forment un plexus secondaire. Dans la muqueuse proprement dite les filets nerveux constituent deux plexus distincts, l'un situé à la base des glandes de Lieberkühn, *plexus de Lieberkühn*, l'autre situé dans les villosités, *plexus des villosités*; les fibres issues du plexus de Lieberkühn ne pénètrent jamais dans l'épaisseur des glandes. Tous les troncs nerveux principaux se terminent par des nodosités petites, arrondies, rarement allongées, et situées juste au-dessous du revêtement épithélial de la villosité, qu'ils ne traversent pas. Ces nodosités, considérées par Ramón y Cajal comme des cellules nerveuses, seraient, d'après Berkley, des terminaisons spéciales, analogues aux corpuscules tactiles, quoique beaucoup plus petites. Au centre de la villosité, contre les vaisseaux sanguins et chylifères principaux, et aussi près de la surface libre, le plexus nerveux devient très épais, les mailles en sont plus rapprochées, et les fibres plus fines; mais Berkley n'a pu y observer ni des nodosités terminales, ni aucune autre variété de terminaisons nerveuses comparable à celles décrites par Drasch dans les fibres musculaires de la villosité. Berkley nie également l'existence d'épaississement ganglionnaire dans le réseau nerveux des villosités.

Ramón y Cajal (*Comptes rendus de la Société de Biologie de Paris*, 5 janvier 1894, p. 217) a décrit à nouveau les ganglions contenus dans le plexus de Meissner, ganglions viscéraux proprement dits, et ceux contenus dans la muqueuse, ganglions interstitiels (Voy. fig. 168). Les *ganglions viscéraux proprement dits* sont formés, chez le cobaye, par trois éléments : des cellules nerveuses au nombre de deux à huit, des fibres de passage, et des collatérales. L'auteur conclut qu'il existe dans la charpente des ganglions intestinaux deux sortes d'éléments, des cellules nerveuses dont les expansions se distribuent aux fibres musculaires lisses ou aux cellules glandulaires, et des fibres sympathiques, qui mettent les ganglions intestinaux en rapport avec la chaîne du sympathique. Les *ganglions interstitiels* sont représentés par des cellules nerveuses isolées, abondamment disséminées entre les glandes de Lieberkühn et dans l'épaisseur des villosités (Drasch, Cajal, Müller).

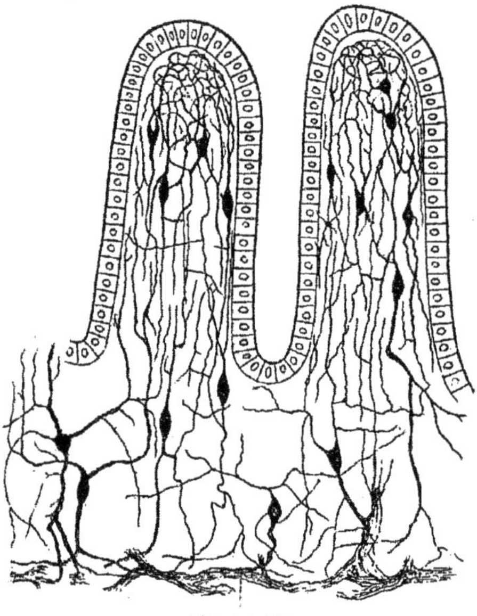

Les quelques recherches récentes sur les nerfs et les plexus de l'intestin confirment les recherches de Ramón y Cajal. Dogiel (1895 et 1898) a décrit dans les plexus de l'intestin trois variétés principales de cellules nerveuses (Voy. Symp. p. 1214) et une forme particulière d'élément cellulaire étoilé rappelant les cellules étoilées du tissu conjonctif et en particulier celles du foie. R. Monti (chez les vertébrés inférieurs) et Malischeff (chez les oiseaux) ont observé des terminaisons nerveuses libres entre les cellules de l'épithélium de revêtement ou glandulaire du tube intestinal, mais ils n'ont pu, dans aucun cas, constater un réseau péricellulaire. Voyez à ce sujet, Oppel dans les *Ergebnisse* de Merkel et Bonnett.

Plexus de Meissner

FIG. 168. — Le sympathique interstitiel de l'intestin (d'après Ramón y Cajal).

On voit en coupe deux villosités renfermant des cellules sympathiques

Les plexus cœliaque et solaire, d'où émanent les nerfs de l'intestin grêle, étant formés par le grand sympathique et par le nerf pneumogastrique droit, les physiologistes ont cherché à préciser la part qui revient à chacun de ces nerfs dans l'innervation des différents éléments de la paroi intestinale. Les nerfs moteurs de l'intestin viendraient du vague (Budge, Weber, Ludwig, Braam, Houkgeest, etc.), et du sympathique (J. Müller, etc.). Les mouvements de l'intestin sont arrêtés par le vague d'après Onimus et Legros, par le sympathique (grands et petits splanchniques) d'après Pflüger. Pour Erhmann (1885), les fibres longitudinales de l'intestin grêle ont pour nerf moteur le grand sympathique et pour nerf d'arrêt le vague. Les fibres circulaires, au contraire, obéissent à des influences nerveuses opposées, elles sont mises en mouvement par l'excitation du nerf vague, et paralysées par celle du grand sympathique. D'après Bechterew et Mislawski (1889), les nerfs moteurs et inhibiteurs de l'intestin viennent du vague et du sympathique : les fibres contenues dans ce dernier nerf, et destinées à l'intestin grêle, sortent de la moelle entre la 6ᵉ dorsale et la 1ʳᵉ lombaire. Les nerfs vaso-moteurs de l'intestin grêle viennent du sympathique par les nerfs splanchniques et par le plexus solaire (Vulpian, Budge, Cl. Bernard, Schiff, Brown-Sequard). D'après Waters, chaque segment du tube intestinal est innervé par une racine spéciale déterminée, située d'autant plus bas que ce segment est plus inférieur. Les chylifères paraissent aussi être innervés par le sympathique (P. Bert, Laffont, Dastre). (Voy. pour l'origine et la distribution du plexus solaire, t. III, p. 1212).

CHAPITRE SIXIEME

GROS INTESTIN

Le gros intestin (intestinum crassum s. amplum, Dickdarm) est la dernière portion du tube digestif, entre l'iléon et l'anus. Il commence dans la fosse iliaque droite (*cæcum*), parcourt toute la cavité abdominale, en décrivant une anse énorme (*côlons ascendant, transverse et descendant*), qui encadre la masse de l'intestin grêle flottant; il traverse ensuite la fosse iliaque gauche (*côlon terminal* ou *S iliaque*) et, s'engageant dans le petit bassin par sa portion terminale (*rectum*), traverse le plancher pelvien et s'ouvre à l'extérieur par l'orifice anal. Sa forme générale a été comparée à celle d'un fer à cheval, ou mieux encore à celle d'un point d'interrogation ?. — Physiologiquement, le gros intestin conduit au dehors les restes de la digestion gastrique et intestinale, qui ne peuvent être utilisés par l'économie et n'ont pas été absorbés par les vaisseaux de l'intestin grêle.

Dimensions. — La *longueur* du gros intestin, mesurée sur l'organe en place, est en moyenne de 1 m. 60, avec variations de 1 m. 10 à 2 mètres. Les différences sexuelles sont peu sensibles. Curschmann (*D. Arch. f. kl. Med.*, 1894) a montré qu'un intestin trop long prédisposait aux flexuosités anormales et au volvulus. Dans neuf cas de volvulus de l'S iliaque, il a constaté que le gros intestin avait une longueur de 2 m. 30 à 2 m. 80.

Le *calibre* est variable, car tout à la fois très extensible et très rétractile le gros intestin peut présenter, dans ses états extrêmes, le volume du pouce ou celui du poing (Merkel). On dit que dans son ensemble il représente un tube infundibuliforme, très dilaté à son origine et de plus en plus rétréci vers sa terminaison. Mais ce calibre n'est pas régulièrement décroissant, car une portion du rectum s'élargit en ampoule. La circonférence externe du tube compris entre les deux ampoules terminales (cæcum et rectum), modérément distendu, mesure en moyenne : côlon ascendant, immédiatement au-dessus de l'abouchement de l'iléon, 28 cm. (27,5, Cruveilhier; 28,5, Luschka); au-dessus de ce point, 20 (18, Cruveilhier; 20,5, Luschka); — côlon transverse, 15 cm.; — côlons descendant et iliaque, 14 cm. (14,5, Cruveilhier, Luschka); — côlon pelvien, 17 cm. (16,5, Cruveilhier). — Ces chiffres peuvent être relevés de 4 à 8 cm. par la surdistension du tube intestinal.

La *capacité* est de 2 à 3 litres.

La *résistance* à la distension n'a pas été calculée directement. On a observé sur le vivant des ruptures du côlon par des injections forcées d'eau simple ou d'eau gazeuse, et d'une manière générale il n'est pas prudent de dépasser 3 litres. Rotch (*Boston Med. Journ.*, 1882), sur un enfant dont le gros intestin mesurait 75 cm. de longueur, a injecté de l'eau à l'aide d'une canule dans le rectum. Avec une pression de 1 m. 80, il y a eu transsudation, et avec 2 m. 68

une rupture du côlon à 35 cm. au-dessus de l'anus. Rouch (*Th. Montpellier*, 1885) a pu recevoir sur lui-même en lavement 1700 cc. d'eau sous 2 m. de pression; mais il y a eu hémorragie grave. Chez le chien mort, c'est le rectum qui se dilate le plus rapidement et le côlon qui se dilate le plus largement. La rupture se fait à 35 ou 40 cm. de mercure, au niveau du rectum ou dans le côlon à sa partie cæcale. Les déchirures sont longitudinales et intéressent uniquement la muqueuse qui seule oppose de la résistance; la muqueuse déchirée, les fibres musculaires s'écartent aussitôt. Les plus fortes coliques ne produisent qu'une pression de 6 cm. de mercure et les plus violents efforts de défécation, 19 à 20 cm. Il n'y a donc pas à craindre de rupture pour un organe normal.

La *densité* de la paroi est de 1042 (Davy, in Vierordt).

Longueur du gros intestin. — La longueur du gros intestin est, d'après Cruveilhier, de 1m,30 à 1m,70; d'après Sappey, sur l'intestin extrait et redressé, mais non tiraillé, de 1m,65. Je trouve dans les séries de Frappaz, qui ne dit pas comment il a procédé, des chiffres compris entre 1m,40 et 2m,10 chez l'homme, avec une moyenne de 1m,81; chez la femme, de 1m,60 à 2m,80 (chiffre anormal) et une moyenne vers 1m,90. Chudzinski, sur 9 nègres dont 7 du sexe masculin, constate une moyenne de 1m,77.

Les auteurs suivants ont mesuré l'intestin en place : Tarenetzky (Russes), sur 31 sujets, trouve une longueur de 1m,56 et cela dans les deux sexes. Rolssenn (Allemands), sur un grand nombre de sujets, 1m,40, également pour les deux sexes: il faut dire que Rolssenn coupe le rectum au-dessus du cul-de-sac péritonéal et perd ainsi au moins 5 ou 6 cm. Enfin Dreike (Russes) arrive, sur les intestins parfaitement normaux, aux chiffres suivants : la longueur moyenne chez 26 hommes était de 1m,58 avec variations de 1m,11 à 2m,20; chez 13 femmes, de 1m,51 avec écart de 1m,12 à 1m,90. Cette petite différence entre les sexes est d'ailleurs dans la limite des erreurs possibles. Sur 20 phtisiques ou cachectiques, la longueur n'était que de 1m,42. (Pour l'indication des travaux de ces auteurs, voyez à *Intestin grêle*).

La *capacité* du gros intestin est de 2 à 3 litres. Angerant (Th. Paris, 1894) a trouvé 1750 et 1720 sur deux hommes; Vandamme, 2 à 3 litres: de Genersich, 3 litres: Kolpaktchi, 3l,250 et 3l,900 sur deux sujets jeunes (Th. Paris, 1890): Mosler, Simon, 3l,500. Elle est moindre chez la femme : 1,500 (Angerant, sur un sujet): 2.090 et 2,100 (Giacomini, sur deux négresses).

Beneke (*Constitution...* 1881), qui opère sur l'intestin extrait et étalé dans une gouttière et qui obtient par là des chiffres plus élevés, a constaté pour 13 sujets du sexe masculin et bien constitués une moyenne de 3l,024 avec variation de 9.020 à 2,075; cette moyenne s'abaisse à 3l.990 chez les phtisiques.

Les différents segments du gros intestin ont donné à Kolpaktchi les chiffres suivants sur deux hommes jeunes, dont un phtisique. L'intestin est rempli d'eau par le rectum; chaque fois on referme le ventre par des sutures mobiles.

Rectum	450	570
Côlon descendant et S iliaque	1775	1750
Côlon transverse	740	750
Côlon ascendant	680	720
Cæcum	205	550
Capacité totale	3830	4340

D'après Oser, si l'on peut injecter 2 litres sur le vivant en cas d'obstruction, on peut en conclure que celle-ci siège au-dessus du côlon ascendant.

La capacité du gros intestin est, chez les animaux domestiques (Colin), de : 128 litres chez le cheval, 38 chez le bœuf, 5 et demi chez le mouton, 10 chez le porc; 0,124 chez le chat, 1 chez le chien de moyenne taille; 0,480 chez un lapin de petite taille.

La *surface*, calculée par Custor (*Arch. f. Anat.*, 1873) en triangulant la face externe de l'intestin frais et insufflé, par conséquent sans tenir compte des valvules, sur deux hommes adultes et normaux, était d'environ 3500 cm. carrés. D'après lui, chez les mammifères, et contrairement d'ailleurs à ce qu'on observe chez les oiseaux, ce sont les carnivores qui ont le gros intestin le moins vaste en surface carrée: les herbivores et surtout les rongeurs, qui ont le plus grand. L'homme, à ce point de vue, se rapproche des carnivores; le porc et le singe, des herbivores.

Dimensions chez l'enfant. — La *longueur* du gros intestin chez le nouveau-né est sensiblement égale à la taille du sujet. Elle est en effet de 50 cm. en moyenne. Demelin : 50 à 55 sur 4 nouveau-nés. Beneke : 48 sur 5 sujets de 0 à 14 jours. Weinberg : sur 7 nouveau-nés durcis à l'acide chromique, 57 cm. avec variations de 41 à 71. Dreike : 60 cm. de 0 à 3 mois. Cette longueur est de 81 cm. dans le cours de la 2e année, de 89 dans le cours de la 3e année (Beneke, sur 5 sujets dans chaque série); de $1^m,15$ sur un enfant de 6 ans et demi.

Sa *capacité*, d'après quelques recherches de Lesage (Th. d'Angerant), serait de 90 grammes d'eau pour un enfant d'un mois et demi; de 50, 100 et 280 à 2 mois; de 400 vers 6 mois. Il y a de telles différences dans la série de ses 20 sujets qu'on peut difficilement en déduire une moyenne; c'est ainsi qu'on trouve des chiffres de 70 grammes pour des enfants

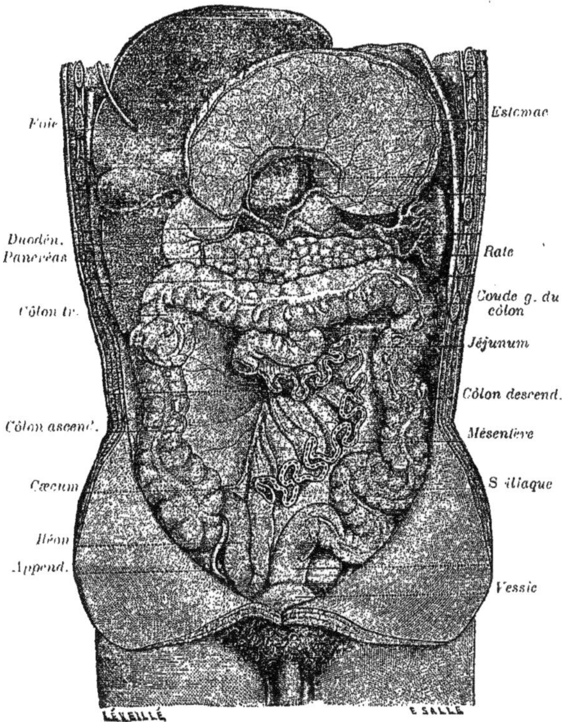

FIG. 169. — Le gros intestin (d'après Sappey).

Le foie et l'estomac sont relevés. L'intestin grêle a été presque entièrement réséqué, le long de son bord mésentérique.

de 2 mois, 4 mois et 8 mois; de 515 à 4 mois et de 135 à 15 mois. Monti estime que pour laver complètement le gros intestin, il faut, chez un nouveau-né pesant moins de 3 kilos, de 200 à 300 grammes de liquide; au-dessus de 3 kilos, 300 à 500 grammes d'eau; et pour un enfant de 2 à 4 mois, 500 à 700 grammes.

Trajet. — Direction. — Division. — Le gros intestin commence dans la fosse iliaque droite par une poche plus ou moins volumineuse, située immédiatement au-dessous de l'embouchure de l'iléon, et munie d'un appendice, long et étroit : c'est le *cæcum* avec son prolongement, l'*appendice vermiculaire*. — A cette poche fait suite une portion large d'abord, légèrement rétrécie plus haut, qui monte presque verticalement dans le flanc droit ou région lombaire droite, au-devant du rein, jusqu'à la face interne du lobe droit du foie : le *côlon ascendant* ou *côlon lombaire droit*. — Au niveau du foie, l'intestin s'infléchit et se porte à gauche et en haut ; il décrit à ce niveau un premier coude, angle droit ou angle hépatique, puis se porte en haut, à gauche et légèrement en arrière, et traverse l'hypocondre droit, l'épigastre et l'hypocondre gauche, en longeant la grande courbure de l'estomac : *côlon transverse*. Arrivé devant le rein gauche, derrière le corps de l'estomac et au-dessous de la rate, le côlon s'infléchit de nouveau et forme un second coude situé dans l'hypocondre gauche : l'angle gauche ou angle splénique du côlon. — A cet angle fait suite un segment presque vertical, qui descend le long du bord externe du rein, dans le flanc ou région lombaire gauche : *côlon descendant* ou *côlon lombaire gauche*. — Au niveau de la crête iliaque, le côlon descendant atteint la fosse iliaque gauche ; les anses qui tantôt sont cantonnées dans cette fosse, tantôt pendent en partie dans l'excavation pelvienne, forment par leur ensemble le *côlon terminal* ou *S iliaque* (côlon iliaque et côlon pelvien réunis). — Enfin la portion terminale ou *rectum*, appliquée sur la concavité sacro-coccygienne, traverse le petit bassin, puis le plancher périnéal et débouche à l'extérieur par l'*anus*, orifice où se confondent les deux feuillets embryologiques de l'ectoderme et de l'endoderme.

Le gros intestin offre donc à considérer six segments : le cæcum, le côlon ascendant, le côlon transverse, le côlon descendant, le côlon terminal ou S iliaque des auteurs classiques et le rectum.

Configuration externe. — La surface externe du gros intestin présente un ensemble de caractères qui permettent de la distinguer immédiatement de celle de l'intestin grêle. Ce sont : le volume, les bandelettes musculaires, les bosselures et les appendices épiploïques.

1° *Volume*. — Nous avons déjà indiqué le grand volume du gros intestin ; il est surtout caractéristique, quand le segment considéré est distendu par des gaz ou des matières. On rencontre assez souvent à l'autopsie, de préférence dans le côlon transverse et le colòn descendant, des portions rétractées, longues de quelques centimètres à 25 et 30, ou même le gros intestin entier à l'exception du cæcum, réduits à un cordon dur, du volume du doigt. Quelquefois deux portions rétrécies interceptent entre elles une vaste ampoule gazeuse. On considère cet état comme une forme de contraction survenue aux approches de la mort ou bien de rigidité cadavérique ; mais il ne paraît pas douteux que, comme pour l'intestin grêle, cette contracture se produise aussi pendant la vie, sous des influences pathologiques diverses (Cruveilhier, Glénard).

2° *Bandelettes*. — Ligamenta ou tænia coli ; bandes de Sappey, brides musculeuses de Cruveilhier, ligaments du côlon de Jonnesco. Ce sont trois rubans longitudinaux compacts, d'une couleur blanchâtre, larges de 1 cm., épais de 1 mm., qui, nés à la base de l'appendice vermiculaire, s'étendent sur toute la longueur du gros intestin, dont ils semblent maintenir le froncement. Sur le cæcum et le côlon ascendant, l'une des bandelettes est antérieure ; les deux autres sont postéro-interne et postéro-externe. Un changement se fait sur le côlon transverse ; la bandelette antérieure devient inférieure (tænia omentalis); la postéro-externe, postéro-supérieure (tænia mesocolica) et la postéro-interne, postéro-inférieure (tænia libera). Elles reprennent sur le côlon descendant leur position primitive. Sur la partie supérieure du rectum, elles se réduisent à deux, l'une antérieure, l'autre postérieure; l'antérieure ayant absorbé l'externe.

Des trois bandelettes l'antérieure est la plus large, l'interne la plus étroite. Toutes sont formées par les fibres musculaires lisses de la couche longitudinale, qui, minces et éparses sur le reste de la circonférence, se condensent ici en faisceaux aplatis. On ne les retrouve que partiellement chez les animaux domestiques (Lowitz. Appareil musculaire du gros intestin. *Thèse de Bordeaux*, 1896).

3° *Bosselures.* — Les bosselures sont les saillies ampullaires qui donnent au gros intestin un aspect froncé ou irrégulièrement moniliforme; elles sont séparées par des *sillons*. Disposées sur trois rangs dans l'intervalle des bandelettes, elles sont volumineuses sur le cæcum et beaucoup moins marquées sur l'S iliaque; elles finissent sur le rectum par des dilatations très variables de chaque côté des bandes médianes. Leur cavité intérieure porte le nom de *cellule* du côlon.

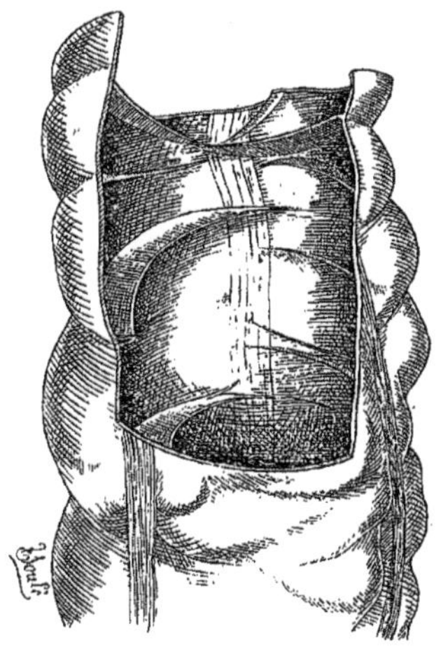

Fig. 170. — Forme bosselée du gros intestin.

Côlon ascendant insufflé et desséché, vu par sa face postérieure. Une fenêtre pratiquée sur cette face permet de voir les crêtes falciformes, les cellules et la bandelette antérieure.

Les bosselures sont une forme relativement tardive du gros intestin, car jusqu'au sixième mois celui-ci est lisse et régulier comme l'intestin grêle. Pour Gegenbaur, elles ont été déterminées, au point de vue phylogénique, par le contenu de l'intestin. Les masses fécales s'accumulant dans le cæcum et dans le côlon ont dû agir mécaniquement sur leur paroi pour les dilater et écarter les faisceaux musculaires: ce caractère est actuellement hérité et les bosselures ne se produisent plus dans le cours de l'ontogénie, sous l'influence de ces actions mécaniques. A l'appui de l'explication donnée par Gegenbaur, Charpy fait observer que chez certains sujets, et surtout à la suite de constipation opiniâtre, il se forme sur le gros intestin des diverticules de toute grandeur, quelquefois très nombreux, qui semblent être des bosselures secondaires, greffées sur des bosselures normales. La formation des ampoules et des bandelettes serait donc contemporaine; mais si les bandelettes n'ont pas formé les bosselures, elles les fixent et les maintiennent. Leur section permet de déplisser le gros intestin et de l'allonger; il tend à prendre l'aspect d'un cylindre plus régulier, mais non complètement, comme on le dit, car il y a une forme acquise, une adaptation des tuniques à un état ancien qui ne permet qu'un redressement imparfait.

4° *Appendices épiploïques* ou *graisseux*. — On désigne sous ce nom des franges graisseuses péritonéales, simples ou lobées, de couleur jaunâtre, sessiles ou le plus souvent flottantes, qui forment une collerette au gros intestin et qui ne se rencontrent jamais sur l'intestin grêle. Ordinairement, sur les côlons ascendant et descendant, ces franges se disposent en deux séries, le long des bandelettes antérieure et interne, et s'appliquent plus particulièrement sur les sillons; il n'y en a qu'une rangée sur le côlon transverse. Leur longueur varie d'un à plusieurs centimètres, leur volume peut chez les obèses égaler celui d'une noix. Entre les deux feuillets de la séreuse qui constituent un véritable sac en doigt de gant, on trouve un amas graisseux que l'on a considéré comme une réserve alimentaire, une artériole et une veinule; chez les sujets maigres, l'appendice perd sa graisse et devient en grande partie conjonctif. Il en est de si longs, d'après Cruveilhier, qu'ils ont pu entrer dans la composition des hernies ou même devenir cause d'étranglement en s'enroulant autour de l'intestin.

Les appendices épiploïques font défaut chez le nouveau-né et ne se développent que dans le cours de la première année. Merkel dit que, chez le petit enfant, ils sont minces et purement conjonctifs. Récemment Oddone (Pavie, 1899) a soutenu au contraire qu'ils existent constamment chez le fœtus et chez l'enfant, et qu'ils contiennent de la graisse, au moins pour la plupart. Un certain nombre de nouveau-nés examinés à ce point de vue confirment plutôt l'opinion classique; il n'y avait pas d'appendices sur les côlons ascendant et transverse, sous une forme macroscopiquement définie, et sur le côlon gauche seulement et l'S iliaque on observait une rangée discontinue de grains adipeux; ils étaient bien marqués, dans cette même partie de l'intestin, sur une fillette grasse âgée d'un an (Charpy).

Configuration interne. — La face interne du gros intestin présente une disposition inverse de celle que nous venons de voir sur sa face externe. Les trois bandes longitudinales font saillie en dedans. Aux trois colonnes de bosselures correspondent trois séries de cavités ou poches hémisphériques, les *cellules* du côlon; les sillons anguleux qui les séparent se traduisent en saillies transversales, qui ne disparaissent pas par la distension de l'intestin, les *crêtes* du côlon, appelées encore les plis ou valvules coliques. Ces poches et les plis qui les limitent sont d'autant plus marqués que l'intestin est plus dilaté. Les crêtes ont généralement une disposition alternante, et sont situées à des intervalles presque réguliers de 1 cm. 1/2 à 3 cm. (Henle); exceptionnellement on en trouve deux ou trois situées sur le même plan (Luschka). Chacune d'elles est placée entre deux bandelettes; elle est semi-lunaire (pli sigmoïde, repli falciforme) et présente un bord convexe adhérent, un bord concave libre et deux extrémités effilées. Leur hauteur est de 8 mm. en moyenne (Henle). Elles sont formées par toutes les tuniques de l'intestin et sont autant muqueuses que musculaires. La couche musculaire circulaire est tout à la fois repliée sur elle-même, du moins entre les bandelettes, et augmentée de volume.

Les cellules et les crêtes du côlon ralentissent le cours des matières fécales. Les crêtes s'enfoncent dans la masse en progression et produisent sur elle un véritable pétrissage, en amenant successivement au contact de la muqueuse les couches superficielles et les couches profondes de cette masse (Rouch. Physiol. du gros intestin. *Th. Montpellier*, 1885).

Structure. — La paroi du gros intestin augmente d'épaisseur du cæcum à l'anus; elle mesure à peine 1 mm. à 1 mm. 5 sur le côlon ascendant, tandis qu'elle atteint 3 à 4 mm. sur le rectum. Nous lui décrirons, comme à l'intestin grêle, quatre tuniques: une séreuse, une musculeuse, une celluleuse ou sous-muqueuse et une muqueuse.

a) Tunique séreuse. — Cette tunique, dont le diamètre moyen est de 100 μ (Henle), est essentiellement formée par le feuillet viscéral du péritoine réuni à la tunique musculaire sous-jacente par un tissu cellulaire assez lâche que l'on décrit parfois à part sous le nom de sous-séreuse. La structure de la séreuse du gros intestin ne présente rien de particulier à signaler; dans les points où elle fait défaut, et leur étendue varie suivant que les mésos sont plus ou moins longs, elle est remplacée par une lame connective à peine plus dense que le tissu cellulaire sous-péritonéal.

b) Tunique musculeuse. — Relativement mince sur le cæcum et sur le côlon où elle ne dépasse guère 30 μ (Henle), elle s'épaissit notablement au niveau du rectum où elle mesure, d'après le même auteur, 200 μ. On lui distingue deux couches, l'une externe à fibres longitudinales, l'autre interne à fibres circulaires.

La couche externe ou longitudinale est en général très mince, sauf au niveau des bandelettes ou ligaments du côlon; elle est même considérée par quelques classiques, comme réduite à ces trois bandelettes musculaires. Mais la plupart des auteurs qui, depuis Huschke, se sont donné la peine de l'examiner à la loupe avec un peu d'attention, ont pu se convaincre qu'il existait, chez l'homme et chez la plupart des mammifères, une couche longitudinale continue.

La couche interne ou circulaire est continue, mince et uniforme sur le cæcum et sur le côlon; elle augmente brusquement d'épaisseur sur le rectum (Voy. page 381). La plupart des détails de structure que nous avons étudiés à propos de la musculeuse de l'intestin grêle (fibres élastiques, plexus nerveux, etc.), se retrouvent dans le gros intestin, aussi croyons-nous inutile d'y revenir. Nous signalerons toutefois une particularité intéressante observée par Cannieu et Lafite-Dupont (1899) sur le gros intestin du phoque; chez cet animal, les couches musculaires du cæcum et du côlon ascendant sont remplacées par une couche élastique d'égale épaisseur.

Bibliographie. — On se reportera à la thèse de Lowitz, Bordeaux, 1897.

c) Tunique celluleuse ou sous-muqueuse. — Elle est identique à celle de l'intestin grêle et se prolonge dans les saillies ou crêtes du côlon comme sur les valvules conniventes du duodénum. On y retrouve un réseau vasculaire rappelant le plexus de Heller.

d) Tunique muqueuse. — La muqueuse du gros intestin est pâle et affecte un aspect blanc terne ou cendré (Sappey) qui la différencie nettement de celle de l'intestin grêle; elle est plus épaisse que cette dernière et moins riche en vaisseaux. Lorsque la cavité du gros intestin est vide, la muqueuse présente quelques plis longitudinaux essentiellement temporaires puisqu'ils disparaissent par la distension; à l'état normal, sa surface interne est lisse et ne présente ni valvules conniventes, ni villosités. Chez l'homme, ces dernières cessent au niveau de la valvule iléo-cæcale; mais chez le lapin, Frey a observé quelques saillies villeuses dans le cæcum et sur le premier quart du côlon. La muqueuse intestinale est criblée d'excavations ou de fossettes; les unes, petites, représentent les orifices des glandes, elles se distinguent à peine à l'œil nu; les autres larges de 3 mm. et au nombre de 10 à 30 par cm. carré (Henle), sont de faibles dépressions au fond desquelles apparaissent des saillies dues à la tête des follicules clos. Ce fait constant de l'enfoncement dans la muqueuse des nodules lymphoïdes les a fait considérer autrefois comme des follicules glandulaires pourvus d'un canal excréteur.

Construite sur le type général des muqueuses du tube digestif, la muqueuse du gros intestin se différencie de celle de l'intestin grêle par l'absence de villosités; nous aurons donc à examiner successivement : α) l'épithélium, β) le chorion, γ) la musculaire muqueuse, δ) les glandes, et η) l'appareil lymphoïde.

α) *L'épithélium* comprend surtout des cellules cylindriques à plateau strié un peu plus mince peut-être que dans l'intestin grêle, et des cellules caliciformes. Entre les diverses cellules on aperçoit quelques leucocytes; les cellules de Paneth y sont excessivement rares.

β) Le *chorion*, ou derme de la muqueuse, présente la même structure que dans l'intestin grêle, mais il est un peu plus épais, et les glandes de Lieberkühn présentent quelques ramifications que l'on observe rarement dans le jéjuno-iléon; l'infiltration adénoïde est peut-être un peu plus abondante que dans l'iléon. Chez le chat, ainsi que chez le nouveau-né, le fond des culs-de-sac glandulaires arrive au contact de la musculaire muqueuse, mais il ne nous a pas été possible de distinguer au contact de cette dernière une couche analogue au stratum compactum; peut-être le tissu interglandulaire un peu plus dense pourrait-il être assimilé à la couche granuleuse de l'intestin grêle.

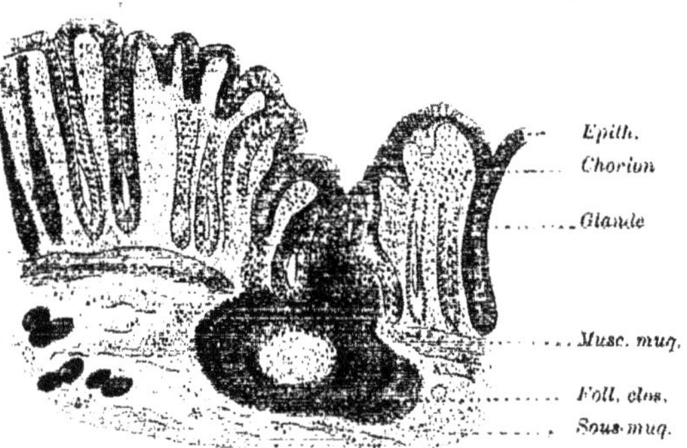

Fig. 171. — Coupe de la muqueuse du côlon descendant chez l'homme (d'après Stöhr). — Gr. 55 D.

γ) La *musculaire muqueuse*, très mince, est analogue à celle de l'estomac (Schwarz, Lipsky). D'après Kölliker, elle est si faiblement développée dans le côlon que, par places, il devient difficile de lui distinguer deux couches de fibres lisses; elle augmente notablement d'épaisseur dans le rectum où elle est toujours très nette, surtout dans la portion inférieure.

δ) Les *glandes* du gros intestin sont des glandes en tube simple du même type et à peine plus développées que celles de Lieberkühn dans l'intestin grêle. Un peu plus longues que ces dernières, la plupart d'entre elles présentent à leur extrémité profonde une division à peine indiquée pour quelques-unes, complète pour d'autres. Sappey en a vu qui étaient trifurquées, et Rüdinger, chez le chien, en a observé dont l'extrémité profonde était divisée en quatre branches. Leur longueur moyenne est de 3 à 400 μ sur 90 à 150 μ de large. Kölliker fait remarquer que si les glandes du gros intestin sont, en fait, plus longues que celle de l'intestin grêle, il faut tenir compte que, dans le gros intestin, les deux tiers ou les trois quarts de la glande correspondent seuls à la formation analogue de l'intestin grêle. En effet, les glandes tubuleuses se développent de la même manière dans toute l'étendue du tube digestif, mais, dans le gros intestin, les saillies villeuses (ébauches de villosités avortées) qui apparaissent primitivement s'anastomosent entre elles et constituent les conduits excréteurs ou mieux les cols des glandes. Les formations glandulaires sont tellement serrées les unes contre les autres qu'elles constituent une véritable couche glanduleuse (stratum glandulosum); elles sont séparées seulement par des intervalles étroits, remplis de tissu lymphoïde dans lequel rampent des capillaires sanguins ou lymphatiques, et des nerfs. On décrit aux glandes de Lieberkühn du gros intestin : une membrane propre, claire et transparente, avec quelques cellules plates à noyaux allongés, qui se continue, sous l'épithélium intestinal, avec la basale du derme (Schaffer), et un épithélium à cellules à plateau ou caliciformes. Ces dernières sont plus abondantes que dans les glandes de l'intestin grêle; c'est seulement dans le fond des culs-de-sac qu'on trouve quelques rares cellules granuleuses et des cellules cylindriques souvent en voie de multiplication rapide (Klose, Heidenhain, Bizzozero). La théorie de la dualité ou de l'unité des éléments cellulaires, exposée à propos des formations glanduleuses de l'intestin grêle, peut s'appliquer aussi au gros intestin.

η) L'*appareil lymphoïde* du gros intestin est formé par le tissu adénoïde diffus, interglandulaire, et par les follicules clos solitaires en général plus volumineux que ceux de l'intestin grêle. Nous avons vu que ces nodules, enfoncés dans la muqueuse, avaient été décrits comme des glandes folliculaires pourvus d'un véritable canal excréteur. Les plaques de Peyer font défaut dans le gros intestin, ou ne s'y rencontrent que tout à fait exceptionnellement.

Transition entre la muqueuse de l'intestin grêle et celle du gros intestin. — Le mode de transition entre la muqueuse de l'intestin grêle et celle du gros intestin, chez les mammifères, varie un peu selon les espèces; ainsi la transition est brusque chez les carnassiers (le chien, en particulier), tandis qu'elle est ménagée dans l'espèce humaine, au moins chez l'adulte. La ligne de transition, ondulée chez l'homme, se trouve toujours sur la face iléale de la valvule de Bauhin, et n'atteint même pas, par ses ondulations, le bord libre de cette valvule. On constate tout d'abord que les villosités deviennent moins hautes et s'élargissent un peu à leur base; elles se disposent ensuite en lamelles ou en tortillons rangés comme les dents d'un peigne. Dès la ligne de transition, elles s'anastomosent de manière à constituer un réticulum dont les travées limitent de petits cryptes ou aréoles au fond desquels s'ouvrent deux ou trois glandes de Lieberkühn : c'est la disposition initiale de la muqueuse du gros intestin telle que l'a décrite Kölliker chez les embryons du 3e mois. Il est donc permis de dire que l'aspect embryonnaire de la muqueuse du gros intestin s'est maintenu au niveau de sa limite avec l'intestin grêle; cette délimitation apparaît déjà très nettement au 4e mois de la vie fœtale.

Voyez à ce sujet : LANGER. *Wiener Sitzungsberichte*, 1887.

Vaisseaux et nerfs. — Les **artères** du gros intestin viennent de deux sources : de l'aorte abdominale, par les artères mésentériques supérieure et inférieure, et de l'iliaque interne ou hypogastrique, par les artères hémorroïdales moyenne et inférieure. Les branches de cette dernière sont destinées exclusivement au rectum.

L'artère *mésentérique supérieure* émet, sur la concavité de l'arc qu'elle décrit, les branches destinées à irriguer la moitié droite du gros intestin. Ce sont : 1° l'*artère colique moyenne*, ou *a. du côlon transverse*, colique supérieure des auteurs français ; — 2° l'*artère colique droite* ou *a. du côlon ascendant*, colique moyenne de Cruveilhier ; — 3° l'*artère iléo-colique* ou colique inférieure. La branche *iléale* de cette dernière s'unit à la terminaison de la mésentérique supérieure, et forme de cette façon une arcade qui longe l'iléon auquel elle abandonne des ramifications ; la branche *colique* ou *ascendante* monte le long du bord interne du côlon ascendant et s'anastomose avec l'artère colique droite.

L'artère *mésentérique inférieure* fournit à la partie gauche du gros intestin par ses deux branches de bifurcation : le *tronc commun des a. coliques gauches* et l'*a. hémorroïdale supérieure*, cette dernière étant exclusivement réservée au rectum. Les coliques gauches se divisent en supérieure, moyenne et inférieure. L'inférieure a pour territoire l'S iliaque ; une branche spéciale, l'*artère sigmoïde*, se distribue à son anse flottante. La colique supérieure s'unit à plein canal avec la branche gauche de l'artère du côlon transverse, qui vient de la mésentérique supérieure ; cette grande anastomose en arcade est connue sous le nom d'*anastomose de Riolan*, anastomosis maxima de Haller.

Ces différentes artères, ainsi anastomosées, forment dans leur ensemble un vaste cercle vasculaire compris dans la concavité du cercle que décrit le gros intestin, dont il longe le bord adhérent. De ce cercle se détachent de distance en distance, à des intervalles irréguliers, des branches parallèles entre elles et perpendiculaires à l'axe longitudinal du tube intestinal. Ces branches intestinales se subdivisent avant d'aborder l'intestin ; souvent les subdivisions des branches voisines s'anastomosent entre elles pour former ensemble une nouvelle arcade vasculaire, plus rapprochée du tube intestinal. Quoi qu'il en soit, les branches intestinales abordent les divers segments du côlon et s'y divisent en deux ordres de rameaux qui passent sur la circonférence externe de l'intestin, au-dessous de la couverture séreuse. Au niveau du bord libre, ces rameaux s'anastomosent entre eux, soit directement soit par l'intermédiaire d'un fin réseau résultant de leurs subdivisions successives. Du réseau sous-séreux partent un grand nombre d'artérioles qui traversent la tunique musculaire, y abandonnent un certain nombre de branches, et arrivent dans la tunique celluleuse où elles forment un vaste réseau sous-muqueux. De ce dernier réseau se détachent les ramifications artérielles qui abordent la muqueuse. La disposition des réseaux capillaires dans les follicules solitaires et autour des glandes est la même que dans la muqueuse de l'intestin grêle.

En raison des larges anastomoses qui unissent les deux artères mésentériques entre elles et avec les artères voisines, on devait s'attendre à ce que la ligature d'une de leurs grosses branches ou même du tronc vasculaire n'empêchât pas le sang d'arriver par les voies collatérales. Il en est ainsi sur le cadavre ; après ligature de l'a. mésentérique supérieure, l'injection poussée par l'aorte remplit peu à peu son territoire intestinal. Mais il n'en est pas de même sur le vivant, du moins pour la mésentérique supérieure, car l'inférieure et le tronc cœliaque se laissent facilement suppléer ; résultat inattendu, cette artère se comporte physiologiquement comme une artère *terminale*. On connaît plusieurs cas d'infarctus consécutifs à la destruction de son tronc ou de ses grosses branches, et nous avons ailleurs fait allusion à la gangrène du côlon transverse dans la destruction de l'a. colique moyenne (*Pancréas*, p. 807). Litten, dans ses expériences sur les animaux, a observé que la ligature de la mésentérique supérieure ou d'une de ses branches maîtresses entraîne sûrement une nécrose du territoire correspondant dans l'intestin grêle ou le gros intestin et une issue fatale. Le fait s'explique par la grandeur même du territoire de cette artère. Il faut quatorze heures chez l'animal pour que le sang arrivant par les anastomoses périphériques, sous une pression insuffisante, ait pu parcourir le long chemin des arcades vasculaires et réoccuper le territoire vide, alors que deux heures suffisent pour que l'intestin se nécrose.

(Litten, Ueber die Folgen des Verschlusses der Mes. super. *Virchow's Archiv*, 1875, t. LXIII.)

Ces observations importantes de Litten ont été récemment confirmées par les expériences de Bégouin sur le chien (*Arch. de Physiologie*, 1898). Ce dernier auteur a constaté que si l'on sectionne le mésentère à 3 ou 4 centimètres du bord adhérent de l'intestin, en respectant la ligne des arcades anastomotiques qui suit ce bord, il n'y a pas gangrène tant que la section ne dépasse pas 30 centimètres de longueur. Au delà, le sphacèle de l'anse est inévitable, la circulation collatérale ne se rétablissant pas suffisamment sur ce long trajet intestinal.

Les **veines** du gros intestin naissent de la muqueuse et de la tunique musculaire; elles traversent cette dernière, et, après avoir reçu quelques fines veinules venues de la tunique séreuse, forment un réseau sous-séreux; elles convergent vers le bord adhérent ou hile de l'intestin, et, en suivant le trajet des artères, se rendent dans les troncs collecteurs. Ceux-ci sont représentés par les deux *veines mésentériques*, *supérieure* et *inférieure*, ou *grande* et *petite méseraïques*, tributaires du système veineux porte, et pour l'extrémité inférieure du rectum, par les veines hémorroïdales moyenne et inférieure, tributaires du système cave. Ces dernières veines n'étant que des voies dérivatives, et la seconde étant limitée à la région anale, on peut dire que la totalité du gros intestin appartient au système porte. Nous avons indiqué ailleurs (*Angéiologie*, p. 1018) les communications qui unissent la circulation veineuse de l'intestin avec la circulation générale.

L'oblitération des veines mésentériques par thrombose ou par embolie est encore plus redoutable que celle des artères; elle entraîne une mort rapide (Elliot, *Annals of Surgery*, 1895).

Les **lymphatiques** du gros intestin forment, d'après Teichmann, deux réseaux : l'un superficiel et l'autre profond. Le *réseau superficiel* est situé sous la couche glandulaire de la muqueuse, il reçoit des vaisseaux ténus qui cheminent entre les glandes. Frey a vu sur le côlon du lapin, dans l'axe des élevures papillaires de la muqueuse, un ou plusieurs canaux lymphatiques terminés en culs-de-sac et tout à fait analogues aux chylifères des villosités de l'intestin grêle. Ils se rendent dans le réseau sous-muqueux. Le *réseau profond*, à larges mailles, traverse la tunique celluleuse dans toutes les directions. Dans la tunique musculaire et sous la séreuse, les vaisseaux lymphatiques offrent la même disposition que ceux de l'intestin grêle. Les lymphatiques du gros intestin se rendent dans les ganglions qui longent le bord adhérent de l'intestin.

Les **nerfs** du gros intestin viennent du sympathique par les plexus : *mésentérique supérieur*, émané du plexus solaire, et *mésentérique inférieur* qui naît du plexus lombo-aortique. Tous ces nerfs suivent le trajet des artères. Ils forment dans la tunique celluleuse et dans la tunique musculaire des plexus ganglionnaires, identiques au plexus de Meissner et d'Auerbach de l'intestin grêle.

§ 1. — CÆCUM ET APPENDICE VERMICULAIRE.

Le cæcum et son appendice représentent la portion initiale du gros intestin, située immédiatement au-dessous du point d'abouchement de l'iléon. Primitivement, ils forment un tube de calibre uniforme, terminé en cul-de-sac, le *cæcum primitif.* Mais dans la suite, tandis que la partie supérieure s'élargit autant que le colòn avec lequel elle se continue, la partie inférieure ou terminale reste stationnaire, et même régresse. De cette façon, le cæcum primitif se trouve divisé de bonne heure (3e mois de la vie embryonnaire) en deux segments : l'un large, le *cæcum*, l'autre étroit et allongé, l'*appendice vermiculaire*. Chez le nouveau-né, la limite entre l'appendice et le cæcum est encore mal déterminée: ce dernier a la forme d'un entonnoir dont le sommet se continue insensiblement avec l'appendice. Ultérieurement, chez l'adulte surtout, le cæcum présente des bosselures, une de ses parois (droite ou externe) se développe bien plus que l'autre (gauche ou interne); son fond ne répond plus au sommet de l'entonnoir infantile, le lieu d'abouchement de l'appendice se trouve reporté en dedans, sur la paroi interne ou gauche du cæcum, près de l'embouchure de l'iléon.

Chez les mammifères, le cæcum présente un développement inégal : il peut être considéré comme rudimentaire chez l'homme, les carnassiers, les cheiroptères, les insectivores, les édentés, les monotrèmes; il est plus volumineux chez les quadrumanes; il acquiert ses dimensions les plus considérables chez les rongeurs, les pachydermes, les solipèdes et les ruminants. Ces différences tiennent surtout au régime alimentaire. Chez les carnivores, le cæcum est petit; chez les herbivores au contraire il est plus ou moins vaste.

(Bureau. Essai sur la classification du cæcum. *Th. de Paris*, 1877).

Cæcum. — Le cæcum (cæcum, cul-de-sac ; en grec, τυφλός, d'où typhlite) est une poche située au-dessous du débouché de l'iléon dans le gros intestin. Sa structure et ses fonctions chez les herbivores qui le présentent dans son plein développement, ses maladies, lui donnent une individualité qui le distingue nettement du còlon. Sa limite supérieure est fixée par l'orifice même de la valvule de Bauhin; car sur le bord de cette valvule l'épithélium change brusquement, la face iléale a le type villeux de l'intestin grêle, la face opposée le type lisse du gros intestin ; par suite, la valve supérieure est colique, la valve inférieure est cæcale, et le plan transversal de l'orifice ou plus exactement son extrémité étroite est la limite du cæcum. Extérieurement, il n'y a tantôt aucune limite précise appréciable, tantôt sur chaque face un sillon transversal qui répond à la valvule et à ses freins, *sillons frénaux* de Struthers. A défaut de ces sillons, le niveau supérieur du cæcum correspond approximativement à une ligne tirée transversalement sur le gros intestin, entre le bord supérieur et le bord inférieur de l'iléon (Berry).

Forme. — Configuration externe. — Chez le nouveau-né, le cæcum présente encore le type fœtal ; il a la forme d'un cône ou entonnoir obliquement dirigé de haut en bas et de droite à gauche, fortement coudé sur le còlon ascendant ; la base ou partie évasée, dirigée en haut et un peu à droite, se continue avec le còlon ascendant, le sommet tourné en bas et légèrement à gauche se prolonge dans l'appendice. Sa surface est presque lisse et unie. — Chez l'enfant, sa forme se modifie : les bandelettes sont plus marquées, elles produisent des sillons longitudinaux ; entre elles se forment des sillons transversaux et des bosselures, bien prononcées surtout après distension. La paroi externe ou droite et l'antérieure augmentent d'étendue, la paroi interne et la postérieure se développent peu. Tout le cæcum s'incurve en dedans, de telle façon que la base est reportée plus à droite, tandis que le sommet se dirige plus franchement à gauche ; il en résulte que le fond du cul-de-sac cæcal ne répond plus au sommet du cône, et que l'appendice paraît naître de la paroi postéro-interne. Cette disposition s'accentue encore plus avec les progrès de l'âge. C'est dans le cours de la 3e ou 4e année que le type définitif est acquis.

Chez l'adulte, le cæcum se présente sous l'aspect d'une poche de forme irrégulière, à laquelle on peut considérer un fond et un corps. Le *fond*, lisse et uni, est constitué par une des bosselures cæcales. Le *corps*, sillonné dans les deux sens, longitudinal et transversal, est irrégulièrement bosselé. Les trois bandes musculaires longitudinales naissent sur la paroi postéro-interne du cæcum, au niveau de la racine de l'appendice. De là, elles montent en divergeant sur le cæcum ; la première passe sur sa face antérieure en décrivant une courbe à concavité interne et supérieure ; elle se continue avec la bande antérieure du còlon ascendant. La deuxième monte sur la face postéro-interne, puis derrière le point d'abouchement de l'iléon ; elle se continue avec la bande postéro-interne du còlon ascendant. C'est elle qui, d'après O. Kraus, maintient le coude du cæcum (habenula cæci). La troisième passe sur la face postérieure ; elle décrit comme la première une courbe à concavité interne et supérieure, et se continue avec la bande postéro-externe du còlon. Les trois séries ou colonnes de bosselures, comprises entre ces bandes, ne sont pas également développées ; les bosselures comprises entre la bande antérieure et la postéro-externe sont les plus volumineuses ; on y trouve parfois une, plus souvent deux bosselures séparées par un profond sillon transversal. La bosselure inférieure, très large, forme le fond, le point le plus déclive du cæcum adulte ; la seconde, plus petite, est séparée de la première bosselure du còlon ascendant par un sillon. Entre la bande postéro-interne et l'antérieure, il existe aussi deux bosselures superposées mais moins développées que les précédentes ; enfin, entre les deux bandes postérieures, interne et externe, les deux bosselures sont généralement très petites.

D'une façon générale, et quoique la forme du cæcum soit très variable, on peut lui considérer quatre parois ou faces : antérieure, postérieure, droite ou externe et gauche ou interne. Les trois premières ne présentent rien de particulier ; sur la dernière l'appendice s'implante et l'iléon aborde le gros intestin. La portion terminale de l'iléon se dirigeant obliquement en haut, en dehors et en arrière, et la paroi interne du cæcum ayant elle aussi une direction oblique dans le même sens, les deux organes forment un angle aigu à sinus dirigé en bas et à gauche : l'*angle iléo-cæcal*. Un autre angle, obtus, existe entre la face interne du còlon ascendant qui se dirige obliquement à droite, et le bord supérieur de l'iléon : c'est l'*angle iléo-colique*.

A côté de cette forme habituelle se présentent des types fort différents. Jonnesco dit : « Je crois pouvoir distinguer trois types de cæcums différents par leurs formes aussi bien que par leurs dimensions : le type *fœtal*, le type *infantile* et le type *adulte*. Dans chacun d'eux j'ai rencontré des cæcums rudimentaires ». Toldt décrit et figure sous le nom de *forme contractée* un état du cæcum qu'il n'a observé que 4 fois sur plus de 200 sujets et qui me paraît se rapporter à un type rudimentaire. Robinson a classé ses observations sur 128 cadavres en 4 types qu'il appelle : asymétrique, 40 pour 100 (l'appendice divise le cæcum en deux moitiés inégales) ; symétrique, 20 pour 100 ; fœtal, 30 pour 100 (cæcum conique, continué par l'appendice) ; atrophique, 8 pour 100, forme ordinaire, mais très réduite. Tuffier, sur 51 sujets, a constaté son atrophie très prononcée dans 8 cas et son absence dans 2 autres.

Dimensions. — Le cæcum de type moyen a une longueur (hauteur) et une épaisseur (D. ant.-post) de 6 centimètres et une largeur de 7 centimètres. Sa capacité est de 100 centimètres cubes et sa surface moyenne de 100 centimètres carrés, non compris l'appendice qui, pour une longueur de 7 centimètres, a une superficie de 9 centimètres carrés.

Les dimensions varient dans de certaines limites. La longueur ou hauteur est de 4 à 7 cm., la largeur de 5 à 8, l'épaisseur de 4 à 8. La capacité moyenne de 100 cc. oscille entre 50 et 150. Sur 30 sujets adultes examinés, Charpy a observé 4 cas de cæcums *rudimentaires* qui ne contenaient que de 10 à 35 gr. d'eau, et 8 *grands cæcums* qui contenaient de 220 à 575 gr.

Il n'y a aucune différence sexuelle, même au point de vue absolu. Les vieillards semblent avoir de l'atrophie plutôt que de la dilatation : capacité moyenne = 90 cm. cubes Chez le nouveau-né le volume du cæcum paraît être sensiblement le même que chez l'adulte, comparé à celui du gros intestin; capacité = 2 cmc.

Le cæcum de l'homme par ses dimensions relatives appartient au type carnivore. La poche cæcale contient 30 à 40 gr. d'eau sur un chien de forte taille, 200 à 400 chez le lapin, 1 litre chez la chèvre et le mouton, 9 chez le bœuf et de 16 à 70 chez le cheval.

(Berry, The anatomy of the cæcum. *Anatom. Anzeiger.*, 1895. — Charpy, De la capacité du cæcum. *Bibliogr. anatom.*, 1898).

Situation. — Rapports. — Le cæcum est situé dans la fosse iliaque droite. Il se dirige obliquement en haut, à droite et en arrière. Quand il est fortement distendu, il remplit presque entièrement cette fosse. Son *fond* répond habituellement à l'angle de jonction de la fosse iliaque et de la paroi abdominale antérieure. Tantôt il touche le milieu de l'arcade de Fallope ou sa partie externe (Merkel), tantôt au contraire il en est distant de 15 à 20 mm. ou même de 4,5 à 8 cm. Sa *paroi antérieure* répond à la paroi abdominale, dont elle est séparée, quand le cæcum est peu distendu ou vide, par les anses de l'intestin grêle et quelquefois par le grand épiploon; mais à laquelle elle s'applique quand l'organe est fortement dilaté. Sa *paroi postérieure* repose sur la paroi iliaque; elle est séparée du muscle psoas-iliaque par le péritoine pariétal, le tissu cellulaire sous-péritonéal, l'aponévrose iliaque et le tissu cellulaire sous-aponévrotique, dans lequel le nerf crural chemine entre les muscles psoas et iliaque. Souvent la paroi iliaque présente une excavation, tapissée par le péritoine pariétal et recevant la paroi postérieure du cæcum. Sa *paroi droite ou externe*, appliquée contre le flanc droit de la fosse iliaque, longe l'arcade de Fallope. L'épine iliaque antéro-postérieure marque, d'ordinaire, sa limite supérieure. Sa *paroi gauche ou interne*, sur laquelle s'implante l'appendice, longe le bord interne du psoas et les vaisseaux iliaques externes.

Le cæcum n'est pas immobile dans cette situation. Il peut en être temporairement déplacé par sa propre distension, par l'allongement du côlon ascendant ou encore par une S iliaque envahissant la fosse iliaque droite et le refoulant vers l'épine iliaque.

A côté de ces déviations transitoires, il faut mentionner les variétés dans la situation définitive, qui sont de véritables *ectopies cæcales*. On en a publié dans ces dernières années un nombre considérable d'observations. Tantôt le cæcum est situé dans la partie supérieure de la fosse iliaque, dont la partie déclive est occupée par les anses intestinales grêles; une partie du cæcum peut même croiser la crête iliaque et pénétrer dans la fosse lombaire; sa direction est dans ces cas très oblique à droite ou même transversale; c'est la *situation iliaque supérieure*. — Tantôt il occupe la partie déclive, inférieure, de cette fosse; son fond peut dépasser le détroit supérieur et pendre à l'entrée de la cavité pelvienne : c'est la *situation iliaque inférieure*. — Tantôt, enfin, il quitte complètement la fosse iliaque et remonte au-dessus d'elle, *situation haute*, ou descend dans la cavité pelvienne, *situation basse*. Dans ces cas, il peut occuper les situations suivantes : la fosse lombaire droite, *situation lombaire, prérénale* ou *sous-hépatique*; le cæcum siège devant le rein, au-dessous et en dedans du lobe droit du foie, sur lequel il occupe l'empreinte ordinairement déterminée par l'angle droit du côlon (empreinte colique); sa direction dans ces cas est généralement transversale, le fond est tourné à droite; — la cavité pelvienne, *situation pelvienne*; le cæcum plonge généralement dans ses parties déclives; il touche le plancher pelvien, se place dans la cavité de Douglas, entre la vessie, le côlon pelvien et l'ampoule rectale, chez l'homme, en arrière ou à droite de l'utérus chez la femme; il peut même toucher le flanc gauche de l'excavation pelvienne. D'autres fois, moins profond, il est en contact avec le ligament large ou le fond de l'utérus chez la femme et avec la partie supérieure de la vessie. — Plus rarement enfin, on trouve le cæcum derrière l'ombilic, au-dessus de la symphyse pubienne, dans la région hypogastrique, dans la fosse iliaque gauche (Michel, *in* Legueu, *loc. cit.*). Engel l'a vu, dans un cas, enclavé entre le lobe droit du foie et le diaphragme.

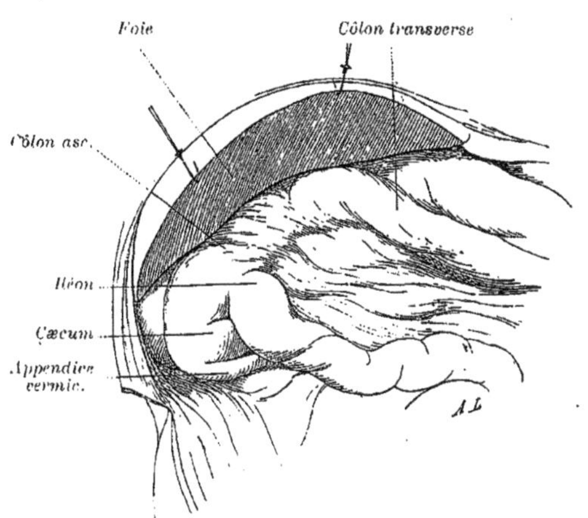

FIG. 172. — Cæcum situé immédiatement sous le foie (nouveau-né).

Ces diverses situations du cæcum résultent d'un défaut ou d'un excès dans sa migration. Situé d'abord, chez l'embryon, dans les parties déclives de la cavité abdominale, à gauche de la ligne médiane, le cæcum est porté ensuite successivement derrière l'ombilic, sous le foie, devant le rein droit: il ne descend qu'assez tard dans la fosse iliaque droite. Ordinairement, la fosse iliaque est la dernière étape de sa migration. Mais il peut s'arrêter en route et se fixer dans un des points de la cavité abdominale qu'il devait traverser, ou bien dépasser le but et plonger dans la cavité pelvienne. Cette migration est, généralement, accomplie dans les premières années après la naissance et le cæcum présente, à ce moment sa situation définitive. Néanmoins, comme il augmente avec l'âge, il est probable qu'il peut continuer à descendre dans la suite. Ceci explique pourquoi les situations hautes sont plus fréquentes chez les sujets jeunes, chez les nouveau-nés surtout, tandis que les situations basses se rencontrent plus souvent chez les sujets d'un âge avancé (Tarenetzky).

Tarenetzky (*loc. cit.*, 1881) sur 65 sujets a trouvé 19 fois, c'est-à-dire dans un tiers des cas, le cæcum situé plus ou moins haut, sous le foie. — Treves (*loc. cit.*, 1885) sur 100 sujets a trouvé le cæcum : 2 fois sous le foie et 18 fois dans la cavité pelvienne. — Schieferdecker (*Arch. f. Anat.*, 1886) a étudié sur 200 sujets la situation du point d'abouchement de l'iléon dans le gros intestin, il l'a rencontré habituellement dans la fosse iliaque droite à la hauteur de l'articulation sacro-iliaque, souvent aussi un peu plus en dedans, à l'entrée du petit basin, plus rarement dans le petit bassin lui-même. Dans deux cas seulement, il était situé plus haut qu'à l'état normal : le cæcum se terminait au-dessus de la crête iliaque, dans un cas; au-dessus du pôle inférieur du rein, dans l'autre.

Fromont (Thèse de Lille, 1890) sur 40 sujets, a trouvé que le cæcum pouvait occuper les quatre points suivants : 1° le voisinage de la crête iliaque (position sus-iliaque); 2° la fosse iliaque au niveau de l'épine iliaque antéro-supérieure; 3° le détroit supérieur; 4° la région ombilicale. — Legueu (*loc. cit.*, 1892) sur 100 cadavres d'enfants de un mois à 15 ans, a trouvé le cæcum : 55 fois dans la fosse iliaque dans sa situation normale. Sur les 45 autres sujets, 25 fois le cæcum siégeait à la partie postérieure de la fosse iliaque, très haut, par rapport à l'arcade de Fallope, très haut et très profondément sous le foie; 6 fois il était franchement prérénal, sans aucun rapport avec la fosse iliaque; enfin sur 14 sujets, il était dans le petit bassin, entre la vessie et le rectum ou entre le rectum et l'utérus.

Robinson (*Medic. Record*, 1895), sur 128 cadavres, a vu le cæcum placé sur le psoas dans 43 pour 100 des cas, à droite de ce muscle dans 46 pour 100 et pendant dans le petit bassin dans 23 pour 100. La procidence dans le petit bassin est plus fréquente chez le vieillard, soit que le côlon ascendant distendu le refoule vers le bas, soit que lui-même s'allonge par l'affaiblissement de ses bandelettes musculaires (Merkel).

Enfin Tuffier et Jeanne (*Revue de Gynécol*, 1899), dont les recherches ont porté sur 133 nécropsies, admettent des positions : iliaque, 108 fois; iliaque inférieure et interne, 16; sus-iliaque, 2; — pelvienne, 4; exceptionnelles (à l'ombilic, derrière la vessie).

Remarquons, en terminant, que le cæcum peut faire partie de toute les hernies ombilicale, crurale, inguinale, et même du côté gauche. Pujol (*Gaz. des Hôpit.*, 1896) a réuni 36 observations de hernie inguinale gauche du cæcum.

Configuration interne. — La face interne du cæcum offre une disposition inverse de celle qu'on trouve sur sa face externe. Aux bandes longitudinales répondent des saillies, aux bosselures correspondent des cellules, aux sillons transversaux des plis semilunaires ou crêtes plus ou moins saillantes. Sur sa paroi gauche, au point même où le cæcum se continue avec le côlon ascendant, on trouve une fente transversale limitée par deux plis saillants : c'est l'orifice de communication de l'iléon avec le gros intestin, formé par la valvule iléo-cæcale. Sur la même paroi, au-dessous de la valvule, se voit l'orifice de communication de l'appendice avec le cæcum.

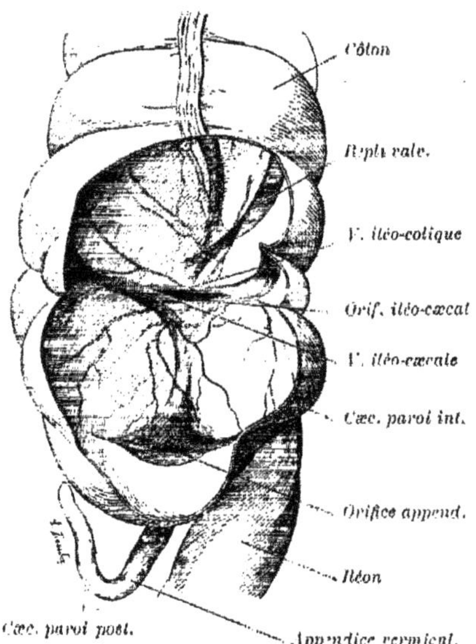

Fig. 173. — Configuration interne du cæcum.

Valvule iléo-cæcale et orifice d'abouchement de la cavité de l'appendice vermiculaire dans la cavité du cæcum. On a enlevé un segment de la paroi externe du cæcum et du côlon ascendant. Pièce séchée après insufflation préalable (adulte).

Valvule iléo-cæcale ou **de Bauhin** (v. iléale, Jonnesco; v. iléo-colique; opercule de l'iléon de Varole). — Découverte par C. Varole en 1573, mentionnée par Bauhin (1605), Fabrice d'Acquapendente, Riolan, Fallope, Tulpius, etc., cette valvule a été surtout bien décrite par Morgagni (1719), Winslow (1732) et Albinus (1754) (Voy. l'historique dans Sappey). — La valvule iléo-cæcale est produite par l'invagination de l'iléon dans le gros intestin. Examinée par la cavité du gros intestin, la valvule se présente avec un aspect différent suivant qu'on l'étudie sur une pièce fraîche ou sur une pièce séchée.

A l'état frais, elle apparaît sous la forme d'un bourrelet mousse, saillant, épais de 10 à 12 mm., oblong d'avant en arrière, aplati de haut en bas, et fendu d'une boutonnière en son milieu. Cette fente, ou *orifice iléal*, longue de 1 cm. environ et souvent moins, est circonscrite par deux *lèvres* superposées, l'une supérieure, l'autre inférieure, inclinées l'une vers l'autre, et réunies par leurs extrémités antérieure et postérieure, pour former les *commissures* de la valvule. L'orifice est généralement ovalaire ; l'angle antérieur gauche est arrondi, l'angle postérieur droit est aigu ; quelquefois l'orifice est fusiforme, ses deux angles sont aigus. Il est ordinairement horizontal et regarde à droite, ou bien à droite et en avant; quelquefois il est oblique et Merkel en figure un presque vertical.

Examinée sur un intestin préalablement insufflé et séché, par une fenêtre pratiquée sur la paroi droite du côlon ascendant et du cæcum, la valvule apparaît sous un aspect un peu différent. L'orifice iléal, horizontal et béant, est limité par deux plis inégaux à bords libres minces et tranchants. La *lèvre* ou *valve supérieure*, valve iléo-colique, ressemble aux replis falciformes que nous avons décrits dans le côlon ; horizontal et semi-lunaire, son bord convexe adhère à la paroi du côlon ; son bord concave, libre, proémine dans la cavité ; ses deux extrémités ou cornes se prolongent, en avant et en arrière, bien au delà des limites ou commissures de l'orifice iléal ; elles constituent les *freins* (frena s. retinacula, Morgagni), qui s'étendent, l'un antérieur, l'autre postérieur, sur plus de la moitié de la circonférence interne du côlon, surtout en arrière. Sa face supérieure regarde la lumière du côlon ascendant, l'inférieure la cavité du cæcum. Cette valve se projette normalement, de 5 à 6 mm., au-dessus de la valve inférieure. — La *lèvre* ou *valve inférieure*, valve iléo-cæcale, est très oblique, presque verticale ; elle est plus haute mais moins longue que la précédente, car elle ne dépasse pas les extrémités de l'embouchure ou orifice de l'iléon. Sa forme est celle d'une demi-sphère ou demi-ellipse ; son bord convexe adhère à la paroi du cæcum ; son bord libre, concave, tourné en haut et en dedans, est généralement masqué en partie par le bord libre de la valve iléo-colique ; ses extrémités correspondent aux angles ou commissures de l'embouchure iléale ; elles se perdent sur la face inférieure du pli supérieur. Sa face droite ou inférieure, tournée vers la lumière du cæcum, est convexe ; la face gauche ou supérieure, dirigée vers la cavité de l'iléon, est concave.

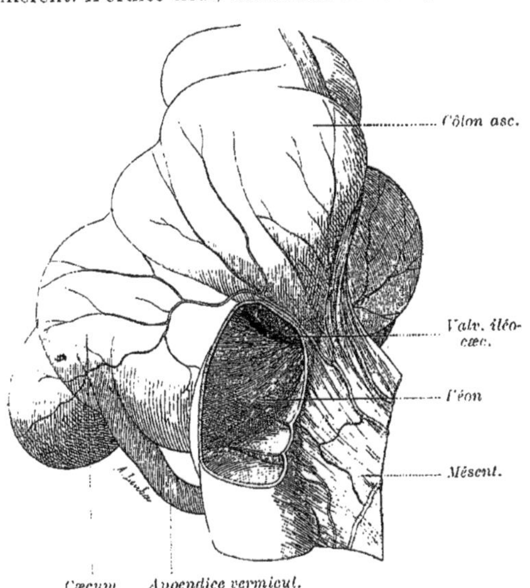

Fig. 174. — Valvule iléo-cæcale vue par la cavité de l'iléon.

On a enlevé un segment de la paroi supérieure de l'iléon. Pièce séchée après insufflation préalable (adulte).

On rencontre quelquefois des valvules iléo-cæcales à type circulaire (Charpy, fig. 175). Toldt en a observé des exemples chez un fœtus et chez des singes, et Bureau dit que chez les animaux à grand cæcum la valvule est un diaphragme annulaire percé d'un orifice étroit.

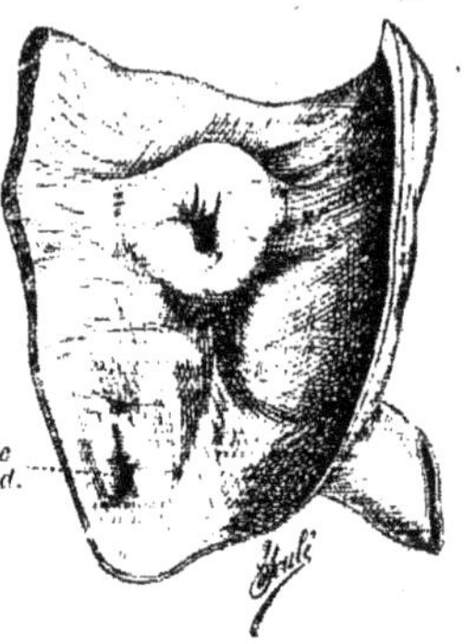

Examinée par la cavité de l'iléon, la valvule apparaît comme un infundibulum ou coin, enfoncé, de gauche à droite, dans la cavité du gros intestin, et terminé par une fente horizontale.

La valvule iléale étant produite par l'invagination de l'iléon dans le gros intestin, chacune de ses valves se compose de deux lames superposées; ces lames sont formées par l'adossement de la paroi de l'intestin grêle à la paroi du gros intestin; elles passent l'une dans l'autre au niveau du bord libre de la valve, où la muqueuse de l'iléon, hérissée de villosités, se continue brusquement avec la muqueuse lisse du côlon et du cæcum. — Mais, comme on l'a démontré depuis longtemps (Winslow, Albinus), toutes les tuniques de la paroi intestinale ne prennent pas part à la formation de la valvule iléale. Chacune des valves que nous venons de décrire n'est constituée, en effet, que par la muqueuse, la celluleuse et une partie de la tunique musculaire. Toldt (*Acad. des Sc.*, Vienne, 1894) a montré que l'invagination comprend, non seulement la couche circulaire, ce que l'on savait, mais aussi le plan profond des fibres longitudinales de l'iléon et du gros intestin, comme le montre la figure 176. En outre, sur le bord libre, les lèvres sont fixées par du tissu conjonctif assez dense qui se dispose en éventail dans la sous-muqueuse. La séreuse et le plan musculaire longitudinal le plus superficiel ne s'invaginent pas; arrivées sur le pourtour de la valvule, ces deux couches passent directe-

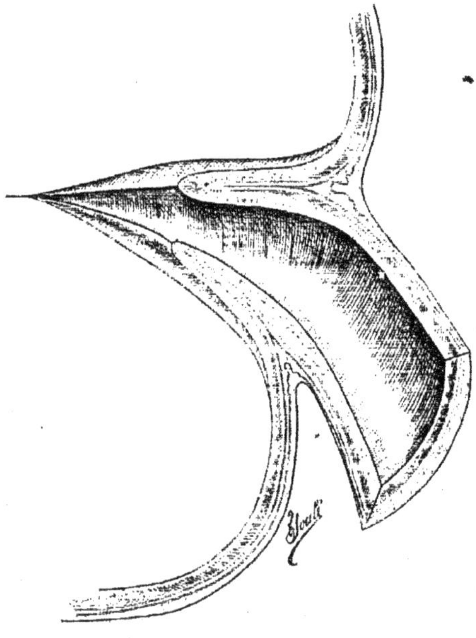

Orif. de l'append.

Fig. 175. — Valvule iléo-cæcale à type circulaire.

Fig. 176. — Coupe verticale de la valvule iléo-cæcale (schématique).

Les couches musculaires en rouge. — En partie d'après Toldt.

ment de l'iléon sur le côlon et sur le cæcum. Aussi, pour réduire cette invagination et faire disparaître la valvule iléale, il faut inciser, tout autour du point d'abouchement de l'iléon dans le gros intestin, le péritoine et les fibres musculaires longitudinales. En exerçant alors des tractions sur l'iléon, on voit les deux lames de chaque valve s'écarter l'une de l'autre; la paroi inférieure de l'iléon se sépare de la paroi cæcale à laquelle elle est unie sur une longue étendue, l'intestin grêle s'allonge de 3 à 4 cm., la valvule se dédouble et se réduit peu à peu, pour disparaître totalement, et ne laisser à sa place qu'un orifice circulaire par lequel l'intestin grêle communique largement avec le gros intestin, comme chez les animaux dépourvus de valvule.

De tout temps, on a considéré cette valvule comme une barrière infranchissable, empêchant le reflux du contenu du gros intestin dans l'intestin grêle, d'où son nom de *barrière des apothicaires*. La plupart des auteurs prétendent qu'elle est toujours infranchissable, aussi bien pour les matières solides que pour les liquides et pour les gaz (Fabrice d'Acquapendente, Riolan, Panizza, Sappey, etc.). Cruveilhier, au contraire, après de nombreuses expériences, conclut que le plus souvent la valvule est insuffisante : les liquides et les gaz peuvent triompher de sa résistance et refluer dans l'iléon. De nombreuses expériences m'ont prouvé que l'opinion de Cruveilhier était bien fondée, et que la valvule iléale est souvent, sinon toujours, franchie par les gaz et même par les liquides injectés dans le gros intestin. Du reste, dans ces derniers temps, on a pratiqué avec plein succès le lavage total du tube digestif par le rectum (A. de Genersich; Dauriac et Lesage. *Gaz. méd. des hôpit.*, Paris, 1893).

Debierre (*Lyon méd.*, 1885, p. 301) prétend que la valvule iléo-cæcale n'est infranchissable que si ses deux valves sont égales ou si l'inférieure est la plus longue; elle est insuffisante, quand la lèvre inférieure est inscrite dans un cercle plus petit que celui de la lèvre supérieure. En effet, lorsque ce dernier cas se présente, la colonne liquide injectée dans le gros intestin, venant à buter dans le cul-de-sac cæcal, là où est le maximum de pression, refoule la lèvre supérieure, franchit la valve inférieure et pénètre entre les deux lèvres. — Je ferai remarquer que cette dernière disposition des valves se rencontre dans l'énorme majorité des cas; c'est la forme ordinaire et normale de la valvule iléale, telle que je l'ai décrite plus haut. On observe pourtant des valvules entièrement suffisantes, alors même que la lèvre supérieure déborde fortement l'inférieure.

D'après Oscar Krauss (*Arch. f. klin. Chir.*, t. XLIV, p. 440, 1892), la valvule, chez le nouveau-né, est toujours insuffisante; chez l'enfant et chez l'adulte, elle est normalement suffisante. L'insuffisance, naturelle ou provoquée, se produit lorsque l'invagination de l'iléon dans le côlon se réduit en partie. — L'auteur a étudié avec soin les dispositions anatomiques du cæcum et du côlon ascendant quand la valvule est suffisante et quand elle devient insuffisante. A la face postérieure de l'intestin, K. a vu se détacher de la bande postéro-interne un cordon musculaire qui passe derrière l'iléon, sur une longueur de 2 à 4 mm., comme une sorte de pont reliant les deux bosselures qui se rencontrent à ce niveau : *habenula cæci*. Ce petit ligament n'est pas l'agent principal qui assure l'occlusion de l'orifice, il ne fait que garantir la soudure des deux lames de la valve supérieure; on peut le sectionner sans provoquer l'insuffisance. Celle-ci apparaît quand les deux feuillets de cette valve cessent d'adhérer l'un à l'autre, notamment dans la surdistension du cæcum.

L'exposé précédent montre des résultats contradictoires qui ont lieu de surprendre (Charpy). Sur 23 sujets adultes que j'ai examinés, la valvule éprouvée par l'eau était parfaitement suffisante 5 fois, nettement insuffisante 13 fois, et 5 fois légèrement insuffisante, l'eau ne passait que goutte à goutte. Des valvules insuffisantes contre l'eau peuvent ne pas laisser passer les gaz, comme le montre l'insufflation.

Que conclure? On n'est pas autorisé à appliquer au cæcum vivant les résultats cadavériques. Déjà J. Struthers (On varieties of the appendix. *Edinb. med. Journ.*, 1893) a fait observer que, si au lieu d'insuffler le cæcum extrait et isolé, on le distend sur place, dans ses connexions normales, la valvule se montre presque constamment suffisante. Sur le vivant, le mécanisme de l'occlusion n'est pas purement automatique. Rouch indique qu'une des causes de la fermeture consiste dans ce fait que la résultante des contractions cæcales passe en tangente devant l'iléon. De plus, la valvule contient un appareil musculaire faible il est vrai, mais qui ne saurait être inactif (Charpy, Capacité du cæcum, *Bibl. an.*, 1898).

Chez les animaux, la valvule affecte des formes variées, liées surtout au développement ou à l'absence du cæcum. L'occlusion mécanique est toujours imparfaite et ne s'achève que par un anneau musculaire comme pour le pylore. (Bureau. Thèse de Paris, 1877.)

(*Jonnesco et Charpy.*)

Appendice vermiculaire ou **iléo-cæcal**; appendice cæcal. — Nettement séparé du cæcum par Béranger Carpi (1524) pour la première fois, l'appendice fut mieux décrit par Vésale, Fallope et par Vidus Vidius (1561) qui lui donna le nom de vermiforme. Depuis, les anatomistes se sont attachés à l'étude de cet organe; mais c'est surtout dans ces dernières années qu'on s'est aperçu de son importance pathologique et qu'on a cherché à préciser sa forme, sa situation, ses connexions avec le péritoine et sa structure.

Il a été publié un nombre considérable de travaux dont beaucoup n'ont pas ajouté grand chose à nos connaissances premières. Voici les principaux : Tarenetzky, *Acad. sc. de Saint-Pétersbourg* (1881). — Treves, *Brit. med Journ.* (1885). — Ferguson, *Amer. Journ. med. sc.* (1891). — Lockwood, *J. of Anat.* (1891). — Lafforgue, *Intern. Monatschr. f. Anat.* (1893). — Ribbert, *Arch. f. path. Anat.* (1893). — Clado, *C. R. Soc. Biologie* (1892). — Struthers, *Edinb. med. Journ.* (1893). — Berry, *Anat. Anzeiger* (1895). — Robinson, *Medic. Record.* (1895). — Tuffier et Jeanne, *Revue de gynécologie* (1899).

L'appendice naît ordinairement sur la paroi interne ou postéro-interne du cæcum, à 2 ou 3 cm. au-dessous de l'angle iléo-cæcal; quelquefois il fait suite au sommet ou point le plus déclive de l'organe (disposition fœtale); exceptionnellement, on l'a vu naître sur sa paroi antérieure. — Sa *forme* est très variable : le plus souvent il a l'aspect d'un tube cylindrique plus ou moins régulier; parfois il est fusiforme, très rarement sphérique.

Sa *direction* est tantôt rectiligne et rappelle l'état embryonnaire; tantôt, le plus souvent, il est flexueux, infléchi et décrit une anse à concavité tournée vers son bord mésentérique, une spirale, ou enfin un double cercle à la façon d'un 8 de chiffre (Lafforgue). Ces inflexions sont surtout marquées quand l'appendice est insufflé; elles sont dues à la brièveté relative du méso-appendice, qui ne permet l'extension de l'organe que dans une certaine mesure et le force à se courber sur lui-même.

Les *dimensions* de l'appendice sont très variables. — Sa *longueur* moyenne est de 9 cm. et varie de 6 à 12 cm. Mais il peut être très court : 2 cm. 1/2 (Ribbert), 3 (Lafforgue), ou très long : 20 cm. (Gegenbaur), 21 (Ribbert), 22 (Cruveilhier, Lannelongue), 23 (Luschka), 24 (Georgieff). — Son *diamètre* varie de 3 à 7 mm. Quelquefois il atteint 1 à 1 cm. 1/2 (Gerold, Lafforgue) de diamètre et 2 à 4 cm. de circonférence externe (Gerold). Son calibre est tantôt uniforme, tantôt irrégulier, bosselé.

La longueur de l'appendice varie avec l'âge. D'après Taretnetzky, il augmente chez l'adulte et subit une atrophie relative chez le vieillard. — Ribbert (*Virchow's Arch.*, t. CXXXII, 1893) prétend que l'appendice acquiert sa plus grande longueur absolue entre 10 et 30 ans (9 cm. 1/2); il décroît ensuite (8 cm. 1/4) L'appendice de l'embryon et du nouveau-né serait d'après R., relativement plus long que celui de l'adulte. Il est plus court de 1 cm. chez la femme (W. Muller, in *Jahr.* de Schwalbe, 1898). — On a signalé son absence complète (Merling, Meckel, Tarenetzky, Lafforgue, P. Delbet, Piquand).

Situation. — Rapports. — Rien de plus variable et de plus important à bien connaître en pratique que la situation de l'appendice. Rattaché au cæcum, l'appendice doit suivre cet organe dans sa migration; il siégera donc : dans la fosse iliaque droite au niveau du détroit supérieur, en plongeant par son extrémité libre dans la cavité pelvienne; — au-dessus de la crête iliaque, dans la fosse lombaire droite, devant le rein et sous le foie; — enfin, à l'ombilic, à l'hypogastre, dans la fosse iliaque gauche, et très souvent dans la cavité pelvienne. Dans ce dernier cas, il peut toucher et même adhérer par son extrémité libre : au côlon pelvien, au rectum, à la vessie, à l'utérus, à l'ovaire, à la trompe et au ligament large. Toutes ces situations nous sont déjà connues, inutile d'y insister. J'ajouterai seulement qu'il faut méconnaître l'extrême variabilité du siège de l'appendice pour chercher, comme on l'a fait, un point précis de la paroi antérieure abdominale auquel répondrait l'appendice (lignes de M. Burney, Clado). Hewson (*Amer. J. med. sc.*, 1895) a mesuré la distance qui le sépare de l'épine antérieure. Dans les 73 cas observés, elle était de 7 cm. en moyenne et variait de 3 à 16.

Relativement au cæcum, au côlon ascendant et à l'extrémité terminale de l'iléon et du mésentère, l'appendice peut occuper les situations suivantes : — *a*) *Sous-cæcale* : l'appendice pend au-dessous et généralement à gauche du cæcum. Quand celui-ci est situé sous le foie et affecte le type embryonnaire, l'appendice se dirige, comme le cæcum qu'il prolonge, transversalement de gauche à droite. — *b*) *Pré-cæcale* : il se recourbe en haut et en avant, passe sur la paroi antérieure du cæcum, soit transversalement de gauche à droite, soit verticalement en haut en suivant le bord interne de cette paroi. — *c*) *Rétro-cæcale* : l'appendice se recourbe en haut et en arrière, passe derrière le cæcum et le côlon ascendant, tantôt intimement appliqué à leur paroi postérieure, tantôt libre et mobile; par son extrémité libre, il se porte à droite vers le rein droit et le foie, ou bien à gauche, vers la face postérieure de l'extrémité terminale de l'iléon et du mésentère; souvent il contracte des adhérences avec ces divers organes. La situation rétro-cæcale, que Tarenetzky a observée 19 fois sur 56 sujets, Tuffier 20 fois sur 118, et qui est un arrêt de développement, est en pratique d'une grande importance. Elle paraît prédisposer spécialement à l'appendicite et en tous cas elle rend l'appendice difficile à trouver et à isoler. — *d*) *Latéro-cæcale* : l'appendice contourne le fond du cæcum et monte sur sa face latérale droite, ou se porte à gauche et longe la portion terminale de l'iléon.

Quelle que soit la situation de l'appendice, il est tantôt libre et mobile, tantôt fixé à la paroi abdominale ou à un viscère voisin. — Quand il est libre, il est rattaché au cæcum, à l'iléon et au mésentère iléal par deux ligaments, le *méso-appendice* et le *repli iléo-appendiculaire* (Voy. Péritoine cæcal), assez longs, en général, pour lui permettre de se déplacer dans tous les sens. — Il peut être appliqué et fixé : au péritoine de la fosse iliaque, au détroit supérieur, au flanc latéral droit de la cavité pelvienne ou à un des viscères pelviens, au péritoine prérénal, au mésentère, sur une des parois du cæcum et du côlon, la postérieure surtout.

Chez la femme, l'appendice entre en rapport avec la face postérieure du ligament large, quand il descend dans l'excavation. Fréquemment il est relié au bord supérieur de ce ligament par un repli péritonéal falciforme, qui provient du méso-appendice. Clado, qui l'a décrit sous le nom de *ligament appendiculo-ovarien*, l'a vu traversé par des vaisseaux lymphatiques, qui se rendaient de l'appendice aux lymphatiques de l'ovaire. Il pense que c'est peut-être une des voies que suivent les abcès du ligament large pour envahir la fosse iliaque; il y a là en tous cas un rapport anatomique entre le cæcum et l'appareil génital.

C'est à tort qu'on a considéré ce repli séreux comme d'origine pathologique; on le trouve sur des organes sains. Il existe quelquefois à l'état de vestige chez l'homme sous forme d'un tractus qui de l'appendice se perd sur la paroi du petit bassin (Clado), et d'autre part chez la femme on voit quelquefois un repli aller du ligament large gauche au méso-côlon iliaque sur le détroit supérieur (ligament infundibulo-colique de Jonnesco).

Sur 200 cadavres, Ferguson a trouvé l'appendice : 19 fois le long du bord du cæcum 11 fois descendant vers le bassin : 18 fois sur le bord interne du cæcum : 65 fois en arrière.

Sur 160 cadavres, Lockwood et Rolleston ont trouvé l'appendice : 104 fois dans sa position normale, c'est-à-dire libre et mobile; 56 fois il était dans une position anormale. Il adhérait : 7 fois au péritoine de la région sous-cæcale, 9 fois à la face profonde du cæcum, 12 fois dans la fossette sous-cæcale, 5 fois au côté droit du cæcum, 12 fois à la région de de la fossette iléo-cæcale, 2 fois dans une de ces fossettes dont l'orifice était oblitéré.

Lafforgue a étudié 27 appendices de fœtus ou embryons et 200 d'enfants ou adultes. Au point de vue de sa direction générale, il est sur 100 cas : 41,9 fois descendant; 19,5 fois dirigé du côté gauche; 13 fois ascendant; 9,5 fois dirigé en dehors ou en arrière. — La situation de l'appendice peut être rapportée à trois types principaux : *Situation iliaque externe* : il occupe la fosse iliaque droite en dehors du psoas et se porte du côté de l'épine iliaque antéro-supérieure : 49 0/0. — *Situation iliaque médiane* : l'appendice situé plus en dedans repose sur le psoas et peut même venir en contact avec la colonne : 20 0/0. — *Situation pelvienne* : 20 0/0.

Treves sur 100 cadavres a trouvé l'appendice : le plus souvent en arrière de la partie terminale de l'iléon et de son mésentère : — verticalement derrière le cæcum (18 0/0) avec le sommet fixé au foie ou à la vésicule biliaire : — dans le petit bassin; dans un cas il passait transversalement devant l'éminence lombo-sacrée et se terminait sur le psoas gauche.

Robinson sur 128 sujets constate que l'appendice pend dans l'excavation pelvienne dans 42 0/0 des cas, dans 30 0/0 chez la femme; il est à droite du psoas dans 25 0/0 et sur lui dans 25 0/0.

Tuffier et Jeanne ont également étudié la position de cet organe sur 118 sujets : ils ont observé, à titre d'anomalie congénitale, que l'appendice peut être sous-péritonéal et sans méso, mais adhérent, comme le côlon ascendant.

Enfin Mariau (*Bibliogr. anat.*, 1900), prétend que les statistiques relatives aux positions de l'appendice sur le cadavre ne sont pas applicables au vivant, cet organe pouvant, suivant sa vacuité ou sa réplétion gazeuse, prendre toutes les positions possibles. Ainsi s'expliquerait la grande fréquence de sa situation rétro-cæcale ou ascendante dans les interventions opératoires, qui est en désaccord avec les chiffres fournis par les autopsies.

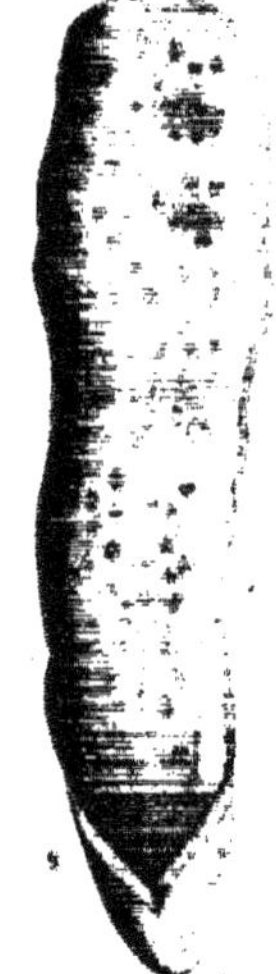

Fig. 177. — Face interne de l'appendice (d'après Bonamy et Broca).

Configuration interne. — La cavité de l'appendice forme le plus souvent un tube ou canal cylindrique régulier; quelquefois elle présente un ou deux rétrécissements et des parties dilatées intermédiaires. L'orifice de communication avec le cæcum, situé à 3 cm. au-dessous de l'orifice de la valvule de Bauhin, est tantôt exactement circulaire, tantôt étroit et plissé (20 0/0, Lafforgue), tantôt, le plus souvent, évasé et infundibuliforme (63 0/0). Il est assez souvent muni d'un repli falciforme de la muqueuse, très bas et n'entourant qu'une faible partie de son contour, ou plus haut et fermant la moitié environ de la lumière, à la façon d'une véritable valvule. Celle-ci a été décrite par Weitbrecht d'abord, par J. Gerlach (1847) ensuite. D'après cet auteur, la valvule serait surtout apparente chez le fœtus, il n'en resterait plus que des vestiges dans l'âge avancé. Certains auteurs nient son existence. D'autres prétendent qu'elle est pathologique, et serait due à la pression mécanique exercée par le calcul contenu dans le canal appendiculaire sur ses parois (Lafforgue). Je l'ai vue plusieurs fois bien développée.

G. Nauninga (*Inaug. Dissert.*, Groning., 1840, p. 24) décrit et représente un second repli valvulaire, situé dans la cavité de l'appendice, au-dessous du premier; il l'a rencontré dans quelques cas seulement.

La lumière de l'appendice peut être partiellement ou totalement imperméable. Cette oblitération est assez fréquente : Lockwood et Rolleston ont trouvé 7 cas d'oblitération totale sur 160 appendices (4,5 0/0). Lafforgue signale sur 200 cas examinés : 6 cas d'oblitération totale (3 0/0) et 8 cas (4 0/0) d'imperméabilité limitée à la partie de la lumière qui avoisine le sommet de l'appendice (1 à 3 cm.). — Ribbert, sur 400 appendices, trouve 99 oblitérations totales ou partielles (25 0/0) : l'oblit. était totale dans 3,5 0/0 des cas; dans plus de 50 0/0 des cas elle s'étendait à 1/4 de l'appendice. — *L'âge* joue un rôle important : l'oblitération est moins fréquente chez les jeunes sujets; elle existerait au contraire dans la moitié des cas au-dessus de 60 ans : l'oblit. totale manquerait avant 30 ans, elle deviendrait plus fréquente entre 60 et 70 ans (9 fois sur 21 cas, Ribbert). Les appendices les plus courts sont le plus souvent oblitérés (Ribbert). — La *cause* de l'oblitération est diversement interprétée : Bierhoff (*Deutsch. Arch. f. klin. Med.*, t. XXVII) et Fitz (*Amer. Journ. of med. sc.*, 1886, p. 321) l'attribuent à un processus inflammatoire ayant guéri par l'occlusion de la lumière de l'appendice. Lafforgue y voit une disposition congénitale. Ribbert la considère comme un processus d'évolution ordinaire d'un organe en régression. — Ribbert a étudié avec soin les caractères macroscopiques et histologiques de l'appendice oblitéré.

Lockwood et Rolleston décrivent trois cas d'appendices oblitérés renfermant des kystes à contenu colloïde.

Structure. — On dit parfois que l'appendice représente une plaque de Peyer qui s'est évaginée en entraînant avec elle les diverses tuniques du gros intestin; cette conception se justifie assez bien par l'observation microscopique. D'une épaisseur moyenne de 2 millimètres, la paroi de l'appendice vermiculaire se compose en effet des quatre tuniques à peine modifiées qui ont été décrites à propos de la structure du gros intestin.

La *tunique séreuse*, qui fait seulement défaut au niveau du méso-appendice, se retrouve avec tous les caractères histologiques du feuillet viscéral du péritoine; elle adhère intimement à la musculeuse sous-jacente par quelques faisceaux conjonctifs qui s'enfoncent entre les faisceaux de fibres longitudinales, jusque contre la couche circulaire (E. Gerold, *Inaug. Dissert.*, München, 1891).

La *tunique musculeuse*, relativement épaisse, mesure de 0,6 à 0,7 mm., elle se compose de deux couches à peu près égales, l'une externe longitudinale, l'autre interne circulaire. La couche longitudinale (250 à 300 μ) est constituée par des faisceaux parallèles qui deviennent plus rares ou manquent parfois au niveau du hile de l'appendice; vers la base de cet organe ils se groupent en trois bandelettes, origine des tœnia coli. La couche circulaire (300 à 330 μ) est continue et formée de faisceaux fortement tassés les uns contre les autres. Nous n'avons pas pu observer, chez l'homme, des fibres obliques entre ces deux plans, et les descriptions dans lesquelles on les a signalées se rapportent très probablement à des coupes obliques. Vers le sommet ou fond de l'appendice, les fibres musculaires des deux couches se croisent, et deviennent comme nattées (Gérold); d'après Clado (1892), elles seraient remplacées par une tunique conjonctive peu dense, ce qui expliquerait la fréquence plus grande des perforations vers la pointe de l'appendice. Sur un supplicié, nous rencontrons une disposition qui se rapproche de celle signalée par Gérold.

La *tunique celluleuse*, relativement dense, est assez riche en fibres élastiques (Lafforgue, 1893); elle présente un grand nombre d'espaces lymphatiques, en général allongés, et plus nombreux vers la base des follicules clos.

La *tunique muqueuse*, niée chez l'adulte par Wœlller, est plus épaisse et plus nette chez les enfants que chez les sujets âgés, chez lesquels elle devient mince et lisse (Ribbert). Elle affecte, dans l'ensemble, les mêmes caractères et la même structure que dans les autres parties du gros intestin. L'épithélium, formé de cellules cylindriques, contient de rares éléments caliciformes; les cellules sont par places peu élevées et envahies par les leucocytes. Le chorion de la muqueuse, en dehors des nodules folliculaires, présente une infiltration adénoïde très abondante. Les glandes de Lieberkühn, assez nettement développées entre les follicules clos, sont semblables à celles du gros intestin; elles paraissent plus nombreuses dans le quart inférieur de l'appendice, mais elles font totalement défaut au voisinage de la pointe (Clado). Quant à la musculaire-muqueuse, niée par quelques auteurs, elle existe en réalité, mais dissociée par les follicules ou par l'infiltration adénoïde; elle n'apparaît avec netteté qu'au niveau des culs-de-sac glandulaires.

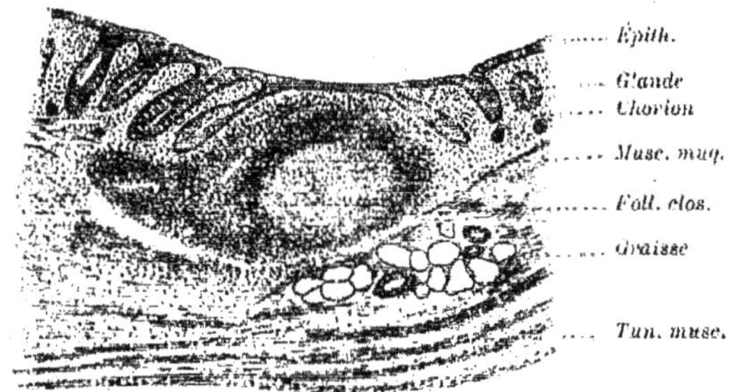

Fig. 178. — Coupe transversale de l'appendice vermiculaire chez l'homme (d'après Kölliker). — Gr. 48 D.

L'appareil lymphoïde de l'appendice est formé par un nombre considérable de follicules clos qui, chez le lapin plus encore que chez l'homme, prennent l'apparence d'une grande plaque de Peyer. Chez le nouveau-né, les follicules, bien développés, sont assez petits; ils deviennent plus volumineux chez l'enfant, et ne laissent alors entre eux que des intervalles très étroits, disposition qui se maintient jusque vers l'âge de 25 ans. A partir de cette époque, ils diminuent de volume, deviennent moins serrés et changent de forme; en général ils s'aplatissent et leur hauteur peut se réduire d'un quart. Comme ils faisaient primitivement saillie dans la lumière du canal, il résulte de leur aplatissement que la muqueuse s'amincit avec l'âge et devient lisse (Ribbert, W. Müller), particularité que l'on observe d'ailleurs dans tout le reste de l'intestin.

Vaisseaux de l'appareil cæcal. — Les artères du cæcum et de l'appendice viennent de l'artère iléo-colique, branche de la mésentérique supérieure. L'*artère iléo-colique*, située dans le mésentère, se dirige vers l'angle iléo-colique (iléo-cæcal supérieur des auteurs); à une certaine distance au-dessus de cet angle (3 à 4 cm.), elle se divise ordinairement en quatre branches : une se porte à gauche, le long de l'iléon, *artère iléale*; deux autres se dirigent en bas et en dehors et passent sur le cæcum, l'une en avant, l'autre en arrière : *artères cæcales antérieure* et *postérieure*; la quatrième se dirige en bas et à gauche, passe derrière la portion terminale de l'iléon, pour longer ensuite l'appendice : c'est l'*artère appendiculaire*. Le mode d'origine de ces artères présente de nombreuses variations. Souvent l'iléo-colique se divise en deux branches, dont l'une donne naissance à l'artère iléale et à la cæcale antérieure, l'autre à la cæcale postérieure et à l'appendiculaire; d'autres fois, l'artère appendiculaire naît soit de la terminaison de la mésentérique supérieure, soit de celle-ci et de l'iléo-colique par une double origine.

L'artère cæcale antérieure se dirige obliquement en bas et en dehors, et passe devant l'iléon pour aborder la paroi antérieure du cæcum; dans ce trajet, elle se trouve à gauche de cet organe, dont elle est séparée par un intervalle variable (de 1 à 2 cm.) et chemine dans l'épaisseur d'un repli péritonéal.

L'artère cæcale postérieure passe derrière l'iléon, pour atteindre la paroi postérieure du cæcum; mais contrairement à la précédente, elle est directement appliquée sur l'iléon d'une part et sur la paroi postérieure du cæcum d'autre part; elle chemine d'abord dans le sillon qui marque en arrière le point d'abouchement de l'iléon dans le côlon. Les deux artères cæcales donnent un grand nombre de branches qui se ramifient sur la paroi du cæcum et du côlon ascendant. Certains auteurs (Treves, Tuffier) prétendent que ces branches s'arrêtent au niveau des bandes longitudinales antérieure et postéro-externe, et que la paroi externe du cæcum ne renfermerait que des capillaires. C'est une erreur. En effet, ces ramifications, dont les plus volumineuses cheminent et sont cachées dans les sillons transversaux, vont bien au delà et couvrent toute la paroi d'un riche réseau.

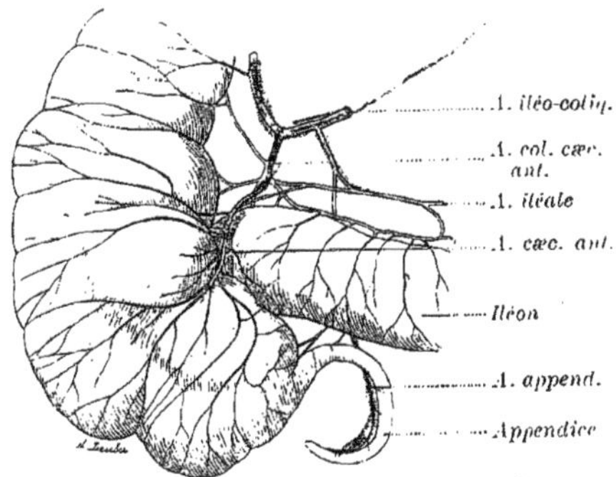

Fig. 179. — Artères du cæcum, de l'appendice vermiculaire et de la partie terminale de l'iléon. — Vue antérieure.

L'artère appendiculaire descend derrière l'iléon qu'elle croise, et gagne le bord mésentérique ou hile de l'appendice à une certaine distance de sa base, plus ou moins près de son extrémité terminale; puis, elle longe ce bord jusqu'au sommet de l'appendice où elle se termine. Dans ce trajet, l'artère décrit une courbe à concavité tournée à gauche, et chemine dans l'épaisseur du mésentère de l'appendice. Par son bord convexe, elle donne plusieurs branches qui se dirigent transversalement vers l'appendice, en affectant une disposition scalariforme. Leur nombre est variable, il dépend le plus souvent de la longueur de l'appendice. Ordinairement on trouve : une branche qui se porte vers la base de l'appendice, *artère cæco-appendiculaire*; 3 ou 5 branches appendiculaires : artères *appendiculaires*; et enfin, une branche récurrente, qui naît d'une des artères appendiculaires et se dirige, en cheminant dans l'épaisseur d'un repli péritonéal, en haut et en avant, vers le bord libre de l'iléon : a. *iléo-appendiculaire* ou *récurrente iléale*. Toutes ces branches se divisent en deux ou trois rameaux avant d'aborder le hile de l'appendice et d'y pénétrer. Quelquefois, ces rameaux s'anastomosent entre eux, et décrivent dans l'épaisseur du méso-appendice des arcades analogues aux arcades artérielles de l'intestin grêle. — Les artères de l'appendice s'anastomosent avec celles du cæcum par des ramuscules si fins, que la circulation appendiculaire est, jusqu'à un certain point, autonome et indépendante. Aussi, toute interruption brusque de la circulation, produite par la compression qu'exercerait un calcul stercoral, par exemple, pourra amener la gangrène des parties sous-jacentes de l'appendice (Mariau).

L'artère appendiculaire peut présenter dans certains cas un trajet absolument anormal : au lieu de croiser la face postérieure de l'iléon, elle passe devant celui-ci. Cette anomalie entraîne une disposition spéciale du méso-appendice, que j'ai décrite dans un travail récent (*Progrès médical*, 1894, p. 273 et suivantes).

Les **veines** du cæcum et de l'appendice suivent fidèlement les artères dont elles sont satellites; elles se rendent dans la veine mésentérique supérieure ou grande mésaraïque.

Les **lymphatiques** du cæcum suivent les artères cæcales pour se jeter : ceux de la paroi antérieure dans deux ganglions, situés dans l'épaisseur du repli mésentérico-cæcal, très manifestes chez l'enfant. Ceux de la paroi postérieure se rendent dans un groupe de trois à six ganglions, situés sur la paroi postéro-interne du cæcum avec lequel ils font corps. Ils sont recouverts par le péritoine, qui les applique à ce niveau sur les parois mêmes de l'intestin et les sépare complètement de la fosse iliaque (Tuffier). — Les lymphatiques de l'appendice cheminent dans l'épaisseur du méso-appendice, le long des artères; ils se rendent à des ganglions plus ou moins nombreux, un, deux, ou quatre

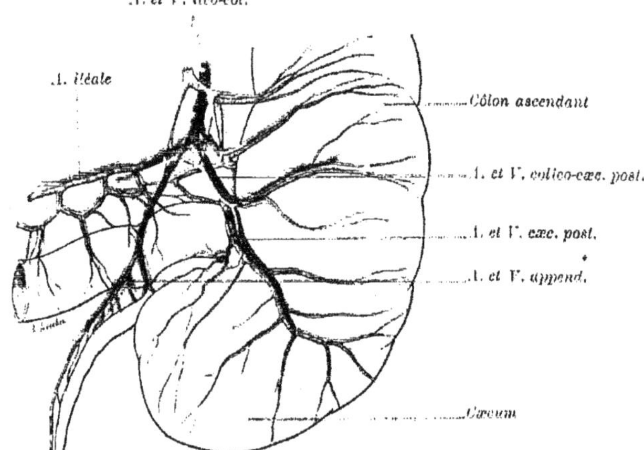

FIG. 180. — Artères et veines du cæcum et de l'appendice vermiculaire. Vue postérieure (adulte).

(Lafforgue), disséminés dans l'épaisseur du méso-appendice, plus ou moins près de l'organe. Ces ganglions sont en tout point comparables aux ganglions mésentériques.

Péritoine de l'appareil cæcal. — Chez l'embryon, jusqu'au troisième mois environ, l'appareil cæcal, le côlon ascendant et une partie du côlon transverse flottent librement dans la cavité abdominale, grâce à un très long mésentère qui leur est commun ainsi qu'à l'intestin grêle flottant : le mésentère primitif. Cette disposition peut persister et devenir définitive. Ordinairement le mésentère primitif disparaît en partie, par soudure ou coalescence avec le péritoine pariétal; la portion du mésentère située à gauche du tronc de l'artère mésentérique supérieure, qui chemine dans son épaisseur, reste libre et forme le mésentère définitif de l'intestin grêle flottant, tandis que la portion située à droite de cette artère se soude par sa face postérieure au péritoine pariétal. Le processus de soudure des surfaces séreuses peut se limiter au mésentère ou se prolonger au delà et atteindre le tube intestinal même. Dans le premier cas, le côlon ascendant et le cæcum conservent une certaine mobilité, grâce à un méso plus ou moins long, reste du mésentère primitif non soudé. Quand le processus de coalescence envahit l'intestin même, il s'étend de haut en bas, de l'extrémité supérieure du côlon ascendant (angle hépatique du côlon) vers le fond du cæcum. Dans la grande majorité des cas, le côlon ascendant seul se soude par sa paroi postérieure au péritoine pariétal, et se trouve fixe et immobile, tandis que l'appareil cæcal conserve sa liberté: celui-ci repose sur le péritoine pariétal, mais n'y adhère aucunement. Très rarement, le processus de soudure s'étend aussi sur l'appareil cæcal dont la paroi postérieure se fixe au péritoine pariétal des divers points de la cavité abdominale qu'il peut occuper (fosse iliaque, fosse lombaire, cavité pelvienne, etc.). — Ajoutons enfin que la coalescence du côlon et du cæcum ne se fait pas toujours d'une façon uniforme : elle peut être partielle, se faire par places, manquer ailleurs. Ainsi la face postérieure du cæcum et du côlon ascendant peut adhérer par places au péritoine pariétal et être libre sur le reste de son étendue. Ces adhérences partielles se font en général par des tractus plus ou moins longs, ligaments ou replis péritonéaux qui limitent avec la paroi postérieure restée libre du cæcum et du côlon ascendant d'une part et avec le péritoine pariétal d'une autre, un espace ou cul-de-sac tapissé partout de péritoine : ce sont les replis *pariéto-cæcal* et *mésentérico-pariétal*, et la *fossette rétro-cæcale*, que nous décrirons plus loin.

Dans la grande majorité des cas (92 0/0), le cæcum et son appendice, complètement enveloppés par le péritoine, sont libres dans la cavité abdominale, où la main peut en faire le tour, comme elle fait le tour de la pointe du cœur dans le péricarde. Ce fait, démontré depuis longtemps par Bardeleben (*Virchow's Arch.*, 1849, p. 583), Luschka (*ibid.*, 1861), Langer (1862), etc., n'est plus discuté aujourd'hui. Pourtant, dans nos classiques, on place le cæcum dans le tissu cellulaire sous-péritonéal, derrière le péritoine pariétal, qui passe devant l'organe et l'applique à la paroi iliaque. Cette disposition n'existe jamais. Exceptionnellement (8 0/0), en effet, la paroi postérieure du cæcum est soudée au péritoine pariétal, par le processus de coalescence que nous avons étudié. Mais, même dans ces cas, le cæcum n'est pas situé derrière le péritoine pariétal, comme disent les classiques, mais bien devant lui.

L'enveloppe péritonéale de l'appareil cæcal est formée par le mésentère. Celui-ci, arrivé au niveau de l'angle iléo-colique, se dédouble pour entourer le cæcum et son appendice, comme il le fait pour l'intestin grêle : son feuillet droit passe de la face antérieure de l'iléon sur le cæcum, son feuillet gauche suit le même trajet sur la face postérieure, et tous deux se rejoignent sur le bord externe de l'organe et sur son extrémité inférieure, comme aussi sur le bord libre de l'appendice. Dans ce trajet, les deux feuillets du mésentère rencontrent l'artère cæcale antérieure et l'artère appendiculaire qui sont, comme nous l'avons vu, écartées du cæcum et de l'appendice ; le péritoine les entoure et leur forme de petits mésos : ce sont le *repli mésentérico-cæcal* dans l'épaisseur duquel court l'artère cæcale antérieure, et le *méso-appendice* qui renferme l'artère appendiculaire. Un troisième pli séreux est soulevé par des faisceaux musculaires qui sautent de la base de l'appendice sur le bord libre de l'iléon et par l'artère récurrente iléale, branche de l'artère appendiculaire : c'est le *repli iléo-appendiculaire*. Enfin, ces divers replis limitent deux fossettes péritonéales : une située derrière le repli mésentérico-cæcal, *fossette iléo-cæcale antérieure*, l'autre entre le méso-appendice et le repli iléo-appendiculaire, *fossette iléo-appendiculaire*.

Fossettes péri-cæcales. — Autour du cæcum et de son appendice, nous trouvons donc trois fossettes péritonéales, dont deux constantes : f. iléo-cæcale antérieure et f. iléo-appendiculaire, et une plus rare : la f. rétro-cæcale.

I. — **Fossette iléo-cæcale antérieure** ou **supérieure** (fossette de Luschka (1861) ; f. iléo-cæcale supérieure, Waldeyer, Hartmann (de Tubingen), Treves, Tuffier ; recessus ileo-cæcalis anterior, Brœsike ; ileo-colic fossa, Lockwood et Rolleston ; f. cæcale supérieure, Pérignon). — Située au niveau de l'angle iléo-cæcal antérieur, cette fossette est constante. Pour bien la voir, on doit suivre avec la pulpe de l'index la face antérieure de l'iléon en se dirigeant vers le cæcum jusqu'à ce que le doigt atteigne l'angle iléo-cæcal ; l'ongle est alors coiffé par un repli séreux, le *repli mésentérico-cæcal*, qu'il soulève et derrière lequel se trouve la fossette dans laquelle on a pénétré. La *fossette iléo-cæcale antérieure*, située derrière ce repli qui en forme la paroi antérieure, est une fente allongée de haut en bas; son orifice, tourné à gauche, est limité par le bord libre du repli; son fond dirigé à droite répond à la paroi antéro-interne du côlon ascendant et du cæcum; sa paroi postérieure est formée par la face antérieure du mésentère et de l'iléon.

Ce repli et la fossette ne manquent jamais; mais leur développement varie avec l'âge. Très profond chez l'embryon et chez l'enfant, le recessus l'est bien moins chez l'adulte, et

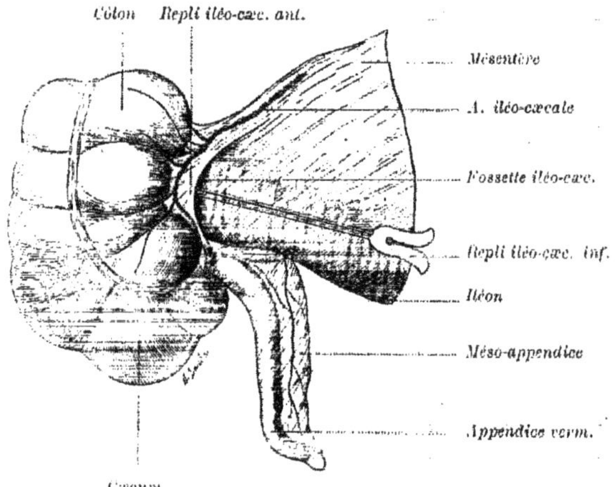

FIG. 181. — Fossette iléo-cæcale antérieure ou supérieure (adulte).

peut même être réduit à une dépression linéaire. La diminution progressive du repli et de la fossette est due à deux causes : 1° à l'augmentation des diamètres du cæcum, surtout du D. transversal; 2° à l'accumulation de la graisse dans l'épaisseur du repli.

2. — **Fossette iléo-appendiculaire ou iléo-cæcale inférieure** (recessus ileo-cæcalis, Luschka; recessus ou fosse iléo-cæcale inférieure, Waldeyer, Hartmann, Tarenetzky, Treves, Tuffier; superior ileo-cæcal fossa, Lockwood et Rolleston; fossette cæcale inférieure, Pérignon). — L'appendice vermiculaire est rattaché au cæcum, à l'iléon et au mésentère par deux replis péritonéaux ou ligaments appendiculaires : l'un, antérieur, se fixe à l'iléon : *repli iléo-appendiculaire*, l'autre, postérieur, se perd dans le mésentère iléal : *méso-appendice*. Entre ces ligaments d'une part, l'iléon, le cæcum et l'appendice d'autre part, il existe une fossette péritonéale toujours profonde : c'est la *fossette iléo-appendiculaire*. Pour observer ces replis et la fossette qu'ils limitent, il faut renverser l'extrémité supérieure du cæcum à droite et en arrière, attirer la partie terminale de l'iléon à gauche et en haut et tirer l'appendice directement en bas.

a) Le ***méso-appendice*** ou ligament postérieur, né du feuillet gauche ou postérieur du mésentère, passe derrière la portion terminale de l'iléon pour descendre sur l'appendice. Mince et transparent chez l'embryon et chez l'enfant, épais et chargé de graisse chez l'adulte et chez le vieillard, surtout chez les sujets doués d'embonpoint, ce repli est quadrangulaire. — De ses quatre *bords* : le *supérieur* (mésentérique), très court, se continue avec le feuillet postérieur ou gauche du mésentère; — le *droit* (colico-cæcal), externe, s'insère sur la paroi postéro-interne du côlon ascendant et du cæcum, près de l'abouchement de l'iléon, depuis l'angle iléo-colique (iléo-cæcal supérieur des auteurs) jusqu'à la racine de l'appendice; — l'*inférieur* (appendiculaire) s'insère le long du bord supérieur (bord adhérent ou hile) de l'appendice; — le *gauche*, interne, est libre et contient dans son épaisseur l'artère appendiculaire. Semi-lunaire, concave à gauche, ce bord se fixe par son extrémité ou corne supérieure sur le mésentère, tandis que son extrémité ou corne inférieure se prolonge en une mince languette séreuse, contenant la fin de l'artère appendiculaire, le long du hile de l'appendice jusqu'à son extrémité terminale. Cette dernière corne étant plus courte que l'appendice, celui-ci est forcé de se contourner, de se pelotonner sur lui-même. Dans l'épaisseur du méso, entre ses deux feuillets, se trouvent : l'artère appen-

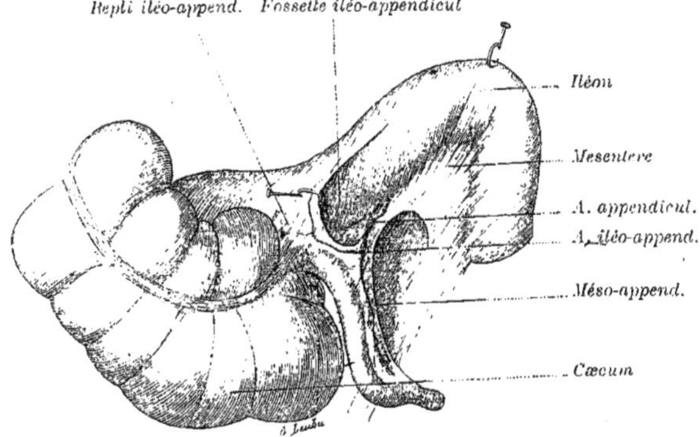

Fig. 182. — Fossette iléo-appendiculaire ou iléo-cæcale inférieure.

Le cæcum et le côlon ascendant ont été attirés en dehors et en bas, l'iléon en haut et en arrière, l'appendice vermiculaire en bas (adulte).

diculaire et ses branches, les veines qui les accompagnent, les nerfs avec les vaisseaux et ganglions lymphatiques.

b) Le *repli iléo-appendiculaire* ou ligament antérieur, détaché du bord antérieur ou libre de la portion terminale de l'iléon, descend sur l'appendice et sur le méso-appendice où il s'insère. — Avasculaire d'après Treves (bloodless fold), il renferme dans son épaisseur : *a*) l'*artère récurrente iléale* ou iléo-appendiculaire; *b*) les *veines* qui l'accompagnent; *c*) des *faisceaux musculaires*, qui, de la racine de l'appendice, passent entre les deux feuillets du repli pour atteindre le bord libre de la portion terminale de l'iléon, où ils se continuent dans les fibres musculaires longitudinales de l'intestin grêle (Luschka, 1861, 1862; Toldt, Brœsike, Lockwood et Rolleston, Pérignon) : *muscle iléo-appendiculaire*; *d*) de la *graisse*, autour des vaisseaux, chez l'adulte surtout.

c) La *fossette iléo-appendiculaire*. — En écartant les bords libres des deux ligaments appendiculaires, on pénètre dans un vaste cul-de-sac péritonéal allant jusqu'à l'angle iléo-cæcal (iléo-cæcal inférieur des auteurs) : c'est la fossette iléo-appendiculaire. Comprise entre les deux ligaments d'une part, entre l'iléon en haut et l'appendice en bas, cette fossette a la forme d'une pyramide triangulaire à sommet tronqué. Son *orifice* regarde à gauche et en bas; il est limité par le bord libre des deux ligaments et par l'iléon: l'artère appendiculaire et la récurrente iléale, qui cheminent dans ces bords, entourent l'orifice de la fossette. Les dimensions de cette fossette sont très variables; quelquefois elle est réduite à une simple fente curviligne péri-iléale. Le plus souvent elle est, au contraire, très large et très profonde; son orifice peut présenter de 3 à 7 cm. de diamètre et la fossette avoir les dimensions d'une petite pomme (Brœsike) ou admettre les deux dernières phalanges des cinq derniers doigts (Tuffier). — On a signalé des cas où l'orifice était fermé par suite de l'accolement des bords libres des deux replis; la fossette très dilatée était transformée en un véritable kyste (Widerhofer, Schott, 1862).

Ces replis et la fossette qu'ils limitent peuvent présenter quelques variétés et des anomalies que nous avons étudiées dans un récent travail (*Progrès médical*, Paris, 1894).

3. — **Fossette rétro-cæcale** (fossa cæcalis, Waldeyer; f. postcæcales, Tarenetzky). — Elle se trouve derrière le cæcum et le côlon ascendant; pour bien la voir, il faut renverser le fond du cæcum en haut et en arrière. — Elle est limitée, latéralement, à droite et à gauche, par deux ligaments ou replis :

a) Le *pli cæcal supérieur*, repli pariéto-cæcal ou pariéto-colique (Jonnesco), (lig. colicum dextrum, Hensing; lig. intestinal cæcal, Huschke; lig. pleuro-colicum, Langer; lig. supérieur du cæcum, Tuffier), est tendu de la paroi iliaque et lombaire à la paroi externe du

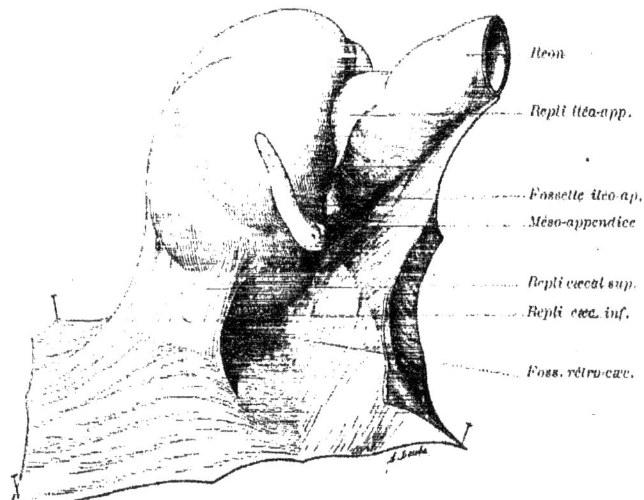

Fig. 183. — Fossette rétro-cæcale.

L'iléon et le cæcum sont renversés en haut. (D'après une pièce sèche de M. Souligoux.)

cæcum et du côlon ascendant. Ce repli triangulaire, dont le sommet répond à l'angle formé par l'accolement du côlon ascendant à la paroi lombaire, présente deux faces : l'une gauche tournée en arrière, regarde la fosse iliaque; l'autre droite, dirigée un peu en avant et en haut, touche, au niveau de l'extrémité supérieure du repli, le lobe droit du foie. Il n'est pas toujours aussi étendu; dans certains cas il est limité à la fosse lombaire et au côlon ascendant, il est alors plutôt horizontal; sa face droite est tournée franchement en haut, la gauche en bas. Tuffier a trouvé dans l'épaisseur de ce repli, entre ses deux feuillets, de très nombreux vaisseaux de petit calibre qui anastomosent la circulation intestinale avec les vaisseaux de l'atmosphère celluleuse du rein.

b) Le *pli cæcal inférieur*, repli mésentérico-pariétal ou mésentérico-iliaque (Jonnesco), (plica ileo-inguinalis, Engel; lig. inférieur du cæcum, Tuffier; plica infra-angularis, Brœsike), n'est que l'insertion du mésentère à la fosse iliaque; il continue le mésentère de l'iléon vers le bas, le long de la paroi abdominale postérieure et même dans la cavité pelvienne. Ce repli est triangulaire; son sommet se perd sur le mésentère; sa base s'insère sur la fosse iliaque et passe sur les vaisseaux spermatiques, là où ceux-ci croisent les vaisseaux iliaques externes. Cette ligne d'insertion pariétale est très variable comme étendue et comme direction: souvent elle suit le psoas et se prolonge directement en bas jusqu'à l'orifice interne du canal crural ou du canal inguinal (plica genito-enterica, Treitz); d'autres fois elle se recourbe en dedans, passe sur le détroit supérieur, s'engage sur le flanc droit de la cavité pelvienne en suivant les vaisseaux spermatiques et, chez la femme, se continue avec le ligament large. Assez souvent aussi, elle se recourbe en dehors, passe sur le muscle iliaque et se perd vers le milieu de la fosse iliaque.

c) La *fossette rétro-cæcale* est limitée : en avant, par la paroi postérieure du cæcum et du côlon ascendant; en arrière, par le péritoine pariétal de la fosse iliaque et de la fosse lombaire; latéralement par les deux replis que nous venons de décrire. Son *orifice* d'entrée est tourné en bas et à gauche. Le cul-de-sac qui lui fait suite est infundibuliforme, il se prolonge souvent par son sommet ou fond jusqu'au duodénum et au rein. Quelquefois l'appendice, recourbé en arrière et en haut, est entièrement contenu dans la fossette, tantôt libre, tantôt soudé à ses parois. — Les *dimensions* de la fossette sont très variables. En général elle ne dépasse pas 3 à 5 cm. de profondeur sur 2 à 3 de largeur; je l'ai vue atteindre 8 à 10 cm. dans le premier sens et 6 dans le second. Dans ces derniers cas, elle peut contenir une ou plusieurs anses intestinales grêles et devenir le siège d'une variété de hernie rétro-péritonéale, la hernie rétrocæcale, dont j'ai pu réunir 12 exemples (*loc. cit.*, 1890).

Fossette sous-cæcale ou **iliaque** (fossa iliaco-subfascialis, Biesiadecki). — Au milieu de la fosse iliaque, à l'union de sa moitié supérieure avec l'inférieure, il existe souvent soit une simple dépression, soit un large orifice elliptique et transversal, conduisant dans un cul-de-sac péritonéal plus ou moins profond, insinué dans l'épaisseur de la paroi iliaque, derrière l'aponévrose, entre elle et le muscle iliaque : c'est la *fossette sous-cæcale ou iliaque*. Son orifice occupe souvent toute la largeur du muscle iliaque; il regarde en haut et est nettement limité en avant par un pli péritonéal, transversal, mince, tranchant, falciforme et semi-lunaire, à concavité dirigée en haut : *pli sous-cæcal* ou *iliaque*. Le fond du cæcum, quelquefois une grande partie de sa paroi postérieure et même celle du côlon, peuvent pénétrer dans la fossette et s'y loger; d'autres fois celle-ci est occupée par l'appendice vermiculaire, ou par des anses de l'intestin grêle.

Biesiadecki (*Unters. aus dem pathol. Anat. Instit.* in Krakau, II, 1872), explique la formation de cette fossette par un développement inégal de l'aponévrose iliaque dans ses parties supérieure et inférieure.

La description que je viens de donner des fossettes péri-cæcales est le résumé de recherches déjà publiées (*Hernies rétrop.*, etc., 1890, p. 110-125, et *Progrès med.*, 1894). Je renvoie à ces travaux pour ce qui a trait à leur genèse et à leur description détaillée.

Avant de terminer avec le péritoine cæcal, nous devons insister sur le rôle qu'on fait jouer aux divers replis ou ligaments que nous venons de décrire, dans la fixation du cæcum. — Le repli ou ligament iléo-appendiculaire, grâce à l'appareil musculaire qu'il renferme, servirait, d'après Luschka, de régulateur entre le cæcum et l'iléon; ce serait un frein disposé de façon à attirer la portion terminale de l'iléon en bas, à empêcher son redressement complet et la formation d'une coudure trop prononcée entre le côlon et l'iléon. — Le pli cæcal supérieur ou pariéto-colique, épais, résistant, inextensible, renfermant des fibres resplendissantes et nacrées, fixerait, d'après Gérart Marchand (*Journ. des connaiss. méd.*, Paris, 1882), le côlon ascendant; d'après Tuffier (*Arch. génér. de méd.*, Paris, 1887, II), il suspend le cæcum à la fosse lombaire. — Le pli cæcal inférieur serait, pour Tuffier, un ligament inférieur du cæcum : il empêcherait cet organe de se renverser en haut dans les différents mouvements de l'abdomen; il fixerait la région iléo-cæcale dans la fosse iliaque et assurerait des connexions étroites entre l'intestin grêle et le cæcum, pendant la distension de ce dernier organe. Si l'on coupe ce ligament, le cæcum distendu sort de son sac séreux, et se dépouille de sa tunique pour se mettre en rapport avec la fosse iliaque.

Je crois qu'on a beaucoup exagéré l'importance de ces replis en tant que ligaments fixateurs du cæcum. Celui-ci n'est fixé en réalité que par le côlon ascendant avec lequel il se continue et qui est, dans la grande majorité des cas, absolument soudé à la paroi lombaire, et par l'angle iléo-colique à gauche et en haut, c'est-à-dire par l'extrémité inférieure du mésentère, soudée elle aussi à la paroi abdominale postérieure. Quant aux replis séreux, ils contribuent si peu à limiter les déplacements du cæcum qu'on peut les inciser sans modifier d'une façon sensible la mobilité normale de l'organe, et sans pouvoir pour cela l'attirer au delà de la situation qu'il occupe.

Bibliographie. — Sur le cæcum et le gros intestin : Engel, Einige Bemerkungen... *Wien med. Wochenschr*, 1859. — Treves, The Anatomy of the intestinal canal. *Hunterian Lectures*, et *Brit. med. Journal*, 1885). — P. Schieffferdecker, Beiträge z. Topogr. des Darmes. *Arch. f. Anat.*, 1886. — Fromont, Anatomie topogr. de la portion sous-diaphr. du tube digestif. *Thèse de Lille*, 1890.

Sur le cæcum : TUFFIER, Étude sur le cæcum. *Arch. de médecine*, 1887; et LEMÉNICIER. *Th. de Paris*, 1887. — TARENETZKY. Beitr. z. Anat. d. Darmkanals. *Mémoires de l'Acad. des sc. de Saint-Pétersbourg*, 1881, tome 28. — TOLDT. Die Formbildung d. menschlich. Blinddarms. *C. R. Ac. Sc.*, Vienne, 1894, 3, 103.

§ II. CÔLON

Le côlon (κωλύω, j'arrête, parce que ses valvules ralentissent le cours des matières) est la portion du gros intestin comprise entre le cæcum et le rectum. Son origine est marquée extérieurement par le point d'abouchement de l'iléon dans le gros intestin, auquel répond souvent un sillon transversal; intérieurement elle est indiquée par la valvule iléo-cæcale. Son extrémité terminale se trouve au niveau de la troisième vertèbre sacrée. — Nous lui décrirons quatre segments et deux angles ou coudes, l'un inconstant, l'angle hépatique, l'autre constant, l'angle splénique.

1. ***Côlon ascendant* ou *lombaire droit*.** — Le côlon ascendant naît dans la fosse iliaque droite, monte presque verticalement, passe sur la crête iliaque, puis dans la fosse lombaire, et, arrivé sous le foie, se coude au niveau de la vésicule biliaire pour se continuer avec le côlon transverse. — Sa *direction* est très variable, elle dépend en grande partie de la situation occupée par le cæcum; elle peut être verticale, oblique ou flexueuse. En général le côlon est presque vertical; il décrit une légère courbure à concavité interne, et se dirige obliquement d'avant en arrière et de bas en haut, de telle façon que son extrémité inférieure se trouve sur un plan un peu plus superficiel que la supérieure. — Quand le cæcum pend dans la cavité pelvienne ou à son entrée, le côlon ascendant, très long, parcourt la fosse iliaque en décrivant une longue courbe à concavité supéro-interne et, arrivé à la crête iliaque, se dirige de droite à gauche, pour passer dans le côlon transverse par une courbure insensible située au-dessous du pôle inférieur du rein. — Si le cæcum, au contraire, occupe une situation haute (iliaque supérieure, lombaire ou sous-hépatique), le côlon ascendant s'infléchit une ou plusieurs fois sur lui-même avant de se continuer avec le côlon transverse. Ces inflexions sont dirigées tantôt dans le sens antéro-postérieur, tantôt transversalement. Ajoutons aussi qu'au lieu d'une simple flexuosité, sagittale ou frontale, il peut en décrire plusieurs. — Il n'est pas rare enfin de le voir passer dans le côlon transverse, au niveau du pôle inférieur du rein, alors même que le cæcum occupe la situation moyenne.

Fromont (*loc. cit.*, 1890, p. 17), sur 40 cadavres, a trouvé le côlon ascendant : 10 fois vertical (type normal), 30 fois avec une direction très éloignée de la verticale : tantôt très oblique en dedans ou en dehors, tantôt infléchi en S transversalement ou d'avant en arrière, type en S italique qui s'est rencontré 14 fois, et qui paraît être la règle chez les vieillards. — Legueu (*loc. cit.*, 1892) a constaté chez les enfants que l'exiguïté de la cavité abdominale et le volume exagéré du foie forcent le côlon ascendant ou à se plier sous le foie, ou à perdre de sa longueur aux dépens du côlon transverse.

La *longueur* moyenne est de 10 à 12 centimètres; elle atteint 19 centimètres chez les vieillards, d'après Cohan, et peut encore dépasser ce chiffre. Dans certains cas il est très court ou même peut faire défaut, le cæcum se continuant directement avec le côlon transverse (Curschmann).

La *situation* et les *rapports* du côlon ascendant sont, comme nous venons de le voir, assez variables. Ordinairement, il occupe en partie la fosse iliaque, en partie la fosse lombaire. Il répond : *en arrière*, au muscle iliaque, au bord externe du muscle carré des lombes et à la face antérieure du rein droit dont il croise le tiers ou la moitié inférieure, rapport qui explique l'ouverture d'un abcès du rein dans le côlon ; — *en avant*, aux anses de l'intestin grêle qui le recouvrent, ou s'il est très distendu, directement à la paroi abdominale antérieure ;

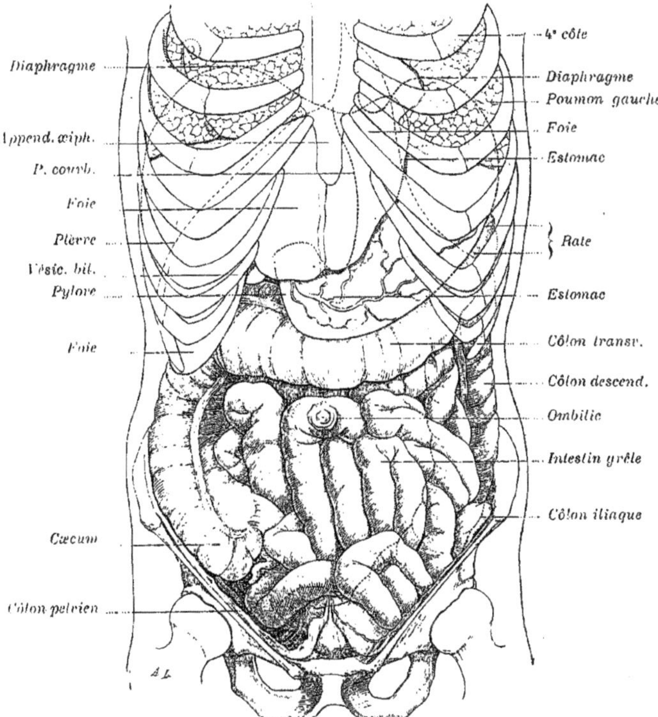

Fig. 184. — Côlons vus par la face antérieure.

en dehors, à la paroi abdominale, plus haut à la face inférieure du foie, sur lequel il marque souvent une empreinte longitudinale, et au fond de la vésicule biliaire qui touche fréquemment sa paroi externe ou même sa paroi postérieure (Raynal, thèse de Toulouse, 1894, p. 34) ; — *en dedans*, au psoas et à la portion descendante du duodénum ; celle-ci est située assez souvent non pas à gauche mais derrière le côlon ascendant, entre lui et le rein. — Le côlon, ascendant, d'après Lesshaft (*Arch. f. Anat.*, 1870), est plus rapproché des apophyses épineuses lombaires que le côlon descendant.

Péritoine. — Chez l'adulte, dans la grande majorité des cas, la paroi postérieure du côlon ascendant adhère lâchement à la paroi abdominale, au rein droit et au duodénum, sans interposition de méso (Lesshaft, Toldt). — Treves a trouvé un mésocôlon ascendant plus ou moins long dans 26 pour 100 des cas, Fromont dans 30 pour 100.

Chez l'embryon et quelquefois chez l'adulte même, le côlon ascendant, complètement enveloppé par le péritoine, si ce n'est au niveau du hile, est libre et mobile dans la cavité abdominale, grâce au long mésentère primitif, commun à l'intestin grêle et aux segments droits du gros. — Ordinairement, le long mésocôlon ascendant primitif disparaît en se soudant au péritoine pariétal : tantôt il disparaît en entier et l'intestin lui-même se soude à la paroi lombaire, tantôt une partie de ce méso, voisine du hile de l'intestin, ne se soude pas et continue à servir de pédicule au côlon resté libre : c'est le mésocôlon ascendant secondaire ou définitif. — Chez le nouveau-né, Luschka prétend que le côlon ascendant est complètement enveloppé par le péritoine et mobile. Toldt (*Acad. des Sc.*, Wien, 1879) admet, au contraire, qu'à cet âge le côlon ascendant est d'ordinaire complètement fixé par sa partie postérieure; seule sa portion initiale n'est pas toujours soudée à la paroi abdominale, elle est suspendue avec le cæcum au mésentère de l'intestin grêle. Chez les enfants (de 1 à 15 mois), Leguen a trouvé le côlon ascendant tantôt libre et mobile dans toute son étendue, complètement enveloppé par le péritoine et muni d'un méso plus ou moins long (40 0/0); tantôt sa moitié inférieure seule était libre, tandis que la supérieure était fixe (50 0/0), tantôt enfin, mais plus rarement, son enveloppe séreuse était incomplète, le côlon étant en contact avec la paroi par une partie de sa circonférence (5 0/0).

Quand le côlon ascendant est fixe, la séreuse ne recouvre qu'une partie, généralement les 2/3 de sa circonférence. Le feuillet péritonéal se confond, à droite avec le péritoine prérénal et au delà avec le feuillet pariétal; à gauche, il se continue, après avoir passé sur le duodénum, avec le feuillet droit du mésentère. Dans ces cas, le côlon ascendant, le duodénum et le rein droit sont souvent serrés les uns contre les autres et solidement maintenus en rapport par le feuillet séreux commun qui passe devant eux. Parfois la soudure de la face postérieure du côlon est incomplète; on trouve entre elle et la paroi abdominale ou le rein, le prolongement du cul-de-sac péritonéal que nous avons décrit sous le nom de fossette rétro-cæcale ou rétro-colique, limitée en dehors par le repli pariéto-colique. La ligne de soudure ou de fixation peut aussi être interrompue: on observe alors des endroits où la face postérieure de l'intestin n'adhère pas à la paroi abdominale; ainsi se forment des petits culs-de-sac péritonéaux, insinués entre le côlon ascendant et la paroi abdominale postérieure, qui s'ouvrent sur le côté droit ou externe de l'intestin : *recessus para-colicus* de Toldt, ou fossette para-colique. L'orifice de cette fossette forme une lacune arrondie ou elliptique, d'ordinaire très nettement limitée, d'environ 2 à 6 mm. de diamètre, conduisant dans un canal en cul-de-sac. Celui-ci s'étend latéralement, le long de la paroi du côlon, soit en haut, soit en bas sur une longueur allant jusqu'à 1 cm. 5. La paroi de la fossette est formée par la séreuse lisse et brillante; quelquefois on y trouve de petites saillies rubanées provenant de l'intestin. Il n'est pas rare de rencontrer deux et même trois de ces fossettes, superposées le long du bord droit du côlon, au niveau de l'union de la paroi externe avec la postérieure.

Dans les cas plus rares où le côlon ascendant est relativement mobile et muni d'un méso plus ou moins long, celui-ci est formé de la façon suivante : le feuillet droit du mésentère passe de gauche à droite, sur le duodénum; à une certaine distance en dedans du rein, il se relève, et, conduit par les vaisseaux qui abordent le côlon, il arrive au hile de l'intestin, c'est-à-dire sur son bord interne. Là, le feuillet passe sur la circonférence de l'intestin, enveloppant complètement ses faces interne, antérieure et postérieure; revenu sur le bord interne, au niveau du hile, il rencontre de nouveau le pédicule vasculaire de l'organe, s'adosse à lui-même et se dirige enfin vers la paroi abdominale postérieure, qu'il atteint sur un point variable; tantôt en dedans, tantôt sur le rein même, ce feuillet se réfléchit à droite et se continue avec le péritoine pariétal.

Le *mésocôlon ascendant* ainsi formé est un repli à double feuillet dans l'épaisseur duquel cheminent les vaisseaux et les nerfs de l'organe. — Long de 3 à 4 cm. en moyenne, souvent 2, rarement 6 à 7, il se continue en haut avec le mésocôlon de l'angle hépatique, en bas avec le mésentère, au niveau de l'angle iléo-colique. — Son *bord intestinal* s'insère au côté interne ou hile du côlon; son *bord pariétal* ou *racine* adhère au péritoine pariétal sur une ligne qui s'étend de la symphyse sacro-iliaque droite à l'extrémité inférieure du rein correspondant. Entre ces deux points, cette ligne passe successivement sur le muscle iliaque, le carré des lombes, la partie inférieure de la face antérieure du rein, le bord interne de cet organe, et assez souvent sur la portion descendante du duodénum; elle est donc légèrement oblique en haut et en dedans, et décrit une courbe à concavité interne.

II. **Côlon transverse** ou **Arc du côlon**. — Long de 50 centimètres environ, le côlon transverse relie le côlon ascendant au côlon descendant, en passant successivement par l'hypocondre droit, la région ombilicale dans sa partie la plus élevée et l'hypocondre gauche. Il s'étend de la face inférieure du foie à la face interne de la rate.

Son nom de transverse indique le caractère général de sa *direction*. Celle-ci toutefois n'est pas complètement horizontale; l'extrémité gauche étant située beaucoup plus haut que celle du côté droit, le côlon décrit une courbe dont la concavité regarde en haut et à droite, et comme ses deux extrémités sont plus profondes que la partie moyenne, il est en même temps convexe en avant (arc du côlon) comme la paroi abdominale.

Cette forme arquée dans le plan frontal fait que l'on distingue dans le côlon transverse deux portions d'égale longueur, réunies par un coude assez apparent qui répond à la ligne médiane, par conséquent au pylore ou un peu à sa

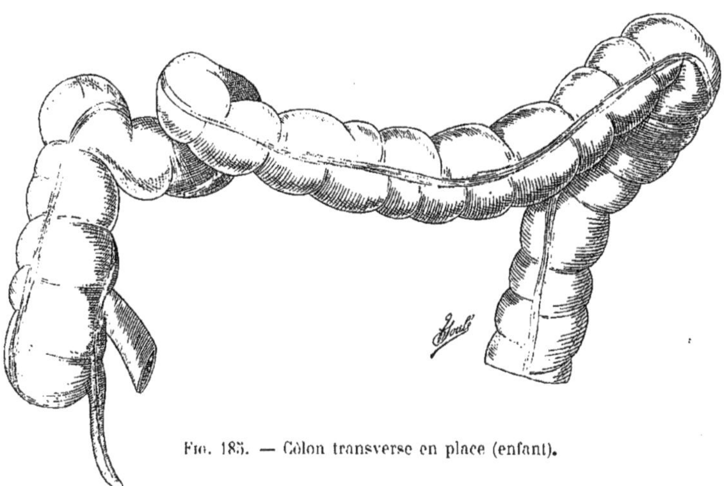

FIG. 185. — Côlon transverse en place (enfant).

gauche : l'anse droite et l'anse gauche. Chacune d'elles se continue avec le côlon lombaire par un *angle* dont nous parlerons plus loin. — 1° L'*anse droite* (anse transverse vraie de Fromont, anse sinueuse de Mauclaire et Mouchet), peu mobile, plus rarement déplacée, ordinairement sinueuse en forme d'S, a seule une direction horizontale; elle émerge de dessous le foie et passe en avant du duodénum, au-dessous de la région pylorique de l'estomac. — 2° L'*anse gauche* (anse gastro-colique des auteurs précédents) est au contraire très obliquement ascendante comme la grande courbure de l'estomac qu'elle longe. Elle est ordinairement rectiligne; elle est moins fixe que la précédente et on la trouve plus fréquemment déplacée. Arrivée dans l'hypocondre gauche, elle passe sur la face postérieure de l'estomac, entre le rein et la rate, et s'infléchit pour former le coude ou angle gauche du côlon.

Les *rapports* du côlon transverse sont les suivants. Il répond : *en haut* à la face inférieure du foie et surtout à l'estomac, dont il épouse la forme. Cette juxtaposition des deux organes rend leur distinction très difficile dans l'examen clinique, tous deux donnant le même son tympanique. Suivant leur état de vacuité ou de réplétion, c'est l'un ou l'autre qui devient plus superficiel et masque l'autre viscère. Les adhérences qui les unissent dans les cas d'ulcère et surtout de cancer de l'estomac expliquent la production de fistules gastro-coliques; — *en bas*, aux anses de l'intestin grêle, plus particulièrement aux premières circonvolutions du jéjunum; — *en avant*, à la paroi abdominale antérieure, dont il n'est séparé que par les minces feuillets du grand épiploon, et qui lui laisse une situation tout à fait superficielle; des anses intestinales couvrent quelquefois sa face antérieure; — *en arrière*, à droite avec la portion descendante du duodénum, à gauche avec la face antérieure du rein gauche dans sa moitié supérieure; la portion intermédiaire, libre et flottante, est rattachée à la paroi abdominale postérieure par un long méso, le mésocôlon transverse.

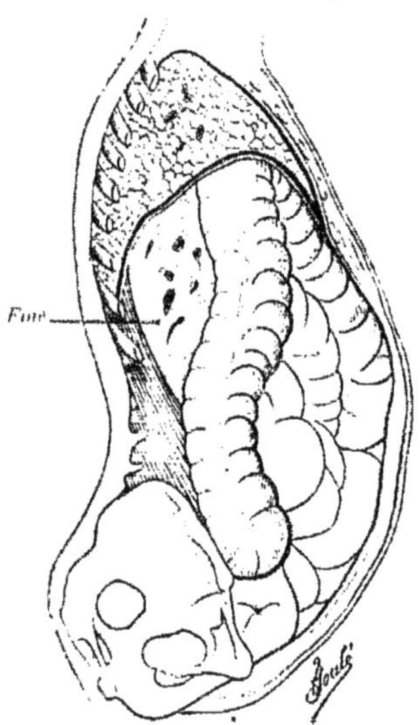

Fig. 186. — Côlon transverse dilaté passant en avant du foie.

Homme de 53 ans. Coupe verticale par la ligne mamillaire. — D'après Curschmann.

Nous avons indiqué plus haut les particularités de structure que présente l'arc du côlon, la déviation des trois bandelettes musculaires, la disposition habituelle des franges épiploïques sur une rangée unique. Quant au péritoine, il revêt d'un feuillet viscéral ses deux faces antérieure et postérieure, et lui fournit en outre deux replis : un repli postérieur, *mésocôlon transverse*, qui le suspend à la paroi postérieure de l'abdomen et contient ses vaisseaux; un repli antérieur, *grand épiploon*, étendu primitivement de son bord inférieur à la grande courbure de l'estomac, mais transformé chez l'adulte en un ligament beaucoup plus court, le *ligament gastro-colique*.

La *longueur* moyenne du côlon transverse est de 50 cm. et varie de 30 à 80 cm. (Treves).

Ses *déplacements* sont extrêmement fréquents et variés, ce qui rend sa recherche très difficile sur le vivant. Ces déplacements sont les uns temporaires, les autres permanents. Les premiers dépendent de l'état de vacuité ou de réplétion du côlon et des organes qui l'entourent; le côlon transverse, vide et rétracté, se cache derrière l'estomac; rempli de matières fécales, il s'abaisse par leur poids vers l'ombilic; distendu par les gaz, il remonte dans la région épigastrique et passe en avant de l'estomac. Les déplacements permanents relèvent de conditions multiples : constriction par le corset, entéroptose, raccourcissement ou allongement du côlon, etc. En prenant au hasard les sujets adultes à la salle d'autopsie, on trouve que le côlon transverse est dans 40 pour 100 des cas au-dessus de l'ombilic, dans 20 à 30 pour 100 à son niveau et dans les autres cas (20 à 34 pour 100) au-dessous.

La forme du déplacement est très variable. Il peut être partiel et alors il affecte le plus souvent l'anse gauche, ou bien se faire en masse. A côté de la position franchement horizontale, liée à l'abaissement du coude gauche et que l'on rencontre sur 2 à 5 pour 100 des sujets, on observe des formes en V, en M droite ou renversée, en U. Dans une variété de la forme en U, le côlon décrit un arc immense à concavité supérieure et rase le détroit supérieur en plongeant ou non dans le petit bassin; souvent cet état est lié à un allongement du côlon, mais souvent aussi il se produit aux dépens des côlons lombaires qui semblent absorbés par le côlon transverse, lequel paraît aller du cæcum à l'S iliaque (Cruveilhier). Plus rarement, l'arc du côlon naissant près de la crête iliaque droite monte d'un seul trait à l'hypocondre gauche, coupant l'abdomen en diagonale.

Il importe de remarquer : 1° que le côlon transverse peut occuper un point quelconque de la cavité abdominale. On le rencontre notamment dans l'hypocondre droit, en avant du foie qu'il sépare de la paroi antérieure, ce qui pourrait faire croire à l'atrophie de ce viscère (fig. 186); en avant de l'estomac, jusqu'à la voûte du diaphragme; dans le petit bassin; dans la fosse iliaque gauche, recouvrant l'S iliaque, au point qu'il a été plusieurs fois confondu avec ce dernier organe dans l'établissement de l'anus artificiel. Après l'intestin grêle, c'est la portion de l'intestin qui entre le plus souvent dans la composition des hernies.

2° Que ces déplacements sont deux fois plus fréquents chez la femme que chez l'homme, et plus communs également chez le vieillard que chez l'adulte.

(Fromont, *loc. cit.* — Mauclaire et Mouchet. Forme et fixité du côlon transverse. *B. Soc. Anat.*, 1896. — Cohan. Recherches sur la situation du côlon transverse. *Th. de Paris*, 1898. — Buy, Anatomie du côlon transverse. *Th. de Toulouse*, 1900).

Mésocôlon transverse. — C'est une cloison horizontale interposée à l'intestin grêle d'une part, au foie, à l'estomac et à la rate d'autre part. Il divise la cavité abdominale en deux étages, un supérieur, dont il forme le plancher, étage gastro-spléno-hépatique; un autre inférieur, dont il est la voûte, étage intestinal. — Pour le bien voir, il faut ouvrir l'arrière-cavité des épiploons, dont il constitue une des parois, en incisant le ligament gastro-colique le long de la grande courbure de l'estomac. Alors, en attirant le côlon transverse en avant, on tend le mésocôlon transverse qui est disposé de la façon suivante.

Il présente à considérer : deux bords, deux faces et deux extrémités : — le *bord postérieur*, *pariétal* ou *racine*, concave en arrière, s'étend entre les deux reins; il passe sur la face antérieure de la portion descendante du duodénum, sur la tête du pancréas, au-dessus de l'angle duodéno-jéjunal et le long du bord inférieur du corps du pancréas. La plupart des auteurs disent que la portion horizontale inférieure du duodénum est contenue dans l'épaisseur de ce bord: ceci n'est pas exact, car, comme nous l'avons déjà dit, une partie, la moitié environ, de la portion descendante, toute la portion prévasculaire ou horizontale et la portion ascendante du duodénum sont situées *au-dessous* de la racine du mésocôlon transverse. — Le *bord antérieur ou intestinal*, convexe en avant, s'insère sur la face postérieure du côlon, près de son bord inférieur; il est rarement régulier; car il suit les inflexions que peut présenter l'intestin. — Ses deux *extrémités* ne sont pas au même niveau : l'extrémité gauche est située sur un plan plus élevé que l'extrémité droite. — Sa *face supérieure* contribue à former le plancher de l'arrière-cavité des épiploons; sur elle repose la paroi postérieure de l'estomac; — sa *face inférieure* repose sur l'intestin grêle flottant.

Sa *hauteur*, c'est-à-dire la distance qui sépare les deux bords, est plus grande au milieu de l'arc du côlon, où elle atteint 10 à 16 cm., qu'aux deux extrémités où elle est réduite à 2 ou 3 cm. et même à moins.

Le mésocôlon transverse est formé de deux feuillets entre lesquels cheminent les vaisseaux et les nerfs de l'organe. Le feuillet inférieur se réfléchit, au niveau de la racine du méso, dans le péritoine pariétal; à droite, il passe sur le duodénum; au niveau de la racine du mésentère, il se continue avec les deux feuillets droit et gauche de ce repli; à gauche, il passe dans le péritoine prérénal. — Le feuillet supérieur, libre chez l'embryon, est soudé plus tard à la lame postérieure du grand épiploon.

Ligament gastro-colique. — Tendu de la grande courbure de l'estomac au bord supérieur du côlon transverse, ce ligament est formé par la lame antérieure du grand épiploon. Celle-ci d'abord absolument indépendante du côlon, au-devant duquel elle passe librement (embryon du quatrième mois), lui adhère plus tard, alors que la portion sous-colique de la bourse épiploïque disparaît par accolement et soudure des deux lames du grand épiploon. Cette adhérence, ou mieux cette soudure de la lame antérieure du grand épiploon au côlon transverse peut faire défaut, et alors le ligament gastro-colique manque. Il n'est pas rare, en effet, de trouver, chez l'adulte même, un prolongement de l'arrière-cavité des épiploons au-dessous du côlon transverse, entre les deux lames du grand épiploon; cette cavité, souvent virtuelle, peut être rendue évidente, en l'insufflant par l'arrière-cavité des épiploons. On voit alors la lame antérieure du grand épiploon se détacher du côlon, auquel elle était simplement appliquée, et l'air pénétrer entre les deux lames épiploïques plus ou moins loin, en dessous. Parfois enfin la soudure de la lame antérieure au côlon est irrégulière, elle n'existe que par places, là où quelques tractus assez lâches l'unissent à l'intestin. — Le ligament gastro-colique est donc inconstant. Quand il existe, sa face antérieure est libre, sa face postérieure forme la paroi antérieure de l'arrière-cavité des épiploons, son bord supérieur ou gastrique s'insère sur la grande courbure de l'estomac, son bord inférieur ou colique se fixe sur le bord supérieur de l'intestin. A ce niveau, la lame antérieure du grand épiploon s'adosse à la lame postérieure, et toutes les deux passent devant le côlon transverse, lui adhèrent, puis, au-dessous de lui, elles flottent librement au-devant de l'intestin grêle. Le grand épiploon paraît donc naître de l'arc du côlon transverse; mais, en réalité, il ne fait que lui adhérer en route, et se continue au-dessus et au-dessous de lui. En renversant le tablier épiploïque en haut, on peut se rendre facilement compte de ce fait; alors, en effet, le côlon transverse apparaît comme collé à sa face postérieure ou profonde.

En somme, les deux lames du grand épiploon se soudent au côlon transverse; au-dessus de celui-ci, une de ces lames, la postérieure, se fusionne avec le mésocôlon transverse, tandis que l'autre, l'antérieure, reste libre et forme le ligament gastro-colique. Les deux lames sont séparées par l'arrière-cavité des épiploons. Au-dessous du côlon, les deux lames s'adossent l'une à l'autre, se soudent ensemble, et descendent pour former le tablier épiploïque.

Glénard a décrit sous le nom de *ligament pylori-colique* une attache résistante et constante qui suspendrait la partie moyenne du côlon à la grande courbure de l'estomac au niveau du canal pylorique. Ce ligament n'a pas été retrouvé par les observateurs qui l'ont recherché (Fromont, Mauclair, Buy). L'attache épiploïque au niveau du pylore ne présente pas de forme particulière.

Buy a constaté l'existence assez fréquente d'une fossette péritonéale qui siège entre le coude supérieur du duodénum et le côlon transverse : *fossette duodéno-colique*; elle est bien marquée quand le côlon est abaissé naturellement ou à dessein pour la rechercher.

Les deux extrémités du côlon transverse se continuent avec les côlons lombaires par des courbures qui méritent une mention spéciale: ce sont les *coudes* ou *angles* du côlon.

1° Coude droit ou angle droit; *coude* ou *angle hépatique*; flexura coli recta. — Ce coude, qui relie le côlon ascendant au côlon transverse, forme un angle aigu ou droit, ouvert en avant, en bas et à gauche, angle dont les deux branches sont rattachées par un trousseau conjonctif. Mauclaire et Mouchet l'ont trouvé constamment sur 100 sujets, Cohan 35 fois sur 40 vieillards. Fromont, qui l'a vu faire défaut 20 fois sur 40, attribue son absence tantôt à l'absence de son ligament suspenseur, tantôt à son allongement. Il correspond à la 10e ou 11e côte. Il est en rapport : en haut et en avant, avec la face inférieure du foie, empreinte colique du lobe droit, et le corps ou le fond de la vésicule biliaire, d'où les fistules cystico-coliques; en bas, avec les anses de l'intestin grêle: en arrière, avec la partie inférieure du rein droit et de la portion descendante du duodénum. Souvent ce coude est abaissé par déplacement du foie ou pour toute autre raison et correspond à la paroi abdominale postérieure ou au flanc.

L'angle droit du côlon est assez mal soutenu par des ligaments péritonéaux qui n'ont ni la constance ni la résistance de ceux qui suspendent le coude gauche. Le plus fréquent est le ligament *hépato-colique*, bride courte ou longue, qui s'étend de la face inférieure du foie au côlon. On observe assez souvent un *ligament phréno* ou *abdomino-colique droit* (Charpy), analogue au ligament gauche; expansion du péritoine pariétal, il provient de la paroi abdominale latérale et supporte le bord inférieur du foie dans sa concavité, comme le gauche supporte la rate; le ligament hépato-colique semble être la même expansion déplacée en dedans et transportée sur le foie par l'accroissement ou l'abaissement de ce dernier organe. Enfin, au lieu de naître de la paroi abdominale ou du foie, l'expansion péritonéale peut provenir de la vésicule biliaire, *ligament cystico-colique*. Si le coude est abaissé, des replis péritonéaux partent des organes les plus voisins, *ligament réno-colique* ou autres. A tous ces moyens de suspension, Jonnesco ajoute le *ligament gastro-colique*, dont nous avons déjà parlé à propos du mésocôlon et qui appartient plutôt au côlon transverse proprement dit.

a) Le *ligament hépato-colique*, est un large éventail dont le sommet tronqué s'insère sur la face interne du lobe vertical du foie, à une certaine distance au-dessous de la vésicule biliaire, tandis que la base large s'épanouit sur la veine cave, la portion descendante du duodénum, l'angle droit du côlon et la face antérieure du rein, près de son pôle supérieur. — Son bord externe, à concavité tournée en dehors et en bas, limite une fossette, souvent profonde, dont la partie la plus reculée est formée par l'angle de réunion du foie et de la capsule surrénale (Faure, thèse de Paris, 1892, p. 28). — Son bord interne, concave en haut et en dedans, se continue directement avec le bord concave en sens inverse du ligament cystico-colique ou bord libre du petit épiploon.

Ce ligament, simple pli du péritoine, affaissé quand le foie est dans sa position normale, tendu et net quand le lobe droit du foie est attiré à droite et en haut, résulte de la fusion des ligaments hépato-rénal et duodéno-rénal prolongés jusqu'à l'angle du côlon. Souvent ces derniers conservent leur individualité, et on trouve en plus un pli séreux à bord antérieur libre et concave en avant allant directement du lobe droit du foie à l'angle du côlon.

b) Le *ligament cystico-colique* fait partie du petit épiploon qu'il prolonge à droite. En haut, il s'insère sur la face inférieure de la vésicule biliaire, du col au fond; souvent ses deux feuillets s'écartent à ce niveau, passent sur les faces latérales de la vésicule; arrivés sur la face hépatique de celle-ci, ils s'adossent de nouveau pour se porter sur le foie, formant ainsi un mésocyste plus ou moins long. Quelquefois la vésicule peut même glisser entre les deux feuillets du ligament et venir directement en contact, par son fond, avec l'angle du côlon. — En bas, il se perd sur la face antérieure de la portion descendante du duodénum et, plus bas, sur l'angle du côlon. — A gauche, il se continue, au niveau du pédicule vasculaire du foie, avec le reste du petit épiploon. — A droite, il se termine par un bord libre, mince et tranchant, concave en dehors, qui forme le bord libre du petit épiploon. Sur ce bord, ou sur la face postérieure du ligament, vient se perdre la corne inférieure du bord interne du ligament hépato-colique. Ces deux ligaments ainsi réunis limitent un espace en entonnoir au fond duquel se trouve l'hiatus de Winslow : c'est le vestibule de l'arrière-cavité des épiploons.

Formé par les deux feuillets du petit épiploon, qui passent l'un dans l'autre au niveau du bord libre, ce ligament, relativement fort et résistant, présente un aspect presque aponévrotique, dû à quelques tractus fibreux qu'on trouve dans son épaisseur. — Il est assez fréquent : — Bricon (*Progrès méd.*, Paris, 1888, p. 27) l'a rencontré 21 fois sur 89 autopsies; — Raynal (*loc. cit.*, 1894, p. 26) l'a vu 6 fois, dont 4 fois chez 30 adultes et 2 fois chez 6 nouveau-nés; — Cohan, 12 fois sur 40 adultes. — D'après mes propres recherches, il existerait bien plus souvent; je l'ai vu bien développé dans 25 pour 100 des cas, et plus ou moins ébauché dans 32 pour 100.

2° Angle ou coude gauche du côlon; *coude* ou *angle splénique*; flexura sinistra. — Ce coude est constant; il est plus aigu et plus haut placé que le coude droit. Son angle est ouvert en bas et en *avant*, et ses deux branches sont ordinairement unies par des fibres ligamenteuses (Buy). A son niveau, l'intestin est rétréci et peut n'avoir que le volume du doigt. Souvent une portion de l'anse gauche du transverse se replie au-dessus de lui et forme un faux angle qui se distingue par l'absence de ligament suspenseur.

Le coude splénique commence à se dessiner chez le fœtus dès la 6e semaine; il ne tarde pas à se fixer, comme le coude duodéno-jéjunal, et constitue avec lui les deux points fixes et précoces de l'intestin (Schiefferdecker).

Il répond à la face interne de la 7e ou 8e côte (Fromont), de la 8e à la 11e (Mauclaire). Il peut remonter jusqu'à la 6e ou même la 5e près du cardia, ou s'abaisser jusqu'à la fosse lombaire et même à la fosse iliaque. Ses *rapports* sont les suivants : en avant, avec la face postérieure du corps de l'estomac; en arrière, avec le pôle supérieur du rein gauche; en dehors, avec la face interne de la rate dans sa partie inférieure; quelquefois il répond à son bord antérieur ou même à sa face externe.

Il est situé plus bas chez l'enfant, à cause du grand développement du lobe gauche du foie (FLEURY. Thèse de Lille, 1892).

Le ligament suspenseur du coude gauche du côlon est le ligament *phréno-* ou *phrénico-colique gauche,* ligament pleuro-colique de Cruveilhier (*pleuron*, dans le sens de côté, flanc), qui s'étend du péritoine diaphragmatique à l'angle du côlon ; assez souvent une partie provient de l'extrémité inférieure de la rate. Ce repli séreux est constant et rigide ; il a la forme d'une bride longue de 2 à 3 centimètres qui, de la paroi abdominale, derrière la grande courbure, s'étend en éventail sur le côlon et l'embrasse dans des arcades résistantes. On a pensé que, dans certains cas, après la laparotomie notamment, il pouvait resserrer l'intestin au point de produire une véritable occlusion (Adenot). L'extrémité inférieure de la rate repose ordinairement sur la concavité de son arcade.

Ligament phrénico-colique (lig. pleuro-colicum, Phœbus; lig. phrenico-colicum, Bochdalek junior). — Découvert par Phœbus en 1833 (Ueber den Leichenbefund, etc., Berlin, 1833, p. 161), bien décrit ensuite par Bochdalek junior en 1867 (*Arch. f. Anat.*, 1867, p. 482), ce lig. est un repli péritonéal horizontal, tendu de la paroi thoraco-abdominale latérale à l'angle splénique du côlon. — Triangulaire, on peut lui considérer : un *bord externe, gauche* ou *pariétal*, qui s'insère sur les digitations du diaphragme, entre la neuvième et la onzième côte gauches : — un *bord interne, droit* ou *intestinal*, qui adhère à l'angle splénique et descend même parfois sur le côlon descendant ; — un *bord antérieur* ou *base*, libre, tranchant, concave en bas et en avant ; l'extrémité droite de ce bord se continue manifestement avec le bord gauche du grand épiploon. — Son *sommet*, dirigé profondément en arrière, est insinué dans l'angle que forme la paroi thoraco-abdominale latérale avec l'extrémité supérieure du rein gauche, et adhère au péritoine pariétal. — Sa *face supérieure*, concave en haut, forme une sorte de nid de pigeon dans lequel repose l'extrémité inférieure de la rate (saccus lienalis). — Ce ligament suspend l'angle gauche du côlon et sert de support ou de soutien à la rate (sustentaculum lienis). — Quelquefois, l'extrémité inférieure de la rate est unie au ligament phréno-colique par un petit repli péritonéal vertical : le *ligament colico-splénique*.

Beaucoup d'auteurs considèrent le ligament phrénico-colique comme un prolongement, à gauche, du mésocôlon transverse (Treves, Baraban, etc.), ou comme l'origine supérieure du feuillet externe du mésocôlon descendant (Luschka). C'est une erreur. Car, ainsi que l'ont démontré Bochdalek d'abord, et Toldt (1879) ensuite, ce ligament est formé par un prolongement du grand épiploon ; il est analogue au ligament gastro-colique que nous avons décrit au niveau de l'angle droit du côlon, et il est indépendant du mésocôlon transverse et du mésocôlon descendant.

III. **Côlon descendant** ou **lombaire gauche**. — Plus long, plus étroit et plus profondément situé que le côlon ascendant, il s'étend de l'angle splénique au côlon iliaque, de la neuvième ou dixième côte gauche à la crête iliaque, en traversant la fosse lombaire correspondante. Il s'abouche à l'S iliaque, tantôt au milieu de la crête, tantôt près de la symphyse sacro-iliaque gauche, tantôt enfin, mais très rarement, près de l'épine iliaque antéro-supérieure de ce côté. — Sa *direction* est verticale mais non rectiligne ; il décrit, en effet, une légère courbe à concavité interne. — Il est en *rapport* : en *arrière*, avec le bord externe du muscle carré des lombes, les digitations du diaphragme en haut, le muscle transverse de l'abdomen plus bas ; il est séparé de ces muscles par un mince plan aponévrotique. Exceptionnellement, il repose sur la face antérieure du rein ou même longe son bord interne. — En *avant*, il est recouvert par les anses de l'intestin grêle flottant. — En *dedans*, il longe le bord externe du rein. — En *dehors*, il est appliqué sur la paroi abdominale latérale ; quelquefois il en est séparé, quand il est vide, par des anses de l'intestin grêle ; il s'en rapproche quand il est fortement distendu. — D'après

Lesshaft (*Arch. f. Anat.*, 1870, p. 264), il est distant en moyenne de 8 à 10 centimètres des apophyses épineuses lombaires. — Sa *longueur* moyenne, d'après le même auteur, serait : chez le nouveau-né, de 3 à 4 centimètres; chez l'adulte, de 8 à 16. Cohan, sur l'intestin flexueux des vieillards, indique une moyenne de 24 centimètres (de 17 à 38), chiffres qui me paraissent excessifs.

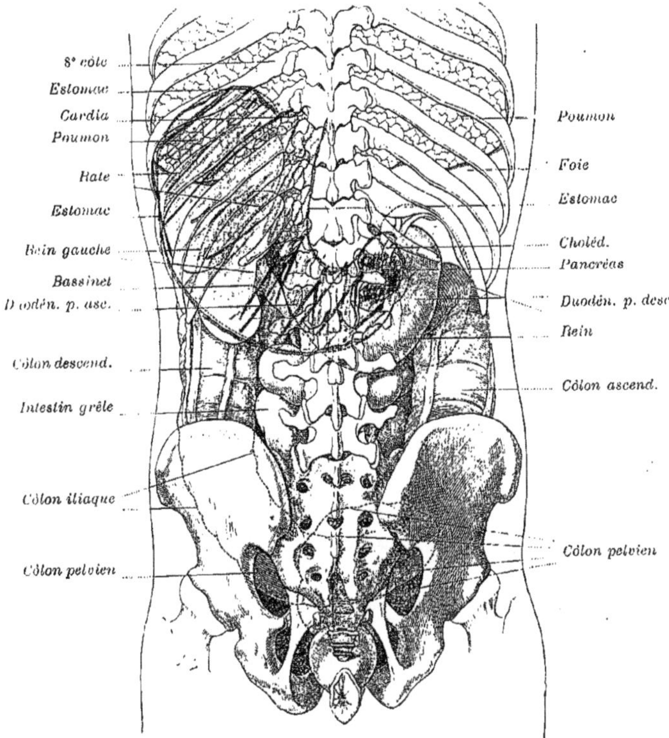

FIG. 187. — Les côlons lombaires, droit et gauche, vus par la face postérieure.

— La *circonférence externe* mesure de 7 à 11 centimètres (Lesshaft), de 14 à 16 (Cruveilhier).

Péritoine. — Jusque vers la fin du quatrième mois embryonnaire, le côlon descendant est complètement enveloppé de péritoine et présente un long méso, le mésentère terminal primitif, qui le rattache à la ligne médiane de la paroi abdominale postérieure. — Plus tard, ce méso se soude au péritoine pariétal, tantôt dans toute sa largeur jusqu'à son bord intestinal, tantôt en partie seulement, et alors le côlon descendant est rattaché à la paroi abdominale par un court méso, le mésocôlon descendant définitif, vestige du mésentère terminal primitif. — Le plus souvent, le processus de soudure s'étend plus loin et gagne le tube intestinal même. Alors le côlon ascendant est dépourvu de méso; il est fixe et directement accolé au péritoine pariétal par sa face postérieure, tandis que le reste de sa circonférence (les 2/3 ou les 3/4) est enveloppé de péritoine.

En somme, chez le nouveau-né, l'enfant et l'adulte, dans la grande majorité des cas (85 0/0), le côlon descendant est fixe; il est directement appliqué sur la paroi abdominale postérieure par sa face postérieure, tandis que le reste de sa circonférence est recouvert par le péritoine. Celui-ci passe à droite dans le péritoine prérénal, et au delà dans le feuillet gauche du mésentère et dans le feuillet inférieur du mésocôlon transverse; à gauche, il se continue avec le péritoine pariétal qui recouvre la paroi abdominale latérale.

Quelquefois on rencontre à l'extrémité supérieure du côlon descendant, entre lui et la paroi abdominale latérale, un petit repli séreux, horizontal ou oblique, triangulaire : c'est le *ligament colique gauche supérieur* de Hensing. Celui-ci est situé au-dessous du lig. phrénico-colique que nous avons décrit; absolument distinct de ce dernier, il est formé par la soudure du flanc gauche du côlon ascendant à la paroi abdominale latérale. On peut l'exagérer en attirant à droite le côlon ascendant. — Très souvent (une fois sur 5 ou 6 cadavres, Toldt) on trouve, le long du flanc gauche du côlon ascendant, un ou plusieurs petits orifices, conduisant dans des culs-de-sac séreux, qui s'insinuent entre la paroi postérieure de l'intestin et la paroi abdominale : ce sont des *fossettes péritonéales paracoliques* (recessus paracolicus de Toldt), analogues à celles que nous avons signalées au niveau du côlon ascendant. Comme ces dernières, elles sont produites par la soudure irrégulière de la paroi postérieure du côlon au péritoine pariétal.

Exceptionnellement (15 0/0) enfin, le côlon ascendant est muni d'un court méso (2 à 3 cm.) : le *mésocôlon descendant*. Celui-ci adhère par son bord pariétal ou racine à la paroi abdominale, sur une ligne à peu près verticale allant de l'angle splénique à la crête iliaque, en longeant le bord externe ou convexe du rein. Sa hauteur est ordinairement moindre en haut qu'en bas où il se continue dans le méso-côlon iliaque, quand celui-ci existe.

IV. — Côlon terminal (*S iliaque* des anciens classiques).

La plus grande confusion règne en ce moment dans la littérature médicale sur ce point de l'anatomie; on n'est d'accord ni sur les dénominations, ni sur les divisions, ni même sur le type normal qui doit servir de base à la description.

Sous le nom d'*S iliaque*, S romanum, ou de *côlon iliaque*, les auteurs classiques ont jusqu'à ces dernières années désigné toute la portion de l'intestin qui s'étend de la crête iliaque gauche au détroit supérieur, c'est-à-dire du côlon descendant au rectum. Ils n'ignoraient pas que souvent une partie de ce côlon pend dans le petit bassin et Cruveilhier a dit : « La position de l'S iliaque dans l'excavation pelvienne est tellement fréquente qu'on peut la considérer comme normale » (*Anat. pathol.*, t. I, p. 720). Les travaux de Treves (1885) et de Schiefferdecker (1886) ont eu pour résultat de démembrer l'S iliaque en deux anses, une anse supérieure simple, que la plupart des auteurs allemands rattachent au côlon descendant et qui ne portent pas de nom spécial; une anse inférieure, flexueuse, dite *anse sigmoïde* ou par Treves *anse oméga*. Jonnesco, dans une série de publications dont la première remonte à 1889 (*B. Soc. anat.*, Paris), s'est attaché à démontrer que ces deux anses sont entièrement distinctes par leur siège, leur direction, leur degré de fixité; il a appelé la première *côlon iliaque*, la seconde *côlon pelvien*, parce que neuf fois sur dix, selon lui, elles occupent en effet l'une la fosse iliaque, l'autre l'excavation du petit bassin. Conformément d'ailleurs aux auteurs précédents, il rattache au côlon pelvien la partie supérieure du rectum, celle qui est pourvue d'un méso; le rectum ne commence plus qu'à la 3ᵉ vertèbre sacrée et non au détroit supérieur.

Cette définition n'a pas été admise généralement, au moins dans ces termes absolus, et, sans énumérer les auteurs dissidents, je me contenterai de dire que Merkel, dans son ouvrage récent (*Handb. d. topogr. Anat.*, Band II, 1899) décrit le côlon sigmoïde comme étant régulièrement situé dans la fosse iliaque, ce qui revient au fond à l'ancienne S des classiques.

Il y a, je crois, intérêt à conserver un nom général pour la portion de l'intestin qui s'étend du côlon lombaire au rectum, ainsi que l'ont fait nos auteurs français et des classiques étrangers tels que Luschka. En effet, cette portion présente des caractères communs : les bandes musculaires et les bosselures y deviennent irrégulières; elle a une grande mobilité grâce à un méso qui se prolonge atténué, il est vrai, mais le plus souvent reconnaissable, jusqu'à la crête iliaque; enfin elle est fréquemment (beaucoup plus fréquemment, d'après d'autres auteurs, que ne le dit Jonnesco) contenue presque tout entière dans la fosse iliaque. Et comme le terme de *S iliaque* préjuge cette question discutée de la situation, je propose le nom de *côlon terminal*, qui me paraît excellent et qui a été employé pour la première fois par Mauras (Th. de Bordeaux, nov. 1895). Ce côlon se divise tout naturellement en deux portions : une supérieure, le còlon iliaque de Jonnesco, que l'on pourrait appeler l'*anse courte*, parce qu'elle est de faible longueur; elle est en outre à peu près rectiligne, bien moins mobile que l'autre et bien plus rarement déplacée; une inférieure, le còlon pelvien de Jonnesco, l'*anse sigmoïde* de la plupart des auteurs, l'anse oméga de Treves. Pour ne pas augmenter la confusion avec ces appellations nouvelles qui sont simplement à l'essai, je me bornerai à les indiquer en synonymies, laissant toujours la parole à M. Jonnesco dans l'exposé du texte courant (Charpy).

Le *côlon terminal* (Mauras) — S *iliaque* ou *côlon iliaque*, S romanum, des anciens auteurs; flexura sigmoïdea, de Henle et de Luschka — est cette portion du gros intestin qui unit le côlon descendant au rectum. Il s'étend de la crête iliaque gauche au bord supérieur de la 3e vertèbre sacrée. Tantôt il est contenu, pour sa plus grande partie, dans la fosse iliaque; tantôt et plus souvent sa partie inférieure occupe l'excavation pelvienne. Dans sa forme typique d'S romaine, il est composé de trois branches, à peu près verticales et parallèles, se croisant et se recouvrant toutefois en partie (fig. 188), et décrivant deux flexuosités. Si on l'insuffle par le rectum, ces branches subissent une légère torsion et deviennent franchement parallèles, pour reprendre après évacuation leur position première. Dans sa forme procidente, il décrit dans le petit bassin des flexuosités transversales. Il est remarquable par sa mobilité qu'il doit à un long repli péritonéal, le méso-côlon iliaque; aussi est-il fréquemment déplacé. — Le côlon terminal se divise en deux parties : l'une supérieure, l'*anse courte* ou *côlon iliaque* de Jonnesco; l'autre inférieure, *l'anse sigmoïde* ou *côlon pelvien* du même auteur (Charpy).

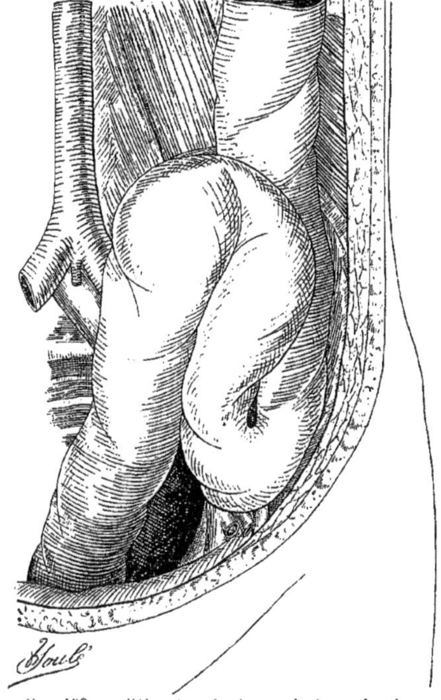

Fig. 188. — Côlon terminal avec le type classique de l'S iliaque (sujet adulte).
Comparez avec la fig. 169.

A. **Côlon iliaque** (Jonnesco); **anse courte**. — Cette portion est la *branche colique* de l'S iliaque, de Luschka; pour beaucoup d'auteurs allemands, elle n'est que la partie inférieure ou iliaque du côlon descendant. Elle commence à la crête iliaque où elle prolonge, sans démarcation nette, le côlon lombaire gauche, et se termine sur le bord interne du psoas où elle se continue avec l'anse sigmoïde. Parti du milieu même de la crête, quelquefois plus en dedans, près de l'articulation sacro-iliaque, d'autres fois plus en

(JONNESCO ET CHARPY.)

dehors, près de l'épine iliaque antéro-supérieure, le côlon traverse la fosse iliaque en décrivant une courbe plus ou moins prononcée à concavité supéro-interne; il atteint le bord interne du psoas et les vaisseaux iliaques externes sur lesquels il s'infléchit pour se continuer avec l'anse sigmoïde (fig. 189). — Sa *longueur*, mesurée entre la crête iliaque et le point où il atteint le détroit supérieur, c'est-à-dire le bord interne du psoas, est assez variable. Sur 54 sujets adultes, il mesurait : le plus souvent 12 à 16 centimètres (34 fois), plus rarement 9 centimètres (8 fois), dans les autres cas il était ou très court (6 ou 8 centimètres) ou au contraire très long (19 et même 25,5 centimètres dans un cas).

Sa *direction* est variable : tantôt il forme une anse régulière à concavité supéro-interne; tantôt il décrit un coude, un angle aigu ou droit à sinus ouvert en haut et en dedans; tantôt enfin il est presque rectiligne. — Sa *situation*, variable aussi, dépend de sa longueur. Dans la majorité des cas, chez l'adulte, il passe au milieu même de la fosse iliaque, et à 4 ou 5 centimètres au-dessus de l'arcade de Fallope (situation moyenne). — Assez souvent, chez le nouveau-né et chez les enfants en bas âge surtout, il siège dans la région supéro-interne de cette fosse, près de la symphyse sacro-iliaque (situation haute). — Enfin, très souvent, chez les personnes âgées du moins, il traverse la partie déclive de la fosse iliaque; il décrit une longue anse concave en haut, qui longe l'arcade de Fallope et occupe l'angle que forme la paroi abdominale antérieure avec la paroi iliaque (situation basse).

Il est en *rapport* : en arrière, avec la paroi iliaque (muscles iliaque et psoas, aponévrose iliaque et péritoine pariétal). Le plus souvent il est fixe et immobile, et adhère à cette paroi par une partie de sa circonférence (1/3 ou 1/4); quelquefois il est libre et relativement mobile, étant rattaché à cette paroi par un mésentère plus ou moins long. — En avant, en haut et en bas, l'anse courte est entourée et recouverte par les anses de l'intestin grêle flottant; celles-ci la séparent de la paroi abdominale. Quand elle occupe la situation basse et qu'elle est fortement distendue, elle écarte les anses intestinales et se met en contact avec la paroi abdominale, par une partie de sa circonférence.

Sa *configuration externe* diffère sensiblement de celle des segments supérieurs du côlon : les bandes longitudinales sont moins nettes, les fibres musculaires qui les forment tendent à s'irradier sur la surface; les bosselures et les sillons transversaux sont aussi bien moins marqués, surtout chez le nouveau-né et les enfants en bas âge. Il faut bien se rappeler ces faits pour ne pas confondre en pratique cette anse colique avec une anse intestinale grêle, surtout quand la première est munie d'un long méso, par conséquent libre et mobile. La présence de franges épiploïques et un examen attentif du tube intestinal suffiront pour éviter cette méprise.

Péritoine. — Chez l'embryon, le côlon iliaque est complètement enveloppé par le péritoine et rattaché à la ligne médiane de la paroi abdominale postérieure par le *mésentère terminal primitif*. Celui-ci est commun, comme nous l'avons vu, à tout le segment gauche du côlon, et disparaît peu à peu en se soudant au péritoine pariétal. Mais, tandis que la portion de ce méso qui appartient au côlon descendant disparaît de bonne heure, celle qui rattache le côlon iliaque persiste plus longtemps. — Chez le nouveau-né, le côlon descendant est déjà, dans la grande majorité des cas, fixé à la paroi abdominale, alors que le côlon iliaque est encore libre et mobile, et possède un méso assez haut, vestige du mésentère terminal primitif. — Chez l'enfant, quelquefois seulement chez l'adulte, le côlon iliaque acquiert sa disposition définitive. Dans quelques cas (10 0/0), il conserve une enveloppe séreuse complète et un court méso, le *mésocôlon iliaque définitif* (haut de 2 à 3 cm.); il est relativement mobile. — Ordinairement (90 0/0), le processus de soudure s'est étendu à tout le méso primitif et même au côlon. Celui-ci est alors fixé; il adhère directement au péritoine-pariétal iliaque. Cette adhérence, souvent irrégulière, fait défaut par places. Dans ces cas, on trouve le long du bord convexe ou inférieur du côlon iliaque un ou plusieurs orifices, le plus souvent deux à trois, qui conduisent dans des culs-de-sac péritonéaux, insinués entre la face postérieure de ce côlon et la paroi iliaque : ce sont des *fossettes paracoliques*, analogues à celles que nous avons déjà vues au niveau des côlons ascendant et descendant. Ces fossettes indiquent les points où la soudure du côlon au péritoine pariétal a fait défaut.

B. **Côlon pelvien** (J.); **anse sigmoïde**; côlon sigmoïde de Merkel; anse oméga de Trèves. — (Voy. JONNESCO. *Bullet. Soc. Anat.*, 1889. — Hernies rétro-péritonéales, 1890. — Le côlon pelvien chez le nouveau-né. Thèse de Paris, 1892.)

Limites. — Le côlon pelvien ou anse sigmoïde, très mobile, grâce à son long mésentère, le mésocôlon pelvien, se continue avec deux segments du gros intestin absolument fixés, le côlon iliaque et le rectum. Aussi ses limites sont très nettes. Sa limite supérieure répond au bord interne du psoas gauche, c'est-à-dire au détroit supérieur, où il fait suite au côlon iliaque ou anse courte. Sa limite inférieure répond au corps de la troisième ou quatrième vertèbre sacrée, où il se continue avec le rectum. — Rien n'indique sur le tube intestinal sa limite supérieure; inférieurement, au contraire, il est souvent séparé du rectum par un sillon, quelquefois circulaire, le plus souvent limité à un côté de l'intestin. Ce sillon est surtout marqué quand l'intestin est fortement distendu.

Longueur. — Elle est très variable. Sur 54 sujets, j'ai obtenu les chiffres suivants : 41 à 48 centimètres (18 fois), 20,2 à 29,2 (12 fois), 32,2 à 38 (10 fois), 52,7 à 58 (6 fois). Quelquefois il était bien plus long : 65, 78, 84 centimètres (6 fois); exceptionnellement enfin, il ne dépassait pas 12 centimètres (2 fois).

Situation. Trajet. — Chez l'adulte, il siège d'habitude dans la cavité pelvienne (92 pour 100), rarement dans la cavité abdominale (8 pour 100).

1° *Situation pelvienne.* — Quand il occupe la cavité pelvienne, il présente le trajet suivant. Né sur le bord interne du psoas, tantôt très haut près de la symphyse sacro-iliaque gauche, tantôt plus bas à une certaine distance en avant de cette dernière, le côlon pelvien plonge dans la cavité pelvienne en suivant le flanc gauche du petit bassin. Il descend d'abord verticalement sur cette paroi; puis, au niveau du plancher pelvien, ou au-dessus de lui, il s'infléchit une première fois et se porte ensuite transversalement de gauche à droite. Arrivé contre le flanc droit du petit bassin, quelquefois dans la fosse iliaque droite même, il s'infléchit une seconde fois, et se dirige de haut en bas et de droite à gauche vers la ligne médio-sacrée (corps de la troisième et quatrième vertèbre sacrée), où il se continue avec le rectum. — On peut lui décrire trois portions et deux courbures ou angles. La troisième portion est la *portion supérieure du rectum*, des auteurs classiques. Elle est souvent assez étroite (4 cm. de D. après distension par l'eau), et peut être le siège de *rétrécissements congénitaux* décrits par Charpy dans la thèse de Sabathier (Th. de Montpellier, 1889).

Pour Treves, le côlon sigmoïde a la forme de la lettre grecque oméga. Quelquefois le nombre des branches, au lieu d'être de trois, est réduit à deux ou plus souvent porté à quatre. Dans certains cas les flexuosités nombreuses et irrégulières, coïncidant avec un allongement considérable de l'intestin, forment un complexus difficile à débrouiller (Curschmann). Enfin Merkel distingue quatre types, qui dépendent de la longueur du méso péritonéal et de son angle d'insertion.

Quels que soient son trajet et sa direction, le côlon pelvien occupe dans tous

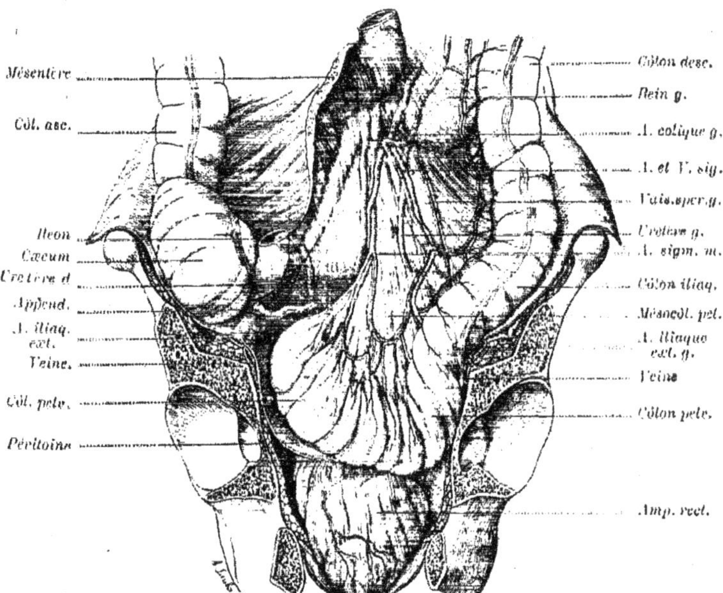

Fig. 189. — Le côlon pelvien ou côlon sigmoïde. — Situation pelvienne et rapports habituels chez l'adulte.

Le bassin a été largement ouvert en avant par une section frontale passant au centre des cavités cotyloïdes.

ces cas la cavité du petit bassin. C'est son siège habituel quand il est vide ou faiblement distendu. Mais très souvent il est obligé de quitter cette cavité et de pénétrer, temporairement, dans l'abdomen. Deux causes produisent ce déplacement : *a*) la distension exagérée du côlon pelvien; *b*) l'amplitude ou le développement exagéré, physiologique ou pathologique, des autres viscères pelviens (vessie, utérus, ampoule rectale). — Quand il est fortement distendu, le côlon pelvien est forcé de quitter le petit espace que lui réservent les viscères qui l'entourent dans la cavité pelvienne. Alors il s'étale à l'entrée du petit bassin, ou même il se redresse complètement et pénètre plus ou moins dans la cavité abdominale. Dans ce cas, il se met en contact avec la paroi abdominale antérieure, dont il est séparé d'ordinaire par les anses de l'intestin grêle flottant. — La vessie, l'utérus chez la femme (utérus gravide) et le rectum même, en se développant au delà de certaines limites, remplissent à eux seuls la cavité pelvienne dont ils chassent les organes mobiles, tels que le côlon pelvien et les anses intestinales grêles, qui sont forcés alors de monter dans l'abdomen.

2° *Situation iliaque.* — Rarement, selon nous, fréquemment au contraire pour Merkel, l'anse sigmoïde siège en grande partie et d'une façon permanente dans la cavité abdominale. Elle présente ordinairement le trajet suivant. Partie du détroit supérieur, c'est-à-dire du psoas au niveau de la symphyse sacro-iliaque gauche, elle se dirige d'abord presque verticalement en haut, parallèlement au côlon descendant, tantôt devant, tantôt, le plus souvent, en dedans de lui; puis, après un trajet plus ou moins long, elle se recourbe, se porte de gauche à droite, décrit une anse à concavité inférieure, après quoi elle descend, soit verticalement, soit obliquement, de droite à gauche, vers la symphyse sacro-iliaque droite. Là, elle plonge dans la cavité pelvienne en suivant le flanc droit du petit bassin, et atteint définitivement la 3ᵉ vertèbre sacrée où elle se termine comme à l'ordinaire. Les figures 169 et 188 représentent les deux types habituels. — La grande anse colique flottante ainsi formée peut occuper dans la cavité abdominale des situations diverses, suivant qu'elle est plus ou moins longue. Elle peut remonter jusqu'aux confins de la région ombilicale et de l'épigastre; elle forme alors une énorme anse colique située devant les côlons ascendant, transverse et descendant. Dans un cas semblable à celui qui est représenté ici (fig. 190), et où l'angle sigmoïde atteignait le diaphragme et aplatissait l'estomac au point de le faire paraître biloculaire, Charpy a vu cette anse mesurer 30 centimètres de circonférence, avec une capacité de 2425 centimètres cubes, c'est-à-dire près de 2 litres 1/2. Il s'agissait d'un homme de 65 ans. D'autres fois elle ne remonte pas si haut, et reste dans la région hypogastrique, ou derrière l'ombilic. Dans certains cas enfin elle est entièrement déjetée à gauche, dans le flanc gauche, devant le côlon descendant, ou à droite, dans le flanc droit, devant le côlon ascendant. — Quoi qu'il en soit, la présence possible de cette anse colique dans la cavité abdominale doit être toujours présente à l'esprit afin d'éviter des méprises fâcheuses.

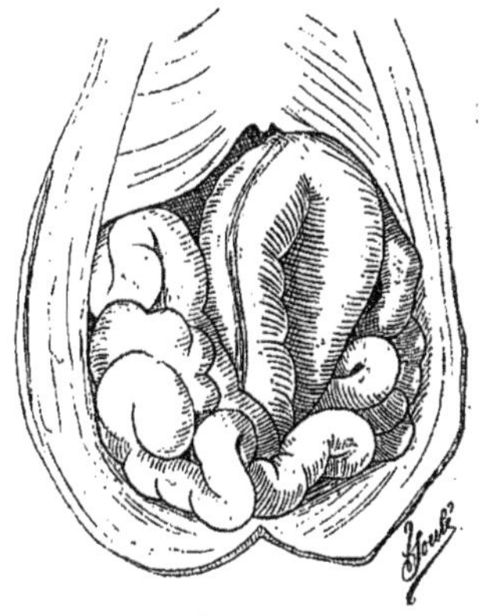

Fig. 190. — Côlon sigmoïde ou côlon pelvien énormément dilaté, remontant jusqu'à l'hypocondre gauche, d'après Curschmann.

L'anse sigmoïde, tordue en volvulus, est entourée par les anses de l'intestin grêle.

Rapports. — Dans sa situation normale, c'est-à-dire quand il siège dans la cavité du petit bassin, le côlon pelvien répond : en arrière, à la paroi sacrée; en avant, à la vessie chez l'homme, à l'utérus et aux ligaments larges chez la femme; en bas, il plonge dans le cul-de-sac de Douglas et repose sur l'ampoule rectale; en haut, il est recouvert par les anses de l'intestin grêle flottant. — Les rapports du côlon pelvien avec les viscères qui l'entourent peuvent être plus ou moins intimes. Souvent il est relié à la vessie, à l'utérus, à ses annexes.

ou aux ligaments larges par des tractus plus ou moins longs. Ceux-ci peuvent être accidentels et pathologiques ou normaux. Parmi ces derniers, nous signalerons le ligament infundibulo-colique allant du côlon pelvien à la trompe et souvent à l'ovaire gauche. Il sera décrit plus loin.

Dans sa situation iliaque, l'anse sigmoïde se met en rapport avec la paroi abdominale antérieure, à travers laquelle on peut l'explorer. Dans quelques cas pourtant, elle en est séparée par les anses intestinales grêles au milieu desquelles elle s'est insinuée. Elle occupe alors la région hypogastrique, l'ombilic ou l'un des flancs.

Configuration externe. — Le côlon pelvien forme un tube presque uniforme, sans sillons ni bosselures. Les bandes longitudinales, irrégulières, ne tardent pas à se réunir en deux : l'une antérieure, l'autre postérieure, qui se continuent sur le rectum.

Côlon terminal chez le nouveau-né. — Chez le nouveau-né, la situation et le trajet du côlon pelvien diffèrent notablement de la disposition que nous venons de décrire chez l'adulte. Cette différence est due à deux causes : 1° à l'exiguïté de la cavité pelvienne, encore peu développée à cet âge; 2° à la distension du côlon par le méconium. Ces deux causes réunies font que le côlon pelvien ne peut être entièrement logé dans la cavité pelvienne. Aussi peut-on lui considérer deux portions : une *prépelvienne* ou *abdominale*, suivant les cas; l'autre *intra-pelvienne*. — La première commence au niveau du psoas où elle se continue avec le côlon iliaque, encore mobile et muni d'un méso plus ou moins long, comme nous l'avons vu. De là, elle se porte tantôt en haut, dans la cavité abdominale, où elle décrit une anse à concavité inférieure, analogue à celle que nous avons décrite chez l'adulte, quand le côlon pelvien siégeait dans l'abdomen; tantôt, le plus souvent, elle se dirige directement de gauche à droite, passe devant le promontoire, par-dessus l'orifice supérieur du petit bassin, et arrive dans la fosse iliaque droite. Là, elle s'infléchit, décrit un ou même deux coudes dans la fosse iliaque, à côté et en dedans du cæcum, ou même devant ou derrière cet organe; puis elle plonge, en suivant le flanc droit du bassin, dans la cavité pelvienne. En somme, cette première portion remonte plus ou moins haut, dans la cavité abdominale, où elle surplombe l'entrée de la cavité pelvienne. Mais dans presque tous les cas, elle décrit, avant de plonger dans le bassin, une ou même deux inflexions situées dans la fosse iliaque droite. Plus rarement, surtout quand le côlon est vide, cette ou ces inflexions sont situées contre le détroit supérieur, à droite, et ne pénètrent pas dans la fosse iliaque droite. — La portion intra-pelvienne se dirige toujours de droite à gauche, pour atteindre le corps de la troisième ou quatrième v. sacrée. Elle est tantôt rectiligne, tantôt flexueuse. Dans ce dernier cas, elle décrit souvent deux ou trois anses transversales et superposées. — J'ajouterai enfin que, dans quelques cas, on peut trouver, même chez le nouveau-né, le côlon pelvien entièrement caché dans la cavité du petit bassin. — Sa longueur varie de 20 à 25 cm.

La situation du côlon pelvien, chez le nouveau-né, présente un grand intérêt pratique, car c'est sur lui qu'on cherche de préférence à établir un anus contre nature, dans les cas d'imperforation anale. Aussi s'est-on efforcé de la bien préciser. Meckel (1808) avait déjà remarqué que l'S romain, dont notre côlon pelvien est la portion inférieure, était situé en partie dans la fosse iliaque droite. Huguier (*Bull. Ac. Méd. Paris*, t. XXIV, p. 435) soutint en 1859 que l'S iliaque chez le nouveau-né se dirige transversalement dans la fosse iliaque droite, et de là plonge dans le bassin pour se continuer avec le rectum. Cette disposition, d'après lui, serait constante chez l'enfant jusqu'à l'âge de dix-huit mois à deux ans. Aussi proposait-il de pratiquer l'anus contre nature au niveau de la région iliaque droite. Giraldès (*Bull. Soc. Chir. Paris*, t. III, p. 156) ne trouve cette disposition que 24 fois sur 184 autopsies; et, sur 11 autopsies d'enfants imperforés, l'S iliaque était toujours situé dans la fosse iliaque gauche. Certains auteurs ont admis l'opinion de Huguier (Béraud, Verneuil), tandis que d'autres partagent l'avis de Giraldès (Bastien, Curling). — Bourcart (Thèse de Paris, 1863), sur 150 cas a trouvé 111 fois la *position ascendante* : l'S iliaque présente trois anses : une première se dirige vers la fossette inguinale gauche; une deuxième toujours ascendante, remonte plus ou moins haut; la troisième, petite, est située sur les limites du petit bassin. La *position transversale* existait dans 33 cas : l'anse principale a une direction transversale, dont une partie plus ou moins considérable occupe la fosse iliaque droite. La *position descendante* est tout à fait exceptionnelle (6 fois) : la grande anse est située dans l'excavation pelvienne, entre le rectum et la vessie et sur les parties gauches, chez le petit garçon; à gauche du rectum et en arrière du ligament large, chez la petite fille. — Lesshaft (*Arch. f. Anat.*, 1870, p. 264) admet que, dans le cas où la flexure sigmoïde (S iliaque) est remplie par du méconium, la branche rectale se trouve toujours située dans la région inguinale droite. — Sappey a rencontré 8 fois sur 14 fœtus à terme la disposition de Huguier. — Pour Cruveilhier, c'est la disposition qu'on observe dans la majorité des cas chez le nouveau-né. — D'après Claudius von Samson (*Inaug. Dissert.*, Dorpat, 1890), sur les enfants, jusqu'à 6 mois, la flexure sigmoïde offre la disposition indiquée par Huguier; plus tard, elle commence à prendre la situation qu'elle présente chez l'adulte. Il a trouvé la disposition classique dans 44 0/0 des cas, l'anse sigmoïde descendant lâchement flexueuse dans le petit bassin dans 13, très contournée dans 2 0/0; montant vers le foie 7, vers le cæcum 2, vers la rate 12, en volvulus dans le petit bassin 12 0/0. — Enfin Mauras (Le côlon terminal chez l'enfant. *Thèse de Bordeaux*, 1895), sur 35 nouveau-nés, a observé le plus souvent, 13 fois, la position ilio-pelvienne, et les autres fois, à fréquence à peu près égale, la position ilio-abdominale et ilio-abdomino-pelvienne.

Péritoine. — Le côlon pelvien, complètement enveloppé par le péritoine, est rattaché à la paroi abdominale et pelvienne postérieure par un long mésentère : le *mésocôlon pelvien* ou mésocôlon sigmoïde, *mésosigmoïde*. Les auteurs classiques appellent *mésocôlon iliaque* le mésentère commun à la totalité de l'S romaine ou côlon terminal, depuis la crête de l'ilion jusqu'au détroit supérieur ; nous avons réservé ce nom au méso inconstant et peu mobile de la première partie de cet intestin (anse courte ou côlon iliaque). Le mésocôlon pelvien est la partie sigmoïde de l'ancien mésocôlon iliaque ; il comprend en outre, par sa portion inférieure, ce que l'on a jusqu'à présent appelé *mésorectum*.

Au niveau de la racine ou insertion pariétale du mésosigmoïde, à la hauteur de la symphyse sacro-iliaque gauche, siège l'orifice d'entrée d'un profond cul-de-sac péritonéal : la fossette intersigmoïde.

Mésocôlon pelvien ou mésosigmoïde. — C'est un large éventail avec un bord pariétal, un bord intestinal et deux faces. — Son *bord pariétal* ou *racine* s'insère suivant une ligne brisée constituée de deux segments : l'un oblique en haut et en dedans, l'autre vertical et médian. Sa ligne d'insertion suit le trajet suivant : née sur la face antérieure du psoas, près de son bord interne, elle se dirige en haut et en dedans, longe le flanc gauche des vaisseaux iliaques externes, passe sur les vaisseaux spermatiques d'abord, sur l'uretère ensuite; puis, elle longe le flanc gauche de l'artère iliaque primitive gauche et, arrivée au niveau de la bifurcation de l'aorte, quelquefois plus bas, d'autres fois plus haut au niveau de la portion horizontale ou prévasculaire du duodénum, à la hauteur de la quatrième, quelquefois de la troisième ou de la cinquième vertèbre lombaire, elle se recourbe brusquement, décrit un angle aigu ou obtus ouvert en bas et en dehors, et descend presque verticalement sur la paroi lombaire. Sur cette paroi, elle suit la ligne médiane, atteint le promontoire, puis descend, en se dirigeant légèrement à droite, sur la concavité sacrée, et se termine, tantôt sur le corps de la troisième vertèbre sacrée, tantôt sur celui de la quatrième, tantôt, le plus souvent, au niveau de l'interstice qui sépare ces deux vertèbres. — Cette ligne présente donc deux portions : l'une obliquement ascendante, située à gauche de la ligne médiane du corps, l'autre verticalement descendante et médiane. Elles décrivent, en se réunissant par leur extrémité inférieure, un angle aigu ou obtus, ouvert en bas, situé au niveau de la cinquième, de la quatrième ou de la troisième vert. lomb. — La première portion constitue ce que j'ai appelé la *racine secondaire* du mésocôlon pelvien, la seconde sa *racine primitive*.

Son *bord intestinal* s'insère sur la face postéro-supérieure du côlon. Il est convexe et suit les flexuosités de l'intestin.

De ses deux *faces*, l'une, *antérieure* et *superficielle*, est tournée vers la cavité pelvienne; l'autre, *postérieure* et *profonde*, s'applique sur la paroi pelvienne postérieure, sans lui adhérer. — Quand le côlon pelvien se redresse à la suite de sa propre distension ou après le développement des autres viscères pelviens, et surplombe l'orifice d'entrée du petit bassin, son mésocôlon se déploie et s'étale sur cet orifice qu'il ferme. Alors la face postérieure du mésocôlon devient inférieure, couvre comme une voûte la cavité pelvienne, et coiffe les viscères qui y sont contenus (vessie, utérus, etc.); sa face antérieure devient supérieure, et forme entre la cavité abdominale et la cavité pelvienne un plancher mobile sur lequel reposent les anses intestinales grêles. — Enfin, lorsque le côlon pelvien se redresse complètement et remonte dans l'abdomen, la face antérieure de son mésocôlon devient postérieure et la face postérieure devient antérieure,

La *hauteur* du mésocôlon pelvien est très variable. Au niveau des deux extrémités du côlon, c'est-à-dire sur le psoas et sur la troisième vert. sacrée, il ne dépasse pas 2 cm., tandis que, à sa partie moyenne, c'est-à-dire entre le sommet de l'anse pelvienne et l'angle que forment les deux branches de sa racine, il atteint le plus souvent 10 à 16 cm., quelquefois 7 à 9, plus rarement 4 à 6; dans quelques cas, il est très haut et peut même dépasser 20 à 25 cm. (W. Gruber; Treves). — Quand il est très long, c'est-à-dire très haut, le mésocôlon prédispose au volvulus de l'anse pelvienne (Voy. Curschmann, in *Deutsche Arch. f. kl. Med.*, 1894, t. LIII, et Bobier, le Volvulus de l'anse oméga, *Th. Paris*, 1890).

Le mésocôlon pelvien est formé de deux feuillets péritonéaux, entre lesquels cheminent les vaisseaux et les nerfs de l'intestin. Les *artères*, au nombre de trois, naissent par un tronc commun qui pénètre dans le mésocôlon au niveau de l'angle où se réunissent les deux branches de sa racine. Ce tronc se divise bientôt en trois branches : les artères sigmoïdes ou artères du côlon pelvien. Une de ces branches, l'*a. sigmoïde gauche*, se dirige vers le point d'union de ce dernier avec le côlon iliaque; elle chemine le plus souvent le long de la racine secondaire du mésocôlon pelvien. Une deuxième, l'*a. sigmoïde moyenne*, va directement du sommet de la racine du mésocôlon au sommet du côlon pelvien. La troisième enfin, l'*a. sigmoïde droite*, se dirige vers l'extrémité terminale de l'anse pelvienne. Ces trois artères se divisent et se subdivisent dans l'épaisseur du méso avant d'atteindre le hile de l'intestin; de ces subdivisions naissent les dernières ramifications, qui passent sous la séreuse et recouvrent la circonférence de l'intestin, avant de plonger dans l'épaisseur de ses tuniques. — L'artère hémorroïdale supérieure chemine dans l'épaisseur de la racine primitive ou lombo-sacrée, avant d'atteindre la paroi postérieure du rectum. Les *veines* suivent le trajet des artères. Il en est de même des *vaisseaux lymphatiques* et des *nerfs* du côlon pelvien. On trouve enfin, disséminés çà et là le long des vaisseaux, des ganglions lymphatiques.

(Sur le mésocôlon pelvien, voy. au chapitre *Péritoine*, p. 936.)

Au niveau de la racine du mésosigmoïde, ses deux feuillets se réfléchissent dans le péritoine pariétal. Entre le feuillet postérieur et la paroi iliaque ou la paroi pelvienne latérale gauche, les annexes de l'utérus et le ligament large gauche chez la femme, il existe des replis péritonéaux ou ligaments; ce sont les ligaments colo-iliaque ou colo-pelvien et infundibulo-colique. Entre le feuillet antérieur et la racine du mésentère de l'intestin grêle, on trouve un autre repli péritonéal : le lig. mésentérico-mésocolique.

Ligament colo-iliaque ou colo-pelvien. — C'est un repli péritonéal triangulaire, qui se détache du feuillet postérieur du mésocôlon pelvien et de la circonférence du côlon lui-même pour s'insérer sur la paroi iliaque ou sur la paroi pelvienne latérale gauche. Pour le trouver, il faut renverser en haut et en arrière le côlon pelvien et son méso. — Ce ligament n'est en somme que la continuation en avant de la racine secondaire ou gauche du mésocôlon pelvien, qu'il prolonge vers la fosse iliaque ou vers le pelvis. Analogue au ligament mésentérico-pariétal que nous avons trouvé dans la fosse iliaque droite et qui prolongeait vers la fosse iliaque la racine du mésentère de l'intestin grêle, il est produit par la coalescence du côlon et du mésentère terminal avec le péritoine de la fosse iliaque et de la paroi pelvienne, coalescence qui se fait dans ces cas par l'intermédiaire de ce long ligament.

Ligament infundibulo- ou tubo-colique. — Analogue au précédent, ce ligament se détache du feuillet postérieur du mésocôlon pelvien et s'étend jusqu'au ligament large et jusqu'à la trompe du côté gauche. Il est triangulaire; son *bord mésocolique* s'insère sur le feuillet postérieur du mésocôlon; son *bord pariétal* suit la paroi pelvienne latérale; il contient dans son épaisseur les vaisseaux utéro-ovariens et va se perdre sur le ligament large et sur le pavillon de la trompe gauche. Dans quelques cas, il se bifurque pour aboutir au pavillon de la trompe d'une part, à l'extrémité postérieure de l'ovaire d'autre part. — Son *bord antérieur, inférieur* ou *base*, concave en avant ou en bas, est libre; sa corne supérieure ou antérieure se perd sur le mésocôlon pelvien, l'inférieure sur le ligament large, le pavillon de la trompe et l'ovaire gauches. — Ce ligament peut coexister, chez la femme, avec le ligament colo-pelvien ou colo-iliaque. — Sa présence acquiert une grande importance pratique, car il rend solidaires le côlon pelvien et les annexes du côté gauche. Aussi, dans les cas de salpingite, de kystes du ligament large du côté gauche, on trouve, comme j'ai eu l'occasion de le voir dernièrement sur un sujet de l'École pratique qui portait un kyste parovarien, le côlon pelvien et son méso accolés et même soudés à la paroi du kyste, qui s'était développé entre les deux feuillets du ligament infundibulo-colique.

Ligament mésentérico-mésocolique. — W. Gruber (*Zeitsch. der K. K. Ges. der Aerzte zu Wien*, 1848, p. 432) décrit sous ce nom un repli péritonéal, constant, falciforme, à bord tranchant, qui s'étend du feuillet antérieur du mésentère de l'anse sigmoïde (mésocôlon pelvien) au mésentère de l'intestin grêle. Haut de 3 à 5 cm., ce ligament naît du mésocôlon sigmoïde, se dirige de gauche à droite, passe obliquement en avant de la cinquième vertèbre lombaire, et, diminuant peu à peu de hauteur, remonte à droite vers le feuillet droit du mésentère. Il se termine de 3 à 7 cm. au-dessus de l'abouchement de l'iléon dans le gros intestin. Sa longueur est de 10 à 15 cm. Si l'intestin grêle est rejeté en haut et à droite, le bord libre du ligament regarde en haut et en avant : quand l'intestin grêle occupe sa situation normale, il regarde en avant et en bas. — Admis par certains auteurs (Hoffmann, Aeby, Luschka, Henle, Kuttner, Pirogoff, R. v. Oettingen), nié par Von Samson (*loc. cit.*), qui sur 100 cadavres ne l'a jamais rencontré, ce ligament existe certainement, mais il est loin d'être constant. — Je l'ai vu plusieurs fois : tantôt il formait un mince repli séreux, haut de 3 à 4 cm. et même plus; tantôt il était épais, dur et tranchant avec un aspect fibreux. Pour bien le voir, il faut attirer le côlon pelvien et son méso en bas, en avant et à gauche, et renverser la masse de l'intestin grêle flottant et son mésentère en haut et à droite. Alors le ligament mésentérico-mésocolique, tendu, présente une forme semi-lunaire; son *bord pariétal* convexe passe devant la cinquième ou la quatrième vertèbre lombaire; son *bord libre*, concave en haut et en avant, est falciforme et tranchant. Son *extrémité gauche* se perd sur la face antérieure du mésocôlon pelvien, près de l'angle que forment les deux branches de son bord pariétal, c'est-à-dire au niveau de la rencontre de ses racines primitive et secondaire. Son *extrémité droite* se confond avec la face droite du mésentère de l'intestin grêle, près de sa racine et plus ou moins au-dessus de l'extrémité terminale de l'iléon. — Ce ligament jouerait d'après certains auteurs un grand rôle dans la production du volvulus du côlon pelvien. Quand il est fibreux et résistant, il peut, comme j'ai pu m'en assurer, s'opposer, dans une certaine mesure, à ce qu'on amène cette anse dans la plaie abdominale d'un anus iliaque. Enfin il peut forcer le côlon à se couder sur lui-même et entraver de cette façon la perméabilité de l'intestin.

Fossette intersigmoïde (retro-eversio hypogastrica sinistra s. inferior sinistra, W. Gruber). — En attirant l'anse sigmoïde et son méso en haut et en avant, on aperçoit presque toujours, sur la face postérieure du mésocôlon, au niveau de son bord pariétal ou racine, un orifice qui conduit dans un cul-de-sac séreux : c'est l'orifice d'entrée de la fossette intersigmoïde. Celle-ci est presque constante : 70 0/0 (60 0/0, W. Gruber; 62 0/0, Treves; 84 à 85 0/0, Waldeyer). — Son *orifice* occupe l'angle formé par les deux segments du bord pariétal du mésocôlon pelvien : il siège sur le bord interne du psoas, devant l'artère iliaque primitive gauche ou devant le point où celle-ci se bifurque, au niveau de la symphyse sacro-iliaque gauche. Arrondi ou ovalaire, il est de largeur variable : le plus souvent, il admet la dernière phalange de l'index, quelquefois celle du pouce et même trois doigts. En haut et en avant, à droite et à gauche, il est limité par le mésocôlon dans l'épaisseur duquel cheminent les trois artères sigmoïdes, qui entourent l'orifice. En bas ou en arrière, il est limité par le péritoine pariétal, derrière lequel glisse l'artère iliaque primitive ou ses branches et l'uretère gauche. Souvent le feuillet péritonéal est soulevé à ce niveau en un pli, plus ou moins saillant, falciforme (Engel, Gruber, Waldeyer, etc.), qui rétrécit l'orifice. Ce pli peut être exagéré par des tractions exercées sur le mésocôlon; cela surtout chez les nouveau-nés et les enfants, chez lesquels le péritoine pariétal est très mobile. — Cet orifice donne accès dans une fossette très profonde, véritable *canal* ou *tunnel*, insinué entre le mésocôlon pelvien et le péritoine pariétal. Ce canal infundibuliforme, plus large à son entrée, présente une longueur variable de 3 à 10 cm. Il longe le bord interne du psoas et l'artère iliaque primitive gauche. Son fond s'arrête le plus souvent au niveau de la bifurcation de l'aorte, contre la portion horizontale ou prévasculaire du duodénum. Quelquefois, il va plus loin et peut atteindre le corps du pancréas (Engel, Brœsike, Rogie). Sa paroi antérieure ou supérieure est formée par les deux feuillets du mésocôlon pelvien, entre lesquels cheminent les vaisseaux sigmoïdes; sa paroi postérieure, profonde ou inférieure, est formée par le péritoine pariétal sous lequel passe l'uretère gauche. — En dedans, la fossette est limitée par la réflexion du feuillet postérieur ou profond du méso dans le feuillet péritonéal pariétal; en dehors, par l'accolement du même feuillet du mésocôlon avec le péritoine pariétal.

Hensing, W. Gruber signalent des fossettes à deux branches avec orifice unique. — W. Gruber, Waldeyer décrivent des fossettes doubles. — Brœsike a vu, dans un cas, quatre fossettes séparées par des ponts séreux. — Dans quelques cas j'ai trouvé, au lieu de la fossette intersigmoïde type, une autre fossette qui en diffère notablement. Son orifice très large (4 à 5 cm.) est situé sur le bord interne du psoas, à une certaine distance en avant de la symphyse sacro-iliaque gauche, au niveau du détroit supérieur. Ovalaire, allongé d'avant en arrière, il est limité : en haut par le segment gauche du bord pariétal du mésocôlon pelvien (racine secondaire); en bas, par le péritoine pariétal. La fossette elle-même occupe une grande partie de la fosse iliaque gauche. Elle s'insinue entre une partie du mésocôlon iliaque qui n'est pas soudée à la paroi iliaque et le péritoine pariétal iliaque.

Tous les auteurs avaient avancé que la fossette intersigmoïde se trouve entre les deux feuillets du mésocôlon de l'anse sigmoïde. Toldt (1879) a démontré que, chez l'embryon, la

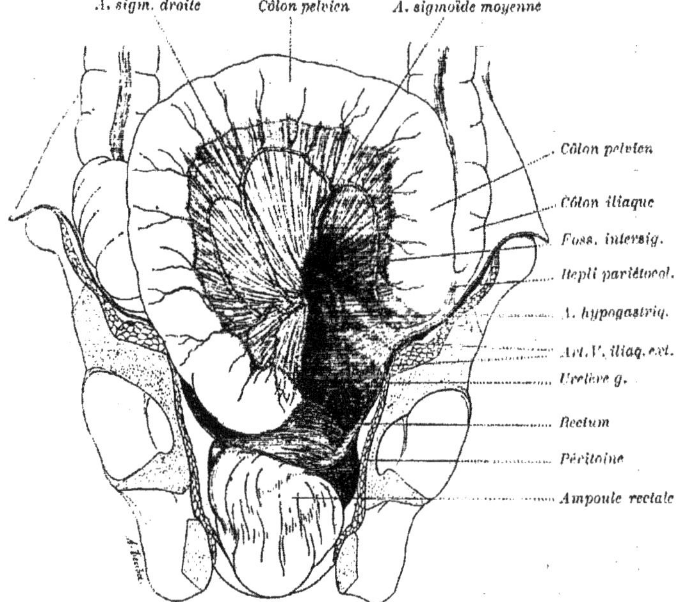

Fig. 191. — Fossette intersigmoïde.

Le côlon a été renversé en haut et en arrière, de façon à montrer la face postérieure du mésocôlon pelvien et l'orifice de la fossette intersigmoïde. Le bassin a été largement ouvert par une section frontale passant par le centre des cavités cotyloïdes. Le péritoine a été incisé au fond du cul-de-sac recto-vésical (adulte).

fossette se forme non pas entre les deux feuillets du méso, mais bien entre celui-ci et le péritoine pariétal. Elle résulte d'un manque d'accolement entre une partie du mésentère terminal et le péritoine pariétal.

L'orifice de la fossette intersigmoïde, dans la situation normale du côlon pelvien, est caché par le mésocôlon pelvien. Mais, quand l'intestin se redresse dans l'abdomen, il devient libre. Aussi les anses intestinales grêles peuvent s'y engager et constituer une variété de Hernie rétropéritonéale : la H. intersigmoïde, très rare et dont j'ai rapporté deux cas seulement (*Hernies internes*. etc., 1890).

(Sur cette fossette chez le nouveau-né, voy. aussi : Mauras. Thèse citée. Bordeaux, 1895. — Sur sa formation : le chapitre *Péritoine*, p. 934.)

§ III. — RECTUM

Le rectum (Mastdarm) est le dernier segment du gros intestin. Il occupe la partie postérieure du petit bassin. Commençant au niveau du corps de la troisième vertèbre sacrée, où il se continue avec l'anse sigmoïde ou côlon pelvien, il suit la concavité sacro-coccygienne, sur laquelle il est directement appliqué, traverse le plancher pelvien, et se termine à l'orifice anal.

Les auteurs décrivent, sous le nom de première portion ou portion sus-ampullaire du rectum, un segment du gros intestin qui s'étend du détroit supérieur du bassin ou de la symphyse sacro-iliaque gauche à la troisième vertèbre sacrée. Mobile, muni d'un long mésentère (*mésorectum* des auteurs), ce segment intestinal fait partie, comme nous l'avons vu, du côlon pelvien, et son mésentère n'est qu'une portion du mésocôlon pelvien. Avec Treves, v. Samson, Waldeyer, nous limitons donc le rectum à l'ampoule et à son conduit d'évacuation, la portion sphinctérienne. Ainsi compris, ce segment de l'intestin est nettement individualisé par sa fixité, due elle-même à l'absence de méso, et par sa forme de réservoir. Peut-être même devrait-on, comme le propose Symington, réserver le nom de *rectum* à l'ampoule seule, et celui d'*anus* au canal évacuateur ou portion sphinctérienne.

Limites. — Sa limite supérieure est marquée sur le tube intestinal par un rétrécissement presque constant ; elle répond au corps de la troisième vertèbre sacrée, quelquefois à celui de la quatrième, plus souvent à l'interstice qui sépare ces deux vertèbres. Sa limite inférieure répond à sa jonction avec la peau du périnée ; elle est indiquée extérieurement par le bord inférieur du sphincter interne, intérieurement par la ligne qui unit la zone cutanée à la zone lisse (Cruveilhier). Nous verrons plus loin que l'anus est à cheval sur la peau et sur le rectum. Waldeyer range même dans ce dernier la peau de la région anale, en raison de sa forme tubulaire.

Trajet. — Direction. — Le rectum naît ordinairement sur la ligne médio-sacrée, quelquefois à droite, plus rarement à gauche. De là, il se dirige d'abord en bas et en avant, en suivant la courbure sacro-coccygienne, puis il passe sur le plancher pelvien ; à 3 cm. environ en avant de la pointe du coccyx, il s'infléchit, se porte en arrière et en bas, pénètre dans l'épaisseur du périnée, qu'il traverse de part en part, et se dirige en bas et en arrière, pour aboutir à l'anus. — Le rectum décrit deux courbes antéro-postérieures ou sagittales, bien marquées surtout sur sa paroi postérieure : la première, à concavité antérieure, est concentrique à la concavité sacro-coccygienne ; la seconde, à concavité tournée en arrière, plus prononcée, embrasse la pointe du coccyx. Le *coude* ou angle d'union des deux courbures marque la limite de séparation entre les deux portions du rectum : la portion pelvienne longue et libre, et la portion périnéale, courte, qui est engagée dans l'épaisseur du périnée.

La portion pelvienne décrit ordinairement des inflexions latérales et n'est pas rectiligne comme la portion périnéale. Ces sinuosités, souvent très accusées, existent aussi bien sur le rectum vide que sur l'intestin fortement distendu. Elles ne sont pas régulières. Tantôt le rectum se dirige d'abord de droite à gauche, puis de gauche à droite, et enfin de droite à gauche : il décrit alors une S retournée. Tantôt il se porte d'abord de gauche à droite, puis de droite à gauche et enfin de gauche à droite, en décrivant une S. Tantôt enfin il ne décrit qu'un seul coude latéral à concavité tournée à droite ou à gauche. Quoi qu'il en soit, ces inflexions latérales du rectum pelvien ne sont pas dues simplement à son trajet plus ou moins incurvé, comme l'enseignent beaucoup d'auteurs ; ainsi que l'a bien fait remarquer E. Laimer, elles répondent à des étranglements ou sillons latéraux, profonds et permanents, de la paroi rectale à leur niveau.

Longueur. — Mesuré en place et moyennement distendu, le rectum présente une longueur de 16 à 17 cm. en moyenne, dont 14 à 15 pour le rectum pelvien et 3 pour le rectum périnéal. Celui-ci est réduit chez la femme à 2 cm.

ou même moins. Waldeyer indique une longueur moyenne de 13 à 15 cm.; c'est aussi celle que Gally a trouvée comme moyenne de 33 rectums extraits et insufflés.

Configuration externe. Forme. Calibre. — A l'état de vacuité, le rectum est aplati d'avant en arrière et possède une largeur de 5 à 7 cm. Distendu, il est fusiforme. Il présente alors : une portion moyenne dilatée, l'*ampoule rectale*, et deux extrémités rétrécies et cylindriques. L'extrémité supérieure se continue avec le côlon pelvien par un sommet en tronc de cône (collet de l'ampoule, Gally); l'inférieure constitue le rectum périnéal. L'ampoule rectale est une formation normale, c'est une sorte de *vessie fécale*. Elle est ovoïde ou piriforme à base inférieure. Elle n'est pas régulière: le rectum n'est pas lisse, ainsi qu'on l'a longtemps décrit et figuré, mais sacculé comme le gros intestin. En effet, dans la grande majorité des cas, il présente des *sillons* latéraux et transversaux, analogues à ceux du côlon, qui lui donnent, surtout quand il est distendu, un aspect bosselé. Le nombre, le siège, l'étendue et la profondeur de ces sillons présentent de grandes variations. Quelquefois ils sont à peine marqués, le plus souvent ils sont au contraire profonds et très nets. Il y en a ordinairement plusieurs alternant régulièrement à droite et à gauche. Otis en signale 3 ou 4, et même davantage, dont le plus constant et le plus marqué siège à droite et répond au point le plus bas du cul-de-sac péritonéal. Gally indique comme disposition habituelle un premier étranglement à gauche, à 5 cm. au-dessus de l'anus; un second plus constant et plus accentué, à droite à 7 ou 9 cm.; et un troisième à gauche à 11 ou 12 cm. de l'anus. Ce dernier peut exister seul (Charpy). Je n'ai pas observé le sillon inférieur, mentionné par Laimer et par Gally; mais j'ai souvent trouvé un étranglement au point même où le rectum se continue avec le côlon pelvien.

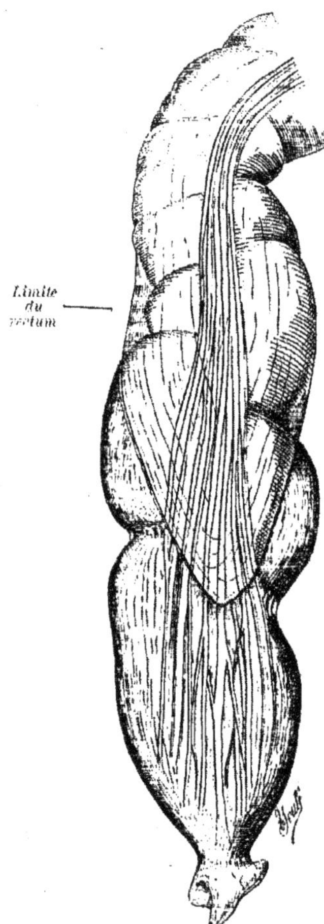

FIG. 192. — Rectum vu par sa face antérieure (jeune femme).

Ampoule rectale et portion inférieure du côlon pelvien. — Le péritoine est coupé au ras de son insertion; son extrémité inférieure correspond au cul-de-sac de Douglas. — Bandelette musculaire antérieure.

Ces sillons, comme nous le verrons plus loin, correspondent à des valvules intérieures. Ils sont, comme ceux du côlon, formé par des plis de toute la paroi intestinale. Les grosses branches vasculaires, accompagnées de tractus conjonctifs ou de quelques fibres musculaires longitudinales qui servent d'organe de contention, passent sur eux comme des ponts, et à leur niveau émettent ou reçoivent des vaisseaux qui cheminent dans le fond des dépressions.

A part ces sillons latéraux et les bosselures qu'ils limitent, le rectum présente un aspect fasciculé et charnu, rougeâtre, dû à la disposition et au développement de sa couche musculaire longitudinale. En effet, les bandes longitudinales du côlon prennent sur le rectum une disposition spéciale. Déjà, au niveau de la portion terminale du côlon pelvien, les trois bandes s'étaient réunies en deux. Sur le rectum, les deux bandes s'étalent immédiatement en deux larges éventails musculaires : l'un postérieur, l'autre antérieur, dont les faisceaux s'irradient sur les parois latérales. Aussi, vers la moitié inférieure de l'ampoule rectale on trouve des faisceaux longitudinaux presque d'égale importance sur toute la circonférence. Ces faisceaux sont séparés par des interstices, dans lesquels s'engagent les vaisseaux qui pénètrent dans l'intestin ou qui en sortent.

Le *calibre* du rectum est très variable. Mesuré en place et moyennement distendu, il donne en moyenne : rectum périnéal : circonférence externe, 9 cm.; diamètre, 3 cm.; — rectum pelvien, au niveau de la portion la plus large de l'ampoule : circonf. externe, 16 à 17 cm.; diamètre, 5 cm. 1/2. Le calibre de l'ampoule augmente avec l'âge.

La *capacité* du rectum rempli avec de l'eau a été trouvée de 450 grammes dans un cas et de 570 dans un autre, par Kolpaktchi. Il s'agit du rectum prolongé jusqu'au détroit supérieur. Sur le sujet de la figure 192 (jeune femme, 25 ans), l'ampoule seule contenait 400 grammes.

Sa *dilatabilité* lente par les matières fécales peut lui faire occuper presque toute l'excavation; Gally a mesuré une circonférence ampullaire de 30 cm. et Sappey de 34. Son extensibilité immédiate est également très grande. On sait que Simon (1865, Heidelberg) a proposé et exécuté l'exploration des organes pelviens et abdominaux par le rectum. Il a reconnu que sur la plupart des sujets anesthésiés on pouvait dilater l'ampoule jusqu'à 25 et 30 cm. de circonférence et faire pénétrer la main entière, en l'engageant même plus ou moins loin dans le côlon sigmoïde. Mais les grandes variabilités dans les dimensions normales du rectum et dans ses conditions de résistance ne permettent pas de fixer des limites précises, et l'on a publié plusieurs cas de mort par péritonite ou par rupture à la suite de cette exploration manuelle.

Situation. Rapports. — Nous distinguerons dans le rectum deux portions coudées l'une sur l'autre à angle droit : 1° Une *portion pelvienne*, portion libre (*pro parte*) de Cruveilhier, portion ampullaire de Tillaux, portion moyenne de la plupart des auteurs; elle est remarquable par sa forme dilatée, par sa longueur qui atteint 12 cm. environ et par l'absence d'adhérence aux organes voisins; — 2° une *portion périnéale*, qui est la portion adhérente de Cruveilhier, portion anale ou sphinctérienne de Tillaux et de Sappey, portion inférieure d'autres auteurs; elle est étroite, courte (2 à 3 cm.) et unie par continuité aux parties environnantes. Le *coude* antérieur qui unit ces deux portions répond chez l'homme au sommet de la prostate, à 25 millimètres au moins au-dessous du sommet du coccyx (Symington); chez la femme à la moitié inférieure du vagin.

I. **Portion pelvienne** ou **ampullaire**. — A l'état de vacuité, le rectum pelvien montre sur la coupe une fente transversale, avec deux faces au contact, l'une antérieure, l'autre postérieure, et deux bords. Distendu, il devient piriforme ou ovalaire, et présente à considérer quatre parois : antérieure, postérieure et latérales.

La *paroi postérieure*, curviligne, est moulée sur la concavité sacro-coccygienne. Elle repose sur les dernières pièces du sacrum (4e et 5e), les digitations du muscle pyramidal, sur le coccyx et le segment postérieur du plancher pelvien. De chaque côté, elle s'appuie sur les ligaments sacro-sciatiques recouverts par les muscles ischio-coccygiens. Elle est séparée de ce lit osseux, fibreux et musculaire, par une lame aponévrotique, souvent très épaisse, qui lui adhère assez intimement; cette lame fait partie du surtout fibro-séreux dont nous parlerons plus loin. Derrière cette lame, entre elle et la paroi pelvienne, et accolées à celles-ci, on trouve : l'artère sacrée moyenne et ses branches, les veines sacrées antérieures, les branches viscérales du plexus sacré et la glande de Luschka, celle-ci placée en avant de la dernière pièce du coccyx. Tous ces organes sont contenus dans une atmosphère celluleuse, faiblement adipeuse, qui permet le décollement facile du rectum et qui constitue l'espace rétro-rectal (Guérin, Waldeyer) ou sacro-rectal (Trolard). Cet espace en forme de pyramide quadrangulaire a son sommet au coccyx, sa base s'interpose en haut entre le sacrum et le colon sigmoïde; il est limité sur les côtés par les expansions latérales du fascia recti ou gaine fibreuse du rectum.

La *paroi latérale* présente deux portions; l'une, voisine de la paroi antérieure, est recouverte par la séreuse : portion péritonéale; l'autre, dépourvue de revêtement séreux, chemine dans l'épaisseur de l'étage pelvien inférieur : portion sous-péritonéale.

La première est séparée de la partie correspondante du petit bassin par un cul-de-sac péritonéal longitudinal, formé par la séreuse qui se réfléchit du pelvis sur la paroi rectale latérale. Ce cul-de-sac, recessus para-rectal, d'autant plus profond que le rectum est plus distendu, peut loger, chez la femme, l'ovaire et le pavillon de la trompe. Dans les deux sexes, il est occupé du côté gauche par l'angle que forme la branche verticale du colon pelvien avec la branche transversale. — Quand le rectum est distendu, la portion péritonéale de sa paroi latérale se rapproche du petit bassin. Alors elle se met en rapport, chez la femme, avec l'ovaire et le pavillon de la trompe, libres dans l'excavation et appliqués contre sa paroi latérale, au fond d'une petite fossette que circonscrivent les vaisseaux iliaques externes et internes, la fossette ovarienne (Waldeyer). (Voy. *Péritoine*, fig. 614.)

Dans les deux sexes, elle entre en relation avec les organes qui cheminent sous le péritoine : uretère, nerf obturateur, muscle obturateur interne et son aponévrose, vaisseaux hypogastriques et quelques-unes de leurs branches viscérales, surtout l'artère ombilicale.

La portion sous-péritonéale de la paroi rectale latérale, recouverte par les plans aponévrotiques qui complètent la gouttière fibreuse dont nous avons parlé, est en rapport : avec le tissu cellulo-fibreux qui remplit l'espace sous-péritonéal ou pelvi-rectal supérieur, avec l'artère hémorroïdale moyenne qui pénètre dans l'épaisseur de la paroi rectale à ce niveau, avec la base de la vésicule séminale et le canal déférent, qui lui adhèrent intimement, avec les plexus hypogastriques. — Quand le rectum est distendu, elle se rapproche des flancs du petit bassin et se met en rapport : avec la grande échancrure sciatique et les organes qui la traversent (muscle pyramidal, vaisseaux et nerfs fessiers et

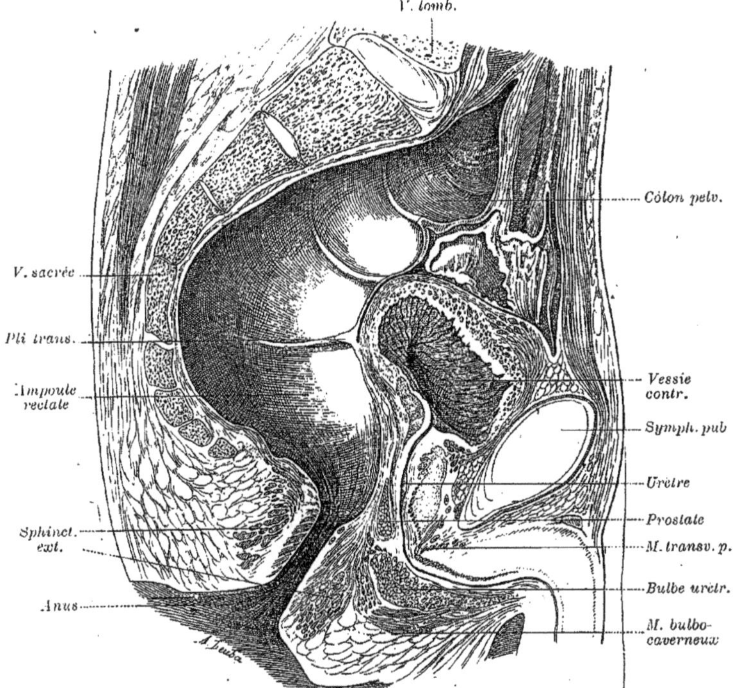

FIG. 193. — Coupe sagittale et médiane du bassin de l'homme.
Elle montre les rapports de l'ampoule rectale.

honteux internes, grand nerf sciatique, vaisseaux et nerfs ischiatiques), et avec le nerf lombo-sacré et les nerfs sacrés, recouverts par l'aponévrose pelvienne.

La *paroi antérieure*, presque verticale quand le rectum est distendu, comprend deux portions : une supérieure (2/3) recouverte par le péritoine, *portion péritonéale*; l'autre inférieure (1/3) dépourvue de couverture séreuse : *portion sous-péritonéale*. A sa partie inférieure, au coude du rectum, elle présente presque constamment une dilatation, un *cul-de-sac* qui fait saillie au-dessous de la prostate ou contre la partie inférieure du vagin (fig. 194); c'est à ce niveau que la paroi rectale est le plus mince. Kohlrausch a vu ce cul-de-sac transformé en une véritable poche par suite de la distension du rectum. Ses rapports varient suivant le sexe.

A. Chez l'*homme*, la portion péritonéale est en rapport : avec la paroi postéro-supérieure de la vessie, dont elle est séparée par le cul-de-sac péritonéal rectovésical que forme la séreuse en se réfléchissant de la paroi vésicale sur la paroi rectale : cavité ou fossette de Douglas. Dans cette cavité viennent se loger le côlon pelvien et des anses de l'intestin grêle, surtout quand le rectum et la vessie sont vides. — La portion sous-péritonéale est en rapport : sur la ligne médiane, avec le bas-fond de la vessie et avec la face postérieure de la prostate, qui sont appliqués sur l'ampoule rectale. Ces organes sont séparés du rectum par une lame aponévrotique et musculaire, l'aponévrose prostato-péritonéale de Denonvilliers. Celle-ci forme une demi-gouttière à concavité postérieure; fixée assez intimement à la prostate en avant, elle fait adhérer cet organe avec le rectum, en arrière; elle complète la loge fibreuse du rectum. — Latéralement, la paroi antérieure du rectum est en rapport à ce niveau avec : les extrémités terminales des uretères, les vésicules séminales et la portion des canaux déférents qui longe leur bord interne.

Les vésicules séminales et les canaux déférents, presque accolés au niveau de la base de la prostate, divergent en arrière; ils contournent la paroi antérieure du rectum, et atteignent ses parois latérales. La paroi postérieure de la vésicule est toujours intimement unie à la paroi rectale, grâce aux adhérences des gaines fibreuses de ces deux organes, et ne la quitte jamais, quel que soit le degré de vacuité ou de réplétion du rectum. — On a dit que les vésicules séminales se rapprochent l'une de l'autre quand la vessie est pleine et s'en écartent quand elle est vide; qu'elles s'accolent à la paroi vésicale dans le premier cas, qu'elles tombent sur la paroi rectale dans le second. C'est une erreur, car les vésicules bien fixées à leur place, ne quittent jamais le rectum. — Guélliot (Th. Paris, 1882, p. 20) prétend cependant que les vésicules n'adhèrent que lâchement au rectum, et, dans un cas (sujet de 50 ans) il aurait trouvé une véritable cavité, sorte de bourse séreuse rétro-vésiculaire, entre les vésicules et le rectum. — Au niveau du bord externe des vésicules séminales, l'aponévrose, qui s'est dédoublée pour les envelopper, se continue au delà : en avant, sur la loge fibreuse de la vessie, en arrière, sur la loge périrectale, et latéralement, en suivant les artères hémorroïdales moyennes ou recto-prostatique, vers les flancs du petit bassin. J'ajouterai aussi que le cul-de-sac péritonéal recto-vésical s'enfonce souvent entre les deux vésicules séminales jusque près de la base de la prostate, qu'il peut même atteindre.

B. Chez la *femme*, la portion péritonéale de la paroi rectale antérieure est en rapport, sur la ligne médiane, avec la face postérieure de l'utérus et le cul-de-sac postérieur du vagin; elle est séparée de ce dernier organe par le cul-de-sac recto-vaginal ou de Douglas. Suivant que l'on attribue à l'utérus une position normale en antéversion ou en rétroversion, on considère comme normale ou non l'interposition d'anses de l'intestin grêle et du côlon sigmoïde entre cet organe et le rectum. En tout cas, les anses ne pénètrent jamais dans le cul-de-sac de Douglas, surtout quand le rectum est plein. Latéralement cette paroi du rectum touche aux ligaments larges, qui embrassent l'ampoule par leur face postérieure.

La portion sous-péritonéale, sensiblement parallèle à la paroi postérieure du vagin, constitue avec elle la *cloison recto-vaginale*; les deux parois sont séparées par un tissu conjonctif assez lâche qui permet le dédoublement de la cloison, notamment dans les hémorragies sous-péritonéales. C'est par elle que le cancer du rectum envahit le vagin. Sur le côté, les uretères, l'artère utérine, la vaginale et ses branches, ainsi que les plexus veineux correspondants, longent ou croisent la paroi rectale.

II. **Portion périnéale ou anale.** — A l'état vide, elle montre sur la coupe la forme d'une fente longitudinale antéro-postérieure. C'est une sorte de filière dirigée obliquement en arrière et en bas, dont l'axe fait un angle droit avec celui de la portion pelvienne : elle représente le canal évacuateur du réservoir ampullaire (SYMINGTON, The rectum and anus. *J. of Anat.*, 1899).

Le rectum périnéal est entouré d'une gaine musculaire formée par le releveur et le sphincter externe de l'anus. Il est en rapport : en arrière et de

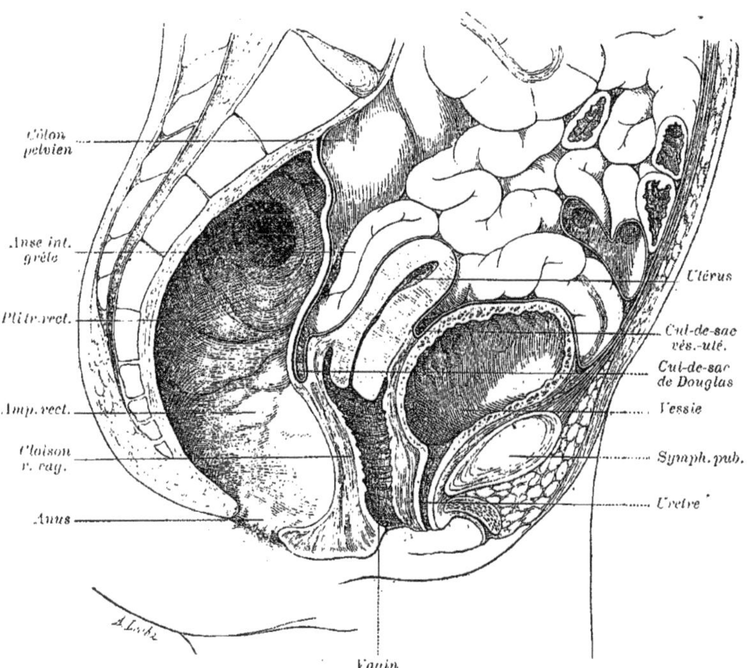

FIG. 194. — Coupe sagittale et médiane d'un bassin de femme (d'après Luschka).

chaque côté avec le *creux ischio-rectal* (Velpeau) ou *pelvi-rectal inférieur* (Richet); large excavation remplie de graisse, située de chaque côté du rectum, dans la région périnéale postérieure. Cette excavation est limitée : en dedans, par le releveur de l'anus; en dehors par la paroi pelvienne latérale. Celle-ci est constituée à la partie antérieure de la cavité par l'ischion revêtu du muscle obturateur interne; en arrière, par le grand ligament sacro-sciatique doublé du grand fessier. — Cette région regarde presque directement en arrière, et non pas en bas. — Les fosses ischio-rectales s'étendent surtout en arrière du rectum. En arrière, en effet, les deux fosses, qui étaient séparées par la largeur de l'intestin, se rapprochent et communiqueraient librement si les deux moitiés du diaphragme pelvien (c'est-à-dire les deux releveurs de l'anus), juxtaposées sur la ligne médiane, n'étaient alors très rapprochées du sphincter anal et de la peau, et si des tractus fibreux n'attachaient celle-ci au raphé coccy-rectal ou coccy-anal. Chez les femmes, la fosse ischio-rectale est toujours moins profonde et plus large que chez l'homme, et regarde aussi plus directement en arrière (Morestin).

En avant, le rectum périnéal présente des rapports différents chez l'homme et chez la femme.

Chez *l'homme*, la paroi antérieure du rectum s'éloigne du sommet de la prostate pour se porter en bas et en arrière, et forme avec la portion membraneuse et spongieuse de l'urètre, qui se dirige en bas et en avant, un angle à sinus inférieur de 75° à 80° (Sappey). Cet angle constitue le sommet d'un triangle, le *triangle recto-urétral*, dont la base est formée par la peau du périnée, le côté antérieur par l'urètre membraneux et le bulbe, et le côté postérieur par la paroi antérieure du rectum (fig. 193). Quand le bulbe de l'urètre est volumineux, ce qui est le cas habituel chez les vieillards, il peut arriver au contact du rectum et être un obstacle même dans la taille prérectale. L'aire de ce triangle est le rendez-vous des muscles du plancher pelvien ou périnée : le sphincter de l'anus, le bulbo-caverneux, le transverse superficiel, et, plus profondément, les fibres du transverse profond et du releveur anal. On y trouve aussi : les glandes de Méry ou de Cooper au-dessus du bulbe, les vaisseaux hémorroïdaux inférieurs et le nerf hémorroïdal. Comme A. Mercier (*Gaz. médicale*, 1840) l'a bien vu, l'aire du triangle recto-urétral est rempli par un noyau musculaire; d'où la difficulté de séparer, sur le vivant, la région membraneuse et la prostate, de la face antérieure du rectum. — Dans ce triangle, en se rapprochant du bulbe, on pratique la taille bilatérale de Dupuytren. Dans le même triangle, mais en suivant la paroi rectale antérieure, se fait l'incision de la taille prérectale de Nélaton.

Chez la *femme*, la paroi antérieure du rectum s'accole à la paroi postérieure du vagin pour constituer la cloison recto-vaginale. Celle-ci, à sa partie inférieure, est coupée obliquement et s'élargit en formant le *triangle recto-vaginal* (fig. 194). La base de ce triangle, longue de 2 à 3 cm., est recouverte par la peau du périnée; au-dessus d'elle on voit l'entre-croisement des fibres du sphincter externe avec celles du constricteur du vagin et du transverse superficiel; ce noyau musculaire est le *corps périnéal*. Entre ces fibres passent aussi des fibres longitudinales du rectum qui s'insèrent à la face profonde de la peau, en s'entre-croisant avec les fibres du sphincter et du transverse; il faut les diviser pour permettre le dédoublement de la cloison recto-vaginale.

Péritoine. — Le péritoine recouvre une grande étendue de la paroi antérieure (1/2 ou 2/3 supérieurs), et une faible partie des parois latérales du rectum pelvien. Le feuillet séreux rectal se réfléchit à droite et à gauche sur la paroi pelvienne postéro-latérale, chez l'homme, sur celle-ci et sur le ligament large chez la femme; en avant ou en bas, sur la vessie chez l'homme, sur le vagin et sur l'utérus chez la femme; en haut il se continue avec l'enveloppe péritonéale du côlon pelvien, derrière lequel il s'adosse à lui-même, pour former la portion terminale du méso-côlon pelvien, *méso-rectum* des classiques. — En se réfléchissant de la paroi rectale latérale sur le flanc du petit bassin et sur le ligament large, le péritoine forme, de chaque côté, un cul-de-sac latéral, véritable gouttière longitudinale naviculaire, profonde et large en haut, se rétrécissant et diminuant de profondeur en bas et en avant. Cette *fosse recto-pelvienne* (recessus pararectal de Waldeyer) est occupée souvent par les anses intestinales grêles, l'appendice vermiculaire ou le cæcum à droite, le côlon pelvien à gauche, et, chez la femme, par l'ovaire et la trompe. Quand le rectum se distend et se rapproche des parois latérales du bassin, la fosse diminue de largeur, sa cavité devient virtuelle, mais elle augmente de profondeur et se transforme en sillon. Sur sa paroi externe, et appliqué à la séreuse, chemine l'uretère. Sur son fond vient s'insérer de chaque côté, par ses bords, la gouttière fibreuse périrectale; celle-ci maintient la séreuse en place, fixe le fond de la gouttière, et l'empêche de s'étaler quand le rectum se distend.

En se réfléchissant de la paroi rectale antérieure sur la vessie chez l'homme, sur le canal utéro-vaginal chez la femme, le péritoine forme un cul-de-sac ou poche : cul-de-sac recto-vaginal ou de Douglas. Celui-ci, dans quelques cas (1 fois sur 5), se continue directement de chaque côté avec la fosse recto-pelvienne; plus souvent (4 fois sur 5), il en est séparé par les extrémités d'un repli séreux qui le limite en haut et de chaque côté : le *repli semi-lunaire* ou *falciforme de Douglas*. — Ce repli est horizontal ou légèrement oblique en haut et en arrière. Haut de 1 à 2 cm., à peine marqué dans quelques cas, il présente à considérer deux bords, deux faces et deux extrémités. Son bord antérieur, convexe, adhérent, s'insère en avant sur la vessie chez l'homme, sur la face postérieure de l'utérus ou du vagin chez la femme. De chaque côté, il s'insère, chez la femme, sur la face postérieure du ligament large; il contient dans son épaisseur des vaisseaux et les fibres musculaires décrites sous le nom de ligaments postérieurs de l'utérus ou utéro-sacrés. Chez l'homme, il est longé par le canal déférent. Son bord postérieur, concave, libre, mince et tranchant, embrasse la paroi antérieure et les flancs de l'ampoule rectale, d'autant plus intimement que celle-ci est plus distendue. Ses deux extrémités ou cornes se perdent sur les côtés de cette ampoule; exceptionnellement elles s'étendent jusqu'au sacrum, au niveau de la quatrième vertèbre. De ses deux faces, l'une regarde en haut; entre elle et la paroi vésicale ou la paroi utéro-vaginale, il existe quelquefois un petit sillon transversal peu profond, cul-de-sac péritonéal rétro-vésical, rétro-utérin ou rétro-vaginal; Paul Delbet propose de l'appeler, chez l'homme, cul-de-sac génito-vésical; — l'autre regarde en bas, et, quand le rectum est distendu, elle s'applique sur sa paroi antérieure; elle ferme alors la cavité de Douglas.

Ce repli, ainsi disposé, sépare donc l'espace ou entonnoir recto-vésical chez l'homme, recto-utéro-vaginal chez la femme, en deux loges superposées, l'une supérieure largement ouverte et communiquant librement avec le reste de la cavité pelvienne; l'autre inférieure, simple fente à parois presque accolées et que seuls les épanchements sanguins ou autres peuvent déplisser et agrandi (Ziegenspeck, *Arch. f. Gynækol.*, XXXI; Otto Zukerkandl) : c'est la véritable cavité de Douglas. Le fond du cul-de-sac est distant, chez l'homme, de 5 à 7 cm. de l'anus, et chez la femme de 5 à 6 cm. La profondeur de la fossette est de 3 à 5 cm. La distance à laquelle s'abaisse le péritoine est soumise à de notables variations individuelles. Il descend beaucoup plus bas chez le nouveau-né que chez l'adulte, car il recouvre chez le premier une partie de la prostate et la moitié ou le tiers supérieur du vagin. Cette forme primitive peu persister toute la vie : Pirogoff, Ziegenspeck ont vu le péritoine descendre jusqu'à l'anus. De nombreuses expériences me font admettre que la réplétion de la vessie ou du rectum sont sans influence sur la hauteur du cul-de-sac et que notamment la distension du rectum ne le relève pas, contrairement à ce que soutient Garson (*Arch. f. Anat.*, 1878).

Le péritoine rectal est ordinairement assez résistant, et peut être facilement détaché de l'intestin : quelquefois, au contraire, il est mince et adhérent, et se déchire quand on veut l'en décoller. Inutile d'insister sur l'importance pratique de ce fait. Il prouve, en effet, qu'il n'est pas toujours facile de séparer le rectum de sa couverture séreuse et d'en réséquer une grande portion, sans ouvrir la cavité péritonéale.

Moyens de fixité. — Le rectum est maintenu dans sa situation : 1° par sa gaine fibro-séreuse ; — 2° par les vaisseaux hémorroïdaux moyens et inférieurs, qui, entourés d'expansions fibreuses fortes et résistantes, émanées des aponévroses pelvienne et obturatrice, abordent les côtés de l'intestin et limitent ses déplacements latéraux ; — 3° par le plancher musculaire, qui entoure l'intestin étroitement, et envoie même de nombreuses fibres dans l'épaisseur de la paroi rectale, tandis que des fibres musculaires émanées de cette dernière se perdent dans l'épaisseur du plancher pelvien.

Les viscères du petit bassin, vessie, utérus et rectum, qui font saillie au-dessus du plancher périnéal sont tous enveloppés de la même façon par le péritoine et l'aponévrose supérieure entre lesquels ils semblent comme interposés. Le péritoine recouvre leur partie supérieure : l'aponévrose périnéale se relève à leur base et entoure la portion que le péritoine a laissée libre. De là une gaine complète ou coque, séreuse en haut et fibreuse en bas, qui s'applique sur la tunique musculaire de ces organes et la contient. La partie fibreuse basale est moins adhérente à l'organe ; du tissu conjonctif, mêlé à une quantité variable de graisse et parcouru par les gros vaisseaux, s'interpose entre eux et permet plus ou moins de les séparer. Cette gaine fibreuse viscérale constitue pour la vessie le fascia vésical : sur l'utérus et le vagin, elle a été décrite par Boivin et Dugès sous le nom de tunique utéro-vaginale sous-péritonéale ; sur le rectum, elle n'a été qu'entrevue et mérite une description complète.

Gaine fibreuse du rectum ; fascia recti. — Épaisse et résistante, elle entoure la partie postérieure du rectum pelvien. Pour bien la voir, il faut l'étudier par le procédé suivant. Pratiquer une large brèche sacrée, comme pour l'extirpation du rectum et mettre à nu sa paroi postérieure. Celle-ci est recouverte par un plan fibreux, ordinairement épais de 2 à 3 mm., quelquefois plus mince, mais toujours résistant. En l'incisant sur la ligne médiane, on tombe sur la paroi propre du rectum avec les vaisseaux hémorroïdaux supérieurs et leurs branches, qui cheminent entre le plan fibreux et la paroi rectale musculaire, intimement unis à cette dernière. — Ayant ainsi pénétré dans l'intérieur de la gaine fibro-séreuse du rectum, on peut assez facilement décoller l'intestin de son enveloppe ; après avoir sectionné le rectum en haut et en bas, ainsi que les vaisseaux hémorroïdaux moyens, on peut l'enlever entièrement, sans détruire son enveloppe fibreuse et séreuse qu'on laisse en place. Quelquefois pourtant, comme je l'ai déjà fait remarquer, ce décollement amène la déchirure de la portion séreuse de cette enveloppe. — On se trouve alors dans la cavité de la *gaine rectale*, dont on a enlevé ou énucléé le contenu, le rectum.

La gaine rectale est formée par la juxtaposition de la gaine fibreuse (fascia recti) et de la gaine séreuse (péritoine), qui se complètent et, à elles deux, enveloppent toute l'ampoule. En effet, l'aponévrose pelvienne qui double la face supérieure du plancher pelvien, arrivée autour de l'extrémité inférieure de l'ampoule rectale, se réfléchit et monte sur ses parois : en avant, en arrière et latéralement. En arrière et latéralement, elle poursuit son chemin jusqu'à l'extrémité supérieure de l'ampoule, c'est-à-dire jusqu'au niveau de la 3e ou 4e pièce sacrée, où elle cesse; en avant, elle s'arrête plus bas, au niveau du fond de la fossette de Douglas, où elle se fixe sur le péritoine (aponévrose prostato-péritonéale de Denonvilliers). Sur le reste de la paroi antérieure du rectum (1/2 ou 2/3 supérieurs), la gaine est complétée par le péritoine. En résumé, la tunique musculaire est enveloppée : en arrière par une gouttière fibreuse et aponévrotique à concavité antérieure, en avant par une coque séreuse à concavité postérieure. La gouttière fibreuse s'insère par ses bords, à droite et à gauche, sur la coque séreuse avec laquelle elle se continue. — Les vésicules séminales, et la portion des canaux déférents qui longe leur bord interne, sont contenues dans l'épaisseur de la gaine rectale. Aussi restent-elles dans la paroi de la gaine, quand on a enlevé le rectum par le procédé que je viens d'indiquer. — La gaine fibro-séreuse du rectum est rattachée de chaque côté aux flancs du bassin par deux expansions ou ailes latérales. Celles-ci, fibreuses et résistantes, sont formées par des prolongements de l'aponévrose pelvienne qui entourent les vaisseaux hémorroïdaux moyens, depuis leur origine sur les vaisseaux hypogastriques jusqu'aux côtés du rectum : c'est la gaine de ces vaisseaux, qu'on pourrait appeler *ligaments latéraux du rectum pelvien*, car ils fixent et immobilisent cet organe sur la ligne médiane.

Ainsi formée, la gaine fibro-séreuse du rectum est épaisse et résistante, souvent infiltrée de graisse en dehors de tout état pathologique. — Elle isole le rectum des organes voisins et du reste de la cavité pelvienne, en même temps qu'elle le fixe. — Quoique résistante, sa paroi est assez élastique. Aussi le rectum, quand il se remplit, se développe dans l'intérieur de sa loge, dont il distend les parois. — Entre le contenu de la loge, le rectum, et le contenant, la paroi fibro-séreuse, il existe un tissu cellulaire lâche, qui permet, dans la plupart des cas, le décollement facile du viscère, qu'on peut décortiquer, pour ainsi dire, de sa coque fibreuse. On se rend facilement compte de l'importance pratique de la gaine que nous venons de décrire; car grâce à elle, on peut enlever le rectum pelvien, par la voie sacrée, sans ouvrir le reste de la cavité pelvienne et sans risquer d'atteindre les autres organes contenus dans cette cavité.

La gaine fibreuse du rectum avait été à peine entrevue par les auteurs. Depuis la description que j'en ai donnée, elle a été mentionnée et figurée par Waldeyer, sous le nom de *fascia propria recti* (*Das Becken*, 1899). — Voyez aussi une thèse de L. Labbé, inspirée par Trolard (Montpellier, 1892).

Configuration interne. — La face interne du rectum, face muqueuse, présente dans la région ampullaire une couleur gris rougeâtre, des plis nombreux de distension, à direction longitudinale prédominante, qui donnent à la coupe horizontale un aspect étoilé et qui s'effacent quand l'intestin est dilaté, enfin deux ou trois plis transversaux fixes ou *valvules du rectum*, dont nous allons bientôt parler ; — dans la région anale, une couleur gris clair et des plis longitudinaux fixes et consistants, qui s'insèrent sur la marge de l'anus, ce sont les *colonnes de Morgagni*.

1° **Valvules du rectum**. — Appelées aussi *valvules de Houston*, du nom de celui qui le premier les décrivit exactement (1830), ces plis transversaux représentent dans l'ampoule, mais d'une façon atténuée et irrégulière, les valvules coliques ou crêtes falciformes qui cloisonnent le gros intestin dans toute sa longueur. Permanentes comme elles et rendues plus saillantes par la distension, maintenues par les bandelettes musculaires antérieure et postérieure, elles correspondent le plus souvent aux sillons transversaux extérieurs et limitent des loges ou cellules ordinairement peu profondes (Voy. fig. 193). Pour en prendre une idée complète, il faut les étudier sur des pièces insufflées et desséchées et sur des rectums frais et distendus par l'eau.

Elles sont placées alternativement à droite et à gauche de la cavité rectale et empiètent sur les parois antérieure et postérieure ; elles décrivent alors dans leur ensemble un tour de spire. Quelquefois elles occupent la paroi rectale antérieure, en empiétant sur les parois latérales. Exceptionnellement enfin, on en voit d'absolument circulaires. — Leur *siège* est assez variable. Le plus souvent, j'ai trouvé dans l'ampoule rectale deux valvules : l'une inférieure, occupant la paroi rectale gauche, l'autre supérieure sur la paroi droite. La première était à 7 ou 8 centimètres de la marge de l'anus, la seconde à 9 cm. 1/2 ou 10 cm. 1/2, c'est-à-dire à 2 cm. 1/2 au-dessus de la précédente. Plus rarement, le siège respectif des deux valvules était renversé : la valvule inférieure était à droite, tandis que la supérieure occupait la paroi gauche. Quand il n'y avait qu'une seule valvule, elle occupait la paroi rectale antérieure, et était située à 6 cm. 1/2 de l'anus. Laimer, Otis et Gally, qui ont étudié un grand nombre de sujets, admettent que le type habituel est celui de trois valvules : une inférieure gauche, une moyenne droite, une supérieure gauche. La plus constante et la plus importante est la valvule moyenne, située à droite, à 6 ou 7 centimètres de l'anus : Houston l'appelait la *v. recto-vésicale*, à cause de sa position ; elle est connue des Allemands sous le nom de pli de Kohlrausch, cet anatomiste l'ayant lui-même décrite (1864) comme *pli transversal du rectum*.

Au niveau du passage du rectum dans le côlon pelvien, j'ai souvent vu une valvule, située d'ordinaire à droite, rarement à gauche.

La *longueur* d'une valvule varie entre 5 centimètres et 10 centimètres, et sa saillie est de 1 à 2 centimètres. — Leur *forme* est semi-lunaire. Chacune présente à considérer deux bords : l'un externe, convexe, adhérent, qui s'insère sur la paroi rectale, sur la moitié ou les deux tiers de sa circonférence ; l'autre, interne, concave, libre, tourné vers la cavité rectale ; — deux extrémités effilées qui se perdent sur la paroi rectale ; — et deux faces : l'une supérieure, souvent excavée en poche ou sinus à concavité dirigée en haut ; l'autre inférieure, convexe ou plane. — Très rarement, j'ai vu des valvules rectales réduites à un pli mince et peu saillant, ou à un bourrelet assez épais mais faisant une faible saillie sur la paroi rectale. — En général, elles répondent aux sillons transversaux que nous avons décrits sur la face externe du rectum (*valvules avec sillons*, Charpy, Gally). Il n'est pas rare pourtant de voir des ampoules rectales absolument lisses et unies extérieurement, présenter sur leur paroi interne une ou deux valvules bien développées (*valvules sans sillons*, Charpy). Dans ces cas je n'ai vu, d'ordinaire, qu'une seule valvule, elle occupait la paroi antérieure de l'ampoule.

Les valvules sont constituées par l'adossement de la muqueuse et de la sous-muqueuse, et par une charpente ou éperon musculaire, formée par les fibres circulaires du rectum, épaissies à ce niveau. Les fibres musculaires longitudinales du rectum passent au contraire directement sur le bord adhérent de la valvule, sans se replier et sans prendre part à sa constitution. La section de ces dernières fibres, ou ponts musculaires, ne suffit pas pour obtenir la réduction des valvules rectales : on n'y arrive qu'en sectionnant aussi la charpente musculaire. Les valvules rectales, qui ressemblent en bien des points aux crêtes du côlon, en diffèrent par le fait qu'elles ne sont pas dues uniquement à la disposition des fibres musculaires longitudinales de l'intestin. — Entre les valvules, la paroi rectale se déprime et forme les *loges* ou *poches rectales*.

Les valvules rectales présentent un grand intérêt pratique ; ce qui explique les nombreuses recherches dont elles ont été l'objet. Elles ont été étudiées spécialement par Houston, Laimer, Otis et Gally.

Houston (*Dublin Hosp. Rep.*, vol. V, p. 158, 1830) donna la première description importante. Il décrit trois ou quatre plis ou valvules : la première à l'extrémité inférieure du rectum, sur la paroi droite de l'intestin; la deuxième ou intermédiaire, sur la paroi gauche; la troisième, la plus large et la plus régulière, située à environ trois pouces de l'anus (7 cm. 1/2) en face la base de la vessie (v. *recto-vésicale*), fait saillie sur la paroi antérieure; la quatrième, inconstante, *anale* ou inférieure, est sur la paroi gauche et postérieure, à un pouce (25 mm.) au-dessus de la marge de l'anus. Les espaces intermédiaires entre ces replis valvulaires sont occupés par d'autres plis plus petits et moins réguliers comme situation. La situation alternante de ces plis constitue une sorte de spirale dans le rectum. Celui-ci se rapproche ainsi du gros intestin des animaux inférieurs ou de la valvule spirale du serpent et du chien de mer. Le rôle de ces valvules serait de résister au poids du contenu intestinal, et de l'empêcher de presser sur l'ouverture anale. — E. Laimer (*Mediz. Jahrb.*, 1883, p. 75) admet trois plis ou valvules : la moyenne (pli transversal de Kohlrausch), la plus développée (1 à 1 cm. 1/2 de hauteur), siège dans la majorité des cas à droite, à peu près à la hauteur du repli de Douglas (6 à 9 cm de l'anus) : les deux autres se trouvent sur la paroi opposée (gauche), à 3 ou 4 cm. au-dessus et au-dessous de celle-ci. Quelquefois le pli inférieur manque. Enfin, on peut trouver quatre et même cinq valvules, alternantes. L. a vu et figuré des cas où le pli moyen était réuni aux plis supérieur et inférieur par un dédoublement muqueux; les trois plis réunis décrivaient une S. Le pli décrit par Houston et admis par certains auteurs (Engel, Hyrtl), au niveau du passage du rectum dans l'S iliaque, est loin d'être constant, contrairement à l'avis de ces auteurs. — Walter Otis (*Anat. Unters. am menschlich. Rectum*, Leipzig, 1887) trouve deux plis constants : un à droite à 6 cm. 5 de la marge de l'anus, l'autre à gauche à 2 cm. 5 plus haut; et un pli inconstant, à gauche, plus près de l'anus. — Gally (*thèse de Toulouse*, 1893) décrit des valvules de la portion supérieure du rectum (portion terminale de notre côlon pelvien), et des valvules de la portion ampullaire. Celles-ci sont au nombre de trois : une inférieure, à gauche, un peu au-dessus de l'anus (21 fois sur 37, v. anale de Houston); une moyenne, à droite, à 6 ou 7 cm. de l'anus (27 fois, v. recto-vésicale de Houston); et une supérieure, à gauche, à 9 cm. de l'anus (10 fois). Celle-ci est souvent circulaire. Les valvules rectales se montrent dès le sixième mois de la vie fœtale (Charpy), avant les plis du côlon; à la naissance elles sont très apparentes; avec l'âge elles augmentent d'importance. Chez les vieillards, ou bien elles sont très développées (hypertrophie de la tunique musculaire), ou bien elles disparaissent presque. Les valvules sont des productions endogènes avec transformation des tuniques, et non un simple plissement des couches. Pour examiner, sur le vivant, les dispositions valvulaires, il faut distendre le rectum avec de l'eau ou mieux l'examiner par le procédé d'Otis (éclairage de la cavité rectale). Gally a montré que dans les processus inflammatoires, elles déterminent une localisation intense des lésions à leur niveau; il pense en outre que c'est leur développement anormal qui provoque les rétrécissements valvulaires congénitaux.

2° **Colonnes de Morgagni.** — Sur la partie inférieure du rectum, à 1 cm. 5 environ au-dessus de l'orifice anal, la muqueuse présente une série de plis verticaux et parallèles permanents : les *colonnes rectales de Morgagni*.

Leur *nombre* est variable; le plus souvent on en trouve 5 à 8 (Henle), j'ai pu en compter 11 et même 14. — Leur *hauteur* est variable aussi. On en voit sur le même rectum qui n'ont que 5 millimètres, d'autres 7, d'autres enfin atteignent 15 millimètres (7 à 14 mill., Henle). Mais, à côté de ces plis relativement petits, j'ai souvent trouvé une colonne rectale bien plus développée, haute de 4 centimètres, occupant la ligne médiane de la paroi rectale antérieure, en forme de bourrelet épais. Prismatique, ce bourrelet ou *colonne rectale médiane* est large à son extrémité inférieure ou base (3 mill.), et effilée à son extrémité supérieure ou sommet. — La *forme* des colonnes rectales n'est pas toujours la même; les unes sont de simples bourrelets; d'autres plus nombreuses, s'élèvent par un bord mince et tranchant à 1, 2 et même 3 millimètres au-dessus du niveau de la muqueuse (1 à 2 mm., Henle). Les colonnes saillantes sont triangulaires. Leur base, dirigée en bas, se recourbe de chaque côté, pour se continuer dans le bord libre d'une valvule de Morgagni. Leur sommet, effilé, se perd en haut dans la muqueuse rectale. Leur côté postérieur adhère à la paroi rectale, l'antérieur est libre. Les colonnes en bourrelets sont situées entre les plis saillants. Toutes ces colonnes sont constituées par un pli de la muqueuse rectale et par une charpente musculaire de fibres longitudinales.

Entre les bases des colonnes rectales, et les réunissant les unes aux autres, on trouve une série de plis transversaux : les *valvules semi-lunaires de Morgagni*. Comparables aux valvules sigmoïdes des orifices aortique et pulmonaire du cœur, les valvules anales ont la forme d'un croissant. Leur nombre, ordinairement égal à celui des colonnes, est variable : 4, 7, 10 et même 13. Les unes

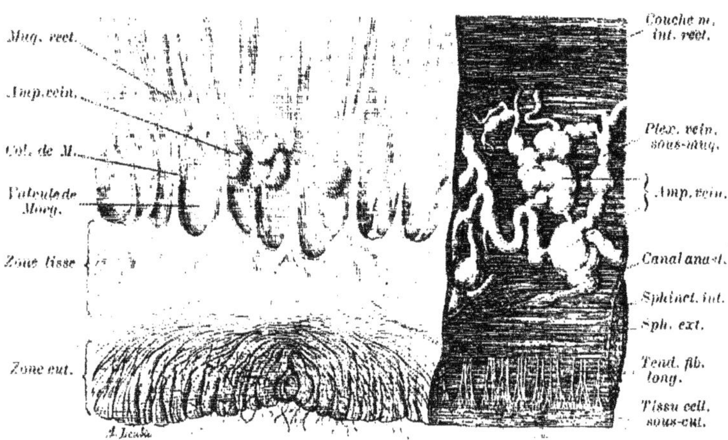

Fig. 195. — Paroi interne de l'extrémité inférieure du rectum et de l'anus (d'après Luschka, très modifiée).

A droite, la muqueuse a été enlevée pour montrer la disposition des veines sous-muqueuses à ce niveau.

sont bien développées, les autres rudimentaires. Leur longueur, diamètre transversal, varie de 3 à 8 millimètres, leur hauteur de 1 à 3 millimètres.

Chaque valvule présente à considérer : un bord convexe adhérent, qui s'insère sur l'intestin ; un bord concave, libre, dirigé en haut ; deux extrémités ou cornes qui se perdent de chaque côté sur la base d'une colonne de Morgagni ; et deux faces : une interne, centrale, convexe, tournée vers la cavité de l'intestin ; l'autre externe, périphérique, concave, qui regarde la paroi du rectum. — Quand on promène de haut en bas l'extrémité d'un instrument mousse, entre deux colonnes de Morgagni, en suivant la paroi rectale, on arrive dans un cul-de-sac ou nid de pigeon, limité par la face supéro-externe d'une valvule anale et la muqueuse rectale d'une part, et par deux colonnes rectales latéralement. Ces petites poches (*fossettes* ou *sinus* du rectum) présentent des dimensions variables suivant le degré de développement des valvules. On y trouve souvent de petits corps étrangers ; pour cette raison, et aussi à cause de leur structure histologique et de leur disposition à retenir des germes infectieux, c'est le point de départ habituel des abcès et fistules de l'anus. — Le bord libre des valvules anales, réunies par les colonnes rectales, est dans son ensemble festonné (*plica annularis*) ; sur chaque feston vient se perdre, par sa base, une colonne rectale.

— Enfin, assez souvent, surtout chez l'adulte, on voit sur la paroi externe du nid de pigeon ou poche rectale, entre deux colonnes, une légère saillie, un tubercule, formé par une ampoule veineuse, qui soulève la muqueuse. — Les valvules anales, comme les colonnes rectales, sont des replis permanents de la muqueuse et ne s'effacent pas par la distension.

Structure. — Les parois du rectum, dont l'épaisseur augmente sensiblement à mesure qu'on se rapproche de l'extrémité inférieure, ont la même structure que le gros intestin; toutefois elles se modifient légèrement vers la région anale. On distingue au rectum : une tunique séreuse, une musculeuse, une sous-muqueuse et une muqueuse. Nous étudierons successivement ces tuniques, en faisant abstraction de la séreuse, qui est incomplète, comme on l'a vu, et qui ne présente rien de particulier à signaler.

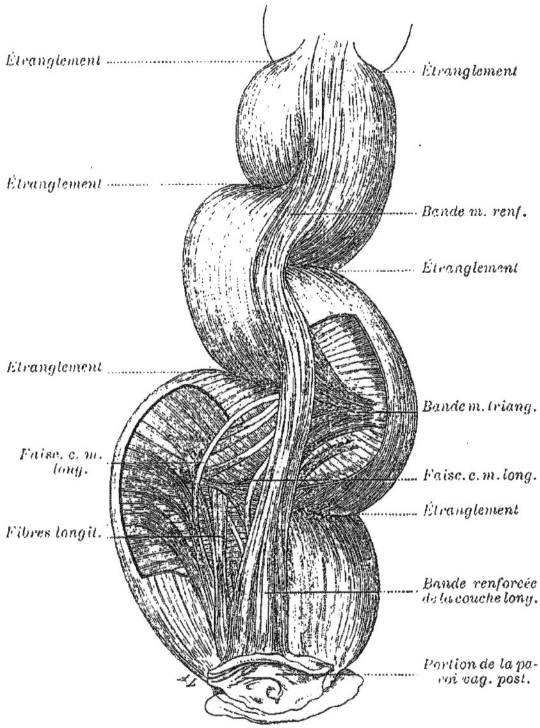

FIG. 196. — Vue antérieure d'un rectum de femme (d'après Laimer).

La couche musculaire longitudinale est enlevée par places pour permettre de voir la couche circulaire.

d) TUNIQUE MUSCULAIRE. — Cette tunique, déjà très épaisse chez l'adulte (2mm.2, d'après Kölliker), s'hypertrophie fréquemment chez le vieillard (Mercier). Sa coloration, rouge comme celle des muscles striés, donne au rectum un aspect charnu caractéristique. Elle se compose de deux couches de fibres lisses, l'une superficielle ou externe à fibres longitudinales, et l'autre profonde ou interne à fibres circulaires.

Les fibres longitudinales forment sur le rectum une couche continue. On trouve, en outre, à l'extrémité supérieure de l'ampoule rectale, s'étendant quelquefois jusqu'à sa partie inférieure, deux faisceaux ou bandelettes de fibres longitudinales, un sur la paroi antérieure et l'autre sur la paroi postérieure. La bandelette antérieure est formée par la réunion des deux bandelettes antérieure et externe du côlon pelvien en un faisceau unique, tandis que la postérieure n'est autre que le prolongement sur le rectum de la bandelette postérieure du côlon ; en général, l'antérieure m'a semblé toujours plus nette, plus large et plus épaisse que la postérieure. Toutes deux s'épanouissent, vers le tiers, quelquefois vers la moitié inférieure de l'ampoule rectale en éventails musculaires. Les fibres provenant de la bandelette antérieure contournent l'extrémité inférieure de l'ampoule, pour se diriger en dehors et en arrière, tandis que les fibres postérieures se portent en dehors et en avant ; elles s'entre-croisent ainsi sur les côtés du rectum, en formant des arcades à concavité supérieure (Laimer, Gally). Quelquefois, les fibres de ces deux bandelettes ne se recourbent pas sur les parties latérales du rectum, elles descendent directement sur les parois antérieure et postérieure. Quoi qu'il en soit, on trouve toujours sur les faces latérales du rectum une assez grande quantité de fibres musculaires longitudinales, qui sont d'autant plus nettes qu'elles sont plus proches de la portion inférieure de l'ampoule. Il est incontestable que parmi ces fibres longitudinales il existe des fibres surajoutées, qui naissent sur la paroi rectale elle-même, car elles ne sauraient être la continuation des rares fibres longitudinales qu'on trouve entre les bandelettes du côlon. J'ajouterai enfin que, dans quelques cas, ces bandelettes n'apparaissent nettement en aucun point de la surface du rectum, qui semble alors entouré d'une couche uniforme de fibres longitudinales, sans renforcements ni épaississements locaux. De pareils faits expliquent la divergence des auteurs à ce sujet ; quelques-uns parlent en effet d'une distribution uniforme des fibres dans la musculature longitudinale du rectum (Hyrtl, Langer, Rüdinger, etc.), tandis que la plupart admettent l'existence des deux bandelettes dont nous avons parlé (Henle, Luschka, Sappey, Chadwick, Laimer, Gally, etc.).

E. Laimer (*Mediz. Jahrb.*, 1884, p. 49) décrit avec soin l'origine et le mode d'insertion des fibres musculaires longitudinales sur la paroi rectale (Voy. fig. 190). La plus grande partie de ces fibres naissent du rectum, au niveau des sillons ou étranglements de cette portion du gros intestin ; les fibres longitudinales les plus profondes ne passent pas au-dessus des sillons comme des ponts, mais se dirigent au contraire vers le fond des étranglements, pour s'y insérer entre les faisceaux de la couche circulaire. Il semblerait donc que toutes les fibres du côlon pelvien n'arrivent pas à l'extrémité du gros intestin, mais qu'une partie se termine dans la profondeur des étranglements du côlon. Toutefois au point où les fibres longitudinales se terminent, on en voit apparaître d'autres très fines. Celles-ci naissent pour la plupart, entre les faisceaux de la couche circulaire, quelques-unes proviennent même de cette couche, et doivent représenter par conséquent des fibres circulaires qui abandonnent leur direction primitive pour devenir longitudinales. Cette disposition des fibres circulaires se montre surtout vers les extrémités des étranglements ; aux mêmes points on observe, d'autre part, des fibres longitudinales qui modifient leur trajet pour devenir circulaires. On constate donc sur le rectum un changement de direction des fibres circulaires en fibres longitudinales et inversement, surtout marqué au niveau de la valvule rectale inférieure (*pli transversal*). En ce point, les fibres longitudinales se terminent au fond du sillon, sur une lame fibro-élastique, brillante et blanchâtre ; mais les fibres qui en proviennent sont plus nombreuses que celles qui s'y terminent, car la couche de fibres longitudinales est plus épaisse au-dessous qu'au-dessus du pli transversal. Quelquefois les fibres longitudinales sont interrompues par un petit tendon, ce qui leur donne l'aspect d'un muscle digastrique. Enfin quelques fibres longitudinales naissent du tissu conjonctif interposé aux deux couches musculaires, des intervalles celluleux compris entre les fibres circulaires, ou de ces fibres mêmes. En somme, les couches musculaires du rectum ne sont pas bien distinctes, puisqu'on peut voir, par places, comme sur l'œsophage, le passage des fibres d'une couche dans l'autre. Laimer (*Ibid.*, 1883, p. 75) décrit encore de minces faisceaux musculaires qui ont leur origine dans l'aponévrose prostato-péritonéale ; ces faisceaux passent sur la paroi antérieure du rectum, et renforcent la musculature longitudinale.

Connexion de la musculature longitudinale du rectum avec le plancher pelvien. — E. Laimer (*loc. cit.*, 1884) a donné une excellente description des connexions qui s'établissent entre les fibres longitudinales du rectum et celles du releveur de l'anus; mes recherches m'ont prouvé, du moins en grande partie, l'exactitude des faits avancés par cet auteur, aussi vais-je en donner un résumé complet. Ces connexions s'établissent de deux manières : 1° à l'aide d'un tissu tendineux (fibro-élastique), interposé au rectum et au releveur; 2° par des fibres musculaires qui mettent en relation directe le releveur avec la tunique musculaire du rectum. Le tissu tendineux tendu entre la paroi rectale et le bord interne du releveur, est formé en partie par l'extrémité inférieure des fibres longitudinales du rectum, en partie par le tissu conjonctif interposé aux fibres circulaires et aux fibres longitudinales. Il se montre : *a*) soit sous la forme d'*arcs tendineux* à concavité interne, placés sur les côtés du rectum, *b*) soit sous celle d'une *lame tendineuse* intercalée entre le rectum et le bord interne du releveur, visible surtout en avant, de chaque côté de la prostate, où elle est percée de deux à trois orifices pour le passage des vaisseaux de la fosse ischio-rectale dans la cavité pelvienne. Les arcs passent comme un pont au-dessus d'un groupe étroit de fibres longitudinales; ils s'insèrent par leurs extrémités sur le rectum et reposent par leur bord convexe sur le releveur (Voy. fig. 197). Quoi qu'il en soit, le tissu tendineux

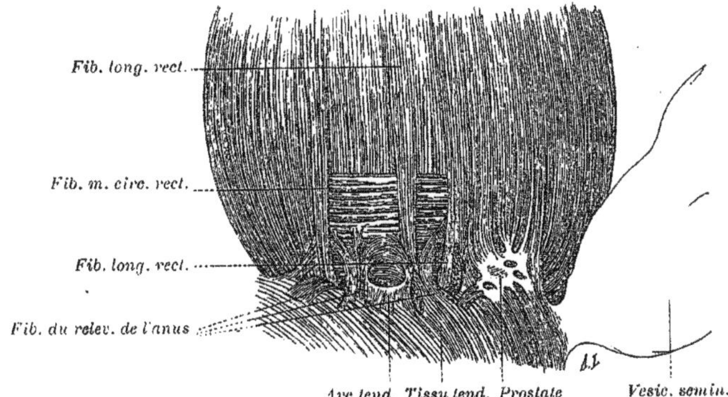

Fig. 197. — Disposition des fibres musculaires longitudinales et circulaires au niveau de l'extrémité inférieure du rectum, et rapports de ces fibres avec celles du muscle releveur de l'anus (d'après Laimer).

succède en ce point aux fibres musculaires; il sert d'insertion aux fibres longitudinales du rectum et aux faisceaux superficiels du releveur, situés immédiatement au-dessus de l'aponévrose pelvienne. On trouve, en outre, des fibres musculaires passant directement du releveur dans la paroi rectale. Enfin, derrière la prostate, les fibres musculaires ont une disposition particulière : au-dessous du tissu tendineux situé sur le côté de la prostate, existe un groupe de fibres musculaires, venant les unes directement du releveur, les autres du tissu conjonctif qui sépare les faisceaux du releveur, et du tissu tendineux lui-même. Ce groupe de fibres se divise immédiatement après son origine en deux parties dont l'une s'insinue entre la prostate et la couche musculaire longitudinale du rectum, tandis que l'autre traverse cette dernière pour s'unir aux fibres circulaires. Toutes ces fibres s'unissent ou s'entre-croisent sur la ligne médiane avec celles du côté opposé. La couche antérieure, accolée à la prostate, constitue la portion prostatique du releveur; la couche postérieure, qui pénètre dans le plan musculaire circulaire du rectum, correspond au muscle prérectal de Henle. Laimer conclut finalement que la plupart de ces fibres prennent part à la constitution du sphincter interne de l'anus. Ce muscle est formé par des fibres circulaires du rectum, par des fibres du muscle recto-coccygien de Treitz, par des fibres qui représentent la continuation directe du releveur et enfin par des fibres qui naissent de l'aponévrose pelvienne (Treitz), du tissu conjonctif compris entre les faisceaux du releveur, du tissu tendineux intercalé entre le releveur et le rectum.

C. Roux (*Arch. f. mikrosk. Anat.*, 1881, t. XIX, p. 721) a étudié la musculature du segment terminal du rectum à l'aide de coupes microscopiques. Les fibres longitudinales du rectum, arrivées dans la région des sphincters interne et externe de l'anus, prennent une disposition spéciale. En pénétrant entre les sphincters, elles divergent en pinceau, et traversent ces muscles pour se terminer en partie entre leurs fibres et en partie dans la peau.

Les couches les plus profondes du système musculaire longitudinal parviennent à la muqueuse à travers les faisceaux supérieurs du sphincter interne, et se réunissent en une couche assez considérable qui atteint la musculaire-muqueuse avec laquelle elles semblent se confondre (Voy. fig. 198); quelques fibres s'y perdent, mais la plupart, réparties de nouveau en groupes, s'incurvent en dehors entre les faisceaux inférieurs du sphincter interne et disparaissent finalement avec la couche longitudinale sans limites déterminées; la dernière des anses résultant de cette incurvation contient le faisceau marginal inférieur du sphincter interne. Ces fibres, situées en dedans de la tunique circulaire du rectum, ont été à tort confondues avec celles de la musculaire muqueuse (muscle dilatateur interne, Rüdinger). La portion

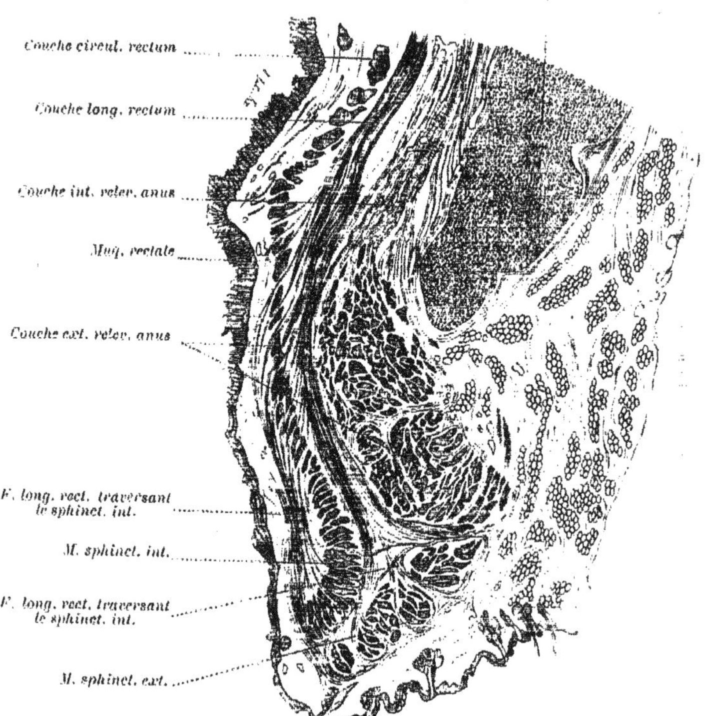

FIG. 198. — Coupe sagittale du rectum grossie environ 12 fois (d'après Roux). Moitié postérieure de la coupe.

du système longitudinal qui se porte vers le sphincter externe est plus considérable; elle se divise en un certain nombre de couches concentriques dont la plus interne passe entre les deux sphincters, tandis que les autres perforent le sphincter externe. Seule la plus interne de ces couches est continue, les autres sont divisées en nombreux fascicules qui s'insinuent entre les mailles du réseau formé par le sphincter externe, et se terminent dans les couches les plus profondes du derme cutané. Sur la ligne médiane antérieure, les fibres longitudinales présentent une disposition un peu différente; elles se séparent en deux faisceaux divergents, qui entourent les parties constituantes du sphincter externe ainsi que quelques éléments du releveur qui s'y mêlent, puis elles atteignent la peau, dans laquelle s'enfoncent seulement de rares et minces fascicules. Roux décrit les connexions des fibres longitudinales du rectum avec le releveur de la façon suivante : les fibres de la couche profonde ou interne du releveur (levator ani proprius, Lesshaft) convergent de chaque côté vers la fente anale, et pénètrent entre les sphincters interne et externe pour s'unir en grande partie au système longitudinal lisse de la paroi rectale et arriver avec lui jusqu'au derme cutané. Les fibres striées disparaissent progressivement, de sorte qu'on ne peut pas indiquer leur terminaison exacte; elles se perdent tout simplement entre les fibres lisses longitudinales. En avant, les faisceaux de la couche interne du releveur, réunis au sphincter externe, dépassent la ligne médiane pour se fusionner avec les fibres longitudinales du côté opposé; en arrière, les faisceaux de la même couche du releveur se réunissent, au-dessus des fibres de la couche externe de ce muscle, en un réseau irrégulier qui se termine à la face antérieure des vertèbres coccygiennes. Enfin Roux décrit sous le nom de *musculature secondaire de la fente anale*, une couche formée de fibres lisses mêlées à des fibres striées, qui répond aux muscles recto-coccygiens de Treitz et prérectal de Henle. Kohlrausch prétend que cette couche contient uniquement des fibres striées, tandis que Luschka et Henle n'ont pu y reconnaître que des fibres lisses. Chez l'homme, la musculature rectale reçoit d'autres faisceaux de renforcement qui manquent chez la femme; ils viennent de la couche longitudinale de l'urètre, s'entre-croisent irrégulièrement entre eux et avec les fibres longitudinales du rectum et se terminent pour la plupart entre les faisceaux du sphincter interne, constituant ainsi le *muscle recto-urétral*.

J'ai contrôlé sur un certain nombre de pièces les descriptions que je viens de résumer, et je suis arrivé aux résultats suivants : — 1° Les connexions entre la musculature longitudinale du rectum et le releveur de l'anus s'établissent : *a*) par l'intermédiaire du tissu fibreux entrevu par Mercier, et bien décrit par Laimer; *b*) par le passage direct des fibres rectales dans l'épaisseur du releveur, et des fibres du plan profond de celui-ci dans la paroi rectale, où elles se continuent, en partie avec les fibres longitudinales, en partie avec les fibres circulaires (Treitz, Laimer). On trouve donc des fibres lisses d'origine rectale dans l'épaisseur du releveur de l'anus, et des fibres striées, nées de celui-ci, dans la paroi rectale. — 2° Les fibres longitudinales du rectum, renforcées par celles qui naissent soit de l'appareil fibreux, soit directement du releveur, passent les unes entre les sphincters interne et externe, les autres à travers ce dernier pour aboutir à la peau de l'anus. Quelques-uns s'arrêtent toutefois au niveau du plancher pelvien ou se perdent dans l'épaisseur du releveur de l'anus. — 3° Le muscle recto-coccygien de Treitz est indépendant des fibres longitudinales du rectum et du releveur de l'anus; il est composé de fibres striées qui se détachent du coccyx et qui disparaissent dans la musculature rectale en se mêlant aux fibres longitudinales et aux fibres circulaires, comme l'a bien vu Roux. — 4° Les muscles prérectal de Henle et recto-urétral de Roux sont identiques, mais ni l'un ni l'autre de ces auteurs ne semble avoir vu ce muscle dans son entier. En effet, du diaphragme génito-urinaire (aponévrose périnéale moyenne et transverse profond), ainsi que de la musculature de l'urètre naissent des fibres auxquelles viennent s'en ajouter d'autres qui paraissent émaner de la prostate même, et que l'on doit considérer comme détachées du releveur de l'anus. Toutes ces fibres se portent sur la paroi rectale antérieure, dans laquelle les unes cheminent pour aller se terminer par un trajet ascendant dans l'épaisseur de l'aponévrose prostato-péritonéale, ou dans le fond du cul-de-sac de Douglas, tandis que les autres, plus nombreuses, pénètrent dans les parois du rectum, en avant et sur les côtés. Ces dernières sont les unes ascendantes, les autres descendantes; elles se continuent avec les fibres musculaires de la paroi rectale et certaines d'entre elles parviennent jusqu'à la peau de l'anus. Enfin, je n'ai pas pu voir de fibres longitudinales s'insérant sur l'aponévrose pelvienne (Sappey, Henle), ni sur le ligament sacro-coccygien antérieur, par l'intermédiaire d'un tendon élastique, comme le prétend Luschka.

Les fibres circulaires du rectum forment une couche continue épaissie par places. Cette couche, intimement adhérente à celle des fibres longitudinales, est séparée de la muqueuse par du tissu cellulaire lâche, sauf à l'extrémité inférieure du rectum, où, d'après Roux, les fibres longitudinales traversent les circulaires pour se porter sur la muqueuse. Pour les étudier il faut retourner ou fendre le rectum, et enlever sa muqueuse; on constate alors que les fibres circulaires constituent des anneaux complets renforcés au niveau des valvules rectales. Il existe dans chacune de ces valvules, une charpente musculaire plus ou moins épaisse selon Laimer, dont l'avis est contraire à celui de certains auteurs (Henle, Hyrtl, Rüdinger), d'après lesquels les fibres circulaires ne se condensent qu'au niveau de la valvule inférieure (plica transversalis). Nous ne saurions donc considérer les valvules rectales comme uniquement formées par un simple repli muqueux, ainsi que l'ont prétendu Kohlrausch et Luschka. J'ai même vu assez souvent, au niveau du passage du côlon pelvien dans le rectum, un amas de fibres circulaires constituant parfois un véritable sphincter annulaire. Enfin, à l'extrémité inférieure du rectum, ou mieux au niveau de la région anale, les fibres circulaires forment constamment une couche large de 5 à 8 millimètres, haute de 3 à 4 centimètres, c'est le *sphincter interne* ou *lisse*, plus épais à la partie inférieure qu'à la partie supérieure. Son bord inférieur est nettement séparé du *sphincter externe* ou *strié*, et atteint la peau qui l'embrasse sur une étendue variant de 6 à 12 millimètres (Gally); ses faisceaux sont aplatis et isolés les uns des autres par de minces lames conjonctives contenant des artères et des veines, ainsi que les fibres profondes de la tunique longitudinale du rectum (Roux. — Voy. fig. 198).

O'Beirne (On defecation, Dublin, 1833; résumé in *Journ. hebd.*, XIII, 125: et *Arch. génér. de méd.*, 1833), à la suite d'expériences sur le vivant, est arrivé à conclure que le rectum, comparable en cela à l'œsophage, n'était qu'un lieu de passage; les matières fécales séjourneraient dans l'S iliaque, tandis que le rectum serait, à peu près constamment, vide et contracté. Cet état s'expliquerait par la puissance de la musculature circulaire de la portion supérieure du rectum qui doit constituer un puissant obstacle à la descente des fèces. Comme on le voit, O'Beirne ne décrit pas un sphincter spécial, ce qui n'empêche pas les auteurs de parler du sphincter de O' Beirne, qu'ils placent alors tantôt au niveau de l'extrémité supérieure de l'ampoule, tantôt à l'union du rectum avec l'S iliaque. Nélaton signala le premier l'existence d'un sphincter qui fut admis ensuite par quelques auteurs (Velpeau, *Anat. Chir.*, I, 39; Hyrtl, *Topogr. anat.*, II, 94; Malgaigne, Lisfranc, Baur); il est connu sous le nom de *sphincter supérieur, de sphincter de Nélaton* ou de *troisième sphincter*. Situé à 12 cm. environ au-dessus de l'anus, mince en avant, épais en arrière; c'est lui qui aurait les propriétés signalées par O'Beirne, entre autres celle de fermer en haut le rectum. Velpeau et Hyrtl (dans un cas) ont constaté que ce sphincter s'insérait par quelques fibres sur le sacrum. Kohlrausch, Luschka disent qu'il est très rare, et Treitz (1853) nie son existence. A. Mercier (1857) admet à ce niveau une agglomération de fibres un peu plus grande que dans les parties voisines, mais il ne conclut pas à un véritable sphincter. Pétrequin (*Anat. top.*, p. 414) le décrit comme formé par des fibres irrégulières, transversales et généralement faibles, plus apparentes sur la paroi antérieure que sur la postérieure. Sappey et Henle le considèrent comme un muscle de renforcement, situé à 6 ou 7 cm. au-dessus de l'anus, n'entourant guère que la moitié ou les 2/3 de la périphérie du rectum, irrégulièrement disposé et paraissant surtout constitué par un certain nombre de fibres circulaires. D'après J.-B. Chadwick (1877), à l'endroit indiqué par Nélaton et par Hyrtl, il existe un premier rétrécissement demi-circulaire sur la paroi antérieure du rectum, et quelques centimètres (2 ou 3) plus haut, mais sur la paroi postérieure, un second rétrécissement analogue: le sphincter supérieur ainsi compris présente la forme d'une S. Au niveau de chacun de ces rétrécissements, on trouve une bande musculaire résultant de la condensation des fibres circulaires du rectum qui, en se relâchant devant les matières fécales et en se contractant derrière elles, favorisent leur expulsion (*detrusor fæcium superior*). E. Laimer (*loc. cit.*, 1883), Walter, Otis (1887) ne voient dans le sphincter supérieur qu'une agglomération locale de fibres circulaires, au niveau des valvules rectales, et en particulier de la plus importante et de la plus constante (pli transversal de Kohlrausch ou valvule rectale inférieure). Cette opinion nous paraît absolument exacte, et il ne saurait être question d'un véritable sphincter supérieur, mais bien d'un ou de plusieurs épaississements locaux des fibres circulaires, limités à une partie de la paroi, et répondant à la charpente musculaire des principales valvules rectales dont nous avons précisé le siège plus haut.

b) Tunique celluleuse. — Parcourue par de nombreuses ramifications artérielles, et surtout veineuses, cette tunique présente une grande laxité jusqu'au niveau de l'anus, fait qui explique le prolapsus de la muqueuse rectale, si fréquent chez les enfants (Delens). La tunique celluleuse ou sous-muqueuse est également traversée par des faisceaux lisses longitudinaux qui proviennent de la musculaire, et qui vont s'insérer sur la muqueuse rectale (Roux).

c) Tunique muqueuse. — La muqueuse du rectum ne diffère que par quelques particularités de peu d'importance de la muqueuse du gros intestin; d'autre part, elle se continue par une transition ménagée avec la muqueuse anale qui est réunie de son côté à la peau par une zone intermédiaire. Afin de ne pas scinder cette étude, et pour éviter des redites fâcheuses, nous étudierons donc successivement, mais dans un même paragraphe, la muqueuse rectale et la muqueuse anale.

1° *Muqueuse rectale.* — D'une coloration blanc grisâtre, cette membrane adhère à la couche des fibres circulaires un peu plus fortement dans sa moitié supérieure que dans sa partie inférieure; nous savons déjà qu'elle présente des plis et des formations valvulaires dont la constitution a été indiquée plus haut, aussi nous nous bornerons à décrire : α) la musculaire-muqueuse; β) le chorion et les formations glandulaires, et γ) l'épithelium.

α) La *musculaire-muqueuse*, sensiblement plus épaisse que dans les autres parties du gros intestin, mesure 200 μ; elle est surtout constituée par des fibres longitudinales qui séparent le fond des culs-de-sac glandulaires de la sous-muqueuse.

Treitz (1853) a décrit à la face interne du sphincter lisse et tout autour de l'orifice anal une série de colonnettes musculeuses, de forme triangulaire, hautes d'environ 12 à 13 mm. dont les bases élargies s'étalent sur le bord interne du sphincter strié, et dont les sommets dirigés vers le haut s'atténuent insensiblement; elles passent au-dessus des fibres élastiques dont nous avons parlé plus haut. Ces saillies musculaires dépendraient, d'après Treitz, du sphincter lisse et formeraient la charpente des colonnes de Morgagni; elles seraient destinées à soutenir la muqueuse anale, et à empêcher son prolapsus pendant la contraction des sphincters. Kohlrausch (1854) a signalé entre la muqueuse et le sphincter lisse la présence d'une mince couche de fibres longitudinales qu'il a désigné sous le nom de *sustentator mucosæ*, c'est le *corrugator cutis ani* de Ellis (1865). D'après Henle et d'après Rüdinger ces formations musculaires représenteraient les fibres longitudinales de la musculaire-muqueuse, tandis que d'après C. Roux elles seraient des émanations de la couche de fibres longitudinales de la musculeuse du rectum. Le fait essentiel est que la musculaire-muqueuse est un peu épaissie, mais cet épaississement n'est pas plus accusé au niveau des colonnes que des godets de Morgagni; les colonnes nous ont paru essentiellement formées par du tissu conjonctif assez dense sur des coupes pratiquées sur la muqueuse ano-rectale d'un enfant du 1er mois. Quant au passage des fibres longitudinales entre les faisceaux du sphincter lisse, il est indiscutable, mais ces fibres se perdent isolément dans le derme de la muqueuse, sans jamais s'unir en faisceaux, encore moins en colonnes.

β) Le *chorion*, identique à celui de la muqueuse du côlon, se caractérise par une infiltration adénoïde qui se condense, par places, en follicules clos. — Les *glandes* en tubes simples sont nombreuses, et doivent être les plus longues de l'intestin, elles mesurent de 5 à 7 millimètres (J. Schaffer). Les cellules caliciformes y paraissent plus abondantes que dans les autres glandes de Lieberkühn.

γ) *L'épithélium* est formé de cellules cylindriques à plateau strié et de cellules caliciformes. D'après J. Schaffer (1891), dont les observations portent sur des suppliciés, les cellules cylindriques présentent une formation cuticulaire bien développée avec des stries manifestes, pouvant mesurer jusqu'à 6 μ, c'est-à-dire être plus épaisses qu'au niveau de l'épithélium des villosités. Patzelt et J. Schaffer ont observé, entre le noyau et le plateau, une véritable goutte de sécrétion analogue au contenu des cellules caliciformes. Ces dernières seraient relativement moins nombreuses dans le rectum que dans les autres portions du tube intestinal (J. Schaffer).

Transition entre la muqueuse rectale et la muqueuse anale. — Cette transition se fait au niveau de l'extrémité supérieure des colonnes de Morgagni suivant une ligne festonnée, la *ligne sinueuse ano-rectale* (G. Herrmann); la partie convexe, ou saillante vers le haut, de la série des festons répond aux colonnes de Morgagni, la partie concave aux dépressions intercolumnaires. Quel que soit le point des sinuosités que l'on envisage, on voit toujours l'épithélium cylindrique simple du rectum faire place brusquement à un épithélium stratifié, pavimenteux sur les colonnes, cylindrique dans leur intervalle.

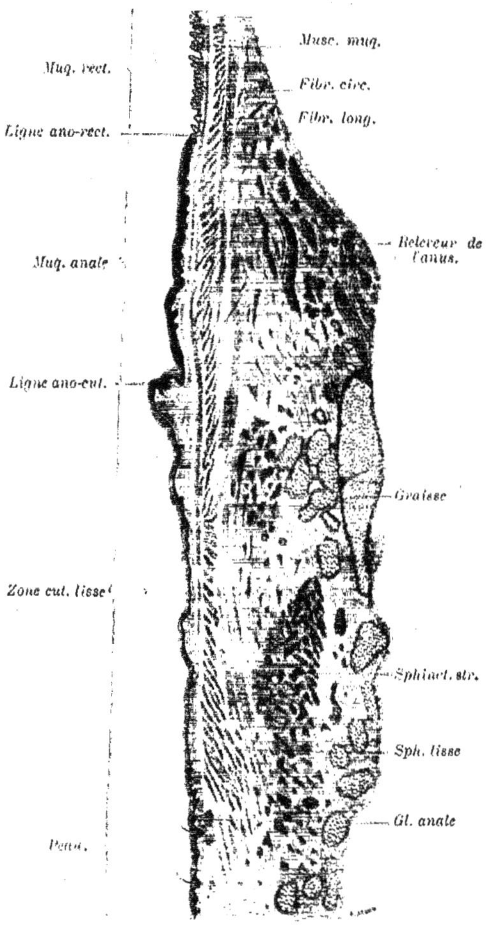

2° ***Muqueuse anale.*** — Pour la plupart des auteurs, cette muqueuse (Voy. fig. 199) représente la transition entre la muqueuse rectale du type endodermique et la peau de nature ectodermique; elle est comprise entre la ligne ano-rectale et une autre ligne festonnée mais moins sinueuse qui passe par les godets ou valvules de Morgagni, et que l'on désigne sous le nom de *ligne sinueuse ano-cutanée* (G. Herrmann). La distance comprise entre ces deux lignes varie de 5 à 12 millimètres; nous la considérerons comme mesurant la hauteur de la muqueuse anale, dont nous allons étudier successivement le chorion et l'épithélium. α) Le *chorion*, riche en fibres élastiques, présente un assez grand nombre d'éléments musculaires lisses qui traversent le sphincter lisse pour venir se perdre à sa partie profonde; sa partie superficielle est hérissée de petites papilles. On y trouve quelques cellules migratrices qui se condensent par places en follicules clos, et des éléments glandulaires rappelant les formations tubulaires

Fig. 199. — Coupe longitudinale de la région anale chez un nouveau-né. Gr. 30 D.

de l'extrémité inférieure du rectum, et connues sous le nom de *glandes erratiques du rectum*. β) L'*épithélium* est stratifié sur toute l'étendue de la muqueuse anale, mais tandis qu'il affecte le type cylindrique entre les colonnes et dans le fond des godets de Morgagni, il est nettement pavimenteux sur les colonnes et sur les valvules; cette différence entre les éléments cellulaires de la couche superficielle pourrait peut-être s'expliquer par les pressions plus énergiques que supportent les colonnes de Morgagni pendant la défécation alors que les espaces intercolumnaires et les godets sont en partie soustraits aux frottements. La muqueuse anale appartient donc au type dermo-papillaire à épithélium stratifié; sa hauteur moyenne varie de 100 à 120 μ.

Transition entre la muqueuse anale et la peau. — Cette transition est indiquée par la ligne ano-cutanée, toujours moins accusée que la ligne ano-rectale; car, au niveau de la ligne ano-cutanée, le passage de la muqueuse anale à la peau se fait insensiblement. Au-dessous de cette ligne l'épithélium de la muqueuse anale devient corné, mais ne présente ni poils ni glandes sébacées, particularités qui lui ont fait donner le nom de *zone cutanée lisse* (Robin et Cadiat). La zone cutanée lisse (Voy. fig. 199) mesure environ 1 centimètre, et se caractérise au premier abord par un aspect particulier qui rappelle celui du tissu cicatriciel. Dans cette région, le chorion, riche en fibres élastiques, présente des papilles dermiques peu élevées; l'épithélium laisse voir dans sa couche profonde quelques cellules crénelées, dépourvues de pigment, tandis que les éléments superficiels sont franchement kératinisés. A 1 cm. 5 des valvules de Morgagni, les papilles deviennent plus élevées, les cellules du corps muqueux de Malpighi se chargent de pigment; les poils, les glandes sébacées et sudoripares font leur apparition, et la peau, ainsi caractérisée, diffère à peine de celle des autres parties du corps. Cependant Gay a décrit, en 1871, dans la peau de la marge de l'anus, des glandes sudoripares de la grosse variété, c'est-à-dire ayant les caractères histologiques des glandes axillaires; elles sont connues sous le nom de glandes circumanales. Peut-être ne sont-elles qu'un vestige ou un rudiment des glandes odorantes qui acquièrent un très grand développement chez certains mammifères (chevrotin, etc).

G. Herrmann (Thèse Paris, 1880) a bien décrit les caractères de la muqueuse ano-rectale. La muqueuse de l'extrémité inférieure du rectum ne se continue pas directement avec le tégument externe, mais il existe, au-dessus des valvules semi-lunaires de Morgagni, une zone circulaire, haute de 6 à 12 mm., répondant aux colonnes de Morgagni, et qui représente une partie persistante du cloaque de l'embryon. Sa limite supérieure ou *ligne ano-rectale* est moins marquée et se reconnaît, à la loupe seulement, à ce que l'aspect criblé dû aux orifices glandulaires de la muqueuse rectale cesse brusquement lorsque commence cette muqueuse de transition. Sa limite inférieure, ou *ligne ano-cutanée*, est une ligne festonnée, très nette, qui suit le bord libre des valvules semi-lunaires. Immédiatement au-dessus de la ligne ano-rectale, la muqueuse rectale se modifie légèrement : les glandes en tube, simples ou bifurquées, s'écartent l'une de l'autre; elles sont séparées par le chorion formé de fibres conjonctives, accompagnées de capillaires, de fibres élastiques fines et de substance fondamentale amorphe infiltrée de cellules (lymphoïdes). Le chorion s'étend en une lame mince entre la musculaire-muqueuse et le fond des glandes; cette lame contient les arborisations terminales des artérioles et des veinules de la muqueuse, des petits troncs nerveux et un chevelu de fibres élastiques très déliées. Au niveau de la ligne ano-rectale ce chorion se continue brusquement avec la couche élastique du derme de la muqueuse anale. La rangée de cellules cylindriques simples à plateau du gros intestin se termine brusquement par un bord tranchant pour faire place à l'épithélium stratifié de la muqueuse anale. L'épithélium des glandes est formé d'une seule rangée de cellules caliciformes en forme de barillet. La muqueuse, comprise entre les deux lignes, *muqueuse anale* de Herrmann, est soulevée de distance en distance par les colonnes de Morgagni, de manière à présenter alternativement des saillies et des dépressions: sur les parties saillantes son épithélium est pavimenteux stratifié, avec cellules superficielles lamelleuses : dans les dépressions il présente, au contraire, le type prismatique stratifié à cellules superficielles allongées et transparentes. Le chorion a la structure du derme cutané, il présente deux couches : α) une couche sous-épithéliale formée de larges nappes de faisceaux conjonctifs serrés et parallèles à la surface; et β) un réseau de fibres élastiques constituant une assise distincte assez fortement unie avec la tunique celluleuse sous-muqueuse. La région anale présente aussi, vers sa partie moyenne, de petites glandes en grappes; ce sont soit de simples cryptes muqueux tortueux, tapissés d'un épithélium polyédrique et cubique, soit des glandes acineuses, analogues à celles des animaux, tapissées d'un épithélium cylindrique transparent; on y rencontre encore, mais plus spécialement vers sa limite supérieure, quelques glandes en tube simples, semblables à celles de la muqueuse rectale (glandes erratiques du rectum) dont Henle a nié l'existence; enfin, dans toute son étendue, il existe des follicules clos d'un petit volume. Mais le fait caractéristique, c'est qu'au fond des godets ou poches, limités par les valvules semi-lunaires, l'épithélium se prolonge dans des sortes de canaux irréguliers qui s'étendent vers le sphincter interne, au contact duquel ils s'élargissent fréquemment en excavations anfractueuses; de ces dernières, on voit partir un ou plusieurs conduits tapissés par le même épithélium et assez semblables à des tubes glandulaires. Ces conduits suivent un trajet sinueux entre les cloisons du tissu cellulaire qui séparent les faisceaux musculaires du sphincter lisse, les traversent et vont former, au delà, de courtes ramifications terminées en culs-de-sac (sinus intra-musculaires). Chez le chien, cette sorte d'appareil glandulaire est bien développé: aussi peut-on considérer les tubes épithéliaux ramifiés de l'homme comme des organes rudimentaires, répondant aux glandes vraies de la muqueuse cloacale des animaux; cette opinion est confirmée par l'embryologie puisque ces formations se développent chez l'homme comme de véritables glandes, c'est-à-dire par des bourgeons épithéliaux, qui traversent le sphincter au quatrième ou cinquième mois de la vie fœtale.

ANUS

L'*anus* (du latin *anus*, dérivé probablement lui-même de *annus*, *annulus*, anneau) est l'orifice inférieur du tube digestif. Au sens strict du mot, il devrait correspondre au plan de jonction du rectum avec la peau, plan marqué par la ligne qui sépare la zone lisse d'avec la surface cutanée (Cruveilhier); car la zone lisse n'est pas encore la peau, elle est entourée par le sphincter interne, et la ligne que nous avons indiquée est bien celle qui sur l'anus fermé limite, pour l'observateur, la partie extérieure du tégument. Mais pratiquement l'anus est une région constituée en partie aux dépens de la peau, en partie aux dépens du rectum, dont il comprend toute la portion dite périnéale ou anale. C'est un canal long de 2 ou 3 centimètres. Ainsi envisagée, cette région a une caractéristique physiologique, la présence d'un appareil sphinctérien, et une caractéristique anatomique, le revêtement par un épithélium pavimenteux, remplaçant l'épithélium cylindrique de la muqueuse digestive (Charpy).

Situation. — L'anus est situé au milieu ou un peu en arrière du milieu de la ligne inter-ischiatique, à 3 ou 4 centimètres en avant du sommet du coccyx, au fond d'une cavité en entonnoir qui sépare les fesses et qui est circonscrite par les trois saillies osseuses des deux ischions et du coccyx; de là une certaine difficulté pour son exploration. Il est plus antérieur chez la femme, par conséquent plus éloigné du coccyx; il est aussi plus superficiel à cause du déjettement des ischions.

Entouré par une épaisse couche musculaire, le canal anal est en rapport : en avant avec le corps du périnée; en arrière avec le muscle releveur qui se fixe sur le raphé ano-coccygien; latéralement avec les fosses ischio-rectales.

Configuration. — L'orifice anal fermé n'est pas circulaire; c'est une fente antéro-postérieure, comme le sillon interfessier, avec deux commissures, l'une antérieure et l'autre postérieure, et deux bords latéraux. Nous avons déjà vu que toute la partie périnéale du rectum présente la même forme. Dilaté temporairement, il devient circulaire; la forme en entonnoir, anus infundibuliforme, est artificiellement acquise ou plus souvent pathologique (tumeur, amaigrissement). L'axe de la fente est dirigée en bas et en avant; mais l'axe du canal regarde en bas et en arrière; il est un peu plus vertical chez la femme (Sappey).

Structure. — Le canal de l'anus est formé par un tégument et par une charpente musculaire.

Le tégument comprend : 1° La peau avec son pigment, ses poils qui ne sont bien apparents que chez l'homme, et ses *plis radiés* au nombre de 6 à 10, qui aboutissent aux lèvres de l'orifice et s'effacent dans la distension; — 2° la zone cutanée lisse, de Cadiat et Robin, d'aspect cicatriciel, large de 5 à 10 millimètres; — 3° la zone rectale des colonnes et des valvules, haute également de 1 centimètre, et comprise entre la ligne ano-rectale en haut, ano-cutanée en bas. Toutes ces parties ont été décrites avec la muqueuse rectale (Voy. plus haut).

La charpente musculaire est constituée par les deux muscles sphincters : le *sphincter interne*, muscle lisse viscéral, involontaire, épaississement de la couche circulaire du rectum; le *sphincter externe*, muscle strié, volontaire, étendu du coccyx au périnée. Ces deux muscles s'emboîtent l'un dans l'autre; le sphincter interne, le plus concentrique des deux, dépasse le sphincter externe en haut et est débordé par lui en dessous; tous deux sont pénétrés par des fibres longitudinales qui proviennent de la couche externe lisse du rectum et du releveur de l'anus.

Le sphincter interne a été décrit avec la tunique musculaire du rectum; le sphincter externe appartient aux muscles du périnée.

VAISSEAUX ET NERFS DU RECTUM ET DE L'ANUS

I. ***Artères.*** — Les artères du canal recto-anal viennent de deux sources : de l'aorte abdominale, par l'artère hémorroïdale supérieure, branche terminale de la mésentérique inférieure, et par l'artère sacrée moyenne; de l'artère hypogastrique ou d'une de ses branches, par les artères hémorroïdales moyenne et inférieure.

a) **L'artère hémorroïdale supérieure ou interne**, impaire, est la plus volumineuse et la plus longue des artères du rectum; elle peut être considérée comme le prolongement de l'a. mésentérique inférieure. Elle chemine d'abord dans l'épaisseur de la racine lombo-sacrée du méso-côlon pelvien; puis, au niveau de l'extrémité supérieure du rectum, elle se place sur sa paroi postérieure, entre la gaine aponévrotique et la tunique musculaire, à laquelle elle est immédiatement accolée. Large de 3 à 4 mm. à son origine, elle se rétrécit progressivement, de façon qu'au niveau de la bifurcation son diamètre est encore de 2 1/2 à 3 mm. KONSTANTINOWITCH, *Saint-Petersb. Mediz. Zeitsch.*, t. III, p. 529, 1872-1873). — La bifurcation de l'artère se fait tantôt au-dessus du rectum, c'est-à-dire dans l'épaisseur du méso-côlon pelvien, tantôt, le plus souvent, au niveau de l'extrémité supérieure de l'ampoule. Ordinairement elle s'y divise en deux branches : *a. hémorroïdales supérieures droite et gauche* (*branches primaires*). — Konstantinowitch, sur 50 cas, l'a vue se diviser : en deux branches (41/50), trois (6/50) ou en un faisceau de 7 à 8 branches (3/50), dont les unes descendaient le long de la paroi rectale postérieure, les autres le long des parois antérieure et postérieure. — Immédiatement après leur naissance, les deux branches de bifurcation vont en divergeant. *L'a. hém. sup. droite*, plus volumineuse, est souvent la continuation du tronc de l'a. hém. sup. ; elle passe obliquement sur la paroi rectale postérieure, puis sur la paroi droite, pour descendre sur celle-ci ou même sur la paroi antérieure. *L'a. hém. sup. gauche*, plus grêle, peut être considérée souvent comme une puissante branche collatérale du tronc commun des hémorroïdales supérieures, ou même de l'a. hém. sup. droite; elle se dirige presque transversalement à gauche, passe sur la paroi rectale de ce côté, puis sur la paroi antérieure. — Des deux artères partent des *branches collatérales* (*branches secondaires*, Konstantinowitch) en nombre variable (6, Ellis; 7, Quain; 5 à 11, Konstantinowitch), qui descendent sur les parois postérieure, latérales et antérieure, et s'anastomosent fréquemment, avant de traverser les parois du rectum. Leur distribution est irrégulière. Mais l'a. hémorroïdale gauche et ses branches ont surtout une distribution antéro-latérale, tandis que la droite a une distribution postéro-latérale (QUÉNU, *Bull. Soc. Anat.*, 1893, p. 706).

Konstantinowitch signale sur la paroi postérieure plusieurs troncs latéraux et une *branche médiane impaire*, plus volumineuse qui descend le long de cette paroi (Quénu l'appelle *branche dorsale du rectum*), et vient tantôt directement de la terminaison de la mésentérique inférieure (tronc de l'hémorr. sup.) alors trifurquée, tantôt et plus souvent de l'hémorr. droite. Enfin, elle est quelquefois double, celle du côté gauche étant alors ordinairement plus grêle. — Cette artère m'a paru constante.

Certains auteurs ont cherché à déterminer la hauteur à laquelle ces artères pénètrent dans les parois rectales. Ellis la place à 7 centimètres au-dessus de l'anus. — Quain dit que l'a. hem. sup. se subdivise en plusieurs branches primaires à 12 centimètres au-dessus de l'anus, et que ces dernières traversent les parois rectales après un trajet de 3 centimètres. — D'après Konstantinowitch, elles perforeraient les parois rectales au niveau du sphincter de Nélaton, ou de l'articulation sacro-coccygienne. Là quelques-unes de ces branches se dirigent d'abord transversalement, sur un certain parcours, pour revenir ensuite à leur trajet vertical.

J'ajouterai que toutes les branches collatérales des a. hémorr. sup. ne se perdent pas dans le rectum. — Quelques-unes sont destinées au vagin chez la femme (Haller), à la prostate chez l'homme. Ces branches prostatiques ou vaginales directes ne proviennent chez un même sujet que d'une des hémorroïdales, elles sont unilatérales (Quénu). — Elles fournissent enfin une branche très importante qui va s'anastomoser avec l'hémorroïdale moyenne.

Après avoir traversé la couche musculaire, les branches collatérales, aussi bien que les branches terminales des artères hém. supérieures droite et gauche, pénètrent dans la tunique sous-muqueuse où elles se divisent en *rameaux terminaux* (branches *tertiaires*, Konstantinowitch). Ceux-ci, au nombre de 5 à 6, accompagnent les veines dites terminales et peuvent être suivis jusqu'au niveau des valvules semilunaires.

Ils forment sous la muqueuse un réseau anastomotique serré, qui s'anastomose avec les rameaux terminaux des artères hémorroïdales moyenne et inférieure. Quelques branches collatérales ne pénètrent pas jusque sous la muqueuse. Elles s'arrêtent dans l'épaisseur de la tunique musculaire, où elles se divisent immédiatement en ramuscules stellaires très fins et communiquant entre eux (Konstantinowitch).

Henle prétend que les rameaux terminaux de l'a. hém. sup. décrivent des arcades sous la muqueuse, au niveau du sphincter interne. D'après Konstantinowitch, on y trouverait plutôt un réseau artériel.

b) **L'artère hémorroïdale moyenne,** paire, présente une origine très variable. Ordinairement, elle naît du tronc de l'hypogastrique et très souvent d'une de ses branches : honteuse interne, a. vésicale inférieure, sciatique, hémorroïdale externe, etc. — Large de 1 à 1 mm. 1/2 d'ordinaire, quelquefois de 2 mm. 1/2, l'artère hémorroïdale moyenne se dirige en bas, en avant et en dedans, vers l'extrémité inférieure de l'ampoule rectale. Elle chemine dans l'étage pelvien inférieur, dans l'épaisseur d'une gaine cellulo-fibreuse, formée par une expansion de l'aponévrose pelvienne : cette gaine se confond avec la gaine fibreuse du rectum (lig. latéraux du rectum).

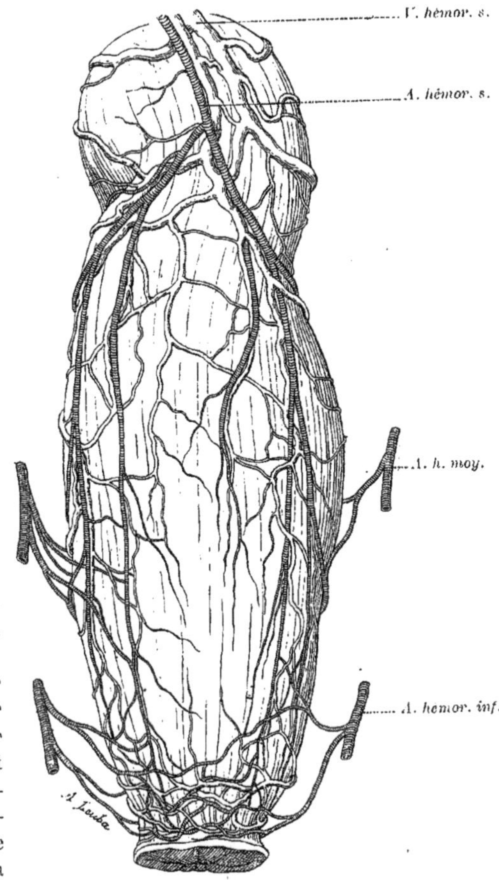

Fig. 200. — Artères et veines du rectum et de l'anus. Leur disposition sur la périphérie de la paroi postérieure.

Chez l'homme, l'artère longe le bord externe de la vésicule séminale et se dirige vers la vessie et la prostate. Elle se comporte d'une façon variable. Ordinairement, elle donne des rameaux (2 à 3) à la vessie, à la prostate et à la vésicule correspondante (Hyrtl, Sappey, Hoffmann, Holden, etc.) d'une part (*rameaux génito-urinaires*), et au rectum d'autre part. Les *rameaux rectaux*, au nombre de 4 à 5 (6 à 8 et même 13, Konstantinowitch), naissent le plus souvent par un tronc commun, qui est la continuation du tronc de l'artère hém. moyenne. Ils abordent d'abord les parois latérales de l'extrémité inférieure du rectum pelvien, puis ils descendent sur la même paroi du rectum périnéal, pour arriver enfin sur sa paroi antérieure. Ils s'engagent dans la tunique musculaire, à 2 ou 3 cm. au-dessus de l'anus. Quelques rameaux s'y épuisent, d'autres pénètrent dans la tunique sous-muqueuse, où quelques-uns se terminent en un réseau très fin, tandis que d'autres descendent parallèlement à l'axe longitudinal du rectum, et s'anastomosent avec les rameaux terminaux de l'artère hémorroïdale inférieure. — Quelquefois l'artère hém. moyenne d'un côté ne donne que des rameaux rectaux, tandis que celle du côté opposé se distribue au rectum, à la vessie, à la prostate et à la vésicule séminale. D'autres fois, l'une se distribue au rectum, l'autre à la prostate seulement. Enfin l'artère peut manquer d'un côté (Konstantinowitch), ou même des deux côtés à la fois (Murray).

Chez la femme, l'artère hém. moyenne se divise ordinairement en deux branches d'inégal volume, dont l'une se ramifie dans la paroi rectale, l'autre dans le vagin (a. *vaginale*). Quelquefois ces deux branches naissent directement et séparément de l'hypogastrique. Il existe alors deux artères : l'une rectale, l'autre vaginale.

Les artères hém. moyennes s'anastomosent avec les artères hém. supérieures. Certains auteurs (Cruveilhier) ne signalent que des anastomoses qui se font dans l'épaisseur de la paroi rectale, sous la muqueuse. — Konstantinowitch mentionne celles qui se font sur la face externe du rectum.

Quénu (1893) a trouvé ces dernières anastomoses douze fois sur treize cas. Une fois elle était bilatérale, onze fois unilatérale (sept fois à gauche, quatre fois à droite). La situation de l'anse anastomotique est variable: d'ordinaire, elle siège à 5 ou 6 cm. de l'anus, elle peut s'élever jusqu'à 8 et 9 cm. de cet orifice. L'anastomose est tantôt simple : une seule anse, tantôt double : deux anses superposées: dans tous les cas, elle a lieu par des branches importantes, gardant un calibre encore considérable. De la convexité de l'anse se détachent des rameaux, dont les uns se rendent dans les parois du rectum, jusqu'à la tunique celluleuse, les autres vont au vagin ou à la prostate. — Contrairement à l'avis de Quénu, j'ai trouvé ces anastomoses le plus souvent bilatérales. Au lieu des anses que décrit cet auteur, et qui supposeraient une anastomose à plein canal, j'ai observé que la branche de l'artère hém. moyenne venait se jeter sur une grosse collatérale descendante d'une des artères hém. sup. droite ou gauche. C'est cette collatérale, qui en continuant son trajet, au-dessous du branchement, perfore plus bas la paroi rectale; elle représente le rameau descendant de l'anse, dont parle Quénu.

c) **Les artères hémorroïdales inférieures ou externes** naissent de l'artère honteuse interne à des hauteurs variables. A 27 mm. derrière le muscle transverse superficiel du périnée (Pétrequin); de l'épine sciatique jusqu'à la branche ischio-pubienne (Sappey); le long de la face interne de la tubérosité ischiatique (Theile, Gray); au niveau du bord externe de la fosse ischio-rectale (Quain et Morton); avant le passage de l'artère hont. interne dans la petite échancrure sciatique: les inférieures à 20 ou 30 mm., les supérieures à 40 ou 60 mm. au-dessus de l'anus (Konstantinowitch). — Leur nombre est variable. On en trouve ordinairement 3, quelquefois 2, rarement 4 de chaque côté. — Le diamètre de chacune de ces branches est généralement très petit et ne dépasse guère 1 à 1 mm. 1/2. — Elles se dirigent en dedans et en bas, à travers la cavité ischio-rectale, accompagnées d'une gaine cellulo-fibreuse, formée par des expansions de l'aponévrose obturatrice. — Arrivées à la paroi du canal anal, ces artères se divisent en deux ordres de branches. Les unes, *musculaires*, se perdent dans le releveur et dans le sphincter externe de l'anus. D'autres *intestinales*, plus nombreuses et plus longues, traversent le sphincter externe, puis le sphincter interne, arrivent dans la tunique sous-muqueuse du rectum périnéal et dans le tissu conjonctif sous-dermique de la peau de l'anus, et s'y subdivisent en un certain nombre de rameaux terminaux. Ceux-ci se réunissent en un *réseau artériel* serré, qui sert d'intermédiaire pour les anastomoses entre les extrémités terminales des artères hémorroïdales moyennes et supérieures d'une part, et les inférieures d'autre part.

d) **L'artère sacrée moyenne**, impaire, donne à la paroi postérieure du rectum tantôt une seule petite branche, tantôt plusieurs (Konstantinowitch). Quénu décrit trois petits rameaux grêles qui se détachent successivement, au niveau de l'avant-dernier trou sacré, du dernier trou sacré et enfin un peu au-dessous de la base du coccyx. — Ces ramuscules s'épuisent dans les parois musculaires du rectum d'après Quénu ; ils arrivent jusqu'au réseau artériel sous-muqueux d'après Konstantinowitch. — Les auteurs ne parlent pas de la participation de l'artère sacrée moyenne à la vascularisation du rectum. Pourtant elle est constante. — Ellis prétend que dans les cas où cette artère envoie une branche au rectum, elle remplace l'artère hémorroïdale moyenne. Ceci n'est pas exact. Car, comme l'a bien prouvé Konstantinowitch, on trouve ordinairement l'une et l'autre bien développées, et, dans les cas où l'artère hém. moyenne manquait, l'artère sacrée moyenne n'était pas plus volumineuse que d'habitude.

De la description que nous venons de donner des artères du rectum et de l'anus, il résulte que : 1° l'artère hém. sup. s'anastomose largement avec l'artère hém. moy., par des gros rameaux à la surface externe de l'intestin, et par des rameaux plus fins sous la muqueuse; 2° que les artères hém. sup. et moy. s'anastomosent avec les rameaux terminaux de l'artère sacrée moyenne et des artères hém. inf., par le réseau sous-muqueux. — Donc, les artères du rectum se suppléent; en cas d'oblitération de la mésentérique inférieure, la circulation rectale n'est pas troublée. Ceci explique pourquoi, à la suite de la section de l'artère hém. sup., qu'on est obligé de sacrifier dans la résection par la voie sacrée, pour abaisser l'intestin, le segment inférieur de l'organe continue à être largement irrigué et ne subit aucune modification. — Morestin (*loc. cit.*, 1894, p. 142) a prouvé le fait expérimentalement. Sur cinq chiens, il a pratiqué la ligature de l'artère mésent. inférieure. Il n'a observé chez eux qu'un ***abaissement temporaire*** (pendant les premières heures qui ont suivi l'opération) ***de la température*** du rectum. Ayant sacrifié ces chiens au bout de quelques semaines, Morestin a constaté que la circulation s'était facilement rétablie par les anastomoses dans l'épaisseur de la tunique intestinale. La mésentérique était oblitérée seulement sur une étendue de 15 à 20 mm.; elle était restée perméable dans tout le reste de son trajet. Les artères hém. infér. étaient aussi un peu plus développées qu'à l'état normal. — De plus, Quénu a vu qu'une injection poussée par la mésentérique inférieure, préalablement détachée de l'aorte et isolée, passe facilement dans la fémorale et se retrouve jusque dans l'aorte. Par suite, en cas d'oblitération de l'artère iliaque primitive, la mésentérique inférieure serait une voie très importante pour le rétablissement de la circulation collatérale.

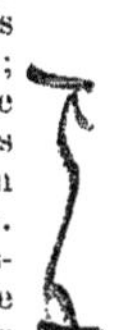

Nous avons déjà indiqué ailleurs (p. 320) les différences que présentent les deux artères mésentériques, la supérieure et l'inférieure, au point de vue des conséquences d'une oblitération vasculaire.

D'après Konstantinowitch, l'artère hém. sup. seule serait une véritable artère rectale, tandis que les hém. moyenne, sacrée moyenne, et jusqu'à un certain point les hém. inférieures n'appartiendraient au rectum qu'en partie, car ces vaisseaux se distribuent surtout à la paroi pelvienne et à sa musculature et aussi à d'autres organes pelviens. — Dans la portion ampullaire et sus-ampullaire, les branches de l'artère hém. sup. vont à toutes les tuniques du rectum, tandis que dans la portion anale, elles ne se rendent qu'à la muqueuse. — Les artères hém. moy. et inf., de même que la sacrée moyenne, sont destinées spécialement à l'appareil musculaire du rectum et de l'anus. Leur disposition est telle que les deux hém. moyennes fournissent spécialement la paroi antérieure; les hém. inferieures les parois latérales, tandis que l'artère sacrée moyenne n'irrigue qu'une zone peu étendue de la paroi postérieure.

II. Veines. — Les veines du rectum se présentent sous un aspect différent dans la portion ampullaire et dans la portion anale.

Les veines de la portion ampullaire ou pelvienne naissent sous la muqueuse par des réseaux en *étoiles* à cinq ou six rayons, qui rappellent les étoiles de Verheyen de la capsule du rein. Sur les grosses valvules, leur disposition devient plexiforme. Les branches de ces réseaux perforent les tuniques et se rendent aux branches extérieures des veines hémorroïdales supérieures.

Les veines de la portion anale ou périnéale ont pour origine le *plexus hémorroïdal*. Ce réseau veineux sous-muqueux occupe la partie la plus élevée de la région anale, ou zone des colonnes, sur une hauteur de 3 centimètres environ; son bord inférieur est situé à un travers de doigt au-dessus de la partie cutanée. Les veines qui le composent sont volumineuses, flexueuses et friables; elles n'ont pas de valvules. Presque toujours, chez l'adulte, elles se réunissent en pelotons ou *glomérules* et présentent de petites dilatations ovalaires ou *ampoules*, dont la grosseur varie d'un grain de millet à celle d'un petit pois. Les glomérules et les ampoules se logent de préférence entre les colonnes de Morgagni, dans les dépressions des valvules. Tandis que les uns (Duret, Waldeyer) considèrent ces formes comme normales et décrivent un anneau glomérulaire sur le bord inférieur du plexus hémorroïdal, d'autres (Quénu, Charpy), se fondant sur leur absence chez les nouveau-nés et leur inconstance chez l'adulte, y voient un état pathologique, le premier stade des hémorroïdes. Normales ou non, ces dilatations et ces flexuosités se transforment facilement en hémorroïdes internes vraies, et l'extrême fréquence de ces dernières tient aux conditions défavorables de la circulation veineuse à ce niveau : région terminale, passage des troncs efférents à travers les anneaux musculaires, et surtout (Charpy) à la station verticale, car les hémorroïdes font défaut chez les animaux.

Les *vaisseaux afférents* du plexus hémorroïdal sont : les veines de la muqueuse correspondante, celles de la zone lisse, vaisseaux très fins, difficiles à injecter et une partie des veines musculaires, relativement bien développées, du sphincter interne.

Les *vaisseaux efférents* sont des veines, au nombre d'une dizaine, qui remontent le long des colonnes de Morgagni, avec les vaisseaux lymphatiques, et se réunissent par convergence pour constituer des troncs de plus en plus volumineux. Ceux-ci suivent dans la muqueuse un trajet ascendant, puis perforent les couches musculaires à des niveaux variables, depuis 5 jusqu'à 10 centimètres au-dessus de l'anus et se jettent dans les deux branches des veines hémorroïdales supérieures. Avec leurs deux troncs collecteurs droit et gauche, ces plexus forment dans leur ensemble deux grands éventails dont la base s'étale au pourtour de l'anus.

Il nous reste à parler des veines moins bien connues de la portion cutanée de l'anus et du sphincter interne.

Les veines sous-cutanées, situées dans le tissu adipeux, sur le bord inférieur du sphincter externe, sont plutôt grêles. Elles se disposent tantôt en un petit réseau à mailles transversales, *plexus sous-cutané*, tantôt en un tronc circulaire, *veine marginale de l'anus* (Konstantinowitch). Elles se déversent principalement dans les veines hémorroïdales inférieures, branches de la honteuse interne et par elles dans le système cave. Elles communiquent en dedans avec le plexus hémorroïdal par les veinules de la zone lisse, en dehors (Quénu) avec les veines postérieures du scrotum ou des grandes lèvres.

Les veines du sphincter interne sont rangées en échelons à travers les différents anneaux du muscle. Très nombreuses et relativement volumineuses, elles débouchent d'une part en dedans, sous la muqueuse rectale, dans le plexus hémorroïdal, et d'autre part, en dehors, dans des branches longitudinales appliquées sur la face externe du muscle. C'est à ces troncs périphériques que quelques auteurs donnent le nom de plexus *hémorroïdal externe*, bien que l'aspect plexiforme y soit mal accusé. Ces troncs, qui recueillent aussi une partie du sang du sphincter externe ou strié, remontent entre la tunique musculaire et le fascia recti. Les uns vont se jeter dans les branches rectales de la veine hémorroïdale moyenne, qui appartient à la veine hypogastrique; les autres, au-dessus du sphincter, perforent la musculeuse de dehors en dedans (Dubrueil, Charpy) et vont rejoindre les troncs collecteurs sous-muqueux.

En résumé, la presque totalité du sang du rectum et de l'anus, le sphincter externe excepté, se rend dans les veines hémorroïdales supérieures, et par conséquent est tributaire du système porte; de là les congestions hémorroïdaires dans les affections du foie ou du tube digestif, de là aussi la pratique des émissions sanguines au niveau de l'anus. Une petite partie seulement est tributaire du système cave par les veines hémorroïdales inférieures et hémorroïdales moyennes.

Anastomoses entre les deux circulations. — L'extrémité inférieure du rectum est un des points où la circulation porte et cave s'anastomosent le plus largement; c'est ce qu'ont depuis longtemps montré les injections. Ces anastomoses sont de deux ordres : les unes, périphériques, se font à l'aide des réseaux qui entourent l'anus, entre les origines des veines hémorroïdales supérieures et celles des veines hém. inférieures; les autres, latérales, sont assurées par des veines directes allant des grosses branches du rectum aux troncs veineux du petit bassin, principalement aux veines hémorroïdales moyennes (*Angéiologie*, p. 1008 et 1018). Les auteurs ne sont pas d'accord sur l'importance relative de ces deux voies.

Troncs collecteurs. — Les troncs collecteurs fondamentaux sont, comme nous venons de le voir, les *veines hémorroïdales supérieures*, véritables veines du rectum, qui accompagnent les artères du même nom et constituent l'origine de la veine mésentérique inférieure ou petite mésaraïque, elle-même une des trois branches constitutives de la veine porte. Accessoirement, une petite partie des veines aboutissent : aux veines hémorroïdales moyenne et inférieure, branches de l'hypogastrique, et aux deux *veines sacrées moyennes*, satellites de l'artère homonyme, qui vont se jeter dans les veines iliaques primitives, au niveau du promontoire, et qui reçoivent quelques veinules de la paroi postérieure du rectum.

Sur les veines du rectum : Dubrueil et Richard. *Arch. de physiol.*, 1868. — Konstantinowitch. *Saint-Petersb. Mediz. Zeitsch.*, 1872-1873. — Duret. *Arch. génér. de médecine*, 1879. — Quénu. *Bull. Soc. anat.*, 1893, et *Études sur le syst. circulatoire*, 1894. — Charpy. *Midi médical*. 1893.

III. Lymphatiques. — Les lymphatiques du rectum et de l'anus ont récemment fait l'objet de deux travaux spéciaux : Quénu, Vaisseaux lymphatiques de l'anus. *Bull. Soc. anat.*, 1893. — Gerota. Die Lymphgefässe des Rectums und des Anus. *Arch. f. Anat.*, 1895.

Il faut, comme pour les veines, distinguer les vaisseaux de la partie ampullaire et ceux de la partie anale. Dans ces deux régions nous nous occuperons d'abord des lymphatiques de la muqueuse.

A. **Portion pelvienne ou ampullaire.** — Les lymphatiques de cette portion

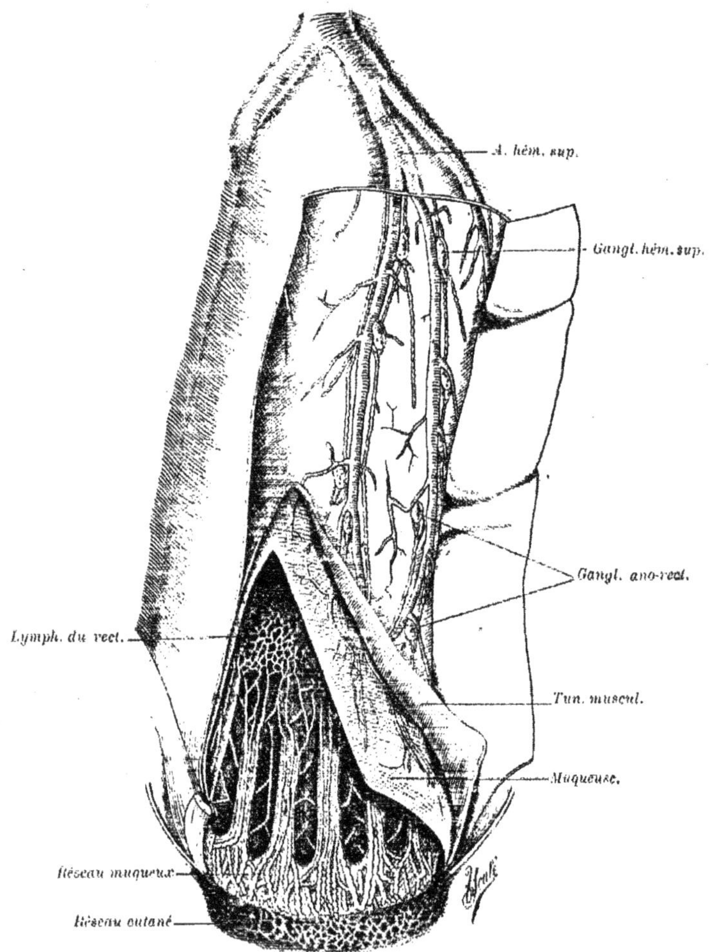

FIG. 201. — Lymphatiques du rectum (d'après Gerota).

Le rectum est fendu sur sa paroi postérieure pour laisser voir la muqueuse ; une large fenêtre, pratiquée en haut à travers la gaine fibreuse, montre les vaisseaux sanguins.

forment un double réseau superposé et très serré : l'un muqueux, superficiel ; l'autre sous-muqueux, plus profond. Leurs troncs efférents perforent la couche musculaire, comme le font les veines, et se rendent : les supérieurs aux ganglions hémorroïdaux supérieurs, les inférieurs à un groupe de 5 à 7 ganglions situés tout à fait en bas de l'ampoule, que Gerota appelle les *ganglions ano-rectaux*. Toutes ces glandes sont situées entre la gaine fibreuse et la tunique musculaire, sur les faces postérieure et latérale du rectum ; elles accompagne les veines hémorroïdales supérieures et leurs branches.

B. **Portion périnéale ou anale.** — Il y a ici deux réseaux juxtaposés qui correspondent aux deux zones de l'anus, à la zone cutanée et à la zone lisse.

1° *Réseau cutané de l'anus.* — Ce réseau, extrêmement riche et très superficiellement placé dans le derme forme, un anneau tout autour de la marge de l'anus. Il communique avec le réseau de la zone lisse. Ses vaisseaux efférents, *lymphatiques hémorroïdaux inférieurs*, se rassemblent en trois ou quatre troncs qui contournent la face interne de la cuisse ou la partie voisine du périnée et vont se jeter dans les ganglions inguinaux. Presque constamment, ce sont les ganglions les plus internes qui les reçoivent, tantôt ceux du groupe supérieur, tantôt ceux du groupe inférieur, tantôt les deux à la fois. Une seule fois sur seize, Quénu a vu des lymphatiques de l'anus aller aux ganglions externes, en dehors de la veine saphène interne.

2° *Réseau muqueux de l'anus.* — Ce réseau correspond à la zone cutanée lisse ou zone intermédiaire. Les troncs efférents indirects disposés en forme de grappes montent le long des colonnes de Morgagni et vont aboutir au réseau de la muqueuse rectale que nous avons décrit plus haut. Quelques troncules *directs* traversant la couche musculeuse se rendent aux ganglions ano-rectaux (Gerota), et d'autres, *lymphatiques hémorroïdaux moyens* de Quénu, accompagnant l'artère hémorr. moyenne, se jettent dans les ganglions hypogastriques de l'échancrure sciatique. Gerota a montré que cette dernière voie est inconstante.

Les vaisseaux lymphatiques de la *tunique musculaire* sont mal connus, car il est très difficile de les injecter chez l'homme. Gerota s'est assuré que chez le chien ils ont pour aboutissants les ganglions ano-rectaux et hémorroïdaux supérieurs.

IV. **Nerfs.** — Les nerfs du rectum proviennent de deux sources : du grand sympathique et du plexus sacré ou plus exactement du plexus honteux, qui est la partie viscérale du plexus sacré.

1° *Nerfs sympathiques.* — Les nerfs sympathiques ou *n. indirects* forment deux plexus : le *plexus hémorroïdal supérieur*, continuation et terminaison du plexus mésentérique inférieur : il enlace l'artère hémorroïdale supérieure, et ses rameaux pénètrent dans les parois du rectum autour des branches artérielles ; — le *plexus hémorroïdal moyen*, émanation du plexus hypogastrique ; ses filets très fins et très nombreux accompagnent l'artère hémorroïdale moyenne et s'engagent avec ses branches dans l'épaisseur de l'intestin.

2° *Nerfs médullaires.* — Ces nerfs, *n. directs*, sont fournis par le plexus sacré, plus particulièrement par les 2e, 3e et 4e paires sacrées, quelquefois par la 5e sacrée (plexus coccygien). Les filets nerveux, au nombre de deux ou trois de chaque côté, cheminent dans l'épaisseur de la gaine fibreuse, pénètrent sur les côtés dans l'épaisseur des tuniques rectales, en même temps que les branches des artères hémorroïdales supérieures et vont finalement aboutir à la muqueuse de l'ampoule.

[JONNESCO ET CHARPY.]

La région anale est plus particulièrement innervée par le *nerf anal* ou *hémorroïdal*, qui naît de la 3e et de la 4e paires sacrées, tantôt comme nerf distinct, tantôt comme branche de division du nerf honteux interne. Le *nerf ano-coccygien*, émané du plexus coccygien, se distribue à la région postérieure, entre l'anus et le coccyx.

Le mode de terminaison des nerfs dans les parois rectales n'a rien de particulier. Les nerfs du rectum se terminent dans les tuniques muqueuse et musculeuse par des plexus analogues au plexus d'Auerbach et de Meissner du reste du tube intestinal.

Pilliet (*Bull. Soc. anat.*, Paris, 1892, p. 315) a trouvé des *corpuscules* nerveux de *Pacini* dans la muqueuse ano-rectale. Ils sont situés au-dessous du derme, dans le tissu cellulaire lâche qui le double. Ils sont entourés par les faisceaux éparpillés du sphincter interne lisse. Sur certaines coupes, on rencontre un bouquet de trois corpuscules de Pacini, situé juste à la limite des deux sphincters, entre les fibres lisses et les fibres striées; sur d'autres coupes, on observe des corpuscules isolés. Ils sont volumineux, et toujours situés dans le tissu cellulaire lâche qui englobe les différents plans des fibres musculaires lisses. Ils répondent bien à la muqueuse anale (muqueuse ano-rectale) et non à la peau, ni à la muqueuse rectale proprement dite. Autour de ces corpuscules se voient des filets nerveux qui accompagnent les artérioles. Ils sont très abondants; chacun d'eux est fort large et contient une grande proportion de fibres sans myéline.

La tunique musculaire lisse du rectum reçoit ses fibres motrices de deux sources différentes. Fellner (*Wien. med. Jahrb*, 1883) a conclu de ses expériences que la couche longitudinale est sous la dépendance des nerfs du plexus sacré, tandis que la couche circulaire ressortit du grand sympathique.

ANOMALIES DE L'INTESTIN.

Les anomalies de l'intestin sont si nombreuses et parfois si compliquées que nous ne pouvons songer à les énumérer toutes, encore bien moins à les classer. W. Koch en a décrit un certain nombre d'assez rares (Die angeboren Lagen..., *Deutsch. Zeitschr. f. Chirurgie*, 1898, t. L). — A. Stieda a relaté les quelques cas connus de transposition partielle, dans lesquels le gros intestin est tout entier à gauche et l'intestin grêle à droite (Ueber Situs inversus partialis abdominis. *Inaug. Dissert.*, Königsberg, 1898); il y a dans Koch des cas inverses. — On connaît un grand nombre d'observations d'imperforation, de valvules, de rétrécissement filiforme sur un trajet plus ou moins long. — Les *diverticules* sont fréquents. Ils sont congénitaux ou acquis, vrais ou faux, c'est-à-dire qu'ils comprennent toutes les tuniques, ou seulement la muqueuse faisant hernie à travers la couche musculaire. Les diverticules faux, hernies tuniquaires de Cruveilhier, se voient de préférence dans le duodénum et dans le côlon, et sont plutôt une affection de la vieillesse. Nous renvoyons aux travaux de Cazin (*Thèse de Paris*, 1862), de Sangalli (*Rev. des Sc. médic.*, 1878), de Letulle (*Presse médicale*, 1899), aux *C. R. de la Soc. anat.* et au mémoire de W. Ophüls (*Inaug. Dissert.*, Gottingen, 1895). Nous avons décrit spécialement le diverticule de Meckel.

H. Curschmann (Topogr. Klin. Studien. *Deutsch. Arch. f. klin. Chir.*, 1894, t. LIII, avec 18 fig.) a utilisé ses observations personnelles d'anomalies communes et a montré à quelles erreurs cliniques pouvaient donner lieu les déplacements du gros intestin. La brièveté ou l'allongement excessif d'une partie de l'intestin, ou de son mésentère, les flexuosités complexes, les déplacements des anses, leur torsion, leur coudure, se rencontrent sur un grand nombre de sujets et modifient considérablement les rapports topographiques en même temps qu'ils provoquent des phénomènes morbides qu'il est difficile de rapporter à leur cause exacte. Nous avons mentionné les plus importantes de ces variétés au cours de notre description.

TRAITÉ
D'ANATOMIE HUMAINE

IV

DEUXIÈME FASCICULE

ÉTAT DE LA PUBLICATION

DU

TRAITÉ D'ANATOMIE HUMAINE

au 15 Novembre 1902

TOME I. — **Introduction. — Notions d'Embryologie. — Ostéologie. — Arthrologie.** *Deuxième édition.* 1 fort volume grand in-8, avec 814 figures. . . . . **20** fr.

TOME II. — 1er fascicule : **Myologie.** *Deuxième édition.* 1 volume grand in-8, avec 331 figures . . . . **12** fr.

2e fascicule : **Angéiologie** (Cœur et artères). Histologie. *Deuxième édition.* 1 volume grand in-8, avec 150 figures. **8** fr.

3e fascicule : **Angéiologie** (Capillaires. Veines). *Deuxième édition.* 1 volume grand in-8, avec 76 figures. . . . **6** fr.

4e fascicule : **Les Lymphatiques.** 1 volume grand in-8, avec 117 figures . . . . **8** fr.

TOME III. — 1er fascicule : **Système nerveux.** Développement. Histologie. Méninges. Moelle. Encéphale. *Deuxième édition.* 1 volume grand in-8, avec 265 figures . . . . **10** fr.

2e fascicule : **Système nerveux.** Encéphale. *Deuxième édition.* 1 volume grand in-8, avec 131 figures. . . . **10** fr.

3e fascicule : **Système nerveux** Les nerfs. Nerfs crâniens. Nerfs rachidiens. 1 volume grand in-8, avec 205 figures . . . . **12** fr.

TOME IV. — 1er fascicule : **Tube digestif.** Développement. Bouche. Pharynx. Œsophage. Estomac. Intestins. *Deuxième édition.* 1 volume grand in-8, avec 201 figures . . . . **12** fr.

2e fascicule : **Appareil respiratoire.** Larynx. Trachée. Poumons. Plèvre. Thyroïde. Thymus. *Deuxième édition.* 1 volume grand in-8, avec 120 figures. . . . . **6** fr.

3e fascicule : **Annexes du Tube digestif.** Dents. Glandes salivaires. Foie. Voies biliaires. Pancréas. Rate. **Péritoine.** 1 volume grand in-8, avec 361 figures. **16** fr.

TOME V. — 1er fascicule : **Organes génito-urinaires.** Reins. Uretère. Vessie. Urètre. Prostate. Verge. Périnée. Appareil génital de l'homme. Appareil génital de la femme. 1 volume grand in-8, avec 431 figures. . . . . **20** fr.

2e fascicule : **Les Organes des sens.** . . . . (sous presse)

49213. — Imprimerie Lahure, rue de Fleurus, 9, à Paris.

TRAITÉ

D'ANATOMIE HUMAINE

PUBLIÉ PAR

P. POIRIER ET **A. CHARPY**

Professeur à la Faculté de Médecine de Paris
Chirurgien des Hôpitaux

Professeur d'anatomie à la Faculté de Médecine de Toulouse

AVEC LA COLLABORATION DE

O. AMOËDO — A. BRANCA — CANNIEU — B. CUNÉO — G. DELAMARE
PAUL DELBET — P. FREDET — GLANTENAY — A. GOSSET — P. JACQUES
TH. JONNESCO — E. LAGUESSE — L. MANOUVRIER
A. NICOLAS — P. NOBÉCOURT — O. PASTEAU — M. PICOU
A. PRENANT — H. RIEFFEL — CH. SIMON — A. SOULIÉ

TOME QUATRIÈME

DEUXIÈME FASCICULE

APPAREIL RESPIRATOIRE

Larynx, Trachée, Poumons, Plèvres : A. NICOLAS
Thyroïde, Thymus : CH. SIMON

DEUXIÈME ÉDITION REVUE

AVEC 120 FIGURES DANS LE TEXTE, EN NOIR ET EN COULEURS

PARIS
MASSON ET Cie, ÉDITEURS
LIBRAIRES DE L'ACADÉMIE DE MÉDECINE
120, BOULEVARD SAINT-GERMAIN

1903

ORGANES DE LA RESPIRATION

Par A. NICOLAS

INTRODUCTION

Tous les corps organisés absorbent de l'oxygène qu'ils trouvent dans le milieu, eau ou air, au sein duquel ils vivent, et tous éliminent de l'acide carbonique qu'ils abandonnent à ce même milieu. Cet échange gazeux, l'une des conditions primordiales de la vie, a reçu le nom de RESPIRATION.

Envisagée à un point de vue général, la respiration est un phénomène cellulaire. Son substratum anatomique est la matière vivante, le protoplasme : c'est lui qui, en vertu d'affinités spéciales, variables pour chaque espèce cellulaire, fixe l'oxygène; c'est dans son intimité que prend naissance l'anhydride carbonique, par suite de la décomposition et de l'oxydation incessantes des corps complexes, albuminoïdes, graisses, hydrates de carbone, qui le constituent. Chaque cellule respire pour son propre compte et les processus restent partout les mêmes, du moins dans ce qu'ils ont d'essentiel, à partir du moment où l'oxygène arrive au contact du protoplasme. Par contre, les moyens qui assurent cet apport d'oxygène et l'élimination de l'acide carbonique présentent de grandes variations, suivant le degré d'organisation des êtres et suivant la nature du milieu où ils vivent.

Le cas le plus simple est réalisé par les Protozoaires. Ici les échanges gazeux se font directement entre le protoplasme dont est composé le corps de l'animal et l'eau qui le baigne ou occupe les cavités creusées dans son épaisseur (vacuoles contractiles et canaux).

Avec l'apparition d'un milieu intérieur, liquide nourricier, sang, et l'organisation se compliquant, les conditions de la respiration se modifient; les échanges gazeux tendent de plus en plus à se faire non pas directement entre les éléments de l'animal et le milieu ambiant, mais entre ce dernier et le milieu intérieur d'une part, puis entre le milieu intérieur et les divers éléments anatomiques d'autre part. Le sang devient donc l'intermédiaire qui transporte l'oxygène dans toute la masse de l'organisme et le débarrasse de l'acide carbonique.

L'oxygène, pour pénétrer dans le sang, et l'acide carbonique, pour en sortir, sont obligés de traverser non seulement les parois des vaisseaux, mais encore un épithélium de revêtement du corps; c'est ainsi que certaines régions, plus immédiatement en relation avec le milieu ambiant et livrant passage aux gaz, joueront le rôle de *surfaces respiratoires*. Il importe de faire remarquer que le terme de respiration acquiert maintenant une signification nouvelle. Il implique seulement le simple échange gazeux, au travers d'une membrane épithéliale, entre le milieu extérieur et le liquide nourricier, et non plus le processus cellulaire d'absorption d'O et d'élimination de CO^2. Aussi pour distinguer ces deux phénomènes emploie-t-on les expressions de *respiration interne* ou *cellulaire* et *respiration externe*. Dorénavant celle-ci seule nous occupera.

Plusieurs cas peuvent se présenter. L'épithélium qui livre passage à l'oxygène et à l'acide carbonique sera tantôt celui de la surface cutanée, l'épiderme; tantôt celui du tube digestif; tantôt l'un et l'autre à la fois. La respiration est dite alors *respiration cutanée* ou *respiration intestinale*. Il peut se faire que la fonction respiratoire s'exerce sans que l'épiderme ou l'épithélium intestinal aient subi une différenciation appréciable en rapport avec ce rôle spécial, mais le plus souvent des organes distincts apparaissent, qui se développent soit aux dépens du feuillet cutané, soit aux dépens du feuillet intestinal et sont destinés à assurer les échanges gazeux.

Ces ORGANES DE LA RESPIRATION se présentent sous diverses formes : *trachées* (Insectes, Myriapodes, Arachnides), *branchies* et *poumons*, à chacune desquelles correspond un mode spécial de respiration : *respiration trachéenne*, *respiration branchiale* et *respiration pulmonaire*. D'autres organes peuvent du reste, en même temps que ceux-ci, prendre une part importante, parfois très active, à l'absorption de l'O et à l'élimination de CO^2 : par exemple, la peau et parfois le tube digestif.

Les Vertébrés ne possèdent à l'état adulte que des branchies (Poissons, quelques Amphibiens) ou des poumons (Amphibiens, Reptiles, Oiseaux, Mammifères), ces deux sortes d'organes pouvant fonctionner successivement chez le même animal et se substituer l'une à l'autre (par exemple : respiration branchiale chez les larves d'Amphibiens, et pulmonaire chez la plupart des Amphibiens adultes). Les branchies sont les organes de la respiration dans le milieu aquatique; les poumons, les organes de la respiration dans le milieu aérien. Certains Amphibiens, les Salamandrines, sont pourtant, à l'état adulte, normalement dépourvus de poumons et ne respirent que par la peau et le tube digestif.

Des dispositions particulières, caractéristiques, de l'appareil circulatoire sont toujours associées à la formation des organes de la respiration, branchies ou poumons, et cela se conçoit aisément. Une surface épithéliale en contact avec le milieu ambiant ne saurait en effet, à elle seule, constituer un appareil respiratoire. Il faut que cette surface soit en rapport intime avec le sang, de façon que celui-ci se trouve dans les conditions les plus favorables à l'absorption de l'oxygène répandu dans l'air ou dissous dans l'eau et à la mise en liberté de l'acide carbonique dont il est chargé. Ce sang, riche en acide carbonique et par suite impropre à la vie des éléments, est du *sang veineux*. Une fois les échanges accomplis, ce sang veineux débarrassé de son acide carbonique et saturé d'oxygène, devenu *sang artériel*, n'aura plus qu'à quitter l'organe respiratoire pour aller porter à tous les tissus de l'organisme l'oxygène qu'ils réclament et les débarrasser en même temps de l'acide carbonique qu'ils produisent sans cesse.

L'afflux du sang veineux dans les organes respiratoires, la circulation respiratoire, nécessite une distribution spéciale de vaisseaux sanguins. Toute une partie de l'appareil circulatoire se trouve ainsi préposée à l'accomplissement des échanges gazeux.

Pendant la période embryonnaire, les conditions de milieu étant différentes de ce qu'elles seront après la naissance, la respiration est réalisée par d'autres moyens, variables selon les espèces animales et aussi selon l'époque du développement.

Au début elle se fait, comme chez les êtres inférieurs, par toute la surface du germe; plus tard seulement se constituent des organes respiratoires qui vont chercher l'oxygène dans le milieu ambiant, air ou sang maternel. Nous rappellerons seulement ici l'allantoïde et les formations placentaires, en faisant remarquer qu'il s'agit encore dans ces cas d'organes d'origine ectodermique ou entodermique.

Les poumons, ainsi que l'étude du développement nous l'a appris, prennent naissance aux dépens de la paroi ventrale de l'intestin antérieur, en arrière du territoire des fentes branchiales, sous la forme d'une évagination qui ne tarde pas à se diviser, chacune des branches de division se ramifiant ensuite successivement. Les organes ainsi formés demeurent en communication avec l'intestin par un tube médian, la *trachée*. Les ramifications de ce tube prennent le nom de *bronches* et de *ramifications bronchiques*, conduits de plus en plus nombreux et de plus en plus fins à mesure qu'on s'éloigne du tronc générateur et qui aboutissent à des culs-de-sac terminaux, *alvéoles*, au niveau desquels se font les échanges gazeux. Ramifications bronchiques et culs-de-sac constituent ensemble les *poumons*.

Ces organes, au nombre de deux, sont logés dans la région céphalique de la cavité du cœlome, partagée en deux *cavités pleurales* et séparée complètement, du moins chez les Mammifères, de la cavité péritonéale réservée au tube digestif, par une lame musculo-aponévrotique, le diaphragme. Les cavités pleurales sont limitées par les *plèvres*, membranes séreuses destinées à assurer le jeu des poumons.

La fonction respiratoire nécessite en effet un apport incessant d'oxygène au sang qui circule dans les organes chargés de son accomplissement. Pour ce qui est des poumons, l'air doit constamment se renouveler dans leur intérieur, et il suffit pour cela que leur capacité puisse augmenter et diminuer alternativement, de façon à permettre successivement la pénétration de l'air riche en oxygène et la sortie de l'air chargé d'acide carbonique. Ce but est atteint grâce à la mobilité et à l'élasticité des parois de la cage thoracique qui entraînent les plèvres avec les poumons dans leurs variations de resserrement et d'ampliation.

Enfin chez tous les Vertébrés à respiration pulmonaire la partie initiale des voies respiratoires, c'est-à-dire de la trachée, subit des modifications spéciales en rapport avec la production des sons et qui consistent essentiellement dans la différenciation de pièces cartilagineuses mises en mouvement par des muscles et servant de points d'appui à des membranes susceptibles de vibrer sous l'influence du courant d'air que chassent les poumons. L'organe ainsi formé est le *larynx*.

[*A. NICOLAS.*]

Les organes de la respiration de l'homme font l'objet de la description qui va suivre. Notre plan se trouve tout tracé par ce que nous venons de dire. Nous avons à étudier successivement : le larynx, la trachée, les poumons, bronches, ramifications bronchiques et culs-de-sac terminaux, enfin les plèvres. Ces diverses parties constituent seules, à proprement parler, les organes respiratoires. Cependant, si l'on considère le chemin que l'air atmosphérique suit pour pénétrer dans les poumons, on remarquera qu'il parcourt d'abord la cavité des fosses nasales ou la cavité buccale, puis le pharynx, avant d'arriver dans la trachée. Ces cavités font donc partie, physiologiquement du moins, de l'appareil de la respiration, toutefois une description anatomique ne peut séparer la bouche et le pharynx du tube digestif, ni les fosses nasales de l'appareil de l'olfaction. Le lecteur voudra bien se reporter à ces chapitres. Il trouvera de même dans l'ostéologie et la myologie la description des éléments musculaires et osseux de la cage thoracique qui, malgré son rôle actif dans la respiration, ne saurait être étudiée avec les véritables organes respiratoires.

CHAPITRE PREMIER

LARYNX

Le larynx (λαρύζω, crier, ou λαρύνω, gémir) est l'organe producteur de la voix, c'est-à-dire des sons que les animaux à respiration pulmonaire font entendre, dans certaines conditions, en chassant l'air de leurs poumons. Indépendamment de cette fonction qui lui est propre, il partage avec la trachée et les bronches le rôle de conduit aérifère.

L'existence du larynx est constante dans tous les groupes de Vertébrés depuis et y compris les Amphibiens. Chez ces derniers ainsi que chez les Reptiles et les Mammifères il est toujours unique. Chez les Oiseaux au contraire, sauf quelques rares exceptions, on en observe deux, l'un différencié, comme partout ailleurs, aux dépens de la partie initiale de la trachée, l'autre constitué par la portion terminale de ce conduit et la portion adjacente des bronches. C'est dans ce deuxième larynx, appelé encore *larynx inférieur* ou *syrynx*, et non pas dans le premier, que se trouvent engendrés les sons si variés qui caractérisent la voix de ces animaux.

I. — SITUATION ET DIMENSIONS DU LARYNX

I. Situation. — Le larynx est placé dans la région moyenne du cou, au-dessous de l'os hyoïde, au-devant de la colonne vertébrale. Un plan médian sagittal le partage en deux moitiés généralement symétriques.

Sa situation est variable suivant l'âge, suivant le sexe et suivant les individus. De plus, chez un même sujet, elle est influencée par les mouvements des organes voisins et se trouve modifiée par le fait même de son propre fonctionnement.

D'une façon générale, le larynx est plus élevé, par rapport à la colonne vertébrale, chez l'enfant (fig. 204 et 205) que chez l'adulte, chez la femme que chez l'homme (fig. 202 et 203).

Chez le nouveau-né, d'après Symington, il s'étend du milieu de l'axis à la

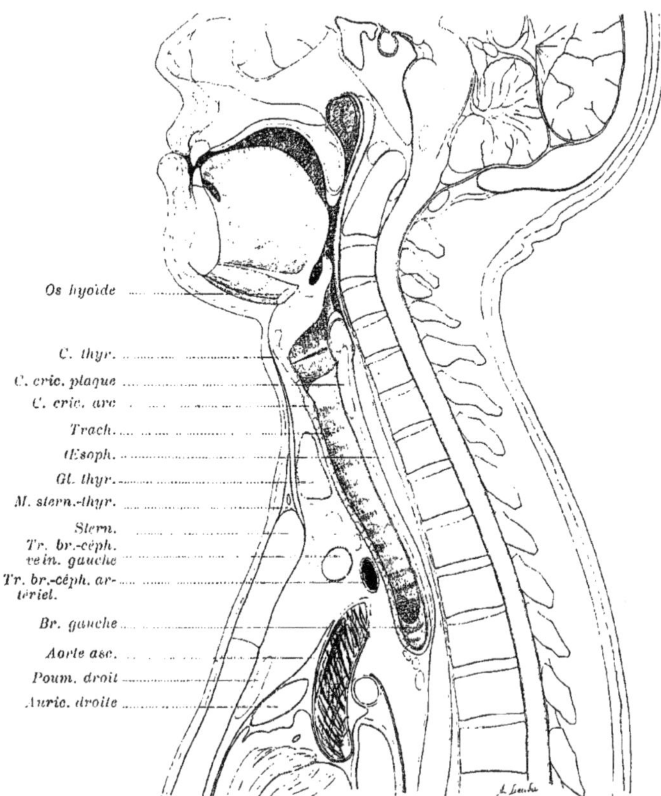

Fig. 202. — Coupe sagittale d'un homme de 21 ans (d'après W. Braune).
Cette figure montre la situation du larynx.

partie moyenne de la 5e vertèbre cervicale. Chez l'enfant d'un an il va, d'après le même auteur, du bord inférieur de l'axis, ou un peu au-dessus, jusqu'au bord supérieur du corps de la 5e vertèbre cervicale. Enfin chez l'enfant de six ans il est compris entre le bord inférieur de la 2e vertèbre cervicale et le bord inférieur du corps de la 5e vertèbre cervicale[1].

1. Ces mesures s'appliquent à toute la hauteur verticale du larynx, depuis le sommet du bord libre de l'épiglotte jusqu'au bord inférieur de la plaque du cartilage cricoïde. Les figures ci-jointes rendront compte de la situation des divers éléments de l'organe, pris en particulier.

C'est à partir de la puberté seulement que les différences sexuelles et individuelles se manifestent.

Chez l'homme adulte (fig. 202) le larynx est habituellement situé au-devant de la partie inférieure de la colonne cervicale et s'étend sur toute la hauteur des quatre dernières vertèbres cervicales. L'étendue de son diamètre vertical n'est cependant pas proportionnelle à la longueur de la colonne cervicale ni à celle du cou. Le fond de l'échancrure thyroïdienne (voy. plus loin) répond, dans la majorité des cas, au corps de la 5e vertèbre cervicale ou au 4e disque intervertébral ; le bord inférieur de l'arc du cartilage cricoïde est sur le même niveau que la partie inférieure du corps de la 7e vertèbre cervicale (Taguchi).

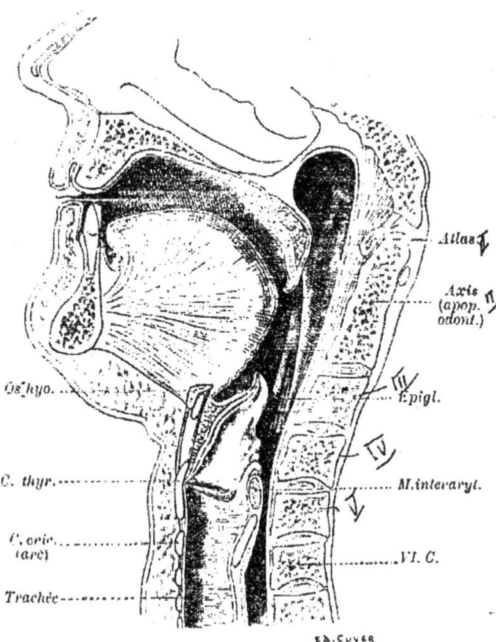

Fig. 203. — Coupe sagittale médiane de la tête et du cou d'une femme de 20 ans. Situation du larynx. (La tête est en extension).

Chez la femme (fig. 203) le fond de l'échancrure thyroïdienne correspond, en général, au disque qui unit la 4e et la 5e vertèbre cervicale ; l'arc du cricoïde au bord supérieur du corps de la 7e vertèbre cervicale (Taguchi). Le larynx est donc un peu plus élevé chez la femme que chez l'homme.

Ces chiffres expriment seulement la position du larynx dans le plus grand nombre des cas, mais les variations individuelles peuvent être assez considérables pour le relever ou l'abaisser de toute la hauteur d'une vertèbre.

Les mouvements des organes voisins influent, avons-nous dit, sur la situation du larynx considéré jusqu'alors dans un état d'équilibre moyen. C'est ainsi que l'extension de la colonne cervicale s'accompagne d'une élévation du larynx ; sa flexion, d'un abaissement. Les mouvements de rotation à droite ou à gauche, au contraire, ne modifient pas sa position (Delitzin).

Des déplacements dans le sens vertical s'observent également à une certaine phase de l'acte de la déglutition et pendant la respiration. Lors d'une forte inspiration le larynx descend ; il remonte au moment de l'expiration. Tous les muscles extrinsèques du larynx, c'est-à-dire les muscles du pharynx et notamment les stylo-pharyngiens, les muscles sterno-thyroïdiens, les muscles thyro-hyoïdiens sont les agents essentiels de ces mouvements de va-et-vient qui n'ont pour limites que la tonicité des muscles restés inactifs et l'élasticité de la trachée. Leur maximum d'amplitude ne dépasse pas 2 cm. 5 (Braune).

Enfin on peut facilement constater que, pendant son fonctionnement, le larynx est soumis à des alternatives d'ascension et de descente, accentuées surtout pendant le chant. Pendant l'émission des sons graves le larynx s'abaisse; il s'élève pendant l'émission des sons aigus.

Le larynx est en outre susceptible de se déplacer dans le sens latéral, mais sous des influences purement mécaniques et sans l'intervention des muscles qui prennent leurs insertions sur lui. On peut par exemple, en le saisissant avec la main, l'écarter à droite ou à gauche. Dans ces conditions l'on perçoit des craquements qui n'ont rien de pathologique et sont dus au frottement des cartilages laryngés contre la face antérieure des corps vertébraux.

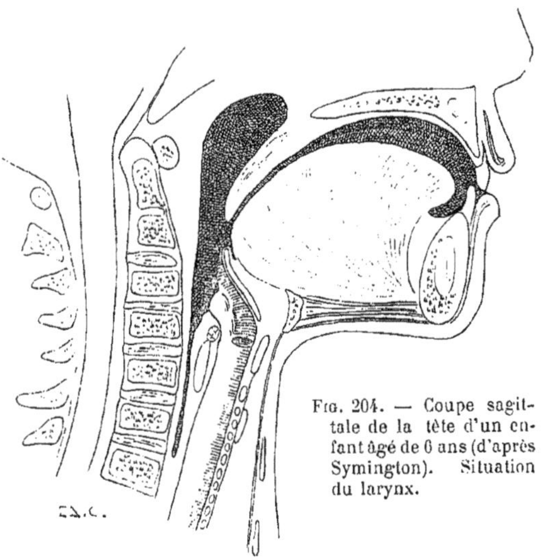

Fig. 204. — Coupe sagittale de la tête d'un enfant âgé de 6 ans (d'après Symington). Situation du larynx.

II. Dimensions. — Les dimensions du larynx varient suivant l'âge, suivant le sexe et suivant les individus.

Chez le nouveau-né son volume atteint environ le tiers du volume d'un larynx de femme adulte. Il continue à se développer jusqu'à l'âge de trois ans et reste alors stationnaire depuis cette époque jusqu'à la douzième année. Pendant toute cette période il n'y a pas de différences appréciables entre les sexes. Cependant, en ce qui concerne spécialement l'espace laryngé inférieur, les recherches de Weinberg tendent à montrer que jusqu'à l'âge de 15 ans tous les diamètres sont plus élevés dans les larynx féminins que dans les larynx masculins. Plus tard c'est l'inverse qui est vrai.

Au moment de la puberté le larynx s'accroît rapidement au point que, en moins d'une année, les dimensions de la glotte augmentent dans la proportion de 5 : 10 chez l'homme, de 5 : 7 chez la femme (Luschka). Dès cet instant les différences sexuelles sont acquises. Dans certaines conditions cependant le larynx de l'homme subit un arrêt de développement relatif. C'est le cas par exemple chez les individus qui ont été privés de leurs testicules dans le jeune âge. Le larynx des castrats adultes possède des dimensions intermédiaires à celles du larynx de l'homme normal et à celles du larynx féminin (W. Gruber).

Les transformations dont le larynx est le siège au moment de la puberté s'accompagnent, on le sait, de modifications profondes dans les caractères de la voix, et cela aussi bien chez le jeune garçon que chez la jeune fille. Ces modifications sont d'ailleurs infiniment plus accentuées chez le premier que chez la seconde.

Après la puberté le larynx continue à s'accroître très lentement. Il acquiert ses dimensions définitives vers l'âge de 20 à 25 ans, un peu plus tôt, semble-t-il, chez la femme que chez l'homme.

Chez l'adulte les différences sexuelles du larynx ne consistent pas seulement en une inégalité de volume, mais elles se manifestent encore par des parti-

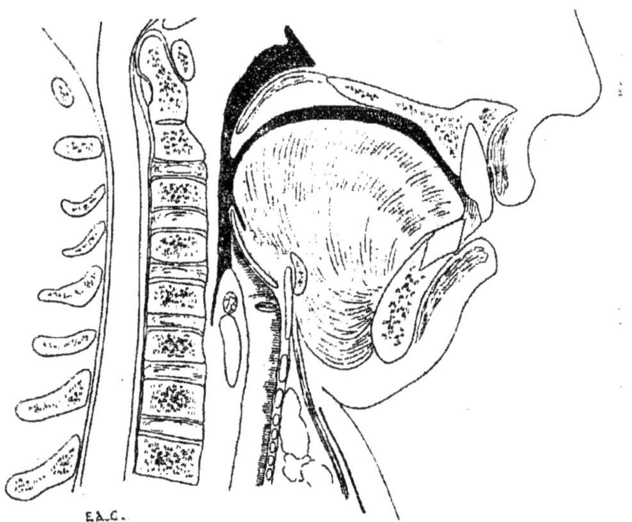

Fig. 205. — Coupe sagittale de la tête d'un enfant âgé de 13 ans (d'après Symington). Situation du larynx.

cularités dans sa configuration extérieure, très variables du reste suivant les individus.

Le larynx de l'homme possède des dimensions plus considérables dans tous les sens que celui de la femme, et chacun de ses éléments pris en particulier est naturellement aussi plus volumineux (voy. chaque cartilage en particulier). Le diamètre vertical maximum, mesuré du bord libre de l'épiglotte au bord inférieur de l'arc du cartilage cricoïde, atteint 7 centimètres, en moyenne, chez l'homme; 5 centimètres chez la femme. Le diamètre transversal mesure 4 centimètres chez le premier; 3 cm. 5 chez la seconde. Enfin le diamètre antéro-postérieur, du bord inférieur du cartilage thyroïde à la plaque du cartilage cricoïde, est de 3 centimètres chez l'homme; de 2 cm. 5 chez la femme.

Il ne faut pas perdre de vue que ces chiffres n'ont rien d'absolu et qu'il est souvent impossible, en présence de deux larynx appartenant à des sujets de sexe différent, de distinguer celui qui provient d'un homme et celui qui provient d'une femme.

Les variations de volume du larynx d'un sexe à l'autre et dans le même sexe sont en rapport avec les variations de la voix, c'est dire assez clairement combien elles sont étendues.

II. — CONFIGURATION EXTÉRIEURE DU LARYNX

La surface du larynx peut être partagée en deux régions : l'une, antérieure ou cervicale; l'autre, postérieure ou pharyngienne. Pour étudier la première il suffit de disséquer successivement les divers plans, cutané, musculaires et aponévrotiques de la face antérieure du cou qui la masquent; pour examiner la seconde il faut, après avoir enlevé le larynx en conservant ses connexions avec la langue et le pharynx, inciser la paroi postérieure de ce dernier sur la ligne médiane. On a alors sous les yeux dans sa totalité la face pharyngienne et l'orifice pharyngien du larynx (fig. 206).

I. **Surface antérieure.** — La surface antérieure du larynx comprend trois zones : inférieure, moyenne et supérieure. Les deux premières seules sont superficielles et facilement accessibles à la vue et au toucher.

La zone inférieure, régulièrement convexe dans le sens transversal, est formée par un cartilage, le *cartilage cricoïde*, recouvert directement à droite et à gauche de la ligne médiane par un muscle, le muscle crico-thyroïdien. Un interstice, comblé par une lame fibro-élastique, la sépare de la zone moyenne. Cet *interstice crico-thyroïdien* est plus élevé dans sa partie moyenne que sur les côtés; il peut atteindre, grâce à l'extensibilité de la lame qui le ferme, une hauteur de 8 à 10 millimètres, et constitue un chemin commode pour pénétrer, sans difficulté et sans crainte de léser quelque organe important, dans la cavité du larynx.

La zone moyenne, au lieu d'être cylindrique comme la précédente, est anguleuse, et fait sous la peau une saillie plus ou moins prononcée suivant les sujets (pomme d'Adam). Elle répond à l'un des cartilagesles plus importants du larynx, au *cartilage thyroïde*, formé, ainsi que nous le verrons plus loin, par la réunion sous un angle variable de deux lames qui divergent, à partir de la ligne médiane, en dehors et en arrière.

Ces deux zones dans toute la hauteur de leur partie moyenne ne sont recouvertes que par une lame aponévrotique épaisse et résistante (ligne blanche cervicale), assez solidement unie au cartilage thyroïde, et par la peau. Celle-ci peut facilement glisser en tous sens sur les plans sous-jacents; parfois même elle est séparée de l'angle saillant du cartilage thyroïde, lorsqu'il est très accentué, par une véritable bourse séreuse.

Il est à remarquer en passant que la zone inférieure est située un peu plus profondément que la zone moyenne (voy. fig. 202). Sur les parties latérales les rapports sont moins simples. Nous rencontrons successivement de chaque côté au-dessous de la peau : la zone la plus interne du muscle peaucier, les muscles sterno-hyoïdien et omo-hyoïdien, puis la partie supérieure du muscle sterno-thyroïdien et le muscle thyro-hyoïdien, enfin, appliqué directement sur le cartilage cricoïde, le muscle crico-thyroïdien. Lorsque tous ces plans musculaires ont été enlevés, on aperçoit en outre les lobes latéraux du corps thyroïde qui

[*A. NICOLAS.*]

remontent le long des faces latérales du cartilage thyroïde jusqu'à une hauteur variable.

A partir des limites supérieures de la zone moyenne, déterminées par les bords supérieurs des lames du cartilage thyroïde, rien n'est visible à l'extérieur. Au-dessous des muscles de la région on trouve une membrane qui unit le cartilage thyroïde à l'os hyoïde, et en haut l'os hyoïde lui-même. Il faut poursuivre plus profondément la dissection ou pratiquer une coupe médiane sagittale, et alors on constate que le larynx se prolonge vers le haut, en arrière de la membrane

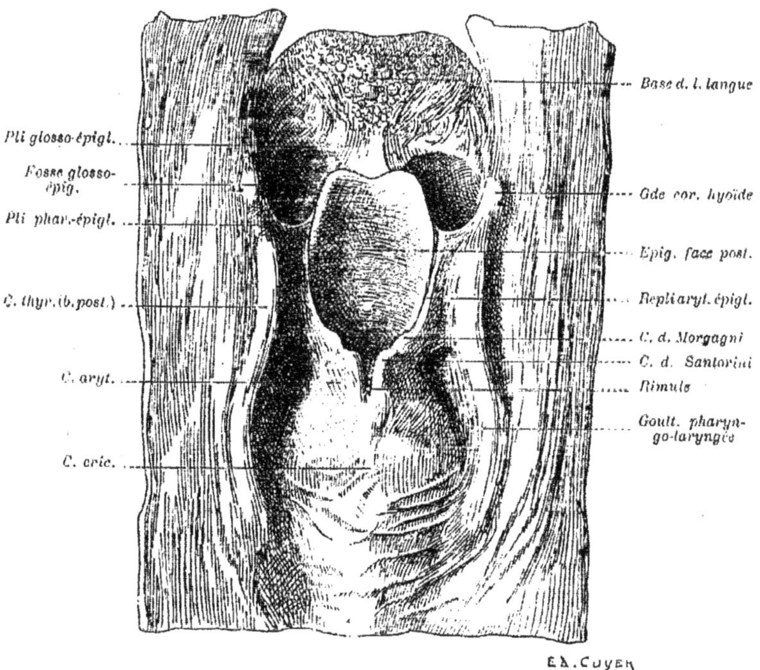

Fig. 206. — Face postérieure (pharyngée) du larynx, avec son orifice.

La paroi postérieure du pharynx a été incisée sur la ligne médiane et ses deux moitiés ont été écartées en dehors.

en question et de l'os hyoïde (fig. 202 et 203). Sa paroi propre est représentée dans toute cette étendue par une lame cartilagineuse, le cartilage épiglottique, qui s'incline obliquement en arrière et en haut, par suite s'éloigne de plus en plus de la surface antérieure du cou.

La face postérieure de cette lame est revêtue entièrement par la muqueuse laryngée. Sa face antérieure, au contraire, profonde et masquée par des parties molles dans sa moitié inférieure environ, n'est libre et recouverte d'une muqueuse que dans sa partie supérieure. Le nom d'épiglotte a été spécialement réservé à cette partie qui fait saillie à la limite postérieure de la cavité buccale, en arrière de la base de la langue. Nous la décrirons en même temps que la surface postérieure du larynx.

II. **Surface postérieure.** — La surface postérieure du larynx limite en avant la cavité du pharynx, et la muqueuse qui la recouvre appartient à ce dernier organe. Elle se divise en trois régions, une médiane saillante et deux latérales symétriques, creusées en gouttières (fig. 206).

A. *Région médiane.* — La région médiane offre à considérer successivement de haut en bas : l'épiglotte ; l'orifice pharyngien du larynx ; une surface correspondant à deux cartilages, les cartilages aryténoïdes ; une surface correspondant au cartilage cricoïde.

L'épiglotte se présente sous l'aspect d'une lame haute de 10 à 13 millimètres sur la ligne médiane, inclinée obliquement en haut et en arrière. Son orientation varie d'ailleurs selon les déplacements de la langue et du larynx.

Pendant l'acte de la déglutition elle s'abaisse en arrière pour venir, comme un couvercle, fermer l'orifice du larynx.

Elle possède deux faces, l'une antérieure ou buccale, l'autre postérieure ou laryngée, et un bord libre. La face antérieure est généralement concave de haut en bas et convexe de droite à gauche ; la face postérieure est au contraire convexe de haut en bas et concave dans l'autre sens. Ces courbures sont plus ou moins accentuées. Parfois l'épiglotte est comme pliée en deux dans le sens de sa largeur, de façon que sa face postérieure forme une gouttière verticale.

La face antérieure, revêtue par la muqueuse buccale, est rattachée à la langue et au pharynx par des replis dont il sera question plus loin. La face postérieure, recouverte par la muqueuse laryngée, répond à la partie antéro-supérieure de la cavité du larynx.

Le bord libre, arrondi, ordinairement échancré dans sa partie médiane, se renverse plus ou moins vers la cavité buccale. Il limite en avant l'orifice laryngé et se continue de chaque côté avec le bord libre des replis aryténo-épiglottiques.

L'orifice pharyngien du larynx (fig. 206 et 207) est orienté très obliquement de haut en bas et d'avant en arrière. Sa forme est celle d'un ovale allongé dans le sens antéro-postérieur dont l'extrémité postérieure se prolonge en une fente verticale, l'*incisure* ou *fente interaryténoïdienne* encore appelée *rimule*, qui descend sur la ligne médiane de la paroi postérieure du larynx.

En avant et en haut cet orifice est circonscrit par le bord libre de l'épiglotte ; sur les côtés, par des replis de la muqueuse qui unissent les extrémités latérales de l'épiglotte aux bords de la rimule. Ces *replis aryténo-épiglottiques* présentent à droite et à gauche deux saillies dues à la présence de nodules cartilagineux qui soulèvent la muqueuse. L'une, située à peu près à l'union des trois quarts antérieurs avec le quart postérieur de leur bord libre, a reçu le nom de *tubercule de Morgagni* (voy. la description du cartilage de ce nom) ; l'autre se voit tout à fait en arrière à l'union du repli aryténo-épiglottique avec la lèvre de l'incisure interaryténoïdienne ; c'est le *tubercule de Santorini*.

L'incisure interaryténoïdienne est comprise, comme son nom l'indique, entre les extrémités supérieures des deux cartilages aryténoïdes.

Les dimensions et la forme de l'orifice pharyngien du larynx varient non seulement suivant les sujets, l'âge et le sexe, mais encore chez un même indi-

[*A. NICOLAS.*]

vidu suivant les mouvements qu'effectuent, pendant la respiration, la phonation ou la déglutition, les cartilages aryténoïdes et l'épiglotte. Lors d'une forte inspiration sa longueur atteint de 3 à 4 centimètres, sa largeur 1 cm. 5 à 2 centimètres, tandis que pendant l'émission de sons aigus, par exemple, toutes ses dimensions se réduisent considérablement.

L'incisure interaryténoïdienne présente également des différences notables d'aspect, selon que les cartilages qui la limitent sont rapprochés ou écartés l'un de l'autre.

La région située au-dessous et en arrière de l'orifice du larynx répond à la face postérieure des cartilages aryténoïdes et du muscle qui les recouvre. Elle a la forme d'un triangle à base inférieure quand, ces cartilages étant rapprochés, les lèvres de la rimule se touchent, et devient quadrilatère dans le cas contraire. Sa surface est inclinée obliquement en arrière et en bas. Ses bords latéraux se continuent avec la paroi interne des gouttières pharyngo-laryngées. Toute cette région est revêtue par la muqueuse pharyngienne séparée du muscle sous-jacent par une couche épaisse d'un tissu cellulaire très lâche, presque diffluent, qui lui permet de glisser facilement et de se plisser en tous sens. Cette couche sous-muqueuse s'œdématie avec la plus grande facilité. Dans son épaisseur on rencontre, sur la ligne médiane, un groupe important de glandes muqueuses.

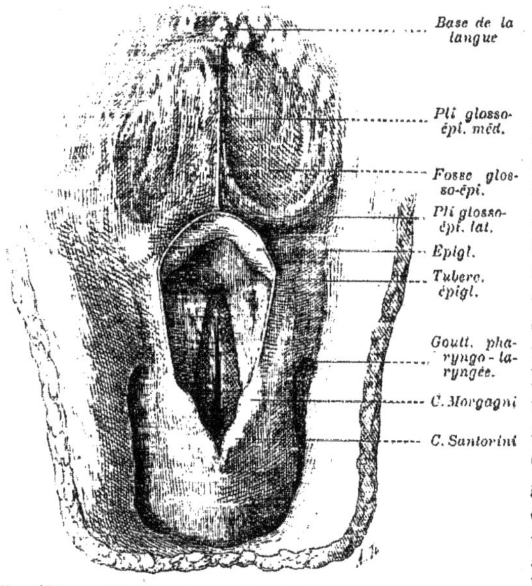

FIG. 207. — L'orifice pharyngien du larynx vu d'en arrière et d'en haut, la paroi du pharynx étant intacte (d'après Merkel).

La surface cricoïdienne se présente sous l'aspect d'une saillie cylindroïde, verticale, fortement proéminente dans la cavité du pharynx. Son bord supérieur forme, en se réunissant à la surface aryténoïdienne, une sorte de bourrelet transversal. En bas elle se continue sans ligne de démarcation bien tranchée avec la paroi antérieure de l'œsophage.

La muqueuse de cette région, comme celle de la précédente, est unie au cartilage et aux muscles qu'elle recouvre par du tissu cellulaire lâche, qui s'infiltre et se gonfle aisément, aussi n'est-elle bien unie qu'à l'état frais et chez des sujets munis d'un larynx parfaitement sain.

B. *Régions latérales.* — Les régions latérales de la surface postérieure du larynx, connues sous les noms de : sinus ou *gouttières pharyngo-laryngées*, sinus piriformes, sillons latéraux du pharynx, sont situées symétriquement de part et d'autre de la région médiane. D'abord larges et déprimées en fossettes profondes, elles atteignent en haut un plan horizontal qui passerait un peu au-dessus des tubercules de Morgagni ; en bas elles deviennent peu à peu moins larges et moins profondes et se perdent finalement sur les parois latérales de l'extrémité inférieure du pharynx.

Les gouttières pharyngo-laryngées sont limitées en haut par le repli pharyngo-épiglottique; en dehors sur toute leur hauteur, par la face interne des plaques latérales du cartilage thyroïde ; en dedans et successivement de haut en bas, par la face externe des replis aryténo-épiglottiques, par les parties latérales des cartilages aryténoïdes et par le bord externe de la plaque du cartilage cricoïde.

La muqueuse qui tapisse ces gouttières glisse facilement sur les couches sous-jacentes. Parfois elle est soulevée par le nerf laryngé supérieur et forme alors un petit repli oblique en bas et en dedans, qui partage la zone supérieure excavée de la gouttière en deux fossettes superposées.

III. — CONFIGURATION INTÉRIEURE DU LARYNX

La configuration intérieure du larynx ne répond en rien à sa configuration extérieure. Pour en prendre une connaissance exacte il faut pratiquer des coupes en différents sens soit sur des organes frais, soit sur des larynx dont les parties molles ont été affermies par un séjour convenable dans des liquides appropriés (alcool, acide chromique, formol). On peut aussi l'étudier sur des moules que l'on obtient sans grande difficulté avec du plâtre, de la paraffine, de l'alliage fusible ou toute autre substance solidifiable.

La cavité du larynx est partagée en trois étages qui communiquent librement entre eux : 1° un étage supérieur ou *vestibule* du larynx ; 2° un étage moyen et 3° un étage inférieur. Cette division est due à l'existence de deux paires de replis proéminents, tendus horizontalement d'avant en arrière les uns au-dessus des autres et que l'on appelle les *cordes vocales*, distinguées en *cordes vocales supérieures* ou fausses et *cordes vocales inférieures* ou vraies (fig. 208 et 210).

1° **Étage supérieur, vestibule du larynx.** — Le vestibule du larynx a la forme d'un tube aplati dans le sens transversal, dont l'une des extrémités, coupée très obliquement de haut en bas et d'avant en arrière, est représentée par l'orifice pharyngien du larynx, tandis que l'autre, inférieure et horizontale, répond à l'espace limité par les cordes vocales supérieures. Les déplacements de l'épiglotte modifient la capacité de cette cavité. On lui décrit quatre parois : antérieure, latérales et postérieure.

La *paroi antérieure*, qui est la plus haute, atteint chez l'homme 4 à 5 centimètres, chez la femme 3 à 4 centimètres (fig. 209). Elle est formée par la face postérieure du cartilage épiglottique et par le ligament qui le rattache au cartilage thyroïde, recouverts tous deux par la muqueuse. D'abord très large (2 centimètres à 2 cm. 5), cette paroi se rétrécit au fur et à mesure qu'on se rapproche de sa limite inférieure et se termine en pointe entre les extrémités des cordes vocales supérieures. Sa surface est convexe dans son tiers supérieur, concave dans son tiers moyen et de nouveau convexe dans son tiers inférieur. Cette convexité inférieure, généralement très prononcée, se présente sous l'aspect d'un bourrelet qui s'affaisse graduellement et disparaît au voisinage des cordes vocales, ou bien au contraire se relève à cet endroit en une saillie anguleuse, le *tubercule épiglottique* (fig. 207 et 209).

La *paroi postérieure* est comprise entre les bords internes des cartilages aryté-

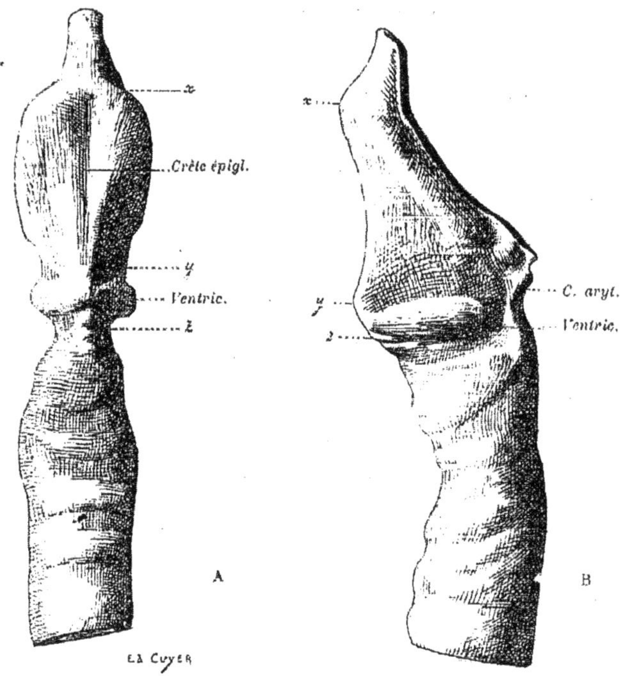

Fig. 208. — Moule de la cavité du larynx.

A, vue antérieure. *B*, vue latérale — de x à y, étage supérieur; de y à z, étage moyen (y, empreinte de la corde vocale supérieure; z, empreinte de la corde vocale inférieure). — au-dessous de z, étage inférieur, continu sans ligne de démarcation avec la trachée.

noïdes, plus exactement entre les extrémités supérieures de ces bords. Sa limite inférieure est déterminée par un plan horizontal qui passerait par les extrémités postérieures des cordes vocales supérieures. Sa hauteur ne dépasse pas 1 centimètre et sa largeur varie selon l'écartement des cartilages qui la limitent à droite et à gauche. Si ceux-ci sont juxtaposés, la paroi en question est réduite à une simple fente verticale; à mesure qu'ils s'éloignent, la fente se transforme en une gouttière de plus en plus large (jusqu'à 6 ou 7 millimètres). On voit alors apparaître sur sa partie supérieure l'échancrure interaryténoïdienne, d'abord étroite, puis plus large par suite de l'écartement des cartilages de Santorini (fig. 210, A).

La muqueuse qui revêt la paroi postérieure du vestibule est très mobile, et présente des plis longitudinaux qui tendent à s'effacer quand cette paroi s'élargit.

Les *parois latérales* du vestibule du larynx, beaucoup plus hautes, du double environ, en avant qu'en arrière, sont formées par la lame interne des replis aryténo-épiglottiques. Elles sont quadrilatères et, d'une façon générale, concaves aussi bien dans le sens vertical que dans le sens antéro-postérieur. A peu près à l'union de leur tiers moyen et de leur tiers postérieur on aperçoit un bourrelet presque vertical, plus prononcé en haut qu'en bas, qui occupe toute la hauteur de la paroi (fig. 210 et 214). Ce bourrelet est dû à la présence d'un

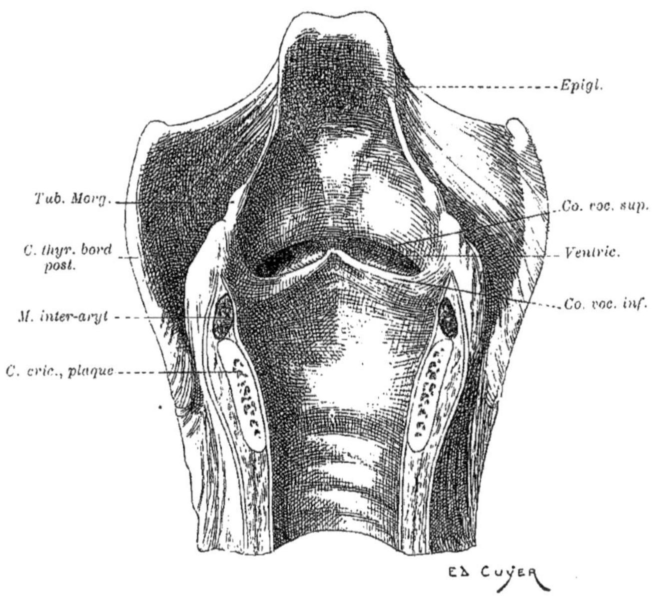

Fig. 209. — L'intérieur du larynx, après section de la plaque du corps cricoïde et écartement de ses deux moitiés (Imité de Luschka).

cylindre cartilagineux, le *cartilage de Morgagni*, et d'un amas de glandes qui soulèvent la muqueuse; son extrémité supérieure, saillante sur le bord libre des replis ary-épiglottiques, nous est connue, c'est le tubercule de Morgagni. Son extrémité inférieure correspond à l'extrémité postérieure de la corde vocale supérieure.

En arrière on remarque un deuxième relief beaucoup moins accentué produit par le bord interne du cartilage aryténoïde. Orienté parallèlement au précédent, il en est séparé par une petite gouttière dont l'extrémité inférieure vient déboucher entre les deux cordes vocales, à l'extrémité postérieure de l'orifice du ventricule de Morgagni. Cette gouttière est le *filtrum ventriculi* de Merkel (fig. 214).

Le rebord antérieur de la paroi latérale du vestibule résulte de la réunion,

[A. NICOLAS.]

sous un angle plus ou moins ouvert, du bord externe de la paroi antérieure avec le repli aryténo-épiglottique ; le bord supérieur est constitué par le bord libre de ce dernier et répond à l'orifice pharyngien du larynx. Le bord postérieur est formé par le relief que fait sous la muqueuse le bord interne du cartilage aryténoïde. Le bord inférieur enfin est représenté par la corde vocale supérieure.

Corde vocale supérieure. — La corde vocale supérieure limite en haut l'entrée du ventricule de Morgagni. Elle s'étend depuis l'angle rentrant du cartilage thyroïde jusqu'à l'extrémité inférieure du bourrelet correspondant au cartilage de Morgagni, et n'atteint par conséquent pas la limite postérieure de la paroi latérale du vestibule (fig. 214). Sa longueur est en moyenne de 2 centimètres

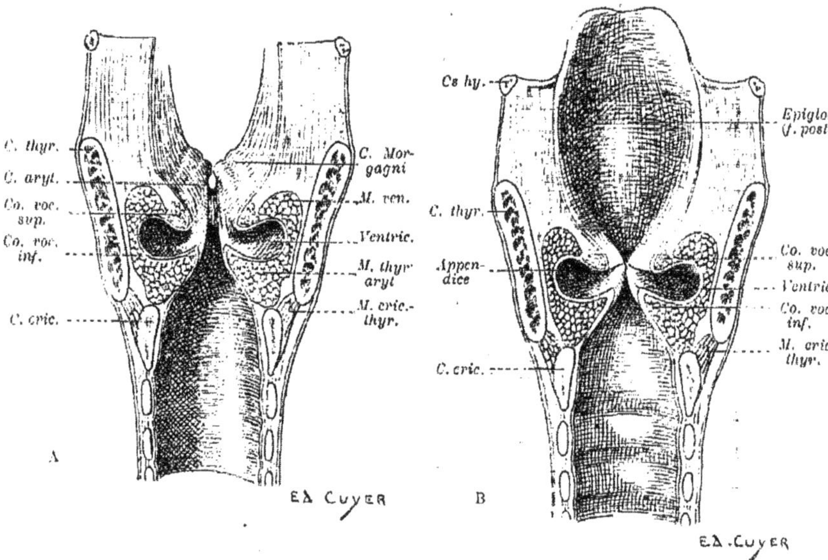

Fig. 210. — Coupe frontale d'un larynx durci dans l'alcool.
A, segment postérieur ; *B*, segment antérieur de la coupe.

chez l'homme, de 12 millimètres chez la femme. Sa forme est celle d'une lèvre plus ou moins épaisse, plus ou moins saillante, suivant les sujets, pourvue de deux faces, interne et externe, et d'un bord libre (fig. 210 et 211).

La face interne, inclinée en haut et en dehors, n'est que la partie inférieure de la paroi latérale du vestibule dont rien ne la sépare. La face externe, qui est en même temps inférieure, répond à l'entrée de la cavité ventriculaire. Le bord libre est généralement mousse, à moins que la corde vocale ne soit atrophiée, auquel cas il est mince et tranchant, mais peu en relief.

Les cordes vocales supérieures renferment dans leur épaisseur : 1° des faisceaux fibro-élastiques, isolables seulement sous forme d'un cordon dans leur partie antérieure et dans leur partie postérieure, et dont le développement varie d'ailleurs beaucoup suivant les sujets (voy. p. 438) ; 2° des glandes très nombreuses, accumulées surtout dans leur partie moyenne; 3° enfin des faisceaux de fibres musculaires striées (Rüdinger). Elles nous apparaissent en somme comme de simples replis de la muqueuse dus à la présence du ventricule et renforcés par un substratum conjonctif. Leur rôle dans le fonctionnement du larynx comme organes vibrants est nul, aussi le nom de cordes vocales ne leur convient-il pas.

2° **Étage moyen**. — L'étage moyen du larynx comprend une partie médiane impaire qui répond à l'espace limité sur les côtés, en haut et en bas, par les cordes vocales supérieures et inférieures, et deux parties latérales symétriques, les ventricules du larynx ou de Morgagni, qui s'ouvrent de chaque côté dans l'espace moyen (fig. 210). Celui-ci possède des dimensions variables suivant les sujets, et qui dépendent aussi, on le comprend, de la position que prennent les cordes vocales. Lorsqu'elles sont très rapprochées les unes des autres, il se réduit à une simple fente sagittale.

Ventricules de Morgagni. — Connus déjà de Galien, qui les avait découverts chez le porc, bien décrits ensuite par Morgagni, les ventricules du larynx constituent deux diverticules latéraux, relativement beaucoup plus spacieux chez l'homme que chez la femme (Rüdinger), qui s'enfoncent à droite et à gauche dans l'épaisseur des replis aryténo-épiglottiques.

L'orifice par lequel chaque ventricule débouche dans la cavité du larynx est situé entre la corde vocale supérieure et la corde vocale inférieure (fig. 214). Il se présente sous l'aspect d'une fente elliptique, allongée dans le sens antéro-postérieur, et dont les dimensions sont sujettes à variations. Sa longueur est en moyenne, chez l'homme, de 2 centimètres; chez la femme, de 13 millimètres. Sa largeur (ou hauteur) varie de 3 à 6 millimètres. Les extrémités antérieures des deux orifices viennent en avant se terminer dans l'angle rentrant du cartilage thyroïde, de chaque côté de la ligne médiane et immédiatement au-dessous de la pointe de l'épiglotte (fig. 209). Là, elles peuvent rester indépendantes ou bien se continuer l'une avec l'autre, auquel cas prend naissance une petite fossette médiane, la *fossette centrale de Merkel*.

Dans quelques cas rares, cette fossette prend un développement considérable et se transforme en un véritable *ventricule moyen*, homologue du sinus sous-épiglottique des Solipèdes. Brœsike a rapporté une observation dans laquelle ce ventricule impair traversait un trou du cartilage thyroïde pour parvenir au-dessous du périchondre antérieur de ce cartilage.

Les extrémités postérieures n'atteignent pas la paroi postérieure de la cavité du larynx mais s'arrêtent contre le bord interne saillant du corps aryténoïde.

La cavité ventriculaire elle-même se subdivise en deux parties : le *ventricule* proprement dit, compris entre les deux cordes vocales, par suite dirigé horizontalement (fig. 211) et l'*appendice* qui s'en détache pour s'enfoncer verticalement vers le haut dans l'épaisseur du repli aryténo-épiglottique (fig. 213).

Le ventricule possède trois parois, inférieure, supérieure et externe. La paroi inférieure, concave dans tous les sens, notamment dans le sens transversal, répond à la face supérieure de la corde vocale inférieure. Sa longueur égale celle de l'orifice ventriculaire ou même la dépasse, parce que souvent la cavité se prolonge sous la forme d'une fossette, plus loin que l'extrémité postérieure de cet orifice, en dehors du bord interne du cartilage aryténoïde. Sa largeur

[*A. NICOLAS.*]

atteint son maximum (5 à 7 millimètres) à l'union de son tiers postérieur avec ses deux tiers antérieurs.

La paroi externe n'est le plus souvent qu'un simple bord résultant de l'union des deux parois supérieure et inférieure. Quand elle existe, sa hauteur est toujours minime. Elle se montre alors généralement partagée en deux ou trois zones par des replis semi-lunaires à direction générale verticale.

La paroi supérieure est formée par la face inférieure de la corde vocale supérieure. Elle est plane ou légèrement concave. C'est au niveau de sa partie antérieure que se trouve l'embouchure de l'appendice.

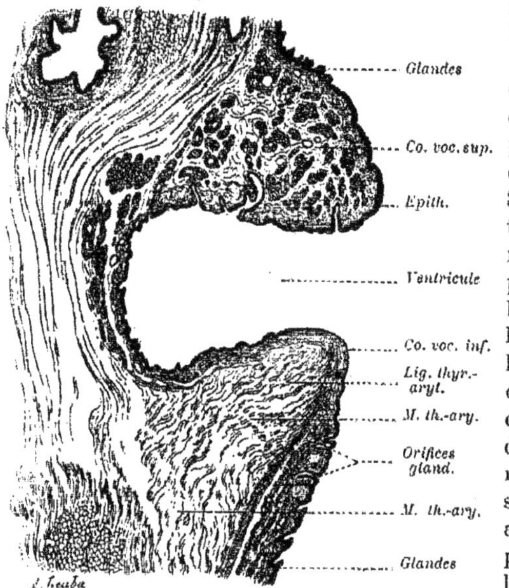

Fig. 211. — Coupe frontale des cordes vocales passant par la partie moyenne du ventricule, ici très spacieux (Homme de 23 ans). Faible grossissement.

L'*appendice* est, comme nous l'avons déjà dit plus haut, orienté perpendiculairement à la direction du ventricule. Son embouchure est située sur la partie antérieure et externe de la paroi supérieure de celui-ci (fig. 212). Pour bien la voir, il faut enlever complètement la corde vocale inférieure de façon à mettre en évidence toute la face inférieure de la corde vocale supérieure. On aperçoit alors une fente allongée plus ou moins béante, longue de 5 à 8 millimètres, qui commence en avant au voisinage de l'extrémité de la corde vocale supérieure, et se termine en arrière à l'union de son tiers moyen avec son tiers antérieur ou un peu plus loin. Elle est limitée en dehors par le bord ou par la face externe du ventricule continue en haut avec la paroi externe de l'appendice; en dedans, par la face inférieure de la corde vocale supérieure.

Du reste l'aspect sous lequel se présente cet orifice n'est pas toujours absolument le même.

L'appendice lui-même s'enfonce dans l'épaisseur du repli aryténo-épiglottique ou plutôt entre son feuillet interne et la lame latérale du cartilage thyroïde. Sa profondeur est variable suivant les sujets, souvent même, d'un côté à l'autre, chez le même individu. Parfois il est très réduit et, quoique rarement, si peu profond qu'il semble faire totalement défaut. Habituellement sa longueur est de 1 centimètre, mais il n'est pas rare qu'elle soit plus considérable.

En règle générale il n'atteint pas le niveau d'un plan horizontal qui passerait par le bord supérieur du cartilage thyroïde. On l'a vu cependant arriver jusqu'à cette hauteur et même, mais le fait est rare, remonter plus loin, jusqu'à l'os hyoïde ou jusqu'au-dessous de la muqueuse qui recouvre l'extrémité postérieure de la base de la langue.

W. Gruber, notamment, a publié un certain nombre de cas de ces « sacs ventriculaires extra-laryngiens » unilatéraux ou bilatéraux, homologues des diverticules si étendus qu'on rencontre normalement chez certains singes (le gorille et l'orang par exemple).

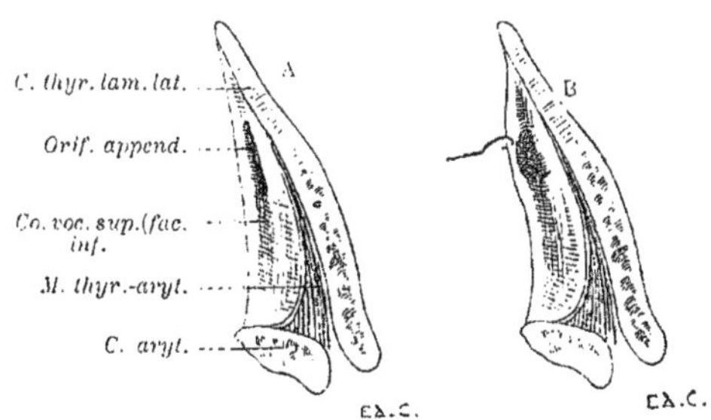

Fig. 212. — Paroi supérieure du ventricule, c'est-à-dire face inférieure de la corde vocale supérieure.

En B on a attiré en dedans la corde vocale de façon à élargir l'orifice de l'appendice.

La paroi externe de l'appendice est, dans sa partie inférieure, en rapport avec des fibres des muscles thyro-aryténoïdien et thyro-épiglottique; sa paroi interne renferme également quelques faisceaux de fibres musculaires striées. Toutes deux sont entourées d'un tissu cellulaire très lâche et de glandes abondantes et volumineuses.

Sa cavité est souvent cloisonnée d'une façon plus ou moins complète par des brides ou des lamelles fibreuses disposées sans régularité.

3° **Étage inférieur**. — L'étage inférieur a pour limites : en haut, les deux cordes vocales inférieures et la fente médiane appelée *glotte*, qu'elles délimitent; en bas, le bord inférieur du cartilage cricoïde circonscrivant l'orifice trachéal (fig. 210).

On peut le diviser en deux régions, qui d'ailleurs se continuent l'une avec l'autre sans ligne de démarcation, mais diffèrent par leur forme et par la constitution de leurs parois. Un plan unissant la partie moyenne du bord inférieur du cartilage thyroïde au bord supérieur du cartilage cricoïde les séparerait.

La région inférieure est presque cylindrique. Son diamètre transversal est cependant toujours inférieur de quelques millimètres à son diamètre antéro-postérieur. Elle correspond à la face interne du cartilage cricoïde ainsi qu'à la face postérieure de la membrane qui, en avant, unit ce cartilage au cartilage thyroïde. Toutes ces surfaces sont revêtues par une muqueuse lisse, mince et assez adhérente. La forme de cette région ne change jamais, grâce à la rigidité de sa paroi.

La région supérieure est pyramidale. On peut lui décrire trois faces, deux latérales symétriques et une postérieure.

Les faces latérales, inclinées de bas en haut et de dehors en dedans, ne sont que les prolongements des parois latérales de la région précédente. Chacune est formée : en avant, par la face interne du muscle thyro-aryténoïdien et la face inférieure de la corde vocale inférieure ; en arrière, par la face interne de l'apophyse vocale du cartilage aryténoïde qui fait un relief très prononcé sous la muqueuse.

La face postérieure est constituée par la partie inférieure de ce que l'on a appelé l'arrière-fond de la cavité du larynx, c'est-à-dire de l'espace creusé en gouttière plus ou moins large qui se trouve compris entre les bords internes des cartilages aryténoïdes et ferme en arrière successivement le vestibule, la

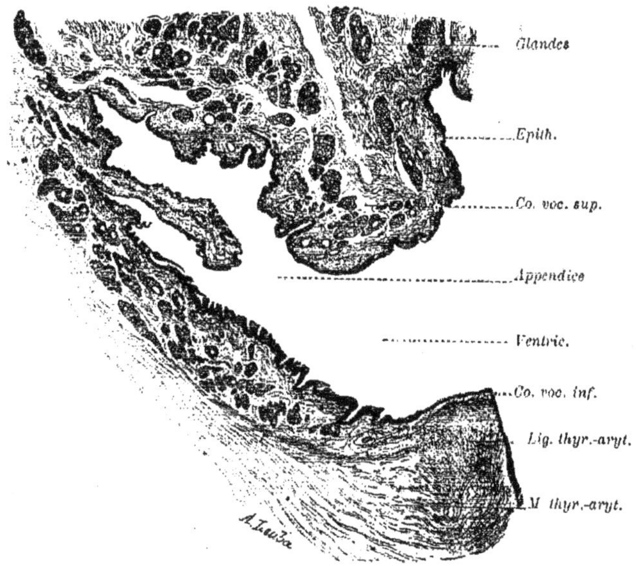

Fig. 213. — Coupe frontale des cordes vocales (homme de 23 ans) passant par l'appendice du ventricule, c'est-à-dire en avant de la coupe représentée par la figure 211. Faible grossissement.

région médiane de l'étage moyen et enfin la région supérieure de l'étage inférieur. Cet espace est occupé par une muqueuse sillonnée de plis longitudinaux.

En avant les deux faces latérales convergent l'une vers l'autre et se rejoignent au niveau de l'angle rentrant du cartilage thyroïde depuis son bord inférieur jusqu'au point d'attache des deux cordes vocales inférieures. Immédiatement au-dessous de ce point on observe quelquefois la présence d'un bourrelet transversal réalisant une sorte de commissure entre les extrémités antérieures de ces cordes.

Cordes vocales inférieures. — Les cordes vocales inférieures marquent la limite supérieure des parois latérales de l'étage inférieur du larynx. Comme les supérieures elles se montrent sous l'aspect de deux lèvres ou replis proéminents, tendus d'avant en arrière. Seulement la saillie qu'elles font est plus accentuée que celle des cordes supérieures; en d'autres termes elles se rapprochent plus de la ligne médiane que celles-ci. Il s'ensuit que, quand on explore la cavité du larynx par le haut, c'est-à-dire par le vestibule, on aperçoit d'abord les deux cordes supérieures, puis plus profondément les cordes inférieures qui les dépassent d'une étendue notable (fig. 207). Si, au contraire, on regarde par la trachée on ne voit que les cordes inférieures.

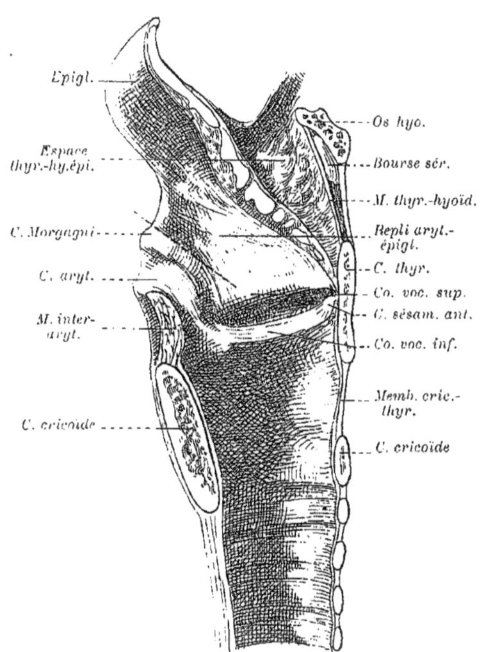

Fig. 214. — Moitié latérale gauche du larynx vue par sa face interne.

En avant, les cordes vocales partent de l'angle rentrant du cartilage thyroïde, immédiatement de chaque côté de la ligne médiane, et à 2 mm. 5 (en moyenne) au-dessous des cordes vocales supérieures (fig. 209). D'après les recherches de Taguchi la distance comprise entre leur point d'attache et le fond de l'incisure thyroïdienne est en moyenne : chez l'homme de 8 mm. 5; chez la femme de 6 mm. 5 et chez l'enfant de 4 millimètres. En arrière, elles se continuent chacune avec l'extrémité antérieure du relief produit par la présence de la face interne de l'apophyse vocale du cartilage aryténoïde (fig. 214). Sur les coupes sagittales on voit que, chez l'homme adulte, elles sont situées à la hauteur de la 5e vertèbre cervicale ou du 4e disque intervertébral.

La forme de la corde vocale inférieure est celle d'un prisme triangulaire dont la face externe est confondue avec la paroi latérale du larynx (fig. 167). La face supérieure nous est connue, c'est elle qui constitue le plancher du ventricule de Morgagni.

La face interne, d'abord presque verticale dans une certaine étendue, s'incline ensuite en dehors et en bas. Le bord libre de la corde est horizontal et tranchant; en arrière il se perd, en s'élargissant, sur la face interne du cartilage aryténoïde.

Divers éléments entrent dans la constitution des cordes vocales : la muqueuse, un cordon fibro-élastique (le ligament thyro-aryténoïdien inférieur), et un muscle, le muscle thyro-aryténoïdien. La muqueuse, dont les caractères histologiques seront étudiés plus loin, est mince, transparente et solidement unie à la couche sous-jacente. Sa couleur est très pâle, blanchâtre, comme nacrée. Au voisinage de l'extrémité antérieure de la corde on aperçoit souvent une petite tache blanc-jaunâtre (*Macula flava*) due à la présence du nodule sésamoïde antérieur situé dans l'épaisseur du cordon sous-jacent. De même en arrière la pointe fibro-cartilagineuse du cartilage aryténoïde se reconnaît à la coloration jaunâtre de la muqueuse qui la recouvre.

Le ligament et le muscle seront décrits ultérieurement.

Envisageons maintenant l'espace que délimitent les cordes vocales inférieures et que l'on désigne sous le nom de fente glottique ou de *glotte*.

Glotte. — Le terme de glotte, appliqué d'abord à l'ensemble des parties molles du larynx, a été détourné de son sens primitif. Aujourd'hui il désigne non plus les parois d'une cavité, mais une partie de cette cavité et spécialement l'espace compris entre les cordes vocales inférieures et les faces internes des apophyses vocales. La fente qui sépare les cordes supérieures est appelée quelquefois aussi glotte. Pour la distinguer, et parce que son rôle dans la phonation est nul, on la nomme glotte fausse (*glottis spuria*) par opposition à la glotte vraie (*glottis vera*), la seule qui doit nous occuper.

La glotte proprement dite est donc subdivisée en deux zones, une antérieure ou *glotte membraneuse*, *glotte interligamenteuse*, et une postérieure ou *glotte cartilagineuse*, *glotte interaryténoïdienne*. On les connaît aussi, la première sous le nom de *glotte vocale*, la seconde sous le nom de *glotte respiratoire*, parce qu'en effet elles possèdent chacune des attributions différentes.

Les dimensions et la forme de la glotte varient non seulement suivant le sexe et les individus, mais encore et surtout, chez un même sujet, selon les diverses phases de la respiration et de la phonation.

Sur le cadavre, les deux cordes vocales, à partir de leur extrémité antérieure, divergent en arrière et se continuent en droite ligne chacune avec la face interne de l'apophyse vocale correspondante. La glotte totale a donc la forme d'un triangle isocèle dont la base, qui répond au fond de l'espace interaryténoïdien, mesure de 4 à 5 millimètres, tandis que les grands côtés varient de 25 à 30 millimètres chez l'homme, de 20 à 23 millimètres chez la femme.

Selon Moura, la longueur moyenne de la glotte, c'est-à-dire son étendue antéro-postérieure, serait à l'état de repos : chez l'homme, de 23 millimètres (18 à 31) dont 15 mm. 5 (10 à 22) pour la portion membraneuse, et 7 mm. 5 (4 à 12) pour la portion cartilagineuse; chez la femme, de 17 millimètres (12 à 22), dont 11 mm. 5 (8 à 15) pour la première région, et 5 mm. 5 (3 à 9) pour la seconde. Par distension la glotte atteint, chez l'homme, 27 mm. 5 (21 à 30) [port. memb. = 19 mm. 5 (13 à 26), portion cartilagineuse, 8 millimètres (4 à 13)]; chez la femme, 20 millimètres (16 à 24) [portion membraneuse = 14 millimètres (10 à 19), port. cartilagineuse = 6 millimètres (3 à 9)].

L'examen du larynx, pratiqué sur le vivant au moyen du miroir laryngoscopique, nous renseigne sur les transformations de la glotte. Toutes dépendent, on le conçoit, des déplacements que subissent les cordes vocales et les cartilages aryténoïdes.

Nous indiquerons ici brièvement, d'après Merkel, les divers aspects de l'image laryngoscopique normale, et, pour l'étude des agents qui mettent en mouvement ces organes, nous renverrons le lecteur au paragraphe : Muscles du larynx.

L'image laryngoscopique varie beaucoup selon la position que l'on donne au miroir. En le déplaçant on peut explorer à volonté chacune des parois de la cavité du larynx. De plus cette image est très changeante à cause de la mobilité des organes qu'on examine. Quoi qu'il en soit, l'orifice du larynx se montre circonscrit en avant par l'épiglotte, et sur les côtés par les replis aryténo-épiglottiques.

L'épiglotte se présente sous des aspects très différents selon sa forme et selon sa situation. Elle peut être inclinée en arrière au point de masquer presque entièrement l'intérieur du larynx, ou bien en avant sur la base de la langue. On l'aperçoit alors en raccourci sous forme d'une bandelette étroite. Sa configuration en selle est toujours très appréciable et caractéristique, mais plus ou moins accusée. Enfin son épaisseur est variable suivant l'état de santé du sujet. Lorsque la muqueuse est mince et exsangue, le cartilage qu'elle recouvre se manifeste par une coloration jaunâtre.

En arrière du milieu concave de l'épiglotte, fait saillie dans l'intérieur du larynx une éminence, le *tubercule épiglottique*, qui figure plutôt un bourrelet allongé qu'un bouton arrondi. On ne le confondra pas avec une tumeur.

Des deux côtés partent les replis ary-épiglottiques. On ne voit pas, dans les conditions habituelles, leurs extrémités antérieures, cachées qu'elles sont par les bords latéraux de l'épiglotte sous lesquels elles semblent s'enfoncer. Vers leur terminaison on remarque de chaque côté deux saillies plus ou moins volumineuses et régulières, parfois mal délimitées. Ces saillies répondent, l'antérieure au tubercule de Morgagni, la postérieure au tubercule de Santorini. Lorsque la respiration est calme, les tubercules de Santorini sont séparés par un intervalle notable occupé par un repli de la muqueuse tendu en pont. Pendant l'émission des sons ils se rapprochent, l'intervalle de séparation devient alors une sorte d'encoche.

L'espace entouré comme il vient d'être dit renferme les deux paires de cordes vocales et la fente glottique. Les cordes vocales inférieures attirent immédiatement l'attention parce qu'elles proéminent plus que les supérieures. Elles se distinguent par leur couleur blanche, leur aspect presque tendineux, nacré même. En arrière apparaît la pointe de l'apophyse vocale comme une tache jaunâtre.

La direction des cordes est très variable puisque c'est d'elles que dépend la variété des sons. Seule leur extrémité antérieure est fixe. Lorsque les deux cordes sont très rapprochées, la glotte se réduit à une fente linéaire médiane. Sont-elles au contraire écartées au maximum, alors l'image est celle d'un triangle dont la base postérieure est concave en avant et dont les côtés forment un coude dont le sommet dirigé en dehors répond à l'union de la portion membraneuse et de la portion cartilagineuse de la corde. Dans le cas où les cordes vocales se rapprochent, le coude est orienté en sens inverse; son sommet est tourné en dedans.

Les cordes vocales supérieures ont la coloration rouge habituelle des muqueuses très vasculaires. Leur direction n'est pas toujours parallèle à celle des cordes inférieures. Elles peuvent se rapprocher complètement et se juxtaposer.

En dedans de leur bord libre on voit une ligne sombre qui correspond à l'orifice du ventricule de Morgagni.

L'examen laryngoscopique permet encore d'explorer les gouttières pharyngo-laryngées et la face antérieure, laryngée, du pharynx. Si la glotte est largement ouverte et l'éclairage intense, on peut apercevoir l'intérieur de la trachée jusqu'à sa bifurcation.

IV. — CONSTITUTION DU LARYNX

Le larynx comprend : 1° un squelette composé d'un certain nombre de pièces cartilagineuses qui s'ossifient progressivement presque toutes, à partir d'une certaine époque; 2° des liens fibro-élastiques qui réunissent ces cartilages entre eux et avec les organes voisins; 3° des muscles qui mettent en mouvement les pièces squelettiques; 4° une muqueuse qui revêt sa cavité; 5° des vaisseaux et 6° des nerfs.

A. — SQUELETTE DU LARYNX

La charpente du larynx est composée normalement de 11 cartilages. Trois sont impairs, ce sont : le cartilage cricoïde, le cartilage thyroïde et le cartilage épiglottique; quatre sont pairs : les cartilages aryténoïdes, les cartilages de Santorini; les cartilages de Morgagni; les cartilages sésamoïdes antérieurs. Enfin on trouve quelquefois trois autres cartilages : deux latéraux, les cartilages sésamoïdes postérieurs; l'autre impair, le cartilage interaryténoïde : au total dans ce cas quatorze cartilages.

I. **Cartilage cricoïde** (fig. 215, 216 et 217). — Le cartilage cricoïde (κρίκος, anneau) constitue la pièce inférieure du squelette laryngien. Uni d'une part au premier anneau de la trachée par une membrane fibro-élastique, souvent même soudé partiellement à lui, il s'articule d'autre part avec les cartilages thyroïde et aryténoïdes auxquels il sert en quelque sorte de support (d'où le nom de *cartilage basal* qui lui a été donné par C. Ludwig).

La forme (A)(1) du cartilage cricoïde est celle d'un tube coupé de telle sorte que l'une de ses extrémités, celle qui regarde la trachée, étant horizontale ou à peu près (en réalité elle est un peu oblique d'avant en arrière et de haut en bas) (B), l'autre est dirigée obliquement en haut et en arrière. Son orifice inférieur, trachéal, sensiblement circulaire, mesure de 17 à 22 millimètres de diamètre; son orifice supérieur est au contraire toujours nettement ovale, avec un grand diamètre antéro-postérieur variant de 23 à 30 millimètres. Ces différences de configuration résultent de ce que les faces latérales du cartilage sont plus épaisses dans le voisinage de leur bord supérieur qu'au niveau de leur bord inférieur. Par suite, la cavité circonscrite par le cricoïde, rétrécie en haut dans le sens transversal, s'élargit progressivement vers le bas dans le même sens.

La hauteur du cartilage cricoïde, faible en avant, augmente sur les côtés et atteint son maximum en arrière. On comprend sous le nom d'*arc du cartilage cricoïde* les parties antérieure et latérales de l'anneau et sous celui de *plaque* toute la partie postérieure plus élevée. La ligne de démarcation, purement

1. Ces lettres renvoient aux notes en petit texte de la page 450.

artificielle d'ailleurs, qui sépare ces deux régions, réunirait le bord supérieur de l'anneau à son bord inférieur en passant par les deux facettes articulaires dont il sera question plus loin.

A. *Arc du cartilage cricoïde.* — Sa hauteur, sur la ligne médiane, varie chez

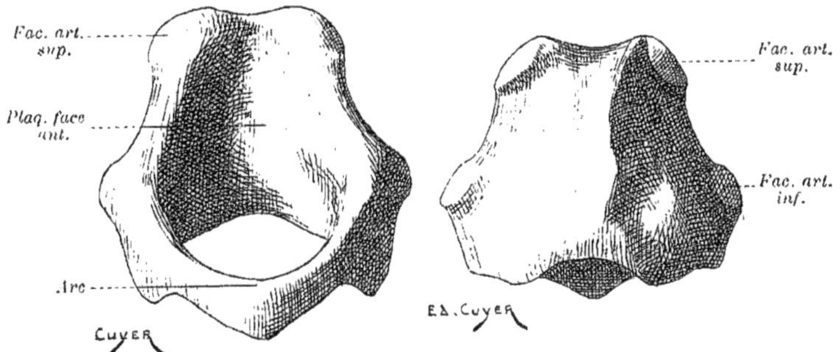

Fig. 215. — Cartilage cricoïde, vu par-devant et d'en haut (Homme adulte).

Fig. 216. — Cartilage cricoïde, face postérieure.

l'adulte de 4 à 7 millimètres; son épaisseur de 3 à 4 millimètres. Au niveau des parties latérales, elle atteint 14 à 18 millimètres; son épaisseur, 5 à 6 millimètres dans les deux tiers supérieurs, 2 à 3 seulement dans le tiers inférieur.

La *surface externe* de l'arc est légèrement convexe dans le sens vertical. Elle est lisse et donne insertion dans la plus grande partie de son étendue aux muscles crico-thyroïdiens. Il existe souvent sur ses parties latérales une crête oblique en haut et en arrière sur laquelle se fixent des faisceaux profonds de ces muscles. En arrière et à peu près à égale distance des bords supérieur et inférieur du cartilage on observe une éminence, du reste peu saillante, qui supporte une petite facette circulaire ou elliptique dont la surface est très variable (plane, concave ou convexe). Par cette *facette articulaire inférieure*, le corps cricoïde s'articule avec la corne inférieure du cartilage thyroïde.

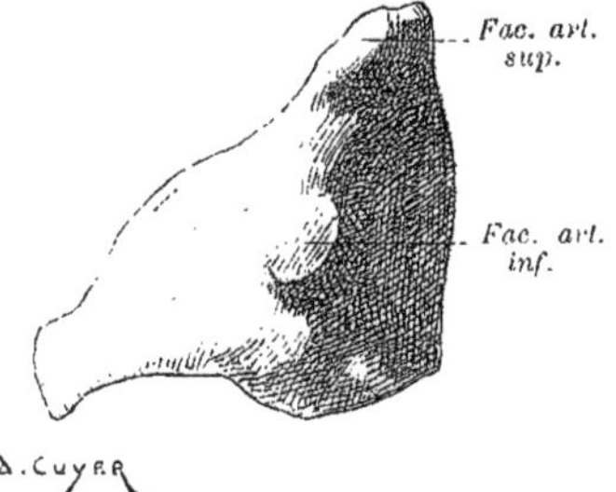

Fig. 217. — Cartilage cricoïde, face latérale gauche.

La *surface interne*, parfaitement unie, est recouverte par la muqueuse laryngienne qui lui adhère assez intimement.

Le *bord inférieur*, horizontal, présente trois saillies plus ou moins accusées selon les sujets. Deux sont latérales et situées chacune au voisinage de son extrémité postérieure. Elles servent de points d'attache à un faisceau du muscle constricteur inférieur du pharynx et sont souvent soudées au premier anneau de la trachée. La troisième, médiane, décrit une courbure parfois très prononcée qui descend alors comme un *bec* vers ce même anneau. Une échancrure curviligne la sépare à droite et à gauche des saillies latérales séparées, à leur tour, du bord inférieur de la plaque du cricoïde par une encoche courte et peu profonde.

Le *bord supérieur*, à partir de la ligne médiane, s'incline obliquement en haut et en arrière pour aller se continuer avec le bord supérieur, horizontal, de la plaque. Arrondi et mince en avant, il s'élargit de chaque côté en une surface triangulaire sur laquelle s'insère le muscle crico-aryténoïdien latéral. On remarque à son extrémité une facette plus ou moins saillante, à peu près elliptique et dont le grand axe varie de 5 à 7 millimètres. Cette *facette articulaire supérieure*, légèrement convexe dans le sens transversal, plane ou convexe aussi dans l'autre sens, entre en rapport avec le cartilage aryténoïde. Elle regarde en avant, en dehors et en haut de telle sorte que, si on examine le cartilage cricoïde par sa face interne ou par sa face postérieure, on ne la voit pas ou presque pas.

B. *Plaque du cartilage cricoïde*. — Vue par sa face postérieure, c'est-à-dire par sa surface externe, la plaque du cricoïde se présente sous l'aspect d'un hexagone irrégulier partagé en deux moitiés symétriques par le plan médian. Sa hauteur oscille chez l'homme adulte entre 18 et 23 millimètres, chez la femme entre 16 et 23 millimètres. Son épaisseur, toujours plus considérable à sa partie moyenne (4 à 6 millimètres), diminue au fur et à mesure qu'on se rapproche de ses bords supérieur et inférieur.

La *surface externe* de la plaque est divisée en deux régions latérales par une crête verticale tantôt étroite, tantôt large de plusieurs millimètres et limitée par deux lèvres saillantes. A ses deux extrémités cette crête s'élargit généralement et ses lèvres vont se perdre sur les bords correspondants de la plaque. Les régions latérales sont excavées, plus ou moins et surtout en haut; elles sont recouvertes par les muscles crico-aryténoïdiens postérieurs.

La *surface interne* par sa moitié inférieure ferme en arrière la courbe de l'arc cricoïdien. Sa moitié supérieure s'incline assez fortement en haut et en arrière, s'excavant le long de la ligne médiane et formant ainsi une gouttière oblique.

Des six *bords* de la plaque du cricoïde, le supérieur et l'inférieur présentent à leur partie moyenne une échancrure limitée par deux reliefs latéraux plus prononcés au niveau du bord supérieur.

Les bords latéraux sont compris : l'inférieur, oblique en dehors et en haut, entre le bord inférieur du cartilage et la facette articulaire inférieure; le supérieur, oblique en dedans et en haut entre cette même facette et l'extrémité interne de la surface articulaire supérieure. Parfois ce bord, notamment sur les larynx ossifiés, est constitué par un bourrelet arrondi et saillant.

Les *angles* répondent : les supérieurs à l'union de la facette supérieure avec le bord supérieur; les moyens, aux éminences articulaires inférieures. Les angles inférieurs ne sont indiqués que par une légère saillie aux extrémités du bord inférieur.

II. **Cartilage thyroïde** (fig. 218, 219 et 220). — Le cartilage thyroïde est composé de deux *plaques* ou *lames latérales*, quadrilatères, qui s'unissent sur la ligne médiane par leur bord antérieur et forment ainsi un *angle* dièdre ouvert en arrière, saillant par conséquent en avant. Il constitue donc, dans son ensemble, une gouttière verticale située au-dessus de l'arc du cartilage cricoïde, au-devant et sur les côtés de la plaque de ce cartilage, des cartilages aryténoïdes et de l'appareil vocal : de là son nom de cartilage thyroïde (θύρεος, bouclier) ou de cartilage scutiforme.

L'union des deux lames latérales (C) ne se fait que dans une certaine étendue. A leur partie supérieure, elles restent séparées, sur une hauteur variable, par un espace que remplit une lame fibreuse. Cette *échancrure thyroïdienne*, large chez quelques sujets, très étroite chez d'autres, s'étend, chez l'homme adulte, sur une longueur de 10 à 12 millimètres; chez la femme de 5 à 8 millimètres,

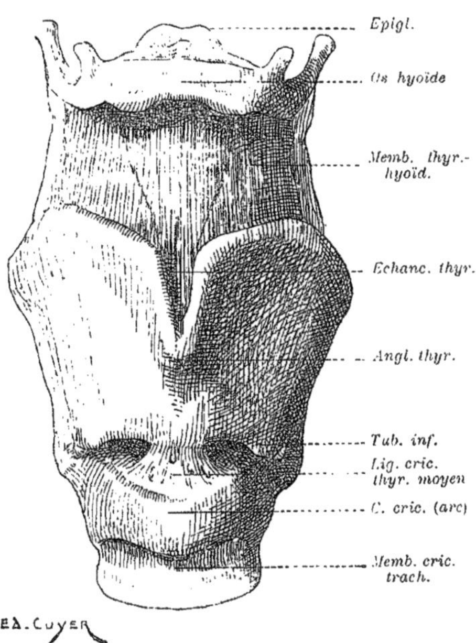

Fig. 218. — Le cartilage thyroïde. Vue antérieure.

L'angle thyroïdien (D) possède une ouverture différente, non seulement suivant les sujets, mais aussi suivant l'âge et le sexe. Il est d'ailleurs, dans la plupart des cas, plus aigu et plus saillant immédiatement au-dessous de l'échancrure. Chez l'homme il est en moyenne de 90°; chez la femme il s'ouvre davantage et atteint 120°; chez l'enfant il s'efface encore plus; le corps thyroïde cesse alors d'être proéminent et tend à devenir régulièrement convexe. En d'autres termes, à partir du jeune âge, les deux lames, soudées sur la ligne médiane, se rapprochent en arrière de plus en plus du plan sagittal. L'angle thyroïdien apparaît, reste très ouvert à l'état adulte dans le sexe féminin et acquiert son plus haut degré de fermeture chez l'homme.

Chacune des lames du cartilage thyroïde présente à considérer deux faces, antérieure et postérieure; quatre bords, inférieur, supérieur, antérieur et postérieur; quatre angles, deux supérieurs et deux inférieurs. Leurs dimensions, variables selon les sujets, l'âge et le sexe, sont en moyenne les suivantes : Chez l'homme : hauteur = 30 millimètres, largeur = 38 millimètres ; chez la femme : hauteur = 23 millimètres, largeur = 28 millimètres; chez l'enfant : hauteur = 10 millimètres, largeur = 13 millimètres.

La *face antérieure* ou *externe*, plane, parfois légèrement excavée dans sa partie moyenne, regarde en avant, en dehors et un peu en bas. On remarque à sa partie postérieure, un peu au-dessous du bord supérieur, un relief plus ou moins accentué, le *tubercule supérieur* du cartilage thyroïde, d'où se détachent trois crêtes mousses, d'ailleurs tout à fait indistinctes chez quelques sujets. L'une de ces crêtes se dirige en haut et en avant pour rejoindre le bord supérieur; l'autre descend en bas et en arrière jusqu'au bord postérieur; la troisième enfin, oblique en bas et en avant, gagne le tubercule inférieur (voy. plus loin). Cette dernière a reçu le nom de *crête oblique*. Elle n'est pas constante, mais on trouve toujours sur son trajet un cordon fibreux, fusionné ou non avec le périchondre et qui donne attache à des muscles : sterno-thyroïdien, thyro-hyoïdien, constricteur inférieur du pharynx.

La crête oblique sépare la face antérieure de la lame latérale en deux régions : l'une, interne, plus large, est recouverte presque en totalité par le muscle thyro-hyoïdien; l'autre, externe et postérieure, est masquée par le constricteur inférieur du pharynx.

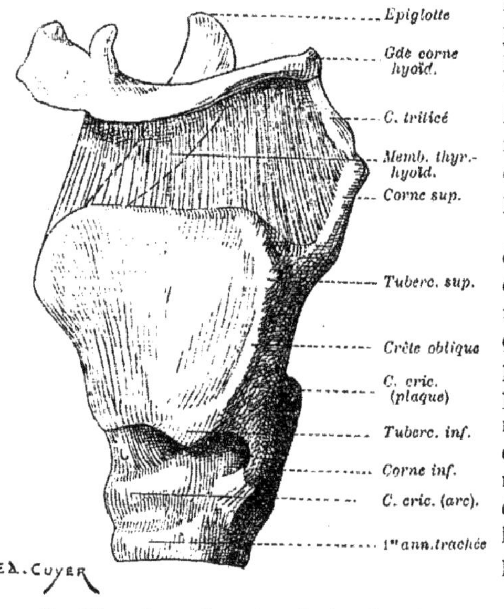

Fig. 219. — Le cartilage thyroïde, face latérale.

La *face interne* est lisse dans presque toute son étendue. On trouve seulement quelques rugosités ou des épaississements du périchondre au niveau des points d'attache des ligaments et des muscles. Elle est en rapport avec les muscles thyro-aryténoïdien et crico-aryténoïdien latéral et avec la muqueuse pharyngienne.

Le *bord supérieur* est mousse. Il est dirigé horizontalement et présente quelques légères ondulations. En arrière il se relève pour se continuer avec le bord antérieur de la corne supérieure (voy. plus loin); en avant, au contraire, il s'abaisse en décrivant une courbe et se prolonge avec la partie du bord antérieur qui limite l'échancrure. Sur toute sa longueur se fixe la membrane thyro-hyoïdienne.

Le *bord inférieur* est également horizontal; il est plus mince que le supérieur, parfois tranchant. Son trajet présente quelques sinuosités, variables selon les cas. A peu près à l'union de ses deux tiers antérieurs et de son tiers postérieur on rencontre une saillie, quelquefois peu accusée, assez souvent au contraire très proéminente et pouvant atteindre plusieurs millimètres. Cette saillie, sur laquelle aboutit l'extrémité de la crête oblique ou le cordon fibreux qui la complète, est le *tubercule inférieur* ou tubercule marginal. A sa surface vient s'insérer une digitation du muscle constricteur inférieur du pharynx. Le bord inférieur donne insertion, dans sa partie interne à la membrane crico-thyroïdienne, sur ses parties latérales au muscle crico-thyroïdien.

Le *bord postérieur* ou externe, presque vertical, épais et arrondi, donne attache aux muscles stylo-pharyngien et pharyngo-staphylin. Il se continue en haut et en bas avec le bord postérieur de chacune des deux cornes.

Le *bord antérieur* ou interne comprend deux parties : l'une, supérieure, libre, plus ou moins longue et séparée du bord correspondant de la plaque opposée par l'échancrure, est oblique en bas et en avant et donne insertion à la zone moyenne de la membrane thyro-hyoïdienne. La seconde, inférieure, plus longue, est inclinée en sens inverse, c'est-à-dire en bas et en arrière. Elle est fusionnée au bord antérieur de la plaque de l'autre côté (C).

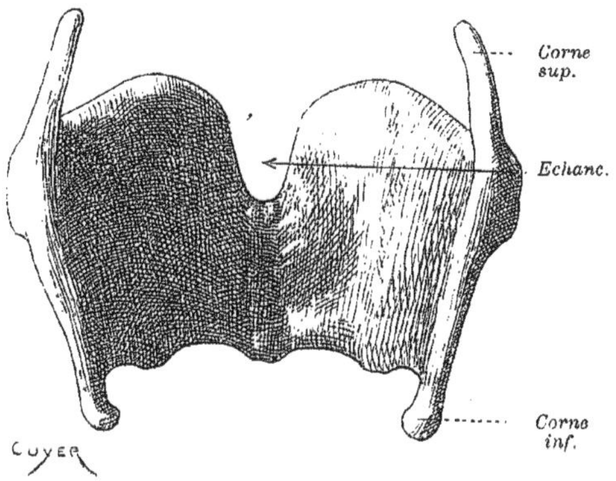

FIG. 220. — Cartilage thyroïde, vu par sa face postérieure.

Les deux *angles postérieurs* se prolongent l'un et l'autre par une saillie qui a reçu le nom de corne.

La *corne supérieure* ou grande corne possède une longueur d'environ 1 centimètre à 1 cm. 5. D'abord aplatie transversalement, puis cylindrique, elle se dirige en haut, en arrière et en dedans, décrivant une courbe allongée. Son sommet arrondi est réuni à l'extrémité de la grande corne de l'os hyoïde par un cordon fibreux, le ligament thyro-hyoïdien latéral.

La *corne inférieure* ou petite corne, toujours moins longue que la supérieure, atteint 5 à 7 millimètres. Aplatie latéralement ou presque cylindrique, elle s'incurve en avant et porte sur le côté interne de son sommet une petite surface lisse, circulaire, plane ou faiblement convexe, qui s'articule avec la facette articulaire inférieure du cartilage cricoïde.

L'*angle antérieur et supérieur* est très arrondi. Il correspond à l'extrémité supérieure de l'échancrure thyroïdienne.

L'*angle antérieur et inférieur* n'a pas d'existence propre, puisqu'à son niveau les plaques cartilagineuses sont fusionnées.

III. **Cartilages aryténoïdes** (fig. 221). — Ces cartilages, au nombre de deux, sont situés à droite et à gauche de la ligne médiane et reposent sur les surfaces articulaires supérieures du cartilage cricoïde. Ils se rapprochent ou s'écartent facilement l'un de l'autre, aussi l'intervalle qui les sépare est-il variable; en moyenne il s'élève à 1 centimètre.

Leur forme est irrégulière et les anciens anatomistes l'avaient comparée à celle d'un bec d'aiguière (ἀρυταίνα). Actuellement on les décrit communément comme de petites pyramides triangulaires à base inférieure. Pourtant il serait plus exact de les envisager simplement comme des *lames triangulaires* incurvées, minces dans leur moitié supérieure, épaisses au contraire dans leur moitié inférieure, la seule qui ait quelque ressemblance avec une pyramide. Des coupes horizontales menées successivement de haut en bas au travers d'un larynx intact montrent en effet que, dans leur partie supérieure, les cartilages aryténoïdes ne possèdent que deux faces (fig. 212, 232 et 237), qui regardent l'une en avant, l'autre en arrière, et par suite deux bords, externe et interne (D). Plus bas seulement la surface de section devient à peu près triangulaire, en même temps que plus étendue. Ce changement résulte de ce que le bord interne s'élargit et se prolonge en avant par une saillie, l'*apophyse vocale*, d'où production d'une troisième face, interne; ensuite, de ce que le bord externe s'incline en arrière en s'épaississant pour former l'*apophyse musculaire*.

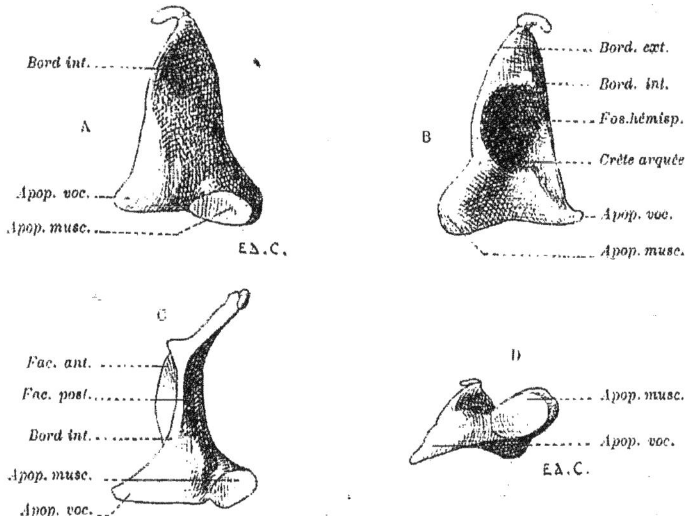

Fig. 221. — Le cartilage aryténoïde.
A, face postérieure; B, face antéro-externe; C, face interne; D, base.

Enfin, la face antérieure a pris une direction oblique et regarde maintenant, non seulement en avant, mais encore en dehors.

Nous devons donc décrire aux cartilages aryténoïdes deux faces : l'une postérieure, l'autre antéro-externe; deux bords, externe et interne; une base et trois angles.

La hauteur totale de ces cartilages mesurée en droite ligne est, en moyenne, chez l'homme de 15 millimètres, chez la femme de 12 millimètres.

La *face postérieure* est fortement concave, absolument lisse. Elle répond au muscle interaryténoïdien transverse.

La *face antéro-externe* dans son ensemble est convexe mais partagée en trois zones bien distinctes, étagées l'une au-dessus de l'autre. Cette configuration est due à ce que sa partie moyenne s'excave, par suite de l'amincissement de la lame cartilagineuse, et constitue ainsi une fossette à peu près hémisphérique. Une crête curviligne, la *crête arquée* de Luschka, limite cette fossette. Elle commence en haut sur le bord interne du cartilage par un épaississement pyramidal, se dirige en dehors et en bas, atteint le bord externe, se recourbe alors en dedans et va se perdre sur le bord supérieur de l'apophyse vocale.

La *fossette hémisphérique* loge un amas de glandules groupées en une masse compacte qui adhère assez fortement au cartilage.

Au-dessus de la fossette hémisphérique la face antérieure est réduite à une petite zone triangulaire, lisse, légèrement bombée, et fortement inclinée en arrière et en dedans.

La région située au-dessous de cette même fossette correspond à la partie épaissie du cartilage aryténoïde. De forme sensiblement triangulaire, elle est concave vers le dehors dans ses deux tiers antérieurs, plane ou plus souvent convexe dans son tiers postérieur. Cette surface donne insertion aux fibres du muscle thyro-aryténoïdien.

Le *bord interne*, vertical et presque rectiligne, s'élargit dans son tiers inférieur au point de constituer une véritable face, la *face interne* des auteurs. A ce niveau il se continue en arrière avec la face postérieure, en se recourbant à angle droit, et représente la face interne de l'apophyse vocale.

Le *bord externe* affecte la forme d'un S allongé dont la partie inférieure, concave en dehors, fait avec la partie supérieure, convexe dans le même sens, un angle obtus ouvert en arrière et en dehors.

La *base* de la lame triangulaire cartilagineuse est, avons-nous dit, fortement épaissie. Sa largeur est de 3 à 5 millimètres, tandis que sa longueur atteint 11 à 13 millimètres. Elle est divisée en deux régions, l'une postérieure, l'autre antérieure. La région postérieure, dirigée en arrière et en dehors, a reçu le nom d'apophyse musculaire; la région antérieure, dirigée en avant suivant un plan sagittal, est désignée sous celui d'apophyse vocale.

L'*apophyse musculaire*, appelée encore *apophyse articulaire*, est une saillie prismatique incurvée en dedans et en bas. On peut lui distinguer trois faces et une extrémité libre, mousse. Les faces supérieure et externe ne sont, respectivement, que des régions des faces postérieure et externe du cartilage. La troisième, inférieure, constitue une facette articulaire qui entre en rapport avec la facette supérieure du cartilage cricoïde. Elliptique, quelquefois plus étroite à sa partie antérieure, cette facette est concave dans le sens de son grand axe qui est oblique en arrière et en dehors; plane ou faiblement convexe en sens inverse. L'apophyse musculaire donne attache aux muscles crico-aryténoïdiens postérieur et latéral ainsi qu'aux fibres de la capsule de l'articulation crico-aryténoïdienne.

L'*apophyse vocale* comprend la moitié antérieure de la base du cartilage aryténoïde. Sa forme est celle d'une pyramide à 3 pans dont le sommet se perd en avant dans l'épaisseur du ligament élastique de la corde vocale inférieure (voy. plus loin). Sa face externe appartient à la zone inférieure de la face externe du cartilage; sa face interne a été décrite plus haut à propos du bord interne de celui-ci; quant à sa face inférieure, située au-devant de la facette articulaire, elle dépend tout entière de la base.

Des trois angles, l'un correspond au sommet aigu de l'apophyse vocale; l'autre au sommet mousse de l'apophyse musculaire; le troisième est supérieur, aigu et réuni par des tractus conjonctifs au cartilage de Santorini.

[*A. NICOLAS.*]

IV. **Cartilage épiglottique** (fig. 222). — Le cartilage épiglottique est situé dans l'épaisseur du repli muqueux qui sépare la base de la langue de la cavité du larynx, et que nous avons décrit plus haut sous le nom d'épiglotte. Il en constitue le squelette.

Débarrassé complètement de la muqueuse qui lui adhère et du tissu conjonctif graisseux qui recouvre une grande partie de sa face antérieure, le cartilage épiglottique se présente sous l'aspect d'une lame souple, jaunâtre, épaisse au plus de 2 millimètres, plus mince sur ses bords que dans sa partie médiane. Les diverses courbures que présentait l'épiglotte intacte ont alors presque complètement disparu, car elles étaient dues à la présence de liens fibro-élastiques que le scalpel a détruits.

Sa forme a été comparée à celle d'une feuille munie de son pétiole ou d'un cœur de carte à jouer très allongé. On peut donc lui décrire une base et des côtés latéraux curvilignes, un sommet inférieur effilé en pointe et deux faces, antérieure et postérieure.

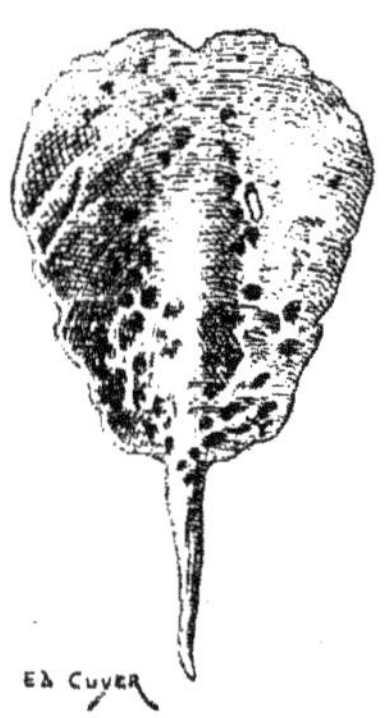

La *base* est habituellement échancrée en son milieu et répond au bord libre de l'épiglotte. Les *bords* latéraux sont souvent irréguliers, dentelés, même quand la dissection est soigneusement faite, ce qui tient à ce que le cartilage s'amincit et se continue insensiblement avec le tissu purement fibro-élastique des replis aryténo-épiglottiques.

Le *sommet* est rattaché par un ligament résistant à l'angle rentrant du corps thyroïde.

La *face postérieure*, dans toute son étendue, est tapissée par la muqueuse laryngée. La *face antérieure*, libre et revêtue par la muqueuse buccale dans sa moitié supérieure, déborde en haut l'os hyoïde; dans sa moitié inférieure elle est en rapport avec le tissu cellulo-adipeux et les glandes qui remplissent l'espace thyro-hyo-épiglottique.

Fig. 222. — Le cartilage épiglottique vu par sa face postérieure, laryngée.

La surface du cartilage épiglottique n'est pas plane; elle est au contraire irrégulièrement bosselée et criblée de fossettes, plus ou moins profondes et larges, qui occupent toute son étendue, et sont surtout abondantes dans sa partie moyenne, de chaque côté de la ligne médiane. Lorsqu'on enlève minutieusement le tissu qui comble ces fossettes, on peut se convaincre que la plupart d'entre elles représentent, en réalité, des trous creusés au travers de la lame cartilagineuse. Les uns livrent passage à des vaisseaux, à des filets nerveux et à des conduits excréteurs de glandes; les autres, ainsi que les simples fossettes, logent des glandules muqueuses (F).

V. **Cartilages de Santorini** ou *cartilages corniculés* (fig. 221). — Ces deux cartilages se présentent sous l'aspect de petits nodules coniques ou de bâtonnets longs de 4 à 5 millimètres, rattachés chacun au sommet du cartilage aryténoïde correspondant par des tractus fibreux. Généralement incurvés en forme de crochets, ils se recourbent en dedans et en arrière, arrivent souvent ainsi à se toucher par leur sommet et même à chevaucher l'un sur l'autre.

Les cartilages de Santorini, recouverts directement par la muqueuse, font saillie en arrière, de chaque côté de la ligne médiane, sur le bord de l'orifice pharyngien du larynx, à l'union de cet orifice et de l'espace interaryténoïdien (tubercules de Santorini).

VI. **Cartilages de Morgagni** ou *cartilages cunéiformes* (fig. 214 et 223). — La plupart des auteurs classiques désignent ces cartilages sous le nom de cartilages de Wrisberg, tout en reconnaissant que Morgagni les avait parfaitement vus et décrits avant Wrisberg. Il est donc juste de ne pas persister à leur donner ce nom.

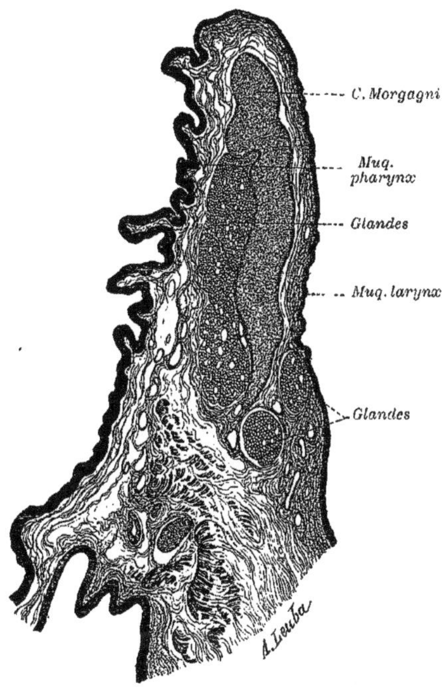

Fig. 223. — Coupe du repli aryténo-épiglottique suivant la ligne tracée sur la figure 214 le long du relief du cartilage de Morgagni.

Les cartilages de Morgagni sont situés l'un et l'autre dans l'épaisseur de chacun des replis aryténo-épiglottiques, au-devant et en dehors des cartilages aryténoïdes, entourés de faisceaux conjonctifs qui les relient à ces derniers. Leur forme est habituellement celle d'un bâtonnet irrégulièrement cylindrique, étranglé par places, long de 5 à 9 millimètres, épais de 0 mm. 5 à 1 millimètre. Dirigé obliquement de haut en bas et d'arrière en avant, ce bâtonnet soulève la muqueuse qui le recouvre et fait un relief plus ou moins prononcé à la partie postérieure des faces latérales du vestibule du larynx. Son extrémité supérieure proémine également à quelques millimètres au-devant du tubercule de Santorini, sur le bord libre du repli aryténo-épiglottique (*tubercule de Morgagni*, improprement *de Wrisberg*). Son extrémité inférieure se termine au voisinage de l'extrémité postérieure de la corde vocale supérieure et du bord interne du cartilage aryténoïde.

La face externe du cartilage de Morgagni est en rapport avec le groupe vertical des glandes aryténoïdiennes (voy. plus loin). Sa face interne n'est séparée de la cavité du larynx que par l'épaisseur de la muqueuse, assez transparente pour que la présence du cartilage se révèle souvent par une coloration blanchâtre de la région.

Telle est la configuration typique; mais on observe parfois des variations qui consistent essentiellement en ce que le bâtonnet cartilagineux ou bien présente un développement moins considérable, ou bien se trouve fragmenté en plusieurs nodules indépendants. Enfin chez certains sujets, au dire de la plupart des anatomistes, les cartilages de Morgagni font complètement défaut (E).

VII. **Cartilages sésamoïdes postérieurs** (fig. 227). — Pairs et symétriques, ces cartilages, qui ne sont pas constants, ont été découverts par Luschka. Ce sont de petits nodules ovoïdes, longs de 2 à 3 millimètres, larges de moins de 1 millimètre, placés au voisinage de l'extrémité supérieure du bord externe du cartilage aryténoïde. Ils sont rattachés à ce dernier ainsi qu'au cartilage de Santorini par des tractus conjonctifs (H).

VIII. **Cartilages sésamoïdes antérieurs** (fig. 229 et 238). — Décrits pour la première fois par C. Mayer, ces noyaux, dont la nature cartilagineuse a été mise en doute par divers auteurs, affectent avec les ligaments élastiques des cordes vocales inférieures des rapports intimes. Pour éviter des redites, nous les étudierons en même temps que ces ligaments.

IX. **Cartilage interaryténoïde** (fig. 227). — Découvert chez l'homme par Luschka, ce nodule cartilagineux est exceptionnel. On le trouve logé entre les deux cartilages aryténoïdes, à la limite inférieure de la fente interaryténoïdienne, au-dessous de la muqueuse pharyngienne et entouré de glandules. Sa taille ne dépasse pas celle d'un grain de chènevis; elle est même ordinairement beaucoup plus réduite, et cependant assez considérable pour produire une saillie bien visible sur le larynx intact et à l'examen laryngoscopique. Ce noyau cartilagineux est englobé dans les fibres du ligament crico-corniculé à l'endroit de sa bifurcation (I).

Structure des cartilages du larynx. — Leur ossification. — On trouve dans le larynx tous les types de cartilage. Les cartilages thyroïde et cricoïde sont constitués par du cartilage hyalin; les cartilages épiglottique, de Morgagni et sésamoïdes antérieurs, par du cartilage élastique. La masse principale des cartilages aryténoïdes est formée de cartilage hyalin, leur sommet et leur apophyse vocale de cartilage élastique. Enfin il existe en plusieurs endroits du fibro-cartilage. Le cartilage de Santorini en serait presque toujours exclusivement composé; quelquefois, cependant, il est de nature élastique, ou bien sa partie centrale est représentée par un noyau hyalin. On en rencontre également : le long des bords du cartilage thyroïde, notamment au niveau de l'insertion des ligaments thyro-hyoïdiens latéraux et crico-thyroïdien, ainsi qu'à la face profonde de la lame moyenne, là où s'insèrent les ligaments des cordes vocales, enfin sur les surfaces articulaires crico-thyroïdiennes et crico-aryténoïdiennes. Rappelons le petit ménisque fibro-cartilagineux crico-aryténoïdien (p. 435).

Dans le jeune âge, les cartilages du larynx possèdent des vaisseaux propres qui leur viennent du périchondre et dont l'existence est en rapport avec leur accroissement. Ils recevraient même, au dire de Verson, des nerfs. Cette vascularisation est d'ailleurs temporaire. Jusqu'à l'âge adulte les cartilages laryngés sont dépourvus de vaisseaux, puis à partir de la quinzième année ils sont de nouveau envahis par ceux-ci. Ce phénomène est le prélude de l'ossification qui, normalement, atteint les diverses pièces squelettiques du larynx, à l'exception de celles qui sont formées par du cartilage élastique et des cartilages de Santorini.

D'après les recherches de Chievitz, auquel nous empruntons les renseignements qui suivent, les premiers indices de l'ossification sont manifestes déjà à une époque où toutes les autres parties du squelette cessent de s'accroître. Chez tous les hommes au-dessus de 20 ans et chez toutes les femmes au-dessus de 22 ans, la transformation osseuse a commencé à se faire.

L'ossification a toujours une marche assez régulière, c'est-à-dire qu'elle débute en certains endroits déterminés pour progresser de là en différents sens, mais avec une rapidité variable. De plus, elle envahit les cartilages successivement dans le même ordre, d'abord le cartilage thyroïde, puis, et presque en même temps, le cartilage cricoïde; en dernier lieu seulement, les cartilages aryténoïdes.

Cartilage thyroïde. — La marche de l'ossification dans le cartilage thyroïde présente quelques différences, suivant le sexe.

Chez l'homme, on voit apparaître, en premier lieu, un noyau osseux sur le bord postérieur de la lame latérale, puis un autre sur le tubercule marginal inférieur. Un troisième, impair, occupe l'angle antérieur et reproduit la forme de la lame intermédiaire. Ces noyaux s'agrandissent, marchent à la rencontre les uns des autres, de telle sorte que l'angle postéro-inférieur avec la corne inférieure, puis le bord inférieur, la corne supérieure, le bord postérieur et enfin le bord supérieur sont ossifiés. La partie moyenne seule de la lame latérale est, à cette période, cartilagineuse. Un prolongement osseux se détache alors de la région du tubercule marginal, sous forme d'une languette qui s'avance obliquement en avant et en haut vers le bord supérieur, et sépare ce qui reste de cartilage en deux îlots, lesquels, à leur tour, finissent par s'ossifier. L'os thyroïde est dès lors complètement formé.

Chez la femme, les premières phases sont les mêmes que chez l'homme. La différence qui se manifestera plus tard consiste en ce que, chez elle, l'ossification de la lame latérale résulte surtout de l'extension de la masse osseuse du bord postérieur et non pas de la production d'un pont jeté entre le bord inférieur et le bord supérieur.

Cartilage cricoïde. — L'ossification du cartilage cricoïde ne présente pas de différences dans les deux sexes.

L'os apparaît d'abord, d'une façon constante, au niveau de l'extrémité postérieure de la surface articulaire supérieure, puis à l'extrémité antérieure de cette même surface, enfin au voisinage de la surface articulaire inférieure. Ces trois noyaux primitifs se réunissent entre eux, et la lame osseuse ainsi constituée se fusionne à celle du côté opposé par un pont horizontal qui traverse la partie moyenne de la plaque du cricoïde, quelquefois aussi par une bandelette d'os qui suit son bord supérieur. L'arc cricoïdien s'ossifie par un ou plusieurs noyaux. Son bord inférieur et sa partie moyenne ne sont envahis par l'os qu'en tout dernier lieu.

Cartilage aryténoïde. — L'ossification débute par la base; chez l'homme, par l'apophyse musculaire; chez la femme, plus en avant, par la région de la fosse ovale. De là elle gagne les zones supérieures. Parfois la pointe s'ossifie par un noyau spécial.

Parmi les conclusions les plus importantes auxquelles Chievitz est arrivé, il convient de signaler les suivantes :

D'une façon générale, le larynx de la femme est complètement ossifié beaucoup plus tard que celui de l'homme. Il n'y a pas de rapport entre l'âge d'un individu et le degré d'ossification de son larynx.

Au point de vue histogénique, la transformation des cartilages du larynx se fait par le processus habituel de l'ossification enchondrale. Le périchondre n'y prend qu'une part insignifiante. L'ossification commence dans les couches profondes du cartilage et se propage ensuite en tous sens, grâce à la résorption de nouvelles zones cartilagineuses et à l'envahissement continu des vaisseaux. L'os nouvellement formé a une structure fibrillaire, lamellaire par place. Presque partout il est spongieux, creusé d'espaces médullaires étendus et remplis de moelle graisseuse. Cependant, en certains endroits on trouve de la substance compacte.

B. — APPAREIL LIGAMENTEUX DU LARYNX

Le larynx est rattaché à un certain nombre d'organes voisins par l'intermédiaire d'appareils ligamenteux spéciaux; de plus, ses diverses pièces cartilagineuses sont unies entre elles par de véritables articulations; quelques-unes enfin sont reliées à distance les unes aux autres par des faisceaux fibro-élastiques qui, à proprement parler, ne font pas partie des moyens d'union articulaires, mais peuvent, pour plus de simplicité, être étudiés en même temps qu'eux. Nous avons donc à envisager : 1° les moyens d'union du larynx avec les organes voisins; 2° les moyens d'union des cartilages entre eux.

I. — MOYENS D'UNION DU LARYNX AVEC LES ORGANES VOISINS.

Les trois cartilages pairs du larynx, c'est-à-dire le cartilage thyroïde, le cartilage cricoïde et le cartilage épiglottique servent respectivement de points d'attache aux ligaments extrinsèques. Nous les examinerons successivement.

A) Le cartilage thyroïde est relié à l'os hyoïde par une membrane fibro-élastique, la *membrane thyro-hyoïdienne*, qui se fixe sur toute la longueur du bord supérieur de ses lames latérales, ainsi que sur les bords de l'échancrure médiane et sur les cornes supérieures, pour aller de là s'insérer au bord postéro-supérieur du corps et des grandes cornes de l'os hyoïde (fig. 224 et 225). Cette membrane, mince en certains endroits, se trouve ailleurs notablement épaissie. On a pu ainsi la subdiviser en plusieurs zones, considérant comme des ligaments spéciaux les parties plus épaisses. On distingue : un *ligament thyro-hyoïdien moyen*, deux *ligaments thyro-hyoïdiens latéraux*. Le restant de la membrane, qui comble l'intervalle compris entre ces ligaments, est la *membrane thyro-hyoïdienne* au sens étroit du mot.

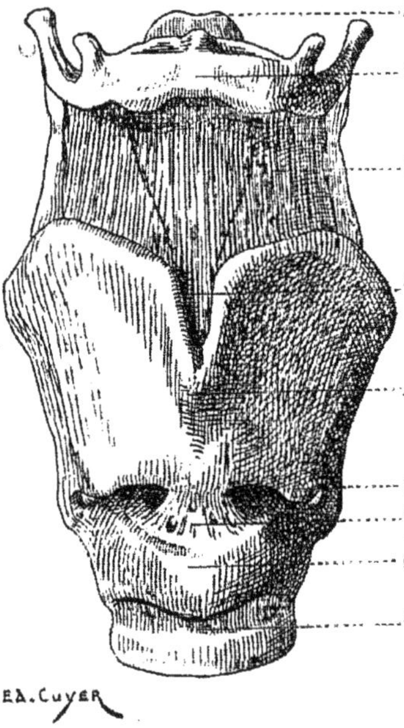

Fig. 224. — Articulations du cartilage thyroïde avec l'os hyoïde et avec le cartilage cricoïde. Vue antérieure.

Le ligament thyro-hyoïdien médian, de nature essentiellement élastique, s'attache en bas aux bords de l'échancrure thyroïdienne qu'il ferme ; en haut il se fixe à toute la longueur du bord postéro-supérieur du corps de l'os hyoïde. Au niveau de son extrémité supérieure, il est séparé de la concavité du corps de l'os hyoïde par la *bourse séreuse thyro-hyoïdienne* (fig. 214). Sa face antérieure correspond sur la ligne médiane à l'interstice des muscles sous-hyoïdiens, et sur les côtés aux bords internes de ces muscles (muscles thyro-hyoïdiens et muscles sterno-hyoïdiens). Sa face postérieure est séparée de la face antérieure du cartilage épiglottique par un amas graisseux (fig. 214).

Les ligaments thyro-hyoïdiens latéraux représentent les bords postérieurs (ou externes), très épaissis, de la membrane thyro-hyoïdienne. Isolés de celle-ci, ils se montrent chacun sous l'aspect d'un cordon cylindrique tendu entre le sommet de la corne supérieure du cartilage thyroïde et l'extrémité de la grande corne de l'os hyoïde. Leur longueur est en proportion inverse de celle de la corne thyroïdienne. Elle atteint 2 à 3 centimètres. Dans la majorité des cas on rencontre dans leur épaisseur un nodule cartilagineux, plus ou moins long, le corpuscule ou *cartilage tritic*é. Ce cartilage, plus rapproché tantôt de la corne hyoïdienne, tantôt de la corne thyroïdienne, peut se mettre en contact avec l'une ou avec l'autre, parfois avec les deux en même temps. Comme les cartilages du larynx, il s'ossifie d'assez bonne heure (M).

La membrane thyro-hyoïdienne est tendue entre le bord supérieur des plaques latérales du cartilage thyroïde et le bord postérieur des grandes cornes de l'hyoïde. En avant elle se continue avec le bord latéral du ligament thyro-hyoïdien moyen, en arrière avec le ligament thyro-hyoïdien latéral. Cependant, d'après Luschka, elle ne s'arrêterait pas sur ce dernier, mais se prolongerait en arrière entre la couche longitudinale et la couche circulaire des muscles pharyngiens pour se perdre dans la membrane élastique du pharynx.

La membrane thyro-hyoïdienne, recouverte directement par le muscle thyro-hyoïdien, est traversée par les vaisseaux laryngés supérieurs et par la branche interne du nerf du même nom. Sa face interne est en rapport avec la muqueuse pharyngienne.

B) Le cartilage cricoïde est uni au premier anneau de la trachée par une *membrane crico-trachéale* (fig. 224) qui se fixe, d'une part sur le bord inférieur de l'arc de ce cartilage, d'autre part sur le bord supérieur du premier anneau de la trachée. Cette membrane est renforcée en avant par une petite lame fibreuse, le *ligament crico-trachéal antérieur* (Luschka), qui s'étend du milieu du bord inférieur du cartilage cricoïde au bord supérieur et à la face antérieure du premier anneau de la trachée. En arrière une autre lamelle fibreuse, *ligament crico-trachéal postérieur*, naît du bord inférieur de la plaque du cricoïde et se continue avec la couche fibreuse de la paroi postérieure de la trachée.

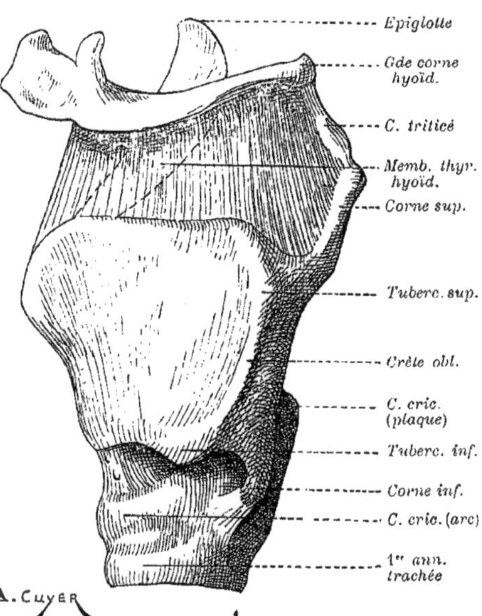

FIG. 225. — Articulations du cartilage thyroïde avec l'os hyoïde et avec le cartilage cricoïde. Vue latérale.

C) Des lamelles élastiques plus ou moins infiltrées de graisse rattachent le cartilage épiglottique : à l'os hyoïde, *membrane hyo-épiglottique*; à la racine de la langue, *ligament glosso-épiglottique*; aux parois latérales du pharynx, *ligaments pharyngo-épiglottiques* (fig. 206 et 207).

1° La membrane hyo-épiglottique (N), immédiatement sous-jacente à la partie la plus reculée de la muqueuse de la base de la langue, prend son insertion en avant sur le bord supérieur du corps et sur les parties adjacentes des grandes cornes de l'os hyoïde, en arrière elle se perd sur la face antérieure du cartilage épiglottique à une certaine distance au-dessous de sa base. Sa direction est presque horizontale. Elle ferme en haut l'*espace hyo-thyro-épiglottique* compris entre la face postérieure du ligament thyro-hyoïdien moyen d'une part et la face antérieure de l'épiglotte d'autre part (fig. 214).

2° et 3° Les ligaments glosso-épiglottique et pharyngo-épiglottiques soulèvent tous trois la muqueuse qui les recouvre. On peut donc apprécier leur situation et leurs rapports sans dissection.

Le ligament glosso-épiglottique est tendu sur la ligne médiane, entre la face antérieure du cartilage épiglottique et la base de la langue, au-dessus de la membrane hyo-épiglottique à laquelle il adhère. Son extrémité antérieure donne attache à des fibres du muscle lingual supérieur. De part et d'autre du relief médian, ou *pli glosso-épiglottique*, qui résulte de la présence de ce ligament, on observe une fosse oblongue, la *fosse glosso-épiglottique*, d'autant plus profonde que le pli est plus accentué, par exemple lorsqu'on attire en arrière la portion libre de l'épiglotte (O). Souvent un pli concave, le *pli glosso-épiglottique latéral*, sépare en dehors cette fosse de la face latérale correspondante de la langue.

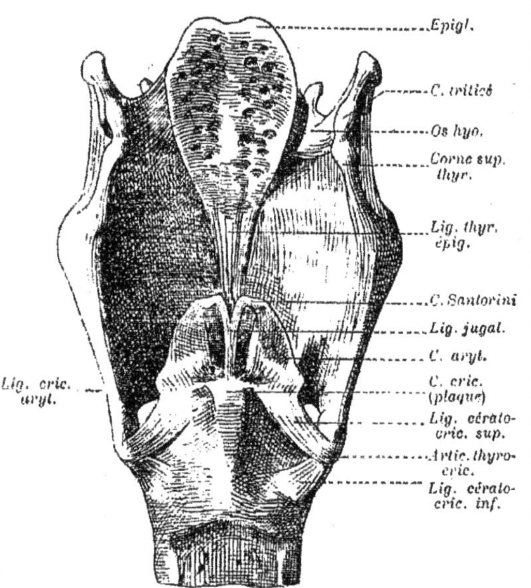

Fig. 226. — Les pièces cartilagineuses du larynx et leurs moyens d'union. Vue postérieure.

Les ligaments pharyngo-épiglottiques, que l'on peut considérer comme des dépendances de la membrane élastique du pharynx, partent, de chaque côté, de la paroi latérale de cet organe au-dessous de l'extrémité inférieure de l'amygdale et se dirigent de là en dedans vers les bords latéraux de l'épiglotte en décrivant une courbe à concavité supérieure. Les *plis pharyngo-épiglottiques* que fait la muqueuse soulevée par ces ligaments sont d'autant plus saillants qu'on se rapproche de l'épiglotte. Ils limitent en avant et en haut la gouttière pharyngo-laryngienne.

II. — MOYENS D'UNION DES CARTILAGES ENTRE EUX.

De véritables articulations unissent le cartilage cricoïde au cartilage thyroïde et aux cartilages aryténoïdes. De plus, avons-nous dit plus haut, ces mêmes cartilages sont reliés à distance par des membranes ou par des ligaments.

A) **Articulations crico-thyroïdiennes.** — Les surfaces articulaires sont représentées : du côté du cartilage cricoïde par la facette articulaire inférieure située à l'union de l'arc et de la plaque, du côté du cartilage thyroïde par la facette que nous avons décrite à l'extrémité de la face interne de la corne inférieure. La première, dirigée en dehors et un peu en haut, est légèrement concave; la seconde, légèrement convexe (P).

Une capsule renforcée par deux ligaments maintient ces deux surfaces en contact (fig. 225 et 226). L'un de ces ligaments, le *ligament cérato-cricoïdien supérieur et postérieur*, très résistant, long de 5 à 8 millimètres, large de 3 à 4 millimètres, s'insère à la face interne de l'extrémité de la corne inférieure. De là, ses fibres se dirigent obliquement en haut et en dedans pour aller se fixer dans le voisinage de la facette articulaire supérieure du cartilage cricoïde. Le second ligament, *ligament cérato-cricoïdien inférieur*, plus court que le précédent, mais très développé aussi, part du sommet de la corne thyroïdienne, descend en bas et en avant et s'attache sur la face externe du cricoïde au-dessous et en avant de la facette articulaire.

La capsule de l'articulation crico-thyroïdienne est assez mince dans l'intervalle de ces ligaments, c'est-à-dire en avant et en arrière. Sa face interne est revêtue d'une synoviale.

Mouvements. — Les surfaces articulaires peuvent glisser l'une sur l'autre en tous sens. Le cartilage thyroïde s'abaisse ou s'élève, se porte en arrière ou en avant. Les mouvements d'élévation et d'abaissement sont cependant plus étendus. Il est susceptible également de basculer autour d'un axe transversal qui passerait par les deux articulations, et enfin de subir un mouvement de rotation, peu prononcé d'ailleurs, dans le sens latéral autour d'un axe vertical.

B) **Articulations crico-aryténoïdiennes.** — Les cartilages aryténoïdes, par les facettes articulaires de leur base, entrent en rapport avec les facettes supérieures du cartilage cricoïde, mais ces facettes ne se recouvrent entièrement à aucun moment. En effet, elles sont orientées de telle sorte que le grand axe de la facette cricoïdienne, incliné de dedans en dehors et un peu d'arrière en avant, fait avec le grand axe de la facette aryténoïdienne, dirigé de dehors en dedans et également d'arrière en avant, un angle très obtus, presque droit. Il s'ensuit que le grand diamètre de la première correspond au petit diamètre de la seconde.

L'union des deux cartilages est réalisée par une capsule très mince et lâche en dehors, renforcée en dedans par un ligament solide, le *ligament crico-aryténoïdien* ou *triquètre* (fig. 226 et 227). Ce ligament s'attache en bas sur le tubercule du bord supérieur du cricoïde. De ce point ses fibres rayonnent : en arrière vers l'apophyse musculaire, en avant vers la face interne de l'apophyse vocale, et en haut, ce sont les plus longues, vers le bord interne du cartilage aryténoïde.

On trouve généralement, ainsi que Verson et Luschka l'ont montré, un petit ménisque fibro-cartilagineux adhérent à la capsule, qui part du bord externe de la surface articulaire aryténoïdienne et s'insinue dans l'intérieur de la cavité articulaire.

La synoviale de cette articulation fait facilement hernie du côté externe, lorsqu'on a enlevé les muscles environnants et grâce à la faiblesse de la capsule articulaire à ce niveau.

Mouvements. — Dans leur position d'équilibre habituelle, c'est-à-dire lorsque la respiration se fait paisiblement, les cartilages aryténoïdes reposent par leur surface articulaire sur la partie latérale de la facette cricoïdienne. Les mouvements provoqués par la contraction des différents muscles qui s'insèrent sur eux consistent essentiellement en des mouvements de déplacement total et en des mouvements de rotation autour de leurs axes. Dans le premier cas le cartilage aryténoïde glisse de bas en haut ou de haut en bas, le long de la surface articulaire du cricoïde, se rapproche en s'élevant ou s'éloigne en s'abaissant de la ligne médiane et entraîne ainsi dans le même sens la corde vocale, surtout sa partie postérieure. Dans le second cas, ou bien l'apophyse musculaire est attirée, soit en dedans, soit en dehors, le cartilage pivote et son apophyse vocale se trouve alors portée en sens inverse ; ou bien le cartilage est attiré en arrière ou en avant, il y a déplacement à la fois dans le sens antéro-postérieur et dans le sens vertical, inverse pour chacune des apophyses, musculaire et vocale. On conçoit que ces divers mouvements soient susceptibles de se combiner de plusieurs manières.

C) **Articulations ary-corniculées.** — Les cartilages aryténoïdes sont unis aux cartilages de Santorini, dans la majorité des cas, par un disque fibro-cartilagineux biconcave adhérent par sa périphérie au périchondre. Cette articulation est donc une véritable synchondrose. Quelquefois (très rarement, selon Krull) on observe l'existence d'une fente articulaire plus ou moins étendue, avec synoviale. Exceptionnellement deux fentes apparaissent (Luschka), avec formation d'un disque interarticulaire. Enfin, notamment chez les sujets âgés, les deux cartilages en question sont complètement soudés l'un à l'autre.

D) **Ligaments crico-corniculés.** — En disséquant avec précaution la muqueuse qui recouvre le muscle aryténoïdien, on constate assez facilement dans sa couche profonde deux tractus fibreux qui partent respectivement du sommet des cartilages de Santorini, se dirigent en bas en convergeant l'un vers l'autre et se réunissent bientôt en un cordon aplati unique qui va se fixer sur le milieu du bord supérieur de la plaque du cartilage cricoïde.

Ces petits *ligaments crico-corniculés* sont connus aussi sous le nom de *ligaments crico-santoriniens* ou, ensemble, sous celui de *ligament jugal*. Ils sont souvent assez mal délimités, peu distincts des fibres conjonctives et élastiques qui doublent en cette région la muqueuse pharyngienne. C'est au point de rencontre des deux faisceaux ligamenteux supérieurs qu'on trouve le nodule cartilagineux interaryténoïdien (fig. 226 et 227).

E) **Ligament thyro-épiglottique.** — Du sommet du cartilage épiglottique part un cordon plus ou moins épais, résistant et élastique, qui va se fixer sur la face postérieure de l'angle du cartilage thyroïde, au-dessous du fond de l'incisure (fig. 226). Ce *ligament thyro-épiglottique* est, dans sa partie supérieure, séparé du ligament thyro-hyoïdien moyen par la graisse qui remplit l'espace thyro-hyo-épiglottique. En bas il se continue en partie avec le substratum élastique des cordes vocales supérieures, et s'arrête juste au-dessus de l'insertion des cordes vocales inférieures. Sur les côtés il se rattache à la membrane élastique (voy. plus loin). Sa face postérieure est recouverte par la muqueuse laryngée qui lui adhère intimement.

F) **Membrane crico-thyroïdienne.** — La *membrane crico-thyroïdienne*, appelée encore *ligament crico-thyroïdien moyen* ou *ligament conoïde*, unit, sur la ligne médiane, le cartilage thyroïde au cartilage cricoïde (fig. 224).

On peut la considérer, jusqu'à un certain point, comme une dépendance de la membrane élastique du larynx (voy. plus loin).

Cette membrane, épaisse et résistante, très extensible, s'insère en haut sur le bord inférieur de l'angle du cartilage thyroïde dans une étendue de 5 à 8 millimètres, puis elle descend en s'élargissant et se fixe sur le bord supérieur de l'arc du cricoïde. Ses bords latéraux se replient en arrière pour se continuer de part et d'autre avec la partie sous-glottique de la membrane élastique du larynx. Sa face antérieure est percée d'orifices qui livrent passage à des artérioles et à des veinules. Sur les côtés et en bas elle est recouverte par les muscles crico-thyroïdiens.

Les ligaments que nous avons étudiés jusqu'alors possèdent une autonomie complète, du moins pour la plupart d'entre eux. Elle est en tout cas toujours suffisante pour qu'on soit autorisé à les considérer comme des formations distinctes. Il n'en est pas de même de ceux que nous avons à examiner maintenant et qui, sous le nom de ligaments thyro-aryténoïdiens supérieurs, thyro-aryténoïdiens inférieurs, aryténo-épiglottiques, ne sont que des épaississements d'une membrane, la *membrane élastique du larynx*, fixée en divers points aux pièces cartilagineuses.

MEMBRANE ÉLASTIQUE

Décrite pour la première fois par Lauth, la membrane élastique du larynx double partout la muqueuse de cet organe. D'épaisseur variable suivant les régions, elle est constituée essentiellement par des fibres élastiques mélangées à des faisceaux conjonctifs. On peut en certains endroits l'isoler aisément sous la forme d'une lame continue; ailleurs elle est comme dissociée par les glandes qui la traversent : sa dissection devient alors difficile.

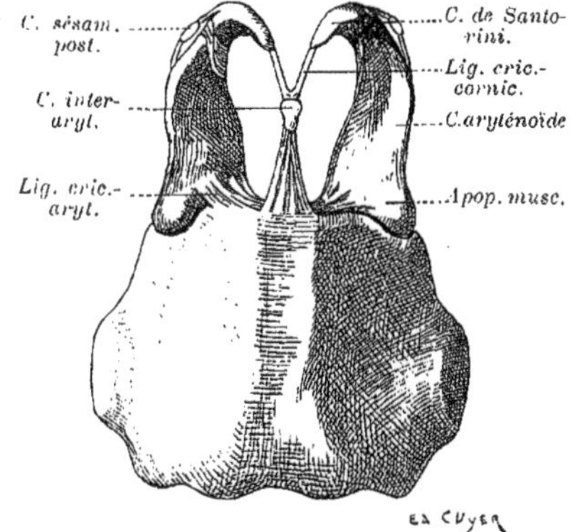

FIG. 227. — Les cartilages cricoïde, aryténoïdes et de Santorini avec leur appareil ligamenteux. Vue postérieure (d'après Luschka).

La membrane élastique, sous-jacente à la muqueuse, suit exactement celle-ci dans tout son parcours. On peut, à l'exemple de Luschka, la subdiviser en trois zones paires correspondantes aux trois étages de la cavité du larynx (fig. 228 et 229).

La *zone inférieure* est la plus épaisse et comprend toute la partie de la membrane située au-dessous et au niveau des cordes vocales inférieures. Les faisceaux qui la composent se fixent en avant au bord inférieur du cartilage thyroïde et à la partie avoisinante de son angle rentrant, depuis ce bord jusqu'à l'extrémité antérieure des cordes vocales. De là ils se dirigent en arrière et vont s'attacher au bord supérieur de l'arc du cartilage cricoïde, à la pointe et à la face interne de l'apophyse vocale du cartilage aryténoïde. Dans leur ensemble ces faisceaux figurent une lame en forme de gouttière dont la concavité, tournée en dehors, loge les muscles crico-aryténoïdien et thyro-aryténoïdiens.

La *zone moyenne* correspond à toute l'étendue des ventricules de Morgagni. Elle est très mince. En bas, elle se continue avec le substratum élastique de la corde vocale inférieure; en haut, après s'être repliée en une sorte de poche moulée sur la cavité ventriculaire, avec celui de la corde vocale supérieure.

La *zone supérieure* est située dans l'épaisseur des replis aryténo-épiglottiques dont elle constitue la charpente. Les faisceaux dont elle est formée et qu'on décrit à part sous le nom de *ligaments aryténo-épiglottiques*, ou de *membrane quadrangulaire*, se perdent en avant sur les bords latéraux du cartilage épiglottique, en arrière s'insèrent sur le bord interne des cartilages aryténoïdes. En bas, ils répondent à la corde vocale supérieure, en haut au bord libre du repli aryténo-épiglottique.

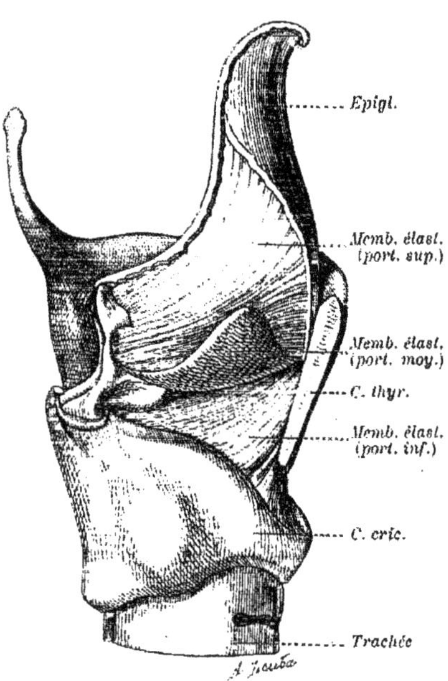

Fig. 228. — La membrane élastique du larynx, vue par sa face externe, après enlèvement de la lame latérale du cartilage thyroïde et des muscles qui la doublent (d'après Luschka).

Ligaments thyro-aryténoïdiens. — Au niveau des cordes vocales, notamment des cordes inférieures, la membrane élastique du larynx est renforcée par des faisceaux tendus d'avant en arrière entre le cartilage thyroïde et les cartilages aryténoïdes, et que l'on peut isoler. Ainsi individualisés ces faisceaux ont reçu le nom de ligaments thyro-aryténoïdiens supérieurs et inférieurs.

Les *ligaments thyro-aryténoïdiens inférieurs*, de beaucoup plus développés que les supérieurs, sont logés dans l'épaisseur du bord libre, tranchant, des cordes vocales inférieures (fig. 213 et 229). Ils sont formés en majeure partie de fibres élastiques parallèles. Insérés en avant, l'un à côté de l'autre, sur la face postérieure du cartilage thyroïde qui présente à cet endroit un épaississement fibreux ou même fibro-cartilagineux, ils se dirigent horizontalement en arrière. C'est dans l'épaisseur de leur extrémité antérieure qu'on trouve le nodule dont il a été question à propos des cartilages et que nous devons décrire ici.

Les *cartilages sésamoïdes antérieurs* se présentent sous l'aspect de petits noyaux blancs ou blanc jaunâtre, qu'on isole sans grande difficulté du tissu fibro-élastique au milieu duquel ils sont plongés. Leur taille est variable mais ne dépasse pas celle d'un grain de millet; elle est souvent beaucoup plus faible. Ils sont rattachés au cartilage hyalin de l'angle rentrant du cartilage thyroïde par un tissu fibreux fasciculé très dense. Leur nature cartilagineuse a été contestée par un certain nombre d'auteurs (Henle, Verson, Krause, Grützner, Kanthack, etc.); mais il ne paraît pas douteux, d'après les observations de Gerhardt, Luschka, Frænkel, dont nous avons pu vérifier l'exactitude, que dans la plupart des cas, sinon dans tous, au milieu du feutrage de fibres élastiques mélangées à de rares fibres conjonctives qui constitue ces nodules, on trouve des cellules de nature indiscutablement cartilagineuse. On y rencontre également quelques fins vaisseaux.

Arrivées en arrière sur l'apophyse vocale du cartilage aryténoïde, la plupart des fibres du ligament thyro-aryténoïdien inférieur se fixent sur elle ou plutôt se continuent avec elle. En effet, cette apophyse n'est pas composée de cartilage hyalin, comme le corps même du cartilage aryténoïde, mais de cartilage réticulé. Il y a donc continuité de substance entre le ligament et l'apophyse avec une transformation du premier semblable à celle qu'il subit localement en avant au niveau des cartilages sésamoïdes antérieurs.

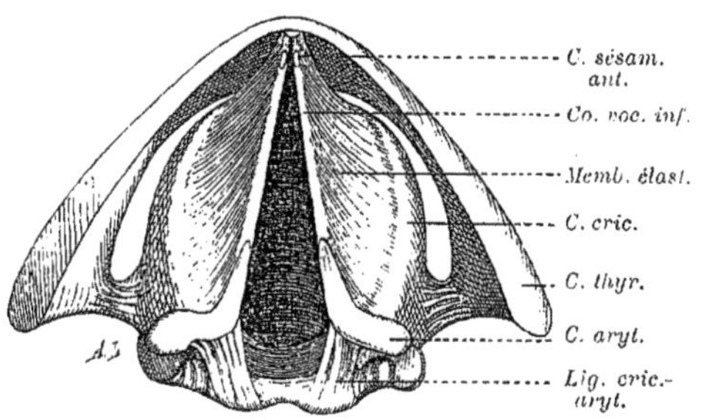

Fig. 220. — Segment inférieur de la membrane élastique du larynx, vu d'en haut (d'après Luschka).

Les autres fibres vont se fixer sur le bord antérieur de l'apophyse vocale; d'autres enfin se prolongent en arrière sur sa face interne et plus loin même jusque sur la face antérieure du cartilage cricoïde.

En somme, le ligament thyro-aryténoïdien présente sur les divers points de son parcours une structure différente; et comme il constitue l'un des éléments essentiels de la corde vocale inférieure, on peut, avec Frænkel, se baser sur ces modifications pour diviser celle-ci en plusieurs zones : une zone antérieure ou zone *sésamoïdienne* (*pars sesamoïdea* de Frœnkel); une zone moyenne ou *libre* (*pars libera*) et une zone postérieure ou *aryténoïdienne* (*pars ad processum*).

La forme du ligament thyro-aryténoïdien inférieur est celle d'un prisme triangulaire à trois faces dont on apprécie bien les connexions sur des coupes perpendiculaires à sa direction. L'une des faces, supérieure, correspond à l'entrée du ventricule; l'autre, interne, verticale ou légèrement oblique en bas et en dehors, limite l'espace glottique. Ces deux faces sont recouvertes directement par la muqueuse qui leur adhère étroitement. La troisième face, externe, répond au muscle thyro-aryténoïdien. Des trois angles, l'inférieur et le supéro-externe se continuent insensiblement avec la membrane élastique; le supéro-interne, saillant, est plus ou moins mousse.

Les *ligaments thyro-aryténoïdiens supérieurs*, constitués comme les ligaments inférieurs, mais beaucoup plus minces, sont sous-jacents à la muqueuse des cordes vocales supérieures. Généralement leur partie antérieure, dans le voisinage du cartilage thyroïde, et leur partie postérieure seules peuvent être isolées par la dissection sous la forme d'un cordon compact. Leur partie moyenne, étant dissociée par les nombreuses glandes qui occupent la région, est très mal délimitée.

En avant, ces ligaments s'attachent à la face interne de l'angle thyroïdien au-dessus du point où s'insèrent les précédents, à côté du ligament thyro-épiglottique. En arrière, ils se fixent au cartilage aryténoïde, surtout au niveau de la fossette hémisphérique. Un certain nombre de leurs fibres se recourbent en bas pour se perdre dans le périchondre de la face interne de l'apophyse vocale. Quelques-unes se prolongent dans le ligament de la corde vocale inférieure. De part et d'autre de la corde vocale supérieure, ils se continuent sans ligne de démarcation tranchée avec la membrane élastique, c'est-à-dire en haut avec la portion de celle-ci qui correspond aux replis aryténo-épiglottiques, en bas avec celle qui revêt le ventricule de Morgagni.

C. — MUSCLES DU LARYNX.

Les muscles du larynx doivent être partagés en deux catégories. La première comprend des muscles, muscles extrinsèques, qui prennent seulement sur lui des insertions partielles et appartiennent essentiellement à des organes voisins. Tels, par exemple, certains muscles du pharynx, de la langue et du cou. L'origine du larynx rend compte des rapports que cet organe contracte avec la musculature du tube digestif.

La deuxième catégorie est représentée par des muscles qui ont toutes leurs insertions sur les pièces squelettiques du larynx et, par suite, n'exercent leur action que sur elles. Ce sont les *muscles propres* ou *intrinsèques*, les seuls dont nous avons à nous occuper ici.

On peut diviser ces muscles en plusieurs groupes, en se basant à la fois sur leur répartition et sur leur mode d'action. Tous, en effet, en se contractant, modifient directement ou indirectement l'état et la situation des cordes vocales, les tendent ou les relâchent et surtout les rapprochent ou les écartent l'une de l'autre, c'est-à-dire élargissent ou rétrécissent la fente glottique. A ces divers mouvements correspondent naturellement des groupes spéciaux de muscles. On distingue un groupe de *muscles dilatateurs* et un groupe de *muscles constricteurs* dont l'ensemble constitue le sphincter du larynx.

Indépendamment de ces deux groupes il en existe un troisième représenté par deux muscles : les muscles crico-thyroïdiens. Ceux-ci ne sont ni dilatateurs ni constricteurs de la glotte et ne font pas partie, à proprement parler, de la musculature spéciale du larynx. Ils doivent être rattachés, à cause de leur origine, au muscle constricteur inférieur du pharynx avec lequel ils forment le sphincter pharyngo-laryngé. Cependant, normalement, ces muscles, ayant perdu toute connexion avec le constricteur du pharynx, sont entrés entièrement au service du larynx et méritent par conséquent d'être décrits, ainsi qu'on le fait d'habitude, avec les muscles de cet organe.

Nous avons à étudier successivement :

1° Les muscles crico-thyroïdiens; 2° le groupe des muscles dilatateurs composé des deux muscles crico-aryténoïdiens postérieurs; 3° le groupe des muscles constricteurs ou le sphincter du larynx. Ce sphincter se décompose en trois muscles latéraux : *a*) les muscles crico-aryténoïdiens latéraux; *b*) les muscles thyro-aryténoïdiens inférieurs; *c*) les muscles thyro-aryténoïdiens supérieurs, et en un muscle postérieur : le muscle interaryténoïdien. Ce dernier seul est impair, tous les autres sont pairs et symétriques, ce qui donne un total de onze muscles.

Nous ferons suivre la description de chacun de ces muscles de renseignements sommaires sur leurs principales variations d'insertion, sur les connexions qu'ils peuvent présenter avec les muscles voisins et enfin sur les faisceaux surnuméraires qui s'y rattachent. Il nous a suffi, pour compléter ainsi l'étude de la musculature du larynx, de puiser dans les mémoires de Henle, Luschka, Gruber, Merkel, Ledouble et surtout dans le travail de Fürbringer, le plus important et le plus documenté qui existe actuellement sur la question.

Les muscles du larynx, notamment les faisceaux du sphincter, se caractérisent par une variabilité extrême. On trouve toujours d'un sujet à l'autre des dispositions différentes, à des degrés divers. Un certain nombre de faisceaux musculaires que nous décrirons comme surnuméraires ne méritent pas, à vrai dire, cette épithète, car leur présence s'observe plus fréquemment que leur absence. Il nous a cependant paru plus convenable de les placer à part pour pouvoir présenter le muscle dont ils dérivent dans son état le plus simple.

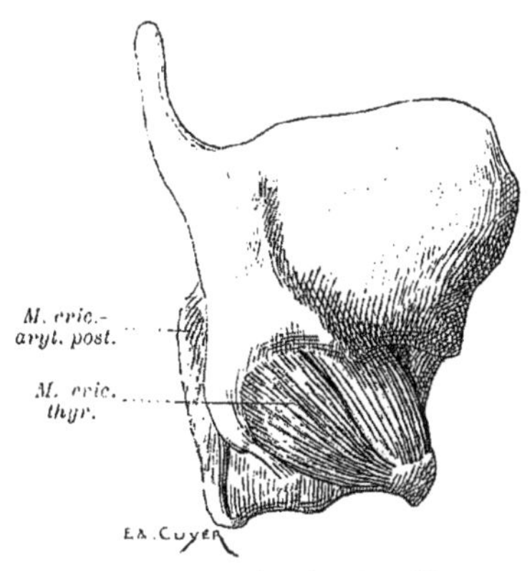

Fig. 230. — Muscle crico-thyroïdien. Face externe.

I. Muscle crico-thyroïdien (fig. 230 et 231). — Les faisceaux d'origine du muscle crico-thyroïdien se fixent sur toute la face antéro-latérale du cartilage cricoïde, dans toute sa hauteur. En avant, ils n'atteignent ordinairement pas la ligne médiane, de sorte que les deux muscles restent séparés par un intervalle plus ou moins considérable, mais plus large en haut qu'en bas. En arrière, ils s'arrêtent à une certaine distance du bord postérieur de l'arc. Nées de toute cette surface, les fibres musculaires se dirigent vers le cartilage thyroïde. Les plus internes sont presque verticales; les plus externes, en même temps inférieures, sont au contraire à peu près horizontales; les moyennes enfin affectent une direction intermédiaire, oblique en haut, en arrière et en dehors. Elles vont s'attacher au bord inférieur de la plaque latérale du thyroïde et à sa face interne dans une étendue variable. Les faisceaux externes s'insèrent sur le bord antérieur de la corne inférieure du thyroïde et, en arrière du tubercule inférieur de ce cartilage, empiètent sur sa face externe.

Tel est, dans la majorité des cas, l'état sous lequel se présente le muscle crico-thyroïdien. Il n'est cependant pas très rare de rencontrer des dispositions différentes que certains auteurs ont même voulu considérer comme habituelles. Ainsi on observe la division du muscle en plusieurs faisceaux ou couches (Tourtual en distinguait quatre), le plus souvent deux : une couche superficielle formée surtout de fibres longitudinales (*muscle crico-thyroïdien droit* de Henle) et une couche profonde, partiellement située en dehors de la précédente, de fibres obliques (*muscle crico-thyroïdien oblique* de Henle). On trouve souvent aussi une disposition penniforme due à l'existence d'une cloison tendineuse oblique en haut, en arrière et en dehors qui sépare le muscle en deux parties différemment orientées.

Variations. — Les deux muscles crico-thyroïdiens, habituellement séparés l'un de l'autre par un intervalle assez large, peuvent, leurs insertions se rapprochant de la ligne médiane, se juxtaposer par leur bord interne, soit dans une partie, soit dans la totalité de leur hauteur.

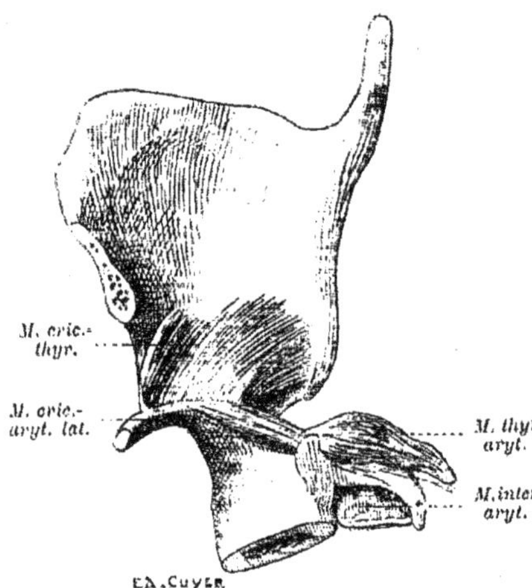

Fig. 231. — Dessin montrant le muscle crico-thyroïdien par sa face interne et le muscle crico-aryténoïdien latéral par son bord supérieur.

Le cartilage cricoïde, scié sur la ligne médiane, a été attiré en dedans et en bas.

On a observé leur union par une bandelette tendineuse ou par un faisceau musculaire, et même leur entre-croisement total (Gruber). En général, ils sont plus rapprochés chez l'enfant que chez l'adulte.

Les faisceaux profonds qui s'attachent à la face interne de la lame latérale du cartilage thyroïde peuvent s'élever très haut, parfois jusqu'à l'union de son tiers inférieur avec son tiers moyen.

Union avec les muscles voisins. — Nous savons déjà que les deux muscles crico-thyroïdiens peuvent s'unir l'un à l'autre. On connaît, en outre, des cas d'union de ces muscles par des faisceaux anormaux, soit avec des muscles extrinsèques (constricteur inférieur du pharynx, muscle sterno-thyroïdien et muscle thyro-hyoïdien), soit avec des muscles propres du larynx : muscles crico-thyroïdien postérieur, interaryténoïdien et thyro-aryténoïdien. Ces dernières anomalies sont d'ailleurs très rares.

Faisceaux surnuméraires. — Indépendamment des faisceaux anormaux dont il vient d'être question, il en est d'autres qui se rattachent au muscle crico-thyroïdien et dont voici la description sommaire.

Muscle thyro-trachéal. — Faisceau détaché du bord interne du crico-thyroïdien et allant s'insérer en bas sur l'un des anneaux de la trachée en passant en arrière du corps thyroïde (décrit pour la première fois par Gruber).

Muscle élévateur profond de la glande thyroïde. — Assez fréquent, unilatéral ou plus rarement bilatéral; va du bord interne du muscle crico-thyroïdien au corps thyroïde.

Muscle crico-trachéal (Macalister). — Languette musculaire fixée, d'une part au bord inférieur de l'arc du cartilage cricoïde, au-dessous du crico-thyroïdien, et d'autre part au 5e anneau de la trachée.

Muscle thyroïdien transverse (Gruber). — Petit faisceau anormal très rare, tantôt impair, tantôt pair, inséré par ses deux extrémités au bord inférieur du cartilage thyroïde.

Action. — Le mode d'action des muscles crico-thyroïdiens a été apprécié de diverses manières. On peut, en effet, considérer qu'ils prennent leur point fixe soit sur le cartilage cricoïde, soit sur le cartilage thyroïde. Dans le premier cas, leur contraction attire en avant, et surtout en bas, le cartilage thyroïde, qui bascule autour d'un axe horizontal passant par les deux articulations crico-thyroïdiennes. Les cordes vocales se trouvent entraînées dans le même sens et se tendent en s'allongeant, puisque leurs extrémités postérieures, fixées aux cartilages aryténoïdes que ce mouvement ne déplace pas, restent en place tandis que leurs extrémités antérieures sont attirées en avant et en bas.

Si, au contraire, les muscles crico-thyroïdiens prennent leur point d'appui sur le cartilage thyroïde fixé au préalable par les muscles thyroïdiens et pharyngiens, le cartilage cricoïde est attiré en arrière et en haut. Les cartilages aryténoïdes se déplacent dans la même direction ainsi que les extrémités postérieures des cordes vocales. Celles-ci se trouvent donc allongées, par conséquent tendues.

Dans les deux cas, la contraction des muscles thyroïdiens a donc pour résultat essentiel de tendre les cordes vocales, condition indispensable pour qu'elles puissent vibrer. De plus, elle diminue la hauteur de l'espace sous-glottique, puisque les deux cartilages qui le circonscrivent se rapprochent l'un de l'autre.

La paralysie de ces muscles (par section du nerf laryngé supérieur qui les innerve) entraîne une raucité de la voix qui disparaît quand, par un moyen quelconque, on rend aux cordes vocales le degré de tension nécessaire.

II. **Muscle crico-aryténoïdien postérieur** (fig. 235). — Epais et de forme triangulaire, ces muscles recouvrent les régions latérales de la face postérieure du cartilage cricoïde, séparés l'un de l'autre par la crête médiane. Ils ne s'insèrent pas sur toute l'étendue de ces régions mais seulement sur leur moitié inférieure et, en dedans, le long de la crête. De ces points d'insertion les fibres musculaires convergent en haut et en dehors, les supérieures affectant une direction sensiblement horizontale, les inférieures et externes un trajet presque vertical ; se ramassent en un faisceau assez épais qui recouvre la face postérieure de la mince capsule articulaire crico-aryténoïdienne et se fixent enfin par un tendon très court au bord postéro-latéral de l'apophyse musculaire du cartilage aryténoïde.

Variations. — Le muscle crico-aryténoïdien postérieur peut être divisé en deux parties : une interne, qui représente la masse principale du muscle, et une externe qui, ou bien va s'insérer, comme la précédente, à l'apophyse musculaire du cartilage aryténoïde, ou bien se fixe à la face interne du cartilage thyroïde; ou bien enfin s'attache à la corne inférieure de ce cartilage (muscle crico-thyroïdien postérieur. Voy. plus loin).

Union avec les muscles voisins. — Il n'est pas rare d'observer des fibres qui unissent le muscle crico-aryténoïdien postérieur avec le muscle crico-aryténoïdien latéral ou avec le muscle thyro-aryténoïdien superficiel (descendant), au niveau de leurs insertions à l'apophyse musculaire.

Faisceaux surnuméraires. — *Muscle crico-thyroïdien postérieur* ou *muscle cérato-cricoïdien.* — Ce petit muscle, relativement fréquent (21,8 pour 100 d'après Turner, 25 pour 100 selon Patruban), et plus souvent unilatéral, s'insère, d'une part, au-dessous du bord inférieur du muscle crico-aryténoïdien postérieur sur la plaque du cartilage cricoïde, et, d'autre part, au bord postérieur de la corne inférieure du cartilage thyroïde. Il est quelquefois en partie fusionné avec le muscle crico-aryténoïdien postérieur.

Muscle thyro-aryténoïdien postérieur ou *muscle cérato-aryténoïdien* (Gruber). — Faisceau anormal plus rare que le précédent, étendu du bord postérieur de la corne inférieure du cartilage thyroïde au bord externe de l'apophyse musculaire du cartilage aryténoïde, où il se fixe à côté du muscle crico-aryténoïdien postérieur.

Action. — En prenant leur point fixe sur le cartilage cricoïde, les muscles crico-aryténoïdiens postérieurs, lorsqu'ils se contractent, font pivoter de dedans en dehors les cartilages aryténoïdes en attirant en dedans, en arrière et en bas, leur apophyse musculaire. Les apophyses vocales, avec les cordes vocales inférieures qui leur font suite, sont déplacées en sens inverse, c'est-à-dire en dehors et en haut. La fente glottique se trouve donc élargie et élevée. La paralysie de ces muscles a pour conséquence l'angoisse respiratoire et peut être suivie de la mort; elle n'a pour ainsi dire pas d'influence sur la phonation.

Sphincter du larynx. — Dans les premiers stades de son développement le sphincter du larynx se présente sous la forme d'un anneau complet et ininterrompu qui entoure la cavité de cet organe (Strazza, Kanthack). Cette disposition rappelle absolument celle que l'on a décrite chez les Amphibiens et les Reptiles. Plus tard, par suite de la différenciation et de l'accroissement des ébauches cartilagineuses, notamment des cartilages aryténoïdes, ce muscle annulaire se trouve décomposé en plusieurs portions qui prennent sur elles leurs insertions. C'est ainsi qu'on observe alors : un muscle postérieur compris entre les deux cartilages aryténoïdes : c'est le muscle interaryténoïdien ; et deux muscles latéraux, symétriques, étendus entre le cartilage cricoïde et les lames latérales du cartilage thyroïde d'une part, et les cartilages aryténoïdes d'autre part : ce sont les muscles crico-thyro-aryténoïdiens, qui se subdivisent à leur tour en muscles crico-aryténoïdiens latéraux et muscles thyro-aryténoïdiens (fig. 232).

Chez l'adulte cependant ces groupes de muscles ne sont pas complètement indépendants les uns des autres, mais se relient par des fibres musculaires superficielles. Il y a chez lui un sphincter discontinu profond, et un sphincter continu superficiel. Ce dernier pourrait, à première vue, être considéré comme l'homologue du sphincter des Amphibiens ou des Reptiles et du sphincter de la période embryonnaire. Il paraît démontré que cette conception est inexacte et que le muscle annulaire superficiel est une formation secondaire. Fürbringer l'a prouvé par ses dissections et ses statistiques. L'étude d'embryons humains montre de son côté que, pendant un certain temps, les muscles crico-thyro-aryténoïdiens sont absolument indépendants du muscle interaryténoïdien et n'échangent avec lui aucune fibre. Ce n'est qu'à partir d'une certaine époque (embryon de 48 millimètres) que l'on peut constater l'existence de fibres musculaires plus superficielles que les anciennes, établissant l'union de ces deux muscles. Dans la suite elles deviennent de plus en plus abondantes.

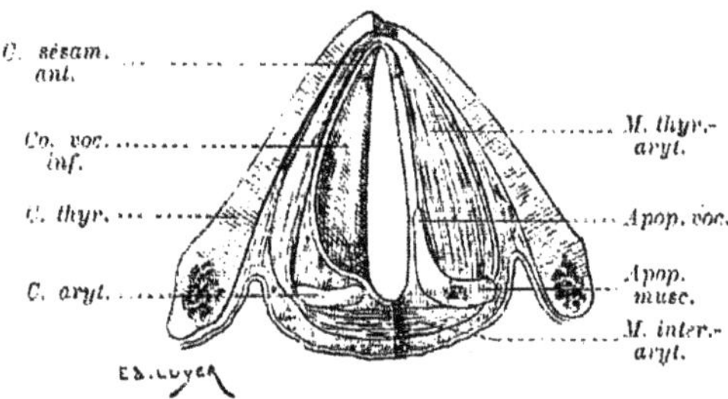

Fig. 232. — Le sphincter du larynx, dans son ensemble, sur une coupe horizontale.

A droite la coupe passe plus bas qu'à gauche, dans la corde vocale inférieure. A gauche on voit la continuité de l'interaryténoïdien avec le thyro-aryténoïde. A remarquer la forme du cartilage aryténoïde.

III. **Muscle crico-aryténoïdien latéral** (fig. 231, 233 et 234). — Le muscle crico-aryténoïdien latéral, court et assez épais, présente une forme triangulaire. Il s'insère sur la partie postéro-latérale, élargie en facette, du bord supérieur de l'arc du cartilage cricoïde, dans toute l'étendue comprise entre le bord externe de la membrane crico-thyroïdienne et la limite postérieure du muscle crico-thyroïdien, ou même plus en arrière.

Ses fibres, inclinées en haut et en arrière, suivant l'obliquité du bord supérieur de l'arc cricoïdien, vont se fixer sur la face antéro-externe de l'apophyse musculaire du cartilage aryténoïde, en avant de l'insertion du muscle aryténoïdien postérieur.

Variations. — Anormalement ce muscle est partagé en un faisceau inférieur, qui s'attache à l'apophyse musculaire, et un faisceau supérieur, moins important, qui s'insère au-dessus de cette apophyse sur le bord externe du cartilage aryténoïde.

Très souvent il est renforcé par des fibres qui se fixent dans une étendue plus ou moins considérable sur la membrane élastique du larynx, au voisinage du cartilage cricoïde et du ligament crico-thyroïdien (*muscle syndesmo-aryténoïdien*).

Union avec les muscles voisins. — La fusion du muscle crico-aryténoïdien latéral avec le muscle thyro-aryténoïdien inférieur est très fréquente. Tantôt un interstice celluleux les sépare, tantôt la fusion est complète et l'on a sous les yeux un muscle crico - thyro - aryténoïdien (Disse, Kanthack).

On a vu également le muscle crico-aryténoïdien latéral partiellement uni au muscle thyro-aryténoïdien supérieur au voisinage de ses insertions aryténoïdiennes. Il échange aussi très fréquemment des fibres avec les interaryténoïdiens, oblique ou transverse.

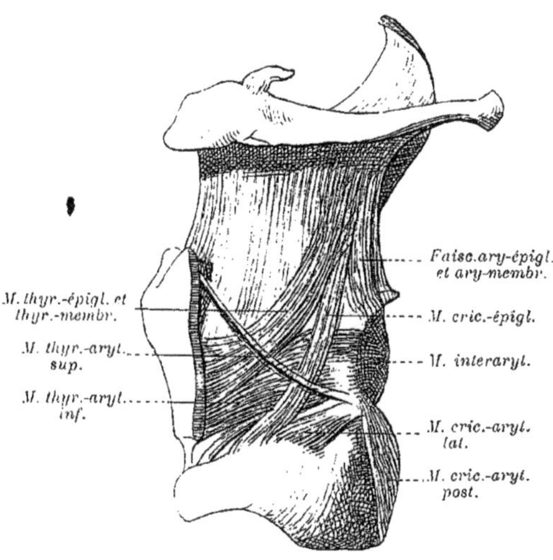

Fig. 233. — Le sphincter du larynx; disséqué par sa face externe après enlèvement de presque toute la lame latérale gauche du cartilage thyroïde.

Faisceaux surnuméraires. — *Muscle crico-membraneux* et *muscle crico-épiglottique.* — Sous ce nom on décrit de petits faisceaux qui se détachent du bord supérieur du muscle crico-aryténoïdien latéral, s'inclinent en haut et en arrière en décrivant une courbe à concavité antéro-supérieure et, recouverts généralement par le muscle thyro-aryténoïdien supérieur, vont se terminer sur la membrane quadrangulaire ou sur l'épiglotte.

Muscle crico-thyroïdien latéral interne. — Il est formé, comme les précédents, par des fibres ascendantes qui vont se réunir au muscle thyro-aryténoïdien descendant, suivent son trajet vers le cartilage thyroïde et se fixent sur la partie supérieure de celui-ci.

Action. — La contraction des muscles crico-aryténoïdiens latéraux a pour résultat un mouvement de rotation de dehors en dedans des cartilages aryténoïdes. Leur apophyse musculaire se porte en avant et un peu en dehors, et les apophyses vocales se déplacent en dedans et légèrement en arrière. Par suite, les cordes vocales se trouvent rapprochées du plan médian; la fente glottique est rétrécie.

IV. **Muscle thyro-aryténoïdien inférieur** (fig. 232, 233 et 234). — Le muscle thyro-aryténoïdien inférieur est un muscle large et épais qui s'insère en avant dans le voisinage de la ligne médiane et sur une certaine étendue en dehors d'elle : sur la moitié inférieure de l'angle rentrant du cartilage thyroïde et sur le bord inférieur de ce cartilage dans une étendue variable; le plus souvent aussi sur la partie adjacente du ligament crico-thyroïdien et de la membrane élastique; enfin quelquefois sur le bord supérieur voisin du cartilage cricoïde. En arrière, ses fibres s'attachent sur toute la fossette inférieure de la face antéro-externe du cartilage aryténoïde, sur le bord externe de ce cartilage, à la pointe et à la face inférieure de son apophyse vocale.

Les faisceaux de cette masse musculaire peuvent être partagés en plusieurs groupes qui diffèrent seulement par leur situation et par l'orientation de leurs fibres constitutives, mais ne peuvent être séparés les uns des autres, si ce n'est artificiellement, car ils échangent constamment des fibres et aucun interstice cellulaire continu ne les isole. On peut distinguer : 1° une couche externe, ou superficielle, de fibres obliquement ascendantes qui, généralement, vont se perdre en partie dans l'épaisseur des replis aryténo-épiglottiques; 2° une couche profonde, interne, de fibres antéro-postérieures, située dans l'épaisseur des cordes vocales (*muscle vocal*). Certains auteurs ont décrit en outre une couche moyenne.

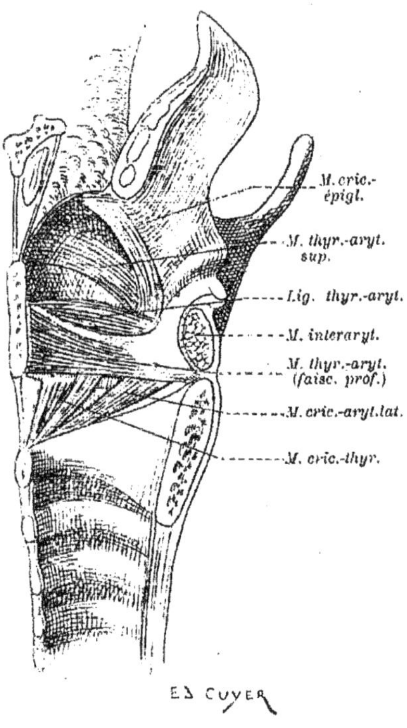

Fig. 234. — Le sphincter du larynx (moitié droite), disséqué par sa face interne après enlèvement de la muqueuse.

Couche externe. — Pour l'apercevoir il faut sectionner le cartilage thyroïde un peu en dehors de la ligne médiane et, du même côté, rabattre la lame latérale en rasant soigneusement sa face profonde avec le scalpel. Ce mode de préparation convient aussi pour mettre en évidence le crico-aryténoïdien latéral. Il rend bien compte de la disposition de tous les muscles qui viennent converger sur l'apophyse musculaire et le bord externe du cartilage aryténoïde. On n'a plus alors qu'à enlever le tissu cellulaire graisseux qui recouvre la région pour apercevoir le muscle thyro-aryténoïdien par sa face externe.

Couche interne. — Cette couche étant logée dans l'épaisseur des cordes vocales inférieures qu'elle constitue en majeure partie, il faut la disséquer sur une moitié de larynx en enlevant la muqueuse qui tapisse la face interne et la face ventriculaire de la corde vocale (fig. 234). Pour bien apprécier sa forme on doit aussi pratiquer des coupes frontales, de préférence sur des larynx durcis. On constate alors que cette couche thyro-aryténoïdienne interne a la forme d'un prisme triangulaire, comme la corde vocale qu'elle remplit (fig. 210). Ses fibres sont en majeure partie dirigées horizontalement d'avant en arrière, et ne s'unissent pas avec les tractus élastiques du ligament thyro-aryténoïdien. Un certain nombre d'entre elles cependant, mais ce fait n'a pu être mis hors de doute que par l'étude de coupes microscopiques, s'insèrent réellement sur ce ligament (Jacobson). Au lieu d'être antéro-postérieures, elles sont obliques en dedans et en avant, et s'attachent sur lui avant d'atteindre le cartilage thyroïde.

Variations. — L'étendue des insertions thyroïdiennes du muscle thyro-aryténoïdien inférieur est des plus variables. Elles occupent habituellement le tiers ou les deux cinquièmes inférieurs du cartilage. De plus, on a décrit des faisceaux d'origine aberrants qui s'insèrent sur le cartilage thyroïde, tantôt à proximité de son bord postérieur, tantôt dans la région inférieure de sa face interne, tantôt enfin à la base de la corne inférieure.

Les fibres qui se fixent à la membrane élastique, considérées par certains auteurs comme formant un muscle indépendant (*muscle syndesmo-aryténoïdien*), peuvent faire défaut, provenir seulement de la partie de cette membrane immédiatement adjacente au cartilage thyroïde ou s'étendre assez loin.

Dans certains cas, quelques fibres s'insèrent sur le bord supérieur du cartilage cricoïde.

Union avec les muscles voisins. — Nous connaissons déjà les rapports que le muscle thyro-aryténoïdien peut contracter avec le muscle crico-aryténoïdien latéral. C'est surtout avec les interaryténoïdiens, oblique ou transverse, que le thyro-aryténoïdien superficiel échange fréquemment (on pourrait presque dire normalement) des fibres qui contournent le bord externe du cartilage aryténoïde et vont se fixer à l'apophyse musculaire ou au bord externe du cartilage aryténoïde du côté opposé (*muscle thyro-aryténoïdien oblique* de Santorini).

Les faisceaux superficiels du thyro-aryténoïdien présentent également souvent des connexions avec le muscle thyro-aryténoïdien supérieur. Ou bien les deux muscles se rejoignent au niveau de leurs insertions au cartilage thyroïde, mais restent distincts dans le reste de leur trajet; ou bien ils se juxtaposent dans toute leur étendue (*muscle thyro-aryténoïdien unique*); ou bien les fibres ascendantes du thyro-aryténoïdien inférieur se continuant en partie avec des fibres descendantes du muscle thyro-aryténoïdien supérieur, il en résulte la formation d'un faisceau curviligne qui s'insère par ses deux extrémités au cartilage thyroïde (*muscle sous-thyroïdien*).

Faisceaux surnuméraires. — *Muscle thyro-membraneux* et *muscle thyro-épiglottique inférieur.* — Ces petits muscles sont si fréquents qu'ils peuvent être considérés comme normaux. Ils sont constitués par des fibres ascendantes de la couche superficielle du muscle thyro-aryténoïdien inférieur qui, recouvertes en partie par le muscle thyro-aryténoïdien supérieur, vont se perdre dans la membrane quadrangulaire ou sur les bords latéraux du cartilage épiglottique. Ces fibres thyro-membraneuses ou thyro-épiglottiques s'associent avec les fibres crico-épiglottiques et membraneuses ou ary-épiglottiques et membraneuses.

Muscle ventriculaire, muscle de la corde vocale supérieure (Rüdinger, Simanowsky, Kanthack). — Ce muscle, d'après Rüdinger, est presque constant. C'est un faisceau aplati, épais de 1 à 2 millimètres, situé dans l'épaisseur de la corde vocale supérieure, au-dessous de la muqueuse. Il répond, par conséquent, à la paroi interne du ventricule de Morgagni. En arrière, il s'attache sur l'angle antéro-latéral du cartilage aryténoïde, à côté du muscle thyro-aryténoïdien inférieur: en avant, il atteint le bord latéral du cartilage épiglottique et s'y termine. Kanthack considère ce faisceau comme dépendant de la portion supérieure du muscle thyro-aryténoïdien inférieur.

Muscle thyro-corniculé. — Petit faisceau aberrant du muscle thyro-aryténoïdien superficiel, qui va s'insérer à la face postérieure du cartilage de Santorini.

Muscle thyro-cunéiforme. — Fibres de la couche moyenne du muscle thyro-aryténoïdien inférieur, qui se fixent sur le cartilage de Morgagni.

Comme on le voit par ce qui précède, toutes les variations qui affectent le muscle thyro-aryténoïdien inférieur n'intéressent que sa couche superficielle. Sa couche profonde, à part des différences de volume, conserve partout les mêmes caractères et les mêmes connexions, fixité qui s'explique assez par sa situation.

Action. — Par l'ensemble de ses fibres le muscle thyro-aryténoïdien inférieur est constricteur de la glotte. Il agit à peu près dans le même sens que le crico-aryténoïdien latéral. De plus, par ses faisceaux superficiels, membraneux et épiglottiques, il contribue à modifier la situation des replis aryténo-épiglottiques et de l'épiglotte, c'est-à-dire des parois du vestibule du larynx, et par conséquent la forme de cette cavité. Les faisceaux profonds ont une action toute spéciale. Ils sont tenseurs des cordes vocales, et cette tension se fait de deux manières. Le muscle, en se contractant, augmente de consistance et d'élasticité, la corde vocale se trouve en quelque sorte gonflée. En outre, les fibres qui s'insèrent directement sur le ligament élastique tendent, en se raccourcissant, toute la partie de ce ligament située en avant d'elles.

[A. NICOLAS.]

V. **Muscle thyro-aryténoïdien supérieur** (fig. 233 et 234). — Ce muscle n'est pas constant et quelques auteurs le considèrent seulement comme une simple variété, mais on le trouve chez la majorité des sujets. Son degré de développement est d'ailleurs extrêmement variable. Il se fixe à la partie supérieure de l'angle rentrant du cartilage thyroïde, descend ensuite en arrière et en bas, au-dessus (en dehors) du muscle thyro-aryténoïdien inférieur et va s'insérer à l'apophyse musculaire du cartilage aryténoïde. Ses fibres ont une direction à peu près perpendiculaire à celle des fibres superficielles du muscle thyro-aryténoïdien inférieur.

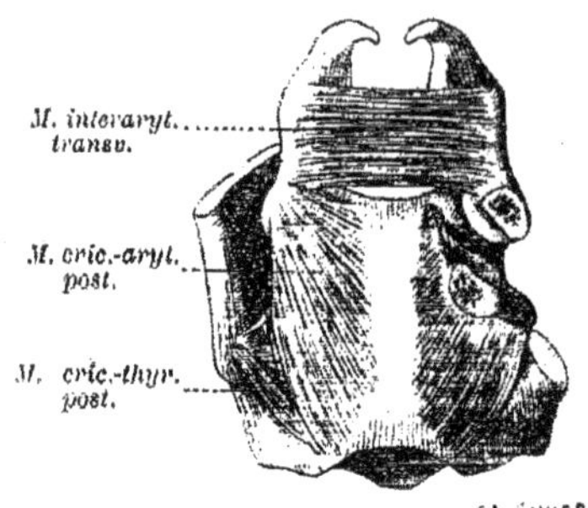

Fig. 235. — Les muscles crico-aryténoïdiens postérieurs et le muscle interaryténoïdien transverse (l'apophyse musculaire du cartilage aryténoïde droit a été coupée et rabattue en bas avec le tendon du muscle crico-aryténoïdien postérieur). (Imité de Luschka.)

Variations. — Le muscle thyro-aryténoïdien supérieur s'attache ordinairement dans le tiers supérieur de l'angle rentrant du cartilage thyroïde, mais il peut se fixer aussi beaucoup plus bas, rejoindre alors le thyro-aryténoïdien inférieur, surtout si les insertions de celui-ci remontent plus haut que d'habitude. Il reçoit quelquefois des fibres qui émanent de la face interne des lames thyroïdiennes.

Connexions avec les muscles voisins. — Il peut être dissocié en bandelettes qui s'enchevêtrent avec les faisceaux du muscle thyro-aryténoïdien inférieur. Un certain nombre de fibres se continuent parfois, en contournant le bord externe du cartilage aryténoïde, avec les interaryténoïdiens, oblique ou transverse, pour aller se fixer au cartilage aryténoïde du côté opposé.

Faisceaux surnuméraires. — *Muscle ary-membraneux* et *muscle ary-épiglottique.* — Faisceaux très fréquents, constants même pour certains auteurs, mais très variables dans leur développement. Tantôt ils sont bien distincts du muscle thyro-aryténoïdien supérieur, tantôt ils sont juxtaposés à ce muscle, le long de son bord supérieur. Ils s'attachent sur la membrane quadrangulaire ou sur l'épiglotte et, en bas, vont se fixer au sommet ou au bord externe du cartilage aryténoïde, en se continuant fréquemment à ce niveau avec des fibres de l'interaryténoïdien oblique.

Muscle thyro-membraneux supérieur et *muscle thyro-épiglottique supérieur.* — Cette anomalie, très rare, consiste en une bandelette musculaire grêle qui part du tiers supérieur de l'angle rentrant du cartilage thyroïde et va se perdre sur la membrane quadrangulaire ou le bord du cartilage épiglottique.

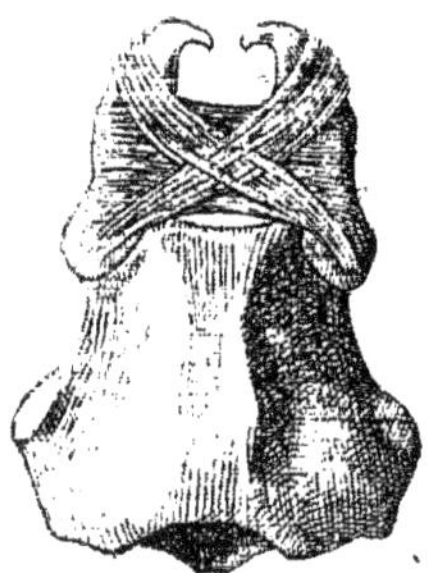

Fig. 236. — Muscle interaryténoïdien, oblique et transverse.

VI. **Muscle interaryténoïdien.** — Ce muscle, impair, est situé entre les cartilages aryténoïdes, en arrière d'eux, au-dessous de la muqueuse pharyngienne. Il comprend deux groupes de faisceaux : l'un, superficiel, constitue l'*interaryténoïdien oblique*; l'autre, profond, l'*interaryténoïdien transverse.*

Muscle interaryténoïdien oblique (fig. 236). — Dans les cas typiques l'interaryténoïdien oblique se compose de deux bandelettes obliques qui s'attachent chacune à la face postérieure de l'apophyse musculaire du cartilage aryténoïde, se dirigent en haut et en dehors, s'entre-croisent et vont s'attacher respectivement à la pointe et à la partie voisine du bord externe du cartilage aryténoïde opposé à celui d'où elles partent. A cet endroit le plus souvent une partie de leurs fibres se continuent, sans prendre d'insertion au cartilage aryténoïde, avec des fibres superficielles du crico-aryténoïdien latéral ou du thyro-aryténoïdien inférieur. D'autres vont se perdre dans le bord libre des replis aryténo-épiglottiques.

Variations. — Ce muscle est soumis à de grandes variations de volume. Ses faisceaux, tantôt larges et épais, tantôt très grêles, sont souvent inégalement développés. L'un d'eux peut faire défaut, mais l'absence complète des deux est rare.

Assez fréquemment quelques-unes des fibres superficielles des faisceaux obliques s'insèrent sur le bord supérieur de la plaque du cartilage cricoïde.

Connexions avec les muscles voisins. — Toujours les faisceaux interaryténoïdiens obliques présentent des relations étroites avec l'interaryténoïdien transverse, grâce à un échange de fibres plus ou moins abondantes. Pour les connexions avec les autres muscles, le lecteur voudra bien se reporter aux différents paragraphes consacrés à ces muscles.

Faisceaux surnuméraires. — *Muscle ary-corniculé* (Luschka, Tourtual). — Petite languette musculaire plus ou moins indépendante, qui va se fixer au bord interne du cartilage de Santorini.

Muscle crico-corniculé. — Très rare. Ce faisceau musculaire s'insère en bas au bord supérieur de la plaque du cartilage cricoïde, près de la ligne médiane, monte verticalement ou obliquement en arrière de l'interaryténoïdien oblique et va s'attacher au cartilage de Santorini.

Muscle interaryténoïdien transverse (fig. 235). — Les fibres de l'interaryténoïdien transverse s'étendent du bord externe de l'un des cartilages aryténoïdes au bord externe du cartilage opposé. Par leur réunion elles forment une lame épaisse, quadrilatère qui, sur les côtés, repose dans la concavité de la face postérieure de ces cartilages et, dans l'intervalle, est recouverte par la muqueuse et les glandes de l'arrière-fond de la cavité du larynx. Le bord supérieur de cette lame n'atteint pas le sommet des cartilages aryténoïdes; son bord inférieur, arrondi et rectiligne comme le précédent, est contigu au bord supérieur de la plaque du cricoïde.

Variations. — Parfois, surtout lorsque l'interaryténoïdien oblique est peu développé ou fait défaut d'un côté ou de l'autre, les fibres les plus superficielles de l'interaryténoïdien transverse sont, en certains endroits, plus ou moins obliques. On a vu ce muscle s'étendre en haut jusqu'aux cartilages corniculés, et en bas jusqu'aux apophyses musculaires.

Pour les connexions avec les muscles interaryténoïdiens obliques, crico-aryténoïdiens latéraux, etc., nous renvoyons à la description de chacun de ces muscles.

Action. — Dans leur ensemble, les fibres de l'interaryténoïdien, en se raccourcissant, rapprochent les deux cartilages aryténoïdes l'un de l'autre, rétrécissent, par conséquent, la fente glottique. Dans ce mouvement, les cartilages aryténoïdes glissent sur les surfaces articulaires cricoïdiennes. Les fibres superficielles que les interaryténoïdiens obliques envoient sur la membrane quadrangulaire et sur l'épiglotte, agissent, comme du reste les autres faisceaux ary-membraneux et ary-épiglottiques, sur les replis aryténo-épiglottiques et l'épiglotte, qu'ils déplacent. Ils sont constricteurs de l'orifice du larynx.

Il nous reste à signaler, pour terminer les muscles du larynx, un faisceau anormal dont la signification est assez obscure et qui a reçu le nom de *muscle ary-corniculé droit.*

Découvert par Luschka, ce muscle a été trouvé par Fürbringer dans la proportion de 31 pour 100. Il est le plus souvent bilatéral et se trouve au côté interne des cartilages aryténoïdes, recouvert en arrière par l'interaryténoïdien transverse. Sa forme est celle d'un petit triangle dont la base, inférieure, se fixe sur le bord interne du cartilage aryténoïde sans atteindre le cartilage cricoïde, et dont le sommet s'attache, par une petite lamelle tendineuse, sur le côté concave du cartilage de Santorini.

[A. NICOLAS.]

NOTES

A. — On compare généralement le cartilage cricoïde à une bague dont le chaton serait tourné en arrière. Il faudrait ajouter qu'il s'agit d'une bague d'une forme exceptionnelle, puisque le chaton est rejeté complètement sur l'un des côtés de l'anneau, au lieu d'être partagé par lui en deux moitiés égales.

B. — Sur les coupes sagittales, on voit très bien que, d'une façon constante, le bord inférieur de l'arc du cartilage cricoïde est situé sur un plan plus élevé que le bord inférieur de la plaque (fig. 202 et 203).

C. — Rambaud et Renault ont, les premiers, montré que : « les deux lames latérales du cartilage thyroïde s'unissent par l'intermédiaire d'un cartilage médian parfaitement circonscrit, le *cartilage vocal*. On l'aperçoit parfaitement en regardant le cartilage par transparence. Cette lame est très marquée chez les jeunes sujets ; chez les adultes, dont le cartilage ne présente pas encore de points d'ossification, elle est peut-être un peu moins apparente.... Sa forme est losangique.... Ses bords s'unissent avec les deux lames du thyroïde comme les os du crâne entre eux. »

Décrite ensuite par Halbertsma sous le nom de *lamina mediana*, puis par Henle et Luschka, la *pièce intermédiaire* du cartilage thyroïde ne constitue pas, en réalité, un cartilage

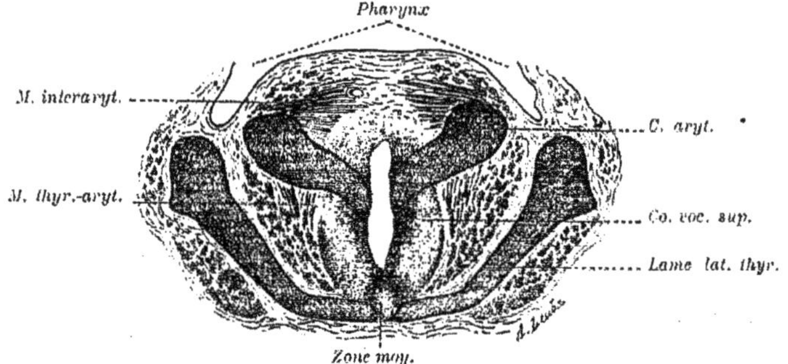

Fig. 237. — Coupe horizontale du larynx d'un embryon humain long de 22 mm., passant par la région des cordes vocales inférieures.

Les lames latérales du cartilage thyroïde sont séparées sur la ligne médiane.

distinct, indépendant des lames latérales. L'étude du développement nous montre qu'elle se forme de la façon suivante.

Le cartilage thyroïde prend naissance aux dépens de deux ébauches latérales primitivement séparées l'une de l'autre dans toute leur hauteur (embryon de 22 millimètres) (fig. 237). Plus tard (embryon de 30 millimètres) ces deux ébauches lamellaires s'unissent bout à bout par leur bord antérieur et successivement en deux endroits distincts : d'abord au-dessus, puis au-dessous de la région des cordes vocales. Elles demeurent écartées dans toute l'étendue qui correspond à celles-ci. Ensuite (de la 10e à la 13e semaine), la bande cellulaire qui les sépare au niveau de la région vocale deviendra cartilagineuse et ainsi leur soudure se trouvera réalisée par un nodule impair médian, le *nodule intermédiaire*. Dans les derniers mois de la vie fœtale, le cartilage thyroïde est formé par une plaque cartilagineuse continue. Aucun indice ne révèle ni l'existence du nodule intermédiaire ni l'indépendance primitive des lames latérales (fig. 238). L'incisure thyroïdienne apparaît après que l'union de celles-ci est réalisée et résulte de ce que les deux lames s'accroissent, indépendamment l'une de l'autre, par apposition de nouvelle substance cartilagineuse sur leur bord supérieur (Kallius).

Immédiatement après la naissance, on constate sur la ligne médiane du cartilage thyroïde, à la hauteur des cordes vocales, un arrangement spécial des cellules cartilagineuses qui répond à la lame intermédiaire des auteurs (fig. 239). Chez l'adulte, celle-ci ne se distingue également des régions latérales que par l'orientation différente de ses éléments constituants (fig. 240).

La pièce intermédiaire *de l'adulte* est donc une *formation secondaire* et résulte du remaniement, dans une région limitée, d'une lame cartilagineuse homogène.

L'existence de la pièce intermédiaire explique, ainsi que l'ont fait voir Rambaud et Renault, pourquoi les fractures verticales du larynx ne se font pas exactement sur la ligne médiane. Elles se produisent en effet latéralement, précisément suivant une ligne qui représenterait l'union de cette pièce avec la lame latérale.

D. — Les deux lames du cartilage thyroïde sont normalement placées symétriquement de chaque côté du plan médian. Cependant, assez souvent l'une d'elles est déviée en dedans dans la totalité ou dans une partie seulement de son étendue, notamment au voisinage de l'échancrure et de la partie supérieure de l'angle. Dans ces conditions, celui-ci est incurvé d'un côté ou de l'autre, et l'une des lames, par son bord antérieur, chevauche sur l'autre. Cette malformation, dont le mécanisme nous échappe, a pour conséquence, à l'intérieur du larynx et du côté correspondant à la déviation, l'aplatissement du ventricule qui se réduit

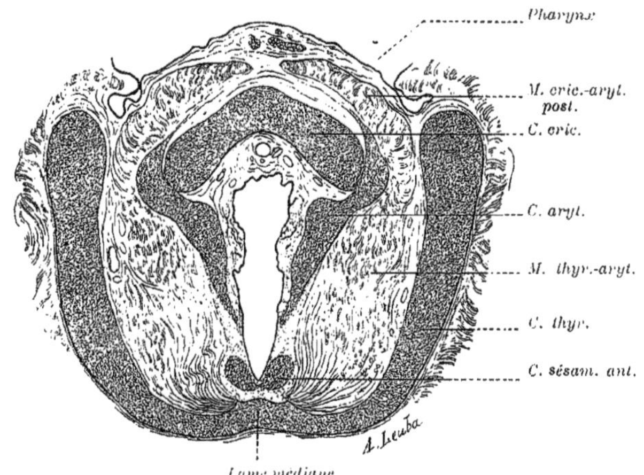

Fig. 238. — Coupe horizontale du larynx d'un fœtus humain de 6 mois 1/2.

Les lames thyroïdiennes sont soudées sans trace de lame intermédiaire (la place de la future lame médiane est indiquée).

à une fossette peu profonde, en même temps la diminution ou même la disparition de la saillie de la corde vocale supérieure. D'après Zuckerkandl, elle serait plus fréquente à gauche qu'à droite et s'observerait presque exclusivement chez l'Homme. Elle ne semble pas, d'ailleurs, exercer d'influence sensible sur la phonation.

E. — La forme lamellaire des cartilages aryténoïdes ne se manifeste pas avec une égale évidence chez tous les sujets. Lorsqu'ils sont très développés, leur surface de section (dans la partie supérieure) figure une ellipse allongée transversalement. En d'autres termes, la lame cartilagineuse est épaisse et ses bords sont fortement convexes. De plus, le contour de cette section varie suivant le niveau atteint par le couteau. Par exemple, il peut être triangulaire si celui-ci passe horizontalement par le tubercule qui termine la ligne arquée sur le bord interne.

F. — Le cartilage épiglottique se différencie dans le bourrelet situé au-devant de l'orifice du larynx, seulement après que les bourgeons glandulaires issus de l'épithélium laryngé se sont enfoncés dans l'épaisseur de ce même bourrelet. La formation de cartilage ne pourra se faire, par conséquent, que dans les intervalles des glandes (ou des autres organes, vaisseaux et nerfs, déjà existants), et comme la plupart de celles-ci, s'enfonçant en avant, dépassent la limite antérieure de la zone chondrogène, la lame cartilagineuse sera forcément percée de trous pour le passage des canaux excréteurs mélangés à des acini glandulaires. De simples fossettes logeront les glandes qui se sont développées sans sortir des limites de la région transformée en cartilage.

[A. NICOLAS.]

G. — Ici, comme du reste dans beaucoup d'autres cas, la simple dissection et l'examen macroscopique ne suffisent pas à affirmer l'absence de tout nodule cartilagineux. L'étude microscopique de coupes sériées donne seule une certitude absolue. Or, chaque fois que j'ai employé ce moyen, j'ai trouvé les cartilages de Morgagni alors que souvent la dissection ne me donnait que des résultats douteux. Il conviendrait cependant d'examiner, avant de soutenir catégoriquement leur constance, un nombre suffisamment grand de sujets.

H. — Ces pièces cartilagineuses se différencient longtemps après les autres cartilages du larynx. Si j'en juge d'après les quelques embryons que j'ai pu étudier, les cartilages de Morgagni et les cartilages sésamoïdes postérieurs ne sont reconnaissables, sous la forme de condensations cellulaires bien localisées, que du 5e au 6e mois. Les nodules sésamoïdes antérieurs sont, au contraire, plus précoces. J'ai pu constater leur ébauche déjà chez un embryon de 8 centimètres.

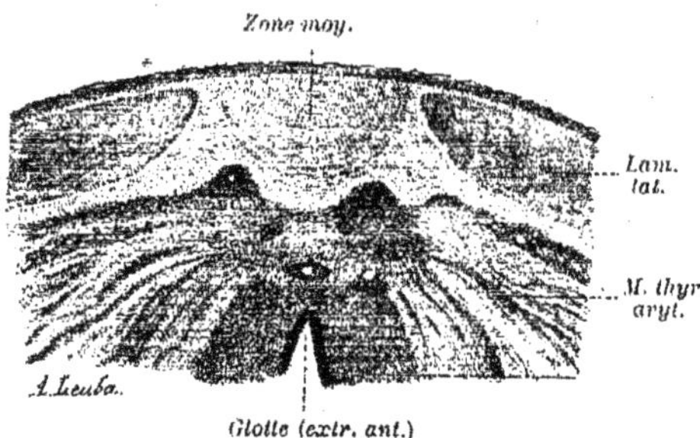

Fig. 230. — Enfant nouveau-né. Coupe horizontale du cartilage thyroïde. Zone moyenne. Agencement des cellules cartilagineuses figurant une pièce intermédiaire.

I. — Le cartilage interaryténoïde est constant et très développé chez différents Mammifères, notamment chez le porc et chez le chien. Il affecte alors des rapports spéciaux avec les cartilages aryténoïdes et avec le muscle interaryténoïdien transverse.

K. — L'absence de l'une des grandes cornes, plus rarement des deux, est une anomalie relativement fréquente. D'après Schultze, elle s'observerait plus souvent à gauche qu'à droite. Hyrtl a prétendu que, dans ces cas, le corpuscule triticé du côté correspondant était toujours plus long, mais Schultze a rapporté plusieurs observations d'absence simultanée de la corne et du corpuscule. D'ailleurs, la grande corne peut alors être remplacée par une pièce cartilagineuse indépendante reliée à l'os hyoïde, d'une part, et au cartilage thyroïde, d'autre part, par un cordon ligamenteux.

L. — Les lames latérales du cartilage thyroïde sont parfois, chez les 2/5 des sujets (Gruber), perforées, au voisinage de leur angle postéro-supérieur, d'un trou, le *foramen thyroïdeum*. Cette anomalie, plus souvent unilatérale, serait, au dire de Gruber, plus fréquente chez la femme que chez l'homme et un peu plus à gauche qu'à droite. Ce trou est ordinairement unique, mais on l'a vu double (Gruber). Il est arrondi ou ovale et peut atteindre 6 millimètres de diamètre. Il livre passage à l'artère laryngée supérieure et à un filet nerveux.

M. — D'après une statistique de Gruber, qui porte sur 250 larynx (199 masculins, 51 féminins), l'existence du corpuscule triticé serait la règle, car on le trouve dans 70 pour 100 des cas. Une seule fois Gruber l'a vu représenté par plusieurs nodules. Habituellement, il est situé à l'extrémité inférieure du ligament thyro-hyoïdien latéral, plus rarement à sa partie moyenne, et exceptionnellement à son extrémité supérieure. Sa forme est ovale, elliptique ou cylindrique. Sa longueur varie de 2 à 13 millimètres, son épaisseur de 1 à 5 millimètres et sa largeur de 1 millimètre à 4 mm. 5. Chez la femme, il est en général notablement plus petit que chez l'homme.

Rarement ce corpuscule est uni par articulation avec la grande corne du thyroïde seule ou en même temps avec la grande corne de l'os hyoïde (1 fois sur 38 larynx).

Son ossification commence, chez l'homme, vers la fin de la 20e année, chez la femme vers la fin de la 30e. Chez celui-là elle est complète après l'âge de 50 ans, tandis que chez celle-ci elle peut ne pas être achevée, même à un âge très avancé.

La fusion du corpuscule, devenu osseux, avec la grande corne du thyroïde est rare, de même sa soudure avec la grande corne de l'os hyoïde (cas de Debierre). Enfin on possède quelques observations d'articulation directe de la corne thyroïdienne avec la corne hyoïdienne, le cartilage triticé faisant défaut, du moins en tant que noyau indépendant.

N. — La membrane hyo-épiglottique représenterait, d'après Bland Sutton, le vestige fibreux d'un muscle hyo-épiglottique normal chez beaucoup de Mammifères.

O. — La profondeur des fosses glosso-épiglottiques (encore appelées *valleculæ*) est très variable: parfois elle est à peu près nulle. Zuckerkandl a rapporté un cas dans lequel la fosse du côté droit constituait un véritable tube, profond de 20 millimètres et large de 10 millimètres. Celle du côté gauche formait un double tube de 16 millimètres de longueur, avec un orifice de 4 millimètres sur 9 millimètres.

P. — C'est là l'opinion classique. Krull a prétendu, au contraire, que la surface convexe

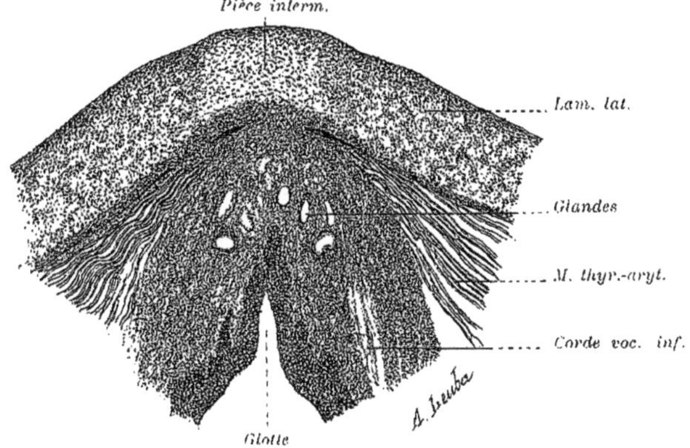

FIG. 240. — Coupe horizontale du cartilage thyroïde et de la portion adjacente des cordes vocales inférieures (homme adulte).

n'est pas sur la corne thyroïdienne, mais sur la facette cricoïdienne. En réalité, ainsi que l'a fait remarquer Aeby, les deux dispositions s'observent. Les caractères des surfaces articulaires sont très variables et souvent elles ne présentent ni l'une ni l'autre de courbure appréciable.

D. — MUQUEUSE DU LARYNX

Nous connaissons déjà la manière dont la muqueuse se comporte sur les différents points de la surface intérieure ou extérieure (pharyngienne) du larynx et nous avons étudié les replis qu'elle forme. Il nous faut examiner maintenant sa structure et envisager successivement son épithélium, la couche sous-épithéliale et les glandes.

1° **Épithélium**. — Deux variétés d'épithélium prennent part à la constitution du revêtement de la muqueuse laryngée. Certaines régions sont tapissées par un épithélium stratifié plat, d'autres par un épithélium cylindrique à cils vibratiles. La répartition et la proportion de ces deux formes varient d'ailleurs notablement suivant l'âge et les individus.

Chez l'*enfant nouveau-né* l'épithélium cylindrique à cils vibratiles occupe *toute* la surface de la muqueuse, à l'exception de celle qui répond aux cordes vocales inférieures et à la face antérieure ou buccale de l'épiglotte. Cette dernière est pourvue d'un épithélium plat stratifié identique à celui de la bouche. Quant aux cordes vocales inférieures elles sont tapissées sur chacune de leurs faces et dans une certaine étendue par un mince épithélium, formé de deux ou trois couches au plus d'éléments mal délimités, irrégulièrement distribués, souvent vésiculeux et comme en voie de dégénérescence (fig. 241, A). Cet épithélium se continue par une transition assez rapide, d'une part avec le revêtement cilié du plancher ventriculaire, d'autre part avec l'épithélium également cilié des parois de l'étage inférieur. L'espace interaryténoïdien (glotte respiratoire) est pourvu d'un épithélium cylindrique à cils vibratiles.

Adulte. — Au cours du développement l'épithélium stratifié plat se substitue par places à l'épithélium cilié. Chez l'adulte on le trouve constamment : 1° sur toute la surface extérieure, pharyngienne, du larynx ; 2° sur les cordes vocales inférieures et sur la face interne de l'apophyse vocale ; 3° sur la face postérieure de l'épiglotte et la face interne des replis aryténo-épiglottiques dans une certaine étendue à partir de leur bord libre ; 4° sous forme d'îlots sur le restant de la face postérieure de l'épiglotte et de la face interne des replis aryténo-épiglottiques. Enfin on a constaté souvent la présence d'une bande étroite d'épithélium plat le long de la corde vocale supérieure (fig. 241, B). Partout ailleurs l'épithélium est stratifié cylindrique à cils vibratiles. Exceptionnellement toute la surface interne du larynx, ventricules y compris, et la partie supérieure de la muqueuse trachéale peuvent être tapissées par un épithélium plat stratifié (Schaffer cité par v. Ebner), mais on s'est demandé si cet état n'était pas le résultat d'un processus inflammatoire.

L'épithélium plat qui recouvre la surface extérieure du larynx, y compris la face antérieure de l'épiglotte, est très épais ; il ne diffère pas de l'épithélium bucco-pharyngien. Celui qui revêt la surface interne, particulièrement les cordes inférieures (et les cordes supérieures exceptionnellement) est plus mince, notamment juste au niveau de leur bord libre, mais il y a des variations individuelles assez sensibles (fig. 241, B et C). Plusieurs couches le composent : une couche profonde d'éléments cylindriques perpendiculaires et juxtaposés régulièrement ; une couche moyenne formée par 2 ou 3 assises de cellules arrondies, plus ou moins polygonales : cette couche, là où l'épithélium est très mince, peut être réduite et même disparaître ; enfin une couche superficielle, souvent cornée, de 6 à 8 rangées de cellules plates.

La largeur de la bande d'épithélium plat correspondant à la corde vocale inférieure est variable. Habituellement elle ne dépasse pas ou peu les limites du ligament. Elle est en moyenne de 3 à 4 millimètres, dont moitié sur la face supérieure et moitié sur la face inférieure, mais elle peut être deux ou trois fois plus considérable. Ses limites peuvent être indiquées par deux lignes, lignes arquées supérieure et inférieure de Reinke, qui longent respectivement la face ventriculaire et la face trachéale de la corde.

L'épithélium cilié comprend : 1° des éléments de forme allongée se rapprochant plus ou moins de la forme cylindrique et limités du côté de la surface par un plateau muni de cils vibratiles dont les oscillations se propagent vers l'orifice pharyngien du larynx ; le noyau de ces cellules, ovale ou presque sphérique, est situé à une hauteur différente pour chacune d'elles ; il existe ainsi deux ou plusieurs séries superposées de noyaux appartenant à des éléments semblables par leurs relations avec la surface ; 2° des cellules caliciformes mélangées aux précédentes ; 3° des éléments profonds, polygonaux ou irrégulièrement cylindriques, logés entre les extrémités externes des cellules superficielles.

On trouve en outre dans l'épithélium, à des niveaux quelconques, mais à titre d'éléments étrangers, des leucocytes immigrés. (Pour ce qui concerne l'existence de bourgeons gustatifs dans l'épithélium du larynx, voy. p. 465.)

L'épithélium repose sur un stroma composé de fibres élastiques et de fibres conjonctives. Quelques auteurs ont admis qu'il en était séparé par une membrane basilaire (Rheiner), mais l'existence de cette membrane est douteuse, du moins dans la plupart des régions. Il semble qu'on puisse la rencontrer sous l'épithélium de la corde vocale inférieure. Quoi qu'il en soit, le chorion de la

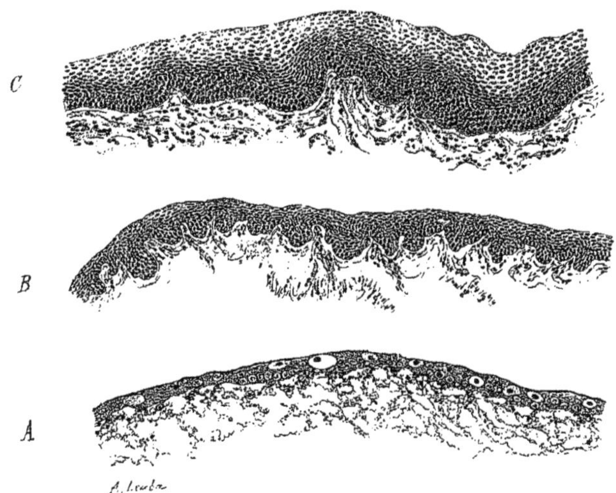

Fig. 241. — Épithélium des cordes vocales (coupes frontales).

A. Épithélium de la corde vocale inférieure chez un enfant nouveau-né. — *B*. Épithélium des cordes vocales inférieure et supérieure chez un homme de 35 ans. — *C*. Épithélium de la corde vocale inférieure chez un homme de 23 ans.

muqueuse est généralement très mince. Une couche de tissu cellulaire lâche le sépare de la membrane élastique, sauf au niveau des cordes vocales inférieures où l'épithélium repose directement sur les couches les plus superficielles, d'ailleurs plus lâches et formées surtout de faisceaux conjonctifs, du ligament thyro-aryténoïdien. Dans toutes les zones recouvertes d'un épithélium cilié la surface du chorion est absolument lisse. Il n'en est pas de même dans les régions à épithélium plat, où l'on a décrit des éminences papillaires.

La présence de *papilles* sur la face postérieure de l'épiglotte, là où l'épithélium est stratifié plat, et en arrière dans l'espace interaryténoïdien, sur la zone de passage du larynx dans le pharynx, paraît bien établie et constante. Au niveau des cordes vocales inférieures leur existence est encore l'objet de discussions. Certains auteurs prétendent que dans certains cas on n'en rencontre pas (Kanthack), d'autres au contraire affirment qu'il en existe toujours. D'après nos propres observations qui confirment en partie celles de Frænkel et Benda, les papilles sont constantes, mais leur développement varie beaucoup d'un endroit à l'autre aussi bien que d'individu à individu (fig. 241, B et C). Elles ne se présentent pas comme des saillies digitiformes isolées mais constituent des crêtes continues, d'une façon générale parallèles entre elles et à l'axe sagittal de la corde. D'après Benda on en compterait de 10 à 20. En tout cas ces crêtes papillaires ne sont pas partout également saillantes, ainsi qu'on peut s'en assurer sur des coupes frontales, les seules qui permettent, avec les préparations par macération, d'en prendre une idée exacte. C'est dans la région moyenne de la corde vocale que leur hauteur est la plus considérable. En arrière, dans la région aryténoïdienne, elles s'aplatissent et disparaissent en s'étalant ou bien se décomposent en séries de papilles isolées.

Lorsque la corde vocale supérieure est revêtue d'un épithélium stratifié plat, on y trouve également des papilles mais peu nombreuses et moins saillantes que celles de la corde inférieure.

Follicules lymphatiques. — Le tissu sous-épithélial, dans toute l'étendue de la muqueuse, renferme normalement dans ses mailles des leucocytes dont l'abondance varie suivant les sujets et suivant les régions. Toujours très faible dans la corde vocale inférieure, cette infiltration leucocytaire est surtout accusée dans la muqueuse de la face postérieure de l'épiglotte, dans celle des replis aryténo-épiglottiques, au voisinage de leur bord libre, enfin dans la paroi des ventricules de Morgagni. Outre cet envahissement diffus qui peut atteindre des proportions considérables, on trouve ordinairement, de l'avis de la majorité des auteurs, de véritables follicules clos répartis en certains endroits et d'une façon, semble-t-il, irrégulière. Ces nodules lymphatiques siègent de préférence à la face postérieure de l'épiglotte et dans la muqueuse ventriculaire. Le tissu adénoïde est assez développé dans les parois de l'appendice pour que Frænkel ait pu comparer ce diverticule à une poche amygdalienne (*tonsille laryngienne*).

2° **Glandes.** — Les glandes du larynx sont grosses et extrêmement nombreuses. Toutes, elles appartiennent à la catégorie des glandes tubulo-acineuses, ou tubuleuses simples ramifiées (Flemming). Elles sont disséminées dans toute la muqueuse et en certains endroits réunies en amas volumineux et compacts. On peut, d'après leur situation, les partager en plusieurs groupes.

1° *Groupe antérieur* ou épiglottique.

Les glandes de ce groupe sont logées pour la plupart en avant du cartilage épiglottique, dans l'espace thyro-hyo-épiglottique. On trouve aussi des tubes glandulaires dans les trous de ce cartilage ainsi que dans la muqueuse qui recouvre sa face laryngée. Leurs conduits excréteurs viennent déboucher sur la face postérieure de l'épiglotte qu'ils atteignent directement ou après avoir traversé la lame cartilagineuse.

2° *Groupe postérieur* ou interaryténoïdien.

Ces glandes occupent la gouttière interaryténoïdienne et les lèvres de l'incisure du même nom, réparties, les unes en avant du muscle interaryténoïdien, les autres en arrière de ce muscle au voisinage de son bord supérieur et sous la muqueuse pharyngienne; d'autres enfin dans son épaisseur même. Les conduits excréteurs de ces dernières sont, naturellement, obligés de passer au travers des faisceaux musculaires pour venir s'ouvrir dans la gouttière inter-aryténoïdienne.

3° *Groupes latéraux*. — Ces deux groupes, symétriques, comprennent, d'une part les glandes situées dans l'épaisseur des replis ary-épiglottiques et dans les cordes vocales supérieures, d'autre part les glandes des cordes vocales inférieures.

Les premières, *glandes aryténoïdiennes* de Morgagni, se disposent en deux amas allongés qui se continuent l'un avec l'autre en figurant un L. La branche verticale de l'L, placée au-devant et en dehors du cartilage aryténoïde, répond au cartilage de Morgagni qui la sépare de la muqueuse (fig. 223) ; la branche hori-

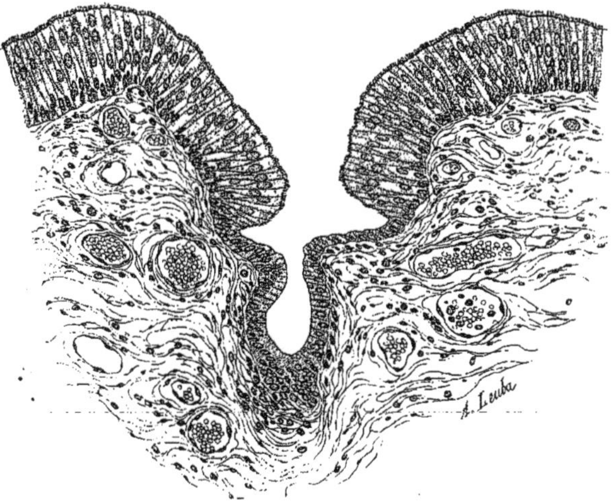

Fig. 242. — Muqueuse de la face postérieure de l'épiglotte chez un enfant nouveau-né.

Épithélium cilié. Embouchure d'une glande (la coupe a atteint obliquement le canal excréteur de celle-ci et, par conséquent, n'en montre qu'une partie) ; fossette et dilatation au niveau de cette embouchure.

zontale part de la fossette moyenne de la face antéro-externe du cartilage aryténoïde et suit la corde vocale supérieure dont elle forme la masse principale (fig. 211 et 213). Les conduits excréteurs s'ouvrent, les uns dans le vestibule du larynx au-devant du cartilage aryténoïde, les autres sur la paroi supérieure du ventricule de Morgagni.

Outre ces glandes il en existe une quantité d'autres enfouies dans le tissu conjonctif entre les faisceaux musculaires, autour des parois ventriculaires et dans toute l'épaisseur des replis aryténo-épiglottiques. Elles débouchent soit dans le vestibule, soit dans la cavité du ventricule et de son appendice.

Les glandes des cordes vocales inférieures, longtemps niées, ont été découvertes par Knoll et décrites depuis par plusieurs auteurs. On les rencontre sur la face supérieure et sur la face inférieure de ces replis, logées, les unes entre l'épithélium et la face correspondante du muscle thyro-aryténoïdien, les autres enfoncées dans l'épaisseur de ce muscle au milieu de ses fibres, jusqu'à une profondeur plus ou moins considérable. On n'en trouve jamais dans la zone occupée par le ligament (Kanthack) et elles demeurent distantes du bord libre de la corde d'environ 1 mm. 5 à 2 millimètres de part et d'autre.

Toutes ces glandes sont réparties assez uniformément sur toute la longueur des cordes vocales. Elles sont cependant habituellement plus serrées dans leur partie moyenne et sur leur face inférieure. En avant, dans l'angle rentrant du cartilage thyroïde, il en existe un groupe important. Leurs conduits excréteurs, généralement très longs, se dirigent obliquement dans la muqueuse avant de s'ouvrir sur l'une ou l'autre face de la corde, toujours à une certaine distance de son bord libre.

Dans la région sous-glottique les glandes sont très abondantes, disposées en une couche continue.

La structure des glandes laryngées est celle de toutes les glandes muqueuses. Dans les tubes sécréteurs, contournés et plus ou moins dilatés à leur extrémité terminale, se trouvent des cellules mucipares à divers degrés d'évolution, depuis la petite cellule protoplasmique reléguée à la périphérie du tube jusqu'à l'élément volumineux, clair, gorgé de granulations de mucigène.

Dans un travail récent, Mme Fuchs-Wolfring a cherché à montrer que ce sont là non pas des glandes muqueuses pures dont les cellules se trouveraient à différents états de fonctionnement, mais des glandes mixtes, dont les parties séreuses renfermeraient des « capillaires de sécrétion », tandis que les parties muqueuses en seraient dépourvues, comme cela a déjà été observé ailleurs dans des glandes du même type.

L'épithélium des conduits excréteurs est, en règle générale, formé de cellules cubiques qui, dans les régions à revêtement cilié, font place, au voisinage de l'orifice glandulaire, aux éléments cylindriques à plateau cilié de la surface. Souvent le canal excréteur, un peu avant de déboucher à l'extérieur, se dilate en ampoule ou s'ouvre au fond d'une fossette infundibuliforme tapissée d'un épithélium cylindrique (fig. 242).

Pour les vaisseaux et les nerfs de la muqueuse, voy. plus loin.

E. — VAISSEAUX

I. Artères. — Les artères propres du larynx proviennent des artères thyroïdiennes. Elles sont au nombre de trois, de chaque côté : l'artère laryngée supérieure et l'artère laryngée moyenne, qui sont fournies par l'artère thyroïdienne supérieure; l'artère laryngée inférieure, qui émane de la thyroïdienne inférieure. La description que nous en donnons ici est un résumé de celle de Luschka.

Artère laryngée supérieure, — Née dans certains cas (10 pour 100 d'après Fr. Meckel) de la carotide externe et habituellement de la thyroïdienne supérieure, l'artère laryngée supérieure se dirige horizontalement en dedans, s'engage sous le muscle thyro-hyoïdien, entre ce muscle et la membrane thyro-hyoïdienne et traverse cette membrane à peu près à égale distance entre la grande corne de l'os hyoïde et le bord supérieur de la lame latérale du cartilage thyroïde. Après avoir fourni un rameau épiglottique ascendant, le tronc artériel descend verticalement au-dessous de la muqueuse qui revêt la gouttière pharyngo-laryngée, en émettant des ramifications destinées à cette muqueuse ainsi qu'aux muscles latéraux et postérieurs du larynx, et atteint ainsi le bord inférieur de la lame thyroïdienne, au voisinage de sa partie moyenne. Là, ou même un peu avant, elle se partage en deux branches terminales : l'une, plus volumineuse, s'anastomose avec l'artère laryngée moyenne; l'autre s'unit à la branche terminale de l'artère laryngée inférieure.

Anormalement l'artère laryngée supérieure passe, pour pénétrer à l'intérieur

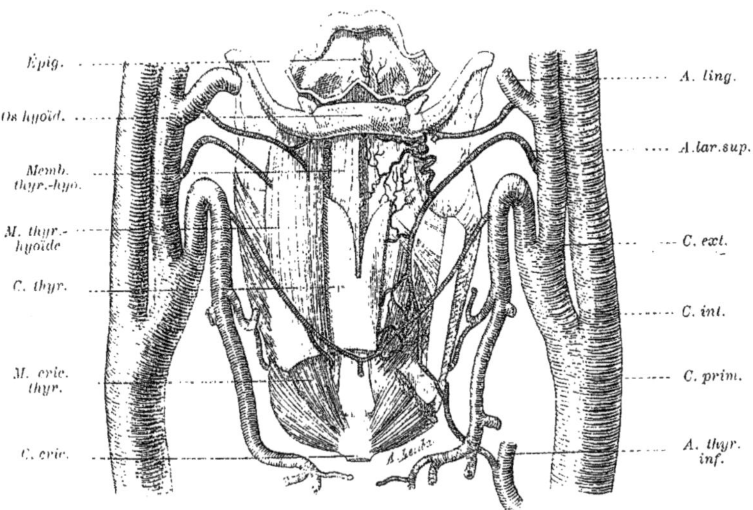

Fig. 243. — Origine et distribution des artères du larynx (d'après Luschka).
A gauche la lame latérale du cartilage thyroïde a été partiellement réséquée.

du larynx, dans un trou de la lame du cartilage thyroïde (voy. p. 452, L) ou, ce qui est extrêmement rare, entre ce cartilage et le cartilage cricoïde. On l'a vue s'anastomoser, au-dessous du bord inférieur du cartilage thyroïde, avec l'artère thyroïdienne supérieure du côté opposé (Langenbeck), ou, plus développée que d'habitude, quitter l'intérieur du larynx à côté du ligament crico-thyroïdien moyen et se ramifier dans l'isthme de la glande thyroïde et dans les muscles de la région (Arnold).

Artère laryngée moyenne. — Cette artère, désignée aussi sous le nom d'artère crico-thyroïdienne, d'un calibre moins fort que la précédente, se dirige obliquement en bas et en dedans, sur la face externe du muscle thyro-pharyngien et du muscle thyro-hyoïdien. Après avoir abandonné une branche au périchondre du cartilage thyroïde et une autre au muscle crico-thyroïdien, elle se divise, à la hauteur du bord inférieur de la lame thyroïdienne, en deux branches : l'une, interne, va former avec le rameau semblable du côté opposé une anastomose en anse d'où partent une ou plusieurs collatérales qui passent au travers du ligament crico-thyroïdien et vont se ramifier dans la muqueuse de l'étage inférieur du larynx; l'autre, externe, se recourbe en dehors et en haut, s'engage entre le bord inférieur du cartilage thyroïde et le bord interne du muscle crico-thyroïdien, pour aller finalement s'anastomoser avec l'une des branches terminales de l'artère laryngée supérieure.

Il n'est pas rare de voir les deux artères crico-thyroïdiennes pénétrer isolément dans le larynx sans s'anastomoser au-devant de l'espace crico-thyroïdien.

Artère laryngée inférieure. — Cette petite artère est fournie par la branche supérieure de l'artère thyroïdienne inférieure. Recouverte à son origine par le muscle crico-pharyngien, elle monte, accompagnée par le nerf laryngé inférieur qui est en dehors d'elle, en arrière de l'articulation crico-thyroïdienne.

En règle générale elle se partage alors en deux branches dont l'une se perd dans le muscle crico-aryténoïdien postérieur, tandis que l'autre, plus grêle, s'anastomose avec la laryngée supérieure. La laryngée inférieure peut ne pas abandonner de branches musculaires et tout entière former l'anastomose.

Les ramifications fournies aux divers éléments du larynx par toutes ces branches artérielles ne présentent rien de spécial.

Dans la muqueuse, au niveau des cordes vocales inférieures, la vascularisation est relativement pauvre, ce que permettait de prévoir la pâleur de ces replis. Les capillaires sont très superficiels, sous-épithéliaux, et forment des anses dans les papilles. Les ramuscules de quelque importance sont orientés suivant l'axe antéro-postérieur de la corde et se voient facilement par transparence. Partout ailleurs les vaisseaux sanguins sont disposés en réseaux à mailles irrégulières, d'autant plus serrées qu'on se rapproche de la surface.

II. Veines. — Les veines du larynx, du moins leurs troncs principaux, accompagnent les artères de même nom et s'anastomosent aux mêmes endroits que celles-ci.

La *veine laryngée supérieure*, logée sous la muqueuse de la gouttière laryngo-pharyngée, reçoit ses affluents des replis aryténo-épiglottiques et des muscles latéraux. En avant elle communique avec les veines dorsales de la langue, en arrière avec celles du plexus pharyngo-laryngien. Elle s'anastomose avec la veine laryngée moyenne par un rameau qui s'engage entre le cartilage thyroïde et le cartilage cricoïde, et avec la veine laryngée inférieure par une branche verticale qui suit le trajet de l'anastomose artérielle.

La veine laryngée supérieure traverse, avec l'artère, la membrane thyro-hyoïdienne et vient se jeter soit dans une veine thyroïdienne supérieure (tronc thyro-laryngé), soit directement dans la veine jugulaire interne.

La *veine laryngée moyenne* ou crico-thyroïdienne suit le trajet de l'artère et aboutit au tronc thyro-laryngé.

La *veine laryngée inférieure* est formée d'une part par l'anastomose, dont il a été question plus haut, avec la veine laryngée supérieure, d'autre part par le tronc qui ramène le sang du muscle crico-aryténoïdien postérieur. Elle est en connexion avec le plexus pharyngo-laryngien,

Cette veine débouche dans la veine thyroïdienne inférieure, ou plus exactement dans l'anneau veineux trachéal (Hyrtl, Luschka) qui entoure l'origine de la trachée.

III. Lymphatiques. — Les réseaux lymphatiques de la muqueuse du larynx ont été injectés pour la première fois et étudiés en détail par Teichmann. Ils sont extrêmement développés, mais pas au même degré dans toutes les régions. Là où la muqueuse est mince et tendue, comme à la face postérieure de l'épiglotte et au niveau des cordes vocales inférieures, les capillaires lymphatiques sont moins abondants et plus déliés. Partout ailleurs ils sont larges et spacieux, disposés souvent sur plusieurs plans.

La forme de ces réseaux varie selon les endroits. Dans les cordes vocales inférieures leurs mailles sont allongées parallèlement à la direction de ces replis, plus étroites et plus serrées en avant que dans leurs parties moyenne et postérieure. Dans la région sous-glottique les capillaires sont larges et forment deux réseaux superposés, de même dans la muqueuse des replis aryténo-épiglottiques et dans la paroi du ventricule de Morgagni.

Les troncs lymphatiques profonds émanés de ces réseaux confluent vers quatre points, deux supérieurs et deux inférieurs. Les deux supérieurs sont situés chacun au-dessus de l'appendice du ventricule, les deux autres au-dessous du cartilage cricoïde. Vers les premiers convergent les branches efférentes nées de toute la région sus-glottique. Elles s'unissent de chaque côté en un ou deux troncs qui se dirigent en dehors, traversent la membrane thyro-hyoïdienne et se jettent ou bien dans un ganglion placé entre la grande corne de l'hyoïde et le bord supérieur du cartilage thyroïde (Teichmann), ou bien dans les ganglions que l'on trouve sous le muscle sterno-mastoïdien au niveau de la bifurcation de la carotide primitive (Sappey).

Les lymphatiques efférents de la région sous-glottique se réunissent à droite et à gauche, au-dessous du cartilage cricoïde, en un ou deux troncs très courts qui débouchent dans les ganglions situés sur les deux côtés de la partie membraneuse de la trachée (Teichmann).

Dans un certain nombre de cas ces lymphatiques sous-glottiques aboutissent à un petit ganglion, le ganglion pré-laryngé signalé par Engel, plus tard par Poirier, au-devant de la membrane crico-thyroïdienne, dans le V circonscrit par les muscles crico-thyroïdiens. Ce ganglion, de grosseur variable, quelquefois double (1 fois sur 6), se rencontre chez la moitié des sujets environ. Il paraît plus fréquent chez l'enfant (57 pour 100) que chez l'adulte et le vieillard (44 pour 100).

F. — NERFS

Le larynx est innervé par les nerfs laryngés supérieurs et par les nerfs laryngés inférieurs, ou récurrents, tous branches collatérales des nerfs pneumogastriques. Jusqu'à ces dernières années on admettait que le nerf laryngé supérieur fournissait les rameaux sensitifs de la muqueuse tout entière et le rameau moteur destiné au muscle crico-thyroïdien, que d'autre part le nerf laryngé inférieur, exclusivement moteur, innervait tous les autres muscles du larynx. Cette manière de voir, basée sur des dissections et des expériences physiologiques incomplètes, se trouve aujourd'hui profondément modifiée. Par l'étude des dégénérescences musculaires après section des différents nerfs, par l'excitation de ceux-ci sur les divers points de leur trajet, enfin par l'examen de pièces macroscopiques plus parfaites et des coupes microscopiques sériées, on est arrivé à

[A. NICOLAS.]

montrer que l'innervation du larynx était beaucoup plus compliquée qu'on ne l'avait cru. Les recherches de Mandelstamm, Weinzweig, Exner, Onodi, Livon, Semon, Horsley, Munk, Grabower, etc., ont prouvé que les territoires des deux nerfs laryngés n'étaient pas aussi nettement distincts, que tous les muscles reçoivent leurs filets moteurs de plusieurs sources, et que le nerf laryngé inférieur, quoique surtout moteur, renferme cependant des filets sensitifs. Mandelstamm a montré en outre que les nerfs n'étaient pas exactement localisés à la moitié du larynx qui leur correspond, mais dépassent la ligne médiane pour se distribuer en partie à la moitié opposée. Enfin Exner a constaté l'existence d'un troisième rameau nerveux (également pair), le *nerf laryngé moyen*. Ajoutons que des différences individuelles notables s'observent dans la distribution de tous ces nerfs et qu'il n'est pas encore possible de donner une formule du type le plus habituel.

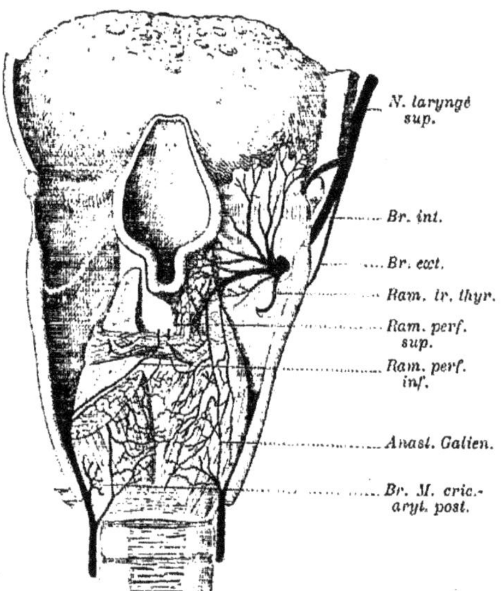

Fig. 244. — Distribution des nerfs dans le larynx humain (demi-schématique, d'après Exner). Vue postérieure.

Nous ne parlerons ici ni du trajet ni des rapports des troncs nerveux et de leurs branches, que l'on trouvera décrits dans la Neurologie, et nous nous bornerons à résumer d'après Exner, tout en avertissant que sur plusieurs points les idées de cet auteur sont très discutées, les sources d'innervation des muscles et de la muqueuse (fig. 244 et 245).

Le nerf laryngé moyen, chez certains animaux (chien, lapin) est une branche collatérale directe du rameau pharyngien du nerf pneumogastrique. Chez l'homme il provient du plexus pharyngo-laryngien, mais il a, en réalité, la même origine. Ce nerf est moteur et innerve, en commun avec la branche externe du laryngé supérieur, le muscle crico-thyroïdien. Ce muscle reçoit en outre des fibres de la branche externe (du laryngé supérieur) du côté opposé, qui traversent la ligne médiane dans la région du ligament crico-thyroïdien moyen.

Le muscle thyro-aryténoïdien externe reçoit habituellement ses fibres nerveuses exclusivement du nerf laryngé inférieur; mais parfois le laryngé supérieur prend part, par son rameau externe, à l'innervation de portions plus ou moins étendues de ce muscle.

Le muscle thyro-aryténoïdien interne *d'un côté* est innervé à peu près dans la même proportion par *les deux laryngés supérieurs*, de plus, notamment dans ses parties externes, il reçoit des fibres du laryngé inférieur du même côté, peut-être aussi de celui du côté opposé. Les fibres du laryngé supérieur traversent la ligne médiane en suivant la muqueuse des cordes vocales ou le muscle interaryténoïdien.

Le muscle crico-aryténoïdien latéral reçoit ses fibres motrices en proportion variable du laryngé supérieur et du rameau externe du laryngé inférieur. Peut-être, dans certains cas, lui en vient-il également des troncs du côté opposé.

Le muscle crico-aryténoïdien postérieur est innervé par des filets qui le pénètrent par son bord latéral, par sa face antérieure et par sa face postérieure. Les deux premiers groupes sont fournis par le nerf laryngé inférieur; le dernier provient du laryngé supérieur. Quelquefois le laryngé supérieur du côté opposé lui envoie des fibres qui passent dans la muqueuse pharyngée et l'abordent par sa face postérieure.

Le muscle interaryténoïdien (oblique et transverse) reçoit des fibres des deux laryngés supérieurs et des deux laryngés inférieurs. Les laryngés du même côté prennent part à peu près dans la même proportion à l'innervation de la moitié droite et de la moitié gauche du muscle. De même les filets provenant de la paire supérieure ont sensiblement la même importance que ceux qui lui sont fournis par la paire inférieure.

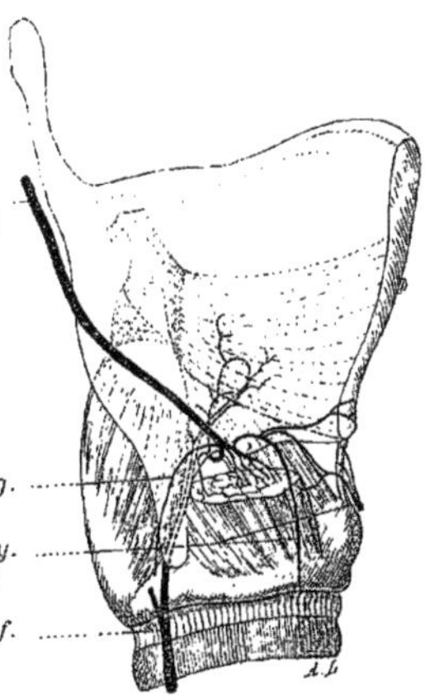

La muqueuse qui revêt la surface postérieure, pharyngienne, du larynx est innervée par des ramifications du nerf laryngé supérieur et de la branche anastomotique de Galien.

N. laryng. sup. (Br. ext.)
N. laryng. access.
N. lar. moy. (Br. term.)
N. lar. inf.

Fig. 245. — Distribution des nerfs dans le larynx humain (demi-schématique, d'après Exner).

Vue latérale. — Le cartilage thyroïde est supposé transparent.

La muqueuse de la cavité du larynx reçoit : dans la région supérieure, des filets du laryngé supérieur; dans la région des cordes vocales inférieures, en arrière, des rameaux perforants émanés à la fois des deux laryngés; en avant à la fois des fibres de la branche externe du laryngé supérieur et du récurrent. L'étage inférieur du larynx est innervé par des rameaux du nerf laryngé moyen qui traversent le ligament crico-thyroïdien. Tous ces filets nerveux s'anastomosent entre eux dans la muqueuse, aussi bien ceux des laryngés supérieurs des deux côtés que ceux du laryngé supérieur et du laryngé inférieur du même côté.

Terminaisons des nerfs dans la muqueuse. — La muqueuse laryngée, dont chacun connaît l'extrême sensibilité, est très riche en nerfs dont la distribution et le mode de terminaison, déjà en partie connus, ont pu être précisés grâce à l'emploi des méthodes de Golgi et d'Ehrlich.

On sait aujourd'hui que les nerfs se comportent ici comme dans la peau ou dans les muqueuses épidermiques, c'est-à-dire qu'ils constituent par leurs ramifications un plexus sous-épithélial et qu'ils se terminent ou bien librement dans l'épithélium, ou bien dans des organes spéciaux logés les uns dans cet épithélium, les autres dans le chorion de la muqueuse (fig. 246).

Relativement au plexus sous-épithélial et aux terminaisons intra-épithéliales, voici comme s'exprime Fusari, qui les a étudiés le premier :

« Dans toute la muqueuse laryngienne il existe un plexus nerveux au-des-

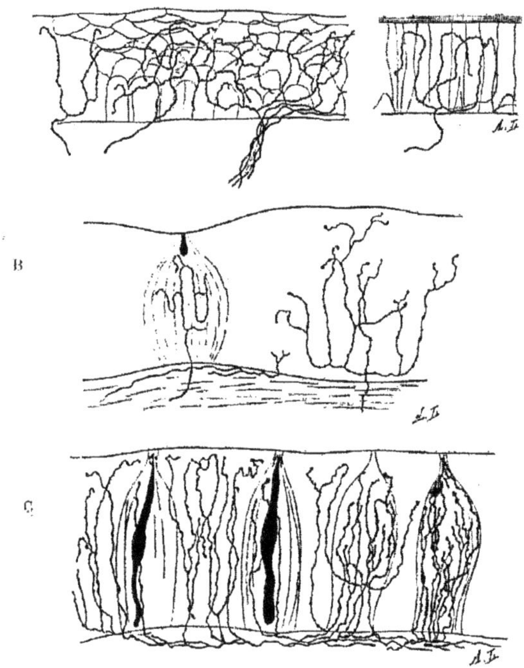

Fig. 246. — Terminaisons nerveuses dans la muqueuse du larynx, colorées par la méthode de Golgi (d'après Retzius).

A. Arborisations terminales dans l'épithélium de la corde vocale inférieure et (à droite) dans l'épithélium cilié de la région adjacente.

B. Terminaisons nerveuses dans l'épithélium de l'épiglotte (chat âgé d'un mois), à gauche une fibre nerveuse pénètre dans un bourgeon gustatif et s'y termine librement. (Les contours des cellules qui composent l'épithélium n'ont pas été figurés.)

C. Quatre bourgeons gustatifs de la région inférieure de l'épiglotte (chat de six semaines) avec les nerfs qui se terminent dans leur intérieur et dans leurs intervalles. Deux cellules sensorielles sont colorées en noir par le dépôt de chromate d'argent.

sous de l'épithélium, plexus très compliqué, dans lequel non seulement les petits faisceaux nerveux, mais encore chacune des fibres, en s'anastomosant, s'enlacent en réseau et se mettent en rapport avec de nombreuses *cellules nerveuses* globuleuses et ovoïdes.

« Relativement aux diverses parties de la muqueuse, ce plexus se comporte toujours d'une manière identique : je fais remarquer seulement qu'au niveau de la corde vocale inférieure, les fibres sont plus nombreuses et plus serrées (fait déjà constaté par Simanowsky).

« Cette différence de nombre existe aussi pour les terminaisons intra-épithéliales, lesquelles ont lieu de la manière suivante. Du réseau nerveux mentionné, et spécialement des éléments nerveux qui se trouvent intercalés dans celui-ci, partent, vers l'épithélium, des fibres nerveuses qui pénètrent entre les cellules épithéliales en se ramifiant. Le mode de ramification est assez typique; elle se fait, le plus souvent, à angle aigu; elle est dichotomique, mais à très petites portions successives; et ainsi arrivent à se constituer de petits faisceaux ou touffes de fibrilles très minces ayant l'aspect de fins pointillages, lesquels, du moins en partie, atteignent la surface libre. »

Retzius et Ploschko ont également observé les terminaisons intra-épithéliales. — Outre les terminaisons libres, on rencontre dans certains endroits, au milieu de l'épithélium cilié, des organes en tous points identiques aux bourgeons gustatifs (fig. 246, B et C). Découverts par Verson, qui du reste n'avait pas reconnu leur véritable signification, ces organes ont été retrouvés et décrits ensuite par de nombreux observateurs, Krause, Hœnigschmied, Shofield et notamment Davis, Simanowsky, Heymann, Ploschko. On les observe de préférence sur la surface postérieure de l'épiglotte, à la face interne des replis ary-épiglottiques, des cartilages aryténoïdes et au voisinage de leur pointe. Chez le chien (Davis) et chez l'homme (Simanowsky) il en existerait également sur la surface libre des cordes vocales inférieures. Selon Davis, ils seraient exclusivement disséminés dans les zones d'épithélium pavimenteux stratifié. Leur structure est absolument la même que celle des bourgeons gustatifs de la muqueuse linguale. H. Rabl a signalé, il y a peu de temps, dans la muqueuse de l'épiglotte, au voisinage du bord libre de ces replis, des bourgeons d'une forme quelque peu spéciale et caractérisés surtout par leur rapport avec une papille. Retzius a réussi à mettre en évidence non seulement, ainsi qu'il a été dit plus haut, les terminaisons libres intra-épithéliales, mais encore celles qui se font dans l'intérieur même de ces bourgeons. Leur agencement est le même que celui des terminaisons des bourgeons gustatifs.

Enfin on a décrit des arborisations terminales sous-épithéliales (Ploschko) et, dans le chorion de la muqueuse, des pelotons terminaux. Lindemann a vu sur la surface postérieure de l'épiglotte des massues terminales. Luschka a signalé en outre l'existence de corpuscules spéciaux, piriformes ou ovales, formés d'une masse homogène dépourvue de membrane, dans l'intérieur desquels vient se terminer, par une extrémité arrondie, un cylindre-axe. Ces corpuscules de Luschka ont une grande ressemblance avec ceux que Freyfeld-Szabadfœldy a décrits dans la muqueuse linguale.

Les auteurs plus récents qui ont étudié la muqueuse laryngienne ne paraissent pas avoir retrouvé ces organes terminaux sous-épithéliaux.

[*A. NICOLAS.*]

CHAPITRE II

TRACHÉE

La trachée ou trachée-artère (*aspera arteria*, τραχεῖα ἀρτηρία), ainsi appelée parce que sa surface est irrégulière, rude au toucher, à cause des saillies que forment ses pièces cartilagineuses, fait suite au larynx. D'abord située dans le cou, elle s'enfonce bientôt dans l'intérieur du thorax et, après un certain trajet, se bifurque en fournissant les bronches. On doit donc lui distinguer deux portions, une portion cervicale et une portion thoracique.

I. Situation. Direction. — La trachée commence là où finit le larynx, c'est-à-dire au bord inférieur du cartilage cricoïde. Or nous avons vu que ce point, par rapport à la colonne vertébrale, varie suivant l'âge, le sexe et les individus, suivant aussi les conditions dans lesquelles l'observation est faite (flexion ou extension de la tête..., etc.). Ces circonstances expliquent pourquoi les renseignements fournis par les différents auteurs sont discordants.

D'après ce que nous avons dit de la situation du larynx, la trachée commencerait, chez l'homme adulte, à la hauteur de la partie inférieure du corps de la 7e vertèbre cervicale; chez la femme, au niveau du bord supérieur du corps de cette même vertèbre. Beaucoup d'anatomistes placent son origine plus haut, ainsi : au-devant du disque qui unit la 6e à la 7e cervicale (Jœssel); de la 6e cervicale (Braune, Drobnik, Sappey, Tillaux, Gegenbaur, Gerlach, Rauber, Testut) ou de la 5e cervicale (Luschka, Hoffmann, Hyrtl, Henle, Morel et Duval, Beaunis et Bouchard, Testut).

L'accord n'est pas plus complet en ce qui concerne le jeune âge, et l'on sait seulement que, d'une façon générale, l'origine de la trachée répond à une vertèbre plus élevée que chez l'adulte. Chez le nouveau-né elle serait à la hauteur de la 5e vertèbre cervicale (Symington, Ballantyne, Ribemont); de la 4e (Rüdinger, Berkenbusch, Ribemont, Merkel, Mettenheimer), ou même du disque qui unit la 3e à la 4e cervicale (Mettenheimer).

Quoi qu'il en soit, la trachée descend pour pénétrer dans le thorax. Son trajet est à peu près rectiligne ou du moins ne présente que des inflexions insignifiantes, mais il n'est pas vertical. Sa direction est en effet oblique de haut en bas et d'avant en arrière, parallèle à la direction de la région correspondante de la colonne vertébrale. Il en résulte qu'elle devient de plus en plus profonde au fur et à mesure qu'on se rapproche de son extrémité inférieure. La distance comprise entre la surface de la peau et sa face antérieure est en moyenne, chez l'homme adulte, de 15 millimètres à son origine, de 30 à 35 millimètres au niveau du bord supérieur du sternum, et de 75 à 80 millimètres au niveau de sa bifurcation.

Dans son trajet au cou la trachée est située exactement sur la ligne médiane, tandis que sa portion thoracique est d'habitude légèrement déviée à droite (1).

L'endroit où elle se bifurque, où elle se termine par conséquent, varie comme son origine et selon les mêmes conditions. Chez l'homme adulte il correspond à la 3e vertèbre dorsale, corps ou bord inférieur (Hyrtl, Gerlach, Testut); ou à la 4e (Luschka, Sappey, Gegenbaur, Rüdinger, Tillaux, Rauber, Testut, Bardeleben); ou au disque qui unit la 4e à la 5e (Braune), ou bien même enfin au corps de la 5e dorsale (Henle, Bardeleben, Bianchi et Cocchi).

Le sommet de l'apophyse épineuse de la 3e vertèbre dorsale constituerait, suivant Gerlach, un excellent point de repère extérieur pour déterminer sa situation. Luschka le place sur le milieu d'une ligne horizontale menée entre les deux omoplates, d'un bord spinal à l'autre (les bras retombant de chaque côté du corps), au niveau de l'origine de l'épine sur ce bord.

Chez le nouveau-né la bifurcation de la trachée se fait sensiblement à la même hauteur ou un peu plus haut que chez l'adulte. Elle répond à la 3e vertèbre dorsale, d'après Symington et Ballantyne, à la 3e ou à la 4e (Mettenheimer) ou au disque qui sépare la 3e de la 4e (Merkel). Un plan horizontal qui passe en avant par les deuxièmes cartilages costaux ou plus bas par les deuxièmes espaces intercostaux l'atteint généralement en arrière.

II. **Forme.** — La forme de la trachée est celle d'un tube cylindrique qui serait aplati en arrière dans toute sa longueur. Cette partie postérieure, plane, a une largeur relative variable suivant l'âge. Chez l'adulte elle représente habituellement le 1/5 ou le 1/4, plus rarement le 1/3, de la circonférence totale de la trachée. Chez les individus jeunes elle en constitue le 1/6 ou le 1/7; chez l'enfant le 1/8 seulement (Marc Sée).

Sur une coupe transversale la trachée présente donc l'aspect d'un arc sous-tendu par une corde plus ou moins longue (fig. 251). Mais la courbure de cet arc n'est pas la même à tous les âges ni dans tous les points; en d'autres termes la forme du cylindre trachéal varie. Chez l'adulte, il est comprimé transversalement dans sa partie supérieure, d'avant en arrière dans sa partie inférieure, à peu près régulier dans sa partie moyenne. La courbure de l'arc appartiendra, suivant la région, à un segment de cercle ou bien sera parabolique, en fer-à-cheval..., etc. Chez le nouveau-né, la coupe affecte la forme d'une demi-lune, d'un C couché (Mettenheimer) dont les extrémités sont très rapprochées. Cet aplatissement est encore plus accentué avant que la respiration ne soit établie, c'est-à-dire chez le fœtus, et il persiste quelque temps après la naissance. Sœmmering et Huschke ont montré que, d'une façon générale, plus l'enfant est jeune, plus la trachée est elliptique dans le sens transversal (et abstraction faite de sa partie plane).

Il faut remarquer de plus que, généralement, les deux moitiés de la trachée ne sont pas symétriques, ce qui tient, en plusieurs endroits du moins, à ce qu'elle est déprimée sur une certaine étendue par des organes voisins. Deux de ces dépressions sont constantes (Lejars). L'une, la *dépression aortique*, est située à gauche, près de la bifurcation. Elle est due à la présence de la crosse de l'aorte. L'autre, la *dépression thyroïdienne*, s'étend sur la moitié latérale

1. Ceci est l'opinion la plus répandue, mais on a prétendu que la trachée était, dans toute sa longueur, déplacée à droite (voy. à ce sujet à la p. 180, tome IV, fasc. I de cet ouvrage).

gauche de la trachée, du 2e au 6e anneau, empiétant quelquefois sur la ligne médiane. Elle semble être produite par la pression du lobe gauche du corps thyroïde.

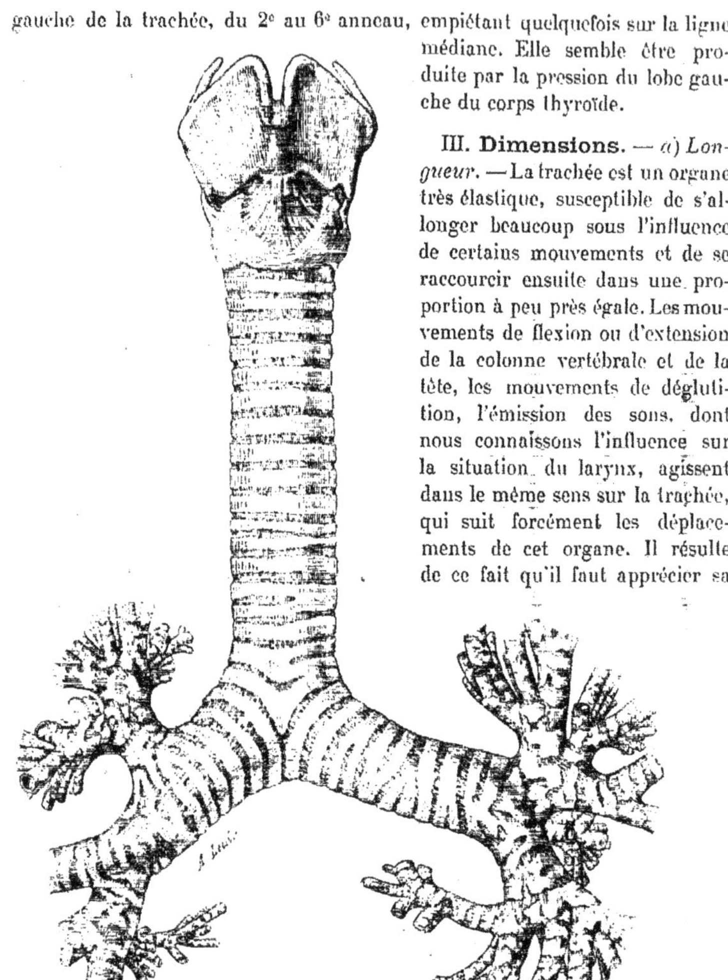

FIG. 247. — Le larynx, la trachée et les grosses bronches, vus par leur face antérieure (d'après Bourgery).
L'angle de bifurcation de la trachée est ici beaucoup trop ouvert (voy. à ce sujet le texte).

III. Dimensions. — *a) Longueur.* — La trachée est un organe très élastique, susceptible de s'allonger beaucoup sous l'influence de certains mouvements et de se raccourcir ensuite dans une proportion à peu près égale. Les mouvements de flexion ou d'extension de la colonne vertébrale et de la tête, les mouvements de déglutition, l'émission des sons, dont nous connaissons l'influence sur la situation du larynx, agissent dans le même sens sur la trachée, qui suit forcément les déplacements de cet organe. Il résulte de ce fait qu'il faut apprécier sa longueur dans une position moyenne, le sujet étant debout et la tête en équilibre de repos. L'écart entre cette dimension et les longueurs extrêmes est d'environ 4 centimètres chez l'adulte.

La longueur de la trachée est en moyenne de 12 centimètres chez l'homme, d'après la majorité des auteurs, les chiffres extrêmes étant 9 centimètres et

15 centimètres. Selon Merkel sa valeur moyenne serait seulement de 10 cm. 5. Chez la femme elle est de 9 à 11 centimètres. Chez l'enfant nouveau-né elle se réduit à 4 cm. 5 (Mettenheimer) ou même à 3 centimètres (Ballantyne).

Ce qui est peut-être plus intéressant et plus utile à connaître que la longueur totale de la trachée, c'est la longueur de sa portion cervicale, c'est-à-dire de la partie accessible au chirurgien. Cette portion est comprise entre l'origine de la trachée et le bord supérieur du sternum qui correspond généralement en arrière au corps ou au bord inférieur de la 2e vertèbre dorsale. Sa longueur est très variable d'un sujet à l'autre. Elle n'est pas proportionnelle à la longueur totale de la trachée, mais dépend plutôt de la situation de la fourchette sternale par rapport à la colonne vertébrale (Gerlach). Or, cette situation varie beaucoup suivant les sujets.

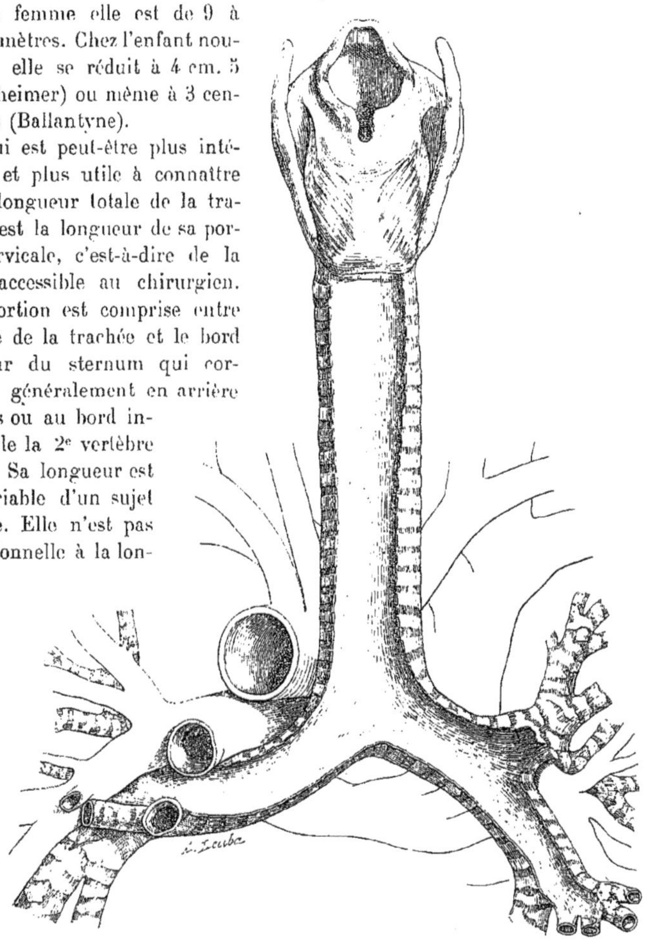

Fig. 248. — Le larynx, la trachée et les grosses bronches, vus par leur face postérieure (d'après Bourgery).
Même remarque que pour la figure précédente.

D'après les mensurations de Tillaux la longueur de la portion cervicale de la trachée serait en moyenne chez l'homme adulte de 6 cm. 5 (extrêmes : 4 cm. 5 et 8 cm. 5); chez la femme de 6 cm. 4 (extrêmes : 5 centimètres et 7 cm. 5); chez l'enfant du sexe masculin (2 ans 1/2 à 10 ans) de 4 cm. 4

(extrêmes : 2 cm. 7 et 6 cm. 5); chez celui du sexe féminin (3 ans 1/2 à 10 ans 1/2) de 5 cm. 1 (extrêmes : 4 centimètres et 6 cm. 5). Pansch et Gerlach indiquent à peu près les mêmes chiffres, savoir : de 5 cm. 5 à 8 cm. 5 chez l'adulte, de 3 centimètres à 5 cm. 5 chez l'enfant entre 3 et 9 ans (Gerlach). Il est bien entendu que ces chiffres ne sont que des moyennes et l'on se rappellera que, d'une façon générale, pendant la période de croissance, la longueur de la trachée cervicale augmente avec l'âge, mais que les différences individuelles, même chez des sujets de même âge, peuvent être considérables.

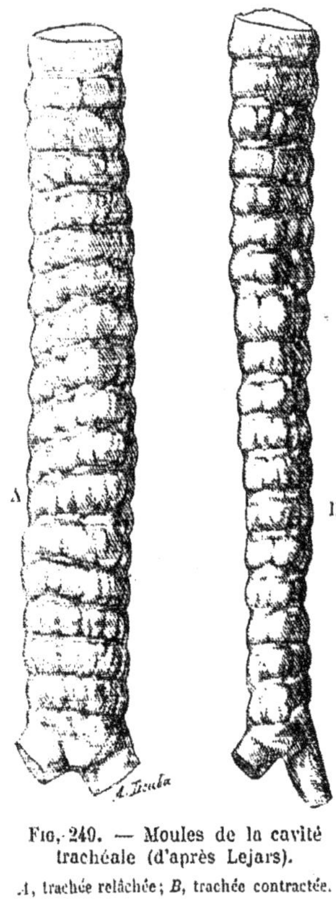

Fig. 249. — Moules de la cavité trachéale (d'après Lejars).
A, trachée relâchée; *B*, trachée contractée.

b) *Calibre*. — Le calibre de la trachée, comme sa longueur, est soumis à de grandes variations qui dépendent non seulement des mêmes facteurs, c'est-à-dire de l'âge, du sexe et des individus, mais encore, chez le même sujet, de l'état de contraction ou de relâchement des fibres musculaires qui prennent part à la constitution de ses parois. Nous verrons plus loin que la paroi postérieure plane est formée en grande partie de fibres musculaires lisses orientées transversalement et qui s'insèrent sur les extrémités des cerceaux cartilagineux. La contraction de ces fibres a pour résultat le rapprochement de ces extrémités l'une de l'autre, par conséquent le resserrement de la cavité trachéale à l'endroit correspondant. Il est donc nécessaire de distinguer le calibre de la trachée relâchée et le calibre de la trachée contractée. Dans ces dernières années Nicaise et Lejars ont prétendu que l'état normal de la trachée, pendant la respiration calme, était précisément d'être *en contraction*. Il s'ensuivrait que le calibre de la trachée chez le vivant serait beaucoup plus faible que celui de la trachée chez le cadavre, le seul qu'on ait déterminé jusqu'alors. Sans vouloir mettre en doute les affirmations de ces auteurs, nous ferons observer que leur opinion est peu conforme à ce que nous apprend la physiologie relativement à la contraction musculaire. Jamais un muscle quel qu'il soit ne demeure ainsi en état de contraction permanente.

Trachée relâchée (fig. 249, A). — On admet communément que dans cet état le calibre de la trachée augmente graduellement depuis son origine jusqu'à sa terminaison. Il est plus considérable chez l'homme que chez la femme, si l'on compare des sujets de même âge, et il s'accroît de la naissance à l'âge adulte.

Braune et Stahel ont prétendu que la cavité trachéale présentait son maximum de largeur au niveau de sa partie moyenne et qu'elle était rétrécie à son origine au-dessous du larynx, aussi bien qu'à sa terminaison au-dessus de la bifurcation. Sa forme serait ainsi celle d'un fuseau.

D'après certains auteurs le diamètre frontal (transversal) l'emporterait sur le diamètre sagittal (antéro-postérieur). Le premier serait en moyenne de 18 millimètres, le second de 14 millimètres, chez l'adulte. En réalité le rapport entre ces deux diamètres varie suivant la région considérée et la proposition précédente n'est exacte que pour l'extrémité inférieure de la trachée. Ainsi Aeby donne les chiffres suivants :

		EXTRÉMITÉ SUPÉRIEURE	1er TIERS	2e TIERS	EXTRÉMITÉ INFÉRIEURE
Diamètre frontal. . .	Moy.	13 mm. 1	14,7	18,1	20,7
	Max.	(11-16)	(12-18)	(15-22)	(18-24).
Diamètre sagittal. . .	Moy.	16	17,2	18,3	19,1
	Max.	(13-18)	(13-23)	(15-23)	(14-24).

Chez l'enfant nouveau-né le diamètre sagittal (intérieur) serait au diamètre frontal comme 1 est à 4 (en moyenne 1 mm. 2 : 3 mm 9), selon Mettenheimer. Luschka et Gerlach indiquent des chiffres plus élevés. Pour le premier, D. sag. = 2 mm. 5 à 3 millimètres; D. front. = 5 millimètres; pour le second, D. sag. = 5 millimètres; D. front. = 8 millimètres. Mettenheimer dit que le calibre de la trachée du nouveau-né correspond à peu près aux dimensions du petit doigt de l'enfant considéré.

Au lieu d'apprécier isolément les deux diamètres de la trachée on peut calculer leur moyenne. La mesure ainsi déterminée est plus pratique puisque la lumière de cet organe est ramenée facilement à celle d'un tube régulièrement cylindrique grâce à l'extensibilité de sa paroi postérieure. Marc Sée qui a appliqué cette méthode donne les chiffres suivants :

Fœtus de 7 mois 1/2, D. moyen = 3 mm. 25. — Nouveau-né : 4 mm. 12 à 5 mm. 6. — Enfant de 2 ans : 7 mm. 5 à 8 millimètres. — Enfant de 4 à 7 ans : 8 millimètres à 10 mm. 5. — Au-dessus de 20 ans : homme, 16 millimètres à 22 mm. 5; femme, de 13 à 16 millimètres.

Trachée contractée (fig. 249, B). — Lorsque les extrémités des anneaux cartilagineux de la trachée sont rapprochés par suite de la contraction des muscles lisses de sa paroi postérieure, ou, ce qui revient au même quand il s'agit d'une trachée de cadavre, par une traction exercée sur elles, les deux diamètres, frontal et sagittal, se réduisent dans une proportion considérable. Voici, d'après Lejars, les diamètres moyens mesurés à différents niveaux sur la trachée morte, c'est-à-dire relâchée, et sur la trachée vivante (c'est-à-dire placée artificiellement par des tractions dans l'état de resserrement considéré comme normal par cet auteur et par Nicaise) :

	TRACHÉE MORTE	TRACHÉE VIVANTE
A la hauteur du 1er anneau.	16,7 millimètres.	12 millimètres.
— 3e anneau.	16,8 —	11,7 —
— 6e anneau.	17,5 —	11,5 —
— 9e anneau.	18 —	11,8 —

La différence, entre les deux états de la trachée, se traduit donc par un écart de 4 à 7 millimètres sur la valeur du diamètre moyen.

[A. NICOLAS.]

Cet écart est plus accusé encore pour le diamètre antéro-postérieur, car le resserrement des anneaux a pour conséquence la saillie, dans la lumière du tube, de sa paroi postérieure.

Enfin, le calibre de la trachée contractée, au lieu de croître régulièrement de haut en bas comme celui de la trachée morte, atteindrait son maximum dans sa partie supérieure.

IV. **Rapports de la trachée.** — **Portion cervicale** (fig. 250, 251 et 252). — Dans sa portion cervicale la trachée est en rapport :

En avant : avec l'isthme du corps thyroïde qui, normalement, recouvre ses

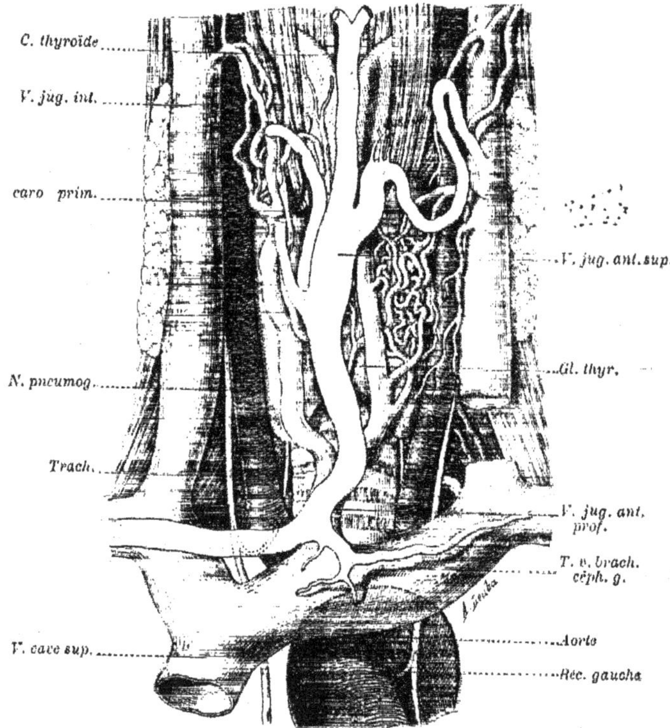

Fig. 250. — Rapports de la trachée cervicale, spécialement avec les veines de la région sous-hyoïdienne (d'après Tillaux).

2e, 3e et 4e anneaux, empiète rarement sur le 5e et exceptionnellement sur le 6e. Par contre, il est assez fréquent de le voir cacher en totalité ou en partie le 1er. L'isthme du corps thyroïde adhère intimement à la paroi trachéale et suit tous ses déplacements. Dans quelques cas assez rares il existe entre eux une petite bourse séreuse (Calori).

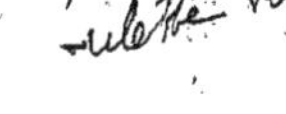

Au-dessous, un tissu cellulaire lâche, dans lequel sont logées les veines thyroïdiennes inférieures et quelques ganglions lymphatiques, recouvre directement la trachée. Cette couche, d'autant plus épaisse qu'on se rapproche de l'orifice du thorax, est plus ou moins chargée de graisse suivant les sujets, et de son développement dépend la profondeur plus ou moins considérable de la fosse sus-sternale. Elle renferme également l'extrémité supérieure du thymus qui, dans les deux premières années de la vie, déborde habituellement le bord supérieur du sternum sur une hauteur de 0 cm. 5 à 1 centimètre.

Plus superficiellement nous rencontrons la partie moyenne de l'aponévrose cervicale moyenne comprise dans l'écartement angulaire des muscles sterno-

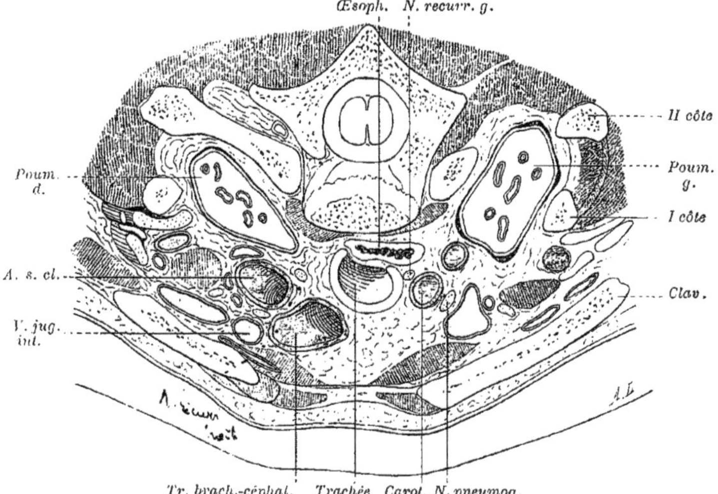

Fig. 251. — Coupe horizontale du cou (fille de 3 ans) passant par la partie inférieure de la 1re vertèbre thoracique (d'après Merkel).

thyroïdiens et sterno-hyoïdiens, et fusionnée sur la ligne médiane avec l'aponévrose cervicale superficielle (ligne blanche cervicale). Nous savons d'ailleurs que cet écartement peut être presque nul, grâce à l'accolement des bords internes des muscles sterno-thyroïdiens.

Enfin sur un plan plus antérieur s'étalent l'aponévrose cervicale superficielle, la couche cellulo-graisseuse sous-cutanée, des veines et la peau.

Sur les côtés, la partie supérieure de la trachée est d'abord entourée par les lobes latéraux de la glande thyroïde ; plus bas elle répond directement à du tissu cellulaire dans lequel on trouve, de chaque côté, le paquet vasculo-nerveux du cou, c'est-à-dire la carotide primitive, plus en dehors la veine jugulaire interne et le nerf pneumogastrique, puis l'artère thyroïdienne inférieure. Les carotides primitives ne sont cependant en rapport immédiat avec les faces latérales de la trachée qu'à la partie inférieure du cou ; à mesure qu'elles s'élèvent, elles s'en écartent de plus en plus.

[A. NICOLAS.]

Quelques ganglions lymphatiques sont disséminés dans toute cette région.

Superficiellement nous trouvons encore les muscles sterno-thyroïdiens et sterno-hyoïdiens avec leur gaine aponévrotique; puis, plus en dehors encore, les chefs sternaux des muscles sterno-cléido-mastoïdiens.

En arrière, dans toute son étendue, la trachée, par sa paroi plane, repose sur l'œsophage auquel elle est unie par un appareil musculo-élastique dont on trouvera la description dans le 1er fascicule de ce volume (t. IV). Seulement l'œsophage, se déviant à gauche, déborde la trachée de ce côté sur une étendue

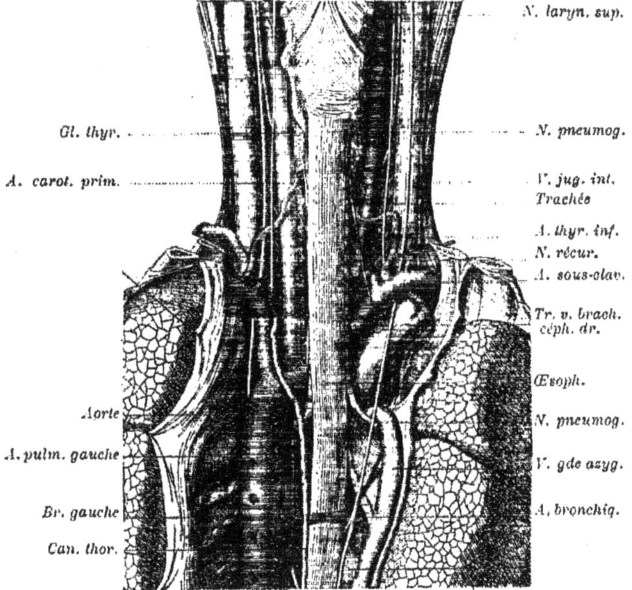

Fig. 252. — Le cou et la partie supérieure du médiastin vus par derrière après enlèvement de la colonne vertébrale. Rapports de la trachée et des bronches extra-pulmonaires.

de 3 à 5 millimètres, tandis que son bord droit est complètement recouvert par le bord correspondant de celle-ci.

Ce défaut de symétrie dans la situation réciproque de la trachée et de l'œsophage a pour conséquence des rapports différents de ces organes avec les nerfs laryngés inférieurs ou récurrents. Le nerf récurrent gauche est logé dans l'angle rentrant que forment la trachée et l'œsophage : il répond donc à la face antérieure de ce dernier; le nerf récurrent droit, au contraire, se trouve d'abord assez écarté de la trachée; il ne l'atteint qu'au niveau du sixième anneau cartilagineux et il se place alors derrière elle le long du bord droit de l'œsophage.

Portion thoracique (fig. 253). — La portion thoracique de la trachée, dont nous connaissons les limites, est en rapport :

En avant, dans sa partie supérieure, avec le tronc veineux brachio-céphalique gauche qui la croise obliquement et qui la sépare du thymus; sur un plan plus antérieur avec les muscles sterno-thyroïdiens et le sternum. Dans sa partie inférieure elle est recouverte, à droite sur les deux tiers de sa périphérie par le tronc artériel brachio-céphalique qui s'élève obliquement de dedans en dehors; à gauche, sur le tiers restant, par la carotide primitive gauche. Plus bas elle passe derrière la crosse de l'aorte qui s'applique sur sa partie antéro-latérale gauche, et dont elle est quelquefois séparée par une bourse séreuse, aortico-trachéale (Calori). — *En arrière*, l'œsophage conserve avec la trachée les mêmes relations qu'au cou.

Latéralement, la trachée est en rapport avec les plèvres médiastines droite et

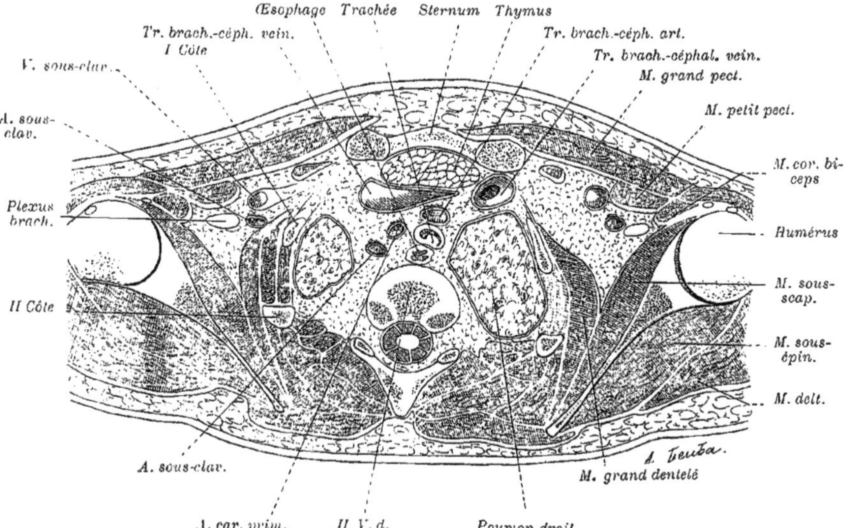

FIG. 253. — Coupe horizontale d'un homme de 22 ans, passant par la 2e vertèbre dorsale; face supérieure de la coupe (d'après Braune).

gauche, avec les nerfs récurrents; de plus, à droite, avec la veine cave supérieure et avec la grande veine azygos qui la croise d'arrière en avant.

Au niveau de sa bifurcation, la trachée est située derrière la branche droite de l'artère pulmonaire tout contre la face supérieure de l'oreillette gauche. Elle est entourée de nombreux ganglions lymphatiques et de nombreuses ramifications nerveuses dont l'ensemble constitue le plexus pulmonaire.

Dans tout son trajet thoracique la trachée est plongée dans du tissu cellulaire qui se continue en haut avec celui qui l'environnait au cou. C'est grâce à l'existence de ce tissu et à sa laxité qu'elle peut se déplacer si facilement dans tous les sens.

CONSTITUTION DE LA TRACHÉE

La trachée est constituée par une série d'anneaux incomplets, ou mieux d'arcs cartilagineux, développés dans une membrane fibreuse qui les rattache les uns aux autres. Des faisceaux de fibres musculaires lisses disposés en une couche continue sous-tendent en arrière ces arcs, et le tube fibro-musculo-cartilagineux ainsi formé est tapissé sur sa face interne par une muqueuse.

A. **Anneaux cartilagineux.** — Ces anneaux ne sont pas fermés en arrière. Leur forme générale est donc celle d'un C couché dont la concavité regarde la colonne vertébrale (voy. ce qui a été dit précédemment relativement à la forme de la trachée). Ils sont régulièrement rangés les uns au-dessus des autres et ne se touchent par leurs bords que si la trachée est rétractée.

Leur nombre, chez l'homme, est soumis à quelques variations. Il est en général de 16 à 20 (Hyrtl, Henle, Rauber). D'après Sappey il oscillerait entre 12 et 16.

Leur hauteur mesure de 2 à 5 millimètres et peut différer non seulement d'un anneau à l'autre, mais encore pour un même anneau suivant les différents points de son étendue. Leur épaisseur maximum atteint 3 millimètres.

Chacun des anneaux possède une face externe, superficielle, convexe dans le sens transversal, plane dans le sens vertical; une face interne, concave dans le premier sens, convexe dans le second; deux bords, supérieur et inférieur, à peu près parallèles et tous deux mousses; enfin deux extrémités coupées carrément ou arrondies.

Très souvent ces cartilages ne se présentent pas avec la régularité typique que nous venons d'indiquer. Il en est parfois qui sont beaucoup plus hauts que leurs voisins; d'autres se bifurquent plus ou moins profondément à l'une ou à l'autre de leurs extrémités, ou même aux deux; ou bien s'infléchissent sur une certaine étendue, se rapprochant ainsi de l'anneau voisin. Il n'est pas rare d'observer leur soudure sur une longueur variable de l'un de leurs bords. Ces variations se rencontrent surtout vers les extrémités de la trachée et les anneaux moyens y sont moins sujets.

Chez presque tous les individus le premier anneau se distingue des autres par sa plus grande hauteur et par des incisures transversales qui le segmentent incomplètement. Fréquemment il est soudé d'un seul côté ou des deux côtés au bord inférieur du cartilage cricoïde. Parfois enfin il est décomposé en deux moitiés latérales, fusionnées ou non au cartilage cricoïde, entre lesquelles, sur la ligne médiane, s'insinue un prolongement du deuxième anneau.

Le dernier anneau offre, lui aussi, une configuration spéciale, très variable suivant les individus et souvent très compliquée, qu'il doit à ses rapports avec les branches de bifurcation de la trachée. Fréquemment en effet il prend part à la constitution de l'éperon qui sépare les orifices des deux bronches. Il se coude alors au niveau de sa partie moyenne en formant un angle ouvert en haut (voy. p. 504 l'éperon trachéal). Ses parties latérales, devenues obliques par rapport à l'axe de la trachée, constituent chacune le premier anneau bronchique.

Les anneaux de la trachée sont composés de cartilage hyalin. Leur résistance et leur élasticité sont considérables. Chez l'enfant et généralement aussi chez la femme ils sont cependant très mous et se laissent aplatir avec la plus grande facilité. Chez le vieillard ils s'ossifient quelquefois (très rarement, selon Heller et v. Schrœtter) ou se calcifient partiellement, perdent alors leur souplesse et deviennent cassants.

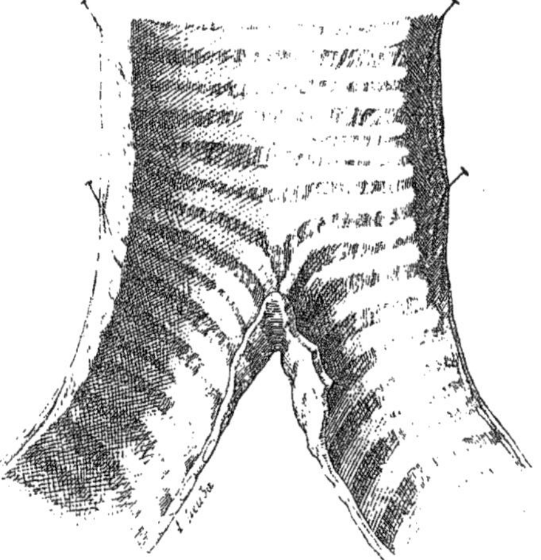

Fig. 254. — Extrémité inférieure de la trachée et bronches ouvertes par derrière et étalées (d'après Bourgery).

Cartilages intercalaires. — Sous ce nom Luschka a signalé dans la paroi postérieure de la trachée, c'est-à-dire dans l'intervalle des extrémités des arcs cartilagineux que nous venons de décrire, l'existence de petits nodules de cartilage, plats, irréguliers et généralement de dimensions très minimes (quelques millimètres). On les trouve, assez rarement d'ailleurs (Hyrtl, Heller et v. Schrœtter), surtout à la partie supérieure, dans la tunique fibreuse en dehors de la couche musculaire.

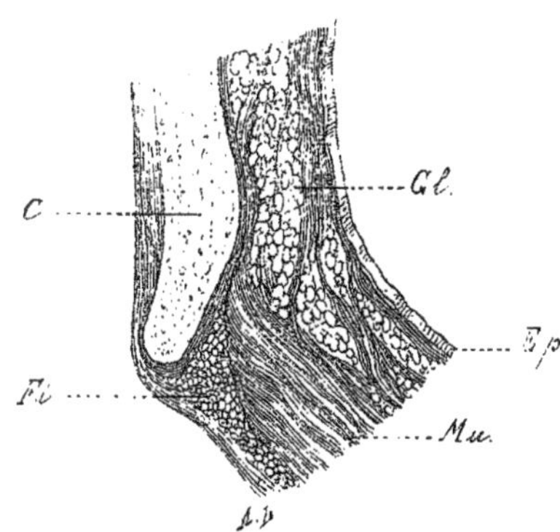

Fig. 255. — Segment d'une coupe horizontale de la trachée, montrant les relations de l'extrémité postérieure d'un anneau cartilagineux *C* avec la fibreuse *Fi*, et la musculeuse *Mu*. *Ep*, épithélium ; *Gl*, glandes (d'après Henle).

B. **Membrane fibreuse.** — La membrane fibreuse relie les anneaux cartilagineux les uns aux autres et de plus les entoure complètement en formant leur périchondre. En d'autres termes les anneaux sont enclavés les uns à la suite des autres dans l'épaisseur d'une lame fibreuse cylindrique qui joue vis-à-vis d'eux, là où ils sont écartés, le rôle de ligament. Dans les intervalles compris entre leurs bords elle sera pour ainsi dire segmentée en autant de bandes, les *ligaments interannulaires*, et en arrière elle constituera entre leurs extrémités une lame continue d'un bout à l'autre de la trachée, la *membrane transverse* des auteurs.

Les ligaments interannulaires ont une hauteur moindre que les anneaux qu'ils unissent, variable du reste selon l'état d'extension ou de rétraction de la

[A. NICOLAS.]

trachée. A la partie supérieure la membrane fibreuse rattache le premier anneau de la trachée au cartilage cricoïde (ligament crico-trachéal), en bas elle se continue sur les bronches.

La membrane fibreuse est composée de faisceaux conjonctifs entrecroisés et mélangés à des fibres élastiques abondantes surtout dans sa couche superficielle. Elle renferme également des cellules adipeuses.

C. **Fibres musculaires lisses. — Muscle trachéal.** — Les fibres musculaires lisses forment une couche continue, le muscle trachéal, tendue entre les extrémités libres des anneaux cartilagineux, en dedans de la membrane transverse, et dont l'épaisseur varie suivant les espèces animales, probablement aussi suivant les individus. Chez l'homme elle est d'environ 0 mm. 6, d'après Henle, de 1 à 2 millimètres, d'après Sappey.

Les faisceaux contractiles sont orientés transversalement. Ils s'insèrent chez l'homme à la face interne des cartilages au voisinage de leurs extrémités. Chez un certain nombre d'animaux, au contraire (chat, chien, lapin, rat..., etc.), ils s'attachent sur leur face externe, quelquefois très loin en dehors, de telle sorte que, lorsqu'ils se contractent, les extrémités des arcs cartilagineux se recourbent en dedans, vers la lumière de la trachée. Dans l'intervalle des anneaux les fibres lisses se fixent sur la membrane fibreuse.

Chez l'homme le muscle trachéal renferme une proportion relativement considérable de tissu conjonctif disposé sous forme de cloisons entre les faisceaux musculaires, alors que chez beaucoup de Mammifères il est compact. Il présente de plus des solutions de continuité parfois fort larges, qui logent des glandes, des vaisseaux ou des nerfs environnés de tissu conjonctif.

Outre les faisceaux musculaires transversaux, on en rencontre quelquefois de longitudinaux, d'ailleurs minces et irrégulièrement distribués, qui sont situés entre eux et la membrane fibreuse. Décrits par Kramer, Kœlliker, Donders, Verson..., etc., ces faisceaux longitudinaux ne semblent pas constituer une couche indépendante, car, en général, ils émanent de la couche transversale.

D. **Muqueuse.** — Dans l'intervalle des anneaux cartilagineux la membrane fibreuse, ou, si l'on veut, les ligaments interannulaires sont séparés de la muqueuse par une couche de tissu cellulaire lâche, fréquemment graisseux. Cette *sous-muqueuse* ne s'étend sur la face interne des cartilages qu'autant qu'il existe à ce niveau des glandes, et en arrière elle ne se prolonge généralement pas non plus entre la face antérieure du muscle trachéal et la région adjacente de la muqueuse.

La muqueuse comprend : 1° un substratum conjonctif riche en fibres élastiques, chorion ou couche fibreuse interne de Frankenhæuser; 2° un épithélium de revêtement; 3° des glandes.

1° *Chorion.* — Le chorion est caractérisé par la présence de faisceaux de fibres élastiques disposés en un réseau à mailles allongées dans le sens vertical. Ces fibres sont surtout abondantes en arrière, au-devant du muscle trachéal et dans la partie inférieure de la trachée. On les voit à l'œil nu sur une trachée intacte. Elles apparaissent sous la forme de bandelettes jaunâtres qui brillent au travers des couches plus superficielles de la muqueuse. Chez les grands

Mammifères elles acquièrent un développement considérable en rapport avec les dimensions de la trachée et avec l'énorme capacité des poumons.

Du reste, cette lame élastique réticulée compacte n'occupe pas toute l'épaisseur du chorion ; elle n'en constitue que la partie moyenne et reste séparée de la couche musculaire ou de la sous-muqueuse d'une part, de l'épithélium d'autre part, par une zone de tissu conjonctif riche en fibrilles élastiques et plus ou moins épaisse.

La zone conjonctive sous-épithéliale renferme normalement une grande quantité de leucocytes répandus d'une façon diffuse dans les espaces interfasciculaires, notamment au voisinage des conduits excréteurs des glandes (Verson, Dolkowsky, Turner, Frankenhæuser..., etc.). L'existence de follicules clos proprement dits, chez l'homme, à l'état normal, est douteuse.

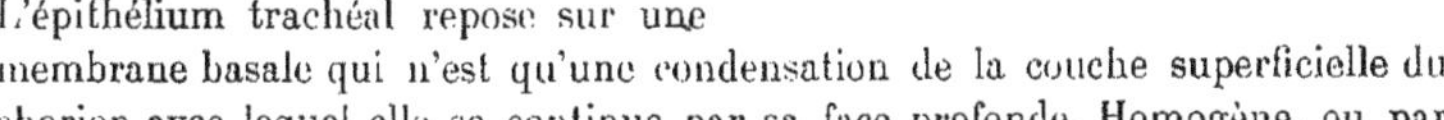

Fig. 256. — Épithélium de la trachée, homme adulte. Fort grossissement.

2° *Épithélium* (fig. 213 et 214). — L'épithélium trachéal repose sur une membrane basale qui n'est qu'une condensation de la couche superficielle du chorion avec lequel elle se continue par sa face profonde. Homogène, ou par places finement striée, assez mince en certains endroits mais généralement épaisse (5 à 8 μ), cette membrane se montre percée de trous, ou plutôt traversée par de véritables canalicules, dans lesquels on aperçoit souvent des leucocytes en train d'émigrer dans l'épithélium. Ses bords sont finement dentelés et engrenés du côté externe avec les éléments épithéliaux profonds. Au-dessous d'elle on trouverait une couche de cellules plates polygonales (endothélium sous-épithélial) découverte par Debove, décrite ensuite par Frankenhæuser, mais dont la présence a été contestée par Tourneux et Hermann.

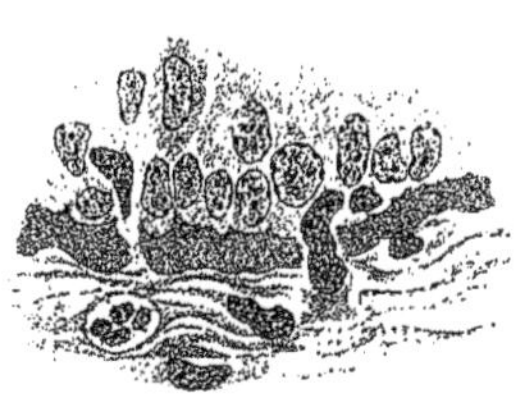

Fig. 257. — Dessin montrant la membrane basale sous-jacente à l'épithélium trachéal, et les trous dont elle est percée.

A droite un leucocyte engagé dans un de ces trous. A gauche un autre leucocyte en regard d'un second trou. Les éléments épithéliaux profonds seuls ont été figurés.

Quant à l'épithélium lui-même, ses caractères sont ceux de l'épithélium laryngé. Il appartient donc à la catégorie des épithéliums cylindriques à cils vibratiles. D'une épaisseur très variable suivant les animaux, il atteint chez l'homme de 0 mm. 05 à 0 mm. 06 et comprend : profondément des cellules basales polyédriques à gros noyau ; au-dessus, des cellules cylindriques, les unes pourvues d'un plateau et d'une bordure de cils vibratiles, les autres (cellules cunéiformes de Drasch) sans plateau ni cils, mélangées à des cellules muqueuses. Ces éléments cylindriques, à noyau ovalaire situé à des niveaux différents et perpendiculaire à la surface de l'épithélium, sont tous munis à leur extrémité

[*A. NICOLAS.*]

périphérique d'un ou plusieurs prolongements simples ou ramifiés qui atteignent la limite profonde de l'épithélium et s'y terminent par des évasements coniques.

Parmi ce revêtement épithélial vibratile on rencontre des îlots d'épithélium plat stratifié. Drasch les a signalés chez le chien, le lapin, le cobaye et l'homme : Haycraft et Carlier chez le chien, Schnitzler chez le chat, Baraban chez l'homme : mais on n'est pas exactement renseigné sur leur signification. On ne sait pas si cet état est normal et résulte d'actions mécaniques ou autres, d'ailleurs physiologiques, ou bien s'il est la conséquence d'un processus inflammatoire. Les pertes de substance de l'épithélium réalisées expérimentalement ou consécutives à une inflammation se réparent en effet par la production d'un épithélium stratifié plat (Drasch, Schuckardt, Griffini).

La régénération continue des éléments de l'épithélium trachéal se fait, comme celle de tous les épithéliums, par division karyokinétique des cellules préexistantes (Flemming) et non pas, comme l'avait prétendu Drasch, par la formation sur place, aux dépens du pied des cellules cylindriques, de petits éléments, les cellules-rudiments, destinés à la suite d'une série de modifications à remplacer celles-ci.

Ajoutons enfin que des leucocytes plus ou moins nombreux s'observent dans les interstices des éléments épithéliaux et à n'importe quel niveau.

3° *Glandes.* — La muqueuse de la trachée est très riche en glandes muqueuses qui forment même en certains endroits une couche continue. On les rencontre de préférence dans les espaces intercartilagineux et dans la partie postérieure membraneuse. Elles sont aussi plus abondantes en avant et dans la région inférieure que sur les côtés et qu'à l'extrémité supérieure. Il en existe aussi au niveau des anneaux, à la face interne des cartilages ; seulement ici elles sont plus petites et plus rares qu'ailleurs (Verson, Boldyren, Frankenhæuser).

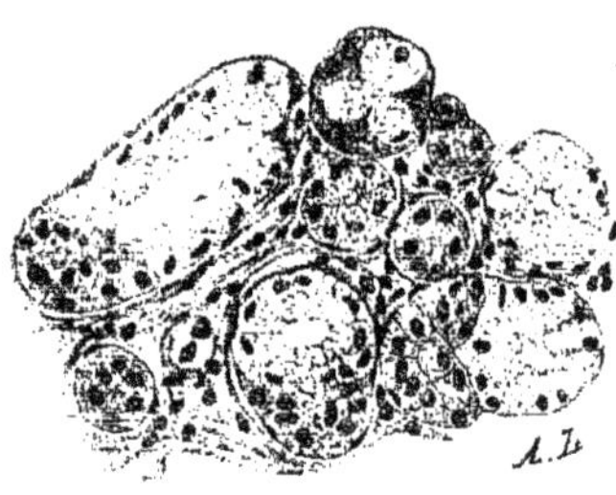

Fig. 258. — Fragment d'une glande de la trachée (quart supérieur).

On voit les cellules muqueuses et les cellules protoplasmiques mélangées à celles-ci ou tapissant à elles seules la lumière des tubes.

Dans la portion membraneuse elles sont situées en majorité en arrière du muscle, d'autres sont logées dans son épaisseur, d'autres enfin en avant de lui. Dans les autres régions elles occupent la couche sous-muqueuse ou la partie la plus profonde de la muqueuse.

Toutes ces glandes rentrent dans le groupe des glandes tubulo-acineuses ou, selon la classification de Flemming, dans celle des glandes tubuleuses simples ramifiées. On peut leur distinguer un canal excréteur et un corps glandulaire.

Le canal excréteur des glandes de la portion membraneuse est long et rectiligne, celui des glandes de la portion cartilagineuse court et souvent onduleux. Il débouche à l'extérieur après avoir suivi un trajet plus ou moins oblique et plus ou moins long dans la muqueuse. Souvent il présente, avant de traverser la zone élastique, un renflement ampullaire très développé (Frankenhæuser). Son orifice est généralement infundibuliforme.

Parvenu dans la sous-muqueuse ou plus loin encore (portion membraneuse), le canal excréteur se ramifie dichotomiquement en un nombre variable de tubes qui se contournent, s'enchevêtrent les uns dans les autres et fournissent finalement, après s'être eux-mêmes divisés, les tubes terminaux légèrement renflés à leur extrémité fermée. L'ensemble de ces tubes ramifiés constitue le corps de la glande.

Le corps des glandes, de volume variable, est ovoïde ou sphérique dans les espaces interannulaires, aplati et lenticulaire au niveau des cartilages, piriforme et allongé dans la portion membraneuse.

Au point de vue histologique ces glandes ne diffèrent pas des autres glandes muqueuses. Leur canal excréteur est tapissé d'abord par un prolongement de l'épithélium superficiel cilié qui s'enfonce plus ou moins loin et auquel fait suite un épithélium à cellules prismatiques basses. Les tubes glandulaires renferment : 1° de grandes cellules claires pyramidales, présentant tous les caractères des cellules muqueuses, variables du reste suivant l'état de fonctionnement de la glande, et 2° des cellules plus petites, protoplasmiques, amassées principalement à la périphérie des tubes et surtout à leur extrémité terminale, en tout semblables par leurs caractères et leur agencement à celles qui forment dans les glandes salivaires muqueuses les croissants de Giannuzzi.

Le conduit excréteur et tous les tubes glandulaires possèdent, en outre, une membrane basale, prolongement de la membrane basale sur laquelle repose l'épithélium superficiel, et d'autant plus mince qu'on considère des ramifications plus éloignées du tube initial.

E. **Vaisseaux de la trachée.** — *Artères.* — Les artères destinées à la trachée viennent de plusieurs sources : 1° des artères thyroïdiennes inférieures, qui lui fournissent un certain nombre de petites branches parmi lesquelles il convient de signaler un rameau presque constant (branche thoracique de Haller) qui descend le long de la trachée jusqu'à sa bifurcation; 2° des artères mammaires internes, par l'intermédiaire des rameaux médiastins antérieurs qui se distribuent en partie à son extrémité inférieure; 3° des artères bronchiques ou trachéales émanées du bord concave de la crosse de l'aorte. Enfin, lorsque l'artère thyroïdienne moyenne (artère thyroïdienne de Neubauer) existe, elle fournit, dans tout son trajet ascendant au-devant de la trachée, des ramifications à cet organe.

Les artérioles nées de toutes ces sources se ramifient dans toutes les couches de la trachée, principalement dans la muqueuse, autour des glandes et dans le muscle.

Veines. — D'après Sappey les veines affecteraient une disposition toute spéciale. Dans chaque espace intercartilagineux on voit ramper une veinule principale, et toutes ces veinules se portent horizontalement d'avant en arrière pour venir s'ouvrir de chaque côté dans une ou deux petites veines plus ou moins parallèles à l'axe de la trachée et sous-muqueuses, qui elles-mêmes vont se terminer soit dans les veines œsophagiennes, soit dans d'autres veines voisines.

Vaisseaux lymphatiques. — Les réseaux lymphatiques sont très développés dans la trachée. Ainsi que l'a montré Teichmann, ils se disposent sur deux plans, d'ailleurs anastomosés l'un avec l'autre : un plan interne situé dans la muqueuse, plus profondément que le réseau sanguin capillaire sous-épithélial, et un plan externe étendu dans la sous-muqueuse. Les vaisseaux de ce dernier réseau sont beaucoup plus spacieux que ceux du premier.

Les troncules lymphatiques, munis de valvules, prennent naissance aux dépens du réseau externe; ils occupent les espaces interannulaires, qu'ils suivent à droite et à gauche d'avant en arrière pour atteindre, presque tous du moins, la portion membraneuse. Là ils quittent la trachée et se jettent successivement dans les ganglions échelonnés le long de cet organe et de l'œsophage.

F. **Nerfs.** — Les nerfs qui se distribuent aux diverses parties constituantes de la trachée proviennent des pneumogastriques par les récurrents et les plexus pulmonaires, ainsi que des nerfs sympathiques par les filets que les ganglions cervicaux et les trois ou quatre premiers ganglions thoraciques envoient dans ces mêmes plexus (Sappey). Parmi ces nerfs, et sans compter les nerfs vasculaires, les uns sont destinés au muscle trachéal, les autres à la muqueuse et à l'épithélium, les derniers enfin aux glandes.

D'après les recherches de Benedicenti les fibres nerveuses, dépouillées de leur gaine de myéline, constituent dans l'épaisseur de la muqueuse trois réseaux, un profond, un moyen et un superficiel. Les mailles du réseau profond et du réseau superficiel entourent souvent l'ouverture des glandes muqueuses et affectent des rapports spéciaux avec les vaisseaux (réseau nerveux périvasculaire). Les fibrilles du réseau superficiel contractent également des relations avec les conduits excréteurs des glandes et sont en continuité avec des éléments spéciaux, volumineux, transparents et nucléés, de signification douteuse, semblables à ceux qui ont été signalés dans la muqueuse du larynx et des bronches par Luschka et Ismaïloff, dans la vessie par Cuccati.

Les terminaisons nerveuses intra-épithéliales et les ganglions annexés aux nerfs de la trachée ont fait récemment l'objet d'un travail de Ploschko. Cet auteur a vu des fibrilles variqueuses se décomposer entre les cellules ciliées en une sorte de feutrage qui enlace de ses mailles leur extrémité interne, au-dessous de la bordure des cils. Les cellules ganglionnaires, isolées ou groupées en amas, appartiennent au type multipolaire (sympathique). Leur prolongement cylindraxile va se terminer dans la musculature de la paroi trachéale.

La trachée donne naissance, en se bifurquant, à deux conduits volumineux, les **bronches**, qui bientôt plongent dans l'épaisseur des poumons, accompagnés des vaisseaux et des nerfs destinés à ces organes, et échappent à la vue. Ces bronches ne perdent cependant pas pour cela leur individualité et peuvent être, au contraire, ainsi que nous le verrons plus loin, suivies au travers du poumon dans toute sa hauteur. En réalité elles ne sont (comme la trachée elle-même d'ailleurs) que la portion initiale *extra-pulmonaire* de tout un système de ramifications dont la portion *intra-pulmonaire* constitue, en s'associant à d'autres éléments, le poumon. Il n'y a donc pas lieu, quoiqu'on le fasse habituellement, de séparer ces deux parties d'un ensemble parfaitement continu pour les étudier chacune à part. Nous les décrirons en même temps sous la rubrique : *arbre bronchique*. Il est nécessaire, pour en bien comprendre les dispositions, d'examiner au préalable les poumons dans leur configuration extérieure et dans leurs rapports.

CHAPITRE III

POUMONS

Les poumons sont au nombre de deux, l'un droit et l'autre gauche. Entourés chacun par une séreuse, la *plèvre*, qui assure leur indépendance, au-dessus du diaphragme qui les sépare des viscères abdominaux, et débordés de toutes parts inférieurement par les parois du thorax, ils n'occupent qu'une partie, la plus considérable il est vrai, de la cavité thoracique. Une cloison verticale tendue de la colonne vertébrale au sternum les isole complètement l'un de l'autre. Cette cloison, le *médiastin* ou espace moyen du thorax (par opposition aux *espaces latéraux* ou pulmonaires) doit son existence à la présence d'un certain nombre d'organes importants tels que le cœur et les gros vaisseaux, la trachée, l'œsophage, etc., groupés de façon à remplir l'espace inter-pulmonaire que limite de part et d'autre une lame séreuse, dépendante de la plèvre. Du médiastin s'échappent de chaque côté les organes, bronches, vaisseaux et nerfs qui vont s'enfoncer dans l'intérieur du poumon et représentent son pédicule.

I. — CONFIGURATION EXTÉRIEURE ET RAPPORTS

Chez l'adulte ou chez l'enfant qui a respiré, la forme réelle des poumons, celle qu'ils ont quand la cavité thoracique est intacte, s'efface dès qu'on ouvre celle-ci, bien davantage encore lorsqu'on les a enlevés. A l'état normal, en effet, ces organes remplissent exactement l'espace qui leur est réservé dans la cage thoracique. Sur le vivant, cet espace augmente et diminue alternativement d'ampleur pendant les différentes phases de l'acte respiratoire, mais les poumons, grâce à la pression négative qui exerce sur leur surface une sorte d'aspiration tandis qu'au dedans d'eux l'air atmosphérique tend sans cesse à les distendre, suivent rigoureusement ces variations et ne perdent, à aucun moment, le contact avec les plans mobiles qui les enferment. Sur le cadavre, cette juxtaposition étroite persiste, naturellement; la cage thoracique et les poumons sont seulement, par rapport à ce qu'ils peuvent être chez le vivant, dans un état de resserrement maximum ou, comme on dit, d'expiration forcée.

Il n'en est plus ainsi dès que la paroi thoracique, ou, plus exactement, dès que la cavité des plèvres est ouverte, car alors, le vide pleural n'existant plus, les poumons obéissent à leur élasticité et se rétractent. La forme qu'ils acquièrent à ce moment reproduit, du reste, dans ses traits essentiels, celle qu'ils avaient auparavant, mais se modifie aisément à cause du peu de résistance qu'oppose l'organe aux pressions accidentelles. Il est donc indispensable, plus commode, en tout cas, pour acquérir des notions exactes sur la configuration des poumons ou bien, avant d'ouvrir la cage thoracique, de les fixer par l'injection d'un liquide convenable (solution aqueuse d'acide chromique, par exemple), ou bien, après les avoir extraits, de leur rendre la tension qu'ils ont perdue soit en les insufflant modérément, soit en les remplissant par la trachée avec une substance solidifiable (gélatine, cire, etc.).

Les coupes totales de cadavres congelés sont particulièrement instructives. Des moulages au plâtre des cavités pleurales fourniront également des objets d'étude très démonstratifs.

Chez le fœtus ou chez le nouveau-né qui n'a pas respiré, et enfin dans certains états pathologiques (hépatisation), les poumons sont compacts, ne se déforment pas quand on les enlève et peuvent, dès lors, être examinés tels quels sans opération préalable.

La forme du poumon ne peut être comparée à un solide géométrique que d'une façon très approximative. On dit habituellement qu'il représente un cône irrégulier dont on aurait retranché, suivant la hauteur, à peu près la moitié. Dans ces conditions on lui considère un *sommet* arrondi, qui correspond à l'orifice supérieur du thorax; une *base* oblique et concave, qui se moule sur la région correspondante du diaphragme; une *face externe*, *costale*, convexe; une *face interne*, *médiastine* ou *cardiaque*, concave; un *bord postérieur*; un *bord antérieur* et un *bord inférieur*.

A. **Sommet** (fig. 259 et 264 à 267). — Ainsi que l'a fait justement remarquer Luschka, il serait sans intérêt de considérer comme sommet seulement le point le plus élevé du poumon. Il faut comprendre sous ce nom toute la partie de l'organe située au-dessus d'un plan horizontal passant par l'origine du bord antérieur, c'est-à-dire par le bord supérieur de la deuxième côte. Ainsi délimité le sommet se présente sous l'aspect d'un cône mousse dont la hauteur atteint à peu près le 1/7 de la hauteur totale du poumon.

La surface supéro-externe est bombée. Elle est traversée dans son tiers supérieur par un sillon plus ou moins prononcé suivant les sujets, orienté de dedans en dehors et déterminé par le passage de l'artère sous-clavière. En dehors, on remarque une autre gouttière, variable également, inclinée en arrière et en haut et qui répond à la première côte. En arrière, le sommet est convexe transversalement ou bien, quelquefois, offre une arête verticale plus ou moins accentuée. En dedans et des deux côtés, l'artère sous-clavière creuse sur sa surface une empreinte oblique en haut et en arrière. A droite, on voit en outre un sillon plus large, dû au contact du tronc veineux brachio-céphalique droit.

Une importante question est celle qui a trait à la situation du sommet vis-à-vis de la clavicule et de la première côte. En ce qui concerne ses rapports avec la clavicule on peut admettre avec Pansch que, chez un sujet à thorax bien conformé, debout et respirant paisiblement, le sommet déborde la clavicule de 1 à 3 centimètres, de telle sorte qu'un plan rasant horizontalement la face supérieure de cet os, au voisinage de son extrémité sternale (dans la pratique un instrument piquant ou un projectile) atteindra sûrement le poumon. Topographiquement l'extrémité supérieure de celui-ci appartient donc à la région latérale et inférieure du cou.

Du reste on comprend aisément que la hauteur dont le poumon dépasse la clavicule doit varier avec la position de cet os. On sait qu'il occupe un niveau plus ou moins élevé suivant les individus et que, de plus, il s'élève ou s'abaisse lors des mouvements respiratoires ou des déplacements du membre supérieur. Pendant une forte inspiration ou quand les épaules se haussent, le sommet du poumon peut ainsi ne plus déborder la clavicule, tandis que dans les conditions opposées il est démasqué dans une étendue qui peut atteindre jusqu'à 5 centimètres (Pansch). D'après Merkel ce maximum est loin d'être aussi élevé et ne serait pas supérieur à 3 cm. 5, tout au plus, mais très rarement, à 4 centimètres. Merkel conteste formellement la possibilité d'une élévation plus considérable telle que celle de 6 cm. 5 reconnue par Eichhorst (par la percussion) dans un cas d'emphysème.

De ce fait que le sommet du poumon déborde la clavicule, il ne faut pas conclure qu'il fait saillie hors des limites de la cavité thoracique par l'orifice que circonscrit la première côte. La plupart des auteurs admettent cependant, sans toutefois être d'accord sur les chiffres, qu'il dépasse cet os : de 10 à 15 millimètres au niveau de sa partie moyenne (Luschka); de 12 à 15 millimètres

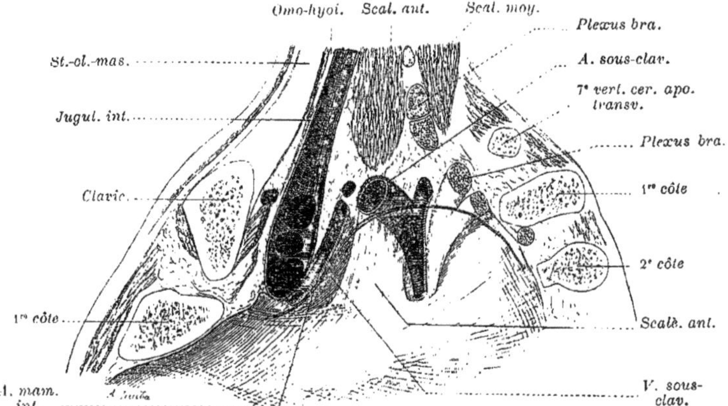

Fig. 259. — Coupe sagittale passant par l'angle de réunion de la veine jugulaire interne et de la veine sous-clavière, en dedans de l'insertion du muscle scalène antérieur (d'après Merkel.)

La ligne courbe noire indique la limite du dôme pleural et par conséquent celle du sommet du poumon. La plèvre a été enlevée pour faire voir les organes, vaisseaux et nerfs, qui sont en rapport avec ce sommet.

(Sappey); de 3 à 4 centimètres (Richet); même de 5 (Cruveilhier). Ces derniers chiffres sont très exagérés, et l'on s'explique mal comment ils ont pu être obtenus. En réalité, le sommet du poumon ne s'élève que de très peu au-dessus de la première côte, et seulement au voisinage de son milieu. En arrière, il ne s'étend pas au delà de son col, et s'arrête même quelquefois à la hauteur du bord inférieur de celui-ci. De là sa surface, décrivant une légère courbure, s'incline en avant et en bas, comme la côte elle-même, et vient aboutir à la face postérieure de son extrémité cartilagineuse. Or, dans toute cette étendue le poumon est non seulement recouvert par la plèvre pariétale formant ici la coupole ou dôme pleural (voy. plus loin), mais encore se trouve en rapport, par l'intermédiaire de la séreuse, avec des organes relativement rigides qui obstruent partiellement l'entrée du thorax et l'empêchent de s'élever au delà d'une certaine limite (Pansch, Merkel). Ces organes sont, en procédant d'arrière en avant : les branches les plus inférieures du plexus brachial; le ganglion cervical inférieur du grand sympathique; l'origine des artères vertébrale et intercostale supérieure; l'artère sous-clavière; la veine sous-clavière et l'origine de l'artère mammaire interne. A signaler, en outre, l'existence à gauche de la terminaison du canal thoracique qui, s'insinuant au-devant de la crosse de l'artère sous-clavière, vient déboucher dans la veine sous-clavière.

Entre l'artère sous-clavière et la veine de même nom, la surface du poumon confine latéralement au tendon du muscle scalène antérieur et là, se surélevant, déborde la côte de 1 centimètre à 1 cm. 5 (un travers de doigt). Les mouvements respiratoires, s'accompagnant de déplacements de cet os, ont nécessairement une influence sur l'étendue de cette portion sus-costale.

En somme, le trajet de la surface du sommet coïncide sur presque toute sa longueur avec celui de la première côte. Son obliquité est équivalente à celle du demi-arc osseux qui l'encadre, et ceci explique comment le poumon est vulnérable en avant et sur les côtés, au-dessus de la clavicule, comment aussi c'est surtout latéralement, en arrière de l'extrémité inférieure du muscle sterno-cléido-mastoïdien, qu'il est le moins masqué et le plus accessible à l'auscultation et à la percussion.

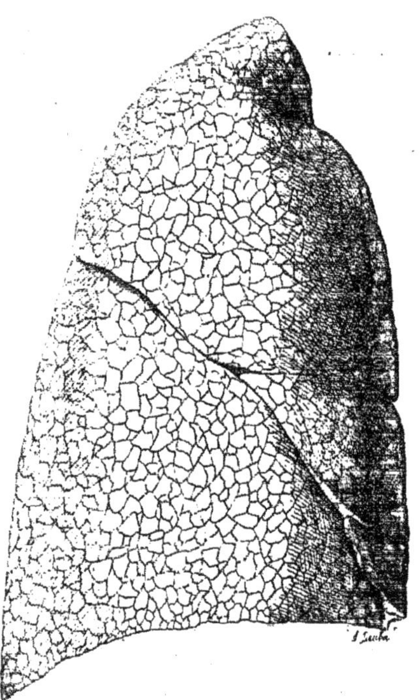

Fig. 200. — Face externe du poumon droit.

Reste un dernier point à propos duquel l'accord n'est pas fait entre les anatomistes. Les deux sommets sont-ils à la même hauteur? Henle, Pansch, Merkel ne constatent à cet égard aucune différence appréciable entre le droit et le gauche. Au contraire Henle, Luschka, Krause, Braune et Stahel affirment que le sommet du poumon droit est plus élevé que celui du poumon gauche. La différence de niveau atteindrait 4 à 8 millimètres selon Henle et Krause; 5 à 10 millimètres d'après Braune et Stahel. La troisième et dernière possibilité a été soutenue, car Rüdinger prétend que c'est le sommet gauche qui remonte plus haut que le droit.

B. **Base.** — La base ou face inférieure des poumons a la forme d'une large demi-lune. Elle est concave et se moule sur la partie latérale correspondante de la face supérieure du diaphragme qui la sépare : à droite, du lobe droit du foie; à gauche, du lobe gauche de ce même organe, de la grosse tubérosité de l'estomac et de la rate. De plus, dans son ensemble elle est fortement oblique en bas et en arrière.

Sa situation, par rapport à la paroi du thorax, varie chez le vivant comme celle du diaphragme lui-même, suivant l'état d'inspiration ou d'expiration. Elle diffère, en outre, à droite et à gauche. Sur le cadavre, son point le plus élevé, c'est-à-dire le sommet de sa voussure, est situé, à droite, sur un plan horizontal mené exactement par le bord supérieur de l'extrémité sternale du cartilage de la 4e côte; à gauche, il est plus bas de toute la hauteur de ce cartilage (Luschka).

A sa périphérie la base forme, en se rencontrant avec la face externe ou costale, une languette d'autant plus aiguë que cette base est plus excavée, et qui se loge dans la gouttière circonscrite par le diaphragme d'une part, par la paroi thoracique d'autre part (sinus costo-diaphragmatique).

C. **Face externe** (fig. 260 et 261). — La face externe ou costo-vertébrale, beaucoup plus étendue que l'interne, répond aux côtes qui, lorsque le poumon est bien gonflé, creusent sur elle des empreintes plus ou moins marquées, et aux espaces intercostaux; en arrière elle est contiguë aux faces latérales des vertèbres et des disques intervertébraux thoraciques. En avant elle se rapproche plus ou moins de la ligne médiane (voy. plus loin les rapports du bord antérieur). Sa longueur dans le sens vertical varie suivant les points considérés. C'est au niveau d'un plan passant par le milieu de la 12e côte qu'elle atteint son maximum (Luschka), peu différent d'ailleurs de la hauteur mesurée tout à fait en arrière le long de la colonne vertébrale. De là en avant elle décroît rapidement jusqu'à la région antérieure qui est la moins haute (voy. description du bord inférieur).

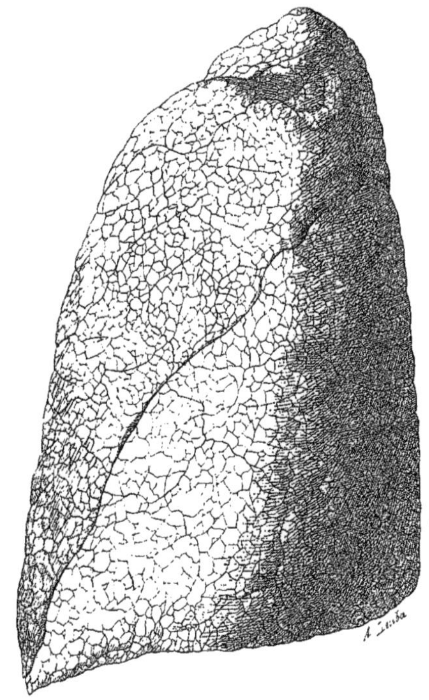

Fig. 261. — Face externe du poumon gauche.

La face externe des poumons n'est pas continue, mais au contraire interrompue par une incisure profonde, scissure interlobaire, simple à gauche, bifurquée à droite, qui s'enfonce jusqu'à leur racine et les décompose ainsi en segments ou *lobes*, réunis seulement dans la profondeur par du tissu conjonctif, des vaisseaux et un repli de la plèvre. La scissure interlobaire, dont nous étudierons ultérieurement les rapports avec la paroi thoracique, commence en arrière à environ 6 centimètres au-dessous du point culminant du sommet, puis se dirige en bas et en avant, et vient se terminer habituellement au-dessus de l'angle antéro-inférieur, au-dessus de la base par conséquent, quelquefois en arrière de cet angle sur le bord inférieur. A droite, cette scissure, après un certain trajet, au niveau de sa partie moyenne environ, émet une branche qui se dirige en avant et un peu obliquement en haut, et se termine sur le bord antérieur. De ce côté il existe donc en réalité deux scissures; l'une, *grande scissure*, scissure oblique ou inférieure, répond à la scissure du côté gauche; l'autre, *petite scissure*, scissure horizontale ou supérieure, est propre au poumon droit.

Le poumon gauche, par suite, se trouve partagé en deux lobes, *supérieur* et *inférieur*; le poumon droit en trois lobes, *supérieur, moyen* et *inférieur*. (Pour la comparaison de ces lobes, voy. plus loin.)

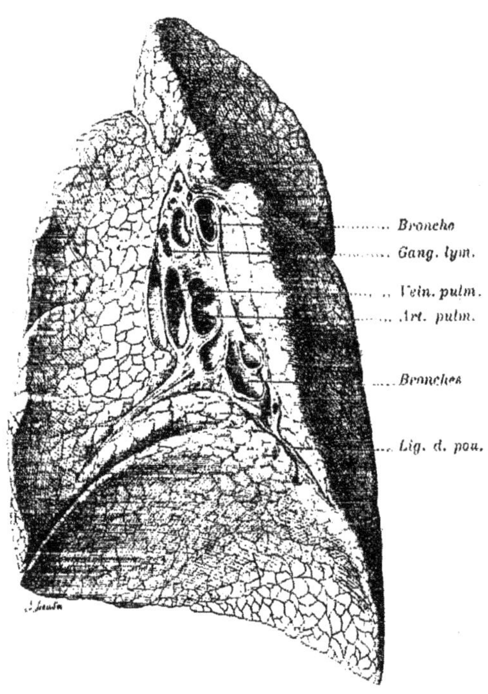

Fig. 262. — Face interne du poumon droit.
Sur cette pièce le hile se prolongeait en bas plus loin que d'habitude (voy. fig. 263) et par suite la disposition du ligament du poumon est anormale.

D. Face interne (fig. 262 et 263). — La face interne est caractérisée par la présence du hile. Dans ses deux tiers antérieurs elle est excavée, et se moule sur le cœur (fosse cardiaque). La situation, oblique vers la gauche, de ce viscère fait que la fosse cardiaque est beaucoup plus profonde à gauche qu'à droite.

Au-dessus et en arrière de la surface cardiaque, se trouve le hile, c'est-à-dire l'endroit par où pénètrent dans l'intérieur du poumon les éléments de son pédicule : bronches et vaisseaux bronchiques; vaisseaux pulmonaires, artères et veines; lymphatiques et nerfs. Cette région, qui occupe à peu près les deux tiers inférieurs de la hauteur totale de la face interne, présente une configuration quelque peu différente à droite et à gauche (Luschka). A gauche, elle a la forme d'une raquette haute de 8 à 9 centimètres, dont la partie supérieure convexe mesure environ 5 centimètres de largeur, tandis que la partie inférieure effilée ne dépasse pas 2 centimètres. Le lobe supérieur en constitue les deux tiers supérieurs; le lobe inférieur, le dernier tiers.

A droite le hile est plus large, un peu moins haut et rectangulaire. Son extrémité inférieure se prolonge également vers le bas par un interstice étroit, parfois linéaire, le long duquel s'adossent deux feuillets pleuraux pour donner naissance au ligament pulmonaire. Les trois lobes du poumon droit, surtout le supérieur et le moyen, prennent part à sa formation.

Les organes qui s'enfoncent dans le hile sont groupés les uns derrière les autres. Les bronches sont situées tout à fait en arrière et s'étendent jusqu'au niveau le plus élevé. En avant d'elles se trouvent les branches de division de l'artère pulmonaire et au-dessous de celles-ci les veines pulmonaires. Généralement quelques branches veineuses recouvrent, en avant, dans une étendue plus ou moins considérable, le plan artériel. Les artères bronchiques et les nerfs pulmonaires occupent la partie la plus reculée du hile. Les lymphatiques, vaisseaux et ganglions, sont répandus dans les intervalles des troncs vasculaires. Quelques ganglions sont même plus ou moins enchâssés dans le parenchyme pulmonaire. Enfin, du tissu cellulaire graisseux comble tous les interstices de ces organes, et la plèvre en se réfléchissant, du médiastin sur le poumon, leur fournit une gaine commune.

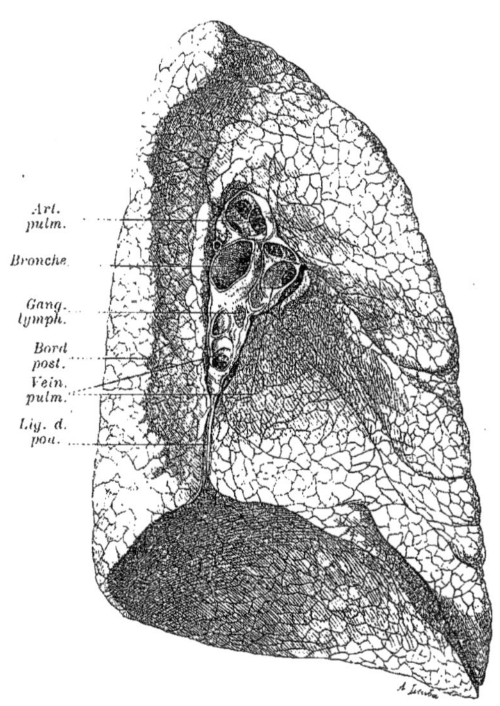

FIG. 263. — Face interne du poumon gauche.

Par rapport à la cage thoracique, le hile est compris, en arrière, entre un plan horizontal passant par la 4e côte, et qui répond à son bord supérieur, et un deuxième plan mené par le bord inférieur de la 6e côte (Gerlach).

Les autres détails qu'offre la face interne du poumon se résument en des empreintes que creusent à sa surface les différents organes contenus dans le médiastin. C'est ainsi que la région située au-dessus du hile et de la fosse cardiaque, qui constitue presque entièrement la face interne du sommet, est parcourue par la gouttière oblique en haut et en arrière de l'artère sous-clavière. A droite, en avant de cette gouttière, il en existe une autre, moins profonde et plus large, qui répond au tronc veineux brachio-céphalique droit. A droite également la partie supérieure de la face interne est en rapport avec la veine cave supérieure, tandis qu'à gauche elle entre en relation avec la crosse de l'aorte. Des deux côtés elle recouvre, en outre, dans une étendue variable, le thymus, ou, chez l'adulte, les vestiges de cet organe.

Au-dessous du hile on remarque, à droite, l'empreinte courte et large de la portion sus-diaphragmatique de la veine cave inférieure. Immédiatement en arrière de lui s'étend une autre gouttière verticale destinée à loger, à droite, la grande veine azygos; à gauche, l'aorte thoracique. La gouttière de droite est souvent à peine visible.

E. **Bord antérieur.** — Formé par l'union de la face costale avec la face médiastine, le bord antérieur du poumon est mince, légèrement ondulé, et présente fréquemment, surtout dans sa partie inférieure, de petites incisures. A droite, il décrit dans son ensemble une courbe allongée, à convexité interne; à gauche, sa direction est plus irrégulière, parce qu'il s'échancre fortement au-devant du cœur. Cette *incisure cardiaque* est plus ou moins profonde et offre dans ses contours une configuration très variable suivant les sujets. Lorsqu'elle est très accusée, l'angle antéro-inférieur du poumon se détache sous la forme d'une languette qui s'enroule au-devant de la pointe du cœur (lobe inférieur accessoire, *lingula*).

F. **Bord postérieur.** — La plupart des auteurs considèrent comme bord postérieur la partie fortement convexe des poumons qui est logée dans la gouttière costo-vertébrale, tout en reconnaissant que sa largeur devrait plutôt la faire regarder comme une face, et qu'elle se continue sans ligne de démarcation avec la face externe proprement dite ou costale. C'est pourquoi avec Luschka, Henle, Pansch, nous ne l'avons pas séparée de celle-ci. Le véritable bord postérieur répond à l'union de la face médiastine avec la face costo-vertébrale. Par sa situation et sa direction, il coïncide donc avec la ligne suivant laquelle le feuillet séreux du médiastin atteint la colonne vertébrale. Or, cette ligne correspond à la rencontre des faces latérales et des faces antérieures des vertèbres thoraciques. Sur le poumon le bord postérieur se trouve immédiatement en arrière du hile et se présente sous l'aspect d'une crête surtout prononcée dans sa partie supérieure, qui s'élève le long de la face interne du sommet et fait saillie en arrière de la gouttière de l'artère sous-clavière. En bas, cette crête s'atténue de plus en plus en arrière de l'insertion du ligament pulmonaire et n'atteint même généralement pas le bord inférieur du poumon.

G. **Bord inférieur.** — Le bord inférieur se décompose en deux segments. L'un, externe, résulte de la réunion de la face costo-vertébrale avec la face inférieure; l'autre, interne, de la rencontre de cette dernière avec la face médiastine. Le segment externe est mince, plus ou moins, selon le degré de gonflement du poumon, convexe comme la face costo-vertébrale elle-même, et s'insinue dans le sinus costo-diaphragmatique. Le segment interne, moins aigu et plus court, concave au contraire, suit exactement la ligne d'insertion du sac fibro-séreux péricardique sur le diaphragme. Il est constitué à gauche par les lobes inférieur et supérieur, notamment par la languette inférieure du lobe supérieur dont il a été question plus haut; à droite, par le bord interne des lobes moyen et inférieur.

II. — TOPOGRAPHIE THORACO-PULMONAIRE

Parmi toutes les questions de topographie viscérale, celle qui a pour objet la situation et la délimitation des poumons par rapport aux parois thoraciques est certainement, au point de vue pratique, l'une des plus importantes. C'est aussi l'une des plus difficiles à préciser, à cause de la variabilité de cette situation. De plus, l'étude du cadavre ne saurait ici donner de résultats utiles qu'à la condition de rétablir artificiellement les poumons, par insufflation ou autrement, dans des conditions aussi comparables que possible à celles de l'état vivant. On ne doit pas négliger enfin l'examen du vivant par la percussion et l'auscultation.

Le poumon n'est accessible à l'exploration que par son sommet et par toute l'étendue de sa face externe qui correspond aux côtes. Ce sont les limites de ces régions qu'il s'agit de déterminer.

En ce qui concerne le sommet, le lecteur voudra bien se reporter à ce que nous en avons dit précédemment. Rappelons seulement qu'en arrière il ne dépasse pas le col de la 1re côte et que ce point répond au niveau de l'apophyse épineuse de la 1re vertèbre dorsale; qu'en avant et sur les côtés sa surface s'incline dans le sens de la côte en se bombant légèrement de façon à dépasser la partie moyenne de celle-ci d'environ un travers de doigt.

La face costale est délimitée par le bord antérieur et par le segment externe du bord inférieur. Or ces bords glissent, pendant les différentes phases de la respiration, sur la paroi thoracique et se déplacent dans des proportions variables suivant le degré d'ampliation ou de resserrement du poumon. Il faut donc considérer leur situation dans un état moyen, tel que celui d'une respiration tranquille, et dans les états extrêmes d'inspiration et d'expiration. Lors d'une respiration paisible il y a évidemment encore déplacement du poumon, mais l'écart entre la position inspiratoire et la position expiratoire, quoique appréciable à la percussion, est d'assez peu d'importance (environ 1 centimètre pour le bord inférieur) pour qu'on puisse le négliger.

Bord antérieur. — Ce bord fait suite à la surface antérieure convexe du sommet. Ses rapports avec la cage thoracique sont différents à droite et à gauche et varient également suivant les individus, dans la même mesure que la limite antérieure de la plèvre avec laquelle il coïncide presque exactement ou même tout à fait (Luschka, Pansch, Merkel). Habituellement voici quel est son trajet :

A son origine, il est en arrière de l'articulation sterno-claviculaire. Puis il descend, en décrivant une légère convexité, obliquement en dedans, derrière la poignée du sternum et atteint le milieu d'une ligne qui unirait les bords inférieurs des extrémités antérieures des cartilages de la 2e paire costale (Luschka). Jusque-là la symétrie est à peu près complète.

Le bord antérieur *droit* dépasse alors un peu la ligne médiane, se place à gauche par conséquent, devient vertical et suit la face postérieure du sternum jusqu'à la hauteur de l'extrémité sternale de la 4e ou de la 5e côte droite. Il s'incline ensuite à droite et gagne la face postérieure de l'extrémité sternale de la 6e côte, ou même quelquefois de la 7e, pour se continuer à ce niveau avec l'origine antérieure du bord inférieur.

Le bord *gauche* demeure parallèle au bord droit, en arrière du sternum à gauche de la ligne médiane ou le long du bord gauche de cet os (ligne sternale gauche), à partir de la ligne qui unit les extrémités antérieures des deuxièmes côtes et jusqu'à la hauteur de l'insertion sternale de la 4e côte gauche. Il n'en est séparé que par un interstice étroit représentant le médiastin antérieur.

Là commence l'échancrure cardiaque. Le bord antérieur se dirige obliquement en dehors à la face postérieure du cartilage de la 4e côte, puis s'incurve

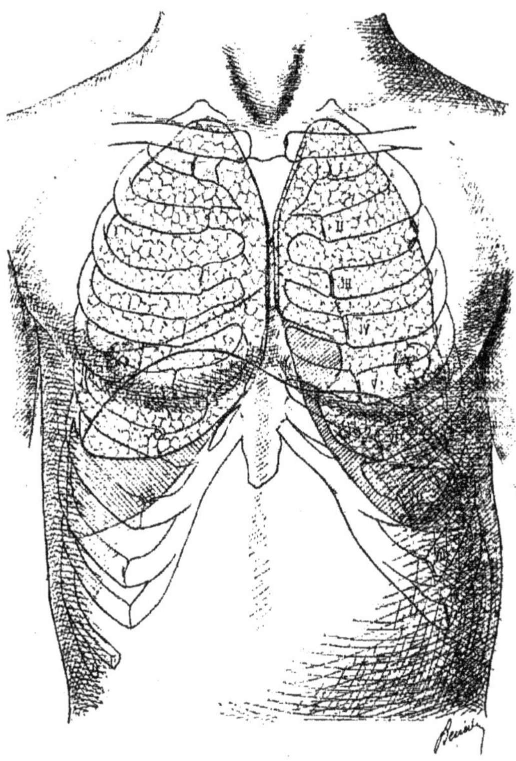

Fig. 264. — Limites des poumons (en bleu) et des plèvres (en rouge). — État moyen. Vue antérieure (imité de Merkel).

en bas, à peu près dans la ligne parasternale, croise le cartilage de la 5e côte (à environ 3 centimètres du bord gauche du sternum) et rejoint l'extrémité antérieure du bord inférieur en arrière du cartilage de la 6e côte, à une distance plus ou moins considérable du sternum, suivant le développement de la languette inférieure du lobe supérieur gauche.

L'échancrure cardiaque démasque donc à gauche une partie du cartilage de la 4e côte et son bord inférieur; la moitié interne, ou même davantage, du cartilage de la 5e côte, enfin le tiers interne, ou plus, du cartilage de la 6e. Il ne faut pas oublier d'ailleurs que la forme et l'étendue de l'incisure cardiaque sont très variables et que, par suite, ces données ne peuvent être qu'approximatives, ce qui en restreint considérablement la valeur pratique.

Au niveau de l'échancrure cardiaque la limite du poumon ne correspond pas à la limite antérieure de la plèvre. Celle-ci la dépasse, de telle sorte qu'il existe à cet endroit un espace pleural disponible, le *sinus précardiaque*, dans lequel

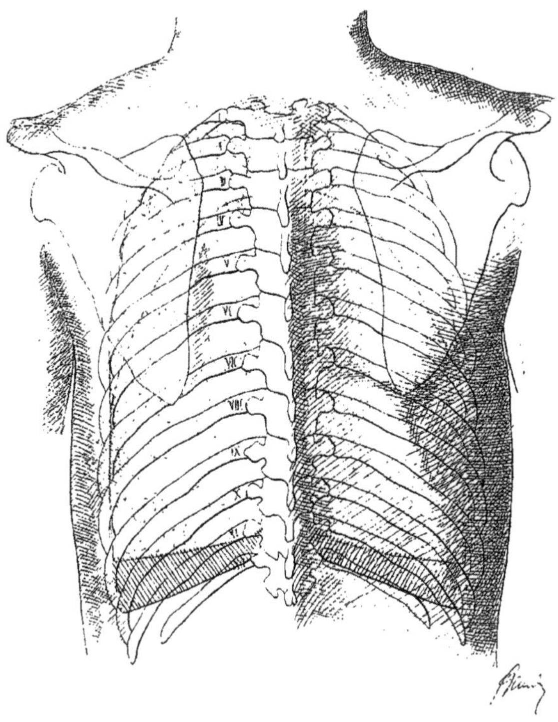

Fig. 265. — Limites des poumons et des plèvres. Vue postérieure (imité de Merkel).

le poumon s'insinue lors des mouvements respiratoires, sans jamais du reste le remplir complètement.

Bord inférieur. — Le bord inférieur du poumon ne répond pas à la limite inférieure de la plèvre.

A *droite* il commence en arrière de l'extrémité sternale du cartilage de la 6e côte; à *gauche*, plus en dehors, dans la ligne parasternale sur le bord supérieur du tiers externe du cartilage de la 6e côte. De là ils se dirigent tous deux en bas et en dehors, croisent la 6e côte à l'union de l'os et du cartilage puis, décrivant une légère courbure, des côtes de plus en plus inférieures : le bord inférieur de la 7e dans la ligne axillaire, la 9e dans la ligne scapulaire. Ils atteignent enfin la 11e côte et la suivent jusqu'à son extrémité vertébrale

[A. NICOLAS.]

(point de repère extérieur : sommet de l'apophyse épineuse de la 10e vertèbre dorsale).

Le point le plus déclive de la courbe du bord inférieur est situé latéralement entre la ligne axillaire et la ligne scapulaire. Ajoutons enfin que si, pour la plupart des auteurs, les bords inférieurs des deux poumons sont parfaitement symétriques, pour quelques-uns (Sappey, Pansch, plus récemment Joessel, Hermann et Rüdel) celui du poumon gauche descend un peu plus bas dans les lignes axillaire et scapulaire, que celui du poumon droit.

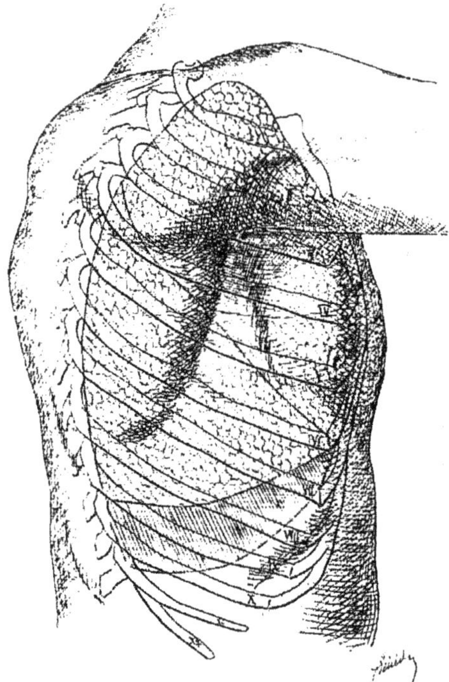

Fig. 260. — Limites des poumons et de la plèvre. Vue latérale droite (imité de Merkel).

Déplacements des poumons. — Sous l'influence des mouvements respiratoires les poumons se gonflent et se resserrent alternativement. Leur surface glisse par l'intermédiaire des feuillets de la séreuse pleurale sur les parois thoraciques, et leurs limites se déplacent dans une proportion qui dépend de l'intensité de ces mouvements. On comprend que la condition essentielle à la réalisation de ces déplacements soit l'existence d'un espace tout prêt à recevoir le poumon lors de sa distension et que, d'autre part, le déplacement se fera surtout dans le sens même de l'agrandissement de la cavité thoracique. Certaines régions restent fixes ou, en raison de leurs connexions spéciales, ne subissent pour ainsi dire aucun changement ni dans leur situation ni dans leur configuration. C'est le cas pour la région du hile; pour le sommet qui, entouré par la première côte peu mobile, remplit exactement le dôme pleural et peut à peine s'élever, empêché qu'il en est par les organes qui le recouvrent. Le déplacement des poumons atteint sa plus grande amplitude vers le bas, car les modifications de la capacité du thorax dépendent surtout des variations de son diamètre vertical, et c'est en bas également que les limites de la plèvre dépassent beaucoup celles qu'occupe le bord inférieur du poumon dans les conditions ordinaires. L'espace pleural s'étend sur tout le pourtour du diaphragme entre ce muscle et la paroi thoracique, constituant le *sinus pleural* ou sinus *costo-diaphragmatique* (ou phrénico-costal, espace complémentaire ou de réserve). Dans ce sinus se joue pour ainsi dire le bord inférieur du poumon qui s'y enfonce lors de l'ampliation inspiratoire et le quitte pendant la phase expiratoire. Les bords antérieurs coïncident, avons-nous dit, avec les limites antérieures de la plèvre, sauf en une région qui correspond à l'incisure cardiaque. En cet endroit seulement le bord antérieur du poumon gauche pourra se déplacer dans les deux sens. Partout ailleurs il ne lui sera permis que de s'écarter en dehors de ses limites ordinaires, pendant l'expiration. En réalité le déplacement est insignifiant, sauf au niveau de l'échancrure cardiaque dont le fond, dans l'état d'expiration extrême, est distant du bord gauche du sternum de 3 à 4 centimètres, tandis que dans l'inspiration il n'en est plus éloigné que de 1 cm. 5 à 2 centimètres. Le sinus précardiaque n'est en tout cas jamais rempli.

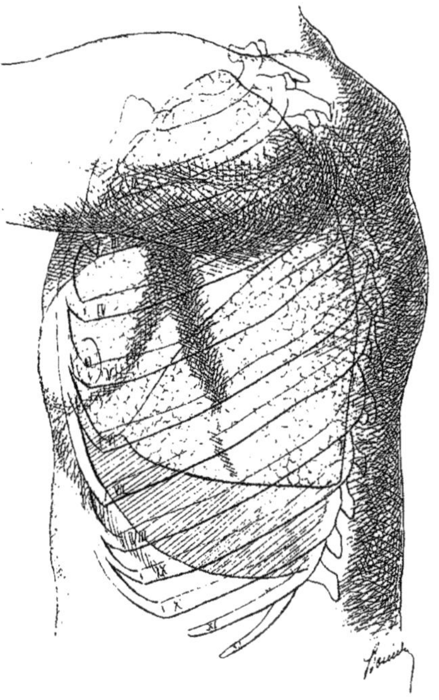

Fig. 267. — Limites des poumons et de la plèvre. Vue latérale gauche (imité de Merkel).

Quant au bord inférieur, ses changements de position sont beaucoup plus importants à connaître et faciles à apprécier par la percussion. Ils varient suivant le point considéré et atteignent leur maximum latéralement dans la région des lignes axillaire et scapulaire. Pendant une inspiration profonde le bord inférieur atteint, selon Gerlach : dans la ligne sternale le bord inférieur de la 6e côte; dans la ligne parasternale le bord supérieur de la 7e; dans la ligne mamillaire, la 8e côte; dans la ligne axillaire, le bord inférieur de la 9e et dans la ligne scapulaire le bord supérieur de la 11e. Exprimés en chiffres ces déplacements donnent, en partant de l'état moyen décrit précédemment : 1 cm. 5 à 2 centimètres dans la ligne parasternale (droite); 2 à 3 centimètres dans la ligne mamillaire (droite); 3 à 4 centimètres dans la ligne axillaire (à droite comme à gauche) et 2 centimètres dans la ligne scapulaire (Weill); contre la colonne vertébrale jusqu'à 3 centimètres (Eichhorst). Jamais, même dans les inspirations les plus profondes et sauf les cas signalés plus loin, les sinus pleuraux ne sont entièrement remplis. Hasse déclare que jamais la limite inférieure du poumon, dans la ligne axillaire, ne descend plus bas qu'à une distance de 7 centimètres à 5 cm. 5 au-dessus du rebord costal. Pratiquement cette formule est bonne à retenir.

Ces déplacements sont ceux qu'on observe quand le thorax est vertical, le sujet étant debout ou assis. Dans le décubitus dorsal les poumons descendraient plus bas, de 1 à 2 centimètres d'après Gerhardt; plus bas encore, de 3 à 4 centimètres dans le décubitus latéral et du côté opposé à celui qui repose. Dans cette dernière position une profonde inspiration pourrait même remplir complètement le sinus pleural.

Variations de la situation des poumons suivant l'âge. — L'âge a une influence essentielle sur la situation des limites inférieures des poumons. Chez l'enfant elles sont plus élevées que chez l'adulte, et plus chez celui-ci que chez le vieillard.

Ainsi, d'après C. Schmidt (cité par Merkel), chez l'enfant, dans les dix premières années, le bord inférieur répond, dans la ligne mamillaire, au 5e espace intercostal. De 10 à 40 ans on le trouve à la hauteur de la 6e côte ou, plus rarement, dans le 6e espace intercostal. En arrière la limite est de 2 à 4 centimètres plus basse qu'en avant. A partir de 40 ans le bord inférieur est situé (toujours au niveau de la ligne mamillaire) dans le 6e espace ou derrière la 7e côte. La limite postérieure s'est encore abaissée et se trouve à 5 ou 9 centimètres au-dessous de la limite antérieure.

La situation des poumons chez l'enfant a été étudiée spécialement par Sahli, Birch-Hirschfeld, Ribemont, Symington, Ballantyne, Mettenheimer. Chez le nouveau-né qui n'a pas respiré ces organes sont rejetés dans la partie postéro-latérale de la cavité thoracique, laissant à découvert en avant le thymus et le cœur. Déjà cependant le poumon droit se rapproche un peu plus que le gauche du sternum. Leur sommet déborde de 3 à 5 millimètres un plan horizontal mené par le bord supérieur de la poignée du sternum. En arrière ils descendent généralement jusqu'à la 10e côte (Mettenheimer).

A la naissance et dès que l'enfant commence à respirer, le poumon se gonfle et se déplisse, mais d'une façon progressive (Dorhn), car le thorax ne saurait s'agrandir brusquement, d'un seul coup, pour répondre à un changement de volume trop considérable et ne s'adapte, grâce à son élasticité, aux nouvelles dimensions des organes qu'il renferme, qu'au bout de quelques jours. Le poumon droit respire plus tôt et plus énergiquement que le gauche (Huschke, Bochdalek), à cause de la direction, plus favorable à la pénétration de l'air, de la bronche droite; son bord antérieur gagne le sternum et même s'avance sur sa face postérieure. Le bord antérieur du poumon gauche se rapproche moins de la ligne médiane, gêné qu'il est par la présence du cœur. Les sommets s'élèvent de 5 à 8 millimètres au-dessus du plan horizontal qui rase le bord supérieur du sternum (Mettenheimer). Quant aux limites inférieures elles s'abaissent sans toutefois atteindre encore, surtout en avant et en arrière, le niveau qu'elles occuperont chez l'adulte. D'après Birch-Hirschfeld et Mettenheimer, le bord inférieur, chez le nouveau-né, répond : dans la ligne mamillaire à la 6e côte (bord supérieur, selon Sahli) et même au 5e espace (C. Schmidt); dans la ligne axillaire à la 7e; dans la ligne scapulaire à la 9e; et en arrière à la 10e (apophyse épineuse de la 11e vertèbre dorsale, d'après Sahli).

Plusieurs auteurs ont trouvé que, chez l'enfant, comme on l'a dit à propos de l'adulte, le poumon gauche descend un peu plus bas, de 2 à 4 millimètres, que le droit (Sahli, Symington, Mettenheimer).

A partir des premières années de la vie et jusqu'à la vieillesse les limites inférieures du poumon tendent à devenir de plus en plus basses. A cet égard les indications donnés par Schmidt, quoique ne concordant pas entièrement dans le détail avec les mensurations publiées par d'autres anatomistes, sont instructives (voy. plus haut).

Situation des scissures interlobaires. — Nous avons dit précédemment que normalement le poumon droit présentait deux scissures (ou, ce qui revient au même, une scissure bifurquée) qui le décomposent en trois lobes, et le poumon gauche une seulement qui le partage en deux lobes. La situation de ces scissures par rapport à la paroi thoracique est très variable d'un sujet à l'autre et rien ne permet de la déterminer sur le vivant d'une façon absolument précise. Il faut donc se contenter d'une approximation, d'ailleurs suffisante dans la majorité des cas.

A *gauche*, la scissure commence en arrière à environ 6 centimètres au-dessous du point culminant du sommet, c'est-à-dire au niveau de la 3e côte ou du 3e espace intercostal (Merkel). Une ligne qui réunit l'apophyse épineuse de la 3e vertèbre dorsale avec la racine de l'épine de l'omoplate sur le bord spinal de cet os, les bras pendant le long du corps, indiquerait assez exactement le trajet de sa portion initiale (Merkel).

De là la scissure se dirige obliquement en dehors et en bas sous l'omoplate et vient aboutir dans la ligne mamillaire au voisinage de l'extrémité antérieure de la 6e côte osseuse, soit un peu au-dessus dans le 5e espace, soit un peu au-dessous dans le 6e. Rochard a constaté souvent que cette scissure commence en arrière plus bas, au niveau de la 4e côte ou même du 4e espace, quelquefois plus bas encore (dans un cas à la hauteur du 6e espace). Il a remarqué, en outre, qu'en avant elle pouvait se terminer, ou bien plus haut (jusqu'au 4e espace), ou bien plus bas (jusqu'à la 7e côte).

A *droite*, la scissure principale ou inférieure prendrait naissance en arrière, selon Merkel, au même niveau qu'à gauche. Les mensurations de Rochard prouvent cependant que son point de départ répond plus souvent au 4e espace ou à la 5e côte, c'est-à-dire est moins élevé que celui de la scissure gauche. Rochard l'a même vu descendre jusqu'à la 7e côte. En avant elle aboutit à l'extrémité antérieure du 5e espace, sur le bord supérieur du cartilage de la 6e côte ou en arrière de celui-ci. — La scissure droite horizontale ou supérieure se détache de la précédente ordinairement dans la ligne axillaire à la hauteur du 4e espace ou de la 4e côte. En avant elle aboutit dans la majorité des cas à l'extrémité antérieure du 3e espace. Sa direction est donc légèrement oblique en haut et en avant, souvent presque horizontale.

Grâce à ces données on voit dans quelles limites les différents lobes du poumon sont, chez le vivant, accessibles à l'exploration. Dans la pratique on peut se guider, d'après Merkel, sur les bases suivantes.

En arrière, toute la partie du poumon située au-dessus de la racine de l'épine de l'omoplate (les bras pendant le long du corps) appartient au lobe supérieur ; toute la partie située au-dessous, au lobe inférieur. En avant, à gauche le lobe supérieur seul est accessible; à droite le lobe supérieur s'étend depuis le sommet jusqu'à la 4e côte (un travers de doigt au-dessous du mamelon, chez l'homme); le lobe moyen, depuis cet os jusqu'en bas. Le lobe inférieur n'est explorable en avant ni d'un côté ni de l'autre. Latéralement la 4e côte, dans la ligne axillaire, peut servir de point de repère, du reste très incertain. Elle sépare à gauche le lobe supérieur situé en avant et au-dessus, du lobe inférieur qui s'étend en arrière et au-dessous. A droite, c'est à peu près à partir de son niveau que commence le lobe moyen.

III. — CARACTÈRES PHYSIQUES DES POUMONS

Volume et dimensions. — « Le volume des poumons est en raison directe des dimensions du thorax; à l'aspect seul de la partie supérieure du tronc, on peut donc juger de leur développement et apprécier d'une manière assez précise le degré d'énergie de l'hématose (Sappey). » Il ne faut pas oublier toutefois que ces organes ne remplissent pas toute l'étendue de la cage thoracique.

Le volume des poumons sera, on le conçoit, très variable suivant les individus; il le sera aussi, chez un même individu, suivant qu'on le considère pendant l'inspiration ou pendant l'expiration. Pendant l'inspiration la cage thoracique se dilate, entraînant avec elle les poumons dont les trois dimensions, verticale, frontale et sagittale, s'allongent d'autant. Le volume total augmente; mais, suivant le type respiratoire (abdominal ou costal, costal supérieur ou costal inférieur), l'agrandissement se fait de préférence tantôt dans un sens, tantôt dans l'autre. Dans l'expiration les phénomènes inverses s'observent et le volume du poumon se réduit proportionnellement au rétrécissement de la cage thoracique. Quelques chiffres suffiront à donner une idée de ces variations. Vides d'air, les poumons, d'après Krause, auraient un volume de 694 à 879 centimètres cubes, et pleins d'air, mais en expiration, état dans lequel ils sont chez le cadavre après l'ouverture de la plèvre, un volume à peu près double, en moyenne de 1617 centimètres cubes (Aeby). Fortement gonflés, ils atteindraient 3688 centimètres cubes, selon Huschke, et même 6805 centimètres cubes d'après Arnold (Henle).

Chez le nouveau-né qui a respiré, le volume du poumon droit serait en moyenne de 38 cmc. 4, celui de gauche de 29 cmc. 3 (Aeby).

Quant aux dimensions nous n'indiquerons non plus que leur valeur moyenne.

D'après Sappey le diamètre vertical, chez l'adulte, au niveau de la partie postérieure (soi-disant bord postérieur) s'élèverait à 26 ou 27 centimètres. De là il diminuerait rapidement d'arrière en avant. Le diamètre antéro-postérieur compris entre les parois dorsale et sternale du thorax augmente de haut en bas et ne dépasse pas dans sa plus grande longueur 16 ou 17 centimètres. « Le transversal, étendu de la face interne des côtes au médiastin, se comporte différemment à droite et à gauche. A droite, il augmente du cul-de-sac supérieur de la plèvre jusqu'au niveau des 4e et 5e espaces intercostaux où il atteint une longueur moyenne de 9 cm. 5 à 10 centimètres, et diminue ensuite brusquement et très notablement. A gauche, le diamètre transversal du poumon arrive à sa plus grande longueur vers les 2e et 3e espaces pour se réduire à 7 centimètres ou 7 cm. 5, et se comporte plus bas comme celui du côté opposé (Sappey). »

Chez l'enfant à terme, mais qui n'a pas respiré, le diamètre vertical en arrière est à peu près le même à droite et à gauche (6 centimètres environ) tandis qu'en avant il est toujours un peu plus considérable à gauche qu'à droite (5 cm. 5 sur 5 cm. 2, moyenne de quatre observations). Les diamètres sagittal et frontal du poumon droit (5 cm. 2 et 3 cm. 8) sont toujours plus élevés que ceux du poumon gauche (4 cm. 9 et 3 cm. 3) (Mettenheimer).

Cette inégalité de volume entre les deux poumons, déjà évidente au début de la période embryonnaire (voy. le paragraphe concernant le développement), persiste après l'apparition des mouvements respiratoires, et chez l'adulte le poumon droit est encore, du moins dans la majorité des cas, plus volumineux que le gauche. Son diamètre transversal, l'extension dans le sens horizontal de sa surface externe et l'aire de sa base sont plus étendus que les dimensions correspondantes du poumon gauche. Seul, le diamètre vertical antérieur est un peu plus court à droite. Quelquefois cependant le volume total du poumon gauche l'emporte sur celui du poumon droit. Aeby a constaté ce fait 6 fois sur 36 observations. Chez le nouveau-né qui a respiré, le volume du poumon droit est à celui du poumon gauche comme 100 : 77,2 (Aeby) ou comme 6 : 5 (Huschke). L'accroissement des poumons ne se fait pas d'une façon régulière et il résulte des tableaux d'Aeby qu'il y a deux périodes pendant lesquelles il est plus considérable, l'une dans la 2e moitié de la première année, l'autre à l'époque de la puberté. Au bout de la première année ils ont quadruplé de volume. Néanmoins la différence de volume persiste, en s'atténuant d'ailleurs. Ainsi, chez l'adulte, le rapport est environ comme 11 : 10, le poumon droit cubant en moyenne, chez l'homme, 873 centimètres cubes (chiffres extrêmes : 472-1286), le poumon gauche 744 centimètres cubes (chiffres extrêmes : 386-1026), (Aeby).

Les poumons sont, en outre, moins volumineux chez la femme, d'une façon générale, que chez l'homme. La différence serait à peu près de 1/4 d'après Aeby (1617 cmc. 8 chez l'homme et 1290 cmc. 5 chez la femme) ou seulement de 1/10 pour Sappey, « proportion, dit ce dernier, qui correspond à la différence moyenne de la capacité thoracique entre les deux sexes ».

Deux mots enfin sur une dernière question, celle qui a trait au volume relatif des différents lobes des poumons (Aeby). Les deux lobes du poumon *gauche* ont habituellement, chez l'adulte, homme ou femme, presque une égale importance (lobe supérieur = 363 centimètres cubes, lobe inférieur = 381, en moyenne, chez l'homme ; — lobe supérieur = 294 centimètres cubes, lobe inférieur = 290 centimètres cubes, chez la femme). Il n'est pas rare, toutefois, de voir l'un, supérieur ou inférieur, dépasser de beaucoup l'autre. A *droite*, le lobe inférieur comprend à lui seul presque la moitié du volume du poumon (408 centimètres cubes sur 873 centimètres cubes) ; l'autre moitié se partage entre le lobe supérieur et le lobe moyen, mais inégalement. Ce dernier est constamment le plus petit. De plus le lobe supérieur peut quelquefois atteindre les proportions du lobe inférieur et même les dépasser. On comprend que l'orientation des scissures interlobaires se trouve sous la dépendance immédiate de ces variations dans le volume des segments des poumons qu'elles séparent.

[A. NICOLAS.]

Dans les premiers temps du développement les lobes supérieurs, droit et gauche, ont une extension relative beaucoup moins importante. Même chez le nouveau-né le lobe inférieur gauche est beaucoup plus volumineux que le supérieur et, à droite, le lobe moyen l'est presque autant que le supérieur. Les proportions définitives, telles qu'on les observe chez l'adulte, ne sont acquises que dans le courant de la 1re année.

Poids. — Il est impossible de déterminer rigoureusement le poids des poumons à cause de la quantité éminemment variable de sang, de sérosité et d'air qu'ils renferment. Les évaluations sont donc approximatives. Il convient d'ailleurs de distinguer le poids absolu et le poids relatif à celui du corps, et le poids spécifique.

Poids absolu. — Il est de 60 à 65 grammes chez le fœtus à terme et s'élève en moyenne à 94 grammes (chiffres extrêmes 80-108 grammes) chez le nouveau-né qui a respiré (Sappey). Le rapport entre le poids du poumon droit et celui du poumon gauche serait chez ce dernier 100 : 85 (Braune et Stahel). Chez l'homme adulte il atteint 1320 grammes; 1050 grammes seulement chez la femme (C. Krause). D'après les pesées de Reid et Hutchinson, le poids du poumon droit de l'adulte serait de 720 grammes chez l'homme, de 510 grammes chez la femme; celui du gauche de 630 grammes chez le premier, de 450 grammes chez la seconde. Hoffmann donne des chiffres un peu moins forts.

Poids relatif. — Le poids des poumons, chez l'enfant qui a respiré, est à celui du corps comme 1 : 50 (Sappey); chez l'homme adulte ce rapport est plus faible. Il serait comme 1 : 34 selon Sappey; 1 : 40 ou 1 : 50 selon Krause; comme 1 : 37 chez l'homme et 1 : 43 chez la femme (Quain, Reid et Hutchinson). Ces données n'ont au surplus qu'une valeur très restreinte, car les principaux facteurs qui font varier le poids du corps, développement du squelette, de la musculature, du tissu adipeux, etc., n'ont pas d'influence déterminée sur la masse des poumons (Henle).

Poids spécifique. — Le poumon qui a respiré est plus léger que l'eau et par conséquent surnage quand on le plonge dans ce liquide. Son poids spécifique oscille entre 0,345 et 0,746 (Rauber); 0,356 et 0,625 (Sappey). Au contraire, le poumon qui n'a pas respiré, vide d'air, tombe au fond du vase rempli d'eau dans lequel on l'immerge. Son poids spécifique, qui représente le poids spécifique propre du parenchyme pulmonaire baigné de sang, varie alors entre 1,045 et 1,056 d'après Krause; il atteint en moyenne 1,068 selon Sappey. Wilmart a prouvé par le calcul que le poids spécifique du parenchyme *net* (c'est-à-dire complètement dépouillé de gaz) du poumon qui a parfaitement respiré était le même, ou à très peu de chose près, que celui du parenchyme qui n'a pas respiré (1,068) et que, de plus, ce poids spécifique était le même, ou presque le même, que celui du sang (1,060).

Ces différences dans la manière dont se comporte le poumon suivant qu'il a ou n'a pas respiré, pour mieux dire, qu'il renferme ou ne renferme pas d'air, sont pratiquement importantes. « Lorsqu'on veut constater, dit Sappey, si les poumons d'un enfant mort-né contiennent ou ne contiennent pas de l'air, il suffit de les détacher et de comparer leur poids avec celui de l'eau; s'ils se précipitent, l'air n'a pas encore pénétré dans leur épaisseur, et l'enfant, par conséquent, n'a pas respiré; s'ils surnagent, ils contiennent de l'air, et l'enfant a très probablement respiré. Mais on ne saurait l'affirmer avec certitude; car l'air dont ils sont remplis pourrait avoir été introduit, après la mort, par voie d'insufflation; et si la mort était déjà éloignée, les poumons pourraient être redevables aussi de la légèreté qu'ils présentent aux gaz provenant de la décomposition putride. Néanmoins ce mode d'évaluation de leur poids spécifique, destiné surtout à éclairer la justice sur la viabilité de l'enfant au moment de sa naissance, est encore le plus sûr de tous ceux qui ont été mis en usage. Il est connu depuis longtemps sous le titre de *docimasie pulmonaire hydrostatique.* »

Capacité. — Cette question ayant surtout un intérêt physiologique nous en résumerons seulement ici les points principaux, d'après les *Nouveaux éléments de physiologie humaine* de Beaunis.

Le volume de la masse gazeuse contenue dans les poumons varie suivant l'état d'inspiration ou d'expiration dans lequel se trouvent les poumons et suivant l'amplitude de ces deux actes. Dans les inspirations les plus profondes, le volume de la masse gazeuse chez un homme vigoureux, bien conformé, peut être évalué à 4970 centimètres cubes. Mais pour bien comprendre les phénomènes respiratoires, il faut fractionner cette masse gazeuse en portions correspondantes aux divers actes respiratoires. On peut à ce point de vue la diviser en quatre parties.

a) *Résidu respiratoire, air résiduel.* — C'est la quantité d'air qui reste dans les poumons après une expiration la plus forte possible et qui ne peut s'en échapper que quand le poumon se vide complètement, c'est-à-dire après l'ouverture de la plèvre. Ce résidu est évalué à 1200 centimètres cubes en moyenne (1200 à 1700 d'après Davy et Gréhant, 1880 d'après Frédéricq et Nuel).

b) *Réserve respiratoire.* — C'est l'air qui reste dans les poumons, en sus du résidu respiratoire, après une expiration ordinaire. Cette réserve peut être estimée à 1600 centimètres cubes (1248 à 1804 d'après Landois).

c) *Quantité normale d'air inspiré ou expiré.* — Cette quantité est de 500 centimètres cubes.

d) *Air complémentaire.* — C'est l'excès d'air que nous inspirons dans les inspirations les plus profondes possibles en sus de la quantité normale. Cette quantité est de 1670 centimètres cubes.

Les quantités $b+c+d$ constituent la partie variable de la masse gazeuse. Leur ensemble, égal à 3770 centimètres cubes, forme la *capacité vitale* (Hutchinson), et la capacité vitale ajoutée au résidu respiratoire fournit le volume total maximum de l'air des poumons qui est donc, en moyenne, de 4970 centimètres cubes (5650 selon Frédéricq et Nuel).

La capacité vitale qui est donc, chez un homme vigoureux, d'environ 3770 centimètres cubes (elle varie de 2 litres 1/2 à 4 litres) est plus faible chez la femme, 2500 centimètres cubes environ.

Chez l'enfant de 3 ans la capacité vitale est de 400 centimètres cubes; elle augmente de 23 cmc. 4 par an de 15 à 35 ans et diminue de la même quantité par an de 35 à 65 ans (Landois).

La capacité vitale augmente avec la taille (Hutchinson) et la circonférence de la poitrine (Arnold). Chez l'adulte elle s'accroît de 60 centimètres cubes

(40 chez la femme) par centimètre de taille. Elle varie avec le poids du corps, diminuant de 37 centimètres cubes par chaque accroissement de 1 kilogramme quand ce poids dépasse de 7 pour 100 la moyenne normale. Elle varie enfin avec la position sociale, le genre d'occupation et sous certaines influences telles que l'état du tube digestif, etc.

(Pour les détails le lecteur voudra bien se reporter aux Traités de physiologie).

Couleur. — La surface extérieure des poumons est lisse, humide et brillante, surtout lorsqu'ils sont gonflés, et elle doit cet état à la présence du feuillet séreux qui la recouvre partout. Sa couleur dépend de la proportion variable de trois éléments répartis dans le parenchyme pulmonaire : le sang, l'air et le pigment. Elle varie essentiellement avec l'âge. Chez le fœtus, le poumon est rouge, lie de vin, c'est la couleur même du sang.

Chez l'enfant nouveau-né qui a respiré, et pendant les premières années de la vie, il prend une teinte rose, plus ou moins vive, d'autant plus pâle que la quantité d'air qui le gonfle est plus considérable.

A partir d'un certain âge la couleur devient grisâtre, bleue ou ardoisée, voire même noire par places. Cette modification résulte de l'apparition de dépôts pigmentaires de plus en plus abondants et de plus en plus étendus. Amassé dans le tissu conjonctif interstitiel, le long des vaisseaux et notamment des petites artères (Koschlakoff), le pigment dessine à la surface des poumons des champs polygonaux plus ou moins complets, de 5 à 10 millimètres de diamètre, correspondant à la base des lobules pulmonaires. Il forme aussi des taches irrégulières disséminées ou confluentes, que l'on rencontre particulièrement sur le sommet et le long de la face vertébrale. Souvent la face costale présente, d'après Huschke, des bandes transversales, alternativement claires et foncées. Les premières répondent aux espaces intercostaux, les secondes aux côtes. (Pour la nature, l'origine et la répartition du pigment, voy. plus loin.)

Consistance. — La consistance des poumons (qui ont respiré) est molle, spongieuse. Lorsqu'on les comprime, ils s'affaissent et ne reprennent ensuite qu'en partie leur configuration et leurs dimensions primitives.

Si la compression est brusque et forte, elle s'accompagne d'un bruit de crépitation tout particulier que l'on attribue communément à la rupture de vésicules, déchirées par l'air expulsé de force, et qui est peut-être dû simplement, en grande partie du moins, au brusque déplacement de cet air. D'ailleurs le tissu pulmonaire, malgré sa faible consistance, possède, lorsqu'il est sain, une grande cohésion. On ne réussit à le déchirer que difficilement et il résiste parfaitement, de l'avis de tous les auteurs, aux pressions élevées expérimentales (insufflation, même forcée) ou physiologiques (toux, effort) de l'air qui remplit ses alvéoles.

Élasticité. — L'une des propriétés les plus remarquables du poumon est son extrême élasticité. Dans les conditions normales, la pression atmosphérique s'exerçant sur la face interne des vésicules pulmonaires fait équilibre à cette élasticité, mais dès que la plèvre est ouverte l'équilibre est rompu, la pression périphérique contrebalançant la pression intérieure, et le poumon se rétracte en chassant l'air qu'il contient. L'élasticité pulmonaire joue un rôle essentiel dans la respiration.

IV. — CONSTITUTION ANATOMIQUE DES POUMONS

Les poumons se composent : 1° des *ramifications bronchiques* (arbre bronchique); 2° d'une quantité de segments tous constitués de la même façon, les *lobules pulmonaires*, à chacun desquels aboutit un rameau bronchique ; 3° de *vaisseaux*, les uns en rapport avec la fonction propre du poumon, c'est-à-dire avec la transformation du sang veineux en sang artériel, les autres réservés à la nutrition de l'organe; 4° de *nerfs*; 5° de *tissu conjonctif* réunissant tous les éléments précédents.

A. — ARBRE BRONCHIQUE

Pour étudier l'arbre bronchique dans son ensemble, il faut le débarrasser du parenchyme dans lequel il est enfoui, et, pour cela, ou bien employer la simple dissection, ou bien, ce qui est à tous égards préférable, détruire entièrement ce parenchyme. Seulement, comme il ne serait pas possible d'y parvenir commodément sans faire disparaître en même temps les bronches elles-mêmes, on doit, au préalable, remplir celles-ci avec une substance capable de résister à la destruction. En procédant ensuite à la *corrosion* des parties molles, on obtiendra ainsi un moule des ramifications bronchiques. Les substances injectées ou coulées simplement par la trachée sont, ou bien des alliages métalliques fusibles à une température inférieure à 100°, ou bien des masses à la résine, ou bien, et spécialement pour l'étude de l'arbre bronchique de petits animaux, le collodion (celloïdine). Il sera bon de procéder au remplissage des bronches en laissant les poumons en place, car il est important de conserver leur orientation et leurs relations réciproques. La destruction du tissu pulmonaire se fera rapidement, soit au moyen d'un acide concentré (HCl), soit au moyen de la potasse, selon les cas. Enfin, on peut réaliser par corrosion des préparations qui montrent non seulement l'arbre bronchique, mais encore les vaisseaux.

L'arbre bronchique est essentiellement constitué par une grosse bronche qui part de la trachée, atteint le poumon qui lui correspond au niveau du hile et s'enfonce dans sa profondeur. A partir de cet instant cette bronche émet des ramifications qui se distribuent aux différents lobes, mais elle ne perd pas pour cela son individualité, et se continue au contraire, en diminuant seulement peu à peu de calibre, au travers du poumon, dans toute sa hauteur jusqu'au voisinage de sa base. Cette bronche qui est ainsi le tronc commun de l'arbre tout entier mérite les dénominations de *bronche souche* ou de *tronc bronchique*, sous lesquelles nous la désignerons indifféremment.

Le tronc bronchique est donc décomposable en deux portions, une portion relativement courte *extrapulmonaire* qui fait suite à la trachée et une portion *intrapulmonaire*. Quant à ses ramifications elles sont toutes intrapulmonaires.

1° **Bronche souche**. — Les deux bronches souches, dirigées en bas, en arrière et en dehors, s'étendent depuis la trachée jusqu'à la région de la base des poumons comprise entre la colonne vertébrale et le diaphragme en passant par le hile. Elles ne coïncident donc pas avec l'axe géométrique de ces organes, mais sont en arrière de lui, à son côté dorsal. Leur trajet n'est ni rectiligne ni symétrique. La bronche souche *droite* présente une courbure en forme de C allongé à concavité interne; la *gauche* une incurvation en S, dont la branche supérieure a sa convexité dirigée en dedans et la branche inférieure, beaucoup plus longue, sa convexité tournée en dehors. La première semble déterminée par le passage de la crosse de l'aorte sur le segment initial de la bronche; la seconde par le cœur. Ces courbures sont, du reste, plus ou moins accentuées suivant les sujets. De plus la bronche souche droite s'écarte moins du plan médian que la gauche et cette différence d'inclinaison se manifeste dès leur origine.

a) **Portion extrapulmonaire de la bronche souche. Ses rapports.** — Toute la portion du tronc bronchique comprise entre la trachée et le hile du poumon, ou plus exactement entre la trachée et la première branche collatérale émise par ce tronc est communément désignée sous le nom de *bronche* proprement dite. Ce n'est cependant, et nous insistons sur ce point, que la partie visible hors du poumon d'un conduit qui se prolonge au delà du hile. On peut toutefois, à cause de ses rapports spéciaux et cette restriction une fois faite, l'envisager à part.

Les deux bronches, à partir de la trachée, divergent sous un angle qui varie, selon Aeby, entre 56° et 90° (en moyenne, 70°4) et peut même, d'après nos observations, être beaucoup plus faible (30°, 40°, 50°). Seulement cet angle n'est pas orienté symétriquement par rapport à l'axe de la trachée ou, ce qui revient à peu près au même, par rapport au plan médian. Ainsi la bronche droite fait avec ce plan un angle moyen de 24°8 (chiffres extrêmes 10°-40°), alors que la bronche gauche s'en écarte de 45°6 (Aeby).

Ces chiffres démontrent avec une entière évidence que l'opinion classique qui veut que, d'une part, l'angle de bifurcation de la trachée soit obtus et que, d'autre part, la bronche droite soit moins oblique que la gauche et tende à se rapprocher de l'horizontale, est absolument erronée. Quelques rares auteurs ont, à diverses époques, fait voir que cette description était juste l'inverse de la réalité (Engel, Fœrster, W. Krause, Aeby, Merkel), mais malgré tout, l'ancienne erreur, tenace, a survécu et se retrouve dans beaucoup d'ouvrages d'anatomie, même dans les plus récents. Pourtant un simple coup d'œil jeté sur un moule d'arbre bronchique aurait dû suffire à la dissiper à jamais, en montrant que *l'angle de bifurcation de la trachée est habituellement aigu*; *la bronche droite est plus oblique que la gauche et se rapproche souvent tellement de la verticale qu'elle semble faire suite à la trachée.*

Chez l'enfant l'angle de divergence des deux branches est plus faible encore que chez l'adulte. D'après les mensurations d'Aeby et de Mettenheimer il serait à peu près en moyenne de 50°. L'inclinaison de la bronche droite sur le plan médian est aussi moins accentuée, sa valeur est de 13°.

Longueur. — Le tronc bronchique donne normalement naissance à sa première branche plus tôt à droite qu'à gauche, ce qui revient à dire que la bronche droite, telle que la comprennent les classiques, est plus courte que la bronche gauche. Celle-ci atteint en moyenne 50 millimètres (chiffres extrêmes 37-58) et la première ne mesure que 21 millimètres (chiffres extrêmes 3-34) (Aeby). L'indication que nous donnons des chiffres extrêmes montre l'étendue considérable des variations de la longueur des bronches et rend compte des divergences que l'on remarque entre les auteurs.

Calibre. — Si la bronche droite est plus courte que la gauche, elle est, par contre, plus volumineuse. Son diamètre transversal varie entre 13 mm. 5 et 21 millimètres (Aeby ; — 12 millimètres pour Sappey ; — 24 millimètres selon Henle et Luschka), tandis que celui de la bronche gauche oscille entre 12 mm. 5 et 17 millimètres (Aeby ; 12 à 14 millimètres pour Sappey ; — 20 millimètres selon Henle et Luschka). D'après les recherches de Marc Sée le diamètre moyen de la bronche droite (c'est-à-dire de ce conduit supposé cylindrique et

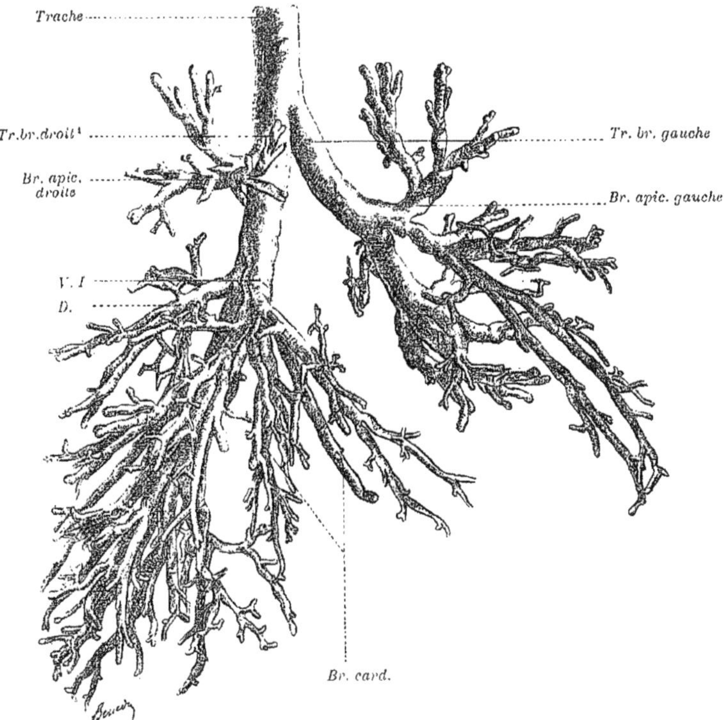

Fig. 268. — Moule à l'alliage d'Arcet de l'arbre bronchique d'un homme adulte. (A gauche le métal n'a rempli qu'incomplètement les bronches). Vue antérieure.

1. Le trait de renvoi s'étend un peu trop loin.

non aplati comme il l'est en réalité) est chez l'homme de 14 millimètres, chez la femme de 12 ; celui de la bronche gauche de 11 mm. 6 chez le premier, de 9 millimètres chez la seconde.

Braune et Stahel, par des mesures précises, se sont assurés que le rapport entre le calibre de la bronche droite et celui de la bronche gauche était comme 100 à 77,9. Ils ont montré de plus que, dans la majorité des cas et chez des individus normaux, le calibre de la trachée mesuré au voisinage de son extrémité distale est inférieur à la somme des calibres des deux bronches, dans le rapport de 100 (trachée) : 107,9 (et même plus, si l'on en croit Aeby). D'autres anatomistes ont prétendu au contraire que ces deux valeurs sont sensiblement égales, et en réalité ceci serait vrai pour un grand nombre de cas.

Cette différence de calibre entre la bronche droite et la bronche gauche est en rapport avec la capacité plus considérable du poumon droit, car, ainsi que l'ont prouvé Braune et Stahel, il existe une relation étroite entre les bronches considérées comme voies conductrices de l'air et les poumons considérés comme espaces aériens.

La largeur plus considérable de la bronche droite et sa direction plus rap-

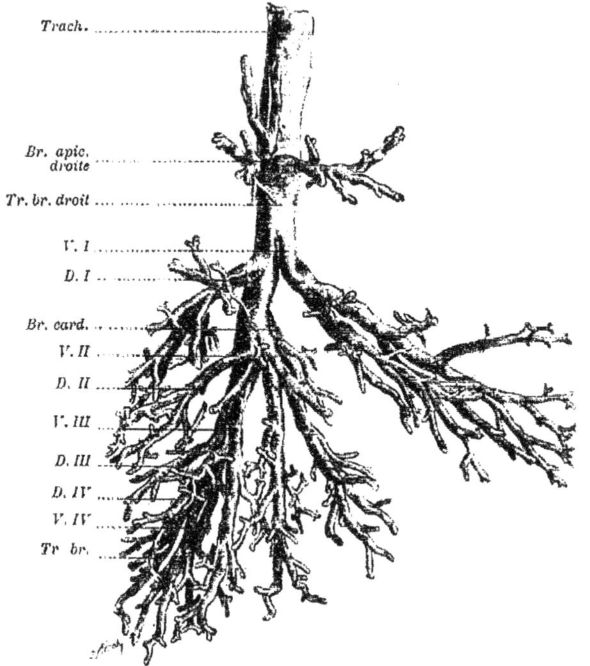

Fig. 269. — Le même moule que celui représenté par la figure 268, mais vu par son profil droit.

prochée de la verticale permettent de supposer que l'accès de l'air est plus facile et que la ventilation est plus active dans le poumon droit que dans le poumon gauche. Elles expliquent aussi pourquoi les corps étrangers s'introduisent de préférence dans cette bronche.

Rapports. — Les bronches, en s'associant aux vaisseaux et aux nerfs, constituent les pédicules des poumons.

Elles ont des rapports qui leur sont communs et d'autres qui sont particuliers à chacune d'elles (fig. 252, 262 et 263).

Les rapports communs sont à peu près ceux que nous avons déjà mentionnés à propos du hile du poumon. Chacune des deux branches de l'artère pulmonaire, oblique en haut et en dehors, atteint la face antérieure de la bronche correspondante oblique, elle, en sens inverse, et la croise à angle aigu pour venir se placer ensuite sur son bord supéro-externe. Les veines pulmonaires sortent du hile et se portent transversalement en dedans vers l'oreillette gauche. Elles sont en avant et au-dessous des bronches. L'artère et la veine bronchiques courent sur la face postérieure de la bronche. Les lymphatiques et spécialement les ganglions sont irrégulièrement disséminés autour d'elle. Il existe toujours un ganglion volumineux ou un groupe de ganglions juste dans l'angle de bifurcation de la trachée.

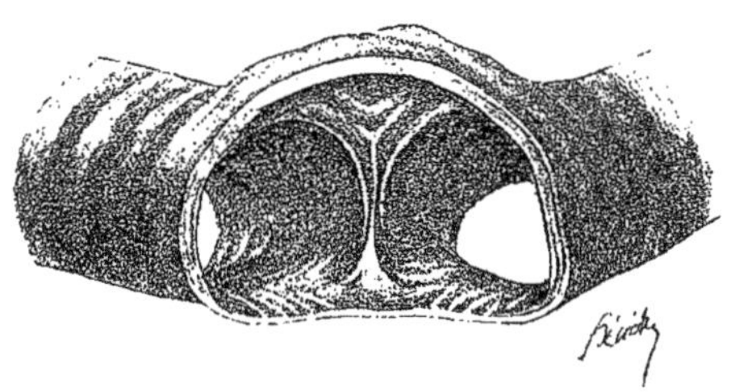

Fig. 270. — L'éperon trachéal vu d'en haut par l'intérieur de la trachée (d'après Heller et V. Schrœtter).

Quant aux nerfs, le plexus pulmonaire est situé en arrière de la bronche, le plexus cardiaque au-dessous.

Les rapports spéciaux sont les suivants. La crosse de l'aorte est à cheval sur la bronche *gauche*, c'est-à-dire passe sur sa face antérieure puis se recourbe sur sa face supérieure et enfin descend en arrière d'elle. Dans tous les cas, selon Merkel, le vaisseau reste écarté de la face postérieure, tandis que généralement (pas toujours) il touche directement les faces antérieure et supérieure. Cette même bronche gauche est encore en rapport en arrière avec l'œsophage qui croise son origine.

La bronche *droite* est contournée, à peu près de la même façon, par la veine

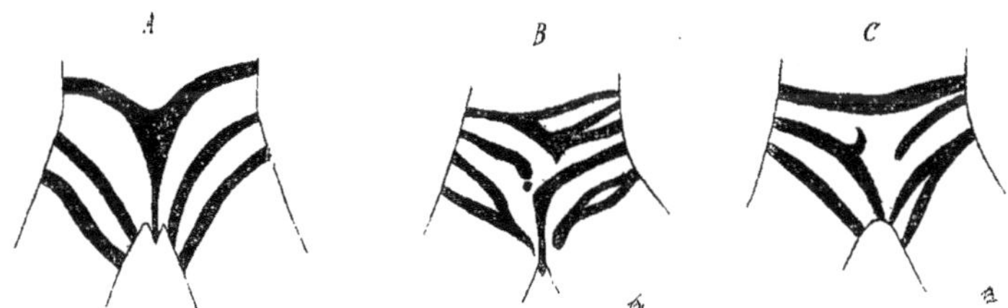

Fig. 271. — Figures demi-schématiques montrant trois types différents d'éperon trachéal. A, éperon cartilagineux trachéal; B, éperon cartilagineux bronchique droit; C, éperon cartilagineux bronchique gauche (d'après Heller et V. Schrœtter).

azygos qui, après s'être recourbée sur sa face supérieure, vient déboucher dans la veine cave supérieure. Celle-ci, par le fait, descend verticalement au-devant de la bronche.

Constitution anatomique et structure. — Il n'y a pas lieu d'étudier à part, à ce point de vue, la portion extra-pulmonaire de l'arbre bronchique. Nous la décrirons dans un paragraphe unique, en même temps que le restant de la bronche souche et que ses ramifications.

Nous voulons seulement dire quelques mots de l'éperon trachéal (*carina tracheæ*), c'est-à-dire de la crête qui fait saillie dans la lumière de la trachée et sépare les orifices bronchiques l'un de l'autre. Sa constitution et sa structure ont fait l'objet d'un travail très étendu de Heller et v. Schrœtter auquel nous empruntons ces détails.

Éperon trachéal (fig. 270 et 271). — Lorsqu'on regarde par l'intérieur de la trachée on aperçoit une crête sagittale plus ou moins large qui divise la cavité du tube en deux parties, droite et gauche, correspondant aux orifices des deux bronches.

Cette crête se relève en avant le long de la paroi antérieure de la trachée et s'élargit en même temps pour former le *triangle antérieur de l'éperon*. En arrière l'élargissement est habituellement moins accentué et constitue le *triangle postérieur de l'éperon*.

Dans la majorité des cas l'éperon trachéal possède un substratum cartilagineux (*éperon cartilagineux*); mais il peut être exclusivement *membraneux*, les pièces cartilagineuses ne pénétrant pas dans son épaisseur, ou *mixte*, c'est-à-dire en partie cartilagineux et en partie membraneux. La charpente cartilagineuse elle-même dérive tantôt du dernier anneau de la trachée, tantôt des premiers anneaux bronchiques, de l'un d'eux seulement, droit ou gauche, ou des deux à la fois.

Sur 125 trachées qu'ils ont examinées les auteurs précédemment cités ont trouvé l'éperon cartilagineux dans 56 pour 100 des cas, membraneux dans 33 pour 100, mixtes dans 11 pour 100. Parmi les éperons cartilagineux 27 pour 100 dérivaient de l'anneau trachéal, 21 pour 100 des anneaux bronchiques (15 pour 100 du 1er anneau bronchique droit; 3 pour 100 de l'anneau bronchique gauche et 3,5 pour 100 à la fois de l'anneau bronchique droit et de l'anneau bronchique gauche).

Ajoutons enfin que l'éperon trachéal est fréquemment déplacé en dehors de la ligne médiane (Goodall, Semon, Heller et v. Schrœtter). C'est ainsi que, toujours d'après les mêmes auteurs, chez 57 pour 100 des sujets il était situé à gauche; 42 pour 100 il coïncidait avec le plan médian et dans le restant des cas il était dévié à droite.

b) **Portion intrapulmonaire de la bronche souche et ses ramifications.** — Le tronc bronchique, orienté comme nous l'avons indiqué précédemment, donne naissance à partir de son entrée dans le poumon à un certain nombre de branches qui s'échelonnent sur tout son trajet, les *bronches collatérales*. Il est parfaitement démontré maintenant, grâce surtout aux recherches d'Aeby, que, contrairement à ce qu'on croyait autrefois, ces branches ne se forment pas par voie dichotomique. Elles s'implantent sur les côtés de la bronche souche, qui garde son indépendance et continue son chemin pour aller plus loin émettre de la même façon une autre branche et ainsi de suite. Le mode de ramification est donc purement monopodique. L'étude du développement (His, Narath, Robinson, d'Hardiviller) et de l'état adulte (Aeby, Hasse, Narath) a mis ce fait hors de toute contestation. Il convient cependant de faire remarquer que, du moins chez l'homme adulte, si les premières branches fournies par la bronche souche apparaissent nettement comme des rameaux collatéraux, il n'en est pas tout à fait de même pour celles qui naissent au voisinage de sa terminaison. Ici, en effet, la différence de calibre entre le tronc et la branche est souvent si indistincte qu'il est presque impossible de reconnaître celle-ci de celui-là et qu'on a l'impression d'une division dichotomique. Il est parfois, pour cette raison, difficile de suivre exactement la bronche souche jusqu'à sa terminaison et de savoir au juste si l'on a affaire à elle ou bien à une collatérale. A cet égard l'arbre bronchique d'animaux, tels que le chien, le chat et le lapin (pour ne parler que de ceux que nous avons examinés) présente des dispositions plus régulières, plus typiques (fig. 268, 269 et 272).

Les bronches collatérales primaires à leur tour émettent de nouveaux rameaux et de la même façon, c'est-à-dire par division monopodique. Ici aussi

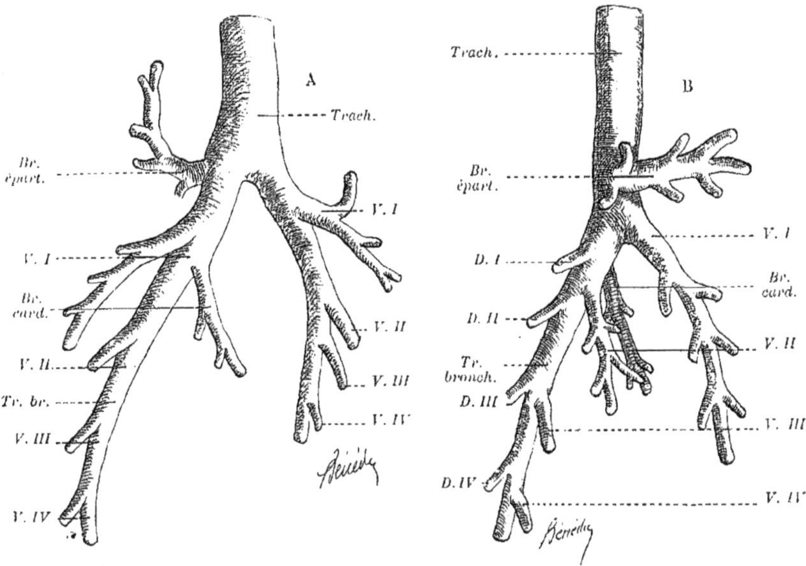

Fig. 272. — Moule à l'alliage d'Arcet de l'arbre bronchique d'un chien.

Les premières bronches collatérales seules ont été figurées. — *A*, vue antérieure ; *B*, vue latérale droite. (Par erreur les tirets correspondant à V. I, V. II, V. III, V. IV, dans la figure A ont été prolongés trop loin, jusque sur la bronche souche ; ils doivent s'arrêter sur les collatérales).

et plus encore, au fur et à mesure qu'on s'éloigne de l'origine de la collatérale considérée, on rencontre des irrégularités qui contrarient la disposition originelle, typique.

Des bronches secondaires partent des bronches tertiaires, de celles-ci des bronches de 4e ordre et ainsi de suite jusqu'aux dernières ramifications. Ce que nous avons dit plus haut se remarque toujours et l'on peut conclure, en définitive, que : le type de la ramification de l'arbre bronchique est monopodique ; seulement plus, dans une collatérale donnée, on s'éloigne de son origine d'une part, et plus on considère une bronche d'un ordre élevé d'autre part, plus on constate que ce type tend à disparaître et à faire place au mode dichotomique.

[A. NICOLAS.]

En outre, et ceci constitue encore un détail important, les bronches collatérales primaires s'échappent de la bronche souche en formant avec l'axe de celle-ci un angle aigu, variable du reste et généralement d'autant plus aigu qu'on envisage des bronches plus inférieures. Les bronches suivantes se comportent de la même façon, mais il est facile de voir que leur angle d'origine, à partir des rameaux de 4e ou 5e ordre, quelquefois même, mais rarement, plus tôt, tend à s'ouvrir (fig. 273). On aperçoit alors une foule de petites bronches qui se branchent à angle droit ou obtus, même en T, sur leur tronc générateur. Il convient enfin de faire remarquer que souvent les bronches présentent peu après leur origine un coude brusque qui les fait dévier dans un sens perpendiculaire à leur orientation initiale (fig. 269).

2° **Bronches collatérales.** — Aeby a montré que les bronches collatérales, notamment les bronches collatérales primaires, présentaient avec les branches de l'artère pulmonaire des rapports constants et tels qu'ils peuvent servir de critérium pour la détermination de la valeur et des homologies de ces bronches dans les différents territoires des deux poumons. Quoique les faits sur lesquels se fonde cette théorie, et par suite cette théorie elle-même, soient aujourd'hui vivement contestés, c'est elle qui servira de base à notre description, et nous indiquerons ensuite dans un paragraphe spécial les objections qui lui ont été faites.

D'après Aeby l'arbre artériel du poumon n'est qu'une répétition de l'arbre bronchique. Ses ramifications ne se font pas non plus par voie dichotomique mais par voie monopodique. Dans chaque poumon le tronc artériel (artère souche), branche de bifurcation de l'artère pulmonaire, croise la face antérieure du tronc bronchique près de son origine, ainsi que nous l'avons vu, puis atteint son côté externe; se recourbe alors en bas et le longe dans toute son étendue en se plaçant bientôt sur sa face postérieure, dorsale. Le tronc bronchique se trouve ainsi partagé en deux segments : l'un situé au-dessus de l'artère souche, épartériel par conséquent; l'autre situé au-dessous, hypartériel. Les bronches qui naîtront sur ce tronc seront alors dites épartérielles ou hypartérielles suivant les cas.

Chez l'homme les deux arbres bronchiques, droit et gauche, sont asymétriques, et cela tient à ce que la bronche souche droite fournit une collatérale primaire épartérielle qui n'existe pas à gauche. L'asymétrie ne porte que sur ce point : absence à gauche d'une bronche épartérielle qui existe à droite. Toutes les autres bronches sont hypartérielles et dans leur ensemble symétriquement disposées. Ces bronches hypartérielles s'agencent le long du tronc bronchique en deux séries, l'une ventrale, la seconde dorsale, et dans chaque série on compte normalement *quatre* bronches. Ainsi le tronc bronchique droit émet d'abord une bronche épartérielle, puis quatre bronches ventrales auxquelles correspondent quatre bronches dorsales. Le tronc bronchique gauche ne donne que quatre bronches ventrales et quatre dorsales. A gauche comme à droite ces bronches ventrales et dorsales sont toutes hypartérielles.

Les bronches ventrale et dorsale de chaque paire ne naissent pas à la même hauteur mais au contraire alternent, la première étant située sur un niveau plus élevé que la seconde. De plus, le point d'émergence des bronches ventrales tend à devenir de plus en plus externe, celui des bronches dorsales de plus en plus interne au fur et à mesure qu'on se rapproche de l'extrémité du tronc bronchique. En d'autres termes, chacune de ces séries se dispose le long du tronc suivant un demi-tour de spire très allongée, et l'espace qui les sépare est occupé en dehors, puis en arrière, par le tronc artériel pulmonaire, en dedans et en avant par les veines pulmonaires.

Les bronches dorsales sont, d'une façon générale, plus courtes et moins volumineuses que les ventrales.

Outre les bronches collatérales primaires typiques il en existe d'autres qui s'échappent de la bronche souche le long de son bord antéro-interne et s'observent surtout dans sa moitié inférieure. Ces « bronches accessoires », comme les appelle Aeby, sont pour la plupart inconstantes et présentent, quand elles existent, un développement très variable. L'une d'entre elles mérite une mention spéciale à cause de sa constance, de son volume et de sa signification. C'est la *bronche cardiaque* qui se détache en dedans de la bronche souche à environ un demi-centimètre au-dessous de la première bronche hypartérielle ventrale. Nous verrons plus loin pourquoi on l'appelle ainsi.

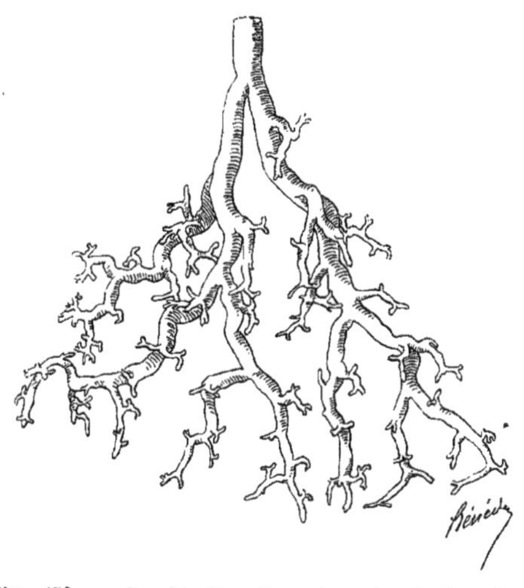

Fig. 273. — Ramification d'une bronche de 2e ordre chez un enfant nouveau-né (Préparation par corrosion, *in situ*).

Distribution des bronches collatérales (fig. 274 à 276). — 1° **Arbre bronchique droit.** — La *bronche épartérielle*, longue d'environ 1 centimètre, décrit une courbe ouverte en haut; elle pénètre dans le lobe supérieur (droit) et se divise en deux branches, l'une antérieure qui se dirige en haut, en avant et en dehors, l'autre, postérieure, qui s'incline en haut, en arrière et en dehors. Chacune d'elles se partage à son tour en deux rameaux : l'antérieure en un rameau presque vertical, la *bronche du sommet* ou *bronche apicale droite* de Hasse, et un rameau antéro-latéral, horizontal.

Le territoire de la bronche épartérielle et de ses ramifications comprend le lobe supérieur (du poumon droit) tout entier.

La *première bronche hypartérielle ventrale*, droite, oblique en bas et en dehors, se partage bientôt en une branche antéro-interne et une branche postéro-externe située sur un plan un peu plus inférieur. Toutes deux sont légèrement obliques en bas et en avant. Leurs ramifications s'orientent dans la même direction. Les plus internes décrivent une courbure à concavité interne. Cette première bronche ventrale se distribue au lobe moyen.

Le lobe inférieur droit reçoit, avec la *terminaison de la bronche souche*, les *trois dernières bronches hypartérielles ventrales* et *toutes les hypartérielles dorsales*, en outre les *bronches accessoires* et notamment la *bronche cardiaque*. Toutes ces bronches ont une direction générale oblique en bas, en arrière et en dehors. La bronche cardiaque se distribue à la partie antéro-interne du lobe inférieur qui confine au cœur. Chez certains Mammifères ce territoire du poumon droit constitue un lobe distinct, le *lobe cardiaque*, tandis que chez l'homme son individualité primitive n'est plus attestée que par l'exis-

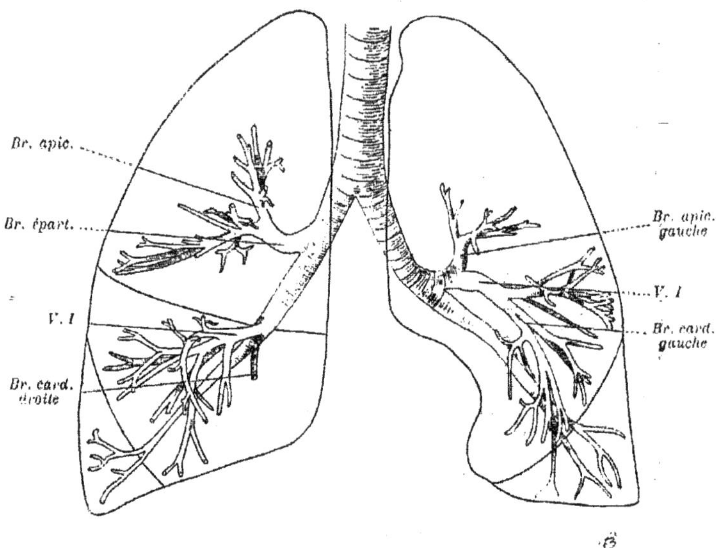

Fig. 274. — L'arbre bronchique chez l'homme et sa distribution dans les différents lobes du poumon. Vue antérieure (d'après Hasse).

tence d'une bronche collatérale primaire particulière, à laquelle on a conservé le nom de bronche cardiaque.

2° **Arbre bronchique gauche.** — La *première bronche hypartérielle ventrale* et ses ramifications sont destinées au lobe supérieur. Elle affecte d'abord un trajet oblique en avant et en dehors puis se recourbe et se divise en deux branches : l'une, antérieure et inférieure, suit le trajet primitif; l'autre, supérieure et postérieure, se réfléchit en haut.

La première, par sa distribution, répond seule à la première bronche ventrale droite, mais elle est plus volumineuse qu'elle. Elle émet, entre autres collatérales, un rameau interne et inférieur qui paraît répondre à une *bronche cardiaque gauche*. Quant à la seconde, elle se comporte tout à fait comme la bronche épartérielle, ou plus exactement comme sa branche apicale. On peut, pour cette raison, la désigner sous le nom de *bronche apicale gauche*. Cette bronche apicale se ramifie dans les régions supérieure, postérieure et antérieure de la pointe du poumon (Hasse), et la branche antéro-inférieure dans toutes les autres parties du lobe supérieur.

Le lobe inférieur du poumon gauche reçoit *toutes les autres bronches collatérales primaires*, c'est-à-dire les trois dernières bronches ventrales et les quatre dorsales, dont la situation et la distribution sont les mêmes que du côté droit.

Hasse s'est particulièrement attaché à préciser l'orientation des branches collatérales du tronc bronchique et de leurs ramifications. Il montre que chez l'adulte elle obéit à des règles bien déterminées. C'est ainsi qu'à gauche on reconnaît deux systèmes dirigés l'un en haut, en avant et en dehors, l'autre en bas et en arrière; à droite, trois systèmes, le premier tourné en haut et en dehors; le deuxième en bas, en avant et en dehors; le troisième en bas et en arrière. Chacun de ces systèmes correspond à un lobe. Cette orientation, variable suivant les territoires de l'arbre bronchique, serait en rapport avec le sens des mouvements des différents points de la cage thoracique, et résulterait des déplacements inspiratoires et expiratoires de celle-ci. Chez l'enfant qui n'a pas respiré, les dispositions ne sont pas les mêmes, du moins en ce qui concerne les voies accessoires. Dès la première inspiration le système bronchique se développe, s'accroissant surtout de la base vers la pointe qui, au moment de la puberté, prend un accroissement considérable (ce fait peut expliquer la grande vulnérabilité du sommet à cette période de la vie), et en même temps ses branches acquièrent petit à petit leur orientation définitive.

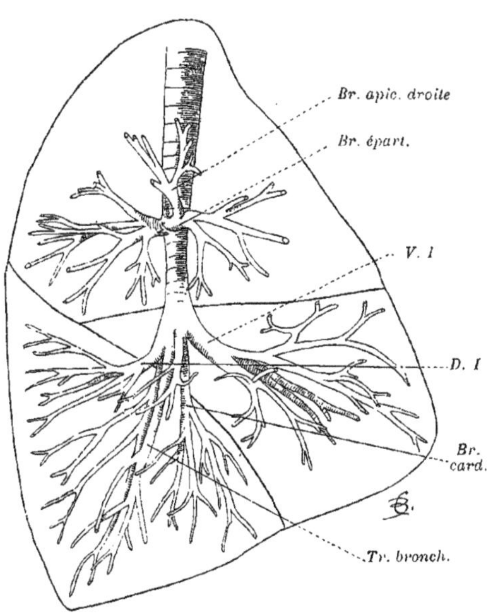

Fig. 275. — L'arbre bronchique de la figure 274. Vue latérale droite (d'après Hasse).

Les limites de cet ouvrage ne nous permettent pas d'entrer dans plus de détails au sujet des observations de Hasse et nous nous bornerons à en indiquer l'importante conclusion. L'étude des phases du développement et des transformations de l'arbre bronchique tend à prouver que la direction principale des voies respiratoires était primitivement orientée en bas et en arrière, et l'on peut en conclure que chez les ancêtres de l'homme la respiration diaphragmatique jouait le rôle principal. Ensuite s'est développé le système des bronches latérales descendantes dans une proportion toujours croissante de haut en bas. Il s'ensuit que la respiration thoracique entre en jeu, et dans une mesure de plus en plus importante, surtout dans les régions inférieures du thorax, beaucoup moins dans les supérieures. Peu à peu, cependant, le segment supérieur du thorax prend part à la respiration et nous voyons enfin apparaître le type respiratoire propre à l'homme.

Les voies aérifères subissent une évolution entièrement parallèle à celle de la respiration et des mouvements respiratoires.

Nous ajouterons seulement que l'opinion de Hasse n'est pas unanimement acceptée. Wiedersheim, notamment, croit que la respiration thoracique représente, dans la phylogénèse de l'homme, le type primitif. L'organe respiratoire aurait subi ensuite un déplacement suivant une direction caudale et, le diaphragme respiratoire entrant seulement en jeu, la mécanique respiratoire, jusqu'alors limitée à la paroi thoracique, se serait trouvée secondairement modifiée. Wiedersheim avoue d'ailleurs qu'il ne peut, pas plus que Hasse lui-même, fournir de preuves péremptoires à l'appui de son hypothèse.

[*A. NICOLAS.*]

3° **Homologies des bronches et des lobes du poumon.** — Tout ce que nous avons dit jusqu'ici permet de comprendre aisément comment, dans la théorie d'Aeby, s'homologuent les divers segments du poumon. La bronche épartérielle est une formation propre au poumon droit, par conséquent le lobe auquel elle se distribue, le lobe supérieur, n'a pas son représentant à gauche. Les bronches hypartérielles sont réparties symétriquement des deux côtés, par suite le lobe moyen droit dans lequel se ramifie la première bronche hypartérielle ventrale est l'homologue du lobe supérieur gauche auquel correspond la même bronche. Le lobe inférieur droit, enfin, recevant toutes les autres bronches hypartérielles droites, est l'homologue du lobe inférieur gauche où se répandent de même toutes les hypartérielles gauches moins la première ventrale.

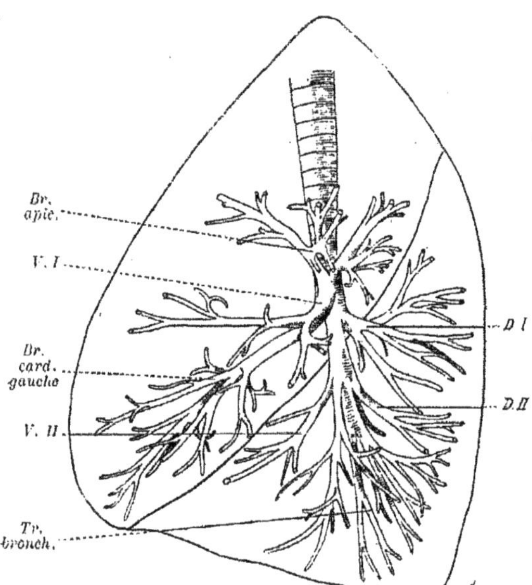

Fig. 276. — L'arbre bronchique de la figure 274. Vue latérale gauche (d'après Hasse).

Hasse a complété très heureusement la conception d'Aeby en la modifiant quelque peu. Pour lui l'arbre bronchique des lobes supérieur et moyen du poumon droit correspond essentiellement à celui du lobe supérieur du poumon gauche, car il faut se rappeler que la bronche apicale gauche est tout à fait disposée comme la bronche apicale épartérielle droite; mais au point de vue morphologique il ne lui est pas homologue. Le lobe supérieur droit est réellement une formation à part.

Le lobe supérieur gauche est l'équivalent du lobe moyen droit, plus le segment cardiaque; le lobe inférieur gauche est l'homologue du lobe inférieur droit, déduction faite de ce même segment. En d'autres termes, le territoire cardiaque, qui à droite dépend du lobe inférieur, est annexé à gauche au lobe supérieur. De tout ceci il résulte que *tous* les lobes du poumon sont asymétriques et que les scissures qui les séparent doivent l'être également.

La configuration de l'arbre bronchique, que nous venons d'exposer en nous limitant au cas particulier de l'homme, est partout, selon la théorie d'Aeby, fondamentalement la même. Chez tous les Mammifères, en effet, on observe de chaque côté un tronc bronchique traversant le poumon de part en part en conservant son individualité et en émettant des bronches collatérales ventrales et dorsales. Chez tous également l'artère pulmonaire croise ce tronc et le divise en un segment épartériel et un segment hypartériel. Les bronches hypartérielles sont constantes, toujours multiples et symétriques.

Quant aux bronches épartérielles elles peuvent exister des deux côtés, d'un seul côté et alors seulement à droite, ou faire entièrement défaut. En tout cas elles ne sont jamais représentées que par un seul tronc, bilatéral ou unilatéral suivant les cas. De plus, un caractère important de cette bronche épartérielle, c'est qu'elle émane indifféremment du tronc bronchique ou de la trachée, et qu'enfin, lorsqu'elle est bilatérale, ce n'est que du côté droit qu'elle peut présenter cette variation d'origine, c'est-à-dire naître sur la trachée. En résumé, d'après la présence de la bronche épartérielle, on peut distinguer trois formes d'arbre bronchique. Les deux premières se subdivisent elles-mêmes chacune en deux catégories :

1° Arbres bronchiques avec système épartériel bilatéral.	*a*) Bronche épartérielle *bronchique* des deux côtés. *b*) Bronche épartérielle *bronchique* à gauche; *trachéale* à droite.
2° Arbres bronchiques avec système épartériel unilatéral (à droite). .	*a*) Bronche épartérielle bronchique. *b*) Bronche épartérielle trachéale.
3° Arbres bronchiques sans système épartériel.	

La deuxième forme est de beaucoup la plus répandue. On la retrouve chez des représentants de presque tous les Ordres de Mammifères. La première l'est beaucoup moins. Aeby l'a observée notamment chez le phoque, le cheval, le lama et l'éléphant. Quant à la troisième elle semble exceptionnelle et Aeby ne l'a rencontrée que chez une espèce de rongeurs, *Hystrix cristata*. Il est à remarquer que dans un même Ordre on peut trouver des Genres possédant un type différent d'arbre bronchique.

Aeby pense que la forme symétrique, avec bronche épartérielle bilatérale, représente le type primitif de la ramification bronchique des Mammifères. Cependant en ce qui concerne spécialement l'évolution phylogénétique du poumon humain on ne saurait dire qu'il dérive d'un type symétrique, attendu que les animaux (indiqués plus haut) qui seuls, actuellement, possèdent ce type ne présentent dans leur organisation rien qui permette de les ranger dans la série généalogique de l'Homme (Gegenbaur, Wiedersheim) et que, de plus, l'étude de l'ontogénèse humaine a montré que les poumons sont asymétriques d'emblée. Il est certain, dit Wiedersheim, que s'il y a eu primitivement dans le poumon de l'homme et relativement au lobe supérieur des dispositions homologues, ces dispositions doivent être perdues depuis très longtemps.

Objections à la théorie d'Aeby. — Acceptée dès son apparition par tous les anatomistes et confirmée, semblait-il, par les recherches embryologiques de His, la théorie d'Aeby est actuellement battue en brèche par les observations de Zumstein, Narath et d'Hardiviller. Narath affirme que l'artère pulmonaire ne croise pas, comme le prétend Aeby, le tronc bronchique, mais se place dans la plus grande partie de son trajet à son côté externe (fig. 234). Par conséquent la distinction entre un territoire épartériel et un territoire hypartériel n'est pas justifiée. La bronche épartérielle, ou mieux apicale, n'est en réalité qu'une branche dorsale ou plutôt latéro-dorsale, la première par conséquent.

Alors la première dorsale d'Aeby devient la seconde et ainsi de suite, de telle sorte que dans chaque paire de collatérales primaires c'est maintenant la bronche dorsale la plus élevée (et non la bronche ventrale comme nous l'avons dit). A gauche la bronche apicale (soi-disant épartérielle) n'a nullement disparu, seulement elle naît de la 1re collatérale ventrale (voy. plus haut la description de l'arbre bronchique gauche). En somme, il existe réellement deux bronches apicales, parfaitement homologues, et qui apparaissent comme des branches collatérales de la 1re bronche ventrale. Seulement, tandis que la bronche apicale gauche a gardé sa situation sur son tronc générateur, la bronche apicale droite s'est trouvée reportée sur le tronc bronchique où elle a pris la place d'une bronche dorsale.

Il est permis de croire que les autres bronches dorsales ont la même origine,

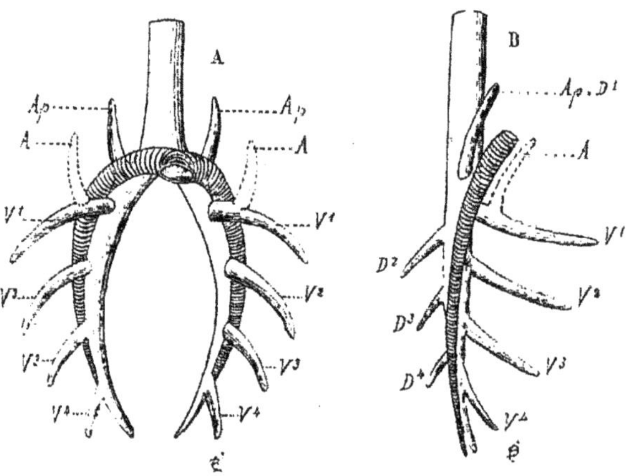

Fig. 277. — Schéma de l'arbre bronchique, selon Narath.

A, vue antérieure : B, vue latérale droite. — *A*, bronche apicale, collatérale de la 1re bronche ventrale et susceptible de devenir épartérielle, *Ap*, en se reportant sur le tronc bronchique.

c'est-à-dire ne sont que des collatérales des bronches ventrales déplacées secondairement sur la bronche souche.

Reste à savoir maintenant à quoi est due l'asymétrie des poumons. Aeby et les partisans de sa théorie ont proposé des explications peu satisfaisantes, faisant intervenir l'influence directe des artères pulmonaires et le déplacement du cœur. Narath au contraire, et avec raison ce semble, se refuse à croire que les artères pulmonaires puissent exercer une action quelconque, au cours du développement, sur les dispositions de l'arbre bronchique. Il suppose que la façon différente dont se comportent les bronches apicales à droite et à gauche est due à l'accroissement plus rapide de l'ébauche droite du poumon (fig. 235). Le bourgeon de la bronche apicale droite apparaît beaucoup plus tôt que celui de la bronche apicale gauche. Il se constitue déjà à un moment où la bronche ventrale dont il dérive n'est encore elle-même qu'à l'état de bourgeon, tandis qu'à gauche il se montre quand celle-ci s'est allongée en un tronc. Dans le premier cas, il confine à la bronche souche et se trouvera, par l'accroissement ultérieur, reporté sur elle; dans le second cas, il en est d'emblée trop éloigné pour jamais y revenir. Cette explication paraît très plausible, seulement pourquoi l'ébauche pulmonaire droite s'accroît-elle plus vite que la gauche? C'est un fait d'observation dont personne jusqu'ici n'a pu donner la raison d'être.

Quoi qu'il en soit, les recherches très détaillées de Narath, qui s'étendent à un nombre considérable d'espèces de Mammifères, modifient, on le voit, sur bien des points importants la conception d'Aeby, et la distinction des bronches en épartérielle et hypartérielles semble devoir être abandonnée.

D'Hardiviller, étudiant le développement de l'arbre bronchique chez le lapin, a découvert un fait d'une importance capitale. Chez cet animal dont le type bronchique est à l'état adulte le même que celui de l'homme, il a vu apparaître à une certaine période, et longtemps après que la bronche épartérielle droite

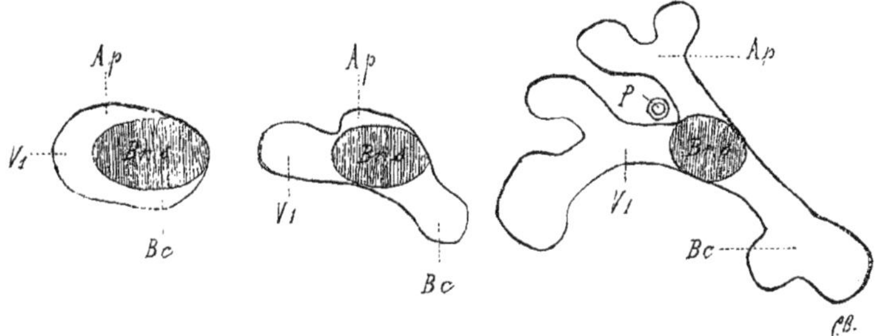

Fig. 278. — Dessins demi-schématiques montrant chez *Echidna aculeata* l'origine de la bronche apicale (d'après Narath), par trois stades successifs.

Ap, bronche apicale, bourgeon dorsal de la 1re bronche ventrale *VA*, se trouve par suite de l'accroissement de celle-ci au stade *C* branchée directement sur le tronc bronchique, au côté dorsal de l'artère *P* (épartérielle); *Bc*, bronche cardiaque.

s'est formée, un bourgeon épartériel à gauche. Celui-ci, comme son congénère, dérive de la bronche souche, mais au lieu de persister il s'atrophie et disparaît bientôt. En tout cas, il est tout à fait indépendant de la première bronche ventrale et indépendant aussi de la branche apicale que celle-ci fournit. Il y aurait donc primitivement chez le lapin deux bronches épartérielles symétriques mais non contemporaines, et l'asymétrie serait acquise secondairement par disparition de l'épartérielle gauche.

Les recherches de d'Hardiviller n'ayant porté que sur une seule espèce animale, il serait prématuré d'en généraliser les conclusions. De nouvelles observations seraient d'ailleurs nécessaires pour expliquer certains points des plus obscurs, par exemple l'apparition tardive de l'épartérielle gauche et sa disparition : la situation trachéale de l'épartérielle droite et d'elle seulement, constante chez certains animaux, etc.

Calibre de l'arbre bronchique. — Nous avons déjà parlé précédemment du calibre de la portion extra-pulmonaire des troncs bronchiques. Rappelons que la droite est plus volumineuse que la gauche.

A partir de leur origine les troncs bronchiques se rétrécissent peu à peu jusqu'à leur terminaison et la différence qui existe entre le droit et le gauche disparaît dès l'émergence de la première bronche hypartérielle. On observerait cependant encore depuis cet endroit, selon Aeby, un écart entre leurs dimensions, mais cette fois en faveur de la bronche gauche, ainsi que le montre le tableau suivant.

DIAMÈTRE DU TRONC BRONCHIQUE (en millimètres)	DROIT	GAUCHE
Au-dessus de l'origine de la bronche épartérielle. . . .	12,8	0
— de la 1re hypartérielle.	9,6	10,1
— de la 2e —	7,2	7,7
— de la 3e —	5,8	6,4
— de la 4e —	4,6	5,3

La prépondérance du système bronchique droit sur le gauche n'est donc réelle que dans une petite étendue de son parcours, puis le rapport inverse s'établit, de sorte qu'au total l'égalité de calibre est, par compensation, à peu près complète.

En ce qui concerne le calibre des bronches latérales primaires, on peut dire que celui de l'épartérielle à droite, et celui de la 1re hypartérielle ventrale à gauche dépassent de beaucoup celui de toutes les autres. Celles-ci ont des dimensions très voisines de celles de la bronche souche considérée au point où elles prennent naissance, ce qui explique qu'on ait pu croire autrefois à une division dichotomique.

Il ne semble pas, si l'on considère l'arbre bronchique dans son ensemble, que son calibre soit uniforme ou du moins, ainsi que certains auteurs l'ont prétendu, qu'il s'accroisse régulièrement de son origine vers sa terminaison. Déjà Aeby avait montré qu'il présentait un rétrécissement très marqué, à gauche vers le milieu de la distance comprise entre la bifurcation de la trachée et la naissance de la 1re bronche hypartérielle, à droite au-dessous de la bronche épartérielle. Braune et Stahel ont fait voir ensuite, en mesurant la surface de section d'une bronche et en la comparant à la somme des surfaces de section de ses deux branches de bifurcation, qu'en réalité on avait affaire à un système tubulé pourvu d'élargissements et de rétrécissements alternatifs.

Les états pathologiques ont une influence prépondérante sur le calibre des bronches. L'emphysème pulmonaire et la distension des poumons s'accompagnent d'un accroissement de ce calibre, proportionnel à la distension et atteignant la bronche correspondant au territoire distendu. Dans les cas au contraire où la capacité des poumons diminue, le calibre des bronches diminue également, à la condition toutefois que la cause persiste pendant un certain temps. Enfin l'adhérence des plèvres provoque un rétrécissement de la bronche distribuée au territoire correspondant du poumon.

B. — LOBULES PULMONAIRES

Le poumon est décomposable en une quantité de segments indépendants ou *lobules* qui possèdent tous la même constitution et à chacun desquels aboutit une ramification bronchique associée à des vaisseaux et à des nerfs.

Chez le fœtus et le nouveau-né les lobules sont bien distincts et peuvent être assez facilement isolés, parce que le tissu conjonctif qui les sépare est relativement abondant. Chez l'adulte leurs limites sont moins tranchées, et ils adhèrent davantage les uns aux autres. On devra donc, après avoir insufflé le poumon ou un segment du poumon, user de précautions pour les disséquer. La préparation est plus facile si l'on dessèche au préalable la pièce. On peut aussi ramollir le tissu conjonctif interstitiel, soit en injectant dans les bronches une solution de gélatine, soit en faisant passer un courant d'eau sous pression par les vaisseaux. Les injections par corrosion, partiellement réussies, fournissent souvent des lobules entiers parfaitement isolés (fig. 279).

Le *volume* des lobules est très variable, suivant l'âge, suivant leur état de réplétion et suivant leur situation. Il est en moyenne de 1 centimètre cube, mais il y en a de plus petits et aussi de beaucoup plus volumineux.

Leur *forme* est celle de pyramides ou de polyèdres pressés les uns contre les autres. Ceux qui occupent la périphérie des poumons ont une base sous-jacente à la plèvre, et un sommet profond par où pénètre la bronche; ceux qui sont logés dans leur intérieur sont plutôt polyédriques, en tous cas très irréguliers; ceux enfin qui répondent à leurs bords ont la forme de coins. Ces différences de configuration s'expliquent aisément et n'offrent d'ailleurs qu'un intérêt très secondaire.

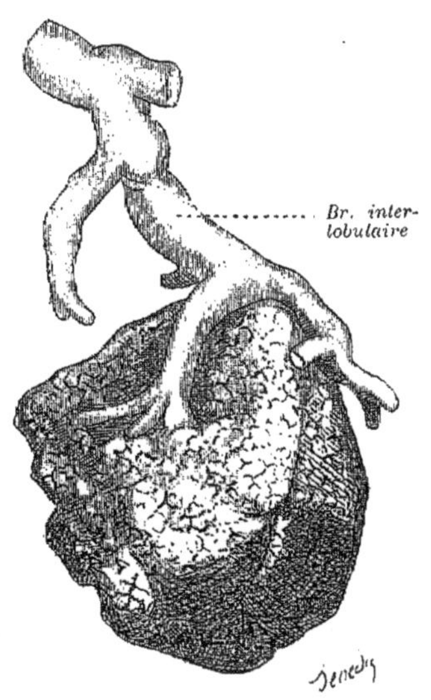

Fig. 279. — Un lobule pulmonaire complet (préparation par corrosion, homme adulte).

Les lobules sous-pleuraux sont naturellement les seuls qui soient accessibles à l'observation, dans une partie de leur étendue, sans préparation. On aperçoit leur base dessinée par un contour polygonal, peu net chez le fœtus, mais très évident à partir du moment où la respiration s'est établie. Chez le nouveau-né ce contour, tracé par les vaisseaux interlobulaires remplis de sang, est rose; chez l'adulte il est gris ou noir par suite du pigment qui s'est déposé dans les interstices conjonctifs. Nous avons déjà signalé cet aspect de la surface des poumons.

Constitution des lobules (fig. 279 à 283). — Les ramifications bronchiques, après s'être divisées en branches de plus en plus fines qui courent dans les intervalles des lobules et que l'on appelle pour cette raison *bronches interlobulaires*, aboutissent finalement, lorsqu'elles ont atteint un calibre qui ne dépasse pas habituellement 1 millimètre, aux lobules. Chaque lobule reçoit un ramuscule bronchique qui pénètre dans son épaisseur, et prend dès lors le nom de *bronche lobulaire* ou *intralobulaire*. La bronche intra-lobulaire parcourt d'abord un certain trajet, suivant l'axe de ce que l'on a appelé l'étage supérieur du lobule, en abandonnant presque constamment un certain nombre de rameaux collatéraux (un à cinq) plusieurs fois ramifiés à leur tour (Laguesse). Puis arrivée à l'étage inférieur, elle se bifurque en deux branches sensiblement égales, bifurquées à leur tour trois, quatre, et même par places cinq à six fois de suite.

En un mot dans l'étage inférieur le troncule bronchique intralobulaire s'épanouit, par bifurcations successives, en une sorte de panache terminal, très touffu (Laguesse), de rameaux que l'on appelle les *bronchioles terminales* (Charcot). Le nombre de ces bronchioles varie le plus souvent de 50 à 80, et peut dépasser 100 (Laguesse). On les désigne aussi sous le nom de *bronchioles acineuses* (Grancher), parce qu'elles donneront naissance, en continuant à se ramifier, à une arborisation touffue de canaux qui représentent les ramifications ultimes de l'arbre bronchique, groupées, comme celles d'une glande, en un véritable acinus.

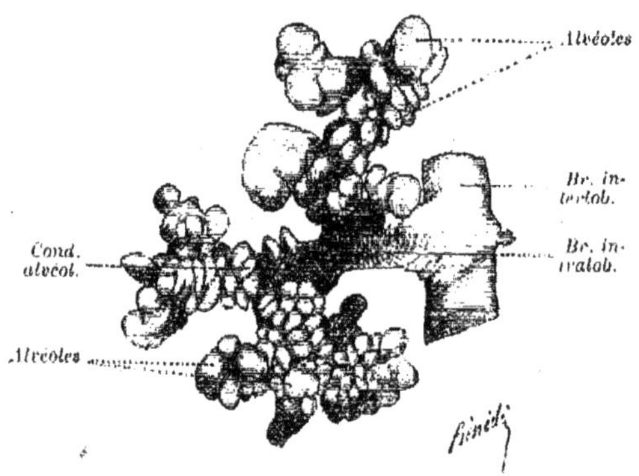

Fig. 280. — Bronches terminales, avec conduits alvéolaires et alvéoles. (Préparation par corrosion. L'injection a rempli incomplètement le lobule. Homme adulte.)

Jusqu'à présent les canaux bronchiques étaient régulièrement cylindriques, mais à partir de ce moment on voit apparaître sur leur périphérie de petites éminences hémisphériques, plus ou moins saillantes, d'abord isolées et peu nombreuses, puis de plus en plus abondantes et alors serrées les unes contre les autres. Du côté de l'intérieur de la bronchiole ces saillies répondent à de petites poches dont la cavité communique librement par un orifice plus ou moins circulaire avec la lumière bronchique. Elles constituent ce que l'on appelle les *alvéoles* ou *vésicules pulmonaires* et représentent la partie de l'arbre bronchique morphologiquement et histologiquement différenciée en vue de la fonction respiratoire. Aussi les bronchioles qui en sont complètement recouvertes méritent-elles le nom de *bronchioles respiratoires* ou mieux de *conduits* ou *canaux alvéolaires*.

La bronchiole acineuse devenue canal alvéolaire continue à se diviser et subit une, deux, trois et jusqu'à sept bifurcations successives très rapprochées. A chacun des étages de cette ramification, l'une des branches peut se terminer en cæcum sans se diviser. Les derniers rameaux finissent de même, par un simple cul-de-sac, quelquefois plus ou moins dilaté (*infundibulum* de certains auteurs). On a réussi à compter une soixantaine de culs-de-sac terminaux et même davantage (Laguesse).

Les alvéoles qui ont fait leur apparition sur la fin de la bronchiole acineuse se retrouvent depuis cet endroit jusqu'à la fin des voies aériennes. Ils se pressent sur tout le pourtour des canaux alvéolaires auxquels ils donnent un aspect boursouflé, mûriforme, très caractéristique.

En résumé, la constitution du lobule pulmonaire, telle que nous venons de la résumer, d'après la description qu'a donnée Laguesse, en se fondant sur des reconstructions plastiques (Laguesse et d'Hardiviller), est très simple.

La succession des chemins que l'air parcourt pour arriver jusqu'à l'extrême fond de l'appareil pulmonaire où s'effectuent les échanges gazeux est la suivante : bronche interlobulaire, bronche intralobulaire, panache terminal et bronchiole acineuse, canal alvéolaire, ce dernier segment et une partie de la bronchiole acineuse tapissés par les alvéoles. « Le poumon est un arbre creux, ramifié presque à l'infini, dont les nombreuses branches sont les bronches, dont les rameaux ultimes ou canaux alvéolaires s'élargissent, s'alvéolisent et changent de structure pour revêtir les caractères des surfaces respiratoires, et s'adapter à la fonction de l'hématose » (Laguesse).

Miller a comparé cette structure à la disposition d'une habitation pompéienne (fig. 283). Autrefois Charcot avait déjà fait appel à l'archéologie, mais il ne semble pas qu'il soit très utile d'emprunter des termes de comparaison à une architecture aussi lointaine pour faire comprendre des détails qui n'ont rien de particulièrement compliqué.

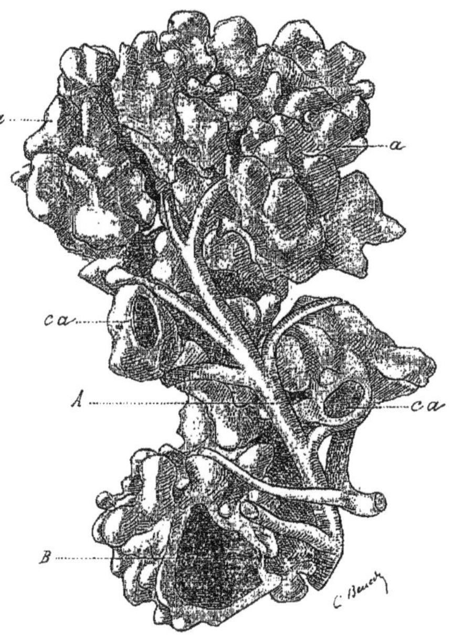

Fig. 281. — Moule du lobule pulmonaire (préparé par Steger (de Leipzig), d'après une reconstruction plastique de Miller). Vue d'en haut.

Tous les conduits alvéolaires, *ca*, sont sectionnés, sauf un seul qui se prolonge par un infundibulum tapissé d'alvéoles. *B*, bronche intralobulaire. *A*, artère. (Comparer avec la figure 280).

L'ensemble des conduits alvéolaires issus d'une même bronchiole terminale représente une subdivision du lobule, décomposable elle-même en unités plus simples, les canaux alvéolaires. Ceux-ci sont comparables à un système glandulaire alvéolaire, et les voies aériennes dans leur ensemble constituent une glande alvéolaire composée (glande en grappes ou glande acineuse).

Alvéoles. — Les alvéoles se présentent sous l'aspect de petites poches généralement hémisphériques, quelquefois allongées en doigt de gant. Lorsqu'ils sont dilatés ils se pressent les uns contre les autres et s'aplatissent en polyèdres comme les logettes d'un nid d'abeilles. Ils sont séparés les uns des autres par des cloisons ou *septa*, et s'ouvrent tous dans la cavité du conduit alvéolaire dont ils tapissent la paroi.

Les dimensions des alvéoles sont très variables, car ils sont élastiques et se laissent distendre plus ou moins par l'air ou les injections, puis reviennent sur eux-mêmes quand la pression cesse. Avec l'âge cette extensibilité augmente et leur diamètre devient également plus considérable, ainsi qu'il ressort des

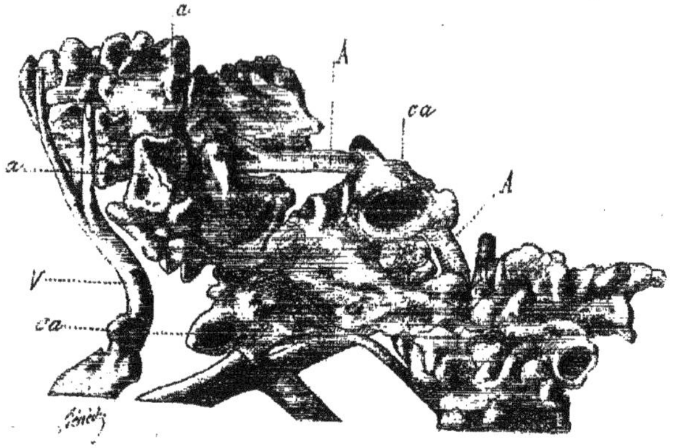

Fig. 282. — Le moule représenté par la figure précédente vu de profil.
A, artère ; V, veine (à la périphérie du lobule) ; *ca*, conduits alvéolaires sectionnés ; *a*, alvéoles.

mensurations suivantes prises par Rossignol sur des poumons insufflés et séchés.

Diamètre moyen des alvéoles (Rossignol).

Enfants qui n'ont respiré que quelques heures. . .	0,05 millimètre.
— de 1 an à 1 an 1/2.	0,10 —
— de 3 à 4 ans	0,12 —
— de 5 à 6 —	0,14 —
— de 10 à 15 —	0,17 —
— de 18 à 20 —	0,20 —
— de 25 à 40 —	0,20 à 0,25 —
— de 50 à 60 —	0,30 —
— de 70 à 80 —	0,33 à 0,35 —

Ordinairement les alvéoles qui occupent le fond du cul-de-sac (alvéoles terminaux) sont plus spacieux que ceux qui s'ouvrent sur ses faces latérales et dans les conduits alvéolaires (alvéoles pariétaux).

Nombre. — Le nombre total des alvéoles est immense. Huschke l'avait évalué à 1700 ou 1800 millions. Selon Aeby ce chiffre est beaucoup trop élevé. D'après ses calculs chaque millimètre cube de poumon comprendrait 250 alvéoles représentant une surface de 31,2 millimètres carrés. En estimant le volume du poumon à 1617 centimètres cubes chez l'homme et à 1290 chez la femme, on obtiendrait chez le premier une somme totale de 404 millions d'alvéoles et chez la seconde de 322 millions (en chiffres ronds). Cette quantité correspondrait à une surface de 50 à 40 mètres carrés pendant l'expiration forcée, de 79 (hommes) à 63 mètres carrés (femme) pendant l'état moyen de repos, et enfin de 129 (homme) à 103 mètres carrés (femme) lors d'une dilatation complète.

Ces chiffres, pour approximatifs qu'ils soient, sont propres à donner une idée de l'activité des échanges gazeux entre cette immense nappe d'air renouvelée sans cesse et la nappe sanguine d'une étendue à peu près égale qui circule dans les parois des alvéoles.

Aeby a montré en outre par le calcul que l'accroissement de volume des poumons après la naissance était bien réellement dû à une augmentation du calibre des vésicules déjà formées et non à une néoformation d'alvéoles.

STRUCTURE DES VOIES AÉRIENNES (ARBRE BRONCHIQUE ET LOBULES)

I. **Arbre bronchique.** — La portion extrapulmonaire de la bronche souche (bronche proprement dite) possède exactement la même configuration et la même structure que la trachée. Elle est formée par une charpente de pièces cartilagineuses disposée en arcs, ou *anneaux* incomplets, ouverts en arrière, au nombre de 6 à 8 pour la bronche droite, de 9 à 12 pour la bronche gauche, sous-tendus par une couche musculaire de fibres lisses transversales, et réunis par une membrane fibreuse qui les entoure (fig. 254 et 284). Une muqueuse revêt la face interne du tube ainsi constitué. Tout ce que nous avons dit de ces éléments, à propos de la trachée, peut s'appliquer aux bronches, il est donc superflu d'en donner une nouvelle description.

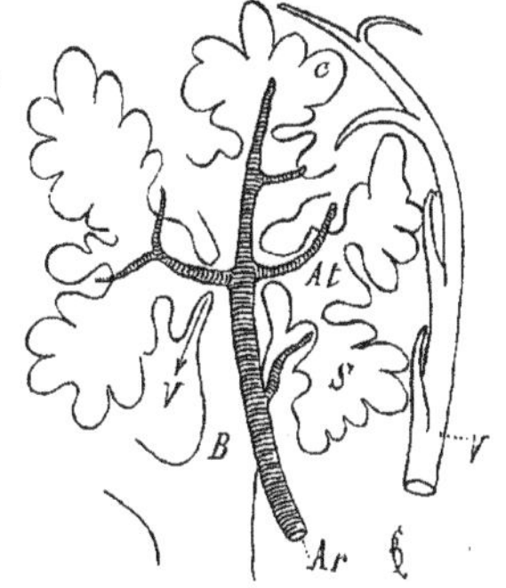

FIG. 283. — Schéma du lobule pulmonaire (d'après Miller).

B, bronche terminale; *V*, vestibule; *At*, atrium; *S*, sac aérien (infundibulum); *C*, cellule aérienne, (alvéoles); *Ar*, artère; *V* (à droite), veine.

La structure de la bronche souche intrapulmonaire et de ses collatérales, tout en présentant encore la plus grande analogie avec celle de la trachée, en diffère cependant par quelques particularités importantes. Les cartilages cessent de former des arcs et deviennent très irréguliers. Ils se présentent sous l'aspect de plaques ou de bandes de formes et de dimensions très variables, orientées tantôt transversalement, tantôt parallèlement à l'axe longitudinal de la bronche, et disséminées sur tout le pourtour de celle-ci. Avec cet agencement des pièces cartilagineuses disparaît la configuration spéciale que donnait à la trachée et aux bronches la présence d'arcs squelettiques rigides. Les ramifications bronchiques sont en effet cylindriques.

A mesure qu'on s'éloigne de l'origine des grosses collatérales et qu'on considère des bronches d'un calibre plus faible, on constate que les cartilages deviennent plus petits et qu'ils s'écartent davantage les uns des autres. On les trouve alors de préférence au niveau de la naissance des rameaux et dans l'éperon qui sépare une collatérale de son tronc d'origine. Finalement ils disparaissent complètement et on n'en trouve plus traces dans les bronches d'un diamètre inférieur à 1 millimètre. Jamais ils ne se prolongent sur les bronches intralobulaires.

Comme dans la trachée, les noyaux cartilagineux, constitués par du cartilage hyalin, sont englobés dans une *couche fibreuse*, riche en fibres élastiques, en continuité par sa périphérie avec le tissu conjonctif interlobulaire.

[*A. NICOLAS.*]

La *couche musculaire*, au lieu d'être localisée (comme au niveau de la trachée) en un point de la circonférence du conduit aérien, forme maintenant en dedans de la zone fibro-cartilagineuse une couche annulaire, d'ailleurs discontinue en ce sens que les fibres qui la constituent se disposent en faisceaux transversaux d'épaisseur variable, séparés par du tissu conjonctif et par des fibres élastiques, et anastomosés à angle aigu par des faisceaux plus grêles. Elles sont, en d'autres termes, agencées en un réseau à travées principales circulaires. Dans les plus petites bronches interlobulaires les faisceaux musculaires sont plus rares et plus espacés (muscles de Reisseissen). Ils occupent cependant toujours tout le pourtour du tube.

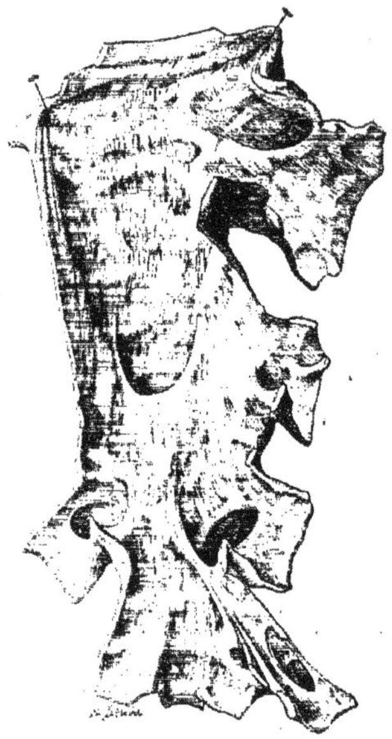

Fig. 284. — Aspect de la face interne des bronches.

Muqueuse. — La muqueuse des bronches intrapulmonaires est relativement peu épaisse. Sa face interne présente des plis longitudinaux d'autant plus accusés que les bronches sont plus petites et qui ne s'effacent pas par la distension. Sa face externe repose immédiatement sur la couche musculaire. Elle est composée de fibres conjonctives mélangées à de très nombreuses fibres élastiques, et ses couches profondes sont riches en vaisseaux sanguins et lymphatiques. Au-dessous de l'épithélium le tissu conjonctif se condense pour donner naissance, comme dans la trachée, à une sorte de membrane basale tantôt amorphe, tantôt fibrillaire et percée de canalicules.

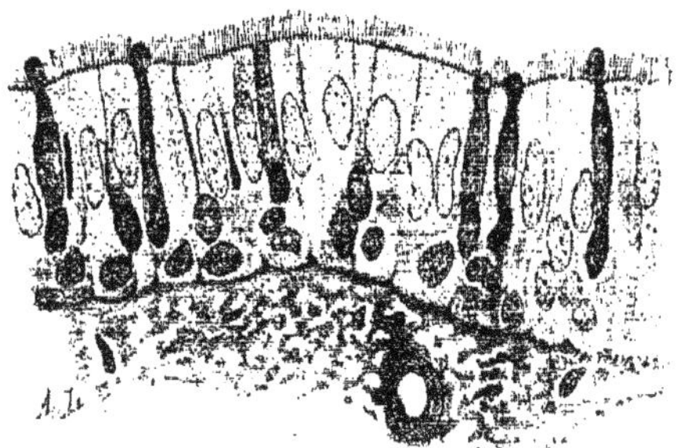

Fig. 285. — Épithélium d'une bronche de 1 mm. 5 (Homme adulte).

La muqueuse renferme en outre des leucocytes en proportion variable suivant les régions et suivant les sujets. On y trouverait aussi parfois, selon Frankenhæuser et Stœhr, des *follicules lymphatiques* saillants sous l'épithélium. Cependant ordinairement ces formations sont situées plus profondément entre les cartilages et la couche musculaire. Kœlliker les a observées dans toute l'étendue des ramifications bronchiques jusqu'aux plus petites, dépourvues de cartilage, exclusivement.

Épithélium (fig. 285). — L'épithélium des bronches est d'abord semblable à celui de la trachée, c'est-à-dire appartient à la catégorie des épithéliums stratifiés à cils vibratiles et à cellules muqueuses. Puis il diminue d'épaisseur, par suite de la raréfaction des éléments des couches profonde et moyenne. Cependant il conserve le caractère stratifié jusque dans les bronches de 2 millimètres. Au delà, dans les canaux interlobulaires les plus petits, il n'est plus constitué

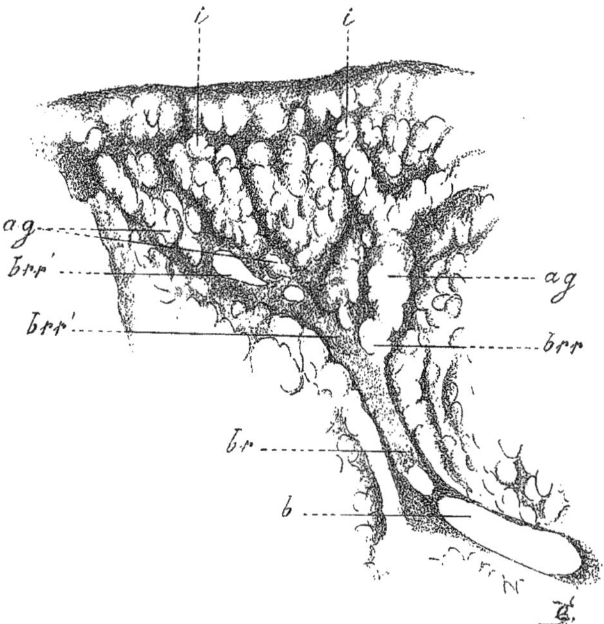

Fig. 286. — Coupe perpendiculaire à la surface du poumon, montrant l'extrémité d'une bronchiole (d'après Kœlliker).

b, bronchiole avec épithélium cilié sans cellules caliciformes ni alvéoles; *br*, bronchiole respiratoire avec alvéoles isolés et épithélium homogène; *brr*, *brr'*, bronchioles naissant de la précédente, avec épithélium respiratoire; *brr''*, division terminale en deux bronchioles semblables; *ag*, conduits alvéolaires; *i*, infundibula.

que par une seule couche de cellules cylindriques à cils vibratiles mélangées à des cellules caliciformes.

Glandes. — Les glandes sont très abondantes et volumineuses, surtout dans les grosses bronches, souvent réduites à quelques acini dans les plus petites. Elles sont situées en dehors de la couche musculaire, que leur conduit excréteur traverse pour venir s'ouvrir à la surface de l'épithélium après s'être renflé en ampoule (Frankenhæuser, Kœlliker). On les trouve dans toute l'étendue de l'arbre bronchique aussi longtemps que persistent les cartilages. Elles disparaissent en même temps que ceux-ci.

Les glandes bronchiques, du type tubuleux ramifié, seraient, selon la plupart des auteurs, des glandes muqueuses. Au contraire, d'après Bonne, l'immense majorité des acini ou tubules ramifiés qui les constituent serait

[A. NICOLAS.]

formée de cellules granuleuses dont la sécrétion est plus ou moins riche en matières albuminoïdes, et qui se rattacheraient ainsi à la catégorie des cellules séreuses ou aquipares. On y rencontrerait aussi des éléments mucipares plus ou moins abondants, suivant les espèces animales, et des formes intermédiaires, par les réactions de leur cytoplasme et de leur produit de sécrétion, à ceux-ci et aux cellules séreuses. Enfin, outre ces divers éléments, le revêtement épithélial des acini comprendrait des cellules renfermant des grains de zymogène.

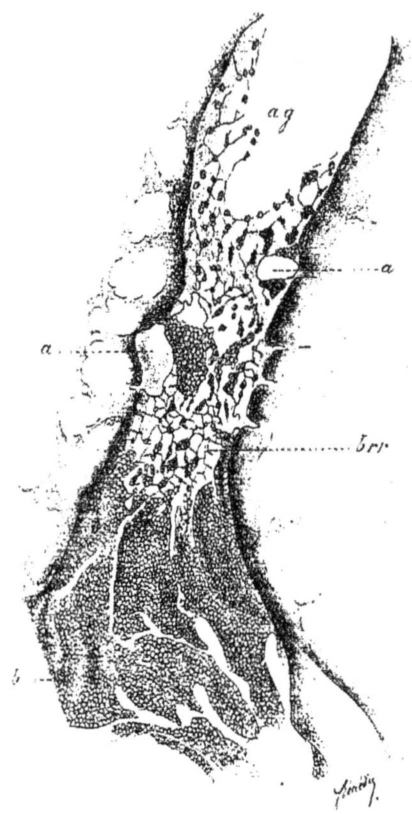

Fig. 287. — Une bronchiole avec épithélium respiratoire sans cellules caliciformes ni alvéoles (d'après Kœlliker).

brr, bronchiole avec épithélium respiratoire; *a*, alvéoles; *ag*, conduit alvéolaire; *b*, bronchiole à épithélium cubique.

II. **Lobules** (fig. 287, 288, 289). — A son entrée dans le lobule la bronche interlobulaire est déjà considérablement simplifiée. Elle ne renferme plus de noyaux cartilagineux ni de glandes et consiste simplement en un cylindre conjonctivo-élastique mince, dans l'épaisseur duquel sont disséminés quelques faisceaux circulaires de fibres lisses et dont la face interne est tapissée par une seule couche d'éléments cylindriques à cils vibratiles et de cellules caliciformes. La bronche intralobulaire et les parties adjacentes des bronchioles terminales conservent cette structure, mais des transformations importantes ne tardent pas à se manifester à mesure qu'on se rapproche des conduits alvéolaires, c'est-à-dire des régions préposées à la fonction respiratoire. Ces transformations concernent spécialement l'épithélium dont les éléments perdent leurs cils et se rapprochent de plus en plus de la forme cubique, en même temps que les cellules caliciformes disparaissent totalement (Kœlliker). En outre, et c'est là le point essentiel, on voit apparaître dans cet épithélium des îlots cellulaires composés d'une façon toute spéciale par de larges lamelles minces, homogènes, dépourvues de noyaux et mélangées à de petites cellules plates. C'est à cette forme si caractéristique d'épithélium, mise en évidence d'abord par Elenz et Eberth, puis par Schmidt, Fr. E. Schulze, Colberg, Krause, Küttner... etc., chez les Mammifères, que Kœlliker, qui l'a décrite pour la première fois chez l'homme, a donné le nom d'épithélium respiratoire. Il faut. pour le mettre en évidence, faire des imprégnations au nitrate d'argent qui colorent en noir les limites cellulaires. D'abord localisés à un point limité de la bronchiole respiratoire, ces îlots deviennent de plus en plus abondants et de plus en plus larges, de sorte que bientôt ils se substituent entièrement à l'épithélium cubique primitif. Dès lors le revêtement interne des cavités aériennes sera exclusivement formé par l'épithélium respiratoire. Les alvéoles qui commencent à se montrer sur les parois de l'extrémité des bronchioles respiratoires en sont d'emblée pourvus.

En résumé, dans les bronchioles respiratoires l'épithélium est mixte parce que la transition entre l'épithélium cubique et l'épithélium respiratoire se fait progressivement; dans les conduits alvéolaires et dans les alvéoles ce dernier seul limite les cavités où circule l'air.

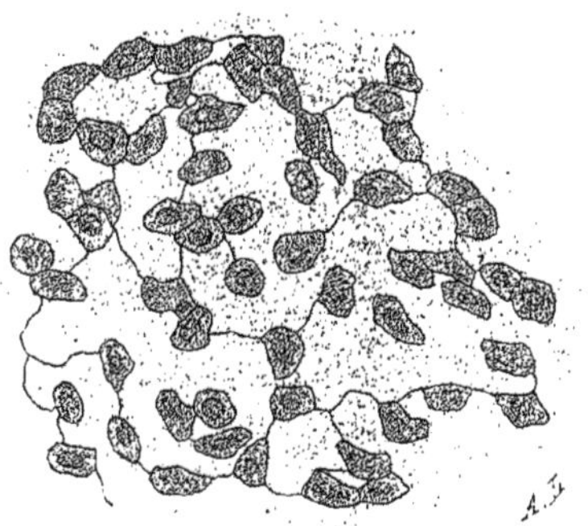

Fig. 288. — Épithélium respiratoire imprégné au nitrate d'argent (Homme adulte).

Sur des préparations de poumon, après imprégnation par le nitrate d'argent, l'épithélium respiratoire se montre formé par de petites cellules nucléées et granuleuses, plates, arrondies, allongées ou polygonales, de 7 à 15 μ de diamètre. et par de larges lamelles ou plaques, de contours très irréguliers, dans lesquelles on n'aperçoit pas de noyau et dont les dimensions varient de 22 à 45 μ (Kœlliker) ou plus même. Les petites cellules sont tantôt isolées, tantôt amassées en groupes de 2 à 8 ou 10 éléments et toujours très irrégulièrement distribuées sur toute l'étendue des parois alvéolaires. Les bords des alvéoles, au niveau de l'arête des cloisons qui les séparent, sont recouverts surtout par de grandes plaques (Kœlliker).

La répartition des petites cellules par rapport aux lamelles anucléées est subordonnée essentiellement à la distribution des capillaires étalés en réseau à la surface des alvéoles, On a reconnu en effet que, d'une façon générale, les premières se trouvaient situées au niveau des mailles du réseau, c'est-à-dire dans les intervalles des capillaires, tandis que les secondes s'étalent sur ces capillaires mêmes.

Quant à la valeur de ces deux formes d'éléments il y a tout lieu de croire que les grandes plaques résultent de la fusion d'un nombre plus ou moins considérable de petites cellules, qui se sont au préalable transformées et ont perdu leur noyau. On n'est pas renseigné d'ailleurs sur la nature des modifications qu'elles subissent et sur les conditions de leur soudure. Tout ce qu'on sait c'est que, chez le nouveau-né qui n'a pas respiré, toutes les cellules sont de même taille, polyédriques et granuleuses, tandis que chez les enfants qui ont respiré, ne fût-ce que pendant un temps très court, on trouve déjà, au milieu des précédentes, de larges cellules épithéliales claires, étalées en plaques (Fr. E. Schulze). Il est vraisemblable que cette deuxième forme d'éléments s'est développée mécaniquement par suite de la distension de la paroi sous la pression de l'air.

Paroi des voies aériennes terminales. — La paroi des conduits alvéolaires et des alvéoles se réduit, indépendamment de l'épithélium dont il vient d'être question, à une membrane extrêmement délicate qui le supporte et présente en certains endroits, notamment au niveau des conduits alvéolaires, une vague structure fibrillaire, tandis qu'elle est complètement amorphe dans toute l'étendue des alvéoles terminaux. Cette membrane, dont l'origine conjonctive ou élastique est encore indéterminée, se trouve partout renforcée par des fibres élastiques très abondantes, plus ou moins selon les individus, d'épaisseur variée, qui semblent plongées dans son épaisseur (fig. 280). Autour de l'orifice des alvéoles ces fibres se disposent en anneaux épais; dans les septa interalvéolaires elles sont moins puissamment développées et sur le fond des alvéoles elles se disséminent, se dissocient pour ainsi dire en un feutrage des plus délicats. L'aspect qu'elles offrent et leur richesse apparente varient nécessairement suivant qu'on examine des coupes d'alvéoles gonflés ou d'alvéoles revenus sur eux-mêmes. Dans ce dernier cas elles sont rapprochées et se tassent au point de former une couche dense; dans le premier elles s'écartent, cessent d'être onduleuses et s'enchevêtrent sous les angles les plus divers. Il est bon de faire remarquer que chaque alvéole ne possède pas une charpente élastique qui lui soit propre. En réalité les fibres passent d'une paroi à l'autre, du bord d'un orifice au bord de l'orifice voisin, en décrivant des trajets ondulés très capricieux de sorte qu'en définitive toutes les parois d'un même groupe d'alvéoles, peut-être de tous les alvéoles d'un même lobule, se trouvent en connexion par des liens élastiques qui doivent, dans une certaine mesure, rendre solidaires leurs alternatives d'ampliation et de resserrement.

Outre les fibres élastiques, on observe dans la paroi des voies aériennes terminales des éléments musculaires lisses. Au niveau des conduits alvéolaires ils sont disséminés sous la forme de fibres isolées ou de petits fascicules orientés transversalement. Quant à leur existence dans la paroi même des alvéoles elle a été tour à tour affirmée (Moleschott, Gerlach, Colberg, Hirschmann, Piso-Borme, etc.) et niée (F. E. Schulze, Frey, Henle, Kœlliker, Toldt, Stœhr, etc.). Actuellement on semble admettre qu'on peut en trouver dans les cloisons interalvéolaires et même, du moins chez certaines espèces animales, à la surface des alvéoles, mais en dehors de la membrane amorphe dans le réseau élastique périphérique. Les parois alvéolaires proprement dites en seraient donc dépourvues. Selon Rindfleisch, la couche circulaire discontinue des plus fines bronches s'épaissit à l'origine des « infundibula » en une sorte de sphincter d'où partent des faisceaux qui vont s'irradier sur le fond des alvéoles.

Une dernière question d'un grand intérêt se pose maintenant. La membrane amorphe qui, avec l'épithélium respiratoire, constitue la paroi des alvéoles, est-elle *normalement* continue, ou non? En d'autres termes les alvéoles communiquent-ils entre eux autrement que par la cavité axiale du conduit alvéolaire qui est leur aboutissant commun. On admet généralement qu'à partir d'un certain âge les cloisons interalvéolaires peuvent être le siège par places d'une atrophie suivie de résorption et par conséquent de perforations qui mettent en communication les cavités primitivement indépendantes. Mais s'agit-il là d'un processus normal, ou mieux habituel, résultat de l'évolution naturelle d'un tissu (analogue par exemple à celui qui amène la fenêtration de différentes séreuses) ou d'un phénomène pathologique? La plupart des auteurs (Schultz, Kœlliker, Waters, F.-E. Schulze, Aigner) se prononcent catégoriquement pour l'absence de toute communication, à l'état normal, entre les alvéoles; d'autres

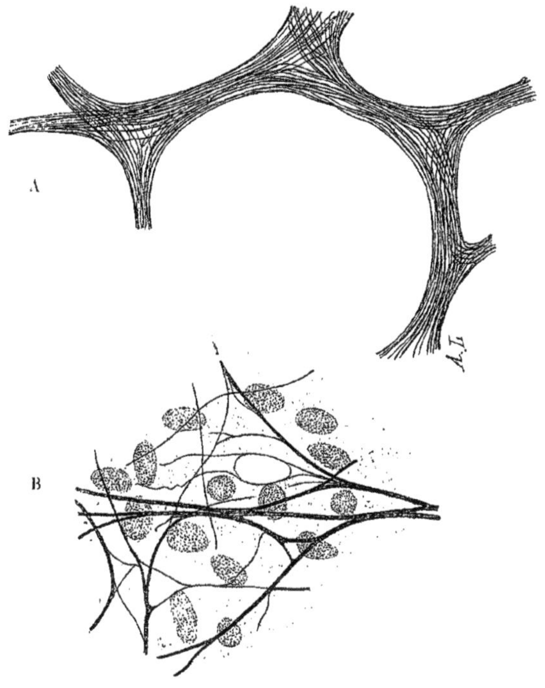

Fig. 289. — Tissu élastique du poumon (d'après une préparation colorée par l'orcéine : homme adulte).

A, anneaux élastiques à l'entrée des alvéoles; *B*, fibrilles dans la paroi alvéolaire. On voit les noyaux de l'épithélium et un trou creusé dans cette paroi.

ont soutenu l'opinion inverse. Par le fait on voit chez des individus jeunes, vigoureux, dont les poumons paraissent entièrement sains, des orifices arrondis ou ovalaires trouant la paroi des alvéoles (fig. 289, B). Hanseman a prouvé leur existence chez plusieurs espèces de Mammifères, Zimmermann et Fr. Merkel ont tout récemment confirmé le fait, de telle sorte qu'on ne saurait nier la présence de ces communications. La question est seulement de savoir si ce sont des productions normales ou non. Or nous n'apercevons pas la raison qui pourrait, étant données les observations précises auxquelles nous venons de faire allusion, les faire considérer comme anormales c'est-à-dire dues à une cause morbide. Des états pathologiques peuvent sans aucun doute produire

[*A. NICOLAS.*]

des solutions de continuité du même genre, ou agrandir des trous déjà existants, mais ce n'est pas un motif suffisant pour croire qu'on n'en peut rencontrer chez des individus dont l'appareil pulmonaire est parfaitement indemne de toutes lésions.

C. — VAISSEAUX DU POUMON

1° **Artères et veines.** — Les poumons reçoivent des artères et donnent naissance à des veines de deux sortes. 1° Les *artères pulmonaires* y amènent le sang veineux qui, une fois artérialisé au contact de l'air atmosphérique, reviendra au cœur par les *veines pulmonaires*; 2° les *artères bronchiques* apportent aux éléments du poumon le sang nécessaire à leur nutrition, et celui-ci, devenu veineux, est emmené par les *veines bronchiques*. A ces deux systèmes correspondent deux réseaux capillaires : l'un, respiratoire, au niveau duquel se font les échanges gazeux; l'autre, bronchique, réservé aux échanges nutritifs. Comme nous le verrons bientôt il n'y a pas indépendance entre ces deux catégories. Elles sont au contraire unies par de nombreuses voies anastomotiques, d'artères à artères et de veines à veines.

I. — VAISSEAUX FONCTIONNELS

a) Artère pulmonaire. — L'artère pulmonaire, issue du ventricule droit, se partage bientôt en deux branches qui se rendent au poumon droit et au poumon gauche, et plongent dans leur épaisseur en croisant le tronc bronchique.

Le trajet, le mode de ramification et de distribution de ces branches sont absolument semblables à ceux du tronc bronchique correspondant, au côté externe duquel elles se placent. En d'autres termes il existe un tronc artériel émettant des collatérales qui, à leur tour, fournissent des rameaux plus petits, et ainsi de suite. Ces divisions vasculaires, presque aussi volumineuses que les divisions bronchiques auxquelles elles sont étroitement accolées, arrivent avec elles jusqu'aux lobules, y pénètrent, se ramifient comme les bronchioles terminales en devenant très grêles et, dès l'instant où apparaissent les alvéoles, se résolvent en un réseau capillaire qui recouvre toute la surface de ceux-ci immédiatement au-dessous de leur revêtement épithélial. Chaque artériole terminale se distribue ainsi à plusieurs alvéoles.

Le réseau capillaire alvéolaire est extrêmement fin et serré, et ses mailles arrondies ou ovales sont souvent plus étroites que les vaisseaux eux-mêmes. Ceux-ci ont parfois à peine la largeur suffisante pour laisser passer un globule rouge. Ils sont du reste susceptibles de se dilater plus ou moins. Lorsqu'ils sont fortement gonflés et que les alvéoles ne sont pas trop distendus, on les voit faire saillie du côté de la cavité aérienne, circonstance qui agrandit les surfaces en contact avec l'air.

Nous avons indiqué à propos de l'épithélium respiratoire les rapports de ses éléments avec le réseau sanguin et vu que les petites cellules correspondent de préférence à ses mailles alors que les grandes plaques amorphes s'étalent sur les vaisseaux. Quant à la membrane propre de l'alvéole il faut admettre qu'elle s'interpose entre les capillaires et l'épithélium lui-même. Elle est d'ailleurs si mince que l'intervalle qui les sépare n'est que de 2 μ (Kœlliker).

b) Veines pulmonaires. — Les veines pulmonaires ont une triple origine. Elles proviennent : 1° des réseaux capillaires péri-alvéolaires; 2° du réseau capillaire de la plèvre; 3° du réseau capillaire de la portion terminale des petites bronches.

1° Les radicules veineuses de la première catégorie naissent à la périphérie des alvéoles sur le côté opposé à celui où se rend l'artériole. Elles rampent ensuite dans le tissu périlobulaire, s'anastomosent entre elles et forment des branches plus volumineuses qui s'accolent aux bronches lobulaires.

2° Le réseau capillaire sous-pleural fournit des veinules (veines pleuro-pulmonaires de Le Fort) qui, ou bien vont se jeter dans les veines périlobulaires, ou bien, conservant leur situation superficielle, entrent seulement en communication avec les veines pulmonaires au niveau du hile.

3° Les veinules de la troisième catégorie, comme les précédentes, correspondent à un territoire de distribution des artères bronchiques et non plus de l'artère pulmonaire. Elles prennent leur origine dans les parois des petites bronches (Luschka, Schulze, Arnold, Kœlliker, Sappey, Krause..., etc.), d'où le nom de veines broncho-pulmonaires que leur a donné Le Fort, et vont se jeter dans l'origine des veines interlobulaires à la racine du lobule. Cette disposition explique pourquoi on réussit à injecter les veines pulmonaires aussi bien par l'artère pulmonaire que par l'artère bronchique.

Il résulte de ce qui précède que les racines veineuses sont essentiellement périlobulaires, tandis que les ramifications artérielles sont intralobulaires.

Les branches, de plus en plus volumineuses, constituées par la réunion de ces divers groupes de veinules, suivent les ramifications bronchiques en se plaçant habituellement sur le côté opposé à l'artère, c'est-à-dire, en ce qui concerne le tronc bronchique, en dedans et en avant de lui. Elles se rassemblent finalement de chaque côté en deux troncs, qui sortent du hile et vont se jeter dans l'oreillette droite.

II. — VAISSEAUX NOURRICIERS

a) Artères bronchiques. — Les artères bronchiques sont au nombre de deux et viennent de l'aorte. Chacune d'elles, parvenue au poumon qui lui correspond, se place dans le hile à la partie postérieure de la bronche, abandonne alors de nombreux ramuscules aux ganglions lymphatiques, aux gros troncs vasculaires, au tissu sous-pleural et au conjonctif interstitiel, puis pénètre dans le poumon et se divise en branches qui accompagnent les ramifications bronchiques. Ces branches, d'un faible calibre, fournissent des artérioles qui vont se distribuer les unes aux vaisseaux pulmonaires (*vasa vasorum*) et aux cloisons interlobulaires; les autres, plus nombreuses et plus importantes, à la paroi des bronches où elles se capillarisent en formant deux réseaux, l'un profond pour les muscles et les glandes, l'autre superficiel plus serré pour la muqueuse.

Les artères bronchiques s'arrêtent aux bronches lobulaires, quelquefois même en deçà. Tout le système bronchique intralobulaire reçoit son sang des artères pulmonaires (Le Fort, Zuckerkandl), dont le réseau capillaire communique d'ailleurs largement avec celui des bronches interlobulaires. Nous verrons en outre plus loin que les bronches de gros calibre elles-mêmes reçoivent également du sang de l'artère pulmonaire.

b) *Veines bronchiques.* — Les veines bronchiques ne correspondent qu'à une partie du territoire des artères du même nom. Toutes celles qui naissent des fines bronches vont en effet se jeter dans les veines pulmonaires et même celles qui émanent des bronches plus volumineuses, du tronc bronchique y compris, s'anastomosent fréquemment avec ces dernières. Les recherches de Zuckerkandl surtout ont mis ces faits en lumière. D'après lui on peut partager les veines bronchiques proprement dites en deux groupes : veines bronchiques antérieures et veines bronchiques postérieures.

1° Les *veines bronchiques antérieures* sont placées sur la partie antérieure des deux grosses bronches et de la trachée. On peut les suivre jusque sur les bronches de 2e et de 3e ordre. Habituellement anastomosées entre elles, elles reçoivent leurs racines : des bronches primaires, des ganglions lymphatiques, de la face postérieure du péricarde et s'anastomosent avec les veines de la trachée, ainsi qu'avec les veines du médiastin postérieur. Elles débouchent, à droite dans la partie supérieure de la veine azygos, à gauche dans une veine bronchique postérieure. *Elles s'ouvrent aussi directement dans les gros troncs des veines pulmonaires.*

2° *Veines bronchiques postérieures.* — En arrière du pédicule du poumon on rencontre généralement de chaque côté deux branches veineuses, l'une supérieure, l'autre inférieure. Ces veines, dont le trajet est indépendant de celui des artères bronchiques, s'anastomosent avec des veines médiastines et se rendent, à droite dans la grande azygos, à gauche dans l'hémi-azygos accessoire.

Anastomoses entre les artères du poumon. — Il paraît bien établi aujourd'hui que les artères pulmonaires s'anastomosent avec les artères bronchiques, non pas uniquement par l'intermédiaire des réseaux capillaires mais par des branches assez volumineuses qui peuvent atteindre un calibre de 0 mm. 5 et plus. Ces anastomoses, découvertes par Ruysch, décrites ensuite par Haller, Reisseissen, Sœmmering, Huschke, C. Krause, Virchow, Hoyer, Küttner, ont été niées par Dubrueil, Le Fort, Sappey et Hyrtl. Leur existence est maintenant hors de doute depuis les recherches de Zuckerkandl que nous résumons ici.

On doit distinguer deux catégories d'anastomoses, les superficielles et les profondes.

1° Les *anastomoses superficielles* s'observent de préférence sur la face interne du poumon et sont constituées par des vaisseaux sous-pleuraux, relativement longs, étroits et onduleux qui naissent de l'artère bronchique au niveau du hile, se dirigent vers le bord du poumon et, après un certain trajet, plongent brusquement dans son épaisseur pour aller s'unir à une branche interlobulaire de l'artère pulmonaire. On trouve aussi des branches anastomotiques semblables sur la face convexe. Elles viennent de l'artère œsophagienne et sont beaucoup plus courtes que les précédentes.

Le nombre de ces anastomoses varie. Il y en a habituellement deux sur la face interne et une troisième logée dans le repli pleural qui réunit le lobe inférieur avec le supérieur ou le moyen.

2° Les *anastomoses profondes* sont situées sur la paroi des ramifications bronchiques ou à côté d'elles. Elles ne commencent à apparaître que sur les bronches secondaires. On peut en distinguer plusieurs sortes, selon qu'elles proviennent de l'artère pulmonaire, de l'artère bronchique ou de ces deux artères à la fois. Souvent l'anastomose se fait par une branche que l'artère pulmonaire envoie à une bronche et qui, sur celle-ci, se réunit à l'artère bronchique (rameaux bronchiques de l'artère pulmonaire).

En somme les bronches reçoivent du sang veineux par l'artère pulmonaire et il est inexact de dire que les artères bronchiques sont seules préposées à leur vascularisation. Nous avons déjà vu que les bronches intralobulaires étaient irriguées par l'artère pulmonaire. Les bronches primaires seules sont exclusivement nourries par les artères bronchiques, et les bronches intermédiaires reçoivent, par ces deux sources, un mélange de sang veineux et de sang artériel.

Anastomoses entre les veines du poumon. — Nous avons déjà dit antérieurement qu'une partie des veines issues des parois des bronches allaient se jeter dans les veines pulmonaires. Zuckerkandl a montré que celles qui provenaient des bronches de premier ordre, et même du tronc bronchique dans sa portion extra-pulmonaire, s'anastomosaient également avec ces veines. Il en résulte donc que la plus grande partie du sang qui revient de l'arbre bronchique, sang veineux par conséquent, se déverse dans des voies où circule du sang artériel.

Anastomoses des veines pulmonaires avec les veines du médiastin postérieur. — Lorsque, dit Zuckerkandl, on injecte les poumons par les veines pulmonaires avec une masse pénétrante, on remplit non seulement les veines propres du poumon mais encore les veines de l'œsophage, de l'aorte, du diaphragme, de la plèvre, du péricarde, enfin les ramifications de la veine porte. Tous ces vaisseaux s'anastomosent donc entre eux. Il existe en effet dans le médiastin postérieur un plexus veineux très développé, principalement au pourtour de l'aorte, par l'intermédiaire duquel les veines des organes qui composent et entourent cette région communiquent entre elles. Les branches qui le constituent proviennent : de la portion thoracique de l'œsophage, du diaphragme, des parois de l'aorte, des bronches et du réseau sous-pleural.

La conclusion générale qui découle de ces faits est que le sang artériel qui est ramené au cœur par les veines pulmonaires renferme normalement, chez l'adulte, une certaine proportion du sang veineux.

2° **Lymphatiques.** — Les vaisseaux lymphatiques sont très abondants et très développés dans le poumon. On les distingue en *superficiels* ou sous-pleuraux et *profonds*.

Les lymphatiques superficiels forment à la surface du poumon un réseau dont les troncs efférents, munis de valvules, vont se jeter au nombre de 4 à 5 dans les ganglions du hile. D'après la majorité des auteurs, ce réseau sous-pleural s'anastomose avec les lymphatiques profonds dans toute l'étendue de la périphérie de l'organe; pour d'autres, au contraire, il ne communique avec

[A. *NICOLAS.*]

eux qu'au niveau du hile et par l'intermédiaire des troncs terminaux dont il vient d'être question.

Les lymphatiques profonds ont été divisés par Grancher en lymphatiques du système aérien et en lymphatiques du système vasculaire. Les premiers naissent par des réseaux dans l'épaisseur des parois des ramifications bronchiques et spécialement dans leur muqueuse (Teichmann). Leur existence dans la paroi des conduits alvéolaires et des alvéoles eux-mêmes, quoique admise par quelques anatomistes, n'est cependant pas certaine. Miller et tout récemment encore Teichmann affirment qu'il n'y en a pas dans les alvéoles. Miller a pu les suivre jusque sur la bronche terminale tandis que pour Teichmann ils ne dépassent pas les fines bronches de 1 mm. 5 à 2 millimètres.

Les lymphatiques vasculaires ont pour racines des troncs situés sur la terminaison des bronches (Miller). L'un de ces troncs suit le rameau de l'artère pulmonaire, de la profondeur vers le hile, en s'unissant successivement à de nouveaux lymphatiques de même origine, de façon à constituer des troncs plus volumineux. Les plus petites artères ne sont accompagnées que d'un vaisseau lymphatique; les plus larges en possèdent deux situés à l'opposé l'un de l'autre et anastomosés par des branches.

La veinule qui longe la bronche terminale est, de son côté, longée par deux petits troncs lymphatiques qui confluent de la même manière que les précédents et donnent naissance ainsi à des branches plus considérables, plus nombreuses sur les grosses veines que sur les petites (Miller).

Les deux systèmes péri-aérien et périvasculaire communiquent largement ensemble.

Parvenus au niveau du hile, les troncs lymphatiques, superficiels et profonds, se jettent dans des ganglions groupés autour de la bronche souche, les *ganglions pulmonaires* ou broncho-pulmonaires. Ces ganglions, nombreux et de volume variable, sont situés les uns en dehors du poumon, les autres dans l'épaisseur même de son parenchyme. Ils ne pénètrent cependant pas à une profondeur de plus de 3 centimètres (Sappey). Leur coloration chez l'adulte est grise, brune ou même noire, par suite de la présence dans leur intérieur de granulations pigmentaires ou charbonneuses qui y sont déposées par la lymphe venue des poumons. De plus ces ganglions sont très fréquemment le siège d'altérations de toute nature.

D. — NERFS DU POUMON

Les nerfs du poumon proviennent des *plexus pulmonaires antérieur* et *postérieur* formés par des branches du nerf grand sympathique et du pneumogastrique. Ils sont constitués par des faisceaux de fibres à myéline mélangées à des fibres sans myéline qui accompagnent dans l'épaisseur du poumon à la fois les bronches et les divisions de l'artère pulmonaire, rarement les ramifications des veines pulmonaires et des artères bronchiques (Kœlliker). Sur leur trajet sont disséminés de petits ganglions microscopiques ou même des cellules nerveuses isolées (Remak, Kœlliker, Toldt, F.-E. Schulze, etc.), dont on ignore les connexions précises. Avec les méthodes anciennes on avait pu poursuivre ces nerfs jusqu'au voisinage de l'extrémité des bronches (Kœlliker), mais on n'avait pas réussi à élucider leur mode de terminaison et l'on supposait qu'ils étaient essentiellement destinés à la musculature des bronches et des vaisseaux.

L'emploi des méthodes d'Ehrlich et de Golgi a permis de préciser certains

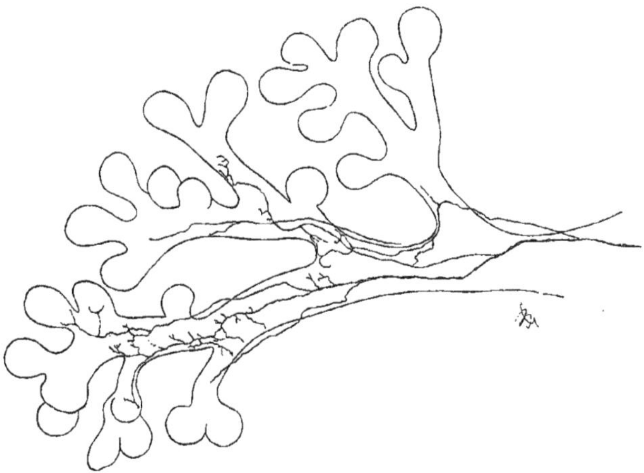

Fig. 290. — Fibres nerveuses accompagnant les ramifications bronchiques et se terminant sur elles, colorées par la méthode de Golgi. Embryon humain long de 15 centimètres, (d'après Retzius).

détails et en même temps de mettre en évidence des nerfs là où autrefois il avait été impossible d'en apercevoir.

Cuccati, Smirnow, Arnstein, Mondio ont appliqué le procédé de coloration par le bleu de méthylène (Ehrlich) à l'étude des nerfs pulmonaires chez les Amphibiens; Retzius et Berkley, la méthode de Golgi à l'étude de ces mêmes nerfs chez les Mammifères.

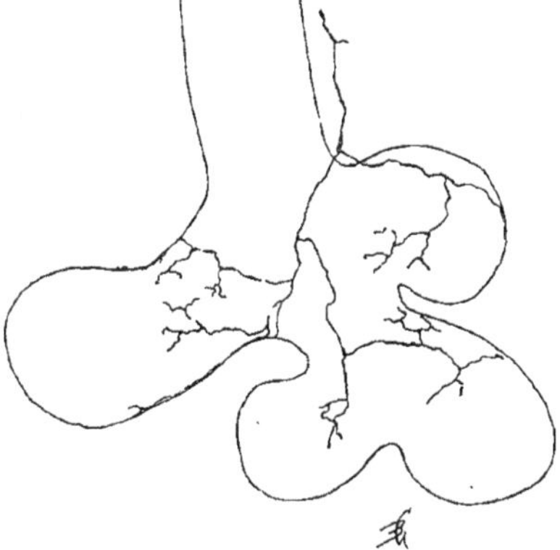

Fig. 291. — Fibres nerveuses sur la paroi des alvéoles. Embryon humain long de 15 centimètres (d'après Retzius).

Retzius décrit, chez un embryon humain de 15 centimètres, des faisceaux de fibres nerveuses qui accompagnent les ramifications bronchiques terminales en émettant des ramuscules collatéraux et des branches terminales. Celles-ci parviennent jusqu'au col des alvéoles qu'elles dépassent quelquefois, mais rarement, et sans atteindre l'extrémité libre, bombée, de l'alvéole. Retzius pense que ces nerfs sont en rapport avec les cellules musculaires des bronches et des bronchioles, mais il n'est pas parvenu à le constater directement.

[A. NICOLAS.]

Berkley, chez différents Mammifères (rat, souris, lapin), a reconnu qu'il existe des nerfs bronchiques et des nerfs vasculaires. Les premiers forment dans la couche fibreuse externe un riche plexus d'où partent des branches allant, les unes se terminer dans la couche musculaire au niveau des éléments contractiles, les autres constituer dans la muqueuse un plexus sous-épithélial.

Dans les grosses bronches, Berkley n'a pas vu de terminaisons intra-épithéliales; dans les petites au contraire le réseau sous-épithélial émet des fibrilles qui vont se terminer dans la couche épithéliale par des arborisations compliquées. Les réseaux bronchiques ne renferment pas de cellules ganglionnaires.

Les nerfs destinés aux vaisseaux sont très abondants, beaucoup plus sur les artères bronchiques que sur les artères pulmonaires (contrairement à l'opinion de Kœlliker). Sur leur trajet on trouve des cellules nerveuses, notamment dans les parois des grosses veines. Les nerfs bronchiques et les nerfs vasculaires sont d'ailleurs en relation étroite. Les uns et les autres fournissent des ramifications qui pénètrent dans les cloisons interalvéolaires et y forment un réseau assez développé, particulièrement dans les régions centrales du poumon et au voisinage du hile.

E. — TISSU CONJONCTIF INTERSTITIEL

Les espaces compris entre les lobules, les ramifications bronchiques interlobulaires et tous les autres organes, vaisseaux et nerfs, qui prennent part à la constitution du poumon sont remplis par du tissu conjonctif lâche plus ou moins abondant selon les régions. Nous avons déjà vu qu'il était relativement plus développé dans le jeune âge. Au niveau du hile ce tissu interstitiel se continue avec le tissu cellulaire du médiastin et sous la plèvre il s'amasse en une lame continue, la couche sous-pleurale.

Des faisceaux conjonctifs et des fibres élastiques, avec de nombreuses cellules fusiformes, forment ses éléments essentiels. On y trouve en outre, en quantité plus ou moins considérable, des cellules lymphatiques libres et des amas de tissu adénoïde, spécialement sous la plèvre, autour des ramifications bronchiques et des vaisseaux (tissu lymphatique sous-pleural, péribronchique et périvasculaire d'Arnold). Chez certains animaux, notamment chez le bœuf, les lames de la charpente conjonctive sont creusées d'espaces limités par un revêtement endothélial, véritables sacs lymphatiques qui entourent les lobules (Sussdorf, Pierret et Renaut).

Pigment. — Le pigment dont nous avons parlé précédemment a son siège principal dans le tissu interstitiel. Il est surtout répandu le long des vaisseaux, plus abondamment autour des petites artères qu'autour des grosses et des veines (Koschlakoff). Les grains qui le constituent sont tantôt semés d'une façon diffuse, tantôt groupés en amas plus ou moins volumineux et de forme variée. On en rencontre également dans les lobules au pourtour des ramifications de la bronche et dans la paroi même des alvéoles. Ajoutons enfin que ces granulations sont libres ou incluses dans des cellules, leucocytes ou cellules fixes du tissu conjonctif.

La nature et l'origine du pigment pulmonaire sont encore controversées. Certains auteurs prétendent qu'il est uniquement composé de poussières charbonneuses provenant de l'air inspiré et entraînées à distance, après leur passage au travers des parois alvéolaires, par des leucocytes migrateurs qui les amènent dans les voies lymphatiques pour être transportées plus loin (dans les ganglions du hile) ou les déposent en chemin dans les interstices conjonctifs.

Cette opinion semble trop exclusive et s'il est incontestable que nous respirons en quantité des poussières de charbon capables de s'amasser petit à petit dans le poumon, il ne faut pas en conclure que la totalité du pigment pulmonaire en est formée.

Le pigment ne commence généralement à apparaître qu'à partir d'un certain âge, vers l'époque de la puberté d'après Bruch ; mais on a pu reconnaître sa présence chez de très jeunes enfants. Il est donc possible que le poumon renferme, comme beaucoup d'autres organes qui n'ont aucun rapport avec l'air extérieur (foie, reins, testicules, etc.), un pigment propre (mélanine ou autre) décelable, au début de sa formation, seulement par l'examen microscopique. Plus tard ce pigment augmenterait, comme cela arrive pour celui des organes qui viennent d'être signalés, et de plus en plus avec l'âge. Mais en même temps des particules de charbon, venues de l'extérieur, se répandent dans le tissu pulmonaire, en plus ou moins grande quantité et plus ou moins rapidement suivant les conditions d'existence des individus, et ainsi à partir d'une certaine époque les masses colorées sont assez abondantes pour se manifester à l'œil nu.

Il va sans dire que des processus pathologiques, tels que des extravasations sanguines, peuvent, ici comme ailleurs, donner naissance par transformation de l'hémoglobine à des dépôts pigmentaires, mais il serait exagéré de soutenir que toujours le pigment pulmonaire est d'origine pathologique.

CHAPITRE QUATRIÈME

PLÈVRES

L'étude du développement nous a appris (t. IV, 1er fasc., p. 31) comment les poumons logés dès leur origine dans la partie antérieure de la cavité du cœlome se trouvaient, à la suite du cloisonnement de celle-ci, entourés chacun par une membrane séreuse, la *plèvre*, formée d'un épithélium d'origine mésodermique reposant sur une couche de tissu mésenchymateux; comment aussi cette membrane, circonscrivant une cavité parfaitement close, la *cavité pleurale*, était décomposable en deux feuillets, un *feuillet viscéral*, appliqué directement sur l'organe correspondant, et un *feuillet pariétal*, en rapport avec la face interne de l'espace qui renferme le poumon. Ces deux feuillets sont d'ailleurs en continuité l'un avec l'autre au niveau du hile. A l'état normal la cavité pleurale est purement virtuelle, car les deux lames qui la délimitent sont partout juxtaposées et glissent l'une sur l'autre.

[*A. NICOLAS.*]

1° **Plèvre viscérale.** — La plèvre viscérale ou pulmonaire entoure toute la surface du poumon, sauf au niveau du hile et de l'attache du ligament pulmonaire (voy. plus loin). Elle s'enfonce dans l'intérieur des scissures interlobaires, tapissant respectivement la face de chacun des lobes qui les limitent, jusqu'au voisinage du hile, et assure ainsi l'indépendance de ces lobes. La plèvre viscérale, mince et transparente, adhère intimement au tissu pulmonaire par l'intermédiaire d'une mince couche de tissu cellulaire, *tissu sous-pleural*, qui se continue avec le conjonctif interlobulaire.

En certains endroits, le long des bords des lobes du poumon et notamment

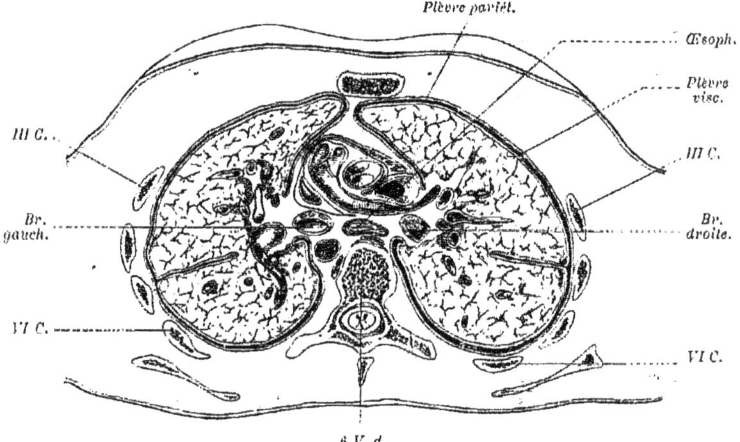

Fig. 292. — Coupe horizontale du thorax passant par le hile des poumons (d'après Braune), destinée à montrer le trajet des feuillets de la plèvre.

du lobe inférieur, elle présente des petits prolongements piriformes ou en massue semblables à des villosités, longs de 1 millimètre à 0 mm. 05 et bien visibles sous l'eau. Ces excroissances formées par un axe conjonctif recouvert d'endothélium sont pourvues ou non de vaisseaux, selon leur taille. Quelquefois elles renferment aussi des nerfs (Luschka).

2° **Plèvre pariétale.** — Les deux sacs pleuraux, entièrement indépendants, sont séparés l'un de l'autre dans toute l'étendue de l'espace compris entre la colonne vertébrale et le sternum par une cloison, le *médiastin*, dont nous avons déjà eu l'occasion de parler. Toute une partie de la plèvre pariétale sera précisément en rapport avec cette cloison, tandis que le restant correspondra d'une part à la face interne de la cage thoracique, côtes et muscles intercostaux, d'autre part à la face supérieure du diaphragme. Il y a donc lieu de distinguer une plèvre costale, une plèvre diaphragmatique et une plèvre médiastine.

a) **Plèvre costale.** — La plèvre costale, plus épaisse et plus résistante que celle des autres régions, est doublée sur sa face profonde par une couche conjonctive assez dense, le fascia endo-thoracique. On peut la disséquer sans difficulté, surtout au niveau des côtes dont elle est séparée par du tissu adipeux souvent développé en amas saillants. Elle recouvre, outre une partie de la face postérieure du sternum, la face interne des côtes, des muscles intercostaux et du triangulaire du sternum; les faces latérales des corps des vertèbres thoraciques et des disques intervertébraux, enfin les vaisseaux et les nerfs qui sont appliqués à découvert contre la paroi thoracique, c'est-à-dire : en avant les vaisseaux mammaires internes; en arrière la partie initiale des vaisseaux et des nerfs intercostaux, les deux veines azygos et la chaîne du grand sympathique.

Les veines intercostales, au niveau de leur embouchure dans les veines azygos,

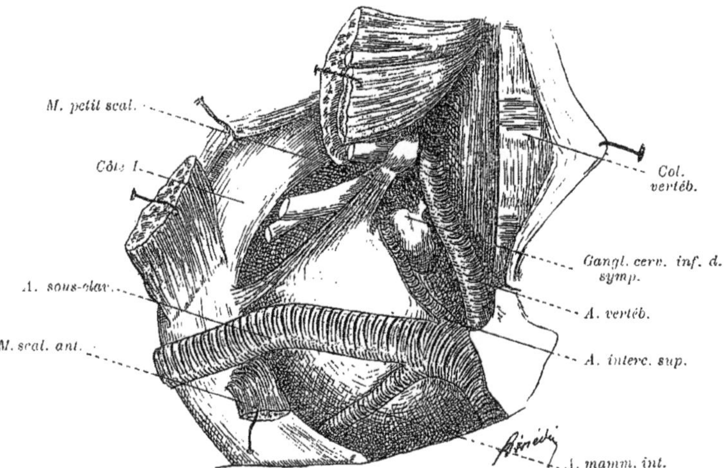

Fig. 293. — Le dôme pleural (Homme adulte).

adhèrent intimement à la face externe de la séreuse et, comme celle-ci est tendue entre les côtes et la colonne vertébrale, il en résulte que leur lumière reste toujours béante (Dybkowsky).

Toute une région de la plèvre costale mérite une description spéciale, c'est celle qui recouvre la partie du sommet du poumon circonscrite par la première côte. Là, la plèvre forme une sorte de calotte qui se moule sur le poumon et que l'on désigne sous les noms caractéristiques de coupole ou *dôme pleural* ou encore de *cul-de-sac supérieur de la plèvre*.

Dôme pleural. — Appliquée exactement sur le sommet du poumon, la portion de la plèvre pariétale qui répond à l'orifice supérieur du thorax affecte nécessairement les mêmes rapports que lui. Nous avons décrit ces rapports avec tous les détails voulus à propos du poumon et il n'est pas nécessaire d'y revenir. Nous ferons seulement remarquer encore qu'à vrai dire ce n'est qu'avec la séreuse que les organes dont il a été question (artère sous-clavière, artère mammaire interne, plexus brachial, etc.) ont des relations immédiates.

Le dôme pleural est fixé au squelette environnant, et en même temps renforcé, par tout un système de faisceaux fibreux, auxquels se surajoutent souvent des expansions provenant d'un petit muscle, le *scalenus minimus* ou *petit scalène*, déjà signalé dans le tome II de cet ouvrage (p. 406). Bien étudiés pour la première fois par Zuckerkandl, ces faisceaux ont été découverts de nouveau par Sébileau qui les a groupés sous le nom d'appareil suspenseur de la plèvre, sans rien ajouter d'essentiel à la description de son prédécesseur. Nous les décrirons d'après Zuckerkandl.

Muscle petit scalène. — Signalé par Winslow, puis mieux étudié par Albinus, ce muscle présente un développement très variable. Dans les cas typiques il

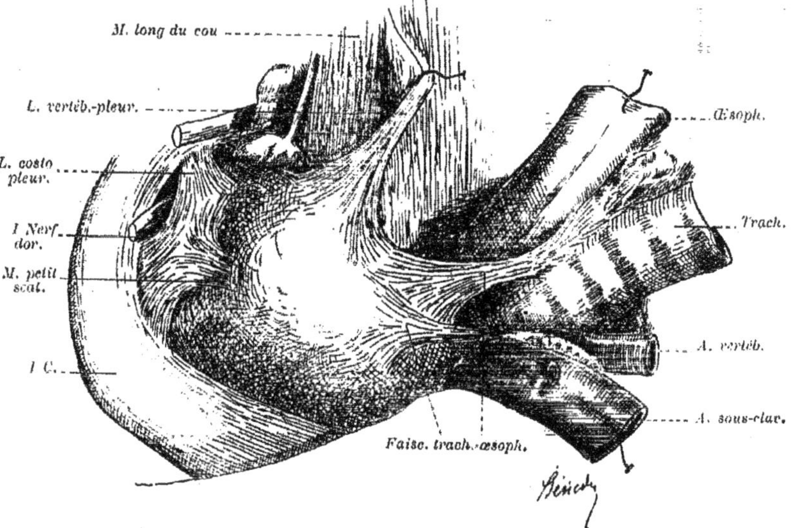

Fig. 204. — Le dôme pleural et ses faisceaux de renforcement.

Même préparation que celle qui est représentée par la figure précédente. L'œsophage et la trachée sont attirés à gauche. L'artère sous-clavière sectionnée est rabattue aussi à gauche. Le muscle petit scalène a été coupé.

s'insère en haut sur les apophyses des 6ᵉ et 7ᵉ vertèbres cervicales, ou seulement sur la 7ᵉ. En bas il vient s'attacher sur le bord supérieur de la 1ʳᵉ côte contre le scalène antérieur. Il descend par conséquent tangentiellement sur le dôme pleural, lui adhère et envoie même souvent des faisceaux tendineux qui s'irradient à sa surface. Le petit scalène est ainsi un véritable *tenseur de la plèvre*. Son existence n'est pas constante. Sur 60 sujets Zuckerkandl l'a trouvé absent des deux côtés 17 fois, d'un seul côté et à droite 9 fois, d'un seul côté et à gauche 12 fois. Pour important qu'il soit au point de vue fonctionnel, ce muscle n'est donc pas indispensable.

Faisceaux fibreux. — Des expansions du fascia prévertébral et des aponévroses profondes du cou sont en rapport avec la séreuse et la fixent à la colonne cervicale, aux organes voisins et au col de la première côte. Très fréquemment ces lames sont peu développées, mais dans les cas favorables elles forment une couche compacte qui se décompose nettement en deux cordons principaux : 1° l'un se fixe sur les vertèbres cervicales de la 4e à la 7e et englobe en bas la pointe du dôme; 2° l'autre part de l'aponévrose prétrachéale et rayonne dans la moitié inférieure de ce même dôme.

Indépendamment de ces faisceaux de renforcement, Zuckerkandl signale encore deux cordons qui apparaissent surtout quand le petit scalène fait défaut, et alors le remplacent, mais peuvent cependant, quoique plus rarement, coexister avec lui. Ce sont : le ligament costo-pleuro-vertébral et le ligament costo-pleural.

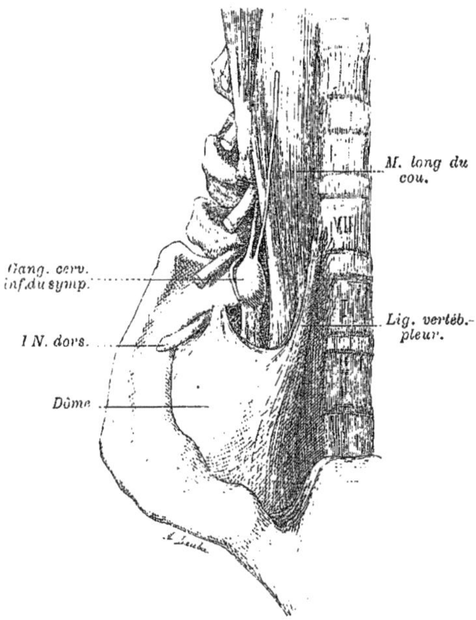

Fig. 293. — Le dôme pleural et ses faisceaux de renforcement.

Le ligament costo-pleural, non indiqué par un tiret, passe entre le 1er nerf dorsal et le ganglion cervical.

Le *ligament costo-pleuro-vertébral* (fig. 293 à 295) est un faisceau de puissance variable et très étroit qui part des 6e et 7e vertèbres cervicales, ou seulement de la 7e, passe sur le dôme pleural en s'y attachant et se termine sur la première côte contre le scalène antérieur. Il existait, chez 60 sujets, 10 fois des deux côtés, 5 fois à droite et 6 fois à gauche, 1 fois il coexistait avec le *scalenus minimus*.

Le *ligament costo-pleural*, moins fréquent que le précédent, doit être considéré comme un épaississement du tissu conjonctif qui unit la coupole pleurale au col de la 1re côte. Il est cylindrique, gros comme une plume de pigeon et possède l'éclat nacré des tendons. Il part du bord antérieur du col de la 1re côte, court tangentiellement à la séreuse et va s'insérer au bord antérieur de cette même côte tout à côté du muscle scalène antérieur. Parfois plus large qu'épais, il est toujours solidement uni à la plèvre et peut être même dédoublé en deux faisceaux distincts.

En dedans du ligament costo-pleural, entre lui et le faisceau vertébro-pleural, se trouve une fosse au fond de laquelle on aperçoit le muscle long du cou et qui loge le ganglion cervical inférieur du grand sympathique, ainsi que l'artère intercostale supérieure. Il circonscrit d'autre part avec la première côte une fente par laquelle passe le 1er nerf dorsal.

b) **Plèvre diaphragmatique.** — La plèvre qui tapisse le diaphragme lui adhère

[A. NICOLAS.]

très solidement. Naturellement, elle ne recouvre que ses parties latérales; le centre tendineux et, à son pourtour, le corps charnu du muscle dans une certaine étendue se trouvant en rapport avec le péricarde. Elle s'arrête aussi de part et d'autre de l'insertion inférieure du médiastin. Assez fréquemment le tissu cellulaire sous-pleural se charge de graisse au voisinage de l'insertion diaphragmatique du sac péricardique (surtout à gauche d'après Pansch) et forme des amas lobés ou villeux plus ou moins importants, parfois très volumineux.

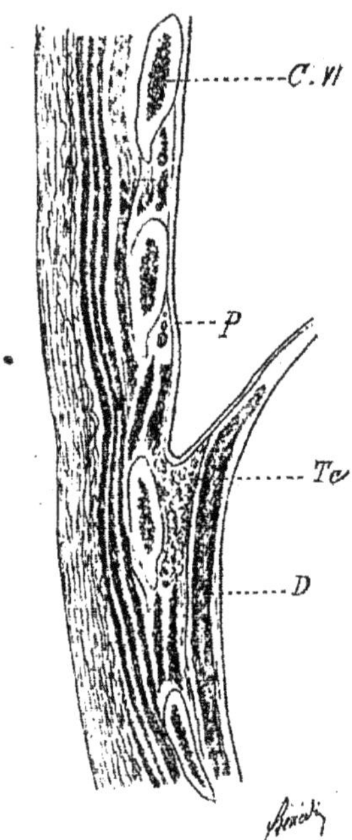

Fig. 296. — Coupe de la paroi thoracique (d'après Merkel). Rapports du diaphragme avec cette paroi. Sinus costo-diaphragmatique.

P, plèvre; *D*, diaphragme; *Te*, tissu cellulaire interposé entre la paroi du thorax et le diaphragme.

A la périphérie du diaphragme la plèvre pariétale se continue avec la plèvre costale et délimite avec elle un espace, virtuel à l'état normal, que l'on appelle le *sinus costo-diaphragmatique* ou *cul-de-sac inférieur de la plèvre*. La rencontre des deux feuillets séreux ne se fait d'ailleurs pas exactement au fond de la gouttière angulaire comprise entre le diaphragme et la paroi thoracique, mais un peu au-dessus, ce fond lui-même étant occupé sur une hauteur de 1 à 2 travers de doigt par du tissu cellulaire lâche (fig. 296).

Nous avons déjà montré plus haut comment, lors des mouvements d'inspiration, les poumons, grâce à l'existence du sinus costo-diaphragmatique, pouvaient se déplacer, glissant pour ainsi dire dans cet espace toujours libre et prêt à les recevoir. Le cul-de-sac déborde donc le poumon dans toute l'étendue correspondant à son bord inférieur et nous en étudierons dans un instant les limites.

c) **Plèvre médiastine** (fig. 297 à 311). — La plèvre médiastine se comporte d'une façon différente suivant qu'on la considère au-dessus du point où le pédicule du poumon quitte le médiastin pour s'enfoncer dans cet organe, au niveau du pédicule ou au-dessous de lui.

Au-dessus du pédicule pulmonaire, la séreuse s'étend sans interruption d'avant en arrière depuis le sternum jusqu'à la colonne vertébrale, et ne présente de particulier que les reliefs provoqués par les organes qu'elle recouvre.

Au niveau du pédicule, au contraire, la plèvre est obligée de s'arrêter devant cet obstacle; elle se réfléchit alors de dedans en dehors sur tout son pourtour et se continue avec la plèvre viscérale (fig. 292).

Au-dessous du pédicule enfin, la même disposition se reproduit, c'est-à-dire que les feuillets séreux venus, l'un d'avant en arrière depuis le sternum, l'autre, beaucoup plus court, d'arrière en avant depuis la colonne vertébrale, se réfléchissent en dehors le long d'une ligne qui prolongerait vers le bas l'extrémité inférieure du hile jusqu'à la rencontre du médiastin avec le diaphragme (fig. 263). Seulement comme il n'existe à cet endroit aucun organe qui puisse maintenir écartées ces deux lames, ainsi que c'est le cas au niveau du pédicule, elles se juxtaposent et forment ainsi, à droite et à gauche, un petit repli triangulaire, sorte de méso, qui s'étend verticalement, ou à peu près, entre la face latérale du médiastin et la face interne du poumon, depuis l'extrémité inférieure du hile auquel il fait suite, jusqu'au diaphragme d'une part et jusqu'au bord inférieur du poumon d'autre part. Ces replis ont reçu le nom de *ligaments du poumon*. Leur extrémité inférieure ou base est tantôt libre et flottante, tantôt adhérente au diaphragme dans toute sa longueur ou seulement en partie.

La plèvre médiastine n'est unie aux organes du médiastin que d'une façon assez lâche par un tissu cellulaire plus ou moins riche en graisse. Il n'y a d'exception que pour le péricarde auquel elle adhère intimement. Elle est mince, assez, surtout chez les sujets maigres, pour qu'on puisse distinguer au-dessous les organes qu'elle tapisse et dont la présence se caractérise du reste par des reliefs déterminés. C'est ainsi que du côté droit, au-dessus de la saillie formée par le cœur doublé du péricarde, on voit proéminer l'aorte ascendante, puis la veine cave supérieure longée par le nerf phrénique qui descend sur le péricarde; en arrière et en haut, la trachée et le nerf pneumogastrique droit; plus bas, la crosse de la grande veine azygos à cheval sur le pédicule du poumon; enfin ce pédicule et la ligne d'insertion du ligament du poumon. Du côté gauche, indépendamment du cœur dont le relief est beaucoup plus prononcé et qui est séparé du sternum par le profond sinus médiastino-costal, nous apercevons la crosse de l'aorte croisée par le nerf phrénique; au-dessus et successivement à partir du sternum, le tronc veineux brachio-céphalique gauche, la carotide primitive et l'artère sous-clavière, la veine intercostale supérieure, qui longe la portion horizontale de la crosse de l'aorte; en arrière et en haut, l'œsophage; en arrière, l'aorte thoracique et, dans une certaine

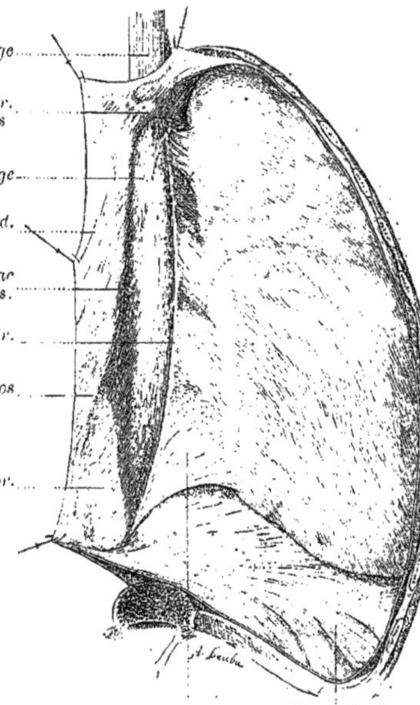

Œsophage. — Crosse gr. azygos. — Œsophage. — Plèvre méd. dr. — Cul-de-sac inter-az. œs. — N. vague dr. — V. gr. azygos. — Aorte thor. — Lig triang. dr. — Plèvre diaph.

Fig. 297. — Rapports de la plèvre médiastine droite avec l'œsophage, la grande veine azygos et l'aorte thoracique.

Le sac pleural droit a été largement ouvert par derrière; la lèvre gauche de la plèvre pariétale a été écartée à gauche (cadavre de nouveau-né).

hauteur au-devant d'elle et jusqu'au diaphragme, l'œsophage; enfin, au-dessous de la concavité de la crosse de l'aorte, entre l'aorte thoracique et le cœur, le pédicule du poumon.

Les rapports spéciaux et très importants de la plèvre médiastine avec l'œsophage et l'aorte ont été étudiés en détail dans le tome IV, 1er fascicule, de cet ouvrage. Nous prions le lecteur de vouloir bien s'y reporter.

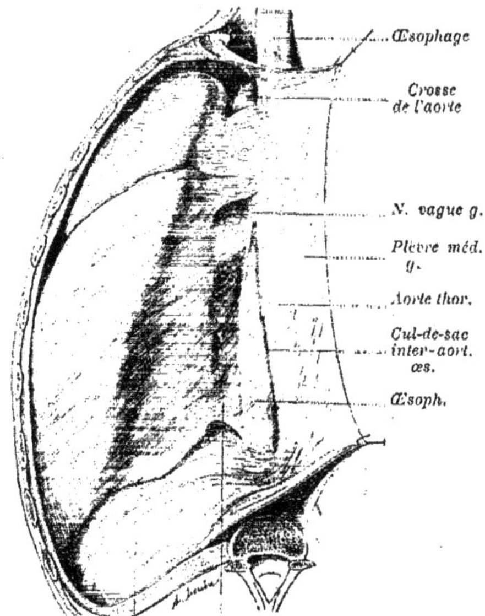

Fig. 208. — Rapports de la plèvre médiastine gauche avec l'aorte thoracique et l'œsophage.

Le sac pleural gauche a été largement ouvert en arrière; la lèvre droite de la plèvre pariétale a été écartée à droite (nouveau-né).

TOPOGRAPHIE THORACO-PLEURALE

Il est important, pour le médecin, de connaître les limites de la plèvre par rapport à la paroi thoracique, c'est-à-dire la situation de la ligne suivant laquelle la plèvre costale se réfléchit pour se continuer d'une part avec la plèvre médiastine, d'autre part avec la plèvre diaphragmatique. Ces limites sont fixes, chez un individu donné, par suite des adhérences de la séreuse à la face interne du thorax, mais elles sont très variables d'un sujet à l'autre, de sorte qu'on ne peut indiquer qu'un trajet moyen (fig. 264 à 267).

La ligne de réflexion postérieure, costo- ou mieux *vertébro-médiastinale*, est la plus constante. Elle suit à droite la veine azygos, à gauche l'aorte thoracique, et touche presque la face postérieure du hile du poumon (Merkel; voy. aussi ce que nous avons dit au sujet du bord postérieur du poumon, p. 490). La ligne de réflexion inférieure ou *costo-diaphragmatique* présente plus de différences individuelles, et c'est l'antérieure ou *costo-médiastinale antérieure* qui est soumise aux variations les plus étendues.

Ligne costo-diaphragmatique. — Cette ligne, qui marque le trajet du fond du sinus costo-diaphragmatique, commence en avant, au niveau du bord inférieur du cartilage de la 6e côte, se dirige obliquement en bas et en dehors derrière l'articulation de la 7e côte osseuse avec son cartilage et atteint le 7e espace intercostal dans la ligne mamillaire, puis, se recourbant en arrière, croise la 10e côte dans la ligne axillaire. Elle devient alors horizontale et atteint la 12e côte (bord inférieur ou bord supérieur), qu'elle suit jusqu'à la colonne vertébrale. Selon la plupart des auteurs, les dispositions seraient exactement les mêmes à droite et à gauche. Pansch déclare cependant qu'à gauche la ligne costo-diaphragmatique est plus basse qu'à droite, à la hauteur de la 7e côte, de tout un travers de doigt, tandis qu'en arrière la différence entre les deux côtés est à peine sensible.

Chez l'enfant nouveau-né, la situation du bord inférieur de la plèvre est la

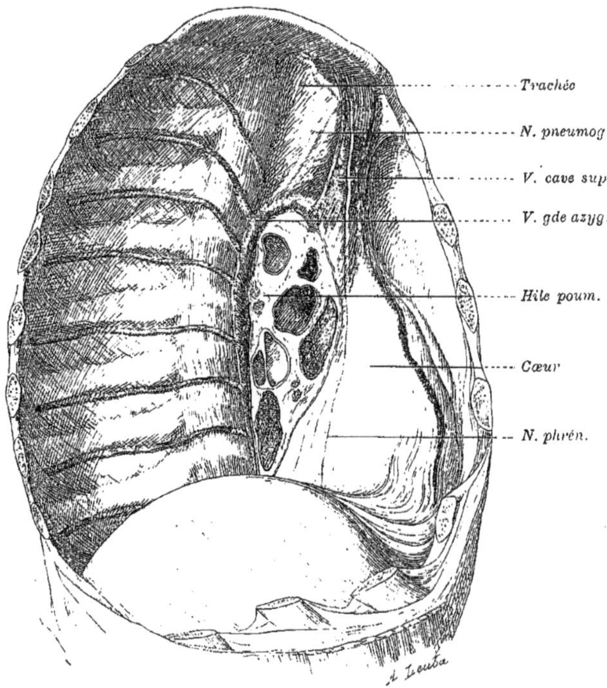

Fig. 299. — Face latérale droite du médiastin, plèvre intacte.

même que chez l'adulte, en avant et en arrière; mais d'après Mettenheimer, elle est un peu plus élevée dans les lignes axillaire et mamillaire.

Selon Pansch les variations de la ligne costo-diaphragmatique seraient à peu près nulles dans sa partie moyenne. On la trouve quelquefois plus bas, rarement plus haut, le plus grand écart atteignant environ une largeur de doigt. Mais en arrière elles sont plus fréquentes et en même temps, au point de vue pratique, plus importantes. Ainsi sa limite peut descendre jusqu'au niveau du bord inférieur de l'apophyse transverse de la 1re vertèbre lombaire (fait également constaté par Tanja chez le nouveau-né) et dépasser alors l'enceinte thoracique. On comprend que dans le cas d'une disposition de ce genre, d'ailleurs impossible à prévoir, l'ouverture de la plèvre soit presque fatale au cours d'une opération sur le rein, ainsi qu'en témoignent plusieurs observations.

Ligne costo-médiastinale antérieure. — Ainsi que nous l'avons déjà dit, les bords antérieurs des poumons remplissent presque complètement les culs-de-sacs costo-médiastinaux antérieurs, sauf au niveau de l'échancrure cardiaque. Nous savons donc, connaissant les limites des poumons, quelles sont celles de la plèvre. Elles devront être asymétriques, la limite droite venant se placer à gauche de la ligne médiane à partir du plan horizontal qui unit les deux cartilages de la 2e paire costale et jusqu'à la hauteur de l'extrémité sternale de la 4e côte droite. La ligne costo-médiastinale gauche, verticale et d'abord paral-

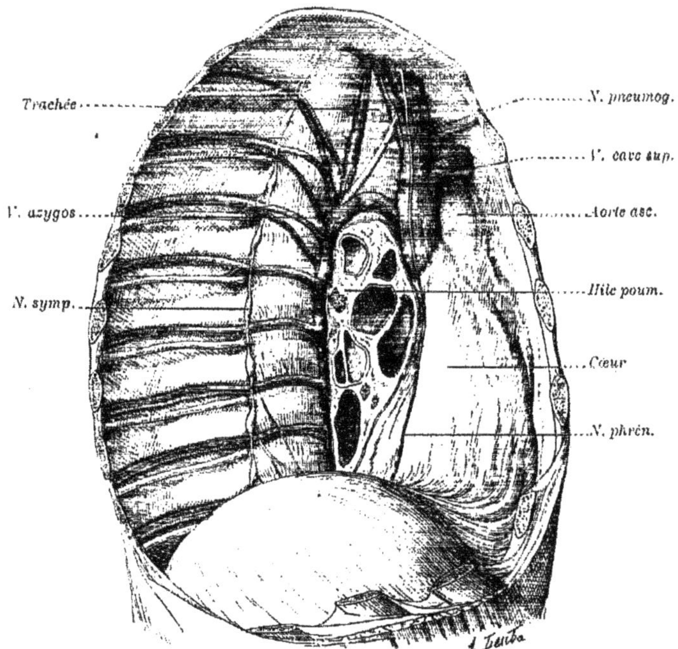

FIG. 300. — Face latérale droite du médiastin, après enlèvement de la plèvre.

lèle à la précédente, s'incline en dehors du bord gauche du sternum depuis la 4e côte, décrit une légère courbure à concavité interne et atteint la 6e côte à une certaine distance en dehors de l'extrémité sternale de son cartilage.

En résumé, derrière la poignée du sternum les plèvres sont séparées par un intervalle triangulaire à base supérieure mesurée par la distance comprise entre les articulations sterno-claviculaires, et à sommet inférieur situé à la hauteur de la 2e côte. En arrière de la partie moyenne du sternum elles arrivent presque au contact l'une de l'autre. Le médiastin est ici réduit à une lame mince rejetée à gauche du plan médian. A partir de la 4e côte ou un peu plus bas, les plèvres divergent, la gauche plus que la droite, celle-ci restant encore en arrière du sternum, la première s'en écartant dans une étendue du reste très variable.

Variations (fig. 301). — Les variations des limites antérieures de la plèvre (et par conséquent des bords antérieurs des poumons qui coïncident avec elles) sont extrêmement fréquentes et très étendues. D'après les recherches de Tanja on peut observer les formes extrêmes suivantes : 1° La plèvre droite s'étend aussi peu que possible vers la gauche ; sa limite supérieure répond au cartilage de la 1re côte droite ; de là elle suit le sternum en demeurant constamment à sa droite ; — 2° la plèvre droite s'étend aussi loin que possible vers la gauche, traverse obliquement en haut le manche du sternum, puis se recourbe en bas et

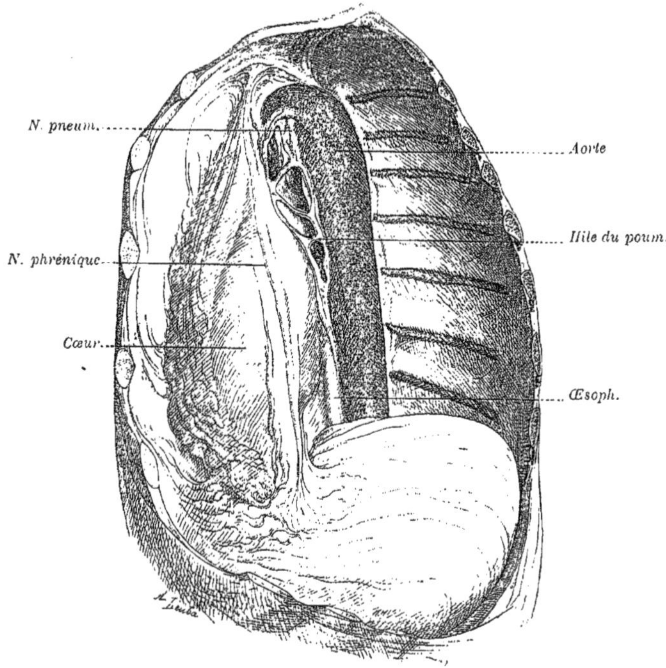

Fig. 301. — Face latérale gauche du médiastin. Plèvre intacte.
La figure 379, p. 650 du tome II, 2e fasc., de cet ouvrage, montre cette face après enlèvement de la plèvre.

longe le bord gauche du sternum jusqu'à la base de l'appendice xyphoïde ; — 3° la plèvre gauche n'atteint pas le bord gauche du sternum ; le cœur se trouve ainsi dégagé sur une large surface ; — 4° la plèvre gauche vient se placer le long du bord droit du sternum. Enfin quelles que soient les dispositions des deux plèvres par rapport au sternum, l'intervalle qui sépare leurs lignes de réflexion costo-médiastinales peut être plus ou moins large (Tanja cité d'après Merkel).

Ces données, outre leur intérêt purement théorique, ont une importance pratique considérable, car elles nous montrent que la partie de la face interne du thorax dépourvue de plèvre varie considérablement d'étendue et peut occuper une situation très différente suivant les sujets. Au point de vue spécial de l'espace précardiaque par lequel il est possible d'ouvrir le sac péricardique sans léser la plèvre, la question est capitale. Il est évident, d'après ce que nous avons dit, qu'on n'aura jamais la certitude absolue de ne pas intéresser cette séreuse. Néanmoins dans la majorité des cas, cet accident pourra être évité, comme on peut s'en rendre compte en considérant la figure 264, si l'on choisit l'extrémité interne du 5e espace intercostal gauche, contre le bord du sternum.

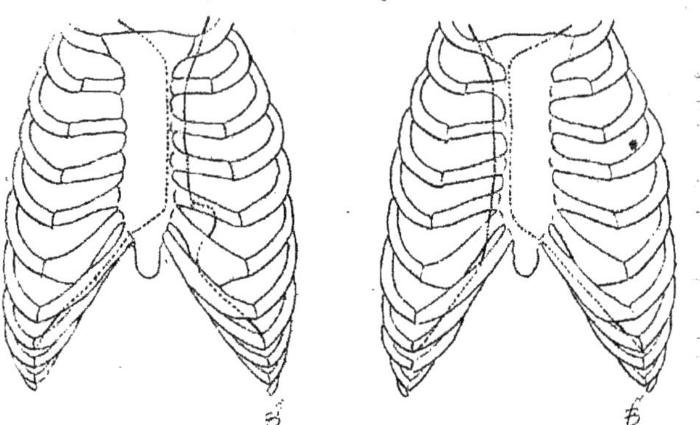

FIG. 302. — Maximum des variations dans la situation des limites antérieures de la plèvre (d'après Tanja, copié dans Merkel).

Les risques d'atteindre la plèvre augmentent au fur et à mesure qu'on s'écarte en dehors de cette zone. (Voy. pour les rapports du péricarde le t. II, fasc. 2, p. 584.)

STRUCTURE DE LA PLÈVRE

La plèvre est constituée par un substratum de faisceaux conjonctifs entrecroisés et mélangés à des fibres élastiques, plus abondantes dans le feuillet pariétal que dans le feuillet viscéral. Il renferme des taches pigmentaires plus ou moins larges. Sur lui repose une couche de cellules plates dont la forme et les dimensions varient suivant les régions. Polygonales par places, elles sont ailleurs allongées, arrondies ou irrégulières. Elles diffèrent aussi suivant l'état de distension ou de resserrement de la zone de poumon qu'elles recouvrent et en ceci se comportent absolument comme toutes les cellules de revêtement d'organes soumis à des alternatives de volume, c'est-à-dire qu'elles s'élargissent par le gonflement des lobules sous-jacents, reviennent sur elles-mêmes et se rapetissent quand ces lobules se rétractent.

Nous n'avons pas à parler ici des détails histologiques concernant les relations de la plèvre avec les lymphatiques, cette question devant être étudiée en même temps que celle des rapports des séreuses en général avec le système lymphatique.

Vaisseaux. — *Artères.* — Les artères de la plèvre viscérale proviennent des artères bronchiques. Celles de la plèvre pariétale sont fournies par les artères diaphragmatiques, mammaires internes, intercostales, médiastines et bronchiques. Ces artères forment dans toute l'étendue de la séreuse un réseau à larges mailles.

Veines. — Les veines, à part celles que nous avons décrites dans la plèvre viscérale, ne présentent rien de particulier. Celles de la plèvre pariétale débouchent dans les intercostales qui, elles, se rendent aux azygos.

Lymphatiques. — Étudiés par Dybkowsky, Ludwig et Schweigger-Seidel, Bizzozero et Salvioli, les lymphatiques de la plèvre forment deux réseaux, l'un superficiel sous-jacent à l'épithélium, réseau intra-séreux; l'autre profond, réseau sous-séreux. Ces deux réseaux communiquent largement ensemble par des branches verticales ou obliques. Le réseau profond de la plèvre viscérale s'anastomose, en outre, avec les lymphatiques du poumon.

Les lymphatiques pleuraux sont surtout abondants au niveau des espaces intercostaux et du muscle triangulaire du sternum et relativement rares sur les côtes ainsi que dans les plèvres diaphragmatique et médiastine.

Nerfs. — Luschka a pu suivre des filets nerveux dans la plèvre pariétale jusqu'au sympathique et au nerf phrénique. Des fibres lui viennent aussi du pneumogastrique et des nerfs intercostaux. Kœlliker a découvert les nerfs de la plèvre viscérale. Ils émanent du plexus pulmonaire et sur leurs ramifications on rencontre çà et là des cellules ganglionnaires.

[A. NICOLAS.]

INDEX BIBLIOGRAPHIQUE

Le nombre des publications concernant les Organes de la respiration est trop considérable pour que nous ayons pu, sans sortir des limites relativement restreintes d'un ouvrage destiné essentiellement à des étudiants, les utiliser toutes. Nous avons cru toutefois qu'il serait utile de rassembler en une liste alphabétique par noms d'auteurs tous les documents que nous avons recueillis. Le lecteur désireux d'approfondir certains points trouvera ainsi facilement les indications nécessaires. Nous nous sommes attachés surtout à donner, aussi complètement que possible, la bibliographie de ces dernières années, et, parmi les travaux anciens, nous n'avons cité que les principaux. Il nous a semblé également inutile de faire figurer dans cet index tous les Traités classiques d'anatomie.

1878. AEBY. Die Gestalt des Bronchialbaumes und die Homologie der Lungenlappen beim Menschen. *Medic. Centralblatt*, 1878, n° 16, p. 290.

1879. AEBY. Altersverschiedenheiten der menschlichen Wirbelsäule. *Arch. f. Anat. u. Physiol.*, Anat. Abth., 1879, p. 77.

1880. AEBY. *Der Bronchialbaum der Säugethiere und des Menschen*. 1880, Leipzig, Engelmann.

1882. AEBY. Der Bronchialbaum des Menschen bei Situs inversus. *Arch. f. Anat. u Physiol.*, Anat. Abth., 1882, p. 31.

1899. AIGNER (A.). Ueber Trugbilder von Poren in den Wänden normalen Lungenalveolen. *Wiener Akad. Sitzungsberichte*, 1899.

1885. D'AJUTOLO. D'una trachea umana con tre bronchi. *Mem. d. Accad. d. Scienz. d. Bologna*, 1885, t. VI, 4e série.

1885. ALBRECHT (P.). Schwimmblase und Lungen. *Presse médicale*, 1885, t. XXXVII, nos 1 et 2.

1886. ALBRECHT (P.). *Sur la non-homologie des poumons des Vertébrés pulmonés avec la vessie natatoire des Poissons.* Paris et Bruxelles, 1886.

1896. ALBRECHT (H.). Beitrag zur vergleichenden Anatomie des Säugetierkehlkopfes. *Anz. d. K. Akad. d. Wissensch. in Wien*, 1896, n° 18, p. 206.

1897. ALBRECHT (H.). *Beitrag zur vergleichenden Anatomie des Säugetier-Kehlkopfes*, 1897, in-8, 96 p., Wien, Gerold's Sohn.

1882. ALLEN. A variety of pulmonary lobation. *Journ. of Anat. a. Physiol.*, 1882, vol. XVI, p. 605.

1890. ALPIGER. Anatomische Studie über das gegenseitige Verhalten der Vagus- und Sympathikusäste im Gebiete des Kehlkopfes. *Inaug. Dissert.*, Zürich, 1890.

1895. ALTUCHEW. Die morphologische Bedeutung der uberzähligen Lungenlappen. *Arbeit. d. phys.-medic. Gesellsch. zu Moskau*, 1895, n° 2.

1884. AMORY. Cas de membrane congénitale étendue entre les deux cordes vocales. *Gaz. hebdom.*, 1884, p. 472, et *New York med. Journal*, 1884, juin, p. 660.

1897. ANTONINI. Il musculo io-epiglottico in alcuni Mammiferi domestici e nell'uomo. *Monitore zoolog. italiano*, 1897, anno VIII, n° 1, p. 17.

1851. ARNOLD (F.). *Handbuch der Anatomie des Menschen*, 1851.

1863. ARNOLD (J.). Vorläufige Mitteilung über das Epithel der Lungenalveolen. *Virchow's Arch. für path. Anat. und Physiol.*, 1863, Bd XXVII, p. 396, et Bd XXVIII, p. 433.

1880. ARNOLD (J.). Ueber das Vorkommen lymphatischen Gewebes in den Lungen. *Virchow's Archiv.*, 1880, Bd LXXX, p. 315.

1880. ARNOLD. *Untersuchungen über Staubinhalation und Staubmetastase*, 1885, Leipzig.

1897. Arnstein (Adam Ploschko). Die Nervenendigungen und Ganglien der Respirations-Organe. *Anatomischer Anzeiger*, 1897, Bd XIII, nos 1-2.

1875. Aufrecht. Ueber das Epithel der Lungenalveolen. *Centralbl. f. d. medic. Wissensch.*, 1875, n° 22, p. 341.

1866. Auzoux (H.). Considérations anatomiques sur le larynx chez l'homme et les Mammifères. *Thèse de doctorat*. Paris, 1866.

1899. Avellis (G.). Die Frage der motorischen Kehlkopfinnervation, analysiert nach einem neuen Falle von traumat. Zungen-, Gaumen-, Kehlkopf- und Nackenlähmung..., etc. *Archiv. für Laryngol. und Rhinol.*, 1899. Bd X, H. 1, p. 1-22 et p. 179.

1891. Ballantyne. *An introduction to the diseases of infancy*. Edinburgh, 1891.

1892. Ballantyne. The spinal column in the infant. *Edinb. med. Journ.*, 1892, p. 913.

1890. Barabàn. L'épithélium de la trachée et des bronches chez un supplicié. *Rev. médic. de l'Est*, 1890, n° 18, p. 545.

1894. Bardeleben et Hæckel. *Atlas der topographischen Anatomie des Menschen*, 2te Aufl. 1901. Iena, Fischer.

1899. v. Basch (S.). Ueber die Messung des Lungenvolumens und der Lungenelasticität. *Archiv für die ges. Physiol.*, 1899, Bd LXXVI, H. 7-8, p. 356-378.

1902. Baumann (M.). Note sur les premiers développements de l'appareil pulmonaire chez la couleuvre (*Tropidonotus natrix*). *Bibliog. anat.*, 1902, t. X, 5e fasc., p. 304.

1896. Beaunis et Bouchard. *Nouveaux éléments d'Anatomie descriptive et d'Embryologie*, 5e édit., 1896. Paris, Baillière.

1882. Beauregard (H.) et Boulart (R.). Recherches sur le larynx et la trachée des Balænides. *Journ. de l'Anat. et de la Physiol.*, 1882, p. 611.

1868. Béclard (J.). Article « Larynx ». *Dict. encycl. des Sc. méd.*, par A. Dechambre, 1868, 2e sér., t. I, p. 525.

1895. Benda. Ueber die Schleimhautleisten des wahren Stimmbandes des Menschen. *Arch. f. Anat. u. Physiol.*, Physiol. Abth., 1895, H. 5-6, p. 563.

1895. Benda. Die Schleimhautleisten der Stimmlippen des Menschen. *Arch. für Laryngol. u. Rhinol.*, 1895, Bd III, H. 1-2, p. 295.

1890. Benedicenti. Ricerche sulle terminazioni nervose nella mucosa della trachea. *Atti dell. Soc. toscane di scienze natur.*, Pisa, 1890, vol. VII, p. 132, et *Arch. italiennes de Biologie*, 1892, t. XVII, p. 46.

1901. Benham (W. B.). On the larynx of certain Whales (Cogia, Balaenoptera and Ziphius). *Proceed. Zool. Soc.*, London, 1901, vol. I, part 2, p. 278.

1890. Beregszasky. Beitrag zur Anatomie und Physiologie des Kehlkopfs. *Pflüger's Arch.* 1890, Bd XLVI, p. 465.

1898. Bergeat (H.). Gewichtsbestimmungen an den Kehlkopfknorpeln und über den Gehalt derselben an Trockensubstanz. *Archiv für Laryngol. und Rhinol.*, 1898, Bd VI p. 198-213.

1890. Berkenbusch. Die inneren Proportionen des menschlichen Halses in den verschiedenen Lebensaltern. *Inaug. Dissert.*, Gœttingen, 1890.

1893. Berkley. The intrinsic pulmonary nerves by the silver method. From the *Patholog. laboratory of the John Hopkins University and Hospital. Journ. of compar. Neurology*, 1893, p. 107.

1894. Berkley. The intrinsic pulmonary nerves in Mammalia. *John Hopkins Hospital Reports*, 1894, vol. IV, nos 4-5, p. 240.

1899. Bertelli (D.). Sviluppo dei sacchi aeriferi del pollo. Divisione della cavità coelomatica degli uccelli. *Atti Soc. Toscana di sc. natur. in Pisa*, Memorie, vol. XVII.

1901. Bertelli (D.). Sviluppo e conformazione delle pleure negli uccelli. *Monitore zoologico italiano*, 1901, n° 4, p. 96 et n° 5, p. 118.

1898. Bethge (E.). Das Blutgefässsystem von Salamandra maculata, Triton taeniatus und Spelerpes fuscus mit Betrachtungen über den Ort der Athmung beim lungenlosen Spelerpes fuscus. *Zeitschr. f. wiss. Zoologie*, 1898, Bd LXIII, p. 680-707.

1899. Betti (U. A.). Dei rapporti della laringe colla colonna vertebrale nell' uomo. *Bollet. d. malattie dell'orecchio*. Firenze, 1899, anno XVII.

1885. Bianchi. Determinazione dei lobi polmonari. *Gazzetta Osp.*, 1885, n° 4.

1891. Bianchi et Cocchi. Sui rapporti dell'albero bronchiale colla parete posteriore del torace. *Monitore zoolog. italiano*, 1891, n° 9, p. 176, et *Arch. italiennes de Biologie*, 1891, t. XVI, 2e fasc.

1895. Biétrix (E.). Étude de quelques faits relatifs à la morphologie générale du système circulatoire, à propos du réseau branchial des Poissons. *Thèse de Paris*, 1895, Paris, Masson.

1888. Bikfalvi (C.). Beiträge zur Entwickelung der Lunge. *Allgem. Centralzeit.*, 1888, Jahrg. LVII, Stück X.

[*A. NICOLAS.*]

1880. Birch-Hirschfeld. Die Krankheiten der Leber und Milz. *Gerhardt's Handbuch d. Kinderkrank.*, 1880, IV, Abth. 2.

1899. Blake (J.). The relation of the trachea and bronchi to the thoracic walls as determined by the Röntgen rays. *Americ. Journal of med. Sc.*, 1899, vol. CXVII, n° 3, p. 313.

1860. Bochdalek. Ueber das Verhalten des Mediastinum. *Prager Vierteljahrsschrift*, 1860, Bd IV, p. 79.

1860. Bochdalek jun. et Patruban. Beitrag zur Anatomie der Kehlkopfmuskeln. *Oesterr. Zeitschr. f. prakt. Heilkunde*, 1860, n° 4, 16.

1875. Boeckel (E. et J.). Article « Larynx ». *Nouveau Dictionnaire de médecine et de chirurgie*, par Jaccoud, 1875, t. XX, p. 210.

1871. Boldyrew (M.). Ueber die Drüsen des Larynx und der Trachea. *Rollett's Unters.*, 1871, H. 2, p. 237.

1871. Boldyrew (M.). Beitr. z. Kenntniss der Nerven, Blut- und Lymphgefässe der Kehlkopfschleimhaut. *Arch. f. mikr. Anat.*, 1871, Bd VII, p. 166.

1901. Bonne (Ch.). Sur la structure des glandes bronchiques. *Bibliogr. anat.*, 1901, fasc. 3, p. 97, et *C. R. de l'Assoc. d. Anatom.*, 3e session, Lyon, 1901, p. 255.

1894. Bowles. Lung with four lobes. *Journ. of Anat. a. Physiol.*, 1894, vol. XXVIII, p. II-IV.

1889. Bradford. The innervation of the pulmonary vessels. *Proceedings of the royal Society*, 1889, vol. XLV, n° 277, p. 369.

1872. Braune (W.). *Topographisch-anatomischer Atlas*, 1872. Leipzig, Veit et Cie.

1885. Braune et Stahel. Ueber das Verhältniss der Lungen als zu ventilirender Lufträume, zu den Bronchien, als zu luftleitenden Röhren. *Sitzungsb. d. Kœnigl. sächs. Gesellsch. d. Wissensch.*, 1885, p. 326.

1886. Braune et Stahel. Ueber das Verhältniss der Lungen als zu ventilirender Lufträume, zu den Bronchien, als zu luftzuleitenden Röhren. *Arch. f. Anat. u. Physiol.* Anat. Abth., 1886, p. 5.

1876. Bresgen. Zur Syndesmologie des Kehlkopfes... u. s. w. *Virchow's Arch.*, 1876, Bd LXVII, p. 71.

1884. Brœsike. Ueber einen Fall von medianen Ventriculus laryngis tertius. *Virchow's Archiv.*, 1884, Bd XCVIII, p. 342.

1877. Cadiat. Structure et développement du poumon. *Gaz. méd. de Paris*, 1877, n° 17, p. 214.

1877. Cadiat. Des rapports entre le développement du poumon et sa structure. *Journ. de l'Anat. et de la Physiol.*, 1877, n° 6, p. 591.

1895. Cagney. Ueber die Innervation der Abductoren wie Adductoren der Stimmbänder. *Deutsche Zeitschr. f. Nervenheilkunde*, 1895, Bd VII, H. 1-2, p. 68.

1875. Calori. Di alcune nuove burse mucose correspondente alla trachea, alla laringe. *Mem. dell' Accad. d. Scien. di Bologna*, 1875, t. V, série III.

1894. Camerano (L.). Recherches anatomo-physiologiques sur les salamandres normalement privées de poumons. *Archiv. ital. de Biol.*, 1894, t. XXI, fasc. 3, p. 387.

1859. Cavasse. *Essai sur les fractures traumatiques des cartilages du larynx*. Thèse de Paris, 1859.

1892. Cavazzani et Stefani. Le terminazioni nervose dei muscoli laringei del cavallo. *Archivio per le scienze mediche*, 1892, vol. XVI, fasc. 1, p. 87.

1884. Charbonnel-Salle. Recherches anatomiques et physiologiques sur le mécanisme de la respiration chez les Chéloniens. *Ann. des Sc. natur.*, Zoologie, 1884, t. XV, p. 5.

1877. Charcot. Leçons sur l'anatomie pathologique du poumon. *Progrès médical*, 1877, p. 486, 523, 604, 687, 799, 863, 963.

1888. Chiari. Ueber einen neuen Typus von Missbildung an der Trachea des Menschen. *Ziegler's Beiträge zur pathol. Anat.*, Bd V, 1888.

1889. Chiari. Ueber das Vorkommen eines doppelten eparteriellen Seitenbronchus an dem rechten Stammbronchus des Menschen. *Prager Zeitschr. f. Heilk.*, 1889, Bd X, nos 5-6, p. 470.

1890. Chiari. Ueber ein congenitales Divertikel des rechten Stammbronchus. *Prager medic. Wochenschr.*, 1890, n° 46, p. 567.

1882. Chievitz. Untersuchungen über die Verknöcherung der Kehlkopfknorpel. *Arch. f. Anat. u. Physiol.* Anat. Abth., 1882, p. 303.

1882. Chudzinski. Sur un commencement de division du poumon chez l'orang. *Gaz. méd. de Paris*, 1882, n° 46, p. 582.

1889. Collier. Notes on the anatomy of the epiglottis. *The Lancet*, 1889, n° 18, p. 882.

1901. Councilman (W.-T.). The lobule of the lung and its relation to the lymphatics. *Journ. Boston Soc. med. Sc.*, 1901, vol. IV, n° 7, p. 165.

1874. Coÿne. Recherches sur l'anatomie normale de la muqueuse du larynx. *Thèse de doctorat en médecine*, 1874, Paris, Masson.

1888. Cuccati. Sopra il distribuimento e la terminazione delle fibre nervee nei pulmoni della Rana temporaria. *Intern. Monatsschr. f. Anat. u. Physiol.*, 1888, Bd V, H. 5, p. 194.

1889. Cuccati. Intorno al modo onde i nervi si distribuiscono e terminano nei polmoni e nei muscoli abdominali del triton cristatus. *Internat. Monatsschr. f. Anat. u. Physiol.* 1889, Bd VI, H. 7, p. 237.

1860. Czermack. *Der Kehlkopfspiegel*, 1860, Leipzig, Engelmann.

1898. v. Czyhlarz (E. R.). Ueber ein Pulsationsdivertikel der Trachea mit Bemerkungen über das Verhalten der elastischen Fasern an normalen Tracheen und Bronchien. *Centralbl. f. allgem. Pathol. und pathol. Anat.*, 1898. Bd VIII, n° 18, p. 721-728.

1889. Dalla Rosa. Beiträge zur Kasuistik und Morphol. der Varietäten des menschlichen Bronchialbaumes, *Wiener klin. Wochenschrift*, 1889, n° 23, p. 461 et n° 24, p. 483.

1877. Davis. Die becherförmigen Organe des Kehlkopfes. *Arch. f. mikr. Anat.*, 1877, Bd XIV, p. 158.

1886. Debierre. Note sur une articulation anormale entre l'os hyoïde et le cartilage thyroïde. *Journ. de l'Anat. et de la Physiol.*, 1886, n° 1, p. 109.

1890. Debierre. *Traité élémentaire d'Anatomie de l'homme*, 1890, Paris, Alcan.

1874. Debove. Mémoire sur la couche endothéliale sous-épithéliale des membranes muqueuses. *Arch. de Physiol. norm. et pathol.*, 1874, t. VI, p. 19.

1893. Delépine (S.). An account of the views held by the late sir Andrew Clark on the relations of alveoli to air passages. *Journ. of Pathol. a. Bacteriol.*, Edinburgh a. London, 1893-1894, vol. II, p. 209.

1890. Delitzin. Ueber die Verschiebung der Halsorgane, etc. *Arch. f. Anat. u. Physiol.*, Anat. Abth., 1890. p. 72.

1896. Deniker et Boulart. Les sacs laryngiens des singes anthropoïdes. *Bulletin du Muséum d'histoire naturelle de Paris*, 1896, n° 4, p. 139.

1892. Derbe (M.). Ueber das Vorkommen von Pflasterepithel in Cylinderepitheltragenden Schleimhäuten. *Inaug. Diss.*, Königsberg, 1892.

1899. Devé. Le lobule de la veine azygos ou « lobule de Wrisberg ». *Bull. et Mém. de la Soc. anat. de Paris*, 1899, p. 490-514.

1875. Disse. Beiträge zur Anatomie des menschlichen Kehlkopfs. *Arch. f. mikr. Anat.*, 1875, Bd XI, p. 497.

1893. Dobrowolski (Z.). Lymphknötchen in der Schleimhaut der Speiseröhre, des Magens, Kehlkopfes, der Luftröhre und Scheide. *Ziegler's Beiträge zur path. Anat.*, 1893, Bd XVI.

1889. Dohrn. Ueber den Mechanismus der Respiration des Neugeborenen. *Arch. f. Kinderh.*, 1889, Bd XIII, p. 98.

1875. Dolkowski. Beiträge zur Histologie der Tracheo-Bronchialschleimhaut. *Inaug. Diss.*, Zürich, 1875.

1881. Drasch (O.). Zur Frage der Regeneration des Tracheal-Epithels mit Rücksicht auf die Karyokinese und die Bedeutung der Becherzellen. *Wiener Akad. Sitzungsb.*, 1881, III, 5.

1886. Drasch (O.). Zur Frage der Regeneration und der Aus- und Rückbildung der Epithelzellen. *Wiener Akad. Sitzungsb.*, 1886, Bd XCIII, p. 200.

1886. Dubois. Zur Morphologie des Larynx. *Anatomischer Anzeiger*, Jahrg. 1886, p. 178.

1895. Durck. Fall von accessorischer Lunge. *Münch. medic. Wochenschr.*, 1895, Jahrg. XLII, n° 19, p. 456 et *Sitzungsb. d. Gesellsch. f. Morphol. u. Physiologie in München*, 1895, Bd XI, H. 1, p. 21.

1866. Dybkowsky. Ueber Aufsaugung und Absonderung der Pleurawand. *Berichte d. Kœnigl. Sæchs. Gesellsch. d. Wissensch.*, Math.-Phys. Cl., Juli, 1866.

1864. Eberth. Zu den Controversen über das Lungenepithel. *Würzb. naturw. Zeitschrift*, 1864, Bd. V, H. 1-2, p. 84.

1899. v. Ebner (V.). *Kölliker's Handbuch der Gewebelehre des Menschen.* 6te Aufl., Bd III, 1899.

1879. Egorow. Ueber die Nerven der Lungen. *Centralbl. für die medic. Wissensch.*, 1879, n° 18, p. 305.

1881. Eichhorst. *Lehrbuch der physikal. Untersuchungsmethoden.* 1er Theil, Braunschweig, 1881.

1898. Eichler (E.). Zur Frage : Sind Drüsen im wahren Stimmbande enthalten? *Arch. f. Laryngol. und Rhinol.*, 1898, Bd VII, H. 2-3, p. 462.

1864. Elenz. Ueber das Lungenepithel. *Würzburger naturwiss. Zeitschrift*, 1864, Bd V, H. 1-2, p. 66.

1887. Ellenberger. *Vergleichende Histologie der Haussäugethiere* (*Respirationsapparat von M. Sussdorf*), 1887, Berlin, P. Parey.

1859. Engel. *Compendium der topographischen Anatomie.* Wien, 1859.

[A. NICOLAS.]

1889. Ewart (W.). *The bronchi and pulmonary blood vessels; their anatomy and nomenclature: with a criticism of Professor Aeby's views on the bronchial tree of mammalia and of man.* London, 1888-1889.

1884. Exner. Die Innervation des Kehlkopfes. *Wiener Akad. Sitzungsb.*, 1884, p. 63.

1892. Exner. Zur Kontroverse über den Nervus laryngeus superior des Pferdes. *Centralbl. f. Physiolog.*, 1892, Bd IV, n° 24, p. 737.

1893. Exner. Die Innervation des Musculus cricothyreoideus. *Arch. f. pathol. Anat.*, 1893, Bd CXXXI, p. 394.

1893. Exner. Ueber den Nervus laryngeus medius und Demonstration desselben. *Arch. f. Anat. u. Physiol.*, Physiol. Abth., 1893, H. 1-2, p. 193.

1892-1893. Fagan. The arrangement of the branches of the right bronchus and their relations to the pulmonary artery. *Transact. of the R. Academy of medic. Ireland*, Dublin, 1892-1893, vol. XI, p. 508.

1884. Feitelberg. Der Stand der normalen unteren Lungenränder in den verschiedenen Lebensaltern nach den Ergebnissen der Percussion. *Inaug. Dissert.* Dorpat, 1884.

1883. Fessler. Ueber Bau und Innervation des Larynxepithels. *Mittheil. d. morphol.-physiol. Gesellsch. zu München*, 1883.

1885. Ficalbi (E.). Recherches sur la structure histologique des poches aérifères des Oiseaux. *Archives italiennes de Biologie*, 1885, t. VI, p. 172.

1895. Fick (R.). Vergleichend-anatomische Studien an einem erwachsenen Orang-utang. *Archiv für Anat. u. Physiol.*, Anat. Abth., 1895, p. 2.

1897. Fick (R.). Ueber die Atemmuskeln. *Arch. f. Anat. und Physiol.* Suppl. z. Jahrg., 1897, p. 43.

1899. Fischer (E.). Seltener Verlauf der Vena Azygos. *Anat. Anzeiger.*, 1899, Bd XV, n° 23, p. 476 et Bd XVI, n°s 3-4, p. 91.

1820. Fleischmann. *De chondrogenesi asperæ arteriæ.* Erlangen, 1820.

1863. Fœrster. *Handbuch der pathologischen Anatomie.* Leipzig, 1863.

1891. Frænkel (B.). Photographien mikroskopischer Präparate (horizontale und frontale Serienschnitte des menschlichen Kehlkopfes). *Verhandl. d. Gesellsch. deutscher Naturforscher und Aerzte.* 64te Versamml. zu Halle, p. 21, sept. 1891. Teil 2, Abtheilungssitzungen, p. 406.

1893. Frænkel. Studien zur feineren Anatomie des Kehlkopfs. I. Das Stimmband, seine Leisten und Drüsen, *Arch. f. Laryngol. und Rhinol.*, 1893, Bd I, H. 1, p. 1.

1893. Frænkel. Studien zur feineren Anatomie des Kehlkopfs. II. Der Ventriculus Morgagni. *Arch. f. Laryngol. u. Rhinol.*, 1893, Bd I, H. 2, p. 250.

1894. Frænkel. Die keilförmigen Knorpel des Kehlkopfes sind nicht von Wrisberg entdeckt worden, und können deshalb nicht nach ihm benannt werden. Vortrag in der Laryngol. Gesellsch. *Arch. f. Laryngol. und Rhinol.*, 1894, Bd II, H. 2, p. 274.

1879. Frankenhæuser (C.). Untersuchungen über den Bau der Tracheo-Bronchial-Schleimhaut. *Inaug. Dissert.*, Saint-Pétersbourg, 1879.

1896. Friedrich. Die elastischen Fasern im Kehlkopfe. *Arch. f. Laryngol. u. Rhinol.*, 1896, Bd IV, H. 2, p. 184.

1898. Fuchs-Wolfring (S.). Ueber den feineren Bau der Drüsen des Kehlkopfes und der Luftröhre. *Arch. f. mikr. Anat.*, 1898, Bd. LII, p. 735.

1899. Fuchs-Wolfring (S.). Nachträgliche Bemerkungen zu meiner Abhandlung « Ueber den feineren Bau der Drüsen des Kehlkopfes, etc. ». *Arch. f. mikr. Anat.*, 1899, Bd LIV, p. 84.

1875. Fürbringer (M.). *Beitrag zur Kenntniss der Kehlkopfmuskulatur.* 1875, Iena, H. Dufft.

1894. Fusari. Terminaisons nerveuses dans divers épithéliums. *Archives italiennes de Biologie*, 1894, t. XX, fasc. 2-3, p. 279.

1880. Ganghofner. Beiträge zur Entwickelungsgeschichte des Kehlkopfes. *Zeitschrift f. Heilkunde.* Bd I, 1880.

1897. Garel (J.). et Collet (J.-F.). *Atlas stéréoscopique d'anatomie du nez et du larynx.* Paris, 1897.

1889. Gegenbaur. *Traité d'Anatomie humaine.* Trad. Julin, p. 615.

1892. Gegenbaur. *Die Epiglottis. Vergleichend-anatomische Studie.* Festchrift für A. v. Kœlliker, 1892, Leipzig, W. Engelmann.

1860. Gerhardt (C.). Die gelben Flecke der Stimmbänder. *Arch. für pathol. Anat. u. Physiol.*, 1860, Bd XIX, p. 435.

1876. Gerhardt. *Lehrbuch der Auscultation und Percussion.* Tübingen, 3 Aufl., 1876.

1891. Gerlach (V.). *Handbuch der speciellen Anatomie des Menschen, in topographischen Behandlung*, 1891, München, Oldenbourg.

1900. GERLACH (A.). Zur Anatomie des Cavum laryngis des Menschen. *Anatomische Hefte*, 1900, Bd XIV, H. 46, p. 559.

1897. GIACOMINI (C.). La plica semilunaris et le larynx chez les singes anthropomorphes. *Arch. ital. de Biol.*, 1897, t. XXVIII, fasc. 1, p. 98.

1894. GŒPPERT. Ueber die Herkunft des Wrisberg'schen Knorpels. Ein Beitrag zur vergleichenden Anatomie des Säugethierkehlkopfs. *Morphologisches Jahrbuch*, 1894, Bd XXI, H. 1, p. 68.

1894. GŒPPERT. Die Kehlkopfmusculatur der Amphibien. *Morpholog. Jahrbuch*, 1894, Bd XXII, H. 1, p. 1.

1898. GŒPPERT. Der Kehlkopf der Amphibien und Reptilien. *Morpholog. Jahrbuch*, 1898, Bd XXVI, H. 2, p. 282.

1899. GŒPPERT. Der Kehlkopf der Amphibien und Reptilien. Teil 2. *Morpholog. Jahrbuch*, 1899, Bd XXVIII, H. 1, p. 1.

1881. GOTTSCHAU. Ueber Geschmacksknospen. *Verhandl. d. phys. med. Gesellsch. in Würzburg*, 1881, N. F. Bd XV.

1892. GRABOWER. Beitrag zur Innervation des Kehlkopfes. *Verhandl. d. X. internat. Congresses zu Berlin*, 1892, Bd IV. p. 194.

1894. GRABOWER. Ueber die Kerne und Wurzeln des N. accessorius und N. Vagus. *Arch. f. Laryngol.*, 1894, Bd II, p. 143.

1877. GRANCHER. Note sur les lymphatiques du poumon. *Gaz. méd. de Paris*, 1877, n° 9, p. 103.

1895. GRŒSCHL (S.). Ein Fall von accessorischen Lungenlappen. *Inaug. Diss.*, München, 1895.

1875. GRUBER (W.). Sacci ventriculares extra-laryngei laterales. *Arch. von Reichert u. Du Bois Reymond*, 1875, H. 5, p. 606.

1876. GRUBER (W.). Ueber eine congenitale Articulatio hyo-thyreoidea anomala. *Arch. von Reichert u. Du Bois Reymond*, 1876, p. 753.

1876. GRUBER (W.). Monographie über das Corpusculum triticeum und über die accidentelle Musculatur der Ligamenta hyo-thyreoidea lateralia. *Mémoires de l'Acad. impér. des Sciences de Saint-Pétersbourg*, 1876, 7e série, t. XXIII, n° 2.

1876. GRUBER (W.). Bursa mucosa des M. laryngo-pharyngeus am Cornu majus d. Cartil. thyreoidea. *Arch. f. Anat. und Physiol.*, 1875, p. 590.

1876. GRUBER (W.). Ueber das Foramen in den Laminae der Cartil. thyreoidea. *Virchow's Arch.*, 1876, Bd LXVI, p. 455.

1876. GRUBER (W.). Ein Fall von Saccus ventricularis extra-laryngeus lateralis. *Virchow's Arch.*, 1876, Bd LXVII, p. 361.

1879. GRUBER (W.). Kehlkopf mit theilweise ausserhalb desselben seitlich gelagerten rechten Ventrikelsacke. Saccus ventricul. extra-laryngeus lateralis dexter. *Virchow's Arch.*, 1879, Bd LXVIII. p. 106.

1885. GRUBER (W.). Anatomische Notizen. *Virchow's Arch.*, 1885, Bd CII.

1898. GUERRINI (G.). Sugli elementi elastici delle vie respiratorie superiori. *Internat. Monatsschr. f. Anat. u. Physiol.*, Bd XV, H. 1, p. 25 et H. 2, p. 33.

1896. GUIEYSSE (A.). Muscle trachéal et muscles de Reisseissen. *C. R. Soc. Biol.*, 1896, n° 28, p. 897.

1898. GUIEYSSE (A.). Sur quelques points d'anatomie des muscles de l'appareil respiratoire. *Journ. de l'Anat. et de la Physiol.*, 1898, n° 3, p. 419-432.

1898. HÆCKER (V.). Ueber den unteren Kehlkopf der Singvögel. *Anat. Anzeig.*, 1898, Bd XIV, p. 521.

1894. HÆDKE (M.). Ueber den Nachweiss epidermoidaler Elemente in den Lungen Neugeborener. *Inaug. Diss.*, Kiel, 1894.

1878. HAIDAR KIAMIL. Das Vorkommen der adenoiden Substanz im Kehldeckel. *Mitteil. a. d. embryol. Inst. in Wien*, 1878, H. 1, p. 51.

1891. HAJEK. Anatomische Untersuchungen über das Larynxödem. *Langenbeck's Arch. f. klin. Chir.*, 1891, Bd XLII, p. 46.

1860. HALBERTSMA. *De lamina mediana cartilaginis thyreoid. Verslagen en Mededeelingen d. k. Akad. van Wetenschappen. Deel XI* (Analysé dans *Henle's Bericht* für 1860).

1895. HANSEMANN. Ueber die Poren der normalen Lungenalveolen. *Sitzungsb. d. preuss. Akad. d. Wissensch.*, 1895, nos 43-44, p. 999.

1899. HANSEMANN. Untersuchungen über die Entwickelung der Morgagni'schen Taschen. *Arch. f. Laryngol. u. Rhinol.*, 1899, Bd IX, H. 1, p. 81.

1896. D'HARDIVILLER. Développement de la ramification bronchique et bronches épartérielles chez les mammifères. *C. R. Soc. Biol.*, 1896, n° 34, p. 1095.

1896-1897. D'HARDIVILLER. La ramification bronchique chez le lapin. *Bibliogr. anat.*, 1896, n° 5, p. 194 et 1897, n° 1, p. 17.

1897. D'HARDIVILLER. Développement et homologation des bronches principales chez les Mammifères (lapin). *Thèse de doct. en méd.*, Lille, 1897.

1897. D'HARDIVILLER. Origine des bronches lobaires du mouton. *C. R. Soc. Biol.*, 1897, p. 1002.

1897. D'HARDIVILLER. Développement des bronches principales chez le mouton. *C. R. Soc. Biol.*, 1897, p. 1040.

1897. D'HARDIVILLER. Développement des bronches chez le mouton. *C. R. Soc. Biol.*, 1897, p. 1054.

1897. D'HARDIVILLER. Les bronches épartérielles chez les Mammifères et spécialement chez l'homme. *C. R. Acad. des Sc.*, 1897, t. CXXV, n° 5, p. 315.

1897. D'HARDIVILLER. Homologation des bronches des poumons de lapin. *Bibliogr. anat.*, 1897, n° 1, p. 32.

1890. HASSE (C.). *Die Formen des menschlichen Körpers und die Formänderung bei der Athmung.* Iena, 1890.

1892. HASSE. Ueber den Bau der menschlichen Lungen. *Arch. f. Anat. und Physiol.*, Anat. Abth., 1892, H. 5-6, p. 324.

1893. HASSE. Bemerkungen über die Athmung und den Bau der Lungen und über die Form des Brustkorbes bei den Menschen und bei den Säugethieren. *Arch. f. Anat. und Physiol.*, Anat. Abth., 1893, H. 5-6. p. 293.

1901. HASSE. Ueber die Atembewegungen des menschlichen Körpers. *Arch. f. Anat. und Physiol.*, Anat. Abth., 1901, p. 273.

1893. HAYNES. The relation of the heart and lungs to the anterior chest wall, as determined by composite photography. *New York med. Journ.*, 1893, vol. LVIII, p. 502.

1874. HEITLER. Ueber das Vorkommen von adenoiden Substanz in der menschlichen Kehlkopfschleimhaut, *Wiener medicin. Jahrb.*, 1874, p. 374.

1898. HELLAT (P.). Von der Stellung des Kehlkopfes beim Singen. *Arch. f. Laryngol. u. Rhinol.*, 1898, Bd VIII, p. 340.

1897. HELLER et V. SCHRŒTTER. Die Carina Tracheae. Ein Beitrag zur Kenntniss der Bifurcation der Luftröhre. *Denkschr. d. mathem.-naturwiss. Classe der kais. Akad. d. Wissensch.*, Wien, 1897, Bd LXIV, p. 397.

1881. HENKE. Anatomie des Kindesalters. *Gerhardt's Handbuch für Kinderk.*, 2te Aufl., 1881.

1882. HENKE. Zur Topographie der Bewegungen am Halse bei Drehung des Kopfes auf die Seite. *Beitr. z. Anat. u. Embryologie.* Festgabe für J. Henle, 1882, p. 117.

1899. HENKE. Zur Morphologie des Epiglottis. Ihre Varietäten und Anomalien im Spiegelbild. *Monatsschr. f. Ohrenheilk.*, 1899, n° 7, p. 279 et *Inaug. Diss.*, Berlin, 1899.

1839. HENLE. *Vergleichend-anatomische Beschreibung des Kehlkopfs mit besondere Berücksichtigung des Kehlkopfs der Reptilien.* Leipzig, 1839.

1873. HENLE. *Handbuch der systematischen Anatomie des Menschen.* 2te Auflage, Bd II, Lief. 1 (Eingeweidelehre). 1873, Braunschweig, F. Vieweg.

1895. HERMANN et RUDEL. *Die Lage der Eingeweide.* 1895, Erlangen.

1901. HERXHEIMER. Ueber einen Fall von echter Nebenlunge. *Centralbl. f. allgem. Pathol. u. pathol. Anat.*, 1901, Bd XII, n° 13, p. 529.

1893. HEUBNER (O.). Ein Kehlkopfphantom zur Erlernung der Intubation. *Jahrb. f. Kinderheilkunde und phys. Erziehung.* N. F. Bd XXXVI, H. 1-2, p. 161.

1889. HEYMANN. Epithel und Drüsen des menschlichen Kehlkopfs. *Virchow's Arch.*, 1889, Bd CXVIII, p. 320.

1890. HEYMANN. Was nennen wir wahres Stimmband? *Deutsch. med. Wochenschr.*, 1890, n° 4, p. 68.

1895. HEYMANN. Ueber die am Rande des wahren Stimmbandes vorkommenden Schleimhautleisten. *Wiener klin. Rundschau*, 1895, Jahrg. IX, n° 29, p. 449.

1885. HIS (W.). *Anatomie menschlicher Embryonen*, Bd III. Leipzig, 1885.

1887. HIS (W.). Zur Bildungsgeschichte der Lungen beim menschlichen Embryo. *Arch. f. Anat. u. Physiol.*, Anat. Abth., 1887, p. 89.

1895. HOCHSTETTER (F.). Ueber den Kehlkopf. *Schriften des Vereins zur Verbreitung naturw. Kenntnisse in Wien*, Bd XXXV, 1894-1895, p. 475.

1880. HOLL. Die Bedeutung der zwölften Rippe bei der Nephrotomie. *Arch. f. Chir.* (*Langenbeck*), 1880, Bd XXV, p. 224.

1875. HOFMANN. Ueber Adnexa des Kehlkopfs. *Berlin. klin. Wochenschr.*, 1875, n° 4, p. 50.

1885. HUMPHRY. Accessory lobe to the left lung. *Journ. of Anat. a. Physiol.*, 1885, vol. XIX.

1898. HUNTINGTON (G.-S.). The eparteriel bronchial system of the mammalia. *Science*, N. S. vol. 7, n° 174, p. 520 et *Annals New York Acad. Sc.*, 1898, vol. XI, n° 8, p. 127.

1889. HYRTL. *Lehrbuch der Anatomie des Menschen*, 20te Aufl., 1889, Wien, Braumüller.

1895. Illingworth. Some points in the anatomy and physiology of the larynx. *British medic. Journ.*, 1895, n° 1808, p. 482.

1887. Jacobson. Zur Lehre vom Bau u. Function d. Muscul. thyreo-aryten. beim Menschen. *Arch. f. mikr. Anat.*, 1887, Bd XXIX, p. 617.

1895. Jelin. *Vorlesungen über den Bau und die Funktion des menschl. Kehlkopfes für Sänger und Sängerin*, 1895, Berlin, Hirschwald.

1883. Jalan de la Croix. Die Entwickelung des Lungenepithels. *Arch. f. mikr. Anat.*, 1883, Bd XXII, p. 93.

1888. Jeleneffy. Zur Anatomie, Physiologie und Pathologie der Larynxmuskeln. *Berlin. klin. Wochenschr.*, 1888, p. 680, 708, 728.

1895. Jonnesco. Tube digestif. *Traité d'Anatomie humaine*, publié sous la direction de P. Poirier, t. IV, fasc. 1.

1889. Jœssel. *Lehrbuch der topographisch-chirurgischen Anatomie*, Th. II, 1re Abth. : Brust., 1889, Bonn.

1893. de Josselin de Jong. Een geval van zoogenaamden Lobus azygos van de rechter long. *Nederl. tijdschr. voor geneesk*, 1893, R. 2, Bd XXIX, p. 669.

1894. Jullien (A.). De la coexistence du sternum avec l'épaule et le poumon. *C. R. de l'Acad. des sciences de Paris*, 1894, t. CXIX, n° 2, p. 173.

1893. Jurkewitsch. Eine Anomalie der Lungenstruktur. *Med. Obozrenje*, n° 15, 1893 (en russe).

1900. Justesen. Zur Enwick. und Verzweigung des Bronchialbaumes der Säugetierlunge. *Arch. f. mikr. Anat.*, 1900, Bd LVI.

1887. Kain. Zur Morphologie des Wrisberg'schen Knorpels. *Mittheilungen des Vereins der Aerzte in Steiermark*, XXIII Vereinsjahr, 1886, Graz, 1887.

1897. Kallius (E.). Beiträge zur Entwickelungsgeschichte des Kehlkopfes. *Anat. Hefte*, 1897, Bd IX, p. 301-362.

1898. Kallius. Die Entwickelung des menschlichen Kehlkopfes. *Verhandl. d. anat. Ges.*, 12te Versamml., 1898, p. 240.

1881. Kandarazki. Ueber die Nerven der Respirationswege. *Arch. f. Anat. u. Physiol.*. Anat. Abth., 1881, p. 1.

1889. Kanthack. Histologie der Larynxschleimhaut. Die Schleimhaut des halb-ausgetragenen Foetus. *Virchow's Arch.*, 1889, Bd CXVIII, p. 137.

1889. Kanthack. Beiträge zu der Histologie der Stimmbänder mit specieller Berücksichtigung des Vorkommens von Drüsen und Papillen. *Virchow's Arch.*, 1889, Bd CXVII, p. 531.

1890. Kanthack. Studien über die Histologie der Larynxschleimhaut, I et II. *Virchow's Arch.*, 1890, Bd CXIX et Bd CXX, p. 273-294.

1892. Kanthack. The myology of the larynx. *Journ. of Anat. a. Physiol.*, 1892, vol. XXVI, p. 279.

1894. Kanthack. The function and anatomy of the epiglottis. *Proceed. of the laryngol. Society*, London, 1893-94, vol. I, p. 60.

1892. Katzenstein. Ueber die Medianstellung des Stimmbandes bei Recurrenslähmung. *Arch. f. Anat. u. Physiol.* Physiol. Abth., 1892, p. 162.

1893. Katzenstein. Ueber die Innervation des M. cricothyreoideus. *Arch. f. pathol. Anat.*, 1893, Bd CXXX, p. 316.

1894. Katzenstein. Weitere Mitteilungen über die Innervation des M. crico-thyreoideus. *Arch. f. pathol. Anat.*, 1894, Bd CXXXVI, H. 1, p. 203.

1893. Kayser (R.). Gypsmodell des Kehlkopfes. 71 *Jahrber. d. Schlesischen Gesellsch. f. vaterländische Cultur*, 1893, p. 51.

1898. Klemperer (F.). Ueber die Stellung der Stimmlippen nach Recurrens- und Posticus-durchschneidung. *Arch. f. Laryng. u. Rhinol.*, 1898, Bd III, p. 403.

1893. Kobler (G.) et v. Hovorka (O.). Ueber den Neigungswinkel der Stammbronchien. *Sitzungsb. d. kais. Akad. d. Wissensch.*, Wien, 1893.

1856. Kœlliker. *Éléments d'histologie humaine*. Trad. Béclard et M. Sée, 1856, Paris, Masson.

1880. Kœlliker. Epithel der menschlichen Lungenalveolen. *Sitzungsb. d. physik. medic. Gesellsch. zu Würzburg*, 1880.

1881. Kœlliker. Zur Kenntniss des Baues der Lunge des Menschen. *Verhandlungen d. physikal. medicin. Gesellsch. zu Würzburg*, 1881, Bd XVI, N. F., p. 1.

1882. Kœlliker. *Embryologie de l'homme*. Traduction de Schneider, Paris, 1882.

1884. Kœrner. Beiträge zur vergleichenden Anatomie und Physiologie des Kehlkopfs. *Abhandl. d. Senckenberg'schen naturforsch. Gesellsch.*, 1884, Bd XIII, p. 147 et p. 261.

1895. Kohlbrugge. Der Larynx und die Stimmbildung der Quadrumana. *Overgedrukt uit het Naturkundig Tijdschrift voor Ned.-Indie.*, Del LV, Aft. 2, Batavia, 1895.

1902. Kotzenberg. Zur Entwicklung der Ringmuskelschicht an den Bronchien der Säugetiere. *Arch. f. mikr. Anat.*, 1902, Bd LX, p. 460.

1873. Krause. Histologische Notizen (*Macula flava*). *Medic. Centralblatt*, 1873, n° 52, p. 819.

1879. Krause (W.). *Handbuch der menschlichen Anatomie*. Hannover, 1879.

1877. Krull. Ueber das Vorkommen und Verhalten der Gelenke am Zungenbein und am Kehlkopfe. *Zeitschrift f. Anat. u. Entwickl.*, 1877, Bd II, p. 145.

1876. Küttner. Studien über das Lungenepithel. *Virchow's Arch.*, 1876, Bd LXVI p. 12.

1878. Küttner. Beitrag zur Kenntniss der Kreislaufsverhältnisse der Säugethierlunge, *Virchow's Arch.*, Bd LXXIII, p. 476.

1886. Laguesse. Recherches sur le développement embryonnaire de l'épithélium dans les voies aériennes. *Thèse de doct. en méd.*, 1886, Paris, et *Journ. de l'Anat. et de la Phys.*, 1886, p. 211.

1898. Laguesse et d'Hardiviller. Sur la topographie du lobule pulmonaire de l'homme. *Bibliogr. anat.*, t. VI, p. 125 et *C. R. de la Soc. de biol.*, 1898, n° 11, p. 213.

1899. Laguesse et d'Hardiviller. Bronchioles respiratoires et canaux alvéolaires. *C. R. de l'Assoc. des Anat.*, 1re session. Paris, 1899, p. 53.

1901. Laguesse. Trois leçons sur la structure du poumon. Extrait de l'*Écho médical du Nord*, 64 p., 1901, Lille.

1897. Lawrence. Lung with abnormal lobe. *Proc. of the Anat. Soc. of Great Britain and Ireland* in *Journ. of Anat. and Physiol.*, 1897, vol. XXXI.

1881. Leboucq (H.). Ein Fall von Situs inversus beim Menschen mit Rücksicht auf die Bronchialarchitektur. *Zoolog. Anz.*, 1881, n° 82, p. 238.

1894. Le Double. Des muscles anormaux et des divers modes de conformation des muscles normaux du larynx dans l'espèce humaine et de leurs homologues dans la série animale. *Arch. internat. de laryngol.*, 1894, année VII, n° 2, p. 1.

1858, Le Fort. Sur l'anatomie du poumon chez l'homme. *Thèse de doctorat*. Paris, 1858.

1891. Lejars. La forme et le calibre physiologiques de la trachée. *Rev. de chir.*, 1891, n° 4, p. 336.

1898. Lenzi (L.). Sullo sviluppo del tessuto elastico nel polmone dell' uomo. *Monitore zoolog. italiano*, 1898, n° 11, p. 213.

1858. Letourneau. Quelques observations sur le nouveau-né. *Thèse de Paris*, 1858.

1900. Linser (P.). Ueber den Bau und die Entwickelung des elastischen Gewebes in der Lunge. *Anatom. Hefte*, Bd XIII, 1900, p. 308.

1896. Livini. Intorno alla struttura della trachea. *Monitore zoolog. italiano*, 1896, anno VII, n° 3, p. 69; n° 5, p. 91 et n° 8, p. 185.

1891. Livon. Innervation du muscle crico-thyroïdien. *Arch. de Physiol.*, 1891, p. 198.

1901. Lühe. Der Bronchialbaum der Säugetiere. *Zoolog. Centralbl.*, 1901, nos 3-4.

1853. Luschka. *Der Nervus phrenicus des Menschen*. Tübingen, 1853.

1857. Luschka. *Die Brustorgane des Menschen in ihrer Lage*, 1857, Tübingen, Laupp.

1862-1867. Luschka. *Die Anatomie des Menschen*. 1862-1867, Tübingen, Laupp.

1868. Luschka. *Der Schlundkopf des Menschen*, 1868, Tübingen, Laupp.

1871. Luschka. *Der Kehlkopf des Menschen*, 1871, Tübingen, Laupp.

1893. Macintre (J.). Die Musculi hyo-epiglottici. *Centralbl. f. Laryngol.*, 1893, Jahrg. X, n° 7, p. 361.

1895. Mertens. Die Entwickelung des Knorpelgerüstes im Kehlkopf von Rana. *Inaug. Dissert.*, Göttingen, 1895.

1897. Mertens. Die Entwickelung der Kehlkopfknorpel bei einigen unserer einheimischen anuren Amphibien. *Anat. Hefte*, 1897, Bd 9, p. 389, et *Verhandl. d. anat. Gesellsch.*, Kiel, 1898, p. 238.

1882. Mandelstamm. Studien über Innervation und Atrophie der Kehlkopfmuskeln. *Sitzungsb. d. Wiener Akad.*, 1882, Bd LXXXV, p. 83.

1887. Masse. La région sous-glottique du larynx. *Montpellier médical*, 1887, t. IX, et *Gaz. médic. de Paris*, 1887, n° 45.

1894. Masse. La région sous-glottique du larynx. *Gaz. hebdom. des sc. médic. de Bordeaux*, 1894, 15e année, p. 207.

1895. Masse. La région sous-glottique du larynx. *Atti dell' XI congress. med. internaz.*, Roma, 1894, vol. VI, Laringologia, 1895, p. 112.

1898. Matthews (A.-D.). A case of supernumerary lobe of the right lung. *Proc. of the Anat. Soc. of Great Britain and Ireland* in *Journ. of Anat. and Physiol.*, 1898, vol. XXXII, p. 34.

1885. Maylard. Abnormalities of the lobes of the human lung. *Journ. of Anat. a. Phys.*, 1885, vol. XX, p. 34.

1901. MAZIARSKY (ST.). Ueber den Bau und die Einteilung der Drüsen. *Anat. Hefte*, 1901, Bd XVIII, p. 171.

1901. MEHNERT (E.). *Ueber topographische Altersveränderungen des Athmungsapparates und ihre mechanischen Verknüpfungen an der Leiche und am Lebenden untersucht.* 1901, Iena, Fischer.

1863. MERKEL (C. L.). *Anatomie und Physiologie des menschlichen Stimm. und Sprach-organs.* Leipzig, 1863.

1896. MERKEL (C.-L.). *Der Kehlkopf im gesunden und erkrankten Zustande.* 2te Aufl. bearbeitet von O. Heinze, 1896, Leipzig, J.-J. Weber.

1893-1896. MERKEL (FR.). *Handbuch der topographischen Anatomie.* Bd II, Lief. 1 (1893); Lief. 2 (1896).

1892 à 1896. MERKEL (FR.). Respirations-Apparat. *Ergebnisse der Anatomie und Entwickelungsgeschichte*, 1892, p. 196; 1893, p. 193; 1894, p. 274; 1895, p. 102; 1896, p. 127.

1894. MERKEL (FR.). Menschliche Embryonen verschiedenen Alters auf Medianschnitten untersucht. Ein Beitrag zur Mechanik der Entwicklung. Separat. Abdruck aus Bd. XL, 1894, der *Abhandl. d. königl. Gesellsch. d. Wissensch. in Göttingen*, in-4, 39 p.

1902. MERKEL (FR.). Athmungsorgane : 9te Lieferung des *Handbuch der Anatomie des Menschen*, herausg. von K. von Bardeleben (Bd VI, 1te Abth.), 1902, Iena, Fischer.

1893. METTENHEIMER. Eine Beitrag zur topographischen Anatomie der Brust-, Bauch- und Beckenhöhle des neugeborenen Kindes. *Morphologische Arbeiten* v. Schwalbe, 1893, Bd III, p. 301.

1898. MEYER (E.). Zur Kenntniss der inneren Kehlkopfmuskeln des Menschen. *Arch. für Laryngol. u. Rhinol.*, 1898, Bd VI, p. 428.

1901. MEYER. Ueber die Luftsäcke der Affen und die Kehlkopfdivertikel beim Menschen; ein Beitrag zur vergleich. Anat. des Kehlkopfes. *Arch. f. Laryngol. u. Rhinol.*, 1901, Bd XII, p. 1.

1891. MICHELSON. Ueber das Vorhandensein von Geschmacksempfindung im Kehlkopf. *Arch. f. pathol. Anat.*, 1891, Bd CXXIII, p. 389.

1897. MILANI. Beiträge zur Kenntniss der Reptilienlunge. *Zool. Jahrb.*, Bd X et XI.

1892. MILLER. The lobule of the lung and its blood-vessels. *Anat. Anzeiger*, 1892, n° 6, p. 181.

1893. MILLER. The structure of the lung. *Journ. of Morphology*, 1893, vol. VIII, n° 1, p. 165.

1894. MILLER. A comparative study of the lung with special reference to the communication of one air-sac with another. *Proceed. of the americ. Assoc. for the advanc. of Science*, 42 Meeting; 1893-1894, p. 232.

1896. MILLER. The lymphatics of the lung. *Anat. Anzeiger*, 1896, Bd XII, nos 4-5, p. 110.

1900. MILLER. Das Lungenläppchen, seine Blut- und Lymphgefässe. *Arch. f. Anat. u. Phys.*, Anat. Abth., 1901, p. 197.

1892. MONDIO. Contributo allo studio delle terminazioni nervose nel polmoni dei batraci anuri, mercè la vitale colorazione del blù di metilene. *Giornal. d. Assoc. Napol. di medici e naturalisti*, 1892, anno II, p. 358.

1883. MOREL et DUVAL. *Manuel de l'Anatomiste.* 1883, Paris, Asselin et Cie.

1892. MORRIS. The origin of lungs, a chapter in evolution. *The american Naturalist*, 1892, vol. 26, n° 312, p. 975.

1902. MOSER (F.). Beiträge zur vergleichenden Entwicklungsgeschichte der Wirbeltier-lunge (Amphibien, Reptilien, Vögel, Säuger). *Arch. f. mikr. Anat.*, 1902, Bd LX, p. 587.

1899. MOST. Ueber die Lymphgefässe und Lymphdrüsen des Kehlkopfes. *Anat. Anz.*, 1899, Bd XV, p. 387.

1893. MOTTI (G.). Rara anomalia polmonare. *Giorn. intern. Scienze mediche.* Napoli, 1893, ann. 15, p. 881.

1879. MOURA. Des dimensions des diverses parties des lèvres vocales ou de la glotte. *Bull. de l'Acad. de médec. de Paris*, 1879, t. VIII, 2e série, p. 23.

1885. MOURA. Sur le rôle du muscle crico-thyroïdien antérieur. *Rev. de Laryngol.*, 1885.

1887. MOURA. Classification des muscles laryngés. *Rev. de Laryngol.*, 1887.

1894. MUGGIA. Sul rapporto dei visceri interni con la parete toracica nei bambini. *Pediatria*, Napoli, Anno 2, nos 4-5, p. 146.

1898. MÜLLER (O.). Untersuchungen über die Veränderungen welche die Respirations-organe der Säugethiere durch die Anpassung an das Leben im Wasser erlitten haben. *Inaug. Diss.*, Iena, 1897, et *Ienaische Zeitschrift*, 1898, Bd XXXII, H. 12.

1892. MUNK (H.). Ueber den N. laryngeus superior des Pferdes. *Arch. f. wissensch. und praktische Thierheilkunde*, 1892, Bd XVIII, H. 3, p. 231.

1894. MUNK. Bemerkungen betreffend Exner's N. laryngeus medius. *Arch. f. Physiol.*, 1894, p. 192.

1898. MUSCHOLD (A.). Stroboskopische und photograp. Studien über die Stellung der Stimmlippen in Brust- und Falsetregister. *Arch. f. Laryngol. u. Rhinol.*, 1898, Bd VII, p. 1.

1892. NARATH (A.). Vergleichende Anatomie des Bronchialbaumes. *Verhandl. d. anatom. Gesellschaft, Wien*, 1892, p. 168.

1896. NARATH (A.). Die Entwickelung der Lunge von Echidna aculeata. *Zoologische Forschungsreisen in Australien und dem Malayischen Archipel*, 1896, Bd II, Lief. 3, p. 247.

1901. NARATH (A.). Der Bronchialbaum der Säugetiere und des Menschen. *Bibliotheca medica*. Abth. A. Stuttgart, 1901.

1893. NEUMANN. Vorläufige Mittheilung über den Mechanismus der Kehlkopfmusculatur. *Centralbl. f. medic. Wissench.*, 1893, n° 13, p. 225; n° 16, p. 273; n° 26, p. 433.

1895. NEUMANN. Experimentelle Untersuchungen über den feineren Mechanismus der Kehlkopfmusculatur. *Experimentelle Studien aus dem anat. Institut der Univ. Budapest.* Wiesbaden, 1895, p. 204.

1894. NEUMAYER. Ueber einen Musculus thyreoideus transversus. *Monatsschr. f. Ohrenheilk.*, 1894, Jahrg. XXVIII, n° 10, p. 307.

1894. NICOLAS (A.). Recherches sur le développement de quelques éléments du larynx humain. *Bibliogr. anat.*, 1894, n° 5, p. 176.

1897. NICOLAS et DIMITROVA. Note sur le développement de l'arbre bronchique chez le mouton. *C. R. Soc. Biolog.*, 1897, p. 1019.

1893. ONODI. Untersuchungen zur Lehre von den Kehlkopflähmungen. *Berlin. klin. Wochenschr.*, 1893, n°s 27, 28, 29, 30, 32, 34.

1894. ONODI. Ueber die Innervation und Function des Musculus crico-thyreoideus. *Ungarisches Arch. f. Medicin.*, 1894, Jahrg. III, p. 72.

1895. ONODI. *Die Innervation des Kehlkopfes nach eigenen anatomischen, physiologischen und pathologischen Untersuchungen*, in-8, VIII-92 p., 1895, Wien, Hœlder.

1899. ONODI. Beiträge zur Kenntniss der Kehlkopfnerven. *Arch. f. Laryngol. u. Rhinol.*, 1899, Bd IX, p. 86.

1898. OPPEL. Atmungsapparate. *Ergebnisse d. Anat. u. Entw.* von Merkel u. Bonnet, Bd VIII et suiv.

1898. OTTO (M.). Bemerkungen über die Kehlsäcke von Lemur varius und Troglodytes niger. *Ber. d. Naturforsch. Gesellsch.*, Freiburg, 1898, Bd X, p. 33 et p. 87.

1898. OTTOLENGHI. Sull' influenza della respirazione sulla radiografia del pulmone del neonato. *Rendic. d. Accad. d. medic. di Torino* in *Gazz. di Torino*, 1898, n° 19, p. 377.

1881. PANSCH. Ueber die unteren und oberen Pleuragrenzen. *Arch. f. Anat. und Physiol.* Anat. Abth., 1881, p. 111.

1884. PANSCH. *Anatomische Vorlesungen.* Theil I : « Brust und Wirbelsäule », 1884, Berlin, Oppenheim.

1881. PIERRET et RENAUT. Mémoire sur les sacs lymphatiques périlobulaires semi-cloisonnés et communicants des poumons du bœuf. *Arch. de Physiol.*, 1881, p. 672.

1890. PINELES. Die Degeneration der Kehlkopfmuskeln beim Pferd nach Durchschneidung des Nervus laryngeus superior und inferior. *Pflüger's Arch.*, 1890, Bd XLVIII.

1897. PLOSCHKO (A.). Die Nervenendigungen und Ganglien der Respirationsorgane. *Anat. Anzeiger*, 1897, Bd XIII, n°s 1-2, p. 12.

1887. POIRIER. Lymphatiques du larynx. *Progr. médic.*, 1887, n° 19.

1894. POKROWSKI. Sur la coloration des fibres élastiques du poumon. *Medic. Obozr.*, 1894, n° 13 (en russe).

1872. POZZI. Note sur les lobes surnuméraires du poumon droit de l'homme et en particulier sur une anomalie réversive. *Rev. d'Anthropol.*, 1872, t. 1, n° 3.

1888. PUTELLI (F.). Ueber einige Verklebungen im Gebiete des Kehlkopfes des Embryos. *Med. Jahrbucher*, 1888, p. 323.

1890. QUAIN. *Elements of Anatomy*. Edited by E. A. Schäffer and G. Dancer Thane, 10e édit., 1890 et suiv. London, Longmans, Green and C°.

1892. QUÉNU. Note sur la plèvre médiastine des solipèdes. *Bull. Soc. anat. de Paris*, 1892, t. VI, fasc. 22, p. 690.

1895. RABL (H.). Notiz zur Morphologie der Gesmacksknospen auf der Epiglottis. *Anat. Anzeiger*, 1895, Bd XI, n° 5.

1864. RAMBAUD et RENAULT. *Origine et développement des os*. Paris, 1864.

1893. RANDALL. Reproduction of the upper air-passages by plating casts obtained by the corrosion method. *Journ. of the american. Associat.* Chicago, 1893, vol. 21, p. 769.

1892. RAUBER. *Lehrbuch der Anatomie des Menschen*. 1892, Leipzig, E. Besold.

1896. REFSLUND (H.). Ueber Respirationsstörungen infolge von Missbildung der Epiglottis. *Inaug. Dissert.*, Kiel, 1896.

1893. REINHOLD. Ueber angeborene und in früher Kindheit erworbene Defekte der Lunge. *Münch. medic. Wochenschr.*, 1893, Jahrg. XL, n° 46, p. 869.

1805. Reinke (F.). Untersuchungen über das menschliche Stimmband. *Fortschritte der Medic.*, 1895, n° 12, p. 469.

1897. Reinke. Ueber die funktionnelle Struktur der menschl. Stimmlippe mit besonderer Berücksichtigung des elastichen Gewebes. *Anatom. Hefte*, 1897, Bd IX, p. 103.

1808 et 1822. Reisseissen. *Ueber den Bau der Lungen*. Berlin, 1808 et 1822.

1897. Renault. De la région sous-glottique du larynx. *Thèse de doctorat en médecine*, Paris, 1897.

1892 et 1893. Retzius (G.). *Biologische Untersuchungen*. N. F. Bd IV (1892) et Bd V (1893).

1878. Ribemont. Recherches sur l'anatomie topographique du fœtus. *Thèse de Paris*, 1878.

1872. Rindfleisch. Die Muskulatur der kleinen Bronchien und des Lungenparenchyms. Vorläufige Mittheil. *Medic. Centralblatt*, 1872, n° 5, p. 65.

1872. Rindfleisch. Ueber die Verästelungsweise der Arteria pulmonaris. *Berliner klinische Wochenschr.*, 1872, p. 594.

1889. Robinson. Observations on the earlier stages in the development of the lungs of rats and mice. *Journ. of Anat. a. Physiol.*, 1889, vol. XXIII.

1892. Rochard (E.). Topographie des scissures interlobulaires du poumon. *Gaz. des hôpitaux*, 1892, n°s 23, 26, 28, p. 211, 241, 260.

1890. Roché. Note sur l'appareil aérifère des Oiseaux. *Bull. de la Soc. philomat. de Paris*, 1890, S. 8, t. II.

1890. Roché. Contribution à l'étude de l'anatomie comparée des réservoirs aériens d'origine pulmonaire chez les Oiseaux. *Thèse de Paris*, 1890, et *Ann. des Sc. naturelles*. Zool., vol. XI, 1901.

1894. Rochette. Étude sur la découverte de la circulation pulmonaire. *Thèse de Paris*, 1894.

1846. Rossignol. *Recherches sur la structure intime du poumon de l'homme*. Bruxelles, 1846.

1880. Roth. Der Kehldeckel und die Stimmritze im Embryon, nebst einigen Bemerkungen über die Entwickelung der Schleimdrüsen. *Mittheil. aus d. embryol. Institute d. K. K. Universität in Wien*, 1880, Bd I, p. 145.

1876. Rüdinger. Beiträge zur Anatomie des Kehlkopfs : I, Muskel des falschen Stimmbandes.-Weite Morgag. Ventrikel. *Monatsschr. f. Ohrenheilkunde*, 1876, Jahrg. X, n° 9, p. 121.

1873. Rüdinger. *Topograph. chirurg. Anatomie des Menschen*, 1873, Stuttgart.

1894. Rüdinger. *Précis d'Anatomie topographique*. (Trad. franç. de P. Delbet), 1894 Paris, Baillière.

1892. Ruge. Die Grenzlinien der Pleurasäcke und die Lagerung des Herzens bei Primaten, etc. *Morphol. Jahrb.*, 1892, Bd XIX, H. 2, p. 149.

1892. Russell. The abductor and adductor fibres of the recurrent laryngeal nerve. *Proceedings of the royal Society*, 1892, vol. LI, n° 308, p. 102.

1882. Sahli. *Die topographische Perkussion in Kindesalter*, 1882, Bonn.

1879. Sappey. *Traité d'Anatomie descriptive*, 3e édit., 1879, Paris, Delahaye.

1898. Schaffner (G.). Ueber den Lobus inferior accessorius der menschlichen Lunge. *Arch. f. pathol. Anat.*, 1898, Bd CLII, p. 1.

1892. Scheier (M.). Ein Fall von Verletzung der Halswirbelsäule. Beitrag zur Lage des Kehlkopfs zur Wirbelsäule. *Berlin. klin. Wochenschr.*, 1892, Jahrg. 30, n° 2, p. 35.

1901. Scheier. Ueber die Ossifikation des Kehlkopfes. *Arch. f. mikr. Anat. u. Entw.*, 1901, Bd LIX, p. 220.

1901. Scheier. Ueber die Photographie der Nase und des Kehlkopfes mittelst Röntgenstrahlen. *Versamml. d. Gesellsch. deutsch. Aerzte u. Naturf.* 69 Vers. Frankfurt. a. M., Bd II, H. 2, p. 416.

1865. Schmidt (C.). Ueber die abweichenden Verhältnisse der unteren Lungengrenzen in verschiedenen Lebensaltern nach den Ergebnissen der Percussion. *Inaug. Dissert.*, Giessen, 1865.

1893. Schmidt (H.). Ein Fall von vollständiger Agenesie beider Lungen. *Virchow's Archiv.*, 1893, Bd CXXXIV, p. 25.

1892. Schmidt (M.). Congenitale Knorpelverbiegung der Epiglottis. *Arch. für klin. Medic.*, 1892, Bd XLIV, H. 4, p. 806.

1894. Schmidt (M.). *Die Krankheiten der oberen Luftwege* (S. 1-41 : Anatomie, Entwickelungsg. und Missbild.), 1894, in-8, XII u. 724 p., Berlin, J. Springer.

1893. Schmidt. Ein Fall von vollständiger Agenesie beider Lungen. *Arch. f. pathol. Anat.*, 1893, Bd CXLIV, H. 1, p. 25.

1893. Smith (W.-R.). The course of the inferior laryngeal nerve. *The Lancet*, 1893, vol. I, n° 13, p. 523.

1893. SCHNITZLER (A.). Beitrag zur Kenntniss der Trachealschleimhaut mit besonderer Berücksichtigung der Basalmembran. *Inaug. Dissert.*, München, 1893.

1879. SCHOTELLIUS. *Die Kehlkopf-Knorpel.* Wiesbaden, 1879.

1890. SCHRŒTTER. Beitrag zur Aetiologie der Lungengangrän nebst Bemerkungen zur Anatomie der grossen Bronchien. *Wiener klinische Wochenschr.*, 1890, n° 4, p. 868.

1892. SCHULTER (H.). Ueber die Varianten des laryngoskopischen Bildes. *Inaug. Dissert. von Heidelberg*, Hannover, 1892.

1870. SCHULZE (F.-E.). Die Lungen. *Stricker's Handbuch*, 1870, Bd I, p. 465.

1890. SCHULTZE. Ueber Anomalien des Schildknorpels. *Inaug. Dissert.*, Kiel, 1890.

1898. SCHUMACHER. Ueber verästelte Knochenbildung in der Lunge. *Inaug. Diss.*, Würzburg, 1898.

1881. SCHWALBE. *Lehrbuch der Neurologie*, 1881.

1891. SEBILEAU. *L'appareil suspenseur de la plèvre*, 1891, Paris, Steinheil; et *Bull. de la Soc. anatom. de Paris*, 1891, n° 17, p. 410.

1878. SÉE (M.). Du calibre de la trachée et des bronches. *Bullet. de l'Acad. de médec. de Paris*, t. VII, 2e série, n° 17.

1884. SÉE (M.). Le calibre relatif de la trachée et des bronches. *Gazette hebdom.*, 1884, p. 294.

1886. SÉE (M.). Sur la mesure de la surface respiratoire du poumon. *Bullet. de l'Acad. de médec. de Paris*, 1886, t. XV, n° 8.

1891. SEMON (F.). An experimental investigation of the central motor innervation of the larynx. *London philosoph. Transact. for the year* 1890, vol. CLXXXI, London, 1891, p. 187.

1892. SEMON et HORSLEY. Ueber die Beziehungen des Kehlkopfes zum motorischen Nervensystem. *Verhandl. d. X. internat. medic. Congresses zu Berlin* (1890), 1892, Bd IV, p. 132.

1882. SHATTOCK. Note on the anatomy of the thyro-arytenoid muscle in the human larynx. *Journ. of Anat. a. Physiol.*, 1882.

1876. SHOFIELD. Observat. on taste goblets in the epiglottis. *Journ. of Anat. a. Physiol.*, 1876, vol. X, p. 475.

1885. SICK. Einige Untersuchungen über den Verlauf der Pleurablätter am Sternum. *Arch. f. Anat. u. Phys.* Anat. Abth., 1885, p. 324.

1899. SIEBENROCK (FR.). Ueber den Kehlkopf und die Luftröhre der Schildkröten. *Wiener Akad. Sitzungsb.* Math.-naturw. Klasse. Abth. 1, Bd CVIII, p. 563.

1895. SIEVEKING. Ueber angeborene und in früher Kindheit erworbene Defectbildungen der Lungen. *Münchener medic. Wochenschr.*, 1895, Jahrg. XLII, p. 68.

1883. SIMANOWSKY. Beiträge zur Anatomie des Kehlkopfs. *Arch. f. mikr. Anat.*, 1883, Bd XXII, p. 690.

1883. SIMANOWSKY. Ueber die Regeneration des Epithels der wahren Stimmbänder. *Arch. f. mikr. Anat.*, 1883, Bd XXII, p. 710.

1897. SIMMONDS (M.). Die Formveränderungen der Luftröhre. *Jahrb. d. Hamburgischen Staatskrankenanstalten*, 1895-96, Jahrg. V, p. 312. Hamburg u. Leipzig, 1897.

1888-1889. SMIRNOW. Ueber die Nervenendigungen in den Lungen der Rana temporaria. *Protokolle d. Sitzung. d. Naturforschergesellsch. an d. Kaiserl. Univers. Kasan*, 1888-1889 (en russe).

1808. SŒMMERING. *Ueber die Structur, die Verrichtung und den Gebrauch der Lungen.* Berlin, 1808.

1844. SŒMMERING-HUSCHKE. *Die Lehre von den Eingeweiden und Sinnesorganen des menschlichen Körpers*, 1844, Leipzig.

1887. SOUZA (DE). Sur la présence d'un os pleural chez les cobayes. *C. R. Soc. Biol.*, 1887, n° 37, p. 675.

1898. SPENCER. Der Bau der Lungen von Ceratodus und Protopterus. *Denkschr. d. math.-naturw. Gesellsch.*, Iena, 1898, Bd IV, Lief. 2.

1887. SPERINO. Polmone destro bilobato con lingula sopranumeraria in corrispondenza dell'apice. *Giornale della R. Acc. d. medicina*, 1887, nos 6-7.

1894. SPIESS. Ueber den Blutstrom in der Schleimhaut des Kehlkopfes und des Kehldeckels. *Arch. f. Anat. u. Physiol.*, Physiol. Abth., 1894, p. 503.

1898. SPRINGER (C.). Rudimentäre accessorische Lunge. *Prager medic. Wochenschr.*, 1898, n° 31.

1893. STAURENGHI. Distribuzione e terminazione delle fibre nervose nella mucosa dell' epiglottide. *Bollet. della societa medico-chirurg. di Pavia*, 1893.

1897. STEINLECHNER et TITTEL. Der Musculus ventricularis des Menschen. *Sitzungsb. d. kais. Akad. Wiss. in Wien.*, 1897, Bd. CVI, Abth. III, p. 157.

1871. STIEDA (L.). Ueber die Schleimdrüsen der Luftwege. *Dorpat. medic. Zeitschrift*, 1871, p. 363.

1878. STIEDA. Einiges über Bau und Entwicklung der Säugethierlungen. *Zeitschr. f. wissensch. Zoologie*, 1878, Bd XXX, Supplement, p. 106.

1897. STIEDA (L.). Ueber ein neues Kehlkopfsmodell. *Verhandl. d. anat. Gesellsch.*, 15 Vers, in Gent., 1897, p. 15.

1876. STIRLING. Nervous apparatus of the lung. *British med. Journal*, 1876, vol. II, p. 401.

1878. STIRLING. On hyperplasia of the muscular tissue of the lungs. *Journ. of Anat. a. Physiol.*, 1878, vol. I, p. 66.

1881. STIRLING. On the nerves of the lungs of the newt. *Journ. of Anat. a. Physiol.*, 1881, vol. XVI, p. 96.

1883. STIRLING. The trachealis muscle of man and animals. *Journ. of Anat. a. Physiol.*, 1883, vol. XVII, p. 204.

1883. STIRLING. A simple method of demonstrating the nerves of the epiglottis. *Journ. of Anat. a. Physiol.*, 1883.

1877. STRASSER. Ueber die Luftsäcke der Vögel. *Morphol. Jahrb.*, 1877, p. 179.

1889. STRAZZA. Zur Lehre über die Entwicklung der Kehlkopfmuskeln. *Schenk's Mittheilungen*, II. 1888. Wien, 1889.

1892. STUART et M'CORMICK. The position of the epiglottis in swallowing. *Journ. of Anat. a. Physiol.*, 1892, vol. XXVI, p. 231.

1899. SUPINO (F.). Ricerche sulla struttura del polmone negli uccelli. *Atti d. Soc. veneto-trentina d. Sc. nat. resid. in Padova*, 1899, S. 2, vol. III, fasc. 2, p. 306.

1891. SUSSDORF. Giebt es ein wirkliches Cavum mediastini? Ein Beitrag zur Anatomie des Mittelfels der Fleischfresser. *Deutsche Zeitschrift f. Thiermedizin u. vergl. Pathol.*, 1891, Bd XVIII, p. 180.

1889. SUTTON (J. BLAND). On the nature of ligaments. Part. VI. The vocal cords, and the hyo-epiglottideus muscle. *Journ. of Anat. a. Physiol.*, 1889, vol. XXIII, p. 256.

1885. SYMINGTON. On the relations of the larynx and trachea to the vertebral column in the fœtus and child. *Journ. of Anat. a. Physiol.*, 1885, vol. XIX, p. 286.

1887. SYMINGTON. *The topographical anatomy of the child*. 1887, Edinburg, E. et S. Livingstone.

1898. SYMINGTON. The marsupial larynx. *Journ. of Anat. a. Physiol.* N. S. 1898, vol. XIII Pt. 1, p. 31.

1899. SYMINGTON. The cartilages of the monotreme larynx. *Journ. of Anat. a. Physiol.*, N. S. 1898-1899, vol. XIV, Pt. 1, p. 90.

1889. TAGUCHI. Beiträge zur topographischen Anatomie des Kehlkopfes. *Arch. f. Anat. u. Physiol.*, Anat. Abth., 1889, p. 389.

1891. TANJA. Ueber die Grenzen der Pleurahöhlen bei den Primaten und bei einigen anderen Säugethieren. *Morphol. Jahrbuch*, Bd XVII, p. 145.

1874. TARCHETTI. Sulla struttura delle ghiandole mucipare della trachea. *Rivista di medic. chirurg. e terapia di Soresina*, Dec. 1874. Torino, 1875.

1861. TEICHMANN (L.). *Das Saugadersystem vom anat. Standpunkte*. 1861, Leipzig.

1896. TEICHMANN (L.). Die Lymphgefässe bei entzündlichen Processen seröser Häute, ferner der Lungen und der Leber. *Anzeiger der Akad. d. Wissensch. in Krakau*, October 1896, p. 356-363.

1882. TESTUT et MARCONDÈS. Un poumon à six lobes. *Gazette hebdom. des Sc. médic. de Bordeaux*, 1881, n° 53, p. 1045.

1894. TESTUT. *Traité d'Anatomie humaine*. 1894, Paris, O. Doin.

1895. TICHOMIROW. Ein Fall von congenitalem Mangel der linken Lunge mit Persistenz der linken oberen Hohlvene bei einem erwachsenen Menschen. *Internat. Monatsschr. f. Anat.*, 1895, Bd XII, p. 24.

1879. TILLAUX. *Traité d'Anatomie topographique*, 2e édit. 1879, Paris, Asselin.

1874. TOBOLD. *Laryngoskopie und Kehlkopfkrankheiten*, 3te Aufl. Berlin, 1874.

1888. TOLDT. *Lehrbuch der Gewebelehre*, 3te Aufl. 1888, Stuttgart, Enke.

1885. TOURNEUX. Sur le développement de l'épithélium et des glandes du larynx et de la trachée chez l'homme. *C. R. Soc. Biol.*, août 1885.

1846. TOURTUAL. *Neue Untersuchungen über den Bau des menschlichen Schlund- und Kehlkopfes*. Leipzig, 1846.

1883. USKOW (N.). Bemerkungen zur Entwickelungsgeschichte der Leber und der Lungen. *Arch. f. mikr. Anat.*, 1883, Bd XXII, p. 222.

1898. VALENTI. Sopra la piegha laringea. *Monitore zoolog. italiano*, 1898, n° 3, p. 65.

1870. VERSON. Kehlkopf und Trachea. *Stricker's Handbuch der Lehre von den Geweben des Menschen und der Thiere*, 1870, Bd I, p. 453, Leipzig.

1894. VIGOT. *Anatomie de l'internat. Splanchnologie*. 1894, Caen, Adeline.

1897. VOÏNITCH-SIANOGENSKY. Quelques particularités de la position du médiastin antérieur chez les animaux. *Arch. des Sc. biolog. publiées par l'Institut imp. de médec. expérimentale à Saint-Pétersbourg*, 1897, t. V, n° 1, p. 46.

1891. WAGNER. Die Medianstellung des Stimmbandes bei Recurrenslähmung. *Virchow's Archiv.*, 1891, Bd CXXIV, p. 217.

1883. WALDEYER. Ueber das Verhalten des menschlichen Bronchialbaumes bei zweilappiger rechter Lunge. *Göttinger Nachrichten*, 1883, p. 193.

1882. WALLER et BJÖRKMAN. Studien über den Bau der Trachealschleimhaut mit besond. Berücks. d. Epithels. *Biologische Untersuchungen* von Retzius, 1882, Jahrg. II, p. 71.

1881. WEBER. Ueber das Verhalten des Bronchialbaumes beim Menschen bei Situs inversus. *Zool. Anzeiger*, n° 76, p. 88.

1880. WEIL. *Handbuch der topographischen Percussion*, 2te Aufl. Leipzig, 1880.

1882. WEINZWEIG. Zur Anatomie der Kehlkopfnerven. *Wiener Akad. Sitzungsb.*, 1882, Bd LXXXVI, p. 33.

1879. WESENER. Ueber die Volumverhältnisse der Leber und Lungen in den verschiedenen Lebensaltern. *Inaug. Dissert.*, Marburg, 1879.

1893. WIEDERSHEIM. *Der Bau des Menschen als Zeugniss für seine Vergangenheit*, 2te Aufl. 1893, Freiburg und Leipzig, Mohr.

1892. WILDER. Studies in the phylogenesis of the larynx. *Anatomischer Anzeiger*. Jahrg. VII, p. 570.

1895. WILL (E.). Ueber die Articulatio crico-arytaenoidea. *Inaug. Dissert.*, Königsberg i. P., 1895.

1888. WILLACH (P.). Beiträge zur Entw. der Lunge bei Säugetieren. *Inaug. Diss.*, Osterwieck a. Harz, 1888.

1896. WILMART. Fragments d'anatomie : un médiastin sus-sternal; les bronches extrapulmonaires..., etc. *La Clinique*, juin 1896.

1896. WILMART. Fragments d'anatomie : des trois dimensions du larynx adulte..., etc. *La Clinique*, oct. 1896.

1897. WILMART. Du poids spécifique du parenchyme pulmonaire humain. *La Clinique*, 1897, n° 8.

1878. v. WITTICH. Ueber die Beziehungen der Lungenalveolen zum Lymphsystem. *Mittheilungen aus d. Königsberg. physiolog. Laboratorium*, 1878, p. 1.

1891. WOLFF. Ein Beitrag zur Anatomie und Physiologie des Kehlkopfes. *Deutsche medic. Wochenschrift*, 1891, n° 43, p. 1199.

1886. WUNDERLICH. Beiträge zur vergleich. Anatomie und Entwickel. des unteren Kehlkopfes des Vögel. *Nova Acta d. Leopoldina*, 1886, vol. XLVIII, n° 1.

1877. ZUCKERKANDL. Beitrag zur descriptiven und topographischen Anatomie des unteren Halsdreieckes. *Zeitschr. f. Anat. u. Entwickel.*, 1877, Bd II, p. 54.

1880. ZUCKERKANDL. Ueber einige Varietäten in der Regio glosso-epiglottica. *Monatsschr. f. Ohrenheilkunde*, 1880, Jahrg. XIV, n° 10, p. 149.

1881. ZUCKERKANDL. Ueber die Anastomosen der Venae pulmonales mit den Bronchialvenen und mit dem mediastinalen Venennetze. *Sitzungsb. d. kais. Akad. d. Wissensch. Wien.*, 1881, Bd LXXXIV, H. 1, p. 110.

1883. ZUCKERKANDL. Ueber die Verbindungen zwischen den arteriellen Gefässen der menschlichen Lunge. *Sitzungsb. d. kais. Akad. d. Wissensch. Wien.*, 1883, Bd LXXXVII, H. 4 u. 5, p. 171.

1887. ZUCKERKANDL. Ueber Asymmetrie des Kehlkopfgerüstes. *Monatschr. f. Ohrenheilk.*, 1887, n° 12, p. 347.

1896. ZUCKERKANDL (E.). Anatomie und Entwicklungsgeschichte des Kehlkopfes und der Luftröhre. *Heymann's Handbuch der Laryngologie und Rhinologie*, Wien, 1896.

1900. ZUMBUSCH. Ueber d. Bronchialbaum d. Sänger u. Vögel. *Sitzungsb. d. Gesellsch. f. Beförder. d. ges. Naturw.*, Marburg, 1900.

1889. ZUMSTEIN (J.). Ueber den Bronchialbaum des Menschen und einiger Säugetiere. *Sitzungsb. der Gesellsch. zur Beförderung d. ges. Naturw. zu Marburg*, 1889, n° 3.

1891-92. ZUMSTEIN. Ueber Korrosionspräparate. *Ibidem*, 1891, p. 27 et 1892, p. 77.

DÉRIVÉS BRANCHIAUX[1]

Par Ch. SIMON

Chef des travaux à la Faculté de Nancy.

On a vu au chapitre embryologique par lequel s'ouvre le tome IV, que l'extrémité antérieure de l'intestin primitif se différencie en un appareil d'une grande importance phylogénétique, l'*appareil branchial*. On a vu également que, d'une durée extrêmement courte chez les mammifères et chez l'homme, cet appareil se transforme en donnant naissance à des produits très variés que l'on retrouve chez l'adulte. Parmi toutes les formations qui tirent ainsi leur origine de l'appareil branchial, on réserve plus spécialement le nom de *dérivés branchiaux* au *Thymus* et au *Corps thyroïde*. Dans ces dernières années, ce terme est cependant devenu plus compréhensif. On a reconnu en effet que certains organes découverts antérieurement dérivaient comme le thymus et le corps thyroïde des 3e et 4e fentes entodermiques. Ce sont la *glande carotidienne* et la *glandule thyroïdienne* (Prenant, Simon). Les *grandes vésicules ciliées* rencontrées dans le thymus, le *canal central de la thyroïde* signalés chez certains mammifères dérivent vraisemblablement (Nicolas) ou même certainement (Prenant, Simon, Kohn) des diverticules des 3e et 4e fentes entodermiques branchiales. Ces diverses formations, dont l'importance phylogénétique paraît être très grande, mais dont la signification fonctionnelle est complètement inconnue, se rattachent aux dérivés branchiaux proprement dits, comme l'hydatide de Morgagni, l'organe innominé de Giraldès ou l'organe de Rosenmüller, dérivés du corps de Wolff, se rattachent chez l'adulte au testicule ou à l'ovaire.

I. — THYMUS

On a vu (t. IV, p. 11) que la troisième fente entodermique branchiale donne naissance à divers organes. Par leur communauté d'origine, ces organes méritent d'être rangés dans un groupe anatomique distinct, le *système thymique*. Ce sont :

1° le thymus proprement dit,
2° les thymus accessoires,
3° les glandules et les vésicules thymiques.

Cette manière de voir est surtout vraie pour la plupart des mammifères. Chez l'homme, l'existence de la glandule thymique semble n'avoir été constatée qu'une seule fois, Ammann (*Beit. z. Anat. d. Thymusdr.* Bâle, 1882) signale chez un enfant de 5 ans, à côté d'un thymus accessoire très développé et accolé au lobe droit du corps thyroïde, un petit corpuscule de la grosseur d'un pois, de couleur rouge et de consistance assez ferme. Un cordon

1. De par leur origine, les dérivés branchiaux appartiennent au tube digestif bien plutôt qu'à l'appareil respiratoire. Dans l'ordonnancement général d'un traité d'anatomie humaine basée sur l'embryologie, ils ne sauraient logiquement être placés ailleurs qu'en avant des organes annexés au tube digestif. On a l'habitude dans les traités classiques de les décrire comme *annexes de l'appareil respiratoire*, après cet organe lui-même. C'est un usage que rien ne justifie.

conjonctif le rattachait à la fois à la capsule thyroïdienne et au thymus accessoire. Bien que ce corpuscule présentât une structure analogue à celle du thymus embryonnaire (Kœlliker), l'auteur ne saurait dire s'il s'agit d'un reste embryonnaire du thymus ou d'une glandule parathyroïde (Sandstrœm).

Ce que l'on sait de l'évolution de la glandule thymique chez les autres mammifères, permet de supposer qu'il s'agit ici d'une formation analogue. Le thymus accessoire ne serait autre que le lobule thymique externe qui, très souvent, accompagne la glandule externe : dans le cas particulier, ce lobule thymique aurait pris un développement inusité.

M. Prenant (*la Cellule*, t. I, fasc. 1) identifie à la glandule thymique la glande carotidienne qui, comme l'on sait, existe chez l'homme (voy. t. II, p. 608). Si cette interprétation, quelquefois contestée (Jacoby, Schaper), est exacte, l'homme comme les autres mammifères possède un *système thymique* complet; jusqu'à nouvel ordre, il est néanmoins impossible de considérer chez lui ce nouveau groupement comme établi pour les dérivés de la 3e fente branchiale, comme il l'est pour ceux de la 4e. J'attendrai en conséquence pour l'employer que des recherches ultérieures sur les glandules thymiques l'aient rendu légitime. Je renvoie les lecteurs aux considérations générales qui terminent le présent article.

I. — THYMUS PROPREMENT DIT

Le thymus est un organe glandulaire, contenu dans la cage thoracique, enfermé dans le médiastin antérieur. Il est caractérisé, dit-on, par son existence essentiellement transitoire. C'est en effet un organe propre à la vie embryonnaire dont l'évolution, inachevée à la naissance, se poursuit durant environ la première moitié de la vie extra-utérine. Toutefois il est aujourd'hui prouvé que, sous une forme très réduite, le thymus peut exister encore chez le vieillard. On ne saurait donc le considérer absolument comme un organe transitoire.

A un point de vue strictement anatomique, l'évolution de cet organe peut se diviser en trois périodes :

1° Une période de croissance qui s'étend depuis la formation de l'organe jusqu'aux environs de la 2e année.

2° Une période d'état qui paraît être fort courte.

3° Une période de régression ou d'involution, qui se termine de la 15e à la 25e année et, selon les individus, laisse quelques lobules glandulaires persister jusque dans la vieillesse.

1° PÉRIODE DE CROISSANCE

On a vu (*loc. cit.*) que, par un bourgeonnement de l'épithélium ventral de la 3e fente entodermique, il se forme de chaque côté un organe nouveau, le *corps* du thymus. En arrière se forme, par un processus analogue, la *glandule thymique* à laquelle reste annexé, sous le nom de *vésicule thymique*, un diverticule creux formé par la fente branchiale. Ces deux dernières formations constituent la *portion crâniale* du thymus : elles sont réunies au corps de l'organe par des cordons épithéliaux (cordons intermédiaires), de même nature que le thymus proprement dit.

L'évolution ultérieure de la portion crâniale du thymus est encore mal connue : les recherches les plus récentes (Simon, Jacoby, 1896) font penser que la glandule et la vésicule thymiques, associées à un lobule glandulaire s'annexent plus ou moins intimement au corps thyroïde : ainsi serait constitué le groupe externe (voy. plus loin).

Le corps du thymus au contraire s'accole à la carotide primitive et par son extrémité inférieure bourgeonne activement. L'organe s'accroît ainsi dans le sens de la longueur et son niveau inférieur se rapproche de plus en plus du thorax. Chez un embryon humain de 20 millimètres, le thymus est encore en totalité dans la région cervicale.

Chez un autre embryon de 32 à 40 millimètres l'extrémité inférieure de la glande a pénétré dans la cage thoracique (thymus thoracique), tandis que, par en haut, l'organe se prolonge dans la région cervicale (thymus cervical) sous forme d'un cordon peu développé. Les deux thymus, droit et gauche, rapprochés sur la ligne médiane, s'accroissent rapidement, surtout après la naissance : ils simulent alors deux lobes. Leur disposition anatomique présente dès ce moment les caractères de la période d'état.

Le thymus est tout d'abord un organe exclusivement épithélial. Il se compose (fig. 303) de cordons creux à parois épaisses. Les éléments cellulaires sont petits, serrés les uns contre les autres et mitosent activement. Les cellules les plus internes, tombées en déchéance, s'accumulent dans la lumière du cordon. Plus tard, le thymus subit des transformations profondes qui font de lui un organe lymphoïde. C'est avec cette nouvelle structure qu'il arrive à la deuxième période de son évolution.

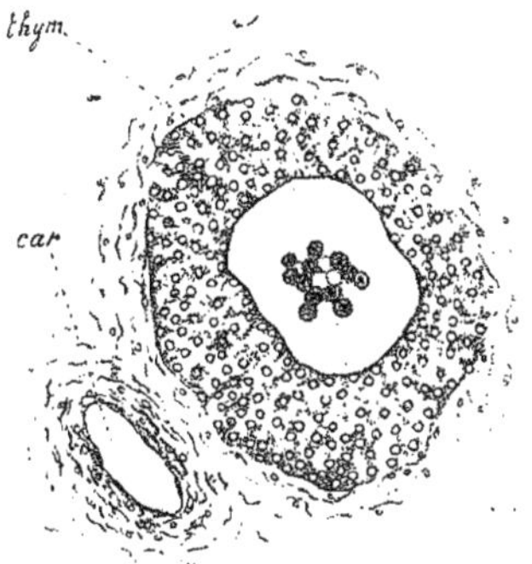

Fig. 303. — Coupe du thymus épithélial. *Thym.*, thymus. — *Car.*, carotide primitive.

On n'est pas d'accord sur ce processus de la transformation lymphoïde du thymus épithélial. Pour les uns (His, Stieda, Gulland) l'ébauche épithéliale disparaît sous l'invasion du tissu conjonctif, des vaisseaux ou surtout des lymphocytes. Ces éléments, d'origine extra-thymique, étouffent les éléments de l'ébauche épithéliale dont il ne reste plus qu'un stroma rétiforme et des formations particulières connues sous le nom de corps concentriques. Pour d'autres auteurs (Kœlliker, Tourneux et Hermann, Prenant), si les vaisseaux sont incontestablement d'origine extra-thymique, il n'en est pas de même des lymphocytes qui dérivent directement soit par cinèse soit par bourgeonnement nucléaire (sténose) des éléments de l'ébauche épithéliale. La charpente réticulée de l'organe représenterait les vestiges de la première organisation.

2° PÉRIODE D'ÉTAT

Considérations générales. — Vers la deuxième année après la naissance, le thymus, arrivé à son maximum de développement, est un organe volumineux, logé dans le médiastin antérieur et se prolongeant sur une longueur variable dans la région cervicale. Sa coloration, d'un rouge vineux chez le nouveau-né (Farret, *Th. Paris*, 1895) et rosée chez le fœtus, devient à cette période d'un blanc grisâtre, analogue à celle des ganglions lymphatiques. A mesure que s'accentueront les phénomènes de l'involution, cette coloration tournera au jaune pâle de la graisse.

A travers la mince capsule conjonctive qui l'entoure, le thymus laisse, comme les glandes, apercevoir un *aspect extérieur* lobulé. On verra plus loin qu'il se compose d'un grand nombre de lobules primaires, de forme pyramidale, dont le sommet répond à l'axe longitudinal du lobe et la base à la surface extérieure de l'organe. On distingue en effet, à la surface du thymus, un grand nombre de petits champs polygonaux assez réguliers, mesurant 2 à 3 millimètres dans tous les sens, dont chacun reproduit la base d'un lobule primaire.

La *forme* générale de la glande (fig. 304) est celle d'une pyramide quadrangulaire à base inférieure, à sommet bifide. La plus grande partie de cette pyramide est comprise dans la cage thoracique (thymus thoracique), tandis que les extrémités supérieures répondent à la région cervicale (thymus cervical). En réalité le thymus se compose de deux *lobes*, l'un droit, l'autre gauche, appliqués l'un contre l'autre et séparés uniquement par la mince cloison résultant

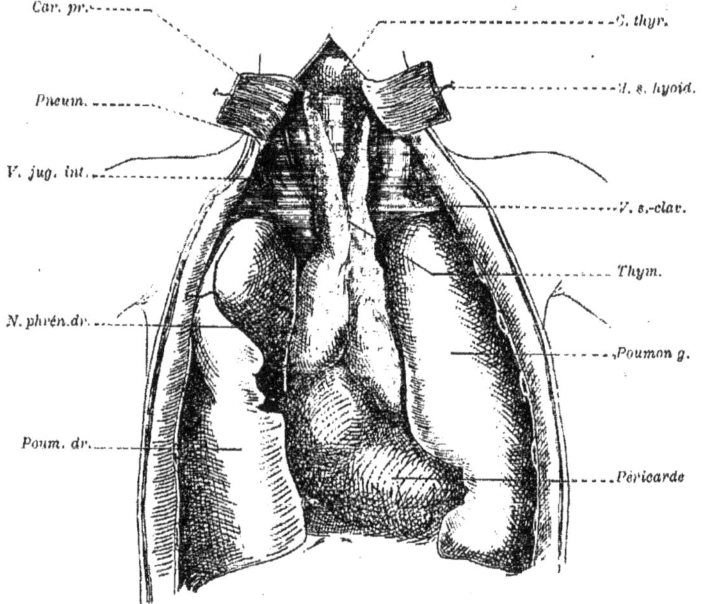

Fig. 304. — Thymus d'un enfant de 2 mois.

de l'adossement de leurs capsules. Ce plan de division est obliquement dirigé de gauche à droite et d'arrière en avant. Il n'est cependant pas rare de trouver les deux lobes réunis l'un à l'autre par un isthme plus ou moins étendu. Suivant que cette soudure porte sur les extrémités inférieures ou les parties moyennes des lobes, la forme du thymus varie de la forme de l'U à celle de l'H (Ammann)

Les deux lobes sont le plus souvent inégalement développés : l'un deux empiète alors plus ou moins sur la face antérieure de son voisin : on peut ainsi presque toujours distinguer un lobe médian plus volumineux, et un lobe latéral plus réduit (Mettenheimer).

Pris individuellement enfin, chaque lobe thymique possède la forme d'une massue à grosse extrémité inférieure. Les extrémités proximales, coniques, ont reçu le nom de *cornes supérieures* ; les extrémités distales, malgré leur volume et leur forme mousse, ont par opposition quelquefois reçu le nom de *cornes inférieures*.

Chez le nouveau-né, la *consistance* du thymus est molle et presque fluctuante à cause de la quantité de liquide que cet organe renferme. Plus tard cette consistance se raffermira, en restant cependant toujours peu considérable (Farret).

Les *mensurations* du thymus ont donné entre les mains des auteurs des résultats peu concordants. Ces variations proviennent vraisemblablement de ce que ces mensurations ont été faites à des périodes différentes de l'évolution de la glande. Elles proviennent aussi des différences individuelles qui, pour cet organe, sont particulièrement marquées.

En longueur, le thymus mesure 40 à 50 millimètres; en largeur, 20 à 30 selon Sappey et seulement 12 à 14 d'après Testut (moyenne de 20 sujets). Cependant il arrive fréquemment que le diamètre transversal soit beaucoup plus réduit : le thymus se présente alors comme un cordon très grêle. Dans d'autres circonstances, le diamètre transversal atteint le diamètre longitudinal.

Le diamètre antéro-postérieur mesure, selon Sappey, 8 à 10 millimètres; 13 à 14 millimètres, d'après Testut.

Il n'est pas rare de rencontrer des thymus très augmentés de volume. Dans ces conditions la glande mesure en longueur jusqu'à 68 millimètres et de 40 à 65 millimètres de largeur (Ammann).

D'une façon générale, la taille, le volume et le poids varient dans le même sens que le poids du sujet (Farret).

Les *pesées* ont donné des résultats aussi peu concordants. A la naissance, le thymus, d'après Haller, pèse environ 3 grammes; 8 à 12 d'après Haugsted; 16 à 20 selon Merkel; 5 à 15 d'après Kœlliker et Friedleben (moyenne 13 gr. 7); 6 à 8 grammes selon Sappey, et seulement 5 grammes d'après Testut. Toutefois les thymus augmentés de volume peuvent atteindre des poids beaucoup plus considérables (60 grammes).

Rapports. — Les rapports du thymus sont naturellement variables selon qu'il s'agit du thymus thoracique ou du thymus cervical.

Par sa face *antérieure*, la portion thoracique de l'organe répond au manubrium et au corps du sternum depuis l'ouverture supérieure du thorax jusqu'à la hauteur du 3e espace intercostal. Ces rapports toutefois peuvent être plus étendus, car on voit assez souvent descendre plus bas et jusque sur le diaphragme (Ribemont, Farret) l'extrémité inférieure du thymus. En haut, la glande est séparée de la face postérieure du manubrium par les insertions des muscles sterno-thyroïdiens sous lesquels elle se prolonge dans la région cervicale.

En arrière, le thymus recouvre les gros vaisseaux du cœur. En bas sa *face postérieure* se trouve en rapport immédiat avec le tronc de l'artère pulmonaire à gauche, et à droite avec l'aorte ascendante (fig. 304). Sur un plan plus profond, elle répond à la bronche gauche et enfin à l'œsophage. A un niveau plus élevé, le thymus répond immédiatement au tronc veineux brachio-céphalique gauche et par son bord droit au tronc veineux droit. D'une façon moins immédiate, il répond au tronc artériel brachio-céphalique et à gauche à la carotide primitive. A ce niveau, le thymus contracte parfois des rapports avec la trachée en envoyant en arrière des prolongements glandulaires jusqu'à la naissance des bronches (Mettenheimer).

Les deux *faces latérales* du thymus répondent aux faces internes des poumons. A droite, le thymus répond en outre au nerf phrénique droit et au sommet du péricarde. A gauche, ce rapport n'existe pas, le nerf de ce côté se trouvant sur un plan plus postérieur.

Les *cornes inférieures* répondent au péricarde qui les sépare du ventricule et de l'oreillette droits. J'ai déjà dit que l'extrémité inférieure du thymus peut descendre plus bas et jusqu'au diaphragme : les rapports de cette glande et du

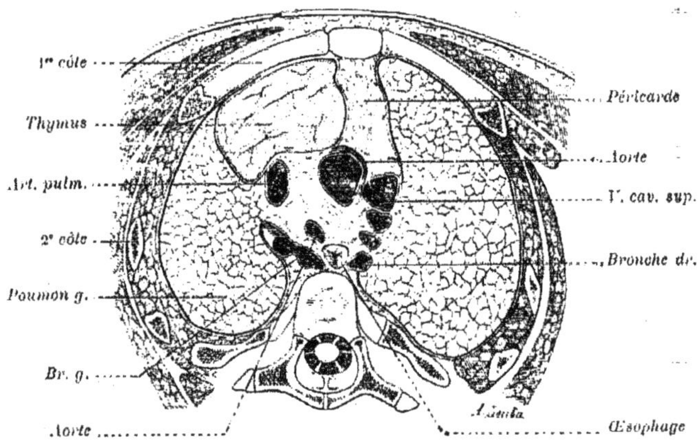

FIG. 305. — Coupe transversale de la région thoracique du nouveau-né (d'après Mettenheimer).

cœur sont donc très variables et en relation avec le degré de développement de l'organe.

Les *cornes supérieures* remontent plus ou moins haut dans la région cervicale. Elles restent généralement séparées du bord inférieur du corps thyroïde par une distance de 5 à 10 millimètres. Mais, contrairement à ce qui est généralement répété dans les classiques, l'extrémité supérieure du thymus peut remonter assez haut pour atteindre cette glande (Mayr, Luschka, Kœlliker, Mettenheimer).

Structure. — Chaque lobe thymique est entouré de toutes parts par une capsule conjonctive mince et délicate. Par sa face externe, cette membrane d'enveloppe contracte avec les parois du médiastin antérieur et le péricarde pariétal quelques adhérences qui maintiennent l'organe dans la situation qu'il occupe. Par sa face interne, la capsule donne naissance à de fines cloisons qui séparent les lobules les uns des autres et sert de soutien aux vaisseaux thymiques.

La surface extérieure du thymus se laisse en effet décomposer en champs polygonaux irréguliers ou *lobules*. Le scalpel ou les ciseaux permettent même de séparer partiellement les lobules les uns des autres en détruisant les cloisons conjonctives qui leur sont interposées. Le thymus se présente alors sous forme d'un chapelet de grains irréguliers et inégaux greffés par un pédicule ou *hile* sur un axe longitudinal unique (fig. 306). Cette tige fut longtemps considérée comme le canal excréteur de l'organe, dans lequel s'ouvraient les conduits excréteurs des lobules. On sait aujourd'hui que cet axe comme l'organe tout entier est plein et que le thymus est totalement dépourvu de canal excréteur.

Chaque lobule est lui-même décomposable en éléments plus petits ou *follicules*. Sur coupe (fig. 307), le follicule se montre à un faible grossissement formé de deux zones concentriques :

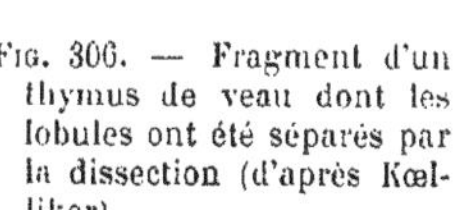

Fig. 306. — Fragment d'un thymus de veau dont les lobules ont été séparés par la dissection (d'après Kœlliker).

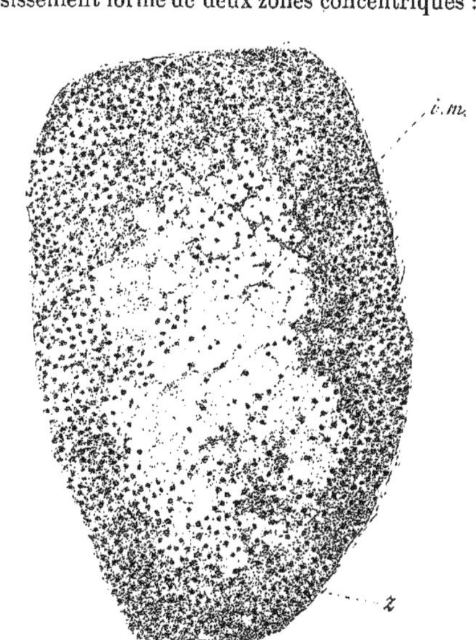

Fig. 307. — Coupe d'un follicule du thymus; faible grossissement.
Z, zone marginale. — *z. m*, zone médullaire.

l'une périphérique ou marginale, très granuleuse et opaque; l'autre centrale ou médullaire, plus claire.

La *zone marginale* est formée par un réticulum identique et continu à celui qui forme la zone médullaire. Son apparence granuleuse est due à une proportion très considérable de cellules lymphoïdes contenues dans les mailles du réseau. Ces éléments se multiplient d'une façon active, mais particulièrement dans la région la plus externe qui doit être considérée comme la *zone d'accroissement* des follicules. Dans la *zone médullaire* les éléments lymphoïdes sont beaucoup plus rares et par suite le réseau de soutien beaucoup plus visible. Ce réticulum est très irrégulier; ses travées sont formées de cellules anastomosées les unes avec les autres. A leur surface, sont des noyaux qui se distinguent de ceux des lymphocytes par leur taille beaucoup plus grande, leur pauvreté en substance chromatique. Les mailles du réseau sont aussi très irrégulières et très inégales. Outre les quelques cellules lymphoïdes qu'elles contiennent, elles présentent quelques éléments dont le protoplasma est chargé de pigment sanguin et quelques cellules géantes.

Les *corps concentriques* de Hassall sont des éléments caractéristiques du thymus. Ce sont des corpuscules arrondis (fig. 308) dont les parois épaisses sont imbriquées les unes sur les autres. Au centre se trouvent quelques petits éléments dont la nature n'est pas exactement connue. Tels qu'ils sont, ces corps concentriques ont été comparés aux perles des tumeurs épithéliales. Leur origine et leur signification ont fait l'objet de nombreuses recherches, sans que l'on soit aujourd'hui entièrement encore fixé sur ces questions.

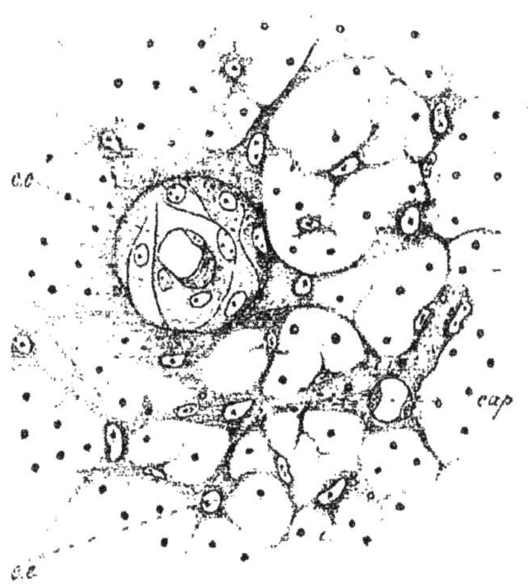

Fig. 308.
c, c, corps concentrique de Hassall. — *cap.*, capillaire sanguin. — *c. e.*, noyau des cellules du réseau.

Friedleben considère les corps concentriques comme des follicules en voie d'atrophie. Berlin, Paulizki, Cornil et Ranvier, Afanasiew constatent qu'ils sont en rapport avec les vaisseaux sanguins ; ce dernier auteur, allant plus loin, les fait dériver de l'endothélium vasculaire : cet endothélium s'épaissit, prolifère et obture complètement la lumière du vaisseau. His et Stieda considèrent les corps concentriques comme les vestiges de l'ébauche épithéliale du thymus. Hermann et Tourneux se rangent à l'interprétation de Kœlliker, d'après laquelle les corps concentriques sont formés par un dépôt successif de couches d'une substance amorphe autour des cellules épithéliales.

Le thymus renferme aussi, d'après Remak, Watney, des vésicules tapissées par un épithélium cubique assez régulier, muni de cils vibratiles. Ces vésicules sont analogues à celles qui ont été rencontrées dans le corps thyroïde et seront décrites avec ces dernières.

Chaque follicule thymique est parcouru par un réseau abondant de capillaires sanguins. Ceux-ci proviennent de la division des vaisseaux qui abordent le lobule au niveau de son hile.

Vaisseaux sanguins. — *a*) *Artères.* — Ces artères thymiques proviennent surtout des mammaires internes. Accessoirement le thymus reçoit quelques rameaux vasculaires des thyroïdiennes inférieures, des péricardiques et des diaphragmatiques supérieures.

b) *Veines.* — Les veines thymiques sont peu volumineuses mais très nombreuses. Les plus importantes se jettent dans le tronc veineux brachio-céphalique gauche. D'autres se rendent aux veines mammaires internes, thyroïdiennes inférieures et diaphragmatiques supérieures.

Vaisseaux lymphatiques. — La disposition des capillaires lymphatiques dans le thymus rappelle celle des ganglions ordinaires. Les vaisseaux émergents sont tributaires des ganglions rétro-sternaux.

Nerfs. — Les nerfs sont dans le thymus assez abondants : ce sont vraisemblablement des nerfs vasculaires. Ils proviennent du sympathique. Leur centre d'origine semble être dans le ganglion cervical supérieur et le premier thoracique.

3° PÉRIODE DE RÉGRESSION

Durant cette période de son involution, le thymus décroît lentement de volume; la durée de cette phase, l'époque précise où elle commence et où elle finit sont encore très mal connues. Kœlliker et Ecker placent le début de cette involution au cours de la 20e année. Pour Simon elle se fait de la 8e à la 12e année; pour Friedleben, Sappey, Ammann — et c'est l'opinion la plus généralement admise — l'involution thymique commence durant la 2e année de la vie extra-utérine.

La durée du phénomène est aussi mal connue que l'époque de son début. D'une façon générale on sait que l'involution se poursuit très lentement pendant la jeunesse et s'accentue après la puberté. On place entre la 15e et la 25e année le terme ultime du phénomène.

On a longtemps admis que cette régression était totale. On sait aujourd'hui qu'il peut persister jusque dans l'âge le plus avancé des vestiges du thymus. Sussdorf le premier signala ce fait chez les vieux animaux. D'autres auteurs, Luschka, Meckel, Watney ont retrouvé de semblables vestiges chez l'homme mais d'une façon inconstante, tandis que Sappey et plus récemment Waldeyer les considèrent comme absolument constants. Ces vestiges, d'après ce dernier auteur, se présentent sous forme d'une masse graisseuse, de taille, de forme, de couleur et de consistance très variables. Ce corps thymique est compris dans le médiastin antérieur, derrière le manche du sternum, au-devant des gros vaisseaux.

Les processus histologiques de la régression de cet organe consistent essentiellement dans une prolifération abondante du tissu conjonctif et des vaisseaux et surtout dans une formation de cellules adipeuses. Les diverses proportions du tissu conjonctif et de la graisse impriment aux vestiges des caractères très variables de consistance et d'aspect.

Les lobules thymiques subsistants peuvent devenir le substratum d'une *réviviscence*. On a signalé des cas assez nombreux où le thymus atteignait chez l'adulte des dimensions plus considérables que celles qu'il a normalement chez l'enfant. Ces cas de réviviscence sont généralement en rapport avec des phénomènes pathologiques.

[CH. SIMON.]

II. — THYMUS ACCESSOIRES

L'existence de *thymus accessoires* n'est pas absolument rare (Jendrassik); ce sont de petites glandes possédant la même structure que l'organe principal mais très variables dans leur volume, leur nombre, leur siège.

Leur développement paraît en rapport direct avec celui du thymus proprement dit (Ammann). Dans les conditions habituelles, leur volume est celui d'un pois ou d'un haricot. Lorsque le thymus est plus volumineux, les glandes accessoires varient du volume d'une cerise à celui d'une noix. On a vu un thymus accessoire mesurer 27 millimètres de long sur 14 millimètres de large (Ammann). Leur nombre est également variable; il peut aller jusqu'à 5 chez un même sujet (Jendrassik).

Les glandes accessoires sont parfois complètement indépendantes de l'organe principal : plus fréquemment elles sont rattachées à l'un des bords latéraux du thymus et plus fréquemment encore au corps thyroïde même. On a vu des thymus accessoires situés entre un lobe thyroïdien et l'œsophage (Ammann). Enfin, les cornes supérieures du thymus, augmentées de volume et détachées de la portion thoracique de l'organe, constituent quelquefois aussi de véritables glandes accessoires.

Les thymus accessoires doivent être considérés comme des lobules erratiques détachés de la glande et ayant poursuivi leur évolution d'une façon indépendante. Il est probable cependant que certains d'entre eux appartiennent à la portion crâniale du thymus embryonnaire.

II. — SYSTÈME THYROIDIEN

Contrairement à ce que j'ai dit plus haut des dérivés de la 3e fente entodermique branchiale, les organes formés aux dépens de la 4e fente sont aujourd'hui suffisamment connus, même chez l'homme, pour qu'il soit légitime de les réunir dans un même groupe anatomique, le *système thyroïdien*.

Ce groupe comprend :

1° Le corps thyroïde proprement dit;

2° Les glandes thyroïdes accessoires;

3° Les glandules thyroïdiennes ou parathyroïdes (Sandstrœm), auxquelles il faut ajouter diverses formations qui par leur origine et leur évolution se rattachent aux parathyroïdes.

I. — CORPS THYROIDE

Considérations générales. — Le corps thyroïde, encore nommé glande thyroïde, est un organe impair, généralement asymétrique, placé au-devant du sommet de la trachée et des parois latérales du larynx. Il répond à l'union du tiers inférieur avec les deux tiers supérieurs du cou.

Quelquefois on peut l'apercevoir de l'extérieur sans aucune dissection. Il suffit pour cela que le sujet soit maigre et que la tête soit placée dans une forte extension. Au-dessous de la saillie du cartilage thyroïde (vulgairement appelée pomme d'Adam) et de chaque côté de la ligne médiane se dessinent alors deux saillies oblongues, quelquefois indépendantes, quelquefois réunies par un léger relief transversal. Ce sont les deux lobes et l'isthme du corps thyroïde.

La palpation des régions latérales du cou laisse aussi dans la plupart des cas constater sur le vivant l'existence et la situation de la glande. Tandis que les doigts de l'observateur sont placés le long du bord inféro-latéral du cartilage thyroïde, le sujet dans un mouvement de déglutition fait remonter son larynx et avec celui-ci le corps thyroïde qui s'y trouve solidement fixé. L'observateur sent alors rouler sous ses doigts deux masses lisses et arrondies, de consistance molle et uniforme, qui sont les lobes latéraux de l'organe.

La glande thyroïde fait quelquefois défaut. Cette absence peut être congénitale ou survenir secondairement par atrophie de l'organe. C'est généralement dans le jeune âge que survient cette disparition : à la dissection, on trouve alors quelquefois des lobules graisseux dans lesquels le microscope a pu révéler l'existence de substance colloïde. D'autres fois, au contraire, le corps thyroïde prend un développement exagéré et peut atteindre des proportions énormes (goîtres, kystes). Enfin, il n'est pas rare de trouver un corps thyroïde légèrement augmenté de volume, sans que pour cela son habitus extérieur en soit modifié d'une façon quelconque.

L'*aspect extérieur* de la glande rappelle celui du rein. Lisse et unie, la surface libre présente généralement quelques sillons peu profonds, indices d'une lobulation interne qui n'a rien de régulier ni de constant. Parfois cependant, ces sillons sont plus marqués et tracent des lignes de démarcation plus ou moins profondes entre les différents lobes de l'organe.

La *coloration* normale est d'un rouge tirant sur le jaune. Elle est d'ailleurs assez variable et en rapport avec l'état fréquemment pathologique de la glande et surtout avec l'état général de la circulation. Les nombreux plexus veineux qui émergent du corps thyroïde expliquent suffisamment la coloration violacée qu'il peut prendre, lorsqu'un obstacle quelconque s'oppose au retour du sang vers le cœur.

La *consistance* est moindre que celle des autres glandes. Normalement, elle est uniformément molle. Elle est cependant fréquemment modifiée par l'existence de petits kystes durs enfouis dans l'épaisseur du tissu thyroïdien. La section de l'organe, comme l'ouverture de ces kystes, laisse écouler un liquide limpide, jaunâtre et un peu visqueux qui est la *substance colloïde*, produit de sécrétion de la glande.

Le corps thyroïde présente dans son *volume* des variations individuelles marquées. Toutefois l'âge et le sexe sont les causes les plus fréquentes de ces variations. On admet généralement que le corps thyroïde de la femme est plus volumineux que celui de l'homme. Chez elle encore, il augmente pendant la grossesse et la menstruation.

Pour Merkel l'augmentation de volume du corps thyroïde chez la femme serait non une propriété sexuelle mais une aptitude plus grande aux manifestations pathologiques.

Toutes proportions gardées, l'isthme est de moindre volume chez l'enfant que chez l'adulte (Tillaux, Symington). D'après Huschke, l'organe diminue de volume après la naissance; il augmente plus rapidement au contraire à la

[*CH. SIMON.*]

puberté (Kœnig). Chez l'adulte, le corps thyroïde mesure transversalement 50 à 60 millimètres; le diamètre antéro-postérieur qui, dans les lobes latéraux, mesure environ 18 à 20 millimètres, diminue considérablement au niveau de la partie médiane ou isthme, où il ne compte plus que 6 à 8 millimètres. En hauteur, l'isthme mesure de 5 à 15 millimètres. Le lobe droit est généralement plus volumineux que le gauche.

Le corps thyroïde est chez le vieillard plus réduit de volume (Sappey, Broers). Cette diminution dans les dimensions s'accompagne d'une coloration plus foncée, d'une raréfaction de la substance colloïde, et d'un développement particulier du tissu conjonctif (Pilliet).

Le poids moyen de cet organe atteint 22 à 24 grammes chez l'adulte.

Conformation extérieure. — La *forme* du corps thyroïde est sujette à des variations assez marquées. On conçoit facilement en effet que, constitué par la réunion de trois ébauches distinctes et originellement indépendantes, cet organe soit, chez l'adulte, susceptible de varier dans sa forme dans des limites assez étendues selon le développement inégal pris par telle ou telle de ses parties. On compare généralement le corps thyroïde à un croissant à concavité supérieure. Comme dans toute figure de ce genre il faut distinguer deux parties latérales plus ou moins semblables dans leur forme et leur disposition, et une portion médiane unissant transversalement les deux autres à leur partie inférieure.

Les branches latérales sont dans le cas particulier représentées par les *lobes latéraux* (fig. 307). Ce sont des masses volumineuses larges et épaisses. Leur forme générale dépend de la place qui leur est laissée par les organes environnants. Ils moulent en effet une cavité triangulaire limitée en dedans (voy. fig. 63, t. IV) par la trachée et l'œsophage; en bas et en haut, par les bords postérieurs du larynx et les insertions thyroïdiennes du muscle constricteur inférieur du pharynx. En dehors, et en avant, cet espace est limité par les plans musculaires et aponévrotiques qui, du sternum et de la clavicule, s'étendent jusqu'au larynx, l'os hyoïde ou l'apophyse mastoïde; en arrière enfin, par les muscles prévertébraux et le cordon vasculo-nerveux du cou. La forme des lobes latéraux rappelle donc celle de deux pyramides triangulaires. Aussi leur distingue-t-on trois faces et trois bords. La *face antérieure* ou mieux la *face antéro-externe*, en rapport avec des aponévroses et des muscles, est lisse et convexe antérieurement. Les *faces postérieures*, en rapport avec les vaisseaux, et la *face interne*, contiguë aux nodosités de la trachée, sont plus irrégulières et souvent excavées. Les sommets amincis ont reçu le nom de *cornes supérieures*. Par opposition, les extrémités inférieures, quoique mousses et arrondies, ont été quelquefois nommées *cornes inférieures*.

La partie intermédiaire et transversalement placée du croissant répond à l'*isthme* du corps thyroïde. Ce n'est le plus souvent qu'une bandelette mince étendue entre les deux extrémités inférieures des lobes. On lui distingue une *face antérieure*, lisse, et une *face postérieure* ou trachéale, un *bord supérieur* et un *bord inférieur*. Latéralement, des sillons plus ou moins profonds marquent la limite des lobes latéraux et de l'isthme.

Ce dernier présente des variations morphologiques assez fréquentes. Tantôt il est plus développé que d'habitude; son bord inférieur, convexe vers le bas, se continue alors sans démarcation avec les cornes inférieures des lobes : la forme réalisée est ainsi celle d'un véritable fer à cheval. Parfois il est incomplet et n'est rattaché qu'à l'un seulement des lobes thyroïdiens (25 pour 100 des cas d'après Marshall). D'autres fois il est remplacé par une petite glande accessoire libre. Quelquefois enfin il manque entièrement : les deux lobes dans ces deux derniers cas sont tout à fait indépendants (10 pour 100 des cas d'après Marshall; 1 fois sur 20, Grüber; 4 fois sur 40 cas, Chemin).

Du bord supérieur de l'isthme, à gauche normalement de la ligne médiane,

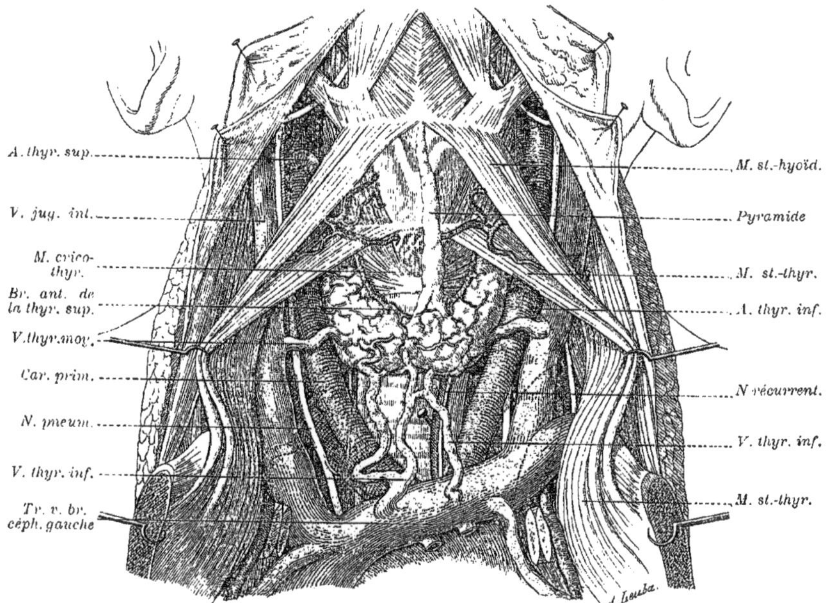

Fig. 309. — Vue antérieure du corps thyroïde.
L'artère sous-clavière gauche, ainsi que les deux artères thyroïdes inférieures sont représentées en pointillé.

naît un prolongement qui se dirige verticalement en haut : c'est la *pyramide de Lalouette* ou *lobe médian* des auteurs allemands (*Appendice de Morgagni, processus pyramidalis, pyramide glanduleuse, corde, colonne, corne* du corps thyroïde). De même aspect, au moins à sa partie inférieure, que le reste de l'organe, la pyramide se présente tantôt sous la forme d'un cordon assez régulièrement cylindrique, tantôt sous la forme d'un cône très allongé. A l'état normal elle se prolonge jusqu'à l'os hyoïde, à la face postérieure duquel elle s'insère (fig. 309).

Le lobe médian du corps thyroïde est fréquemment anormal.

La pyramide de Lalouette n'est bien développée, d'après Zuckerkandl, que 6 ou 7 fois sur 10. Dans le reste des cas, elle ne forme qu'un prolongement conoïde s'étendant plus ou moins loin sur la face antérieure du larynx. Au lieu de naître comme d'habitude du bord supérieur de l'isthme, elle naît quelquefois de la face antérieure de cet isthme, ou aux dépens d'un des lobes latéraux dont elle prolonge parfois la corne supérieure. D'autres fois, son insertion inférieure est double : les deux branches convergent l'une vers l'autre comme celles d'un λ (2 fois sur 40 cas de Chemin, 1 fois sur 60 d'après Marshall) pour se réunir dans la moitié des cas (Marshall) au niveau du cartilage thyroïde. Mais dans quelques cas plus rares, la réunion des deux branches ne se fait pas (fig. 310) et les deux pyramides ainsi formées s'insèrent séparément à la concavité de l'os hyoïde (2 cas de Chemin, 4 de Marshall).

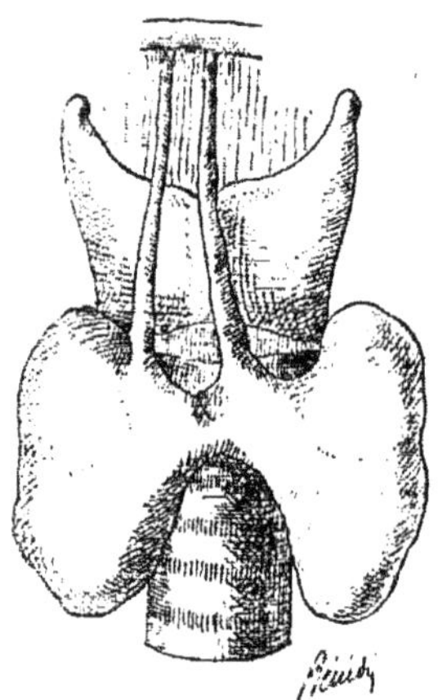

Fig. 310. — Anomalie du corps thyroïde. Duplicité de la pyramide de Lalouette (d'après Chemin).

La pyramide de Lalouette enfin peut faire complètement défaut (57 fois pour 100, d'après Marshall cité d'après Chemin, et seulement 3 fois dans la statistique de ce dernier). Dans ce cas, elle est très fréquemment remplacée par des glandes accessoires ainsi que je le dirai plus loin.

Quoique de même aspect que le reste de l'organe, la pyramide de Lalouette ne paraît pas être glandulaire dans toute son étendue. C'est en effet très souvent par une sorte de ligament qu'elle se prolonge jusqu'à l'os hyoïde.

La pyramide se continue parfois au-dessus de l'os hyoïde avec un cordon creux qui se poursuit jusqu'à la face dorsale de la base de la langue (conduit lingual). C'est le *canal thyréo-glosse* de His. Ce tractus représente les vestiges de l'ébauche thyroïdienne médiane (voy. t. IV, p. 13). Ce canal est inconstant, mais il est susceptible de donner naissance à une variété particulière de glandes thyroïdes accessoires, et à des kystes de la région sus-hyoïdienne (Chemin, Martin, M. B. Schmidt; voy. aussi à ce sujet t. IV, p. 94-95).

Siège et moyens de fixité. — Ainsi configuré en manière de croissant, le corps thyroïde est appliqué sur la trachée qu'il entoure sur une certaine partie de son étendue. Il est placé de telle sorte que son isthme recouvre une petite longueur de la face antérieure de la trachée, tandis que les lobes, plus longs et plus larges, plus rejetés aussi en arrière, répondent aux faces latérales de ce conduit et de l'œsophage en bas, du larynx et du pharynx en haut. Dans la concavité de la courbe décrite par le bord supérieur de l'isthme et les bords antérieurs des lobes, est inscrit le larynx tout entier avec les muscles crico-thyroïdiens, dont le gauche est à l'ordinaire en partie masqué par la racine de la pyramide. Les limites inférieures de l'organe plongent dans un tissu conjonctif chargé de graisse qui, par en bas, se prolonge au-devant de la trachée et descend sans démarcation aucune dans le médiastin antérieur (Merkel).

L'extrémité inférieure des lobes atteint le 5e ou le 6e anneau de la trachée et reste distante de la fourchette sternale de 15 millimètres chez l'enfant de

3 à 4 ans et de 20 millimètres chez l'adulte. Par l'extension forcée de la tête, cette distance peut augmenter d'environ 20 millimètres (Sappey).

Le sommet des cornes supérieures se trouve sur le bord postérieur du cartilage thyroïde, au niveau environ de son tiers inférieur.

D'après la grande majorité des auteurs, l'isthme du corps thyroïde recouvre les 2e, 3e et 4e premiers anneaux de la trachée (Cruveilhier et Marc Sée, Beaunis et Bouchard, Rudinger, Fredericq, Broca, Gaudier, Rivierre, Farabeuf) : le premier anneau ainsi que le cartilage cricoïde resteraient libres. D'après Bourgery et Jacob, Sappey, au contraire, les quatre premiers anneaux, et d'après Testut (t. III, p. 280) les deux anneaux supérieurs seulement, seraient masqués par le lobe médian. D'après Merkel, le premier anneau est tantôt libre, tantôt découvert, ce qui dépend de la hauteur de l'isthme. Au contraire d'après Mauclaire, sur une statistique de 80 cas, 26 fois environ l'isthme empiète sur le premier anneau et descend sur le 2e et le 3e. Par ordre de fréquence on trouve ensuite la disposition classique (2e, 3e, 4e anneaux). Chez l'enfant (Symington, Mauclaire), le bord supérieur de l'isthme semble, plus fréquemment que chez l'adulte, atteindre le cartilage cricoïde. Quelquefois aussi l'isthme descend assez bas pour recouvrir le 5e et même le 6e anneau de la trachée (Sappey).

Anormalement on a vu cet organe siéger dans la région sus-hyoïdienne (Demme, cité par Rivierre).

C'est dans la situation qui vient d'être décrite que se trouve fixé le corps thyroïde. Sa capsule fibreuse, formée, d'après Sébileau, par le dédoublement d'un feuillet aponévrotique détaché de l'aponévrose moyenne du cou, s'épaissit en certains points pour donner des sortes de ligaments qui le fixent solidement au cartilage cricoïde et quelquefois aussi aux premiers anneaux de la trachée, enfin à la gaine d'enveloppe du paquet vasculo-nerveux du cou.

De la face profonde de l'aponévrose cervicale profonde se détache, d'après Sébileau (*Bull. Société anatomique de Paris*, 1888), au voisinage de son insertion aux apophyses transverses de la colonne cervicale, un feuillet aponévrotique. Cette *aponévrose transversale du cou* se dirige en dedans, arrive au bord externe de la veine jugulaire interne, où elle se dédouble pour former une gaine à tout le paquet vasculo-nerveux. Toutefois les deux feuillets ne se rejoignent pas en dedans de celui-ci; le feuillet postérieur passe en arrière du pharynx avec lequel il contracte des adhérences et se continue avec son homonyme du côté opposé. La lame antérieure, après avoir passé au-devant des vaisseaux, atteint le bord externe du lobe et se subdivise à ce niveau en deux lames secondaires : l'antérieure tapisse la face antéro-externe de ce lobe en appliquant à sa surface les racines des veines thyroïdiennes inférieures; la postérieure contourne le bord postérieur du lobe latéral, puis s'insinue entre ce dernier et les parois œsophago-brachiales auxquelles elle adhère. Sur la ligne médiane, elle s'unit à son homologue du côté opposé. De telle sorte que la gaine du corps thyroïde, dont l'existence n'est plus niée par personne aujourd'hui (Sappey, Tillaux, Gerard-Marchant, Sébileau, etc.) est en réalité formée par le dédoublement de l'aponévrose transversale du cou, laquelle n'est elle-même qu'un feuillet détaché de l'aponévrose cervicale moyenne. D'après Sébileau, cette description coïnciderait avec certaines dispositions décrites autrefois par Malgaigne et Richet.

Grüber a décrit (1866) trois épaississements ligamenteux de la capsule thyroïdienne. L'un, *médian*, naît du bord inférieur du cartilage cricoïde, et gagne l'isthme ou la pyramide quand elle existe. Les deux autres sont latéraux et semblables à ceux qui avaient été auparavant décrits par Sappey. Ils s'insèrent tout le long du bord inférieur du même cartilage, en dehors des muscles cricothyroïdiens et même (Sappey) au bord inférieur du cartilage thyroïde et plus fréquemment aux deux premiers anneaux de la trachée. Ils se dirigent alors en bas et en dehors, vers le bord postérieur de la glande sur lequel ils se fixent le long de sa moitié inférieure. Ces deux ligaments ont reçu le nom *ligaments latéraux internes* (Sébileau). Cet appareil ligamenteux (fascia laryngo-thyroïdea de Hüter) est très développé chez l'enfant; aussi ne peut-il être détruit qu'au scalpel. Gérard-Marchant a distingué six autres replis ligamenteux formés aux dépens de la capsule fibreuse du corps thyroïde et insérés d'autre part à la gaine conjonctive des vaisseaux. Deux partent des cornes supérieures et aboutissent à la bifurcation carotidienne pour se prolonger jusqu'à l'aponévrose prévertébrale. Deux autres appartiennent à la zone moyenne du lobe latéral. Les deux derniers enfin partent des cornes inférieures. Tous ces ligaments forment autour des vaisseaux thyroïdiens des sortes de méso (Sébileau). Les supérieurs accompagnent les artères thyroïdiennes supérieures et leurs veines satellites; les inférieures, les veines thyroïdiennes inférieures. Les moyens (*ligaments latéraux externes intermédiaires* de Sébileau) accompagnent les veines thyroïdiennes moyennes quand elles existent. Tous ces ligaments sont rangés dans le groupe des *ligaments latéraux externes* (Sébileau),

Je rappellerai enfin l'existence fréquente du petit ligament par lequel la pyramide de Lalouette va se fixer à la face postérieure de l'os hyoïde. Du bord inférieur de cet os, ainsi que de la face antérieure du cartilage thyroïde, naît en outre assez fréquemment un petit muscle décrit autrefois par Sœmmering sous le nom de *musculus levator glandulæ thyroïdæ*. On lui donne quelquefois le nom de *muscle hyo-thyro-thyroïdien de Sœmmering*. Inconstant dans son existence, il présente aussi de grandes variations dans ses insertions. Supérieurement il peut naître soit du corps, soit des cornes de l'os hyoïde; inférieurement il aboutit à la face antérieure de l'isthme, de l'un des lobes latéraux ou même au sommet de la pyramide de Lalouette (Gruber). Ce petit muscle peut être bilatéral ou n'exister que d'un seul côté : il peut aussi se composer de plusieurs faisceaux (Gruber).

Indépendamment du muscle de Sœmmering, muscle hyo-thyroïdien, on a quelquefois signalé un *muscle thyro-adénoïdien* ou *thyro-glandulaire* (Winslow, Gruber, Ledouble, Frœlich, Juvara). Faisceau aberrant des muscles pharyngiens, ce petit muscle s'étend de la face postérieure du cartilage thyroïde à l'isthme de la glande (voy. Myologie, t. II, fasc. I (2ᵉ éd.), p. 398).

Rapports. — Fixé comme il vient d'être dit, sur la face antérieure et les faces latérales de la trachée, le corps thyroïde présente, à cause de ses proportions relativement considérables, des rapports très différents au niveau de l'isthme et au niveau des lobes.

La *face antérieure de l'isthme* (fig. 311) est recouverte immédiatement par l'aponévrose cervicale moyenne. A travers ce feuillet, simple à ce niveau, elle répond à l'aponévrose superficielle et à l'espace sus-sternal interposé entre les deux membranes fibreuses : elle répond enfin au tissu cellulaire sous-cutané et à la peau, souple, fine et mobile en cet endroit.

La face *antéro-externe des lobes latéraux* est contiguë à la précédente; comme cette dernière, elle est recouverte immédiatement par l'aponévrose moyenne ou plus exactement avec le feuillet postérieur de la gaine formée par cette aponévrose au muscle sterno-thyroïdien. Celui-ci, mince, large, obliquement ascendant en haut et en dedans, recouvre la plus grande part du lobe latéral dont la direction générale est à peu près la même. En dehors, se trouve un second plan musculaire formé par les muscles sterno-hyoïdien et omo-hyoïdien enfermés tous deux comme le précédent dans l'aponévrose moyenne. Le muscle sterno-cléido-mastoïdien, oblique en haut, en dehors et en arrière, ne contracte avec le lobe latéral que des rapports partiels. La partie antérieure de ce muscle recouvre seulement la partie la plus externe du lobe, le reste est en rapport avec l'aponévrose cervicale superficielle. En dehors de celle-ci, on rencontre enfin le muscle peaucier, le tissu cellulaire sous-cutané et la peau. Les

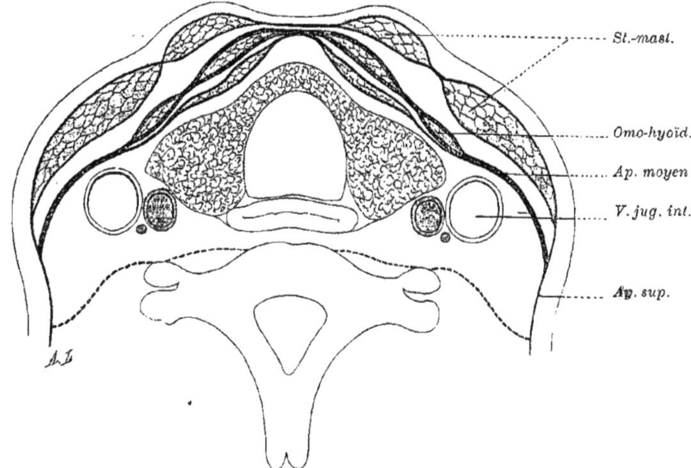

Fig. 311. — Gaines musculaires de l'aponévrose moyenne.

Coupe transversale passant par le milieu de la glande thyroïdienne. Un trait renforcé indique l'aponévrose moyenne. Schéma.

veines jugulaires antérieures, au niveau du corps thyroïde, cheminent encore de chaque côté de la ligne médiane, dans l'épaisseur du tissu cellulaire sous-cutané; elles se trouvent donc aussi en rapport avec la partie la plus interne des lobes latéraux.

La *face postérieure de l'isthme* se moule sur la convexité antérieure de la trachée dont elle recouvre, ainsi qu'il a été dit plus haut, les 3e et 2e anneaux ainsi qu'une partie du premier, du moins dans la majorité des cas. Un plexus veineux d'où naît la veine thyroïdienne moyenne s'insinue entre elle et le conduit aérien.

Cette face se continue avec la *face interne* des lobes (fig. 312). Légèrement excavée, celle-ci est, comme l'on sait, étroitement fixée à la trachée; elle est en rapport avec la face externe des 5 ou 6 premiers anneaux du cartilage cricoïde et le bord postérieur du thyroïde, le long de son tiers inférieur. En raison de son étendue dans le sens antéro-postérieur, elle est aussi en rapport avec l'œsophage et le pharynx, mais les rapports sont plus étendus à gauche qu'à droite. A gauche en effet, elle recouvre le bord correspondant de l'œsophage depuis la 1re vertèbre dorsale jusqu'à l'orifice supérieur de ce canal; à droite ces rapports ne commencent qu'à partir du bord inférieur du cartilage thyroïde. En haut, les deux lobes latéraux sont en rapport avec les parois latérales du pharynx dont elles touchent les muscles constricteurs inférieurs et leurs insertions thyroïdiennes.

Sur toute la longueur comprise entre l'extrémité inférieure du lobe et le bord inférieur du cartilage thyroïde, cette face se trouve en rapport avec le nerf récurrent (fig. 308 et 312). Logé dans la gouttière trachéo-œsophagienne, ce nerf reste ordinairement en dehors des ligaments latéraux, insinué entre les

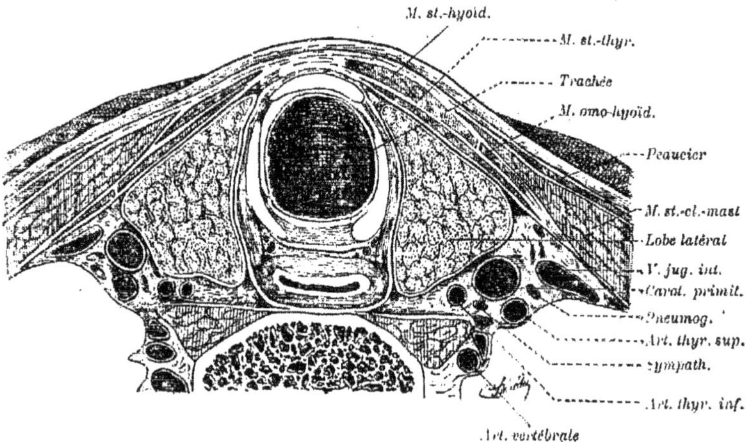

FIG. 312. — Coupe de la région cervicale passant au niveau de la 5e cervicale (d'après Braune).

ligaments et la face interne du lobe. On comprend dès lors facilement que l'augmentation de volume du lobe latéral puisse réagir sur le nerf et se traduire par des paralysies des cordes vocales et des troubles de la phonation. Il est important aussi de savoir que le nerf récurrent peut, dans les cas de cancer ou de goitre, être incorporé dans la masse thyroïdienne d'où il est indispensable de l'énucléer.

La *face postérieure du lobe latéral* est fréquemment décrite comme un bord; en réalité elle se trouve suffisamment étendue pour constituer une véritable face. Elle est très souvent excavée et répond au cordon vasculo-nerveux du cou. Celui-ci est formé en dedans par l'artère carotide primitive à direction verticalement ascendante et en dehors par la veine jugulaire interne qui lui est parallèle: dans l'angle rentrant postérieur se trouve le nerf pneumogastrique. Le tout est enveloppé par un dédoublement de l'aponévrose transverse (Sébileau). La carotide primitive répond à la partie la plus externe de la face postérieure du lobe latéral qui, à ce niveau, se creuse généralement une gouttière; d'après Gaudier cependant cette gouttière n'existerait pas sur le vivant et serait simplement la résultante du décubitus dorsal prolongé dans lequel se trouve le cadavre.

La veine jugulaire interne répond tout à fait au bord externe du lobe latéral qu'il suit de très près ou à quelque distance selon les endroits. Plus près de la ligne médiane, la face postérieure du lobe se trouve aussi en rapports immédiats avec les artères thyroïdiennes inférieure et supérieure et, à quelque distance en arrière, en rapport médiat avec la vertébrale. Le ganglion cervical moyen du sympathique offre avec le corps thyroïde les mêmes rapports que l'artère thyroïdienne inférieure : d'où le nom de *ganglion thyroïdien* qui lui a été donné par Haller.

Le *bord supérieur de l'isthme* se trouve, comme je l'ai déjà dit, à mi-hauteur du premier anneau de la trachée; quelquefois cependant, et particulièrement chez l'enfant, il peut atteindre le bord inférieur du cricoïde. A quelque distance de ce bord et dans une direction parallèle à la sienne, chemine la veine communicante supérieure et au-dessus de celle-ci l'artère crico-thyroïdienne. Cette dernière n'a ordinairement avec le bord supérieur de l'isthme que des rapports éloignés : elle peut cependant se trouver augmentée de volume et plus proche de l'isthme. Ce bord se continue à droite et à gauche avec les *bords antérieurs des lobes*. Ceux-ci, généralement minces, sont obliquement dirigés en haut, en dehors et en arrière ; ils croisent ainsi la face externe du cartilage cricoïde en recouvrant parfois quelque peu les insertions les plus externes des muscles crico-thyroïdiens; ils croisent ensuite les faces latérales du cartilage thyroïde. Parallèlement à eux descendent les branches antérieures de division de l'artère thyroïdienne supérieure et remontent les rameaux d'origine des veines de ce nom.

Le *bord externe du lobe*, convexe en dehors et en arrière, répond à la paroi antérieure et externe de la veine jugulaire interne.

Le *bord postérieur* répond aux parois latérales du pharynx, de l'œsophage dans les mêmes proportions que la face interne du lobe qu'il limite en arrière.

Le *sommet du lobe latéral* se trouve, comme il a été dit plus haut, le long du bord postérieur du cartilage thyroïde. Il répond à la division de l'artère thyroïdienne supérieure et aux ligaments latéraux supérieurs de Gérard-Marchant.

Les *extrémités inférieures*, mousses, répondent aux veines thyroïdiennes inférieures et aux ligaments inférieurs du même auteur.

Structure. — Bien que depuis longtemps, le terme de *glande* ait été donné au corps thyroïde, ce n'est guère que depuis une dizaine d'années que l'on connaît les processus de la sécrétion thyroïdienne (Biondi, Langendorff, Andersson, Galeoti). Avant cette époque, on expliquait la présence, au sein du parenchyme glandulaire, de substance colloïde, par une certaine dégénérescence des éléments épithéliaux parvenus à une période déterminée de leur vie. Toutefois, si le corps thyroïde est une véritable glande, cette glande est totalement dépourvue de canal excréteur (glande close).

Comme tout organe glandulaire, la thyroïde se compose d'acini sécréteurs, plus souvent nommés *vésicules* ou *follicules*, et d'un stroma conjonctif, tissu de soutien pour de nombreux vaisseaux sanguins, des lymphatiques et des nerfs.

I. — Les vésicules thyroïdiennes sont de petits sacs arrondis, sphériques ou légèrement allongés. Leurs dimensions oscillent entre 8 et 22 centièmes de millimètre; d'une façon générale, elles sont plus grandes chez le vieillard que chez l'enfant. Ce sont des cavités closes et, sauf quelques exceptions temporaires, indépendantes les unes des autres (fig. 303).

Virchow le premier, puis Boéchat, Zeiss, et plus récemment Hitzig, ont admis que les vésicules thyroïdiennes ne sont pas aussi indépendantes qu'on le disait, mais que leurs cavités pouvaient communiquer largement les unes avec les autres. Streiff a débité en séries des fragments du corps thyroïde humain et a reconstruit ensuite les modèles en cire des vésicules par les procédés habituels. Ce procédé a permis à cet auteur de montrer : 1° que les vésicules thyroïdiennes ne sont pas toujours des sacs arrondis, sphériques ou ovoïdes. Il n'est pas rare, en effet, de rencontrer des follicules tubuleux comme les acini des glandes en tube, avec cette différence cependant que dans le cas du corps thyroïde, les tubes sont fermés à leurs deux extrémités.

2° Que contrairement à l'opinion classique et d'accord avec celle de Virchow, Boéchat, Zeiss et Hitzig, les vésicules thyroïdiennes, quelles que soient leurs formes, présentent fréquemment des diverticules de dimensions plus ou moins considérables et communiquant toujours largement avec la cavité principale.

3° Qu'avec Flemming, Zeiss, Stœhr, il faut ranger le corps thyroïde dans la classe des glandes en grappe (STREIFF, *Archiv. f. mikr. Anatomie*, Bd XLVIII, 1897).

Leurs parois sont formées d'une assise épithéliale continue, doublée en dehors, d'après quelques auteurs (Robin et Cadiat), d'une *membrane propre*, anhiste. Toutefois l'existence de cette dernière n'est pas bien démontrée; de telle sorte que, d'après la grande majorité des auteurs, les parois épithéliales des vésicules sont, en dehors, au contact immédiat les unes des autres, du stroma conjonctif ou des capillaires lymphatiques (Langendorff).

L'assise épithéliale (fig. 311) est formée d'une seule couche de cellules cylindriques ou cubiques, dont la hauteur d'ailleurs change avec les espèces animales, et, pour un même sujet, varie en sens inverse de l'âge. Ces cellules sont de deux sortes : les *cellules principales* et les *cellules colloïdes*,

Les cellules principales forment la plus grande partie de la paroi. Ce sont des éléments à contours bien limités, à protoplasma clair ou chargé seulement de quelques granulations, à noyau arrondi, vésiculeux et clair. Les cellules colloïdes, au contraire, sont, dans chaque vésicule, beaucoup plus rares. Elles se caractérisent par leur aspect opaque et sombre, leur apparence granuleuse, l'intensité avec laquelle elles retiennent certaines substances tinctoriales. Elles se colorent, en effet, de la même façon que la substance colloïde.

Entre ces deux états extrêmes cependant, il est de nombreux intermédiaires. Il n'y a donc en réalité qu'une seule espèce de cellules, mais, selon leur état physiologique, ces cellules se présentent avec des caractères différents. Les éléments sécréteurs peuvent être au repos ou au début de leur fonctionnement (cellules principales). La substance colloïde y apparaît sous forme de gouttelettes liquides dans les parties externes, au voisinage du noyau (Andersson, Galéotti). Ces sphérules augmentent en nombre et en grosseur en s'accumulant lentement dans le protoplasma (stades intermédiaires). Devenus très nombreux, ils donnent à l'élément qui les contient les caractères des cellules colloïdes.

Indépendamment de ces gouttelettes de substance colloïde, les cellules thyroïdiennes renferment encore des grains acidophiles, d'origine nucléaire, secondairement émigrés dans le protoplasma. Il y aurait donc (Andersson) deux produits de sécrétion : l'un, *chromophile*, aurait la signification des grains de zomogène de l'épithélium stomacal ou pancréatique; l'autre, *chromophobe* (substance colloïde), décelable par les couleurs basiques, serait le produit de l'activité cytoplasmique. Hürtle décrit aussi deux mécanismes sécréteurs : dans l'un, les gouttelettes de substance colloïde se formeraient de toutes pièces dans le protoplasma : dans l'autre, cette même substance colloïde serait encore formée par la dégénérescence cytoplasmique : ce dernier mode serait, d'après Hürtle, de grande importance pour le chimisme cellulaire.

Tout récemment Galéotti a publié un travail où il décrit les deux produits de sécrétion : il rapproche les grains acidophiles des granulations de zomogène (GALÉOTTI, *Archiv. f. mikr. Anat.*, Bd XLVIII, 1897).

A un moment donné, la masse colloïde intra-protoplasmique s'évacue dans la cavité folliculaire, où elle s'unit à la substance préexistante. Par une série d'apports successifs, cette masse augmente petit à petit en distendant au fur et à mesure la vésicule. Au bout d'un certain temps, celle-ci a atteint son maximum d'extensibilité; elle s'ouvrirait alors pour évacuer son contenu soit dans une vésicule voisine, soit dans le système lymphatique (Langendorff, Schmid). Cette communication temporaire entre deux vésicules thyroïdiennes ou bien entre une vésicule et les capillaires lymphatiques, s'opérerait par la disparition de cellules colloïdes qui, après l'évacuation de leur contenu, viendraient à mourir au lieu de se régénérer pour redevenir cellule principale (fonte cellulaire de Langendorff).

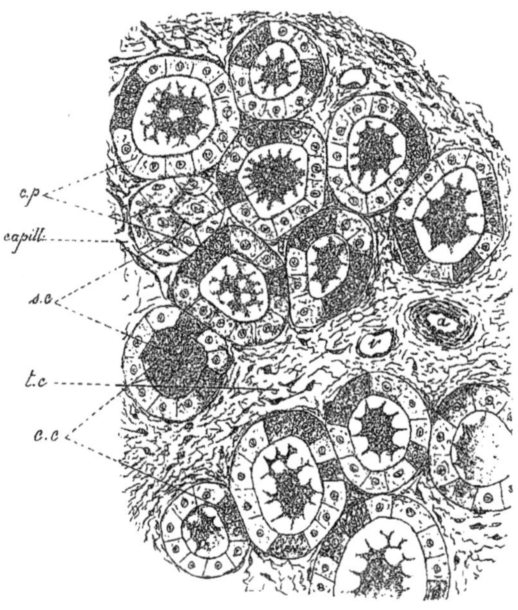

Fig. 313. — Glande thyroïde du chat : vésicules colloïdes.
c.p, cellules principales. — c.c, cellules colloïdes. — s.c, substance colloïde. t.c, travée conjonctive. — a, artère. — v, veine; capillaires sanguins.

Débarrassée de son contenu, la vésicule thyroïdienne revient sur elle-même et recommence le cycle de son évolution.

Le produit de sécrétion est un liquide qui remplit complètement la cavité folliculaire. Sur coupes d'organes durcis, il prend cependant, par suite d'une rétraction artificielle, des contours irréguliers et laisse entre lui et la paroi des espaces qui n'existent pas naturellement. Il présente les caractères d'une substance homogène ou très finement grenue. Il renferme fréquemment des sphères hyalines d'observation déjà ancienne, mais d'origine inconnue. Quelquefois aussi on y trouve des noyaux libres, globules blancs, d'après certains auteurs,

[CH. SIMON.]

mais plus vraisemblablement corpuscules nucléaires de cellules colloïdes dégénérées.

II. — Stroma conjonctif. Les éléments conjonctifs qui entourent chaque vésicule thyroïdienne sont très raréfiés. Ils se rassemblent cependant en certains points pour constituer de minces lamelles séparant les uns des autres de petits groupes de vésicules. Ces septa à leur tour se greffent sur des cloisons plus importantes qui, soit directement, soit par l'intermédiaire de travées de plus grande épaisseur, s'étalent à la surface de l'organe pour lui constituer une gaine conjonctive. Le parenchyme glandulaire se trouve ainsi découpé par des cloisons de premier ordre en un petit nombre de lobes dont chacun se subdivise en lobules d'importance toujours décroissante, et dont enfin la vésicule thyroïdienne représente la dernière et la plus simple expression.

Les vaisseaux sanguins et lymphatiques, les troncs nerveux enfermés dans les travées conjonctives, s'y ramifient parallèlement.

Par leurs fréquentes anastomoses, les capillaires sanguins forment des réseaux à mailles très serrées dans lesquelles sont comprises les vésicules. Chaque follicule se trouve entouré quelquefois complètement, d'autres fois seulement en partie, de capillaires immédiatement adossés à sa paroi. La richesse du réseau terminal est ainsi proportionnelle au nombre et à l'importance des artères thyroïdiennes.

Les vaisseaux lymphatiques sont très abondants dans le parenchyme thyroïdien. Les capillaires forment autour des vésicules des réseaux complets dans lesquels s'épanchent quelquefois la substance colloïde (Biondi, Langendorff). Toutefois il existerait des vésicules dépourvues de ces réseaux lymphatiques (Rivierre). La confluence des capillaires donne des troncs plus importants : ceux-ci cheminent le long des travées secondaires, puis des travées primaires et finalement pénètrent dans la capsule où on les retrouvera plus tard. Dans l'intérieur de la glande, il existerait aussi autour des principales branches artérielles de véritables gaines lymphatiques.

Les nerfs du corps thyroïde sont très abondants (Peremeschko, Poincaré) et sont principalement des fibres amyéliniques ou de Remak : pour Krause, Kœlliker, Zeiss, Biondi au contraire, les filets nerveux sont rares et pour Kœlliker exclusivement vasculaires. Associés en faisceaux assez volumineux, ils accompagnent les rameaux artériels, à la tunique musculeuse desquels ils se distribuent. Crisafulli et Trautmann distinguent les nerfs vasculaires et les nerfs glandulaires. Ces derniers, beaucoup plus fins et déliés, courent dans le tissu conjonctif périvésiculaire et se terminent par un bouton piriforme au voisinage de la base des cellules épithéliales des follicules, sans jamais pénétrer ni dans ni entre les éléments.

Contrairement à l'opinion de Peremeschko et de Poincaré, il n'y a pas de ganglions nerveux intrathyroïdiens, mais de simples cellules ganglionnaires de forme très régulière (Sacerdotti, Crisafulli, Trautmann), munies de prolongements fins et sinueux au nombre de 2 à 5. Il semble cependant que ces derniers éléments ne doivent pas être tous considérés comme de nature nerveuse, mais pour certains comme de simples corpuscules conjonctifs ou lymphatiques.

Vaisseaux sanguins. — 1° *Artères.* — Les artères destinées au corps thyroïde sont au nombre de quatre : ce sont les deux *artères thyroïdiennes supérieures* (voy. t. II, p. 673) et les deux *artères thyroïdiennes inférieures* (*ibid.*, p. 714). Dans un dixième des cas environ un cinquième tronc artériel s'ajoute aux précédents : c'est *l'artère thyroïdienne moyenne* ou *de Neubauer*. Inconstant dans son existence, ce vaisseau, peu important d'ordinaire, l'est aussi dans son origine. Il naît le plus souvent du tronc brachio-céphalique, mais fréquemment aussi de la carotide primitive, plus rarement de la crosse aortique, de l'artère sous-clavière ou d'une collatérale de celle-ci, la mammaire interne. Il se ramifie sur la face antérieure de l'isthme.

Les troncs artériels principaux ayant été décrits antérieurement, je me contenterai de rappeler que l'artère thyroïdienne supérieure, en atteignant la corne supérieure du lobe latéral, se divise en trois branches terminales : une *externe*, qui serpente le long de la face antéro-externe du lobe ; une deuxième branche *interne* ou *antérieure*, qui longe le bord antérieur du même lobe puis se recourbe en dedans pour suivre à quelque distance le bord supérieur de l'isthme et s'anastomose à plein canal avec son homologue du côté opposé ; un dernier rameau, *branche postérieure*, chemine le long du bord postérieur du lobe latéral entre ce dernier et les faces latérales de la trachée. Ces trois branches terminales s'anastomosent fréquemment les unes avec les autres, avec celles de la thyroïdienne inférieure du même côté, avec les artères thyroïdiennes du côté opposé.

Je rappellerai aussi que, parvenue à l'extrémité inférieure du lobe latéral, l'artère thyroïdienne inférieure donne deux ou trois branches terminales dont la disposition rappelle et complète la distribution de la thyroïdienne supérieure. Ce sont : une branche *inférieure* (il serait plus juste de l'appeler inféro-interne ou antéro-inférieure) qui longe le bord inférieur de l'isthme et s'anastomose à plein canal avec son homologue du côté opposé ; des branches postérieures et externes qui se distribuent respectivement aux faces postérieure et externe du lobe latéral et s'anastomosent avec les terminales de l'artère thyroïdienne supérieure.

Des connexions multiples établies entre tous ces vaisseaux, résulte l'existence d'un plexus artériel très riche, situé à la surface du corps thyroïde. De la face profonde de ce plexus partent des rameaux droits, perforants, qui, après avoir traversé la capsule, longent les cloisons fibreuses que celle-ci envoie dans l'épaisseur du parenchyme glandulaire où j'ai déjà décrit leur distribution.

2° *Veines.* — A la surface du corps thyroïde existe un riche plexus formé par les fréquentes anastomoses des nombreuses veines qui émergent du parenchyme glandulaire. De ce lacis extrêmement riche de vaisseaux émergent, pour chaque lobe, trois groupes de veines : ce sont les veines thyroïdiennes supérieures, les veines thyroïdiennes moyennes et les veines thyroïdiennes inférieures. A côté de ces troncs principaux, existent en outre très fréquemment des veines accessoires.

Les *veines thyroïdiennes supérieures* se détachent du plexus périphérique au niveau des cornes proximales du lobe latéral. Elles reçoivent ordinairement aussi un rameau assez individualisé qui, après s'être anastomosé sur la ligne médiane avec son homologue du côté opposé, longe le bord supérieur de l'isthme, puis le bord antérieur du lobe pour atteindre la corne supérieure du lobe latéral (*veine communicante supérieure*). Ainsi constituées, les veines thyroïdiennes supérieures accompagnent l'artère du même nom jusqu'au moment où, se réunissant aux veines linguale et faciale, elles deviennent le tronc thyro-linguo-facial. Les veines thyroïdiennes supérieures sont quelquefois réunies à

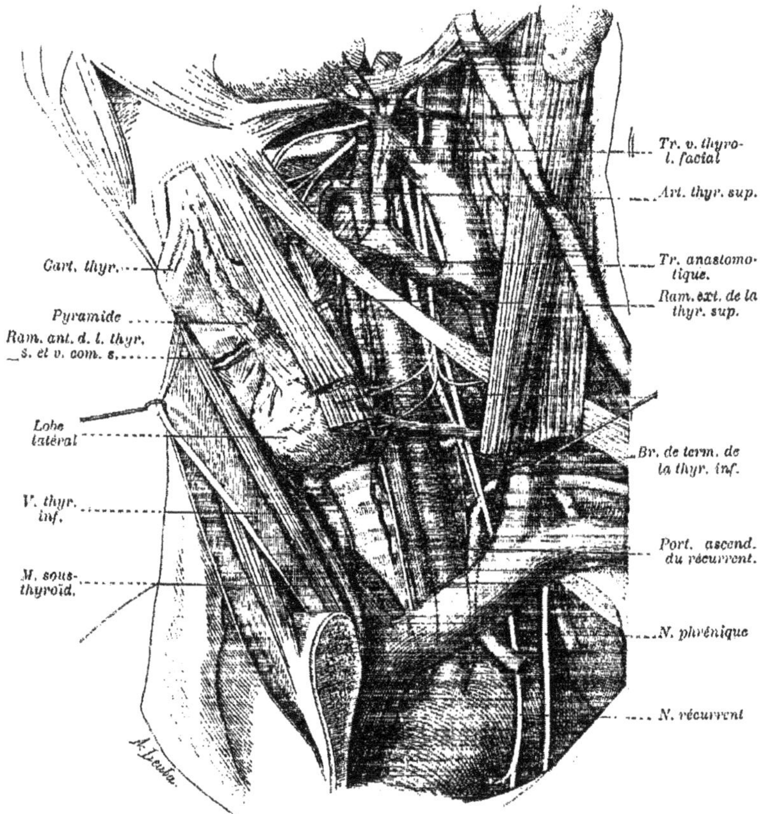

Fig. 314. — Vue latérale du cœur. Rapports du corps thyroïde et vaisseaux thyroïdiens (d'après Velpeau).

la veine jugulaire antérieure par une anastomose directe (Kocher). Elles peuvent être enfin accompagnées d'une *veine thyroïdienne supérieure accessoire* qui, née un peu au-dessous des principales, se jette dans la veine jugulaire interne (Kocher).

Quand elles existent, les *veines thyroïdiennes moyennes* naissent des bords externes des lobes latéraux. Elles se dirigent ensuite transversalement en dehors, croisent la carotide primitive et se jettent enfin dans la veine jugulaire interne.

Les *veines thyroïdiennes inférieures* naissent de l'extrémité inférieure du lobe latéral. Généralement au nombre de quatre, elles se divisent (Sappey) en deux groupes : les internes ou *médianes*, qui descendent verticalement vers les troncs veineux brachio-céphaliques droit et gauche ; les veines *latérales*, qui se jettent dans la veine jugulaire interne. Entre leurs émergences et celle de la veine accessoire supérieure existe presque toujours une *veine thyroïde inférieure accessoire*.

Les veines inférieures et moyennes, anastomosées, émettent un rameau qui, remontant le long du bord antérieur du lobe latéral, s'incurve en dedans pour suivre le bord inférieur de l'isthme (*veine communicante inférieure*).

Vaisseaux et ganglions lymphatiques. — Les petits vaisseaux formés par la confluence des capillaires lymphatiques montent, comme je l'ai déjà montré, le long des travées principales qui découpent le parenchyme thyroïdien en un certain nombre de lobes. Arrivés dans la capsule, ils s'anastomosent les uns avec les autres pour donner un réseau canaliculé à mailles assez étroites.

Pour Sappey, les vaisseaux lymphatiques se répartissent en deux groupes : les uns émergent de la partie proximale du corps thyroïde et vont se jeter dans des ganglions placés au-devant du larynx. Les voies lymphatiques dépendant de la partie distale de l'organe ont un trajet descendant et aboutissent aux ganglions situés au-dessus de la fourchette sternale. Legendre (et aussi Gérard-Marchant) a constaté que du bord supérieur de l'isthme partent, de chaque côté de la ligne médiane, un à deux vaisseaux qui vont se rendre à un petit ganglion situé en avant ou au-dessus du muscle crico-thyroïdien. De chaque extrémité supérieure des lobes partent plusieurs vaisseaux lymphatiques qui se rendent à des ganglions situés entre la carotide primitive et la jugulaire interne au niveau de l'angle supérieur du cartilage thyroïde ou le long des parois latérales ou postérieure du pharynx. D'autres canaux lymphatiques aboutissent parfois au ganglion placé en arrière du sterno-cléido-mastoïdien. De l'extrémité inférieure de chaque lobe enfin part un gros paquet vasculaire qui s'ouvre dans des ganglions situés au-devant de la trachée et au-dessus du thymus (Legendre).

Nerfs. — Les nerfs du corps thyroïde proviennent des ganglions cervicaux du sympathique. On sait aussi que les récurrents, les laryngés externes, tous rameaux du pneumogastrique, l'hypoglosse abandonnent à cet organe des filets nerveux : il semble cependant que tous les nerfs thyroïdiens soient des nerfs vaso-moteurs et des nerfs sécréteurs, c'est-à-dire qu'ils soient tous d'origine sympathique (Kœlliker). J'ai dit plus haut quelles étaient leur nature et leur distribution.

II. — THYROÏDES ACCESSOIRES OU ABERRANTES

On donne le nom de *thyroïdes accessoires* ou *aberrantes* à des lobules glandulaires, de dimensions généralement peu considérables, de structure identique à celle de la glande thyroïde, adhérents à celle-ci par un court pédicule ou plus souvent entièrement libres et disséminés à des distances plus ou moins grandes de l'organe principal.

[CH. SIMON.]

Les thyroïdes accessoires sont essentiellement inconstantes dans leur existence et leur nombre. Leur siège est aussi des plus variables. D'une façon générale, elles sont toujours comprises dans un triangle isocèle ayant pour sommet la crosse aortique, et pour base le bord du maxillaire inférieur (Wœlfler). Suivant leur siège, on les divise en *glandes thyroïdiennes* siégeant au niveau de l'os hyoïde et *glandes accessoires proprement dites*.

Ces dernières se subdivisent encore en *glandes accessoires supérieures* (avoisinant la concavité de l'os hyoïde), *thyroïdes accessoires moyennes* (siégeant à la face antérieure du cartilage thyroïde et de la membrane crico-thyroïdienne), et *thyroïdes accessoires inférieures* (placées immédiatement au-dessus de l'isthme du corps thyroïde. D'après ce qui a été dit plus haut, on voit qu'il peut encore exister d'autres glandes accessoires entre l'isthme et le sommet de la crosse aortique. Parmi ces dernières, la plus curieuse est la *glande aortique* de Wœlfler qui se trouverait au-dessus de la convexité de la crosse (chien). Parmi les premières il faut encore citer la *glande hyoïdienne* de Zuckerkandl (rencontrée 37 fois sur 200 cas), siégeant sur la convexité de l'os hyoïde, au voisinage de la ligne médiane. Ces glandes thyroïdes aberrantes dérivent du canal thyréo-glosse (vestige de l'ébauche thyroïdienne médiane), remplacent la pyramide de Lalouette quand celle-ci fait défaut, ou enfin seraient des granulations sporadiques détachées (Wœlfler) de la glande principale lors de l'étirement que subit celle-ci lors de la déflexion de la tête chez l'embryon (Tourneux et Hermann).

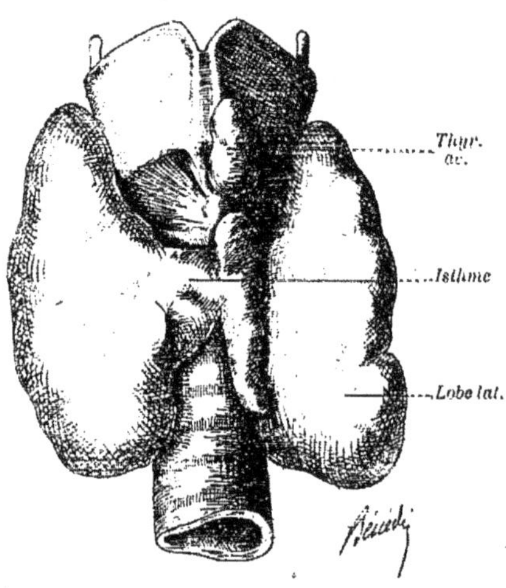

FIG. 315. — Glande thyroïde accessoire formée aux dépens de celle-ci. Forme anormale de celle-ci.

III. — GLANDULES THYROIDIENNES

Sous les dénominations multiples de *glandules parathyroïdes* (Sandstrœm), *glandules thyroïdiennes* (Gley), *glandules thyroïdes* (Nicolas), *corpuscules épithéliaux* (Kohn et les auteurs allemands), on désigne de petits corpuscules particuliers annexés aux lobes latéraux du corps thyroïde.

Leur découverte, de date relativement récente (1880), est due à Sandstrœm qui, après les avoir rencontrées chez l'homme, les retrouva chez d'autres mammifères. On ne possède néanmoins que fort peu de renseignements à leur sujet.

Ce sont de petits corpuscules arrondis, de quelques millimètres de diamètre, de coloration plus pâle et de consistance plus ferme que la glande thyroïde même. Leur existence paraît constante.

Ces glandules sont au nombre total de 4, soit 2 pour chaque lobe (Sandstrœm). Elles seraient situées, en ce qui concerne les glandules humaines, sur la face postérieure (Sandstrœm), sur la face interne (Kohn) de la glande, à laquelle elles se trouveraient rattachées par un lien conjonctif assez lâche.

Leur structure, qui n'a jamais été décrite d'une façon suffisante, paraît se rapprocher beaucoup de celle des parathyroïdes des autres mammifères.

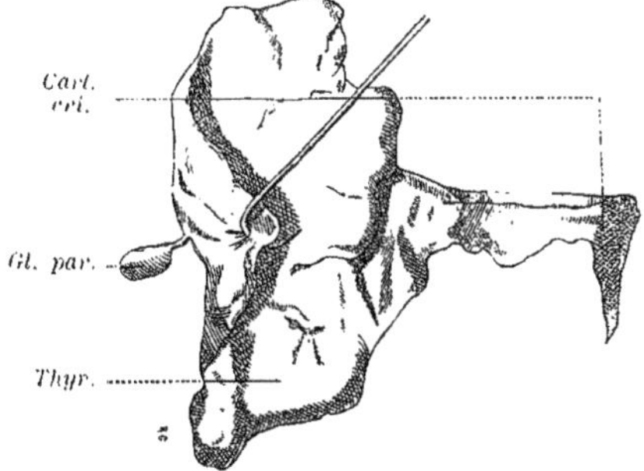

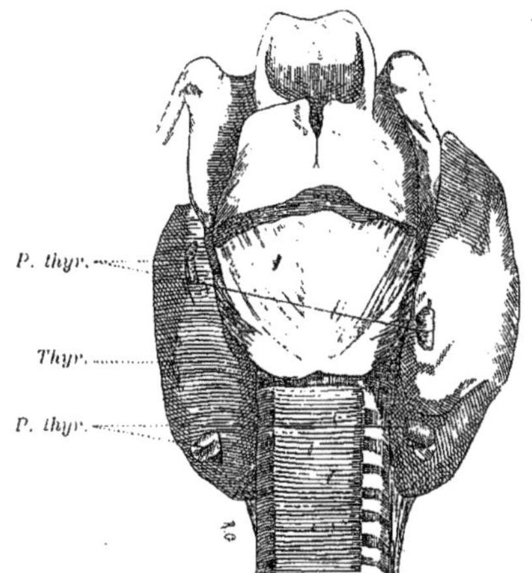

Fig. 316, 317. — Glandules parathyroïdes (d'après Sandstrœm).

Les glandules thyroïdiennes semblent n'être que parties constituantes de groupes plus complexes, hétérogènes, annexés au nombre de deux à chaque lobe thyroïdien. L'un deux, enfermé au sein du parenchyme glandulaire, porterait le nom de groupe interne; l'autre, situé en dehors de la glande ou dépendant à des degrés divers de la face externe de celle-ci, serait le groupe externe.

Chacun de ces quatre groupes serait *schématiquement* constitué par :

a) une glandule,

b) un lobule de tissu thymique,

c) une ou plusieurs vésicules, vestiges d'une poche entodermique branchiale.

Toutefois selon l'animal considéré, l'un ou l'autre de ces éléments, ou deux à la fois ou peut-être même encore deux de ces quatre groupes seraient susceptibles de faire défaut chez l'adulte : il semble cependant que chez l'embryon ces quatre groupes existent constamment au moins pendant un certain temps (Simon). La plus grande obscurité régnant d'ailleurs encore sur la nature, l'origine, les rapports et quelquefois même l'existence de ces formations, on ne saurait accepter une telle exposition que comme un résumé provisoire de nos connaissances actuelles sur la question.

Pour faire comprendre ce qui vient d'être dit sur la constitution de ces groupes et leurs rapports avec le corps thyroïde, il est nécessaire de remonter jusqu'aux premiers développements de cet organe. On a vu (t. IV, p. 12) que chacune des deux dernières fentes branchiales donne naissance à un diverticule creux et par sa paroi dorsale, à un organe glandulaire plein. Pour la quatrième fente (fig. 318), le diverticule creux représente la *thyroïde latérale*, et le corps glandulaire la *glandule thyroïdienne*. L'avant-dernière fente donne la *vésicule thymique* à laquelle s'annexe la glandule thymique : ces deux organes réunis constituent la *portion crâniale* du thymus, tandis que le reste de la 3ᵉ fente entodermique donne le *corps*.

A) *Groupe interne*. — On a vu aussi (*loc. cit.*) qu'entourée de tous côtés par la masse épithéliale dérivée de l'ébauche thyroïdienne médiane, la thyroïde latérale ne participe que

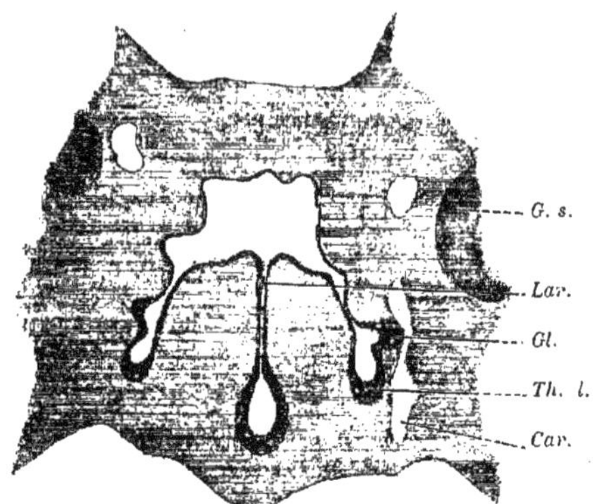

Fig. 318. — Origine de la thyroïde latérale et de la glandule thyroïdienne chez un embryon de cobaye de 11 mm. (demi-schématique).

Lar., larynx, — *Th. l.*, thyroïde latérale. — *Gl.*, glandule. — *Car.*, carotide primitive. — *G. s.*, ganglion spinal.

dans une faible mesure à la constitution du corps thyroïde. Elle persiste néanmoins et sa lumière devient le *canal central* du lobe latéral (Prenant, Simon), tandis que le conduit

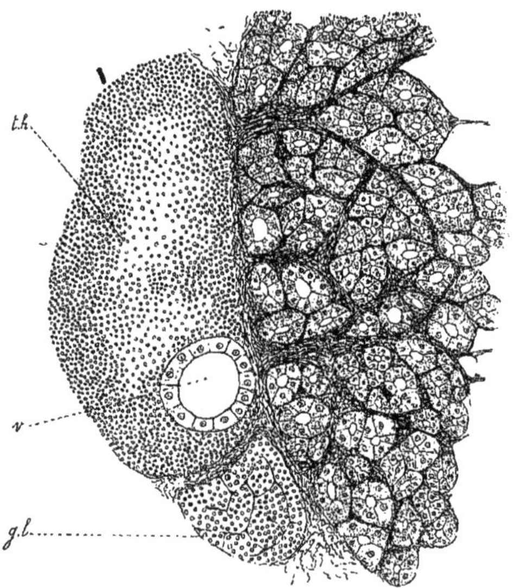

Fig. 319. — Groupe externe annexé au lobe latéral d'un cobaye nouveau-né.

th, lobule thymique externe. — *v*, vésicule thymique. — *gl*, glandule externe.

creux qui le réunissait au pharynx primitif s'allonge et devient le canal *thyréo-pharyngien* (Simon, Nicolas). La glandule thyroïdienne accompagne l'ébauche latérale : comme celle-ci, elle se trouve renfermée dans l'épaisseur du lobe thyroïdien. Elle devient ainsi la glandule interne ou glandule thyroïdienne proprement dite. On ne sait rien du tout de l'origine du lobule thymique interne.

B) *Groupe externe.* — Les organes formés aux dépens de la troisième fente branchiale subissent un sort analogue, avec cette différence cependant qu'ils ne se rapprochent que plus tard du corps thyroïde et ne contractent avec ce dernier que des rapports de beaucoup moins étroits. Le corps du thymus envoie à la portion crâniale un lobule qui devient le lobule thymique externe. La figure 319, empruntée à la région cervicale d'un jeune cobaye nouveau-né, montre la composition du groupe externe et ses rapports avec le lobe latéral du corps thyroïde.

Abstraction faite du groupement de ces formations, on voit qu'il peut exister, pour chaque lobe thyroïdien, 2 glandules, 2 lobules thymiques et des vésicules, dont le nombre n'est pas encore déterminé.

1° *Glandules.* — La glandule interne, de dimensions généralement moindres que l'externe, siège assez constamment soit dans le nodule fibro-vasculaire qui forme le centre du lobe latéral, soit au voisinage de la face interne de celui-ci. Dans ce dernier cas, elle se trouve toujours entourée de toutes parts de tissu thyroïdien, ce qui l'empêche d'être visible autrement que sur coupes. Elle existerait chez les mammifères jusqu'à présent étudiés, sauf chez le cobaye, la souris, le rat (Kohn).

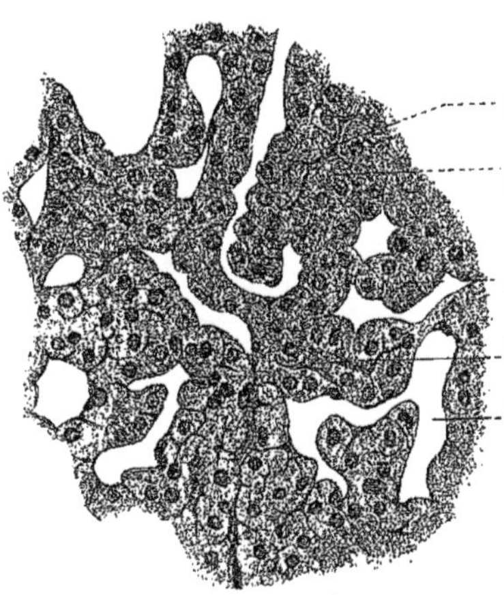

Plus volumineuse que la précédente, la glandule externe est aussi plus fréquente. Les rapports avec le corps thyroïde sont aussi plus variables et ont été ainsi définis par Kohn :

a) Le corpuscule épithélial interne peut-être absolument indépendant de la glande thyroïde. C'est le cas chez le lapin. Il peut être même accolé à la carotide au niveau de sa bifurcation : c'est le cas chez le bœuf et la brebis (Schaper).

b) La glandule externe peut être rattachée par un lien conjonctif très lâche aux lobes latéraux dont elle constitue ainsi un appendice. Cette disposition se rencontre communément chez l'homme (face interne du lobe), et assez fréquemment chez le chat, quelquefois enfin chez le lapin (face externe).

Fig. 320. — Glandule d'un embryon de brebis (d'après Schaper).

c) La glandule externe se trouve quelquefois partiellement enclavée dans le lobe même, en faisant hernie à la surface externe de celui-ci : telle est la règle chez le chat, l'exception chez le rat.

d) A un degré plus avancé enfin, le corpuscule externe se trouve enfoui dans le tissu thyroïdien, au-dessous de la capsule fibreuse qu'il affleure par sa face externe. Cette dernière reste libre, non recouverte de tissu thyroïdien ; c'est ce qui distingue la glandule externe de l'interne. Cette disposition s'observe chez la souris, le cobaye, le chien et moins fréquemment chez le rat.

En ce qui concerne la structure de ces organes, on s'accorde pour attribuer une organisation identique aux glandules interne et externe. Selon l'animal considéré, l'aspect sur coupes varie dans des limites d'ailleurs peu étendues, avec la proportion plus ou moins considérable de tissu conjonctif.

Les corpuscules épithéliaux, comme l'indique leur nom, sont constitués essentiellement par du tissu épithélial. Les éléments cellulaires, de formes polyédriques, possèdent un protoplasma clair et presque homogène, tant sont fines les granulations qu'il renferme (fig. 320). Quelques éléments, épars dans l'organe, renferment cependant (Schaper) du pigment sous forme de grains plus sombres et plus volumineux. Le noyau, petit, sphérique ou ovoïde, est peu riche en substance chromatique. Ces cellules épithéliales sont agencées en cordons pleins anastomosés les uns avec les autres et séparés par un réseau vasculaire extrêmement développé. Deux épaisseurs de cellules constituent un cordon, tandis qu'à la périphie, une zone marginale est formée par une seule rangée d'éléments qui se continue dans la profondeur avec le réseau épithélial. Quelques auteurs (Schaper, Schmid) disent avoir rencontré dans la glandule thyroïdienne des vésicules à contenu colloïde identiques à celles de la glande thyroïde. Ce fait semble infirmé aujourd'hui, du moins pour les glandules des mammifères (Prenant, Nicolas, Simon). Entre les travées du réseau épithélial, s'étend un second réseau, vasculaire cette fois, formé par des capillaires très nombreux et fréquemment anastomosés. Tantôt ces capillaires sont étroits, tantôt ils sont énormément dilatés : la glandule prend parfois de ce chef une structure véritablement caverneuse (Schaper, Nicolas). A côté de ce réseau vasculaire, entre les travées du réseau épithélial courent enfin quelques faisceaux conjonctifs parfois assez abondants (brebis) et enfin des nerfs qui proviennent de ceux de la glande thyroïde (Sacerdoti) et dont le mode de terminaison n'est pas encore connu.

La glandule renferme enfin assez souvent de grandes vésicules ciliées (Anderson, Kohn, Schaper, Nicolas). Celles-ci, identiques à celles que renferme le thymus (Remak, Watney, Capobianco, Chiari), se rattachent vraisemblablement (Nicolas) à des débris de l'époque embryonnaire (canal thyréo-pharyngien). Telle qu'elle vient d'être décrite, la glandule thyroïdienne a été longtemps considérée comme représentant l'état embryonnaire de la glande thyroïde et constituant à celle-ci des réserves et des matériaux de remplacement (Sandstrœm, Baber, Hürtle, Rogowitch, Gley et Phisalix, Kohn, Schaper, Schmid). Cette interprétation, que contredit l'histologie comme l'embryologie, tend aujourd'hui à disparaître (Prenant, Nicolas, Simon).

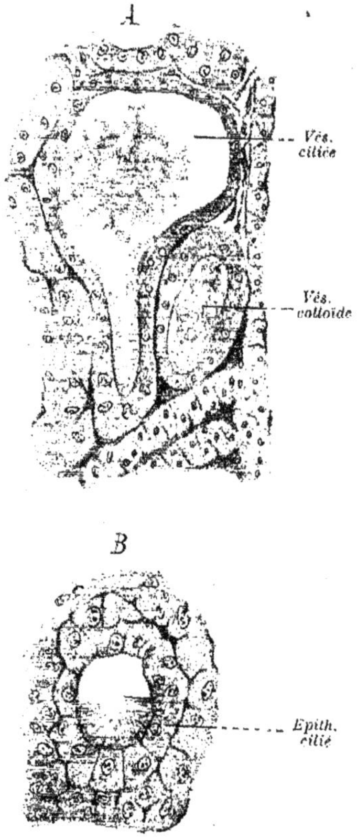

Fig. 321. — Vésicules ciliées (d'après Nicolas).

A, vésicule annexée à la glandule interne d'un lapin de 6 semaines. — *B*, vésicule ciliée située dans la glande externe d'un jeune chat de 8 jours (fort grossissement).

2° *Lobules thymiques.* — Comme les corpuscules épithéliaux, les lobules thymiques sont, dans la règle, au nombre de quatre : mais comme ceux-là, ils se trouvent parfois réduits à deux. Ils peuvent même, d'après Nicolas, manquer totalement (pipistrelle, murin, rat, taupe, musaraigne, lapin).

D'après leurs sièges, on peut les ranger en deux catégories : *lobules thymiques externes*, *lobules thymiques internes*.

Les premiers se trouvent le plus souvent (Kohn) au voisinage de la face dorsale du lobe latéral, à quelque distance, par conséquent, de la glandule externe (chien, chat); ils seraient inconstants (Nicolas) chez le chat.

Les seconds se trouvent au centre du lobe latéral, entourés de toutes parts par le tissu glandulaire; ou bien ils affleurent la face trachéale du lobe; dans d'autres cas enfin, ils sont entièrement séparés de la thyroïde, placés entre celle-ci et la trachée (Kohn). Les lobules thymiques seraient toujours (sauf dans ce dernier cas) en continuité de tissu avec le tissu glandulaire (Kohn).

Ce ne sont pas d'ailleurs de simples amas de lymphoïdes (Kœlliker) analogues à ceux qui y ont été signalés plus haut (Lupo). Ils possèdent, au contraire (Zielinska, Kohn, etc.), l'organisation particulière au thymus. On y distingue, en effet, une zone médullaire épithéliale et une couche cervicale infiltrée de leucocytes. En outre, de place en place, on y rencontre les corps concentriques spécifiques de cet organe.

3° *Vésicules ciliées.* — On a vu plus haut que la lumière de l'ébauche thyroïdienne latérale, le conduit creux unissant celle-ci à la cavité pharyngienne, la vésicule thymique pouvaient persister jusqu'au voisinage de la naissance sous forme de canal central de la glande thyroïde, de canal thyréo-pharyngien ou enfin de vésicule thymique (Prenant, Simon).

D'autre part, chez de jeunes mammifères, ou même chez des adultes, le canal central de la thyroïde a été retrouvé avec les mêmes caractères qu'il avait déjà chez l'embryon (Kohn). Enfin on a rencontré soit dans le thymus (Remak, Watney, Capobianco, Chiari), soit dans la thyroïde (Andersson, Kohn, Nicolas), soit même dans la parathyroïde (Walter Edmunds) de grandes vésicules à épithélium cubique cilié, à contenu clair, différent de la substance colloïde des follicules thyroïdiens proprement dits. De plus l'existence de kystes dans des glandules normales avait été également signalée (Nicolas, Schaper).

L'hypothèse qui rattache ces grandes vésicules ciliées aux formations embryonnaires qui viennent d'être énumérées, est de date très récente (Nicolas). C'est d'ailleurs une question encore à l'étude.

Quoi qu'il en soit de leur origine, ces vésicules ciliées (fig. 321) sont tapissées par un épithélium, cubique ou cylindrique, d'ailleurs très inégal. Ce qui caractérise ces éléments, c'est la présence sur leur face cavitaire de longs cils vibratiles. Le contenu de ces vésicules est, comme il a été dit plus haut, complètement différent de celui des follicules colloïdes voisins (Nicolas).

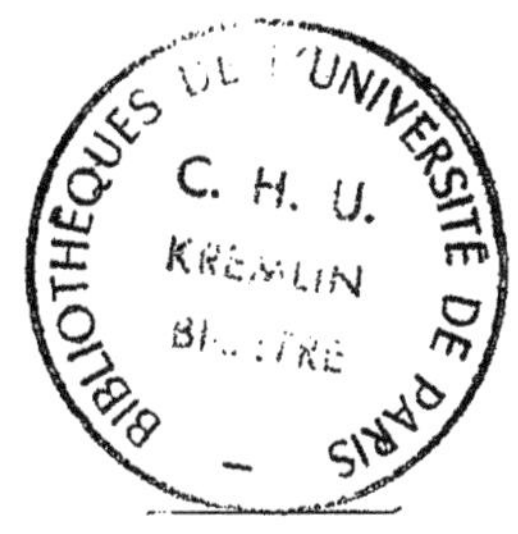

www.ingramcontent.com/pod-product-compliance
Ingram Content Group UK Ltd.
Pitfield, Milton Keynes, MK11 3LW, UK
UKHW012141240726
13966UKWH00001B/94

9 782013 395779